住院医师规范化培训放射专业教学阅片案例精选

主　编　廖海燕　刘　军
副主编　罗光华　周文明　刘　鹏　熊　曾　沈　琴

扫描获取本书电子资源

中南大學出版社
www.csupress.com.cn
·长沙·

图书在版编目（CIP）数据

住院医师规范化培训放射专业教学阅片案例精选 / 廖海燕，刘军主编. --长沙：中南大学出版社，2025.6.
ISBN 978-7-5487-6335-2

Ⅰ. R445

中国国家版本馆 CIP 数据核字第 202561XC33 号

住院医师规范化培训放射专业教学阅片案例精选

ZHUYUAN YISHI GUIFANHUA PEIXUN FANGSHE ZHUANYE JIAOXUE YUEPIAN ANLI JINGXUAN

廖海燕　刘军　主编

□出 版 人　林绵优
□责任编辑　陈　娜
□责任印制　唐　曦
□出版发行　中南大学出版社
　　社址：长沙市麓山南路　　邮编：410083
　　发行科电话：0731-88876770　　传真：0731-88710482
□印　　装　广东虎彩云印刷有限公司

□开　　本　787 mm×1092 mm　1/16　□印张 38.25　□字数 955 千字
□互联网+图书　二维码内容　视频 47 分钟　字数 6 千字
□版　　次　2025 年 6 月第 1 版　□印次 2025 年 6 月第 1 次印刷
□书　　号　ISBN 978-7-5487-6335-2
□定　　价　198.00 元

编委会

EDITORIAL COMMITTEE

李泽达　罗　京

湖南省儿童医院放射科专业基地

金　科　尹一伟　汤　静

南华大学附属第一医院放射科专业基地

罗光华　彭　飞　蒋孝先　胡　骏　易美芝　雷　昊　王俊波

南华大学附属第二医院放射科专业基地

方向军　彭建春　陆　瑶　张　静　黄　亮　陈志华　周克阳　刘　芬　曾春毅　王　阳　郭金林　刘　欢

长沙市中心医院放射科专业基地

周俊杰　廖志中　谢　情　姚　冀　陈　丹　罗　伟　陈　婕　郑　鹏　高　杨

岳阳市中心医院放射科专业基地

周文明　李　达　付维东　李　军　娄　托　卢　叶　方　妞

益阳市中心医院放射科专业基地

周伏强　曹　望　刘　亮　姚　岚　龚建辉　聂　晓　周建波　曾步高　龙雨熙

郴州市第一人民医院放射科专业基地

郑海军　谢春艳　何琛波　黄海华　李　信　彭丹丹　陈熠坤　何庄超　黄守正　罗剑恒　强　璐　谢歆昕　周　明　朱柏霖　曹　阳　扶　周　李　友　周　欢

湘南学院附属医院放射科专业基地

吴　涛　彭　琛　刘　琼　张　帅　邓　玮　王　健

衡阳市中心医院放射科专业基地

李盛祥　李　勤　欧　晖　唐康廉　周政伟　屈　骏　肖　哲　何　凌　周　繁　刘　杰　黄　青　邹运利　欧阳鹏程

第九二一医院放射科专业基地

邓士杰　吴　锦　蒋辉辉　吕　丹　胡小梅　李雪健　段　潇

序言一

PREFACE

住院医师规范化培训（简称“住培”）是医学教育体系的核心环节，也是国家深化医教协同、优化卫生人才战略的重要举措。近年来，随着医学影像技术的迅猛发展和精准诊疗需求的日益增长，放射专业住院医师的培养面临着更高标准、更严要求的挑战。如何通过规范化教学体系夯实青年医师的影像诊断基础、强化临床阅片能力，既是医学教育者的使命，更是实现“同质化、规范化”住培目标的关键路径。

作为我国住院医师培训制度从探索到成熟的蜕变过程的见证者及参与者，我深切感受到，教学阅片能力的培养不仅是医师终身学习的核心技能，更是各项考核的重点。然而，现有教材中鲜有专门针对“教学阅片”的系统化指导用书，基层带教老师常面临教学流程失范、病例选择随意、互动设计低效等现实困境。令人欣慰的是，由中南大学湘雅二医院放射科联合国内多家放射科专业基地和三级甲等医院医疗教学机构共同编写的《住院医师规范化培训放射专业教学阅片案例精选》一书应运而生，为这一领域注入了新的活力。

本书立足临床实践，以“从图像到诊断，从理论到应用”为主线，特别针对年轻师资的教学痛点，系统梳理了教学阅片的标准化流程——从病例遴选标准、教案撰写规范，到分层设问技巧、互动反馈机制，为基层带教老师提供了可复制的教学模板。书中紧扣住院医师规范化培训大纲要求，精选百余例典型病例影像资料，涵盖神经、胸部、腹部、骨肌等亚专业，每例均严格遵循“病史采集—征象描述—诊断推理”的三阶教学法，与《住院医师规范化培训教学阅片指南（2022 年版）》提出的“培养临床影像诊断思维能力”目标深度契合。

本书的编撰凝聚了全国十余家三甲医院放射科带教老师的智慧。编写团队以“同质化、规范化”为宗旨，创新性地采用一问一答的形式，情景式引导读者从患者信息核对、病变定位与定性，到病理机制分析、诊断与鉴别诊断，层层递进，最终形成规范的影像报告。这种“以问导学、以例促思”的设计，完美契合住院医师从基础到进阶的学习需求，同时有效避免单向灌输，真正实现了学术严谨性与教学实用性的有机统一。

医学影像学是连接基础理论与临床实践的桥梁，而阅片能力是医师跨越这座桥梁的必备技能。本书的出版，不仅为放射专业住院医师提供了权威、系统的学习工具，更填补了住培师资培训领域的专业空白。期待本书能成为年轻医师案头常备的“良师益友”，助力他们在影像的海洋中抽丝剥茧、去伪存真，最终成长为兼具“慧眼”与“匠心”的卓越影像医师。

“学如弓弩，才如箭镞。”愿每一位读者以此书为弓，以勤勉为矢，直指医学高峰，成就职业理想。是为序。

2025年6月

序言二

PREFACE

医道如虹，辉映杏林；薪火相传，续写华章。住院医师规范化培训，作为中国医学教育的坚实支柱，承载着锻造临床精锐、筑牢健康中国根基的时代重任。在《关于加快医学教育创新发展的指导意见》的引领下，放射医学教育正从“经验传承”向“精准培育”华丽蜕变，踏上“靶向培养、质量同质”的新征程。

影像医学，被誉为现代医学的“第三只眼”，其阅片教学不仅是破解疾病密码的钥匙，更是构建临床思维的基石。面对海量影像数据与临床实践的鸿沟，如何将二维图像升级为三维诊断思维，将规范化理念贯穿于影像解析全过程，已成为医学教育者亟须突破的瓶颈。在此背景下，《住院医师规范化培训放射专业教学阅片案例精选》应运而生。

这部由中南大学湘雅二医院放射科联合国内顶尖医疗教学机构倾力打造的学术力作，以国家住培“两个标准(2022版)”为纲，秉持“影像为刃破迷障，思维为鞘蕴真知”的编撰理念，构建了覆盖神经、胸腹、骨肌等系统的全景式教学体系。书中匠心独具的三大教学矩阵尤为引人注目：千余例临床实证构建的情景化病例库，形成“真实病例—影像特征—鉴别诊断”的闭环认知链；独创的“解剖探微—病理溯源—影像解码—鉴别推演”四维教学法，实现知识体系的立体建构；标准化报告模板与动态评估体系，为教学质量提供了精准的“定盘星”。这种“案例为经、问题为纬”的编织艺术，既契合分层递进的人才培养规律，更为基层教学提供了可复制的优质范式。

该著作的诞生，凝聚了全国十余家三甲医院放射科教学精英的集体智慧。编委会直击基层教学“病例碎片化、流程无序化、互动低效化”三大痛点，历经“病例筛选十重关”“教学验证双盲审”“临床反馈三循环”的淬炼打磨，终成这部集学术高度、教学效度与人文温度于一体的典范教材。书中每个病例都是临床思维的“解剖标本”，每幅图像都是诊断逻辑的“活体切片”，堪称影像医学教育的“清明上河图”。

“授人以鱼，三餐之需；授人以渔，终身之用；筑渊成海，方得始终。”本书的问世，标志着我国放射住培教育从经验传递迈向系统建构的重要转折。其价值不仅在于培养“读片有术”的影像专才，更在于培育“观片见人”的医学大家。当年轻医师在本书指引下，既能从像素矩阵中捕捉病理信号，又能从影像背后感知患者温度，便是对“健康中国”战略最生动的诠释。期待这柄新时代的“医学教鞭”，能引领更多杏林新秀在影像密林中开凿智慧之路，于医学沧海中扬起仁术之帆。

2025 年 6 月

前言

FOREWORD

随着医学影像技术的迅猛发展和医疗质量要求的不断提升，规范化、标准化的影像诊断教学在住院医师培养中的重要性愈发显著。中国医师协会汇聚国内住院医师规范化培训教学领域的权威专家，精心编撰了《住院医师规范化培训教学阅片指南（2022年版）》。该指南将教学阅片定义为：以临床病例的影像信息为教学内容，在带教老师的引导下，以住院医师为主体，通过教学互动的形式，借助临床典型病例的影像诊断思维决策过程，将理论知识与临床实际病例影像相结合的教学活动。规范且有效的教学阅片是提升临床教学水平的关键环节，是培养合格医学人才的重要保障，更是推进师资队伍同质化建设的有效途径。

当前，我国放射科住院医师规范化培训基地的教学阅片工作尚处于探索阶段，缺乏成熟的实践经验和方法体系。尽管已有学者提出了一些基础性的流程规范，但在教学阅片的具体实施形式和操作细节方面仍存在较大的完善空间。值得注意的是，目前国内外尚未出版系统的教学阅片专业参考书籍。部分培训基地和带教老师将教学阅片简单等同于单向灌输式的小讲课或专题讲座，这种现状凸显了在全国范围内推广规范化教学阅片的紧迫性。

本书以《住院医师规范化培训教学阅片指南（2022年版）》为蓝本，精选千余幅高清影像图像，涵盖《放射科培训细则》要求掌握的常见病及多发病，以情景式案例导向（真实病例与问题链）、阶梯式剖析（解剖基础–病理机制–诊断与鉴别诊断）及同质化教学（报告模板）为三大核心特色，系统展示教学阅片过程与诊断的规范性。这种“案例驱动、问题导向”的设计，完美契合分层递进的培养目标，为基地带教老师提供从病例遴选到阶梯式引导的全流程教学示范。教学阅片作为放射专业住院医师临床实践教学的关键课堂，只有以指南规范为引领、以提升效果为目标、以教评互促为动力，不断提高指导医师的教学能力，才能更好地实现“过程规范化，结果同质化”的住培目标。

本书凝聚了全国十余家大型三甲教学医院放射科住培专业百余名资深带教老师的集体智慧，不仅可供放射专业及其他临床相关科室住院医师、研究生使用，还可作为准备报考放射科专业住院医师培训的本科生、研究生的参考用书，填补了住培师资培训领域的专业空白，成为放射专业基地带教师资及教学小组的“良师益友”。在编写过程中，我们虽力求完美，但限于时间紧迫和编者水平差异，书中难免存在疏漏之处。恳请各位同仁不吝指正，我们将持续改进，力求完善。

感谢参与本书编写的放射科专业基地所有带教老师的辛勤付出，感谢中国医师协会放射医师分会现任会长金征宇教授及候任会长梁长虹教授提出的宝贵建议并亲自为本书作序，感谢湖南省医师协会放射医师分会和中南大学出版社的鼎力支持！最后特别感谢中南大学研究生教学案例库建设项目(急诊疾病影像诊断教学案例库)等基金的支持！我们期待本书能为提升我国放射科住院医师培养质量贡献力量，并成为广大医学影像工作者的实用参考。

2025 年 6 月

目录

CONTENTS

第1章　中枢神经系统及头颈五官

第 2 章 呼吸循环系统

第 3 章 消化系统

第1章

中枢神经系统及头颈五官

案例 001　大脑镰旁脑膜瘤

一、教学目标

掌握大脑镰旁脑膜瘤的影像表现及其病理机制，熟悉脑膜肿块性病变的鉴别要点。能够准确识别 CT、MRI 中大脑镰旁脑膜瘤特征性表现，初步判断脑膜瘤的类型、大小、位置及其对周围组织的影响，掌握 MRI 报告书写规范。建立脑膜肿块性病变的影像学诊断思路。

二、病例展示

患者，女，67 岁，头痛 1 年余。既往史无特殊异常。实验室检查：血常规、肿瘤标志物等均在正常范围。该患者的影像资料如图 1-1 所示：

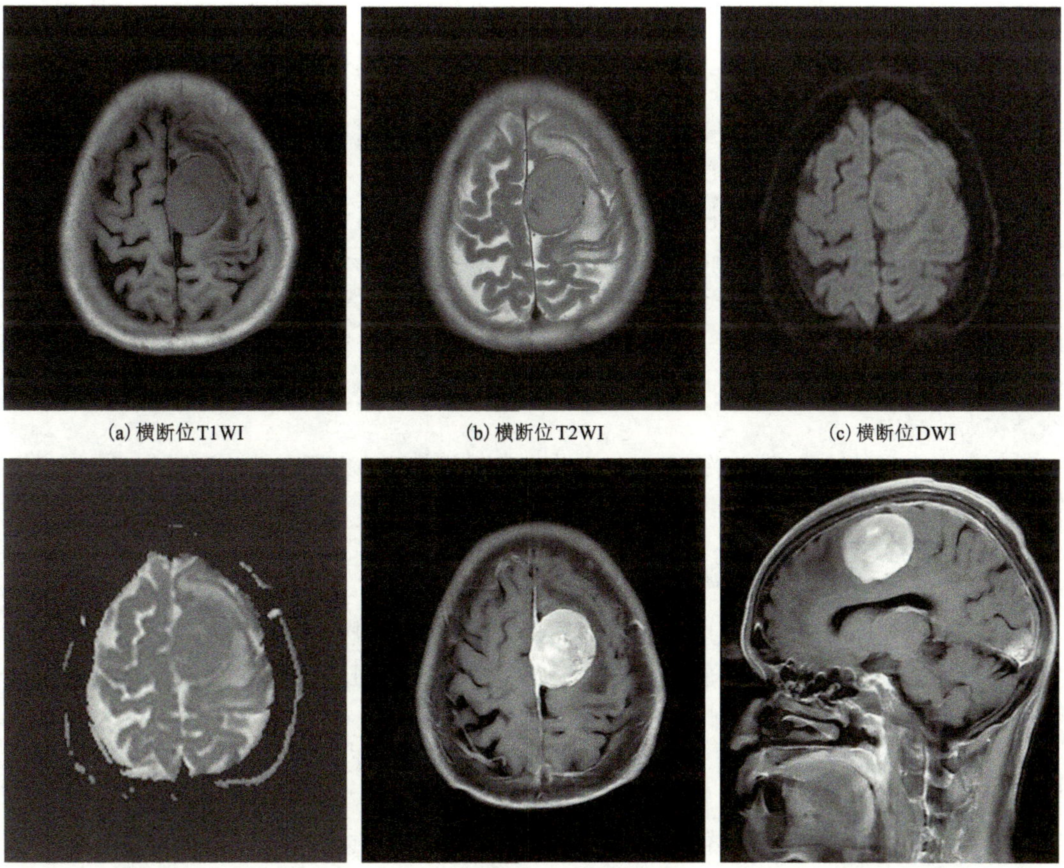

(a) 横断位 T1WI　(b) 横断位 T2WI　(c) 横断位 DWI

(d) 横断位 ADC　(e) 横断位 T1 增强　(f) 矢状位 T1 增强

注：头部 MRI 平扫+增强+DWI。

图 1-1　案例 001 的影像学检查图片

三、问题及解答

问题 1　患者头痛的可能原因是什么?

该患者头痛的可能原因是颅高压，即颅内压增高。正常成人的颅内压为 70~200 mmH_2O，超过 200 mmH_2O 即为颅高压。颅高压可能由颅内容物体积增加(如颅内占位性病变)、颅内血容量增加、脑脊液量增加等引起。

问题 2　对于该初诊患者，如何选择头部影像学检查?

首选头部 MRI 平扫+增强+DWI，视情况补充 CT 或其他特殊序列，如 SWI、MRS、PWI 等。这些检查能清晰地显示病变的位置、大小、形态、边界以及与周围脑组织的关系，同时评估肿瘤的血供、水肿程度、出血或钙化、代谢、灌注情况，帮助鉴别诊断，指导手术计划的制定。

问题 3　指导医师结合重点、难点施教，并针对住院医师所描述的影像(图像)关键征象进行充分点评和规范性演示。

1. 检查部位　头部。

2. 检查技术　头部 MRI 平扫+增强+DWI。

患者姓名、性别、年龄、检查方法及检查部位核对无误，无明显运动伪影及磁敏感伪影，图像质量满足诊断要求。

3. 影像所见　额顶部大脑镰左侧见一半球形/“D”字形肿块，边界清晰，大小约 * * mm× * * mm，可见“脑脊液环绕征”。MRI 平扫 T1WI 呈均匀等-略低信号，T2WI 呈等-略高信号，内部见小片状低信号，DWI 呈等-稍高信号，ADC 呈等-稍低信号，增强后病变呈明显、较均匀强化，并见“脑膜尾征”，无囊变、坏死，病变以宽基底与硬脑膜相连，邻近脑组织受压推移，见“脑白质塌陷征”，周围脑组织见片状水肿区，脑室未见扩张，中线结构大致居中。

4. 影像诊断　额顶部大脑镰左侧占位性病变，考虑脑外来源肿瘤：脑膜瘤可能性大，建议结合病理检查。

问题 4　如何鉴别颅内占位是源自脑内还是脑外?

根据影像表现，可从以下几个方面鉴别颅内脑外肿瘤与脑内肿瘤。

1. 肿瘤位置与基底　脑外肿瘤多位于颅骨内板下方或硬脑膜外，宽基底紧贴颅骨；脑内肿瘤位于脑实质内，不与颅骨直接相连，边界可能模糊。

2. 与周围组织的关系　脑外肿瘤与脑组织间常有脑脊液分隔(脑脊液环绕征)，邻近脑白质受压(脑白质塌陷征)；脑内肿瘤界限不清，邻近蛛网膜下腔无显著增宽。

3. 颅骨改变　脑外肿瘤可伴邻近颅骨骨质增生或破坏，脑内肿瘤一般不引起邻近颅骨改变。

4. 脑膜尾征　部分脑外肿瘤增强扫描可见“脑膜尾征”，脑内肿瘤通常无此征象。

5. 静脉窦阻塞　脑外肿瘤可能侵及静脉窦引起阻塞；脑内肿瘤较少引起静脉窦阻塞。

本病例为额顶部大脑镰左侧占位性病变，病变以宽基底与硬脑膜相连，可见“脑脊液环绕征”“脑白质塌陷征”及“脑膜尾征”，定位为颅内脑外，来源于硬脑膜。

问题 5　大脑镰旁肿块性病变需要特别关注什么？

大脑镰紧邻上矢状窦，即颅内静脉回流的主要通道，其在维持颅内静脉回流和颅内压稳定方面起着重要作用。在对大脑镰旁肿块性病变进行影像报告时，需要重点评估肿块与上矢状窦的关系。例如，脑膜瘤等良性肿瘤可能压迫或包绕静脉窦，而恶性肿瘤则可能侵犯静脉窦壁，导致静脉窦狭窄或闭塞。了解静脉窦的情况对于制订手术计划、避免损伤静脉窦或造成严重的术中出血，以及避免术后颅高压、脑水肿等并发症至关重要。

问题 6　硬脑膜肿块性病变的影像学诊断思路是什么？

结合 2021 年世界卫生组织（WHO）肿瘤分类（第 5 版）中关于中枢神经系统肿瘤分类的描述，硬脑膜肿块性病变鉴别诊断包括肿瘤性病变和非肿瘤性病变。

1. 肿瘤性病变

（1）脑膜瘤：根据病理类型，脑膜瘤可分为多种亚型，如内皮型、纤维型、砂粒体型、血管型、微囊型、分泌型、透明细胞型、脊索样型等。部分亚型的脑膜瘤有一定的特征性影像表现，但判断其病理亚型并不是影像诊断的重点。

（2）间叶性非脑膜上皮来源肿瘤：包括孤立性纤维瘤/血管外皮细胞瘤（SFT/HPC）、软组织肿瘤、血管母细胞瘤、横纹肌肉瘤、脊索瘤等。

（3）黑色素细胞肿瘤：包括脑膜黑色素细胞瘤、脑膜黑色素瘤等。

（4）血液和淋巴肿瘤：包括中枢神经系统淋巴瘤、组织细胞肿瘤（如 Rosai-Dorfman 病、朗格汉斯细胞组织细胞增生症等）。

（5）脑膜转移性肿瘤：硬脑膜转移是一种罕见的中枢神经系统转移表现，较常见的硬脑膜转移肿瘤包括乳腺癌、前列腺癌、肺癌等。

2. 非肿瘤性病变

（1）炎性：肥厚性硬脑膜炎、IgG4 相关性疾病等。

（2）感染性：真菌、结核等。

（3）其他：低颅压综合征。

根据以上鉴别思路，结合患者的病史、临床表现、影像学检查及实验室检查结果进行综合判断，必要时可进行病理学检查以明确诊断。

问题 7　该病例的主要影像征象、次要征象、重要的阴性征象分别有哪些？

1. 主要征象　额顶部大脑镰左侧旁见一半球形/“D”字形肿块，边界清晰，可见“脑脊液环绕征”。MRI 平扫 T1WI 呈均匀等-略低信号，T2WI 呈等-略高信号，内部见小片状低信号，DWI 呈等-稍高信号，ADC 呈等-稍低信号，增强后病变呈明显、较均匀强化，病变以宽基底与硬脑膜相连，见“脑膜尾征”。

2. 次要征象　邻近脑组织受压推移，见“脑白质塌陷征”，周围脑组织见片状水肿区。

3. 重要的阴性征象　肿块内部无囊变、坏死，上矢状窦未见明显侵犯，无脑积水，无脑疝形成，颅内未见其他异常强化病灶。

问题 8　该病例的临床特点是什么？

临床特点：患者为老年女性，慢性病程，临床表现为头痛；既往史和实验室检查无特殊。

问题 9　该病例的影像特点是什么？

影像特点：额顶部大脑镰左侧旁占位性病变，边界清晰，宽基底与硬脑膜相连，可见典型的“脑脊液环绕征”“脑白质塌陷征”。MRI 平扫 T1WI 呈均匀等-略低信号，T2WI 呈等-略高信号，内部见小片状低信号，DWI 提示局部轻度弥散受限，增强后病变明显强化，可见“脑膜尾征”，伴周围脑水肿，无明显脑组织、上矢状窦及颅骨侵犯等恶性征象。

问题 10　根据该病例的临床特点及影像表现，如何进行鉴别诊断？

患者为老年女性，慢性病程，临床表现为头痛。影像表现为额顶部大脑镰左侧旁明显强化占位性病变，具有“脑脊液环绕征”“脑白质塌陷征”及“脑膜尾征”，定位于硬脑膜来源。根据上述硬脑膜肿块性病变鉴别诊断思路，硬脑膜非肿瘤性病变多呈弥漫性增厚强化，占位效应不明显，本例应考虑硬脑膜肿瘤性病变；根据其信号特点，不考虑黑色素细胞肿瘤、血管母细胞瘤；颅内脊索瘤一般好发于中线区域如枕骨斜坡，故暂不考虑。因此，本例患者重点鉴别包括脑膜瘤、孤立性纤维瘤/血管外皮细胞瘤、脑膜转移瘤、血液和淋巴源性肿瘤。其鉴别要点如下：

1. 脑膜瘤　具有典型脑外肿瘤征象（宽基底、脑脊液环绕征、脑膜尾征、脑白质塌陷征、骨质增生等）。典型脑膜瘤 CT 呈等或稍高密度，钙化常见，囊变、坏死少见。MRI 检查 T1WI 呈稍低-等信号、T2WI 呈等-稍高信号、ADC 正常或略低，增强后可见明显均匀或不均匀强化。根据病理表现，脑膜瘤分为众多类型，包括脑膜上皮型、纤维型、过渡型、砂粒体型、血管瘤型等。不同病理类型的脑膜瘤可能对应不同的影像表现，部分类型的脑膜瘤较具特征性。例如，上皮型脑膜瘤是临床最常见的病理类型，具有典型脑膜瘤的影像表现；纤维型脑膜瘤 T2WI 倾向更低信号；砂粒体型脑膜瘤可见大片钙化。但判断脑膜瘤病理亚型不是影像诊断的重点，影像报告的重点是判断其良、恶性，因为这关系到患者治疗方式的选择及预后评估。脑膜瘤 WHO 分级包括 3 级，即Ⅰ级（普通型）、Ⅱ级（非典型）、Ⅲ级（恶性）。Ⅰ级脑膜瘤属于良性，多形态规则，可有囊变、坏死，可因压迫静脉窦或压迫组织缺血出现瘤周水肿。Ⅱ～Ⅲ级脑膜瘤多形态不规则、呈分叶状，浸润性生长，肿瘤界面模糊，瘤周水肿明显，信号混杂，易出现囊变、坏死、出血，增强呈不均匀强化，“脑膜尾征”厚而不规则。结合本例患者临床及影像学表现，符合脑膜瘤（Ⅰ级）。

2. 孤立性纤维瘤/血管外皮细胞瘤　单发，分叶状，窄基底，“脑膜尾征”少见、细小；可跨越脑膜及脑叶生长。CT 呈等-稍高密度，钙化少见，囊变、出血、坏死多见。MRI 平扫 T1WI 呈等或稍低信号，T2WI 呈混杂信号，增强明显强化，肿瘤内部可见迂曲流空血管影，瘤周水肿明显，可伴邻近颅骨骨质破坏。

3. 脑膜转移瘤　常有原发肿瘤史（如乳腺癌、前列腺癌等），可累及硬脑膜、软脑膜或二者同时受累，分为结节型、线样增厚型及混合型。MRI 示 T1WI 为低信号，T2WI 信号多样，肿瘤内部可有出血、坏死，伴瘤周水肿。增强呈明显结节状或环形强化，常伴骨质破坏。

4. 硬脑膜 Rosai-Dorfman 病（RDD）　又称窦性组织细胞增生伴巨大淋巴结病，常见类圆形、分叶状或不规则形，可单发或多发。CT 示病灶呈稍高密度结节或肿块，边界多清晰，钙化罕见。MRI 示 T1WI 等或稍低信号，T2WI 等、低或稍高信号，低信号较具特征性。增强扫描呈轻-中度或明显均匀强化，部分病灶内可见小血管，“脑膜尾征”常见。钙化少见、T2WI 低信号为其与脑膜瘤重要的影像鉴别点。

问题 11　该病例影像学诊断是什么？

综合本病例的临床表现与影像学特征：额顶部大脑镰左侧占位性病变，考虑为脑外脑膜源性肿瘤，其中脑膜瘤（WHO Ⅰ级）的可能性大。

问题 12　颅内病变强化的病理生理学基础是什么？

颅内病变强化的病理生理学基础主要涉及血脑屏障的破坏、血管生成与增殖、炎症反应、细胞代谢异常以及水肿等多个方面。这些过程相互作用，共同导致颅内病变在影像学检查中呈现强化现象。

1. 血脑屏障破坏　血脑屏障是大脑与外周血液之间的重要屏障，能够选择性地阻止某些物质（如病原体、造影剂等）通过。当血脑屏障被破坏时，这些物质能够更容易进入脑组织，在 MRI 检查中表现为强化。

2. 血管生成与增殖　颅内病变如肿瘤刺激新生血管形成，这些新生血管往往结构紊乱，局部血流动力学改变，导致造影剂滞留，表现为强化。

3. 炎症反应　炎症细胞浸润、水肿、血管通透性增加，导致造影剂积聚。

4. 细胞代谢异常　肿瘤细胞代谢旺盛，代谢产物积聚，影响信号强度，导致强化。此外，代谢异常也可导致血管通透性改变，引起造影剂积聚。

问题 13　大脑镰旁脑膜瘤典型影像征象产生的可能机制有哪些？

大脑镰旁脑膜瘤是典型的脑膜瘤类型，其影像征象包括宽基底与脑膜相连、脑脊液环绕征、脑膜尾征、脑白质塌陷征、DWI 轻度弥散受限以及骨质增生。其对应的病理学机制如下：

1. 宽基底　肿瘤起源于蛛网膜内皮细胞或硬膜内脑膜上皮细胞，与硬脑膜相连，表现为宽基底。

2. 脑脊液环绕征　肿瘤在脑外生长，与脑实质间形成脑脊液间隙。

3. 脑膜尾征　肿瘤与硬脑膜相连，引起邻近硬脑膜炎性反应和纤维增生，增强扫描呈窄带状强化。

4. 脑白质塌陷征　肿瘤压迫脑白质，使其变平，与颅骨内板距离增大。

5. DWI 轻度弥散受限　肿瘤细胞排列紧密，水分子扩散受限。

6. 骨质增生　肿瘤生长过程中释放的生长因子或炎性介质刺激骨质增生。

问题 14 请简述2021年版世界卫生组织(WHO)中枢神经系统肿瘤分类中脑膜瘤的分级和分型。

在 2021 年 WHO 中枢神经系统肿瘤分类中，综合考虑脑膜瘤的组织学特征、生物学行为、预后情况以及分子标志物等因素，将脑膜瘤分为 3 个级别、15 个亚型：

1. 分级 脑膜瘤依据其生物学行为和恶性程度分为三级：

Ⅰ级(良性脑膜瘤)：组织病理学上表现为较低的有丝分裂率，且无脑侵袭性。生长缓慢，预后较好。无症状的Ⅰ级脑膜瘤常不需手术治疗，需要手术治疗的患者术后主要选择随访观察。

Ⅱ级(非典型脑膜瘤)：介于良性和恶性之间，具有中等侵袭性行为，通常表现为组织学的不典型性，需密切监测。Ⅱ级脑膜瘤需要手术切除，并酌情分次放疗。

Ⅲ级(恶性脑膜瘤)：表现出侵袭性的恶性行为，有丝分裂率显著增高，生长迅速，预后较差。Ⅲ级脑膜瘤不仅需要手术，还须辅以分次放疗、化疗等多种治疗手段。

2. 分型 脑膜瘤被分为 15 个亚型，这些亚型反映了脑膜瘤广泛的形态学谱：

WHO Ⅰ级脑膜瘤(9 个亚型)：脑膜上皮细胞型、纤维型、过渡型、沙砾体型、血管瘤型、分泌型、微囊型、富淋巴浆细胞型、化生型，约占 70%。

WHO Ⅱ级脑膜瘤(3 个亚型)：透明细胞型、脊索瘤样型、不典型脑膜瘤，约占 25%。

WHO Ⅲ级脑膜瘤(3 个亚型)：乳头型、横纹肌样型、间变性型，约占 5%。

尽管判断脑膜瘤病理亚型不是影像诊断的重点，但影像学检查是诊断脑膜瘤、术前判断良恶性及评估肿瘤累及范围最重要的手段，对于治疗方案的制定，术前、术中指导，以及预后评估具有重要意义。

问题 15 阅片小结：判断颅内占位是脑内来源还是脑外来源的方法。

根据影像表现，可从肿块的位置与基底、与周围组织的关系、颅骨改变、有无脑膜尾征、有无静脉窦阻塞等方面进行综合判断。

问题 16 阅片小结：硬脑膜肿块性病变的影像诊断思路。

硬脑膜肿块性病变的影像诊断需考虑肿瘤性病变(包括脑膜瘤、间叶性非脑膜上皮来源肿瘤、黑色素细胞肿瘤、血液和淋巴源性肿瘤、脑膜转移瘤)和非肿瘤性病变(包括炎性、感染性等)。根据该鉴别思路，结合患者的起病形式、临床表现、既往史、影像检查及实验室检查结果等进行综合判断，必要时可进行病理学检查以明确诊断。

需要注意的是，不同病理类型的脑膜瘤可能对应不同的影像学表现，但判断脑膜瘤病理亚型不是影像诊断的重点，影像报告的重点是判断其良、恶性，因为这关系到患者治疗方式的选择及预后评估。

问题 17 阅片小结：颅内病变强化的病理生理学基础。

颅内病变强化的病理生理学基础主要涉及血脑屏障的破坏、血管生成与增殖、炎症反应、细胞代谢异常以及水肿等多个方面。这些过程相互作用，共同导致颅内病变在影像学检查中呈现强化现象。

问题 18　阅片小结：脑膜瘤的影像征象及其可能的病理学机制。

大脑镰旁脑膜瘤是典型的脑膜瘤类型，其影像征象包括宽基底与脑膜相连、脑脊液环绕征、脑膜尾征、脑白质塌陷征、DWI 轻度弥散受限以及骨质增生。这些影像征象的产生与特定的病理学机制相关，反映了肿瘤的生长方式、与周围组织的关系以及其对局部微环境的影响。

问题 19　阅片小结：该患者下一步的诊疗建议。

影像学检查是诊断脑膜瘤的关键方法，典型病变依据 MRI 特征通常可作出初步诊断。对于此类病例，进一步行 MRS 检查有助于确诊，同时 MRV 检查可以评估静脉窦的状况。最终确诊依赖于病理分析；特定的分子突变与脑膜瘤的分级和亚型紧密相关，通过分子遗传学检测可以更精确地对肿瘤进行分类，并为靶向治疗提供依据；适时选择多学科会诊，有助于制定最佳的个性化诊疗方案。

四、报告模板

脑膜瘤

(一) 主要病变

1. 部位　额部/顶部/额顶部/枕部大脑镰左侧/右侧旁。

2. 基本病变　肿块/结节，测量大小约＊＊ mm×＊＊ mm×＊＊ mm。

3. 形态及边界　D 字形/类球形，边界清晰/不清，有/无“脑脊液环绕征”，有/无“脑白质塌陷征”。

4. 信号　T1WI 等/低信号，T2WI 低/等/高信号，信号均匀/不均匀，伴/不伴钙化，伴/不伴囊变，伴/不伴坏死，伴/不伴出血，有/无弥散受限。

5. 强化特征　轻/中/重度，均匀/不均匀强化，内部有/无不强化囊变/坏死区，有/无“脑膜尾征”

6. MRS　Cho 峰升高，无 NAA 峰，约 1.5 ppm 处有/无丙氨酸峰。

7. 重要结构受累(可复选)　上矢状窦有/无受压、狭窄、闭塞、充盈缺损，邻近颅骨有/无骨质增生、破坏，有/无跨越中线，重要血管有/无包埋。

(二) 主要伴随发现

有/无梗阻性脑积水，有/无脑疝形成。

印象：额部/顶部/额顶部/枕部大脑镰左侧/右侧占位性病变，考虑为脑膜来源肿瘤，脑膜瘤(WHO Ⅰ级/Ⅱ级/Ⅲ级)可能性大。

(沈琴　廖海燕　刘军)

案例 002　胶质母细胞瘤

一、教学目标

掌握颅内单发环形强化病变的 MRI 特征及其病理基础。能够精确分析 MRI 影像(包括定位、形态、信号及强化特征),进行鉴别诊断,并规范撰写影像报告。构建颅内单发环形强化病变的影像学诊断思路。

二、病例展示

患者,男,57 岁,头痛、视力下降 3 月余。既往史:多年前行胃部分切除术(具体不详)。实验室检查:血常规、血沉、C-反应蛋白、脑脊液细胞学、生化检查、寄生虫全套、抗酸染色、墨汁染色、肿瘤标志物等均在正常范围内。该患者的影像资料如图 2-1 所示:

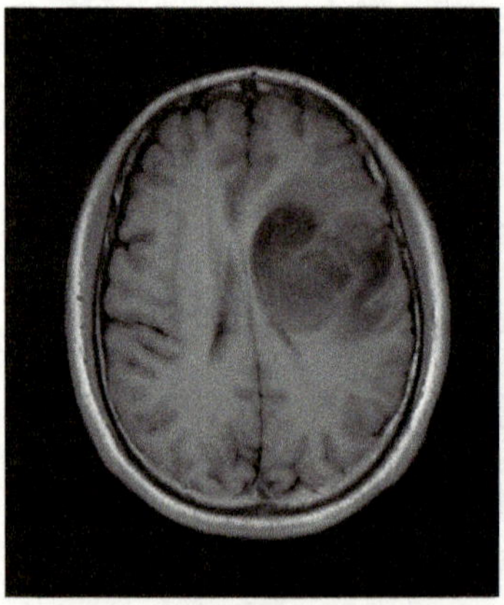

(a) 横断位 T1WI

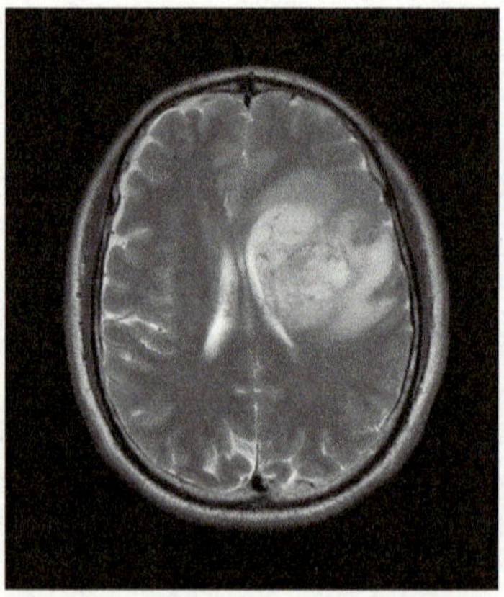

(b) 横断位 T2WI

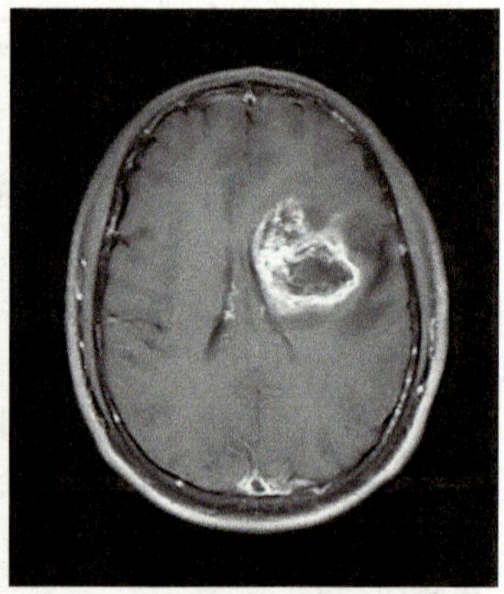

(c) 横断位 T1 增强

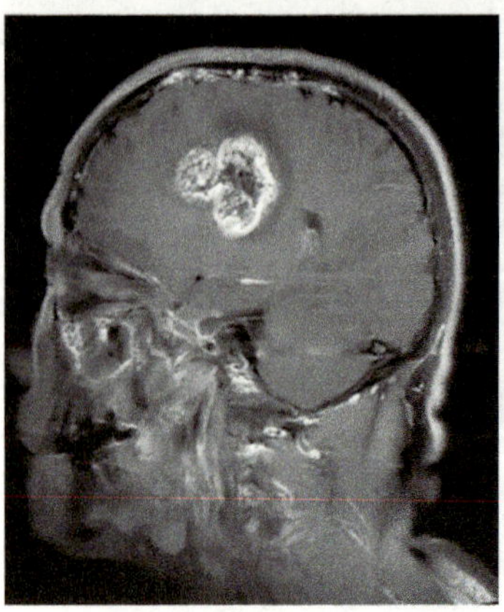

(d) 矢状位 T1 增强

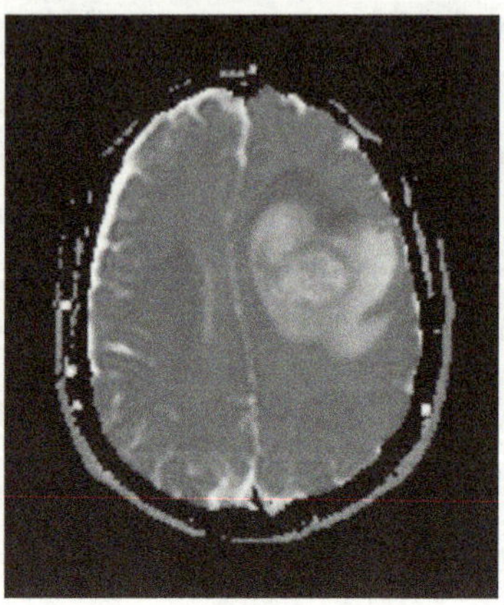

(e) 横断位 ADC

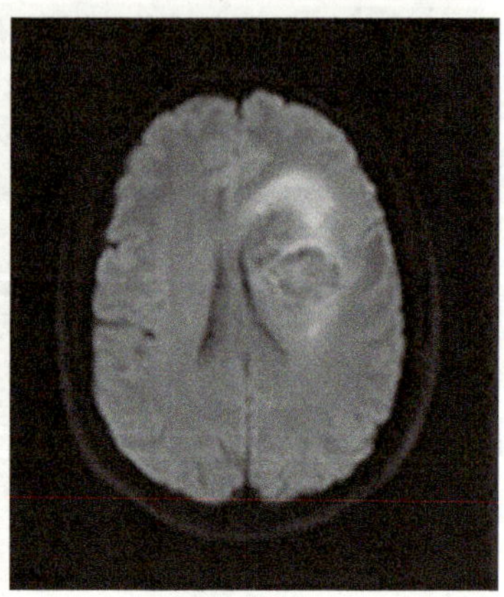

(f) 横断位 DWI

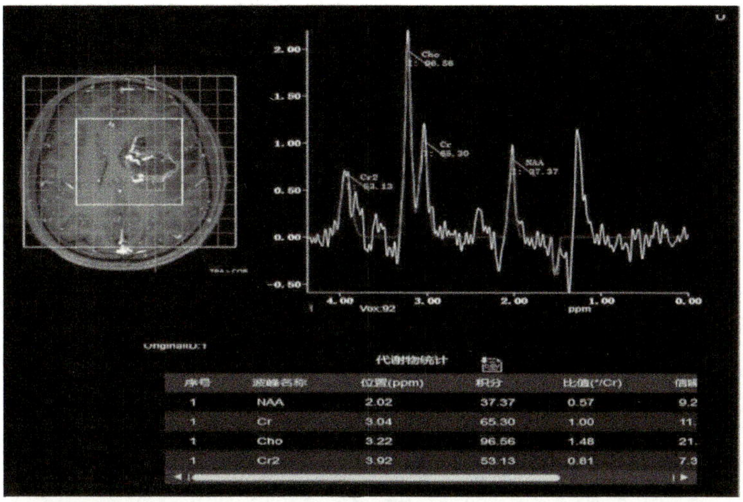

(g) MRS

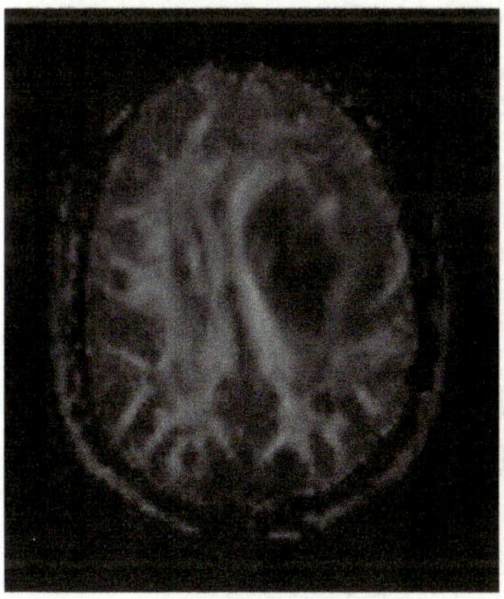

(h) 横断位DTI

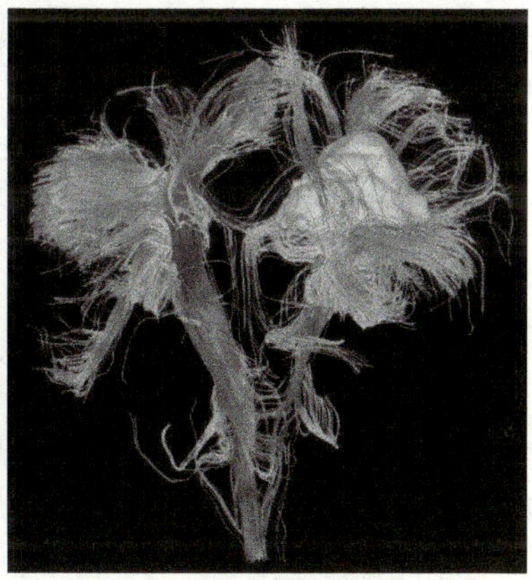

(i) DTI重建图

注：头部 MRI 平扫+增强+DWI+MRS+DTI。

图 2-1　案例 002 的影像学检查图片

三、问题及解答

问题 1　患者头痛、视力下降的可能原因及可能的颅内病变是什么？

患者头痛伴视力下降，提示颅高压，即颅内压增高。正常成人的颅内压一般为 70～200 mmH_2O，超过这一范围则被定义为颅高压。

颅高压的常见病因如下：

1. 颅内占位性病变　肿瘤、血肿、脓肿。

2. 脑水肿　继发于颅脑外伤、缺血缺氧、感染等。

3. 脑脊液循环障碍　①分泌/吸收失衡如脑积水(交通性或梗阻性)；②回流受阻，如静脉窦血栓、炎症或肿瘤压迫致脑脊液通路阻塞。

4. 脑血管异常 脑梗死、高血压脑病、静脉窦血栓(直接阻碍回流或继发脑水肿)。

5. 颅腔容积异常 先天性畸形如狭颅症、颅底凹陷等。

6. 感染性疾病 脑膜炎、脑炎。

7. 全身性疾病 恶性高血压、尿毒症、肝性脑病、中毒等。

问题 2 对于该初诊患者,如何选择头部影像学检查?

该患者为中年男性,亚急性起病,临床表现提示颅高压,首选影像学检查是头部 MRI(包括增强、DWI),视情况补充其他特殊序列,如 SWI、MRS、PWI、DTI 等。这些检查可清晰地显示病变的位置、大小、形态、边界以及与周围脑组织的关系,同时评估肿瘤的血供、水肿程度、出血或钙化、代谢、灌注、白质纤维束破坏情况,帮助鉴别诊断,指导手术计划的制定。

问题 3 患者有胃部分切除手术史,在判读当前颅内病变时需注意什么?

患者多年前接受了胃部分切除术,但既往病历资料已遗失,患者及其家属的描述不清,因此不能排除曾患有胃恶性肿瘤的可能性。在分析该患者的颅内病变时,需要特别注意鉴别是否为颅内转移瘤。

问题 4 指导医师结合重点、难点施教,并针对住院医师所描述的影像(图像)关键征象进行充分点评和规范性演示。

1. 检查部位 头部。

2. 检查技术 头部 MRI 平扫+增强+DWI+MRS+DTI。

患者姓名、性别、年龄、检查方法及检查部位核对无误,无明显运动伪影及磁敏感伪影,图像质量满足诊断要求。

3. 影像所见 左侧侧脑室旁见一类球形占位性病变,大小约 * * mm× * * mm,MRI 平扫 T1WI 呈低信号,T2WI 呈高信号,信号欠均匀,内部见小片状更高信号;DWI 病变周边呈稍高信号,对应部位 ADC 信号稍低,增强后呈明显不规则状、花环状强化,内部见片状无强化区;MRS 提示病变实质部分 NAA 峰降低,Cho 峰升高,Cho/NAA 比值为 2.6,可见高耸 Lip 峰,肿块区域白质纤维束明显减少、部分中断,其下行区白质纤维束变细。病变周围可见片状水肿带,左侧侧脑室受压变窄,中线结构轻度向右偏移。

4. 影像诊断 左侧侧脑室旁占位性病变,考虑为恶性肿瘤:胶质母细胞瘤可能性大,建议结合病理检查。

问题 5 如何鉴别颅内占位是源自脑内还是脑外?

通过影像特征,可以从以下几个方面鉴别颅内肿瘤位于脑内还是脑外。

1. 肿瘤位置与基底 脑外肿瘤多位于颅骨内板下方或硬脑膜外,宽基底紧贴颅骨;脑内肿瘤位于脑实质内,不与颅骨直接相连,边界可能模糊。

2. 与周围组织的关系 脑外肿瘤与脑组织间常有脑脊液分隔(脑脊液环绕征),邻近脑白质受压(脑白质塌陷征);脑内肿瘤界限不清,邻近蛛网膜下腔无显著增宽。

3. 颅骨改变 脑外肿瘤可伴邻近颅骨骨质增生或破坏,脑内肿瘤一般不引起邻近颅骨改变。

4. 脑膜尾征　部分脑外肿瘤增强扫描可见“脑膜尾征”，脑内肿瘤通常无此征象。

5. 静脉窦阻塞　脑外肿瘤可能侵及静脉窦引起阻塞；脑内肿瘤较少引起静脉窦阻塞。

问题 6　颅内环形强化病变的影像诊断思路是什么？

颅内环形强化病变的影像鉴别诊断涉及多类疾病，可使用“MAGIC DR”帮助记忆，这是颅内环形强化病变类型的首字母缩写词，分别代表：metastasis（转移瘤）、abscess（脓肿）、glioma（胶质瘤）、infarct（脑梗死）、cysticercosis（脑囊虫病）、demyelinating disease（脱髓鞘疾病）、radiation necrosis or resolving haematoma（放射性坏死或溶解期血肿）。

根据以上诊断思路，结合患者的病史、临床表现、影像检查及实验室检查结果进行综合判断，必要时可进行病理学检查以明确诊断。

问题 7　该病例的主要影像征象、次要征象、重要的阴性征象分别有哪些？

1. 主要征象　左侧侧脑室旁见一类球形占位性病变，MRI 平扫 T1WI 呈低信号，T2WI 呈高信号，信号欠均匀，内部见小片状更高信号；DWI 病变周边呈稍高信号，对应部位 ADC 信号稍低，增强后呈明显不规则状、花环状强化，内部见片状无强化区；MRS 提示病变实质部分 NAA 峰降低，Cho 峰升高，Cho/NAA 比值为 2.6，可见高耸 Lip 峰，肿块区域白质纤维束明显减少，其下行区白质纤维束变细。

2. 次要征象　病变周围可见片状水肿带，左侧侧脑室受压变窄，中线结构轻度向右偏移。

3. 重要的阴性征象　病变内部未见弥散受限，无梗阻性脑积水，无脑疝形成，未见子灶，颅内未见其他异常强化病灶。

问题 8　分析归纳病例的临床特点。

该患者为 57 岁男性，亚急性病程，临床表现为头痛、视力下降等颅高压表现，无发热。既往有胃部分切除术，具体病因及手术情况不详。实验室检查：血常规、血沉、C-反应蛋白、脑脊液细胞学、生化检查、寄生虫全套、抗酸染色、墨汁染色、肿瘤标志物等均在正常范围内。

问题 9　分析归纳病例的影像特点。

该病例左侧侧脑室旁类球形占位性病变，边界不清，信号不均，增强后呈不规则状、花环状强化，病变周边有弥散受限，MRS 提示病变实质部分 NAA 峰降低，Cho 峰升高，Cho/NAA 比值为 2.6，可见高耸 Lip 峰，肿块区域白质纤维束明显减少、部分中断，其下行区白质纤维束变细。

问题 10　根据该患者的临床及影像表现，如何进行鉴别诊断？

该患者为中年男性，亚急性起病，临床表现为颅高压，未诉发热、肢体无力等症状；实验室检查提示血常规、血液及脑脊液炎症指标、寄生虫、肿瘤标志物等均正常；主要影像征象为左侧侧脑室旁不规则环形强化病变。结合患者的临床及影像表现，根据颅内环形强化病变的影像鉴别诊断助记符"MAGIC DR"，脑梗死及脑血肿起病形式及临床表现不支持；脑脓肿、脑囊虫病临床表现不支持，实验室检查结果亦无相关证据；脑挫伤、放射性坏死患者无相关病史及治疗史。因此，需重点鉴别转移瘤、胶质瘤、脱髓鞘疾病(脱髓鞘假瘤)，同时还需要与影像表现多样的淋巴瘤进行鉴别。其鉴别要点如下：

1. 转移瘤 多有原发肿瘤病史，实验室检查结果与原发肿瘤相关。MRI 比 CT 更能发现微小肿瘤。典型表现：常为多发，也可单发，多发者病灶形态可有"多形性"，小病灶可见大水肿；增强扫描环形强化病灶内部一般无"拉丝"表现，MRS 也可表现为 Cho 峰升高，但无 NAA 峰。本病例患者既往有胃部分切除术(具体不详)，需进一步检查以排除转移瘤。

2. 胶质母细胞瘤 多见于中老年，起病较为隐匿，多数生长于幕上大脑半球各处，以额叶最为常见。MRI 表现为肿瘤边界不清，T1WI 低信号，T2WI 高信号，易伴囊变、出血、坏死而信号不均，占位效应明显，增强扫描表现为不规则环形强化，内部见"拉丝"现象，坏死或囊变周边伴不规则的环形、岛形或螺旋形强化影。MRS 显示 Cho 峰升高，Cho/NAA 比值多大于 2.5，可伴 Lip 峰。

3. 脱髓鞘假瘤 以青少年居多，女性较男性多见，多为急性或亚急性起病，少数呈慢性病程。一般位于脑内白质内，以额顶叶多见，也可累及灰白质交界、基底节、脑干、下丘脑。MRI 表现为 T1WI 低信号，T2WI 高信号，病灶周围多伴有轻或中度水肿，增强扫描呈环形、结节状、斑片状强化，其中开环形强化最具特征性，开环缺口多位于灰质侧。MRS 表现为 Cho 峰升高，但多无 Lip 峰。

4. 淋巴瘤 多见于中老年人，临床诊断主要依靠 CT、多模态 MRI 等影像检查，可发生深部脑实质、侧脑室旁及脑表面等。CT 平扫多表现为稍高密度，MRI 表现为 T1WI 等-稍低信号、T2WI 等稍高信号，多伴周边脑实质水肿，DWI 显示肿瘤中度弥散受限，增强扫描示明显较均匀强化，可伴"尖角征""握拳征"等，较少见囊变、坏死。MRS 提示 Cho/Cr 升高，可见 Lip 峰。PWI 对于鉴别胶质母细胞瘤与淋巴瘤有一定意义，前者多呈高灌注，后者相对灌注稍低。

问题 11　该病例影像学诊断是什么？

结合本病例临床及影像表现：左侧侧脑室旁占位性病变，考虑恶性肿瘤，多形性胶质母细胞瘤(WHO Ⅳ级)可能性大。

问题 12　颅内病变强化的病理生理学基础是什么？

颅内病变强化的病理生理学基础主要涉及血脑屏障的破坏、血管生成与增殖、炎症反应、细胞代谢异常以及水肿等多个方面。这些过程相互作用，共同导致颅内病变在影像学检查中呈现强化现象。

1. 血脑屏障破坏 血脑屏障是大脑与外周血液之间的重要屏障，能够选择性地阻止某些物质(如病原体、造影剂等)通过。当血脑屏障被破坏时，这些物质能够更容易进入脑组织，在 MRI 检查中表现为强化。

2. 血管生成与增殖 颅内病变如肿瘤刺激新生血管形成，这些新生血管往往结构紊乱，局部血流动力学改变，导致造影剂滞留，表现为强化。

3. 炎症反应 炎症细胞浸润、水肿、血管通透性增加，导致造影剂积聚。

4. 细胞代谢异常　肿瘤细胞代谢旺盛，代谢产物积聚，影响信号强度，导致强化。此外，代谢异常也可导致血管通透性改变，引起造影剂积聚。

问题 13　该患者颅内病变影像征象产生的可能机制是什么？

该患者的诊断考虑为胶质母细胞瘤。其主要 MRI 表现包括信号不均、增强后呈不规则环形强化伴内部拉丝表现、DWI 示肿瘤边缘弥散受限、MRS 提示 Cho 峰升高伴 Lip 峰、DTI 显示白质纤维束破坏明显。导致这些影像表现的机制可能为：

1. 信号不均　①肿瘤异质性：胶质母细胞瘤由多种细胞类型组成，包括肿瘤细胞、间质细胞、坏死区、囊变区及出血区等，这些不同成分在 MRI 上表现为不同的信号强度。②细胞密度与分布：肿瘤细胞密度不一，分布不均，导致 MRI 信号不均。

2. 环形强化　①肿瘤血管生成：胶质母细胞瘤具有高度的血管生成能力，新生血管丰富且结构异常，导致血管通透性增加。MRI 增强扫描时，造影剂容易渗入肿瘤组织内，形成环形强化。②坏死与囊变：肿瘤内部常出现坏死和囊变区，这些区域不强化，而周围存活的肿瘤细胞则形成环形强化的边界。

3. 拉丝表现　①肿瘤浸润性生长：胶质母细胞瘤呈浸润性生长，肿瘤细胞沿神经纤维束或血管周围间隙扩散，形成细长的、不规则的浸润带，即“拉丝表现”。②血管增生：肿瘤内血管异常增生，形成丰富的血管网，MRI 上表现为增强的线状结构，即“流空效应”。

4. DWI 边缘弥散受限　①细胞毒性水肿：胶质母细胞瘤导致周围脑组织发生细胞毒性水肿，水分子在细胞内的运动受限。②肿瘤细胞在边缘区域的浸润生长也可能导致水分子弥散受限。

5. MRS 提示 Cho 峰升高、可见 Lip 峰　①Cho 峰升高：Cho 是细胞膜磷脂代谢的中间产物，其升高反映了肿瘤细胞膜代谢的活跃和增殖速度的增加。②Lip 峰：Lip 峰的出现可能与肿瘤内部的坏死、囊变及出血有关。

6. DTI 显示白质纤维束破坏明显　①肿瘤浸润与压迫：胶质母细胞瘤浸润性生长，对周围脑组织产生压迫和破坏，特别是白质纤维束，DTI 能够敏感地显示这种微观结构的改变。②轴突损伤与脱髓鞘：肿瘤导致的轴突损伤和脱髓鞘改变在 DTI 上表现为白质纤维束的完整性破坏和 FA 值（各向异性分数）的降低。

综上所述，胶质母细胞瘤的 MRI 表现与其病理学机制密切相关，反映了肿瘤内部的异质性、血管生成、浸润性生长、细胞毒性水肿、脂质代谢异常以及白质纤维束的破坏等特征。这些影像特征为临床诊断和治疗提供了重要的参考依据。

问题 14　阅片小结：判断颅内占位病变源自脑内或脑外的方法。

根据影像表现，可从肿块的位置与基底、与周围组织的关系、颅骨改变、有无脑膜尾征、有无静脉窦阻塞等方面进行判断。

问题 15　阅片小结：颅内单发环形强化病变的影像诊断思路。

颅内单发环形强化病变的影像鉴别诊断涉及多类疾病，可使用“MAGIC DR”帮助记忆，包括转移瘤、脓肿、胶质瘤、脑梗死、脑囊虫病、脱髓鞘疾病、放射性坏死或溶解期血肿。根据该鉴别思路，结合患者的起病形式、临床表现、既往史、影像检查及实验室检查结果等进行综合判断，必要时可进行病理学检查以明确诊断。

问题 16　阅片小结：颅内病变强化的病理生理学基础。

颅内病变强化的病理生理学基础主要涉及血脑屏障的破坏、血管生成与增殖、炎症反应、细胞代谢异常以及水肿等多个方面。这些过程相互作用，共同导致颅内病变在影像学检查中呈现强化现象。

问题 17　阅片小结：胶质母细胞瘤的影像征象及其可能的病理学机制。

胶质母细胞瘤的 MRI 主要表现包括：信号不均、增强后呈不规则环形强化伴内部拉丝表现、DWI 示肿瘤边缘弥散受限、MRS 提示 Cho 峰升高伴 Lip 峰、DTI 显示白质纤维束破坏明显。这些影像表现与其病理学机制密切相关，反映了肿瘤内部的异质性、血管生成、浸润性生长、细胞毒性水肿、脂质代谢异常以及白质纤维束的破坏等特征。

问题 18　阅片小结：该患者下一步的诊疗建议。

影像学检查是诊断胶质瘤的重要手段，结合 CT 及多模态 MRI（MRI 平扫+增强、DWI、MRS、PWI）可协助肿瘤分级诊疗，确诊有赖病理。本例患者既往有胃切除史，具体病史不详，建议完善胸腹部 CT、胃镜或 PET-CT 等相关检查排除转移瘤，并至神经外科就诊以评估下一步诊疗。

四、报告模板

胶质母细胞瘤

（一）主要病变

1. 部位　左/右侧额叶/顶叶/颞叶/枕叶皮层下/侧脑室旁白质区/胼胝体膝部/体部/压部，有/无跨脑叶。

2. 基本病变　肿块/结节，测量大小约＊＊mm×＊＊mm×＊＊mm。

3. 形态及边界　类圆形/不规则团块状，边界清晰/不清。

4. 信号　T1WI 低信号，T2WI 高信号，信号均匀/不均匀，伴/不伴囊变，伴/不伴坏死，伴/不伴出血，内部/边缘有弥散受限。

5. 强化特征　轻/中/重度，规则/不规则环形/花环形强化，内部有/无不强化囊变/坏死区，有/无“拉丝”表现。

6. MRS　Cho 峰升高，NAA 峰降低，Cho/NAA 比值，有/无 Lip 或 Lac 峰。

7. DTI　肿瘤区域白质纤维束破坏明显，FA 值降低，其周围白质纤维束受压推移/侵犯，下游白质纤维束有/无变细。

8. 重要结构受累（可复选）　侧脑室内室管膜有/无受累，有/无跨越中线，重要血管有/无包埋。

(二) 主要伴随发现

有/无梗阻性脑积水，有/无脑疝形成。

印象：左/右侧额叶/顶叶/颞叶/枕叶皮层下/侧脑室旁白质区/胼胝体膝部/体部/压部占位性病变，考虑恶性肿瘤，胶质母细胞瘤可能性大。

（沈琴　廖海燕　刘军）

案例 003　垂体大腺瘤

一、教学目标

掌握垂体的胚胎发育及解剖结构、垂体 MRI 技术要点，以及正常垂体的 MRI 表现及腺垂体增大疾病的鉴别诊断。能系统分析鞍区占位性病变的 MRI 特征(形态/信号/强化)，并结合临床表现和激素水平完成垂体大腺瘤的综合诊断。构建鞍区占位性病变及腺垂体增大的影像学诊断思路。

二、病例展示

患者，女，57 岁，视物模糊半年余。曾到眼科医院就诊，眼科检查提示双眼视力下降，视野、眼底照相等结果均正常。实验室检查：垂体催乳素升高(123.56 ng/m)，雌二醇降低(<10 Pg/mL)，皮质醇水平下降(晚上 12 时，73.4 nmol/L)。血常规、肝肾功能、C-反应蛋白等正常。该患者的影像资料如图 3-1 所示：

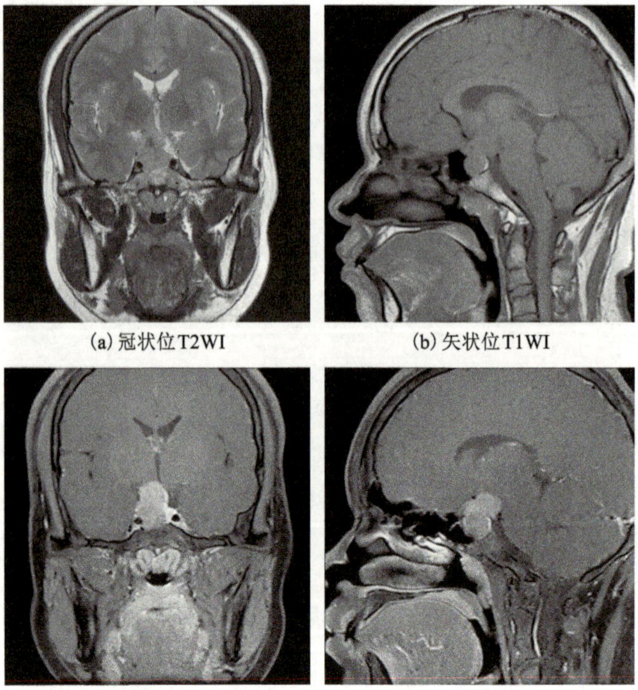

(a) 冠状位 T2WI　(b) 矢状位 T1WI

(c) 冠状位 T1 增强　(d) 矢状位 T1 增强

注：垂体 MRI 平扫+增强。

图 3-1　案例 003 的影像学检查图片

三、问题及解答

问题 1　根据患者的临床表现和实验室检查结果，病变初步定位在哪里？

患者主诉为视物模糊半年余，眼科检查示双眼视力下降，视野、眼底照相等结果均正常，提示视神经—视交叉—视束—外侧膝状体—视辐射—枕叶视觉中枢通路存在病变。结合实验室检查有垂体激素异常，初步定位于鞍区/垂体病变。

问题 2　该例患者的实验室激素检查有何提示？

该患者的实验室检查显示催乳素水平升高。催乳素是由位于腺垂体后侧的泌乳细胞所分泌的一种蛋白质类激素。引起高催乳素血症的原因很多，大致可分成以下几类：

1. **生理性**　妊娠期、哺乳期等。
2. **垂体病变**　垂体催乳素瘤、颅咽管瘤、Rathke 裂囊肿、淋巴细胞性垂体炎等。
3. **下丘脑病变**　脑炎、肿瘤等。
4. **药物性**　口服避孕药、中枢神经系统镇静剂(如氯丙嗪、吗啡)、抗高血压药物(如利血平)等。
5. **其他内分泌疾病**　如原发性甲状腺功能减退症。

本例患者头部 MRI 显示鞍区肿块性病变，因此考虑催乳素升高为垂体病变所致，而雌二醇及皮质醇降低为下丘脑—垂体—靶器官轴负反馈效应所致。

问题 3　指导医师结合重点、难点施教，并针对住院医师所描述的影像(图像)关键征象进行充分点评和规范性演示。

1. **检查部位**　垂体。
2. **检查技术**　垂体 MRI 平扫+增强。

患者姓名、性别、年龄、检查方法及检查部位核对无误，无明显运动伪影及磁敏感伪影，图像质量满足诊断要求。

3. **影像所见**　蝶鞍扩大，鞍区(鞍内及鞍上)见一团块状占位性病变，边界较清晰，大小约＊＊mm×＊＊mm，可见“束腰征”。T1WI 呈等信号，T2WI 呈等-略高信号，增强后病变呈中度强化，病变左缘见小片明显强化灶。平扫矢状位 T1WI 示病变后方神经垂体高信号受压呈薄弧形，垂体柄上抬、显示不清，视交叉受压上抬，鞍底骨质凹陷、变薄，尚连续，右侧海绵窦受压推移，右侧颈内动脉部分被包绕，左侧海绵窦未见受压。
4. **影像诊断**　鞍区(鞍内及鞍上)占位性病变，垂体大腺瘤可能性大，建议结合病理检查，行蝶鞍 CT 评估骨质情况。

问题 4　鞍区的定义及其解剖结构是什么？

鞍区是指颅中窝的蝶鞍及其邻近的结构，主要解剖结构包括蝶鞍、垂体、视神经和视交叉、下丘脑、海绵窦、颈内动脉、大脑前动脉等重要结构。

蝶鞍位于蝶骨体的前部，前界为鞍结节，后界为鞍背及床突，鞍结节和鞍背之间为凹下的垂体窝，其内容纳垂体；其前方为视神经管，内有视神经走行，视神经颅内段在鞍膈部位相交为视交叉；外上方为颈内动脉的虹吸段和床突上段；其上方为下丘脑；外侧为海绵窦，海绵窦为硬膜包绕的静脉窦，第Ⅲ、Ⅳ、Ⅴ（Ⅴ1、Ⅴ2）颅神经走行于其外侧壁，颈内动脉及第Ⅵ颅神经走行其中。

问题 5　鞍区占位性病变的鉴别诊断包括哪些？

根据病变的主体位置将鞍区占位性病变分为鞍内、鞍上、鞍旁及鞍下病变，其鉴别诊断如下：

1. 鞍内病变　垂体炎、垂体脓肿、垂体增生、垂体（微）腺瘤、Rathke 裂囊肿、垂体后叶肿瘤。

2. 鞍上病变　动脉瘤、颅咽管瘤、脑膜瘤、下丘脑错构瘤、生殖细胞瘤、组织细胞增生症、视交叉胶质瘤。

3. 鞍旁病变　脑膜瘤、神经鞘瘤、海绵状血管瘤、颈内动脉-海绵窦瘘、海绵窦炎、皮样/表皮样囊肿。

4. 鞍下病变　侵袭性垂体瘤、软骨肉瘤、脊索瘤、蝶窦黏液囊肿、蝶窦癌。

问题 6　如何判断病变起源于垂体？

对于鞍区病变，首先找到蝶鞍，确定病变的中心是位于鞍内、鞍上、鞍旁或鞍下，以下征象提示病变可能起源于垂体：蝶鞍扩大，垂体失去正常形态，病变主体位于或延续于鞍内，鞍膈处出现“束腰征”。

问题 7　该病例的主要影像征象、次要征象、重要的阴性征象分别有哪些？

1. 主要征象　蝶鞍扩大，鞍内及鞍上实性肿块性病变，T1WI 病变呈等-略低信号，T2WI 呈等-略高信号，增强后病变呈中度强化，病变左缘见小片明显强化灶。

2. 次要征象　MRI 平扫矢状位 T1WI 示病变后方神经垂体高信号受压呈薄弧形，垂体柄上抬、显示不清，视交叉受压上抬，右侧海绵窦受压推移，右侧颈内动脉部分被包绕，左侧海绵窦未见受压。

3. 重要的阴性征象　神经垂体受压、未受侵犯，鞍底骨质连续、未见骨质破坏，蝶窦未见侵犯，邻近脑组织未见水肿，未见梗阻性脑积水。

问题 8　分析归纳该病例的临床特点。

该患者为 57 岁的女性，慢性病程，临床表现为视物模糊。眼科检查提示视力下降。实验室检查提示垂体催乳素水平升高，其他垂体分泌激素或下丘脑-垂体轴下游激素反应性降低，其余实验室检查未见异常。

问题 9　分析归纳病例的影像特点。

鞍内及鞍上区占位性病变，可见“束腰征”，T1WI 呈等-略低信号，T2WI 呈等-略高信号，增强后中度强化，强化程度低于正常垂体组织，神经垂体未侵犯，垂体柄显示不清，蝶鞍扩大，视交叉、海绵窦及鞍底骨质呈受压改变、无侵犯征象。

问题 10　如何对该病例进行定位分析？

该病例 MRI 显示蝶鞍扩大，病变呈“8”字形，提示病变以垂体窝为中心向上突破鞍膈生长，在鞍膈平面生长受阻形成“束腰”改变。鞍内正常腺垂体结构消失，矢状位平扫 T1WI 示神经垂体呈受压改变，故病变定位于腺垂体。

问题 11　腺垂体占位性病变的鉴别诊断有哪些？

腺垂体占位性病变的鉴别诊断主要包括：垂体腺瘤、垂体增生、淋巴细胞性垂体炎、垂体脓肿。其鉴别要点如下：

1. 垂体腺瘤　临床表现包括内分泌症状及头痛、视力异常等压迫症状。影像学上，垂体腺瘤通常偏侧生长，垂体增大不对称（相对垂体增生），肿瘤在鞍膈平面生长受限，呈“束腰征”；T1WI 呈等或低信号，T2WI 呈等、稍低或稍高信号，可出现囊变、坏死、出血导致信号不均，增强后轻-中度强化（强化程度低于正常垂体组织）；垂体后叶不受累或呈受压改变（T1WI 高信号存在）；蝶鞍扩大，鞍底骨质吸收或侵蚀；常伴垂体柄移位，可累及海绵窦，包绕颈内动脉。

2. 垂体增生　包括生理性增生（青春期、孕产妇）和病理性增生（原发性甲减最常见）。影像表现为“三均匀”，即病变大小均匀、信号均匀、强化均匀，无囊变、坏死、出血，垂体柄无偏移，占位效应及周围结构推移改变相对较轻。

3. 淋巴细胞性垂体炎　多发生于妊娠晚期和产后妇女，临床表现为中枢性尿崩。影像表现为腺垂体弥漫性增大，增强扫描均匀、明显强化，常累及神经垂体及垂体柄（T1WI 高信号消失、垂体柄增粗），可伴有邻近脑膜炎性强化。

4. 垂体脓肿　少见，急性或慢性发病，可为原发性，也可继发于垂体腺瘤、鞍区术后或放疗后等，临床表现为头痛、发热等。MRI 上脓肿壁 T1WI 呈等或稍高信号，T2WI 呈等或低信号，囊内成分 T1WI 呈等、低或高信号（与脓液是否含蛋白质或合并出血有关），T2WI 呈高信号；增强扫描脓肿壁环形强化、壁均匀光滑，可有分隔呈多房改变，无壁结节，且累及垂体后叶及邻近硬脑膜。怀疑垂体脓肿者应加扫小视野 DWI，脓腔内部高信号对垂体脓肿有诊断意义。

问题 12　如何分析该病变影像征象产生的可能机制？

肿瘤中部见“束腰征”，为肿瘤在鞍膈平面生长受限所致；病变 MRI 平扫 T1WI 呈等-略低信号，T2WI 呈等-略高信号，增强后中度强化，神经垂体未受侵犯，提示可能为腺垂体非炎性病变；增强示病变左缘有小片明显强化灶，为残存少量正常垂体组织；病变边界较清晰，鞍底骨质无破坏，双侧海绵窦及蝶窦未见侵犯，提示为良性病变。

问题 13　垂体的胚胎发育起源、解剖结构及其功能，以及正常垂体的 MRI 表现是什么？

1. 垂体的胚胎发育起源、解剖结构及其功能　垂体位于颅底蝶骨垂体窝内，呈卵圆形小体，是身体内最复杂的内分泌腺。从解剖结构看，垂体包括腺垂体、神经垂体和垂体柄。

腺垂体（垂体前叶）起源于原始口腔顶壁向上突出的由上皮形成的囊状物，即颅颊囊（Rathke 囊）。随着胎儿发育，腺垂体逐渐上移并脱离口腔，与下丘脑底部向下的突起（神经垂体/垂体后叶）相互融合形成脑垂体。垂体的双重胚胎起源决定了垂体前、后叶虽为一体，但功能截然不同。前叶是腺体组织，主要功能是产生激素；后叶是神经组织，没有分泌激素的功能，主要功能是储存和释放由下丘脑分泌的抗利尿激素和催产素。

2. 正常垂体 MRI 表现 对于垂体 MRI 检查，需要分别对垂体的形态、前叶、后叶、垂体柄及垂体周围结构进行评估。

（1）基本形态：多呈卵圆形，上缘浅凹或平直。

（2）垂体前叶：①信号。与脑干呈等信号，3 个月以内婴儿、孕妇 T1WI 可呈高信号（可能与细胞代谢活跃或腺垂体胞浆内富含分泌颗粒和内质网有关）。②高度。垂体高度是重要评估指标，Elster 标准：儿童为 6 mm，成年男性及绝经后女性为 8 mm，青春期及育龄期女性为 10 mm，妊娠晚期及产后女性为 12 mm。超过上述标准提示垂体增大。

（3）垂体后叶：呈新月形、椭圆形，T1WI 高信号（94%）是神经垂体功能正常的标志。

（4）垂体柄：居中，厚约 2 mm，超过 4 mm 或基底动脉宽度为增粗。

（5）周围毗邻结构：包括海绵窦、视交叉、鞍底骨质及蝶窦。

问题 14 阅片小结：鞍区占位性病变的影像学诊断思路。

对于鞍区占位性病变，首先应根据病变的主体位置区分病变起源为鞍内、鞍上、鞍旁或鞍下病变，不同起源的鉴别诊断疾病谱不同。蝶鞍扩大、垂体失去正常形态、病变主体位于或延续于鞍内、鞍膈处“束腰征”等征象提示病变可能起源于垂体。

问题 15 阅片小结：垂体的胚胎发育起源、解剖结构及其功能，以及正常垂体的 MRI 表现。

垂体包括腺垂体、神经垂体和垂体柄。腺垂体（垂体前叶）和神经垂体（垂体后叶）的胚胎起源不同决定了两者在功能和影像表现的不同。前叶是腺体组织，主要功能是产生激素；后叶是神经组织，主要功能是储存和释放由下丘脑分泌的抗利尿激素和催产素。

对于垂体 MRI，需要分别对垂体的形态、前叶、后叶、垂体柄及垂体周围结构（海绵窦、视交叉、鞍底骨质及蝶窦）进行评估。

问题 16 阅片小结：垂体占位性病变的 MRI 鉴别诊断。

腺垂体占位性病变的鉴别诊断主要包括：垂体腺瘤、垂体增生、淋巴细胞性垂体炎、垂体脓肿。注意观察肿块的形态、信号、强化特点及垂体柄偏移可帮助鉴别；对于垂体腺瘤及垂体增生，垂体后叶常不受累或呈受压改变，垂体后叶 T1WI 高信号存在；对于淋巴细胞性垂体炎，常累及垂体后叶，垂体后叶 T1WI 高信号消失，可伴有垂体柄增粗及周围脑膜增厚强化；对于垂体脓肿，小视野 DWI 显示弥散受限具有诊断意义。

问题 17 阅片小结：垂体腺瘤的影像征象。

垂体腺瘤通常偏侧生长，垂体增大不对称（相较于垂体增生），肿瘤在鞍膈平面生长受限，呈“束腰征”“雪人征”“8 字征”；T1WI 呈等或低信号，T2WI 呈等、稍低或稍高信号，可出现囊变、坏死、出血导致信号不均，增强后轻-中度强化（强化程度低于正常垂体组织）；垂体后叶不受累或呈受压改变（T1WI 高信号存在）；可见蝶鞍扩大、鞍底骨质吸收或侵蚀；常伴垂体柄移位，可累及海绵窦，包绕颈内动脉。

问题 18　阅片小结：该患者下一步的诊疗建议。

本病例影像学诊断为垂体大腺瘤，影像学检查是鞍区占位性病变鉴别诊断的重要手段。典型垂体大腺瘤根据临床表现、实验室检查及 CT/MRI 结果可基本诊断，但腺瘤的具体组织细胞学类型确诊需依赖病理检查。

本病例患者视交叉明显受压并出现视力下降，实验室检查提示激素分泌异常，建议患者至神经外科及内分泌科就诊，综合决定下一步治疗方案。

四、报告模板

垂体大腺瘤

(一) 主要病变

1. 部位　鞍内/鞍区(鞍内-鞍上/鞍内-鞍旁/鞍内-蝶窦)。

2. 基本病变　肿块(结节)，测量大小约＊＊ mm×＊＊ mm×＊＊ mm。

3. 形态　类圆形/不规则团块状，有/无“束腰征”。

4. 信号　T1WI 等/低信号，T2WI 等/稍低/稍高信号，信号均匀/不均匀，伴/不伴囊变，伴/不伴坏死，伴/不伴出血。

5. 强化特征　轻/中度强化(强化程度低于正常垂体组织)，内有/无腔隙样无强化区。

6. 垂体其他结构　垂体后叶 T1WI 高信号存在/消失，有/无受压改变，垂体柄居中/向左偏移/向右偏移/显示不清。

7. 重要结构受累(可复选)　蝶鞍有/无扩大，鞍底骨质有/无破坏，视交叉有/无受压、上抬或显示不清，左、右侧海绵窦有/无侵犯，左、右侧颈内动脉有/无包埋，蝶窦有/无侵犯。

(二) 主要伴随发现

有/无梗阻性脑积水，有/无异常脑膜强化。

印象：鞍内/鞍区(鞍内-鞍上/鞍内-鞍旁/鞍内-蝶窦)占位性病变，考虑垂体大腺瘤(有侵袭性)可能性大。

(沈琴　廖海燕　刘军)

案例 004　听神经瘤

一、教学目标

掌握桥小脑角区的影像学解剖、桥小脑角区良性和恶性病变的疾病谱系，以及听神经瘤的影像学特征。能够准确分析桥小脑角区肿块的影像(包括定位、形态和信号特征)，并完成听神经瘤的定位和定性诊断。规范运用神经系统影像学的定位和定性术语，构建桥小脑角区占位性病变的影像诊断思路。

二、病例展示

患者，男，48 岁，头晕半年，右侧耳鸣伴听力下降 1 周。体格检查：Romberg 征阳性，右耳听力下降，余无特殊。实验室检查：血常规、肝肾功能、肿瘤标志物等未见明显异常。家族史无特殊。该患者的影像资料如图 4-1 所示：

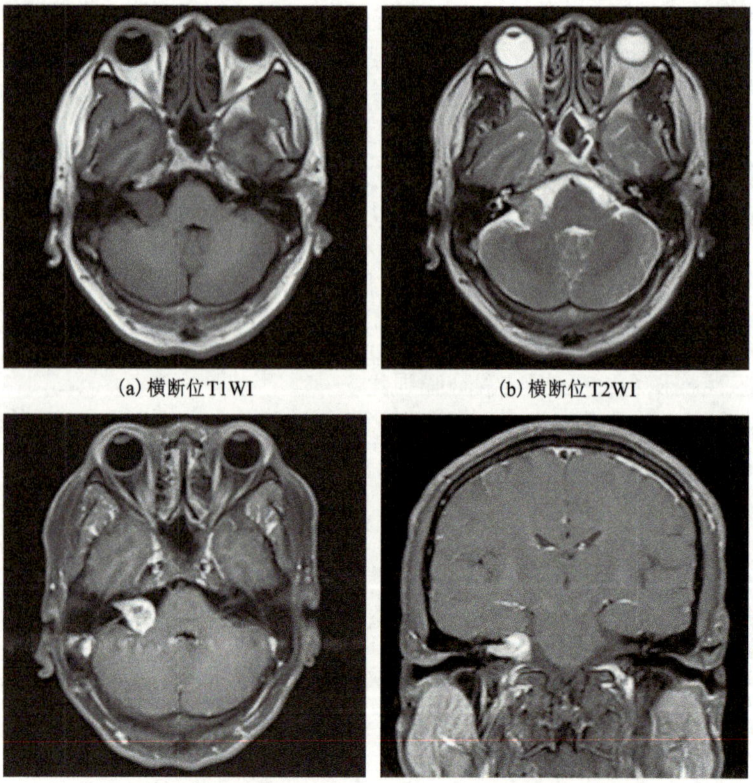

(a) 横断位T1WI　(b) 横断位T2WI

(c) 横断位T1WI增强　(d) 冠状位T1WI增强

注：头部 MRI 平扫+增强。

图 4-1　案例 004 的影像学检查图片

三、问题及解答

问题 1　患者的主诉和体格检查结果对疾病定位有何提示意义？

患者的主诉为头晕半年，右侧耳鸣伴听力下降 1 周，体格检查提示 Romberg 征阳性(提示本体感觉传导通路障碍，如脊髓病、感觉性周围神经病、前庭功能障碍或小脑病变)。结合患者的临床表现及体格检查，初步考虑病变定位于右侧耳部-内听道-桥小脑角区。

问题 2　询问家族史有何意义？

单发听神经瘤多为散发性，无家族史和遗传性，肿瘤为单侧孤立性，发病较晚，多见于成人。神经纤维瘤病(neurofibromatosis，NF)2 型为常染色体显性遗传性疾病，多表现为双侧听神经瘤，常伴有脑膜瘤、神经鞘瘤、胶质瘤和脊髓脊柱肿瘤等，约占听神经瘤的 5%。该病发病年龄较早，儿童期和青少年期即可发病。询问患者有无听神经瘤、脑膜瘤、胶质瘤等家族史，可提示关注对侧桥小脑角区及内听道内有无微小病灶，排除 NF 2 型可能。

问题 3　指导医师结合重点、难点施教，并针对住院医师所描述的影像(图像)关键征象进行充分点评和规范性演示。

1. 检查部位　头部。

2. 检查技术　头部 MRI 平扫+增强。

患者姓名、性别、年龄、检查方法及检查部位核对无误，无明显运动及磁敏感伪影，图像质量满足诊断要求。

3. 影像所见　右侧桥小脑角区及内听道内见一类圆形肿块病变，边界清晰，横断面测量大小约 * * mm× * * mm。MRI 平扫 T1WI 呈均匀等-略低信号，T2WI 呈等-略高信号，增强后病变呈明显欠均匀强化，内部见小片状无强化区，病变沿右侧内听道生长，呈“甜筒冰激凌征”。右侧内听道呈“喇叭口”样扩大，右侧脑桥臂轻度受压、无水肿，局部脑池增宽，邻近骨质未见明显破坏。左侧桥小脑角区、内听道内未见明显异常强化灶。所示脑实质未见明显异常信号或异常强化灶。第四脑室未见明显受压变窄，幕上脑室未见扩张。小脑扁桃体未见移动。中线结构居中。蝶窦黏膜增厚。

4. 影像诊断　右侧桥小脑角区及内听道内肿块病变，考虑为良性肿瘤，听神经瘤可能性大，建议进行内听道薄层 CT 平扫+三维重建(评估骨质情况)及病理检查。

问题 4　颅内肿瘤如何区分是脑内来源还是脑外来源？

脑外肿瘤常有以下征象：①肿瘤以宽基底紧贴颅骨内面；②肿瘤与脑组织间有裂隙状脑脊液信号，即“脑脊液环绕征”；③肿瘤邻近蛛网膜下隙(脑池)增宽；④邻近脑白质受压且向脑室方向移动，即“脑白质塌陷征”；⑤肿瘤与脑白质之间可见脑灰质；⑥邻近颅骨骨质增生或破坏(脑外肿瘤多见)；⑦部分脑外肿瘤增强扫描病灶边缘可见“脑膜尾征”；⑧肿瘤起源于静脉窦旁时，可侵及静脉窦引起阻塞，表现为静脉窦狭窄，增强不强化或充盈缺损。

问题 5　桥小脑角区的解剖结构是怎样的?

桥小脑角区是指位于延髓、桥脑、小脑相交的锥体形三角区域，其前壁为覆盖于岩骨和斜坡后面的后颅窝硬脑膜，后方上部为脑桥和小脑中脑的前面，后下部为小脑的二腹叶和小脑绒球。该区域的重要性在于其内有岩静脉、小脑前下动脉等穿行，且三叉神经、面神经、听神经等多组颅神经由脑干发出并经此出颅。

问题 6　该病例的主要影像征象、重要的阴性征象分别有哪些?

1. 主要征象　右侧桥小脑角区及内听道内肿块病变，呈“甜筒冰激凌征”。

2. 重要的阴性征象　病变与周边结构分界清晰，邻近脑组织无水肿，未见明显骨质破坏。左侧桥小脑角区、内听道及脑实质内未见明显肿块，未见梗阻性脑积水及脑疝征象。

问题 7　后颅窝占位性病变可能引发哪些类型的脑疝? 其影像学诊断标准是什么?

后颅窝占位性病变可引发两种主要脑疝类型，需通过影像学快速识别并紧急处理。

1. 枕骨大孔疝(最常见且致命)　颅内压升高导致小脑扁桃体及邻近组织经枕骨大孔下移至颈椎管(正常位置：小脑扁桃体下端距枕骨大孔≥5 mm)。后颅窝空间狭小，轻微压力差即可引发疝形成，压迫延髓生命中枢，延误治疗可迅速危及生命。

影像诊断标准：MRI 矢状位显示小脑扁桃体下移超过枕骨大孔平面下 5 mm，延髓受压变形(如扁平等)。

临床处理：立即行后颅窝减压术。

2. 上行性小脑幕切迹疝(罕见但需警惕)　后颅窝高压迫使小脑蚓部向上移位，突破小脑幕切迹至幕上区，压迫四叠体池、环池及脑干。

影像诊断标准：MRI 横断面/矢状位显示小脑蚓部上移超过 5 mm(儿童标准为 2 mm)，小脑上池、四叠体池消失，环池变窄，顶盖受压扁平，中脑导水管牵拉，枕大池闭塞。

临床处理：行限期手术解除压迫。

问题 8　该病例的临床特点是什么?

该患者为中年男性，慢性病程，临床表现为头晕、右侧耳鸣伴听力下降，家族史无特殊。体格检查：Romberg 征阳性，右耳听力下降。实验室检查无特殊。

问题 9　该病例的影像特点是什么?

该病例右侧桥小脑角区及内听道内见肿块性病变，横断面测量大小约 * * mm× * * mm，MRI 平扫 T1WI 呈均匀等–略低信号，T2WI 呈等–略高信号，增强后明显强化，内部见无强化区，病变沿右侧内听道生长，呈“甜筒冰激凌征”。邻近脑池增宽，病变与周围结构分界清晰，邻近脑组织无水肿，未见明显骨质破坏。左侧桥小脑角区、内听道及脑实质内未见明显肿块，未见梗阻性脑积水及脑疝征象。

问题 10　桥小脑角区占位性病变的鉴别诊断包括哪些方面？

根据解剖学特点，桥小脑角区邻近结构包括脑池、颅底、脑膜、神经、血管、小脑/脑干/脑室。这些区域发生的肿块性病变均可累及桥小脑角区，因此桥小脑角区占位性病变鉴别诊断包括：

1. 脑池　蛛网膜囊肿、表皮样囊肿、脂肪瘤、皮样囊肿。

2. 颅底　胆固醇肉芽肿、副神经节瘤、软骨瘤、软骨肉瘤、脊索瘤、内淋巴囊肿瘤。

3. 脑膜　脑膜瘤、转移瘤。

4. 神经　神经鞘瘤(以听神经鞘瘤、三叉神经鞘瘤最常见)。

5. 血管　动脉瘤、动静脉畸形。

6. 小脑/脑干/脑室　胶质瘤、髓母细胞瘤、室管膜瘤、脉络丛乳头状瘤、血管母细胞瘤、转移瘤、淋巴瘤、胚胎发育不良性神经上皮肿瘤。

根据该患者的影像表现，其占位性病变位于脑池，主要需与脑池、神经及脑膜来源的病变进行鉴别：

1. 听神经瘤　肿瘤多位于桥小脑角区，呈圆形或分叶状，多表现为不均匀的长 T1、长 T2 信号，常伴有囊变。增强扫描肿瘤实性部分明显强化。病灶多以内听道为中心生长，长轴与听神经走行方向一致，突向桥小脑角区生长，内听道被侵蚀并呈喇叭口样扩大，患侧听神经增粗。

2. 脑膜瘤　肿瘤多呈“D”字形，以宽基底与岩骨相连，呈等 T1、等 T2 信号，增强扫描多呈明显均匀性强化，邻近颅骨多有骨质增生硬化，可伴砂粒样钙化。

3. 三叉神经鞘瘤　肿瘤多跨中、后颅窝生长，长轴与三叉神经走行一致，可累及麦克尔腔，典型者呈“哑铃状”。病变呈长 T1、长 T2 信号，可伴囊变，增强实性部分明显强化。

4. 表皮样囊肿　具有“钻缝生长”的特性，呈长 T1、长 T2 信号，T2-FLAIR 上病灶内见絮状稍高信号影，DWI 呈明显高信号(与蛛网膜囊肿的主要鉴别点)，MRI 增强扫描无强化。

问题 11　该病例的影像学诊断是什么？

该病例的病变主体位于右侧桥小脑角区，并向右侧内听道内延伸，局部脑池增宽，定位于右侧桥小脑角区脑外来源，右侧第Ⅶ/Ⅷ颅神经来源；结合患者临床症状为右侧耳鸣伴听力下降，考虑为听神经瘤。

问题 12　该病变影像征象产生的可能机制是什么？

1. 定位分析　该病例的病变主体位于右侧桥小脑角区，并向右侧内听道内延伸，呈“甜筒冰激凌征”，右侧内听道呈喇叭口样扩大，病变与邻近脑桥臂之间见脑脊液裂隙，右侧脑桥臂轻度受压、无水肿，局部脑池增宽。以上征象提示病变定位于右侧桥小脑角区脑外来源，右侧第Ⅶ/Ⅷ颅神经来源可能性大。

2. 定性分析　病变边界清晰，邻近脑实质及骨质无明显侵犯，提示良性；病变主体为实性，增强后明显强化，提示肿瘤血供丰富；肿块在 T1WI 及 T2WI 上信号欠均匀，增强后肿块内部见小片状无强化区，提示合并囊变。

问题 13 听神经瘤的 MRI 表现及其对应的病理基础是什么？

听神经瘤是发生于桥小脑角区的最常见肿瘤，属良性肿瘤，大部分起源于前庭神经鞘膜的雪旺氏细胞。肿瘤起初是在内听道口周围和中枢髓鞘连接处沿前庭神经增生，可能向内听道生长，也可沿内听道向桥小脑角扩展并压迫脑干。MRI 上表现为内听道-桥小脑角区占位性病变，内听道扩大，肿块突向桥小脑角的部分膨大而呈现“甜筒冰激凌征”，邻近脑干呈受压改变。

根据听神经瘤的细胞密集程度，其组织病理学上可分为 Antoni-A 型、Antoni-B 型及 Antoni-AB 型。Antoni-A 型肿瘤组织镜下呈致密纤维状，由密集、成束的梭形或卵圆形细胞交织在一起，呈旋涡状或栅栏状；Antoni-B 型镜下呈稀疏网眼状，为退变型，细胞胞质稀少，易有黏液变性，细胞间液体较多，具有胶样和微囊样改变；Antoni-AB 型则同一瘤体同时表现为以上两种病理类型。该病例病变主体为实性，肿块在 T1WI 及 T2WI 信号上欠均匀，增强后肿块内部见小片状无强化囊变区，提示其可能为 Antoni-AB 型。

听神经瘤含有丰富的血管，可能合并出血或血栓；在 MRI 上表现为增强后明显强化。

问题 14 阅片小结：桥小脑角区占位性病变的影像学诊断思路。

桥小脑角区占位性病变的影像学诊断首先需根据脑外及脑内肿瘤的鉴别要点，明确肿块主体起源于脑池、颅底、脑膜、神经、血管或小脑/脑干/脑室。对于主体位于桥小脑池的肿块，鉴别诊断主要包括：脑膜瘤、神经鞘瘤(以听神经鞘瘤、三叉神经鞘瘤最常见)、蛛网膜囊肿、表皮样囊肿。注意观察肿块的形态及生长特点：脑膜瘤多以宽基底与脑膜相连，听神经瘤、三叉神经鞘瘤多沿神经走行方向生长，听神经瘤常伴内听道扩大，呈“甜筒冰激凌征”，三叉神经鞘瘤跨中、后颅窝生长呈“哑铃状”，可累及麦克尔腔。蛛网膜囊肿及表皮样囊肿均表现为 T1WI 低信号、T2WI 高信号、增强无强化的占位，DWI 是鉴别两者的关键序列。

问题 15 阅片小结：该患者下一步的诊疗建议。

影像学检查是桥小脑角区占位性病变鉴别诊断的重要手段，鉴别困难者需结合 CT 平扫+增强、MRI 平扫+增强+DWI+MRS 综合判断。本病例结合患者临床及影像表现，基本可诊断为听神经瘤。下一步可进行头颅 CT 平扫+三维重建，评估内听道骨质情况，必要时完善其他检查以排除相关的神经皮肤综合征。确诊有赖于病理检查。

四、报告模板

听神经瘤

(一)主要病变

1. 部位 右(左)桥小脑角区。

2. 基本病变 肿块(结节)，大小约＊＊ mm×＊＊ mm。

3. 形态特征　类圆形，呈“甜筒冰激凌征”。

4. 信号及强化特征　实性肿块，增强后明显强化；囊性肿块，囊壁强化，囊内部分无强化；囊实性肿块，实性部分明显强化，囊性部分囊壁强化、囊内部分无强化。

5. 内听道　呈“喇叭口”样扩大。

(二)主要伴随发现

脑干/脑桥臂/小脑受压，有/无脑组织水肿，第四脑室有/无受压，幕上脑室有/无扩张，小脑扁桃体有/无向下移位，小脑蚓有/无向上移位，有/无骨质增生，有/无骨质破坏。

印象：右(左)桥小脑角区占位性病变，考虑听神经瘤可能性大。

(沈琴　廖海燕　刘军)

案例 005　中枢神经细胞瘤

一、教学目标

掌握侧脑室的影像解剖学、基础病理变化、占位性病变的疾病谱及定位和定性诊断的关键点。加强神经影像诊断的规范化意识，培养综合分析多模态影像的能力，提高对罕见脑室病变的鉴别诊断能力。建立侧脑室肿瘤的定位和定性诊断思路。

二、病例展示

患者，女，23 岁，头痛、眼痛伴呕吐 7 天。体格检查：右侧肌力Ⅴ级，左侧肌力Ⅳ级，双侧病理征未引出。实验室检查：三大常规、肿瘤标志物等指标均正常。该患者的影像资料如图 5-1 所示：

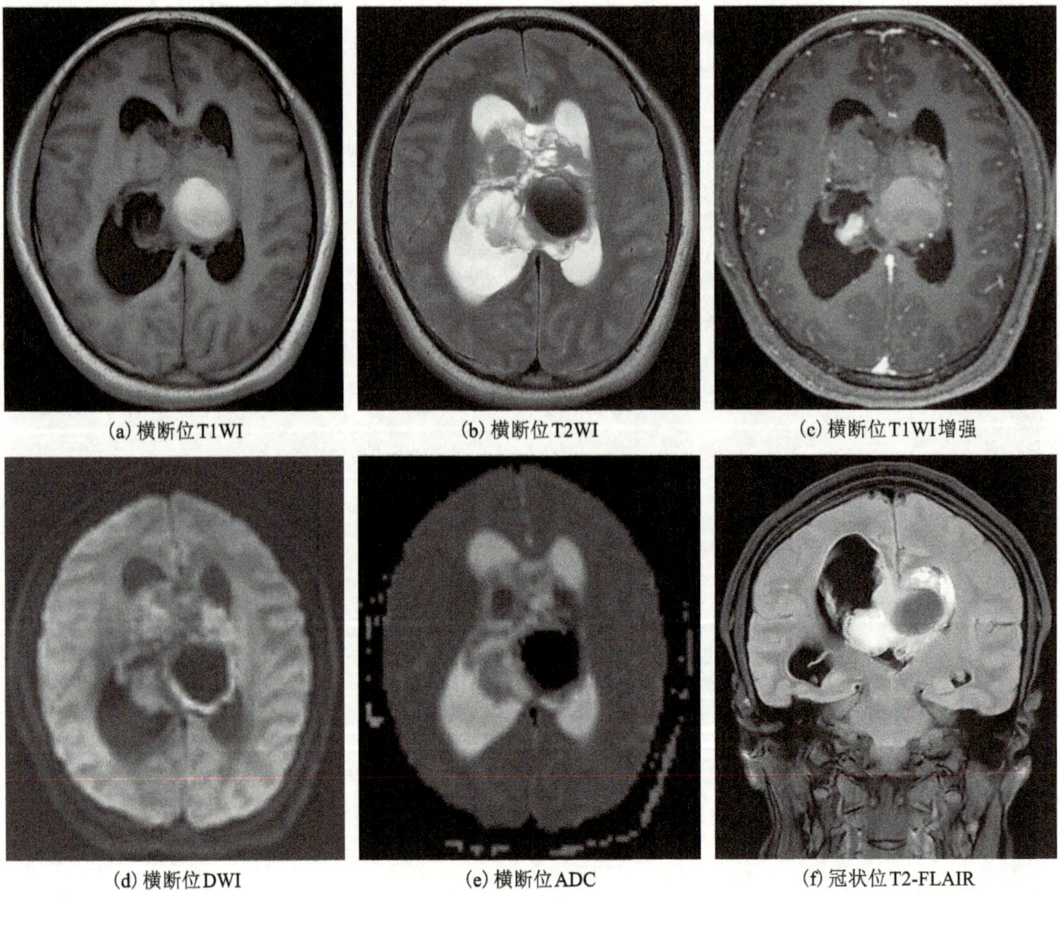

(a) 横断位 T1WI　(b) 横断位 T2WI　(c) 横断位 T1WI 增强

(d) 横断位 DWI　(e) 横断位 ADC　(f) 冠状位 T2-FLAIR

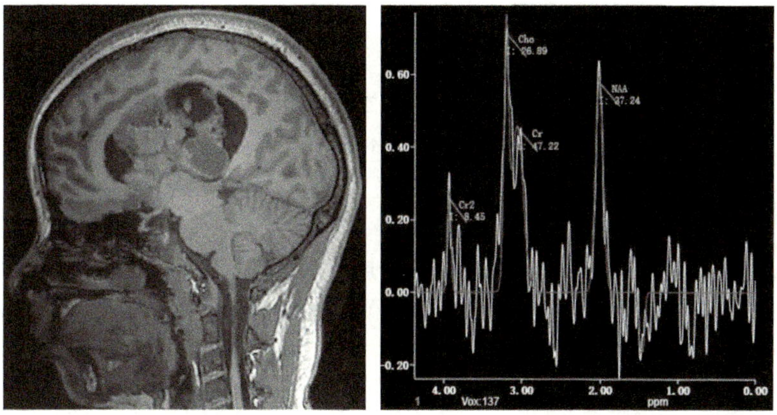

(g) 矢状位 T1WI　　　　(h) MRS

注：头部 MRI 平扫+增强+DWI+MRS。

图 5-1　案例 005 的影像学检查图片

三、问题及解答

问题 1　患者的主诉是什么？引起该临床症状的可能原因是什么？

该患者主诉头痛、眼痛伴呕吐 7 天，可能为病变引起梗阻性脑积水，造成颅内压增高所致。

问题 2　指导医师结合重点、难点施教，并针对住院医师所描述的影像（图像）关键征象进行充分点评和规范性演示。

1. 检查部位　头部。

2. 检查技术　头部 MRI 平扫+增强+DWI+MRS。

患者姓名、性别、年龄、检查方法及检查部位核对无误，无明显呼吸及运动伪影，图像质量满足诊断要求。

3. 影像所见　侧脑室内可见团块状混杂 T1、T2 信号影，大小约 59 mm×58 mm×45 mm，其内可见囊状无强化长 T1、长 T2 信号影，呈“皂泡样”改变，并见短 T1、短 T2 信号影及多发液-液平面，压水像信号混杂，增强扫描不均匀强化。T2WI 示病灶边缘可见血管流空影，增强扫描可见迂曲血管影，部分实性区域 DWI 呈高信号，ADC 呈低信号；病灶宽基底附着于透明隔，向两侧侧脑室生长，向下累及第三脑室，两侧侧脑室明显扩张，第三脑室局部受压变形，矢状位可见“扇贝征”。中线结构未见明显偏移。余脑实质内未见异常信号及强化灶。脑干、小脑形态正常，未见异常信号。MRS 示：病灶 Cho 峰升高，NAA 峰降低，Cho/Cr 值约 0.57，NAA/Cr 值约为 0.79。

4. 影像诊断　侧脑室透明隔区占位性病变，累及第三脑室，继发梗阻性脑积水，考虑肿瘤性病变，中枢神经细胞瘤可能性大。

问题 3 如何判断颅内肿块是否起源于侧脑室？

侧脑室起源的占位性病变主要有以下几个征象：①病变主体位于脑室内；②病变宽基底附着或贴壁于脑室壁；③可见局部扩张的脑室；④脑脊液环绕征；⑤病变形态有塑形趋势等。另外，还应留意周围其他结构的位置变化。

问题 4 该患者病变的定位诊断要点有哪些？

病变位于侧脑室体部，与透明隔宽基底相连，累及第三脑室，矢状位见“扇贝征”，伴侧脑室扩张，定位于侧脑室体部，透明隔起源可能性大。

问题 5 该患者病变的定性诊断要点有哪些？

病变的定性诊断要点为：①病变体积大，信号混杂，多发囊变及出血，呈“皂泡样”或“丝瓜瓤样”改变；②多发液-液平面；③MRI 增强扫描不均匀强化；④部分实性区域 DWI 高信号，ADC 低信号，提示局部细胞排列致密导致弥散受限；⑤血管流空征：T2WI 示病变边缘可见血管流空影，增强扫描可见迂曲血管。

问题 6 该病例的主要影像征象、次要征象、重要的伴随征象、重要的阴性征象分别有哪些？

1. 主要征象 侧脑室体部肿块，宽基底附着于透明隔，肿块内部呈皂泡样囊变，伴多发液-液平面，增强呈不均匀强化伴“宝石征”。

2. 次要征象 肿块边缘见血管流空影，实性区域 DWI 高信号、ADC 低信号（有弥散受限）。

3. 重要的伴随征象 梗阻性脑积水，呈现扇贝征（矢状位）。

4. 重要的阴性征象 脑实质无异常（排除胶质瘤、转移瘤等侵袭性病变），中线结构无偏移，脑干、小脑形态正常。

问题 7 分析归纳该病例的临床特点。

该患者为青年女性，急性病程，主要表现为炸裂样头痛、眼痛伴呕吐，无脑血管病史、手术史及外伤史。

问题 8 分析归纳该病例的影像特点。

侧脑室体部透明隔起源占位，大小约＊＊ mm×＊＊ mm，可见囊变、出血，呈“皂泡样”改变，并见多发液-液平面，增强扫描呈不均匀强化伴“宝石征”，实性成分局部弥散受限。肿块边缘可见血管流空影，病灶较大，引起幕上脑室梗阻性脑积水。

问题 9 该病例影像学诊断是什么？

侧脑室透明隔区占位性病变，累及第三脑室，伴出血、囊变，继发幕上脑室梗阻性脑积水，考虑中枢神经细胞瘤可能性大。

问题 10　中枢神经细胞瘤的流行病学特点是什么?

中枢神经细胞瘤是一种罕见的中青年良性脑室内肿瘤，占颅内肿瘤的 0.25%~0.50%，占青中年脑室肿瘤的 1/2，占所有脑室肿瘤的 10%，好发年龄为 20~40 岁。

问题 11　中枢神经细胞瘤的胚胎起源及其 WHO 分级是什么?

中枢神经细胞瘤属于 WHO Ⅱ级肿瘤，是一种分化良好的神经上皮性肿瘤，由成熟的、均匀的圆形细胞构成。其确切来源尚不清楚，可能与脑室周围生发基质的双潜能祖细胞相关(该细胞能够同时分化为神经元和胶质细胞)。

问题 12　中枢神经细胞瘤的组织病理学特征是什么?

1. 大体外观　外观与少突胶质细胞瘤相似，边界清晰的分叶状、中度血供的脑室肿块是其特征。肿瘤呈灰色，易碎，可伴钙化和出血。

2. 镜下形态　形态单一，由均匀的圆形细胞构成，核呈圆形，染色质呈现细斑点状分布，核仁多样。有时可见核周胞质透明或呈现空晕现象，肿瘤细胞间存在大小不一的无细胞胶质纤维区，较大时类似大菊形团结构。毛细血管通常呈分枝状排列，具有神经内分泌组织的形态特征。肿瘤中可见钙化现象，分布广泛。

问题 13　中枢神经细胞瘤的影像学分型及其影像表现是什么?

中枢神经细胞瘤根据影像表现可分为三型:

1. 囊变为主型　最常见，主要特征为蜂窝状或丝瓜瓤状囊变(囊变>50%肿瘤体积)，实性成分少，增强轻度强化。

2. 实质为主型　实性成分占主导(T1WI 呈等或低信号，T2WI 呈稍高信号)，强化显著且不均匀，可见“宝石征”。

3. 钙化为主型　CT 平扫显示斑片状或结节状钙化(高密度影)，MRI 显示低信号钙化灶，增强强化程度不一。

问题 14　中枢神经细胞瘤的主要影像特征及其相应的病理机制是什么?

1. 宽基底征　肿瘤宽基底附着于透明隔或侧脑室壁(尤其是侧脑室上壁)。病理机制:肿瘤起源于脑室周围基质中的双潜能祖细胞(可分化为神经元/胶质细胞)，肿瘤生长初期沿室管膜下基质浸润，形成宽基底贴附特征。

2. 皂泡征(囊变特征)　肿瘤内多发大小不等囊变，呈“蜂窝状”长 T1、长 T2 信号，无强化。病理机制:细胞黏附性低，肿瘤细胞间连接松散，易形成囊腔。

3. 液-液平面　T2WI 囊内分层信号(上层长 T2、下层短 T2)。病理机制:囊内出血或高蛋白成分沉积导致分层(下层含血液、蛋白，上层为浆液)。

4. 宝石征(强化特征)　增强扫描实性区域局灶示显著强化(边界清晰)，背景强化轻微。病理机制:肿瘤内部分血管内皮细胞增生，对比剂外渗或局部血管团形成。

5. 扇贝征(伴随征象)　矢状位显示肿瘤边缘与侧脑室壁之间形成的波浪状结构。病理机制:肿瘤边缘的囊性变与侧脑室壁的粘连，以及脑室的扩张牵拉室壁，共同造成“波浪状”外观。

问题 15　侧脑室肿瘤的诊断方法和鉴别要点是什么？

根据肿瘤在侧脑室的位置不同，常见的肿瘤类型也有所不同。以下是侧脑室体部、孟氏孔及三角区常见肿瘤及其鉴别要点：

1. 侧脑室体部

（1）中枢神经细胞瘤：好发于 20～40 岁，影像表现详见上文。

（2）室管膜下瘤：良性肿瘤（WHO Ⅰ级），多无症状。CT 呈等密度，钙化少见；MRI T1 相呈现等信号或低信号，T2 相呈高信号，边界清晰，无强化。

2. 侧脑室孟氏孔区（室间孔）

（1）中枢神经细胞瘤：见上文。

（2）室管膜下巨细胞型星形细胞瘤：青少年多见，与结节性硬化症（TSC）相关，常伴癫痫及智力障碍。CT 示孟氏孔区钙化肿块，明显强化；MRI T1 相呈现等信号或低信号，T2 相呈高信号，伴结节性硬化其他表现（如室管膜下钙化结节）。

3. 侧脑室三角区

（1）脉络丛乳头状瘤/癌：儿童多见于三角区，成人多见于第四脑室；脉络丛乳头状瘤 CT 表现为分叶状高密度肿块，MRI T1 相呈现等信号或低信号，T2 相呈现高信号，显著均匀强化，伴脑室扩大，脉络丛乳头状瘤因刺激脉络丛分泌过多脑脊液引起脑积水。脉络丛乳头状癌罕见，表现为形态不规则伴侵袭性。

（2）室管膜瘤：儿童好发于第四脑室、成人好发于侧脑室三角区。常呈不规则分叶状，囊变坏死及钙化多见，出血少见，信号不均匀，具有见缝就钻、塑型生长的特点，常伴梗阻性脑积水。易浸润邻近脑实质、脑脊液播散。CT 平扫常呈混杂密度，实性成分呈稍高或等密度，囊变区呈低密度；MRI 在 T2WI、T1WI 上呈混杂高、低信号，DWI 等或稍高信号，实性部分呈中度或显著不均匀强化。

（3）脑膜瘤：成人女性多见，三角区最常见，CT 显示均质高密度，明显强化，可见钙化；MRI T1 相呈现等信号，T2 相呈现等信号或稍高信号，宽基底贴附脑室壁，均匀强化。

（4）转移瘤：原发肿瘤病史（如肺癌、乳腺癌、黑色素瘤），CT/MRI 表现为单发或多发，水肿明显，环形或结节状强化。

问题 16　阅片小结：中枢神经细胞瘤的定位与定性诊断要点。

1. 定位

（1）宽基底附着于透明隔（矢状位“扇贝征”提示侧脑室体部起源）。

（2）脑脊液环绕征（病灶主体位于脑室内，周围可见脑脊液包绕）。

（3）同侧脑室扩大。

2. 定性

（1）皂泡样/丝瓜瓤样囊变（肿瘤细胞的黏附性较低，形成囊腔）。

（2）液-液平面（出血或黏液蛋白分层）。

（3）血管流空影及“宝石征”强化（血管增生及局部对比剂外渗）。

（4）DWI 实性区弥散受限（细胞排列致密）。

问题 17　阅片小结：侧脑室占位性病变的影像学诊断思路。

侧脑室肿瘤的诊断需根据部位（体部、孟氏孔、三角区）锁定疾病谱，结合患者年龄、病变囊变/钙化模式、强化特点及伴随征象（如脑积水、结节性硬化标志）进行鉴别。中枢神经细胞瘤以“皂泡征+宝石征”为特征，室管膜下巨细胞星形细胞瘤（subependymal giant cell astrocytoma，SEGA）需排查结节性硬化，脑膜瘤、脉络丛肿瘤需关注均质强化。

问题 18　阅片小结：该患者下一步的诊疗建议。

本病例影像学诊断为中枢神经细胞瘤，需要进行病理检查以确诊。结合病理结果，本病例最终诊断为中枢神经细胞瘤。中枢神经细胞瘤预后一般较好，手术+放疗是主要治疗手段。若肿瘤术后存在残留，则需补充放射治疗，可选择普通放疗或伽马刀治疗。若患者手术成功且恢复良好，则主要以随访为主，定期行头颅 MRI 检查。另外，影像分期可能与病理分期存在差异，因此临床工作中通常需要进行多种检查，以辅助临床选择最佳的治疗方案，判断患者预后，使患者利益最大化。

四、报告模板

中枢神经细胞瘤

（一）主要病变

1. 部位　侧脑室体部与透明隔宽基底相连。
2. 基本病变　单个囊实性占位，大小约＊＊ mm×＊＊ mm。
3. 形态特征　“皂泡样”或“丝瓜瓤样”改变。
4. 成分信号及强化特点　实性成分呈混杂信号，可见囊变、出血信号；增强扫描不均匀强化；边缘血管流空信号。
5. 弥散　部分实性区域弥散受限。
6. 转移灶　无。
7. 重要结构受累（可复选）　侧脑室壁粘连牵拉，视交叉受压移位。

（二）主要伴随发现

病灶向两侧侧脑室膨隆生长，向下累及第三脑室及脚间池，两侧侧脑室明显扩张，第三脑室局部受压变形，继发梗阻性脑积水。

印象：左/右侧脑室体部/孟氏孔区/三角区占位性病变，考虑中枢神经细胞瘤可能性大。

（明倩文　廖海燕　刘军）

案例 006　颅咽管瘤

一、教学目标

掌握鞍区影像解剖学及颅咽管瘤核心影像特征，熟悉鞍区常见肿瘤的疾病谱系和鉴别要点。规范使用影像学术语进行鞍区肿瘤的定位与定性诊断，并掌握多模态影像(CT 和 MRI)分析技巧，能够识别颅咽管瘤的典型征象。掌握鞍内及鞍上区肿瘤的定位和定性诊断方法。

二、病例展示

患者，女，60 岁，间断性头痛伴视物模糊 2 年。体格检查：无明显阳性体征。实验室检查：皮质醇 73.5 nmol/L(降低)，雌二醇<10 pg/mL(降低)。三大常规、肾功能、电解质、凝血常规、肝炎全套均正常。该患者的影像资料如图 6-1 所示：

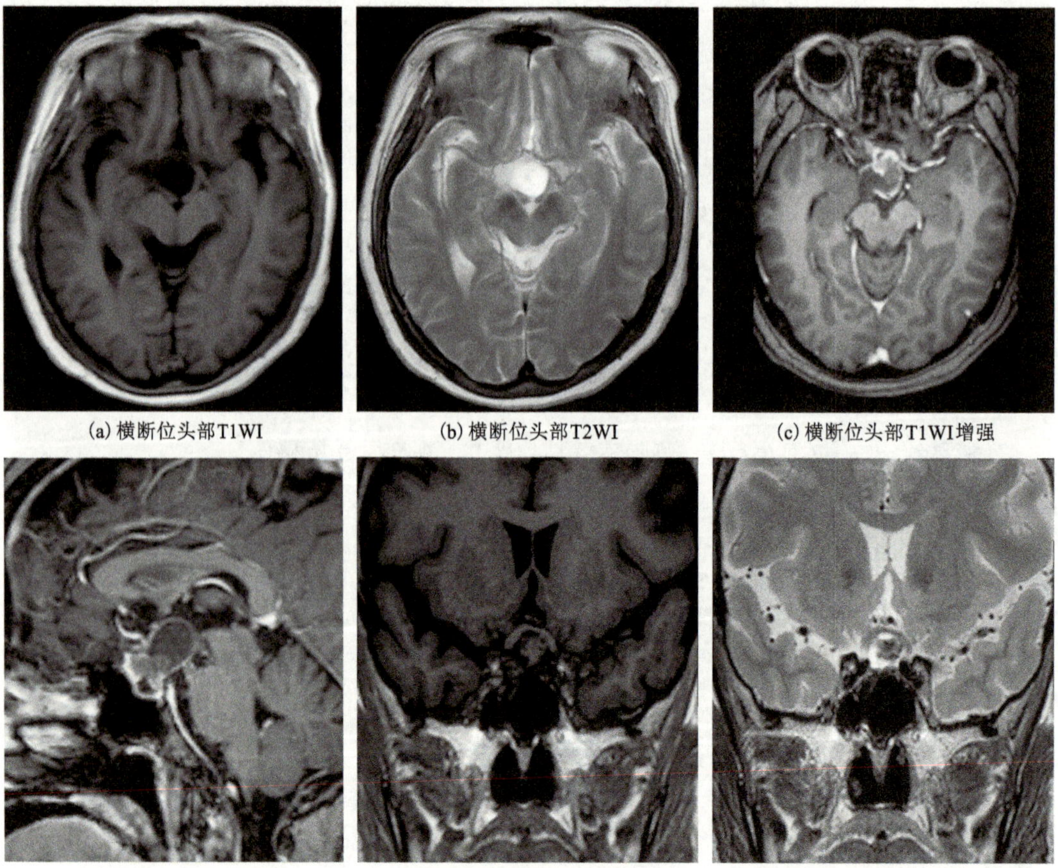

(a) 横断位头部T1WI　(b) 横断位头部T2WI　(c) 横断位头部T1WI增强

(d) 矢状位头部T1WI增强　(e) 冠状位垂体T1WI　(f) 冠状位垂体T2WI T2-FLAIR

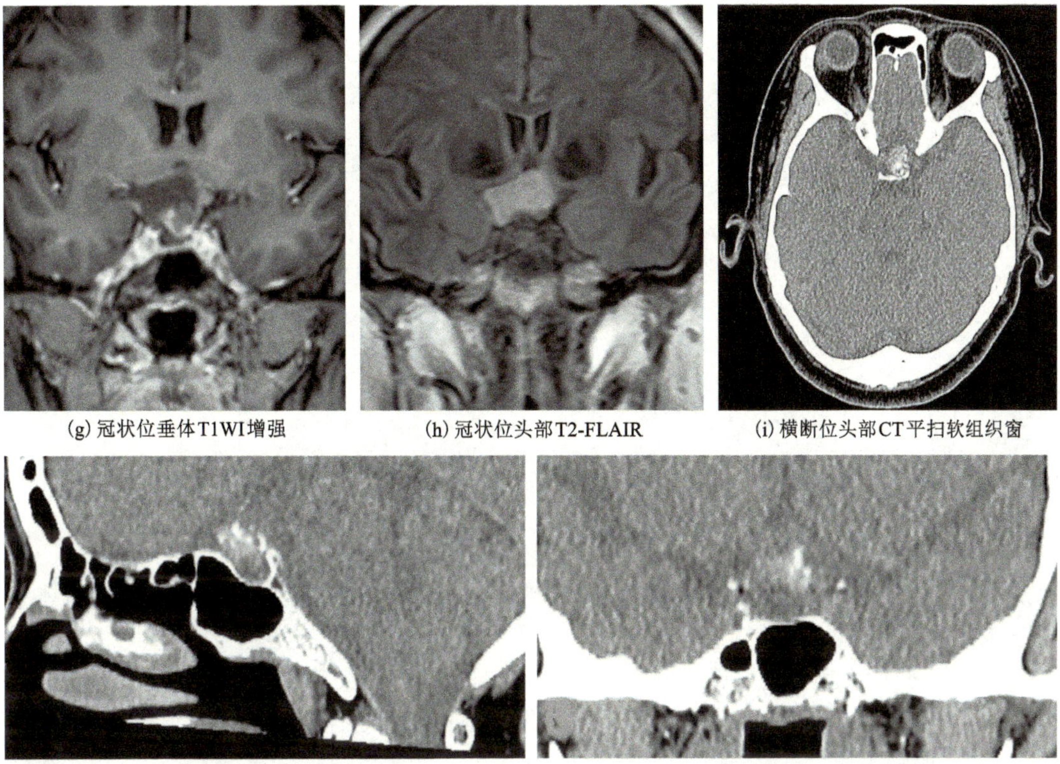

(g) 冠状位垂体T1WI增强　(h) 冠状位头部T2-FLAIR　(i) 横断位头部CT平扫软组织窗

(j) 矢状位蝶鞍CT平扫软组织窗　(k) 冠状位蝶鞍CT平扫软组织窗

注：头部 MRI 平扫+增强、垂体 MRI 平扫+增强、蝶鞍 CT 平扫+三维重建。

图 6-1　案例 006 的影像学检查图片

三、问题及解答

问题 1　患者的临床表现及其形成机制是怎样的？

该患者主要临床表现为头痛、视物模糊，实验室检查示皮质醇及雌二醇水平降低。其形成机制如下：

1. 视力障碍　肿瘤压迫视交叉（70%～80%的患者出现）。

2. 头痛　肿瘤向鞍上发展，累及第三脑室前半部，室间孔闭塞导致脑积水，引起颅高压。

3. 垂体功能低下　垂体前叶受压，导致激素分泌不足。

问题 2　指导医师结合重点、难点施教，并针对住院医师所描述的影像（图像）关键征象进行充分点评和规范性演示。

1. 检查部位　头部。

2. 检查技术　头部 MRI 平扫+增强、垂体 MRI 平扫+增强、蝶鞍 CT 平扫+三维重建。患者姓名、性别、年龄、检查方法及检查部位核对无误，无明显呼吸及运动伪影，图像质量满足诊断要求。

3. 影像所见 鞍内及鞍上区可见一囊实性占位，较大层面大小约27 mm×25 mm×18 mm，边缘尚清。CT呈混杂密度，见点片状钙化。MRI病变上部囊性成分呈长T1、长T2信号，囊内容物T2-FLAIR呈高信号，增强扫描示囊壁明显强化、囊内未见强化；下部实性成分信号混杂，增强扫描示不均匀强化，内见少许点片状低信号灶。垂体、垂体柄及视交叉显示不清，蝶鞍无扩大，鞍底骨质未见破坏，双侧海绵窦未见明显包绕；颅脑实质内未见明确异常信号，颅内未见其他异常强化灶；中线结构居中；脑室无扩张，脑沟、脑裂无增宽。

4. 影像诊断 鞍内及鞍上区占位性病变，伴钙化灶，考虑颅咽管瘤可能性大。

问题3 该患者病灶的定位诊断要点有哪些？

该患者病变位于鞍区，以鞍上为主，垂体柄及视交叉显示不清，蝶鞍无扩大。

问题4 鞍区占位性病变如何进行鉴别诊断？

1. 定位 ①鞍区病变主体位于垂体窝内，常导致蝶鞍扩大或鞍底下陷（如垂体腺瘤），MRI可见垂体正常结构破坏，病变与垂体分界不清；②鞍上病变以视交叉、下丘脑或第三脑室下方为中心（如颅咽管瘤、脑膜瘤），多向上推挤视交叉或阻塞室间孔，蝶鞍通常无扩大，矢状位MRI显示病变主体位于鞍膈上方；③鞍旁病变主要累及海绵窦及周围神经血管结构（如脑膜瘤、神经鞘瘤），冠状位MRI可见病变沿海绵窦生长，伴颈内动脉包裹或颅神经受压，CT可能显示海绵窦骨质破坏；④鞍下病变起源于蝶窦或斜坡（如脊索瘤、蝶窦癌），CT可见蝶窦内占位伴骨质侵蚀，MRI示病变向下延伸至鼻咽部，垂体常受压上移。定位时需综合分析病变与垂体、视交叉、海绵窦及蝶窦的解剖关系，结合骨质改变及强化特点明确起源区域。

2. 定性（疾病谱） ①鞍内病变：垂体炎、垂体脓肿、垂体增生、垂体（微）腺瘤、Rathke's裂囊肿、垂体后叶肿瘤。②鞍上病变：动脉瘤、颅咽管瘤、脑膜瘤、下丘脑错构瘤、生殖细胞瘤、组织细胞增生症、视交叉胶质瘤。③鞍旁病变：脑膜瘤、神经鞘瘤、海绵状血管瘤、颈内动脉-海绵窦瘘、海绵窦炎、皮样/表皮样囊肿。④鞍下病变：侵袭性垂体瘤、软骨肉瘤、脊索瘤、蝶窦黏液囊肿、蝶窦癌。

问题5 该患者病灶的定性诊断要点有哪些？

病灶呈囊实性，实性成分信号混杂，其内多发钙化灶，是其重要特征。此外，其要点还包括病灶与邻近脑组织分界较清晰，周围水肿不显著，增强扫描实性成分不均匀强化。

问题6 该病例的主要影像征象、次要征象、重要的伴随征象、重要的阴性征象分别有哪些？

1. 主要征象 鞍区（以鞍上为主）单个囊实性病变，密度/信号混杂，伴钙化，增强扫描示不均匀强化。

2. 次要征象 垂体柄及视交叉显示不清。

3. 重要的阴性征象 蝶鞍无扩大，无骨质破坏，双侧海绵窦未见侵犯，周围无水肿，无脑积水，颅内其余部位未见异常强化灶。

问题 7　综合该病例的临床、影像特点，如何考虑诊断？

该患者为 60 岁女性，临床表现为慢性头痛及视物模糊，实验室检查提示垂体前叶功能低下(皮质醇、雌二醇水平降低)。影像学检查显示鞍内及鞍上区存在一囊实性占位，边界清晰，周围结构受压但无侵袭征象。CT 平扫显示病变呈混杂密度，伴钙化，此为颅咽管瘤的特征性表现，尤其支持造釉质细胞型诊断。MRI 进一步明确病变成分：上部囊性部分呈长 T1、长 T2 信号，T2-FLAIR 序列囊液呈高信号(提示富含胆固醇或蛋白质的黏稠液体)，增强后囊壁显著强化而囊内容物无强化；下部实性部分信号混杂，增强后呈不均匀强化，内部可见点片状低信号灶(符合钙化或坏死)。周围垂体、垂体柄及视交叉结构显示不清，但中线结构居中，提示占位效应局限。

结合临床与影像特征，病变的囊实性结构、钙化、无侵袭性生长模式以及垂体功能低下表现，均高度符合颅咽管瘤(造釉质细胞型)的诊断。

问题 8　颅咽管瘤的流行病学特点是什么？

1. 发病率　占颅内肿瘤的 5%，鞍区肿瘤的 1/3；儿童最常见非神经性肿瘤(占儿童脑肿瘤的 6%~10%)。

2. 年龄分布　双峰型：5~15 岁(儿童高峰)、45~60 岁(成人高峰)；2/3 病例发生于 20 岁前，占儿童鞍区肿瘤的 50%以上。

问题 9　颅咽管瘤的组织病理学分类及其胚胎起源是什么？

颅咽管瘤有两种组织病理学类型：造釉质细胞型和乳头型。

1. 造釉质细胞型　约占 90%，多见于儿童。起源于胚胎期 Rathke 囊或颅咽管上皮的残余细胞。病理特征：肿瘤呈多分叶状囊实性结构，以囊性成分为主，囊内充满深色黏稠的“机械油”样液体(富含胆固醇晶体)，易与周围脑组织粘连，钙化常见。

2. 乳头型　约占 10%，成人多见。起源于原始口凹残留的鳞状上皮细胞化生。病理特征：肿瘤以实性成分为主，表面光滑或呈“菜花状”，囊性成分较少且囊液多为透明液体，钙化罕见，侵袭性较低，与周围组织粘连较少。

问题 10　颅咽管瘤的影像学特征是什么？

颅咽管瘤的影像学特征因病理类型的不同而有所差异：

1. 造釉质细胞型颅咽管瘤

(1)形态与位置：多为分叶状囊实性肿块，常位于鞍上或鞍内-鞍上交界区，可向上突入第三脑室。

(2)CT 表现：囊性部分呈低密度，实性部分密度不均，约 90%病例可见斑片状、结节状或蛋壳样钙化；蝶鞍通常无扩大，鞍底骨质完整。

(3)MRI 表现：囊性部分呈长 T1、长 T2 信号(类似脑脊液)，但 T2-FLAIR 常为高信号(因囊液含蛋白质或胆固醇成分)；实性部分 T2 信号混杂，可见低信号钙化或纤维化区域，T2-FLAIR 呈不均匀高信号；增强扫描囊壁明显强化，实性部分呈不均匀强化，内部可见点片状无强化灶(钙化或坏死)。

2. 乳头型颅咽管瘤

(1)形态与位置：多为边界清晰的实性肿块，表面光滑或呈“菜花状”，常局限于鞍内或鞍上。

(2)CT 表现：实性部分呈等或稍低密度，囊性部分(少见)为低密度；钙化罕见(<10%)，通常无典型钙化；蝶鞍可轻度扩大，但骨质破坏少见。

(3)MRI 表现：实性部分 T1WI 呈等或稍低信号，T2WI 呈等或稍高信号，信号相对均匀；囊性部分(如有)：T1WI 呈低信号、T2WI 呈高信号，囊液透明(类似脑脊液)，T2-FLAIR 无异常高信号；增强扫描实性部分呈均匀或轻度不均匀强化，囊壁强化不明显。

问题 11 该病例需重点与哪些疾病进行鉴别？其鉴别要点包括什么？

如上所述，结合该患者的临床与影像特征，病变的囊实性结构、钙化、无侵袭性生长模式以及垂体功能低下表现，均高度符合颅咽管瘤(造釉质细胞型)的诊断。尽管患者为成人(造釉质型多见于儿童)，但钙化作为核心征象仍具特异性。主要需与垂体腺瘤、生殖细胞瘤、脑膜瘤、转移瘤等进行鉴别。鉴别要点如下：

1. 垂体腺瘤 多为鞍区实性肿块，增强扫描呈均匀强化，囊变及钙化极为罕见(<5%)，且常伴随蝶鞍扩大、鞍底下陷或骨质吸收。

2. 生殖细胞瘤 好发于儿童及青少年，增强扫描呈明显均匀强化，可伴脑脊液播散，钙化罕见，且常合并尿崩症。

3. 鞍区脑膜瘤 多表现为宽基底贴附于硬脑膜的实性肿块，增强后均匀显著强化，可见“脑膜尾征”，钙化罕见(偶见砂粒样钙化)。

4. 转移瘤 有原发肿瘤病史，影像表现为多发病灶，强化方式多样，但钙化罕见。

问题 12 颅咽管瘤的治疗方式及其预后如何？

颅咽管瘤的治疗首选目标是手术全切。造釉质型因易粘连，手术难度较大；而乳头型预后相对较好。对于术后残留或复发风险高的患者，需辅以放疗以延缓复发。尽管恶性转化较为罕见(多见于多次复发或有放疗史的患者)，但仍需进行长期随访监测。

问题 13 阅片小结：鞍区占位性病变的诊断思路。

鞍区占位性病变的诊断遵循“先定位，后定性”的原则。首先，综合分析病变与垂体、视交叉、海绵窦及蝶窦的解剖关系，结合骨质改变及强化特点，明确病变的起源区域(鞍内、鞍上、鞍旁、鞍下)。其次，依据不同区域的鉴别诊断疾病谱，结合影像特征(如囊变、钙化、强化方式等)和临床信息(如年龄、激素水平等)进行定性诊断。

问题 14 阅片小结：颅咽管瘤的核心影像特征。

颅咽管瘤的影像学特征具有高度特异性，病变多位于鞍上或鞍内-鞍上交界区，囊实性混合占位，边界清晰，多数无侵袭性生长。CT 平扫可见特征性钙化(点片状、结节状或蛋壳样)，MRI 显示囊性成分 T2-FLAIR 高信号(提示囊液富含胆固醇或蛋白质)，增强后囊壁明显强化，实性部分不均匀强化。儿童以造釉质细胞型(囊性为主+钙化)为主，成人则以乳头型(实性为主+钙化罕见)多见。

问题 15　阅片小结：两种病理类型颅咽管瘤的区别。

1. **发病年龄**　造釉质型儿童高发；乳头型成人多见。
2. **病理形态**　造釉质型囊性为主，伴黏稠囊液；乳头型实性为主，伴透明囊液。
3. **钙化倾向**　造釉质型钙化常见（CT 敏感）；乳头型极少钙化。
4. **临床预后**　造釉质型易粘连，手术难度大；乳头型预后相对较好。

问题 16　阅片小结：该患者下一步的诊疗建议。

本病例影像学诊断为颅咽管瘤，需要进行病理检查以确诊。结合病理结果，本病例最终诊断为颅咽管瘤。在本病例中，对患者激素水平的检测较为简单，在临床干预前需对患者的内分泌和生化指标进行进一步的详细评估，检测应包括：皮质醇和 ACTH（上午 8 点）、TSH 和游离 T4、FSH/LH 及外周激素（育龄妇女需测雌二醇，男性需测总睾酮）、IGF-1、催乳素和血钠。另外，在进行影像学评估时，要注意占位的伴随征象，这些征象可反映病变的严重程度，主要表现为脑积水及对视觉通路（视神经、视交叉、视束）的潜在损害（受压迫、脑水肿）。

影像分期可能与病理分期存在差异，因此临床工作中通常需要进行多种检查，以辅助临床选择最佳的治疗方案，判断患者预后，使患者利益最大化。

四、报告模板

颅咽管瘤

（一）主要病变

1. **部位**　鞍区和（或）鞍上区。
2. **基本病变**　单个囊实性/实性/囊性肿块/结节，大小约 * * mm× * * mm。
3. **形态特征**　边缘光整，实性者可呈分叶状或菜花状。
4. **成分信号及强化特点**　T1WI 低/稍高信号，T2WI 混杂高信号，囊壁可见钙化或强化，实性成分呈混杂信号，伴蛋壳样钙化，增强扫描不均匀强化。
5. **弥散**　弥散受限不显著。
6. **转移灶**　无。
7. **MRA**　是否包绕海绵窦。
8. **重要结构受累（可复选）**　垂体、垂体柄、视神经、视交叉等。

（二）主要伴随发现

有无梗阻性脑积水。

印象：鞍区/鞍上区囊实性/实性/囊性为主占位性病变，考虑颅咽管瘤可能性大。

（明倩文　廖海燕　刘军）

案例 007　生殖细胞肿瘤

一、教学目标

掌握松果体区的影像解剖、基本病变、疾病谱。应用影像分析方法与诊断原则，观察分析疾病影像表现，培养松果体区占位性病变的影像学诊断思路。掌握生殖细胞肿瘤的定位及定性诊断要点，结合临床与实验室指标进行综合分析。

二、病例展示

患者，男，13 岁，口干、多饮、多尿 7 天余。体格检查：未发现明显阳性体征。实验室检查：血清中 β-HCG 浓度为 49.740 mIU/mL（显著升高），促卵泡成熟素浓度 < 0.05 mIU/mL（明显降低），促黄体生成激素浓度为 0.03 mIU/L（明显降低），雌二醇浓度为 79.00 pg/mL（升高），垂体催乳素浓度为 77.33 ng/mL（升高），睾酮浓度为 1205.71 ng/dL（显著升高）。此外，24 小时尿量为 4140 mL（显著增多），24 小时尿钙浓度为 0.58 mmol（降低），24 小时尿氯浓度为 52.16 mmol（降低）。该患者的影像资料如图 7-1 所示：

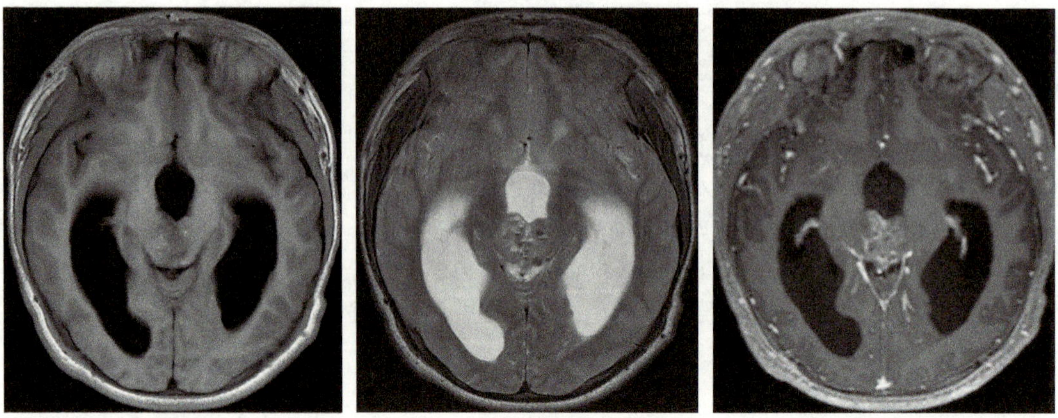

(a) 横断位头部T1WI　(b) 横断位头部T2WI　(c) 横断位头部T1WI增强

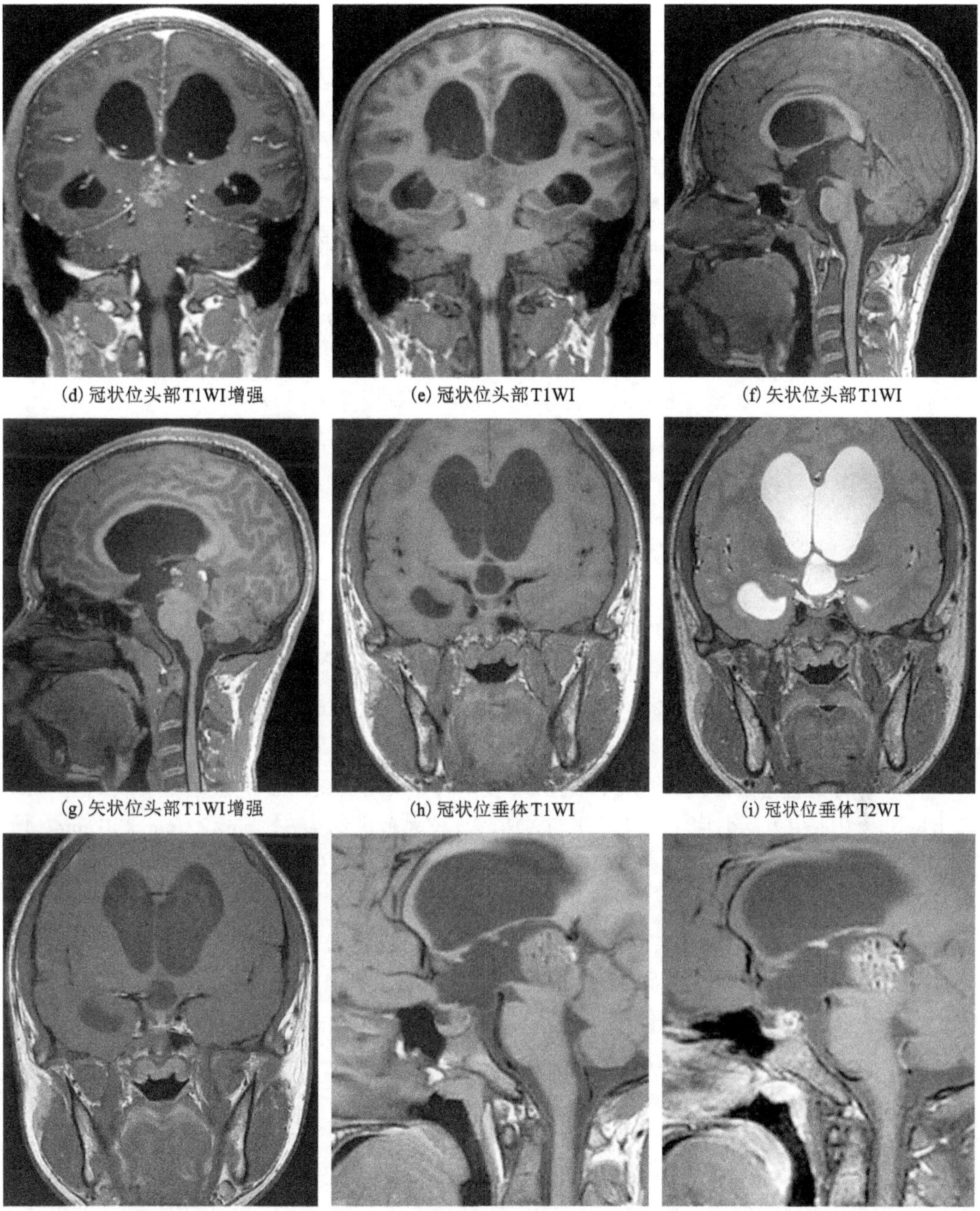

(d) 冠状位头部T1WI增强　(e) 冠状位头部T1WI　(f) 矢状位头部T1WI

(g) 矢状位头部T1WI增强　(h) 冠状位垂体T1WI　(i) 冠状位垂体T2WI

(j) 冠状位垂体T1WI增强　(k) 矢状位垂体T1WI　(l) 矢状位垂体T1WI增强

注：头部 MRI 平扫+增强、垂体 MRI 平扫+增强。

图 7-1　案例 007 的影像学检查图片

三、问题及解答

问题 1　患者的临床症状及实验室检查有何异常？其产生机制是什么？

1. 临床症状异常　该患者临床表现为口干、多饮、多尿，24 小时尿量显著增加，24 小时尿钙及 24 小时尿氯显著降低，提示尿崩。推测原因可能是鞍区病变累及下丘脑—垂体后叶，导致抗利尿激素分泌和释放减少，从而引发中枢性尿崩。

2. 血清及脑脊液 β-HCG 水平增高　提示肿瘤病理类型可能为绒毛膜癌或含胞体滋养层的生殖细胞瘤。

3. 血清雌二醇、睾酮水平升高　血清 hCG 结合黄体生成素受体，促进睾酮/雌激素的合成和分泌。

4. 血清中垂体催乳素水平增高　提示垂体前叶可疑受累。

5. 促卵泡成熟素及促黄体生成激素水平降低　可能与垂体前叶受累或性激素水平增高反馈抑制相关。

问题 2　指导医师结合重点、难点施教，并针对住院医师所描述的影像(图像)关键征象进行充分点评和规范性演示。

1. 检查部位　头部。

2. 检查技术　头部 MRI 平扫+增强、垂体 MRI 平扫+增强。

患者姓名、性别、年龄、检查方法及检查部位核对无误，无明显伪影，图像质量满足诊断要求。

3. 影像所见　松果体区可见不规则团块状稍长 T1、等稍长 T2 混杂信号，其内可见斑点状短 T1、稍长 T2 及小片状长 T1、长 T2 信号，较大范围约为 31 mm×22 mm×30 mm，增强扫描呈不均匀明显强化，第三脑室及中脑导水管受压，第三脑室、侧脑室显著积水扩张。垂体柄呈结节样增粗，呈长 T1、长 T2 信号灶，增强呈不均匀强化；垂体后叶 T1WI 高信号消失；垂体前叶形态基本正常，高度约为 5 mm，其信号均匀，增强未见明显异常强化灶。蝶鞍不大，双侧海绵窦未见明显异常，视交叉未见受压。脑中线居中。

4. 影像诊断　松果体区占位性病灶伴出血，垂体柄结节、垂体后叶高信号消失，继发幕上梗阻性脑积水，考虑生殖细胞肿瘤，建议结合临床。

问题 3　该患者的病灶如何定位？

该患者第三脑室后方见占位性病变，正常松果体结构消失，继发梗阻性脑积水；垂体柄结节样增粗伴异常强化，垂体后叶 T1WI 高信号消失。因此，该患者病变位于松果体、垂体柄及垂体后叶。

问题 4　松果体区的解剖结构是怎样的？

松果体通过松果体柄附着于第三脑室后壁；其上方为胼胝体压部；其下方为中脑顶盖；其后方为大脑大静脉池，池内走行着收集大脑深组静脉血的大脑大静脉。此池向前上方通中间帆腔，向下连四叠体池。

问题 5　松果体区占位应考虑哪些疾病？

松果体区占位性病变的疾病谱如图 7-2 所示。

- 松果体原发病变
  - 松果体原发肿瘤
    - 生殖细胞肿瘤
      - 生殖细胞瘤
      - 非生殖细胞瘤性生殖细胞肿瘤
        - 畸胎瘤
        - 绒毛膜癌
        - 卵黄囊瘤
        - 胚胎癌
        - 混合性生殖细胞肿瘤
    - 松果体实质肿瘤
      - 松果体细胞瘤
      - 松果体中分化实质瘤
      - 松果体母细胞瘤
  - 松果体囊肿
- 非松果体原发病变
  - 其他起源的肿瘤：松果体区乳头状肿瘤、脑膜瘤、中脑顶盖部胶质瘤等
  - 非肿瘤性病变：血管畸形等

图 7-2　松果体区占位性病变的疾病谱

问题 6　松果体区占位的影像学诊断思路是怎样的？

1. 明确松果体区占位的起源　若该区域正常松果体组织被肿块代替，提示松果体肿瘤可能性大；若松果体结构清晰或有受侵表现，则需进一步明确占位来源（如顶盖、第三脑室、脑膜来源的肿瘤或脑脊液播散转移瘤等）。

2. 判断是否为松果体肿瘤　若为松果体肿瘤，需进一步对其成分及征象进行分析。若恶性征象较显著（如肿瘤体积大，显著不均匀强化，伴多发囊变、出血等），儿童中较常见的为生殖细胞肿瘤及松果体母细胞瘤，其中前者往往伴有 β-HCG 及（或）AFP 水平改变；成人中较常见的为松果体中分化实质肿瘤。若病变恶性征象不显著（如病变较小、强化均匀、伴囊变等），成人中更常见的为松果体细胞瘤。

3. 肿瘤钙化特征　钙化特征在松果体区肿瘤鉴别中也有着重要意义，松果体生殖细胞肿瘤主要表现为“吞噬样”钙化，松果体母细胞瘤及中分化实质肿瘤主要表现为“爆炸样”或“分散样”钙化，而松果体细胞瘤主要表现为“外周”钙化。

4. 注意其他脑区是否有影像学改变　松果体及鞍上同时出现占位，通常提示生殖细胞瘤；松果体肿瘤伴脑脊液播散，通常提示松果体生殖细胞肿瘤及转移瘤等。

问题 7　该病例的主要影像征象、次要征象、重要的伴随征象、重要的阴性征象分别有哪些？

1. 主要征象　松果体区占位，伴出血，不均匀显著强化；垂体柄结节状增粗伴强化，垂体后叶 T1WI 高信号消失。

2. 次要征象　垂体前叶形态及信号基本正常。

3. 重要的伴随征象　第三脑室及中脑导水管受压，第三脑室、侧脑室积水扩张。

4. 重要的阴性征象　其余脑实质内未见异常信号及强化灶。

问题 8　该病例的临床特点是什么？

临床特点：青少年男性，尿崩，性激素紊乱，β-hCG 升高。

问题 9　该病例的影像特点是什么？

影像特点：松果体区占位伴出血，垂体柄、垂体后叶受累，病变强化明显。

问题 10　该病例影像学诊断是什么？

松果体区及垂体双部位占位，考虑双灶性生殖细胞瘤或生殖细胞瘤脑脊液播散可能性大，建议完善全脊髓 MRI 增强扫描以排查转移灶。

问题 11　颅内生殖细胞肿瘤的流行病学特点是什么？

生殖细胞瘤是颅内最常见的生殖细胞肿瘤，好发于 20 岁以下青少年（90%病例），多累及中线结构（松果体区最常见，其次为鞍上及基底节区）。约 20%为多灶性，典型组合为松果体+鞍上病变。性别差异显著：松果体区以男性居多[男女比为（3~10）∶1]，鞍上区无性别偏好。

问题 12　生殖细胞瘤的组织病理学特点是什么？

1. 大体形态　无包膜，易脑脊液播散；囊变、小出血灶常见。

2. 镜下特点　原始生殖细胞（大核仁、透明胞质）与反应性淋巴细胞混合，可引起周围组织的炎性浸润。

问题 13　中枢神经系统生殖细胞肿瘤的诊断标准与思路是什么？

中枢神经系统生殖细胞肿瘤的诊断标准如下：

1. 病理确诊　活检或手术标本证实。

2. 临床诊断（无法活检时）

（1）生殖细胞瘤：典型影像（松果体/鞍上肿块）+β-hCG（3~50 mIU/mL）+AFP 正常。

（2）非生殖细胞瘤性肿瘤：β-hCG>50 mIU/mL 或 AFP 升高（排除肝病）。

3. 注意

（1）脑脊液标志物更敏感：需同步检测血清与脑脊液中的 β-hCG 或 AFP。

（2）β-hCG 升高：轻度升高，提示合体滋养细胞成分的存在；显著升高，则需警惕绒癌。

（3）AFP 升高：提示卵黄囊瘤成分，为非生殖细胞瘤性肿瘤的诊断依据。

问题 14　典型松果体区生殖细胞肿瘤的影像学特征是什么？

1. CT 特征　平扫高密度肿块，“吞噬样”松果体钙化（包绕原有松果体钙化），增强扫描明显且均匀强化。

2. MRI 特征　①等/长 T1、等/长 T2 信号；②DWI 显示弥散受限；③显著且不均质强化；④GRE/SWI 可见钙化及出血灶；⑤脑脊液播散较为常见（需注意排查其他病变部位，如漏斗柄、脑室周围、颈胸腰髓等)。

问题 15　松果体区生殖细胞肿瘤的鉴别诊断有哪些？鉴别要点是什么？

1. 松果体细胞瘤　松果体细胞瘤(WHO Ⅰ级)多见于成人(平均为 40 岁)，生长缓慢，病程可长达数年。影像学上，CT 表现为边界清晰的等或低密度肿块，钙化多位于肿瘤外周，呈“外周”钙化；MRI 显示等或长 T1、长 T2 信号，囊变较常见，偶见出血，强化模式多样(实性、边缘或结节状强化)。与生殖细胞瘤相比，其发病年龄较大，钙化特征不同(呈“外周”钙化而非“吞噬样”钙化)，强化程度较轻且病程稳定，是重要的鉴别点。

2. 松果体母细胞瘤　松果体母细胞瘤(WHO Ⅳ级)是高度恶性的松果体实质肿瘤，好发于儿童及青少年(<20 岁)，早期即可通过脑脊液播散。CT 上表现为侵袭性肿块，密度不均，钙化呈“爆裂样”或“分散样”分布；MRI 可见体积大、形态不规则的肿块，内部坏死及出血常见，DWI 因肿瘤细胞密集显示弥散受限，增强扫描呈明显不均质强化。儿童发病年龄、侵袭性生长模式及钙化特征(呈“爆炸样”而非“吞噬样”)是与生殖细胞瘤鉴别的核心依据。

3. 畸胎瘤　中枢神经系统畸胎瘤多见于 10 岁以下儿童，男性居多，偶可表现为颅内外巨大占位。影像学特征为混杂密度或信号，脂肪成分(T1 高信号，脂肪抑制序列信号衰减)、钙化、骨化及囊变常见，常导致梗阻性脑积水。实验室检查中，AFP 升高提示可能合并卵黄囊瘤成分。与生殖细胞瘤的鉴别需重点关注脂肪成分及钙化形态(骨化或团块状)，而生殖细胞瘤以出血及均匀强化为主，且 AFP 通常正常。

4. 松果体囊肿　松果体囊肿好发于成人，通常无症状，多为偶然发现。CT 及 MRI 表现为单房囊性病灶(<1 cm)，囊壁薄，囊液信号略高于脑脊液，约 25%病例可见边缘钙化，增强扫描偶见囊壁结节样或新月形强化。与生殖细胞瘤的关键区别在于其纯囊性特征，无实性成分或播散征象，且长期随访病灶稳定，无须干预。

问题 16　颅内生殖细胞肿瘤的治疗策略及预后情况如何？

1. 治疗方案

(1)单纯生殖细胞瘤：全脑室放疗+局部追加放疗(5 年生存率>90%)。

(2)非生殖细胞瘤性生殖细胞肿瘤：新辅助化疗+全颅脊放疗±手术(残留肿瘤需二次切除)。

2. 预后分组

(1)良好：单纯生殖细胞瘤、成熟畸胎瘤。

(2)中等：含合体滋养细胞的生殖细胞瘤、未成熟畸胎瘤。

(3)不良：绒癌、卵黄囊瘤、胚胎癌及其混合成分肿瘤。

问题 17　阅片小结：颅内生殖细胞肿瘤的核心诊断要点。

患者为青少年男性，临床常表现出尿崩、性早熟或颅内压增高等症状。其影像学特征为中线区(松果体/鞍上)可见显著强化肿块，且常伴有钙化及脑脊液播散现象。实验室检查发现，血清或脑脊液中 β-hCG 水平升高，这是关键的诊断线索。值得注意的是，对于拟诊患者，需进行全脊髓 MRI 增强扫描，以排除潜在的转移灶。

问题 18 阅片小结：颅内生殖细胞瘤的鉴别诊断。

1. 年龄与病程 儿童患者(生殖细胞瘤/松果体母细胞瘤)病程短，进展迅速；成人患者(松果体细胞瘤/囊肿)病程缓慢，症状较轻。

2. 钙化模式 生殖细胞瘤呈现“吞噬样”钙化，松果体母细胞瘤表现为“爆炸样”钙化，松果体细胞瘤则呈现“外周”钙化。

3. 成分特征 畸胎瘤包含脂肪和骨化成分，生殖细胞瘤以出血为主要特征，囊肿则为纯囊性结构。

4. 强化与播散 生殖细胞瘤和松果体母细胞瘤在影像上强化显著且易于播散，而囊肿则无强化和播散现象。

问题 19 阅片小结：该患者下一步的诊疗建议。

本病例影像学诊断为松果体生殖细胞肿瘤，需要进一步结合临床进行确诊。临床资料显示：患者症状及实验室检查提示中枢性尿崩，同时伴有下丘脑—垂体—性腺轴功能紊乱，符合垂体占位，垂体柄受累改变，垂体前叶可疑受累。另血清及脑脊液 β-HCG 水平升高，提示可能含有合体滋养细胞或绒毛上皮癌成分，AFP 水平未见明显升高，排除卵黄囊瘤成分。经临床多周期 BEP 化疗后，肿瘤完全缓解，综合考虑为混合型生殖细胞瘤。除颅内病变外，仍需警惕椎管内肿瘤沿脑脊液播散情况。患者完善颈、胸、腰髓 MRI 平扫+增强后未见明显转移灶。

综上所述，影像学诊断只是辅助疾病诊疗及治疗的手段之一。在临床工作中，通常需要进行多种检查，以帮助选择最佳的治疗方案，判断患者预后，使患者利益最大化。

四、报告模板

松果体区生殖细胞肿瘤

(一)主要病变

1. 部位 松果体区(及鞍区)。

2. 基本病变 双部位占位，实性占位，大小分别约 * * mm× * * mm。

3. 形态特征 肿块或结节样改变。

4. 成分信号及强化特点 CT：平扫显示高密度，“吞噬样”松果体钙化；增强扫描显著且均匀。MRI：T1WI、T2WI 均呈等/长信号，可见囊变及出血信号；DWI 显示弥散受限；增强扫描显著且不均质强化；GRE/SWI 可清晰显示钙化及出血。

5. 转移灶 脑脊液播散常见(注意寻找其他病变部位，如漏斗柄、脑室周围、颈胸腰髓等)。

6. 重要结构受累(可复选) 前下第三脑室、中脑顶盖、漏斗柄、垂体等。

(二) 主要伴随发现

中脑导水管受压，幕上脑室(第三脑室、侧脑室)显著积水扩张。

印象：松果体区/鞍区单发或多发囊实性/实性占位性病变，考虑生殖细胞肿瘤可能性大。

建议：完善全脊髓 MRI 增强扫描以排查转移灶。

(明倩文　廖海燕　刘军)

案例 008　髓母细胞瘤

一、教学目标

掌握后颅窝影像解剖知识，重点识别第四脑室区占位的定位及定性特征，熟悉儿童后颅窝肿瘤的疾病谱。掌握后颅窝占位性病变的定位及定性诊断思路，识别危急征象(如脑疝、脑积水等)，并衔接临床处理流程。

二、病例展示

患儿，女，10 岁，头晕、头痛、呕吐伴双下肢乏力 2 月余。体格检查：Romberg 征阳性。该患者的影像资料如图 8-1 所示：

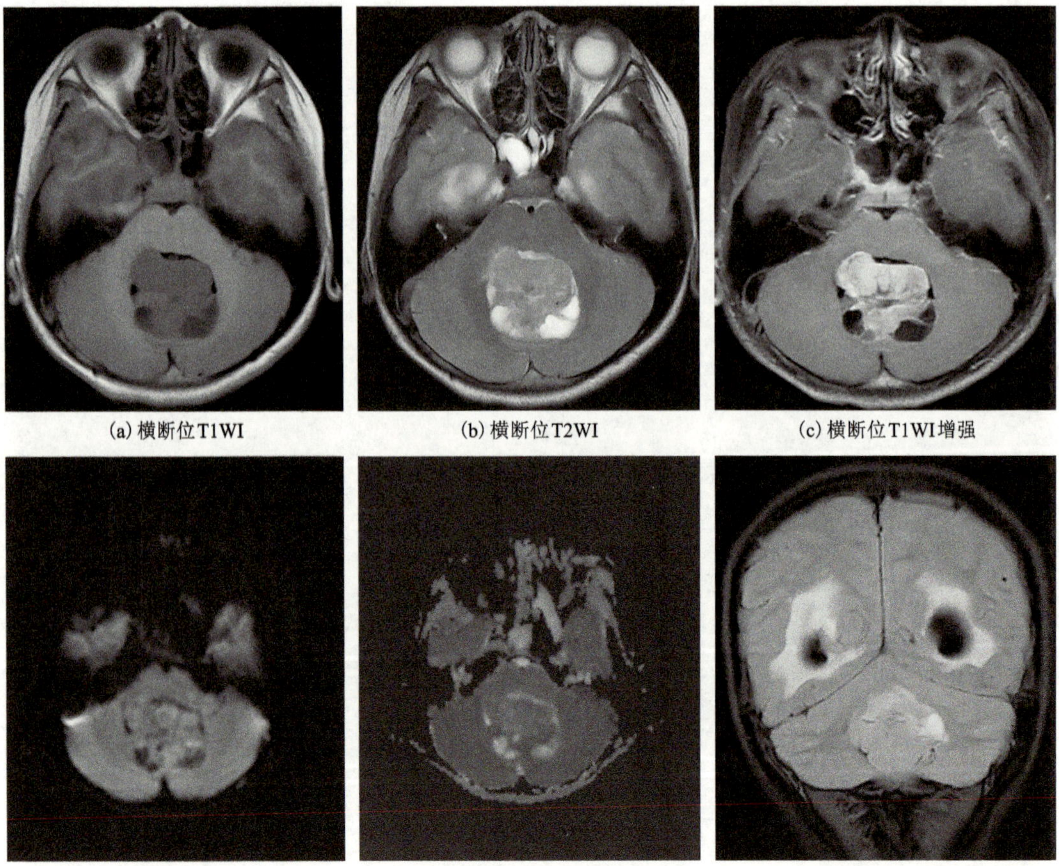

(a) 横断位T1WI　(b) 横断位T2WI　(c) 横断位T1WI增强
(d) 横断位DWI　(e) 横断位ADC　(f) 冠状位T2-FLAIR

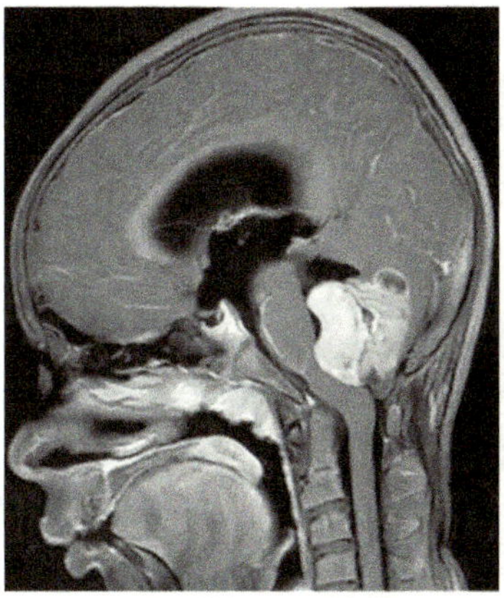

(g) 矢状位 T1WI 增强

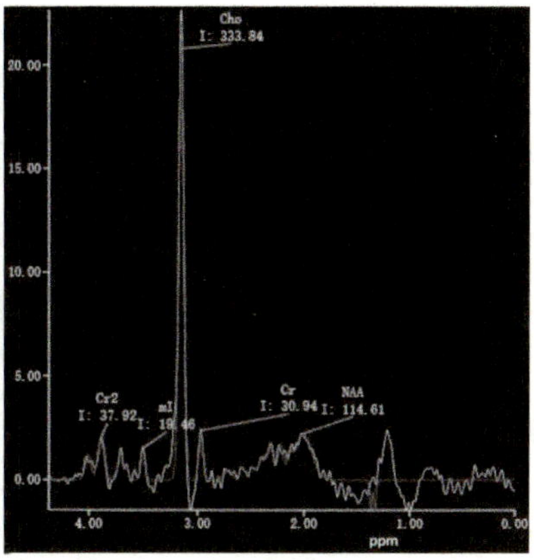

(h) MRS

注：头部 MRI 平扫+增强+DWI+MRS。

图 8-1　案例 008 的影像学检查图片

三、问题及解答

问题 1　该患者临床表现如何？引起该临床症状的主要原因是什么？

患者临床表现为头晕、头痛、呕吐伴双下肢乏力 2 月余，体格检查示 Romberg 征阳性)。其可能原因如下：

1. 头晕、头痛及呕吐　颅内压增高(第四脑室占位导致脑脊液循环梗阻，引发梗阻性脑积水)。

2. 双下肢乏力　梗阻性脑积水导致第三脑室周围压力增高，进而引起下传的锥体束缺血，造成双下肢无力。

3. Romberg 征阳性　小脑蚓部病变导致平衡调节功能异常。

问题 2　指导医师结合重点、难点施教，并针对住院医师所描述的影像(图像)关键征象进行充分点评和规范性演示。

1. 检查部位　头部。

2. 检查技术　头部 MRI 平扫+增强+DWI+MRS。

患者姓名、性别、年龄、检查方法及检查部位核对无误，无明显呼吸及运动伪影，图像质量满足诊断要求。

3. 影像所见　第四脑室内可见团片状囊实性占位影，范围约为 48 mm×41 mm。病灶大部分为实性成分，呈等 T1、等 T2 信号，T2-FLAIR 呈等信号，DWI 呈稍高信号，ADC 呈稍低信号；其内见多个小囊状灶成分，呈长 T1、长 T2 信号，T2-FLAIR 呈高信号。增强扫描示病灶明显不均匀强化。MRS 示肿块区域见矮小 NAA 峰，Cho 峰明显增高，Cho/NAA 比值为 2.92。脑干、小脑脚及小脑向四周推移，第四脑室扩大呈“喇叭口状”。肿块与第四脑室顶壁分界不清，而与第四脑室底分界较清，前方可见脑脊液环绕。小脑扁桃体向下移位，下缘位于枕骨大孔水平以下 4 mm。幕上脑室扩大积水，T2-FLAIR 示双侧侧脑室旁对称片状高信号。余脑实质未见异常信号，中线结构居中。

4. 影像诊断 第四脑室占位，考虑髓母细胞瘤可能性大，继发幕上脑积水、间质性脑水肿，疑枕骨大孔疝形成。

问题 3 后颅窝的核心解剖结构是什么?

后颅窝位于颅腔内，介于枕骨大孔之上与小脑幕之下，向上通过小脑幕裂孔与幕上结构相连，向下则经枕骨大孔与椎管相接。其边界由颞骨岩部、枕骨大孔前缘、小脑镰及大脑镰后缘共同组成。该区域内包含小脑、脑干(包括延髓、脑桥、中脑)、第四脑室、后六对颅神经(CN Ⅶ~Ⅻ)、椎动脉及基底动脉末段等关键结构。脑干后缘与小脑之间通过导水管及第四脑室相连，形成一条从大脑外侧导水管尾部延伸至延髓后缘的直线，这一解剖标志在病变定位中具有至关重要的作用。

第四脑室是后颅窝的核心解剖结构，呈菱形腔隙，其腹侧毗邻脑桥与延髓(底部为菱形窝)，背侧紧贴小脑蚓部。第四脑室顶部由小脑上脚和上髓帆构成，呈帐篷状；底部则由菱形窝、下髓帆及脉络膜组织组成；侧壁分为上下两部分，上部为小脑上脚，下部融合小脑下脚、薄束结节及楔形结节。在影像学上，第四脑室表现为 T2WI 长 T2 信号腔隙，正常情况下壁无强化。

问题 4 简述后颅窝占位性病变的疾病谱。

对于后颅窝占位性病变，影像定位是诊断的核心，需明确病变位于小脑、脑干、第四脑室或桥小脑角区。不同部位病变需考虑的疾病谱不同：

1. 小脑 毛细胞星形细胞瘤、髓母细胞瘤、血管母细胞瘤、转移瘤、其他类型胶质瘤(低/高级别)等。

2. 脑干 胶质瘤(低/高级别)、转移瘤、脑干淋巴瘤等。

3. 第四脑室 髓母细胞瘤、室管膜瘤、脉络丛乳头状瘤。

4. 桥小脑角区 听神经瘤、脑膜瘤、三叉神经鞘瘤、表皮样囊肿、蛛网膜囊肿、淋巴增生性疾病等。

注意：年龄是后颅窝占位性病变重要的鉴别诊断信息。如髓母细胞瘤、毛细胞星形细胞瘤、室管膜瘤多见于儿童；而成人常见转移瘤(肺癌、乳腺癌等)、听神经瘤、脑膜瘤、血管母细胞瘤，还需警惕淋巴瘤(免疫功能低下者)。

问题 5 后颅窝占位常见的伴随征象有哪些?

1. 梗阻性脑积水 梗阻性脑积水也称为非交通性脑积水，为脑脊液循环通路梗阻所致。梗阻部位多见于室间孔、导水管和第四脑室出口等处。其特征是梗阻以上部位脑脊液积聚过多，导致脑室扩大，颅内压增高。此外，由于脑脊液的挤压，还可能出现继发性脑实质萎缩。

2. 间质性脑水肿 又称为脑积水性脑水肿，常见于梗阻性脑积水。不同病因导致的梗阻性脑积水可使脑室扩大(以侧脑室为主)，导致脑室内压力明显高于脑组织内的压力，从而形成脑室内-脑组织内压力梯度。这种压力梯度的显著差别，使脑室内液体可以透过脑室室管膜至脑室周围组织中，形成脑室周围白质水肿。影像上主要表现为：双侧脑室明显扩张，侧脑室前角旁见新月形长 T2 水肿信号带。

3. 脑疝　后颅窝占位相关的脑疝主要分为两大类：第一类是枕骨大孔疝（最为常见且致命），表现为小脑扁桃体下移并变尖，诊断依据为小脑扁桃体低于枕骨大孔水平超过 5 mm；第二类是上行小脑幕切迹疝（较为罕见但需高度警惕），主要特征是小脑向上移位并越过小脑幕切迹，导致四叠体池和被盖部受压。脑疝是后颅窝占位较为严重的伴随征象，严重者可危及生命，一旦出现应及时与临床科室沟通。

4. 脊膜播散转移　髓母细胞瘤容易发生脊膜播散转移，20%～25%的患儿在脊髓增强核磁扫描中可以发现转移灶，表现为线状或结节状高信号影/强化灶。判断是否发生播散的脊髓核磁检查应该在术前或术后 2 周后进行，以避免无法判断术后蛛网膜下积血与转移灶。

问题 6　第四脑室占位的影像定位征象有哪些？该病例的病变定位情况如何？

1. 直接征象　病变主体位于第四脑室内，肿块周围呈“脑脊液环绕征”，第四脑室扩大呈囊状。

2. 间接征象　脑干、小脑脚及小脑向四周推移，前庭孔处脑脊液间隙增宽。

本患者病灶靠近中线区，占位主体位于第四脑室内，前方可见脑脊液环绕，第四脑室扩大，脑干、小脑脚及小脑向四周推移，提示病变起源于第四脑室顶部。

问题 7　该患者后颅窝占位定性诊断要点有哪些？

该患者为儿童（10 岁），存在第四脑室内占位性病变；病灶呈不规则形，可见分叶，与第四脑室顶壁分界不清，提示病变可能起源于第四脑室顶部；增强扫描病灶明显强化，提示病灶血供丰富；DWI 示局部弥散受限，提示肿瘤细胞排列紧密；Cho 峰明显增高，NAA 峰明显减低，提示恶性程度较高。

问题 8　该病例的主要影像征象、次要征象、重要的伴随征象、重要的阴性征象分别有哪些？

1. 主要征象　第四脑室内单个囊实性肿块，周边伴囊变，实性成分增强扫描明显强化，弥散受限，MRS 示 Cho 峰明显增高，NAA 峰明显减低。

2. 次要征象　第四脑室扩大呈“喇叭口征”，肿块与第四脑室顶壁分界不清，与第四脑室底分界较清，前方脑脊液环绕。

3. 重要的伴随征象　幕上脑室扩大，T2-FLAIR 示双侧侧脑室旁对称片状高信号，提示梗阻性脑积水，伴间质性脑水肿；小脑扁桃体向下移位。

4. 重要的阴性征象　无其他异常强化灶。

问题 9　分析归纳该病例的临床特点。

10 岁女性患儿，亚急性病程，颅高压症状伴双下肢乏力，Romberg 征阳性。

问题 10　分析归纳该病例的影像特点。

第四脑室顶部起源囊实性占位，呈分叶状，病灶大部分为实性、周边有囊变区，增强病灶明显强化，弥散受限，Cho/NAA 比值明显升高，第四脑室扩大，幕上脑积水伴间质性脑水肿；颅内未见其他强化灶，中线结构居中。

问题 11　该病例影像学诊断是什么?

第四脑室占位，病变起源于第四脑室顶部，考虑髓母细胞瘤可能性大，继发幕上脑积水、间质性脑水肿，疑枕骨大孔疝形成。

问题 12　髓母细胞瘤的流行病学特点是什么?

1. **年龄分布**　儿童高发（占 75%~80%，且年龄<10 岁），成人罕见（占 10%~15%）。
2. **性别比例**　男女比例约为 2∶1。
3. **发病率**　在儿童颅内肿瘤中占比为 30%~40%，是后颅窝肿瘤的首位。

问题 13　髓母细胞瘤的病理特征是什么?

1. **WHO 分级**　均为Ⅳ级（恶性），侵袭性极强，易沿脑脊液扩散。
2. **细胞起源**　起源于小脑蚓部或第四脑室顶部的原始神经外胚层细胞。

问题 14　髓母细胞瘤的影像学特征有哪些?

1. **位置**　第四脑室顶部多见（与第四脑室顶分界不清，与第四脑室底分界较清），少数向脑桥或延髓浸润。
2. **主体形态**　囊实性肿块，囊变区多位于周边。
3. **密度/信号**　CT 示实性区呈等密度或稍高密度，囊变区为低密度，30%病例可见细小钙化灶；MRI 示 T2WI 囊变区呈高信号（坏死液化），实性区为等信号（密集细胞区）。
4. **增强扫描**　实性区斑片状、结节状强化（新生血管丰富），囊壁轻度强化（与毛细胞星形细胞瘤不同）。
5. **伴随征象**

（1）梗阻性脑积水：侧脑室扩大。

（2）间质性脑水肿：侧脑室角旁新月形低密度/长 T2 信号带。

（3）脑疝：枕骨大孔疝（延髓扁平等）或上行性小脑幕切迹疝（四叠体池闭塞）。

（4）脑脊液播散：需进行全脊髓增强 MRI 扫描。

问题 15　髓母细胞瘤如何进行分期?

按照 Chang 氏分期系统，根据肿瘤侵袭范围可将髓母细胞瘤分期为：

1. **M0 期（局限期）**　仅在原发部位有肿瘤，无转移。
2. **M1 期**　仅脑脊液肿瘤细胞阳性。
3. **M2 期**　小脑蛛网膜下腔和（或）侧脑室或第三脑室肉眼可见结节状种植。
4. **M3 期**　脊髓蛛网膜下腔肉眼可见结节状种植。
5. **M4 期**　中枢神经系统以外的转移，常见骨骼、肺和肝转移。

问题 16　儿童后颅窝占位的影像学诊断思路是什么?

儿童后颅窝肿瘤是儿童脑肿瘤中占比最高的类型(45%~60%),多发于 3~11 岁。其病理类型复杂,需通过影像学特征结合年龄、位置及伴随征象进行综合分析。常见病理类型包括髓母细胞瘤(30%~40%)、毛细胞星形细胞瘤(25%~35%)、弥漫性中线胶质瘤(20%~25%)及室管膜瘤(10%~15%),少数为非典型畸胎样/横纹肌样瘤(AT/RT,1%~2%)等胚胎性肿瘤。

1. 定位诊断是影像学诊断的核心步骤

(1)第四脑室区肿瘤。①第四脑室顶部:肿物前方可见脑脊液环绕(脑脊液环绕征),常为髓母细胞瘤(囊实性,DWI 弥散受限)。②第四脑室底部:肿物后方见脑脊液环绕,多为室管膜瘤(囊变伴钙化,50%病例)。

(2)小脑区肿瘤。①前部/过渡区:需警惕毛细胞星形细胞瘤(囊壁结节强化,无脑积水)或向桥臂浸润的髓母细胞瘤。②后外侧:以毛细胞星形细胞瘤为主,3 岁以下儿童需考虑 AT/RT(易侵犯桥小脑角)。

(3)脑干区肿瘤。①脑桥受累:多提示高级别胶质瘤(如胶质母细胞瘤),常沿基底动脉分布而无血栓。②脑桥未受累:多为低级别胶质瘤(被盖、延髓外侧)。

2. 定性诊断需结合生长特征及肿块成分

(1)生长特征。①塑形性:沿 Luschka 孔或 Magendie 孔扩展→室管膜瘤。②第四脑室扩张:局限四脑室内→髓母细胞瘤。

(2)肿块成分。①偏心实性/厚壁囊性:多见于毛细胞星形细胞瘤。②钙化:高度提示室管膜瘤。③弥散受限:指向髓母细胞瘤或 AT/RT。④出血:非特异性,可见于多种肿瘤(如毛细胞星形细胞瘤、室管膜瘤)。

问题 17　阅片小结:儿童后颅窝占位的影像学诊断思路。

1. 定位优先

(1)小脑:髓母细胞瘤(蚓部)、毛细胞星形细胞瘤(囊+壁结节)。

(2)第四脑室:室管膜瘤(塑形生长)、脉络丛乳头状瘤(菜花样强化)。

(3)脑干:弥漫内生型脑桥胶质瘤(T2 高信号+基底动脉包绕)。

2. 年龄与疾病谱

(1)儿童高发:髓母细胞瘤(5~9 岁,小脑蚓部)、毛细胞星形细胞瘤(囊性+大壁结节)、室管膜瘤(第四脑室+钙化)。

(2)警惕非肿瘤:Dandy-Walker 畸形、小脑炎等。

3. 特征征象快速诊断

(1)小脑蚓部实性+DWI 高信号,提示为髓母细胞瘤。

(2)小脑囊性+大壁结节,提示为毛细胞星形细胞瘤。

(3)第四脑室肿块+塑形生长,提示为室管膜瘤。

(4)脑桥肿胀+基底动脉包绕,提示为弥漫内生型脑桥胶质瘤。

总结:儿童后颅窝占位以髓母细胞瘤、毛细胞星形细胞瘤为主,结合定位、DWI 信号及强化模式快速鉴别。

问题 18　阅片小结：该患者的下一步诊疗建议。

本病例影像学诊断为髓母细胞瘤，需要进行病理检查以确诊。结合病理结果，本病例最终诊断为髓母细胞瘤。髓母细胞瘤容易发生脊膜播散转移，20%～25%的患儿在脊髓增强核磁扫描中可以发现转移灶，表现为线状或结节状高信号影。判断是否发生播散的脊髓核磁检查应该在术前或术后 2 周后进行，以避免无法判断术后蛛网膜下积血与转移灶。另外约 1/3 髓母细胞瘤患儿在诊断时存在脑脊液播散，但绝大多数患儿术前存在颅高压，腰穿可诱发枕骨大孔疝，无法进行腰穿脑脊液检查。可以采取在术中切除肿瘤前穿刺抽取脑脊液进行肿瘤细胞学检查。若在术后行腰穿检查，应该在术后 2 周后进行，以避免手术后操作造成的假阳性结果。

四、报告模板

髓母细胞瘤

(一) 主要病变

1. 部位　多见于第四脑室顶部，与第四脑室顶部/小脑蚓分界不清，与第四脑室底部分界较清。

2. 基本病变　单个囊实性肿块/结节，大小约＊＊ mm×＊＊ mm。

3. 形态特征　分叶状。

4. 成分信号及强化特点　实性成分呈等 T1、等/稍长 T2 信号，增强扫描较明显强化，内见囊状无强化长 T1、长 T2 信号灶，囊性灶多位于周边。

5. 弥散　DWI 呈稍高信号，ADC 呈稍低信号。

6. 转移灶　无/伴脊膜播散转移。

7. MRA　供血血管。

8. 重要结构受累(可复选)　无、小脑、脑干、颈髓、胸髓、腰髓。

(二) 主要伴随发现

梗阻性脑积水、间质性脑水肿、脑疝(枕骨大孔疝/上行性小脑幕切迹疝)。

印象：第四脑室或小脑半球囊实性/实性/囊性为主占位性病变，髓母细胞瘤可能性大，继发幕上脑积水、间质性脑水肿，疑枕骨大孔疝/上行性小脑幕切迹疝形成。

建议：完善全脊髓增强 MRI 排除转移灶。

(明倩文　廖海燕　刘军)

案例 009　血管母细胞瘤

一、教学目标

掌握后颅窝的影像解剖知识、基本病变、疾病谱、定位及定性诊断要点。运用影像分析方法与诊断原则，细致观察并分析疾病影像表现，培养针对后颅窝占位性病变的影像学诊断思维。掌握后颅窝肿瘤的定位及定性诊断策略。

二、病例展示

患者，男，40 岁，头痛 3 年，加重伴恶心 10 余天。体格检查：无明显阳性体征。家族史：无特殊。实验室检查：三大常规、肿瘤标志物等均为阴性。外院头部 CT 示“小脑蚓部占位”。该患者的影像资料如图 9-1 所示：

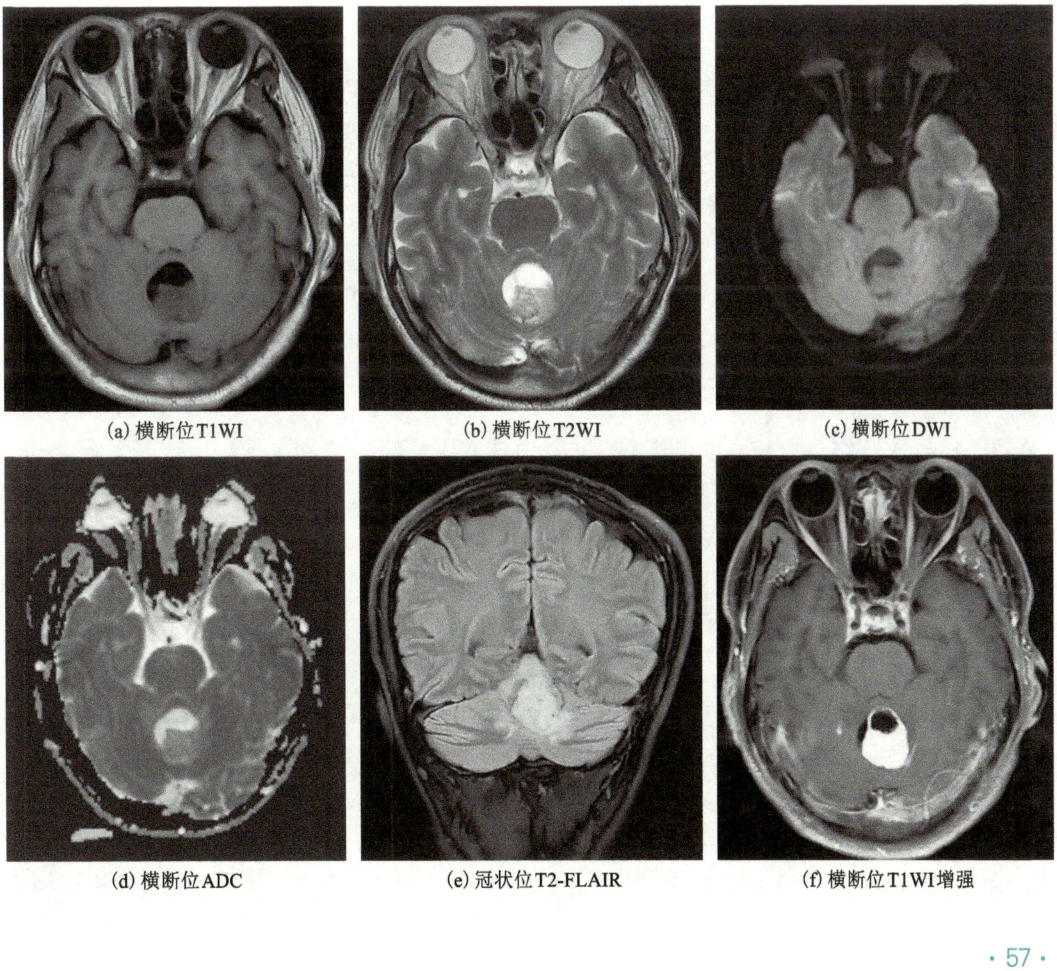

(a) 横断位T1WI　(b) 横断位T2WI　(c) 横断位DWI

(d) 横断位ADC　(e) 冠状位T2-FLAIR　(f) 横断位T1WI增强

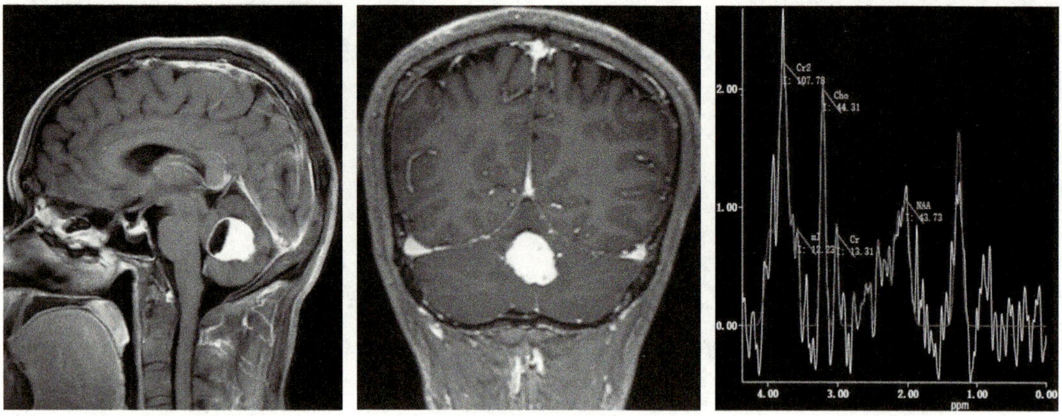

(g) 矢状位T1WI增强　　(h) 冠状位T1WI增强　　(i) MRS

注：头部 MRI 平扫+增强+DWI+MRS。

图 9-1　案例 009 的影像学检查图片

三、问题及解答

问题 1　该患者头痛的可能原因是什么？

该患者头痛的可能原因是颅高压，即颅内压增高。正常成人的颅内压为 70~200 mmH_2O，超过 200 mmH_2O 即为颅高压。颅高压可能由颅内容物体积增加（如颅内占位性病变）、颅内血容量增加、脑脊液量增加等引起，临床上通常表现为头痛、呕吐、视盘水肿。

问题 2　对于该患者，如何选择头部影像学检查？

该患者为 40 岁男性，慢性病程伴近期加重，外院头部 CT 示“小脑蚓部占位”。为进一步明确诊断，首选颅脑 MRI 平扫+增强+DWI 评估肿块基本情况。MRS 可评估肿块内部代谢情况，有助于肿瘤鉴别诊断。

问题 3　指导医师结合重点、难点施教，并针对住院医师所描述的影像（图像）关键征象进行充分点评和规范性演示。

1. 检查部位　头部。

2. 检查技术　头部 MRI 平扫+增强+DWI+MRS。

患者姓名、性别、年龄、检查方法及检查部位核对无误，无明显呼吸及运动伪影，图像质量满足诊断要求。

3. 影像所见　小脑蚓部见一团块状长 T1、长 T2 信号囊实性占位性病变，大小约 * * mm× * * mm，囊内后壁见结节状稍长 T1、稍长 T2 实性成分，大小约 * * mm× * * mm，T2 示壁结节后部及左侧流空小血管影；增强扫描示囊壁及壁结节明显强化呈“壁灯征”，囊内成分无强化；病灶 DWI 未见明显增高，ADC 未见明显降低，MRS 示病灶 Cho 峰、Cr 峰稍增高，NAA 峰降低，病灶区 Cho/Cr 值约为 0.33；病灶周围轻度水肿，第四脑室受压变窄，幕上脑室扩张不明显。余脑实质内未见异常信号，中线结构居中，脑沟、脑裂无增宽。

4. 影像诊断　小脑蚓部囊性占位，并伴有壁结节，高度怀疑为血管母细胞瘤。

问题 4　该患者后颅窝占位如何具体定位？

该患者病灶主体位于小脑中线区，伴有周围脑水肿，且第四脑室受压变窄，因此可定位于小脑蚓部。

问题 5　该患者定性诊断要点有哪些？

病灶呈囊实性，病灶周围水肿不显著，第四脑室受压变窄但幕上脑室扩张不明显，提示病变占位效应较轻；增强扫描示囊壁及实性部分明显强化，提示病灶血供丰富；DWI 示无弥散受限，提示肿瘤细胞密度较低；MRS 示 Cho 峰增高不显著，不支持恶性肿瘤。此外，病灶边缘见血管流空影较具特征性。

问题 6　该病例的主要影像征象、次要征象、重要的阴性征象分别有哪些？

1. 主要征象　小脑蚓部单个囊实性占位性病变，囊壁及实性部分显著强化，无弥散受限，MRS 示 Cho 峰增高不显著，壁结节后部及左侧见流空小血管影。

2. 次要征象　周围小脑轻度水肿，第四脑室受压变窄。

3. 重要的阴性征象　幕上脑室未见明显扩张，余脑实质未见明显异常信号。

问题 7　分析归纳该病例的临床特点。

该患者为中年男性，慢性病程伴近期加重，临床表现为头痛、恶心(颅内压增高症状)，实验室检查未见异常，家族史无特殊。

问题 8　分析归纳该病例的影像特点。

小脑蚓部囊实性占位，大小约 * * mm× * * mm，囊壁及实性成分增强扫描示明显强化，呈“壁灯征”，边缘见血管流空影；无弥散受限；邻近脑实质轻度水肿，第四脑室受压变窄但无明显梗阻性脑积水(占位效应相对较轻)，MRS 示 Cho 峰增高不显著。

问题 9　该病例影像学诊断是什么？

小脑蚓部囊实性占位，伴周围轻度脑水肿，考虑血管母细胞瘤可能性大，请结合临床。

问题 10　血管母细胞瘤流行病学特点是什么？

血管母细胞瘤占原发性中枢神经系统肿瘤的 1.0%~2.5%，在原发性后颅窝肿瘤中占比约 7%，是成人第二常见的幕下实质肿瘤(仅次于转移瘤)。其发病高峰为 30~65 岁，儿童罕见，但与冯·希佩尔-林道综合征(von Hippel-Lindau disease，VHL)相关的病例发病年龄较低(平均为 35 岁)。肿瘤具有性别倾向性，男性略多于女性(比例约 1.3∶1)。

90%~95%的血管母细胞瘤位于后颅窝，其中 80%发生于小脑半球，15%位于蚓部，5%累及脑干(多见于延髓)，仅 5%~10%位于幕上(常见视神经通路)。值得注意的是，

25%~40%的病例与VHL相关，此类患者常伴视网膜、肾脏或肾上腺等多系统病变，需通过基因检测及全身筛查进行早期干预。

问题11　脑内血管母细胞瘤组织病理学特点是什么？

血管母细胞瘤又称血管网状细胞瘤或毛细血管型血管母细胞瘤，属于WHO分级Ⅰ级，主要由不同成熟阶段的毛细血管和来源未定的肿瘤性间质细胞构成。

问题12　血管母细胞瘤影像表现及分型是什么？

血管母细胞瘤根据囊性与实性部分的占比不同，其影像学表现也有所不同，主要分为以下四型：

1. 大囊小结节型（65%）　囊性病灶内见软组织结节，囊性部分占整个肿瘤体积≥75%。主要表现为大囊小结节，边界清楚，囊壁薄而光滑、张力高，T2WI及T1WI信号近似脑脊液，DWI呈低信号，T2-FLAIR信号高于脑脊液（与囊内蛋白含量有关）；增强扫描示结节明显强化，囊壁及囊液不强化（壁灯征、印戒征），结节中存在出血、坏死或流空血管时可见“囊中囊”，壁结节及瘤周可见异常流空血管影。

2. 囊实性型（4%）　囊性病灶内见软组织肿块或结节，囊性部分占整个肿瘤体积25%~74%。病灶呈圆形或类圆形，常因肿块合并囊变或出血而表现为混杂信号，T1WI多呈低信号或低、高混杂信号，T2WI以高信号为主，T2-FLAIR呈高信号，DWI呈低信号；肿瘤实性部分在增强扫描时呈明显强化，病灶内或灶周可见异常流空血管影。

3. 实性型（25%）　囊性部分占整个肿瘤体积<25%，相对少见。病灶多呈圆形或类圆形，边界欠清，信号均匀/不均匀，T1WI呈低/稍低信号，T2WI呈高/稍高信号，DWI多呈低信号，少数呈等信号，瘤周水肿常见；病灶内或灶周异常流空血管影较其他类型多见。

4. 单纯囊性型（6%）　囊性部分占据整个肿瘤体积，罕见，容易误诊为单纯性囊肿。典型表现为圆形或类圆形囊性肿块，边界清楚，T1WI及T2WI信号与脑脊液接近，T2-FLAIR信号高于脑脊液；增强扫描示囊壁及囊液均无强化，无壁结节，病灶内或灶周无流空血管影。

问题13　血管母细胞瘤的鉴别诊断有哪些？鉴别要点是什么？

1. 后颅窝转移瘤　成人最常见后颅窝肿瘤，约占脑转移瘤的15%。原发肿瘤中以肺癌、乳腺癌最为常见，常表现为梗阻性脑积水。50%为单发，好发于灰白质交界区，边界较清，灰白质交界区瘤周水肿明显，形态信号多样，瘤周或瘤内血管流空影不显著，弥散受限往往比血管母细胞瘤显著。

2. 毛细胞星形细胞瘤　此为儿童最常见的脑肿瘤，好发于小脑，常位于中线外，为WHO Ⅰ级肿瘤，主要表现为囊伴壁结节，壁结节较大，T2-FLAIR囊性成分常呈高信号，增强壁结节和实性部分明显强化，瘤周水肿少见或较轻。DWI弥散不受限，MRS可见肿瘤实质的Cho峰稍升高，NAA峰降低。

3. 高级别胶质瘤　好发于40~70岁人群，囊变坏死现象多见，且囊变区域通常较大、形态不规则，边界模糊不清，瘤周水肿较为严重，占位效应显著。其中，胶质母细胞瘤大多分布于小脑半球，少数位于小脑中线部位，出血现象较为常见，增强扫描时多呈现“花环”样强化效果。靠近脑表面者可能侵犯脑膜及颅骨。

问题 14　血管母细胞瘤相关的全身性综合征及其病因学是什么？

血管母细胞瘤确切病因尚不清楚。多发性血管母细胞瘤与常染色体显性遗传性肿瘤病变 VHL 综合征相关。20%～50%的散发性血管母细胞瘤存在 VHL 基因突变（丢失或失活）。阳性家族史或其他 VHL 综合征特征（如肝脏/肾脏/胰腺等多发囊肿、视网膜血管母细胞瘤、肾脏肿瘤及肾上腺嗜铬细胞瘤等）提示应进行遗传筛查。

问题 15　血管母细胞瘤治疗与预后如何？

血管母细胞瘤生长缓慢，无显著转移倾向，但偶有椎管内播散的报道。手术全切除是首选治疗方法，切除后肿瘤不易复发（VHL 综合征患者除外）。

问题 16　阅片小结：血管母细胞瘤核心诊断要点。

1. 典型影像特征

（1）成人，多见于小脑。

（2）囊实性结构：大囊小结节型（占 65%），增强扫描示“壁灯征”。

（3）流空血管影：为特征性征象。

（4）DWI 无弥散受限，MRS 示 Cho 峰升高不显著。

2. VHL 综合征关联　25%～40%血管母细胞瘤与 VHL 综合征相关，建议临床排查视网膜、肾脏、肾上腺等多系统病变，并进行基因检测。

问题 17　阅片小结：成人后颅窝占位的影像学诊断思路。

1. 定位优先　明确病变位于小脑（蚓部/半球）、脑干、第四脑室或桥小脑角区。本例定位于小脑蚓部，缩小鉴别诊断范围（血管母细胞瘤、转移瘤、胶质瘤等）。

2. 年龄与疾病谱　成人常见病变：转移瘤（需结合原发肿瘤史）、血管母细胞瘤（囊实性+流空血管影）、胶质瘤（浸润性+水肿显著）。

3. 关键鉴别点

（1）转移瘤：多位于灰白质交界，水肿显著，DWI 常受限，流空血管影罕见。

（2）毛细胞星形细胞瘤：儿童多见，壁结节较大，T2-FLAIR 囊液信号更高。

（3）高级别胶质瘤：不规则强化，Cho 峰显著升高，占位效应重。

4. 特征性征象导向诊断

（1）成人+囊实性病变+壁结节强化+流空血管影，高度提示血管母细胞瘤。

（2）成人+实性肿块+显著水肿+不规则强化，警惕胶质瘤或转移瘤。

问题 18　阅片小结：该患者下一步的诊疗建议。

本病例影像学诊断为血管母细胞瘤，需要进行病理学检查以确诊。结合病理结果，本病例最终诊断为血管母细胞瘤。血管母细胞瘤，既可散发，也可作为 VHL 综合征的组成部分。VHL 相关的血管母细胞瘤与散发血管母细胞瘤相比，更具有多发性、复发性的特点，且发病年龄较小。因此，临床还需要关注患者的家族史、是否同时具有多部位 VHL 相关改变，以及是否存在 VHL 基因突变，必要时完善肝脏、肾脏等部位检查，以辅助临床选择最佳的治疗方案并评估患者预后，使患者利益最大化。

四、报告模板

血管母细胞瘤

（一）主要病变

1. **部位**　小脑蚓部、左/右侧小脑半球。

2. **基本病变**　单个囊+壁结节/囊实性/囊性/实性肿块，大小约＊＊ mm×＊＊ mm。

3. **形态特征**　大/小囊伴壁结节，边缘光整。

4. **成分信号及强化特点**　长 T1、长 T2 囊性无强化，稍长 T1、稍长 T2 壁结节，增强扫描明显强化，呈“壁灯征”，囊壁有/无强化，病灶边缘有/无血管流空影。

5. **弥散**　DWI 未见明显增高，ADC 未见明显降低，弥散受限不显著。

6. **转移灶**　无/伴脊膜播散转移。

7. **MRA**　供血血管。

8. **重要结构受累（可复选）**　无。

（二）主要伴随发现

第四脑室受压变窄，有/无梗阻性脑积水。

印象：左侧/右侧小脑半球、蚓部囊实性/实性/囊性为主占位性病变，考虑为血管母细胞瘤可能性大。

（明倩文　廖海燕　刘军）

案例 010　脑转移瘤

一、教学目标

掌握脑转移瘤的影像特征及脑内多发病变的影像学诊断思路。能够通过影像定位(如皮髓质交界区、脑室受压等)及定性特征(如环形强化、“小病灶大水肿”)迅速识别脑转移瘤。掌握脑内多发结节/肿块性病变的影像学诊断方法，准确评估脑转移瘤。培养系统性影像分析思维，提升“影像—临床—病理”整合能力。

二、病例展示

患者，男，74 岁，肺癌术后半年，渐起头晕、昏沉感，呈阵发性，有时伴复视。家族史：其母因肺癌去世。实验室检查：结核等感染相关检查均为阴性，血常规未见明显异常。该患者的影像资料如图 10-1 所示：

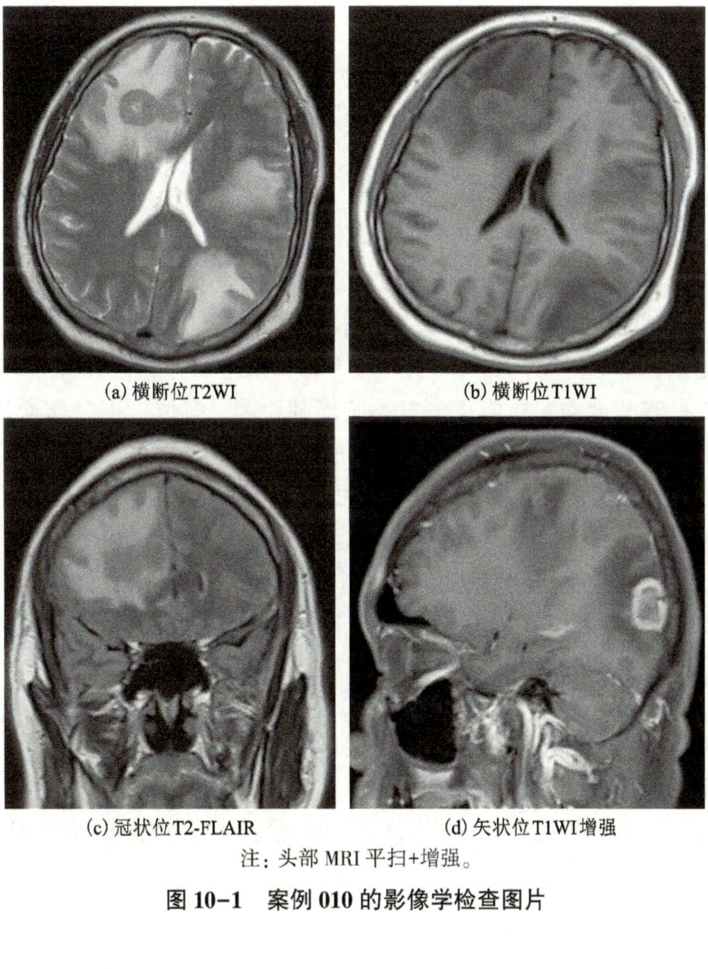

(a) 横断位T2WI　(b) 横断位T1WI　(c) 冠状位T2-FLAIR　(d) 矢状位T1WI增强

注：头部 MRI 平扫+增强。

图 10-1　案例 010 的影像学检查图片

三、问题及解答

问题 1　肿瘤标志物、结核等相关检查的意义是什么？

该患者为老年男性，脑内有多发结节或占位性病变，重点需与脑转移瘤、脑结核、脑脓肿等疾病鉴别。肿瘤标志物检测可辅助原发肿瘤追踪；结核等感染相关检查有助于鉴别脑脓肿、结核瘤等炎性病变，本病例检查结果阴性支持肿瘤性病变。

问题 2　脑转移瘤的定义是什么？常见原发肿瘤有哪些？

脑转移瘤是指原发于身体其他部位的恶性肿瘤细胞，通过血液、淋巴或其他途径转移到颅内形成的新病灶，占颅内肿瘤的 40%～50%。其发病率是原发性脑肿瘤的 4～10 倍，是成年人最常见的颅内恶性肿瘤。

常见原发肿瘤包括：肺癌（40%～50%）、乳腺癌（15%～25%）、黑色素瘤（5%～25%）、胃癌、结肠癌、肾癌、甲状腺癌等。转移途径以血行转移最为常见。

问题 3　脑转移的主要临床症状包括哪些？

脑转移瘤的常见症状因其部位、大小和生长速度的不同而有所差异，主要包括以下症状。①颅高压症状：头痛、呕吐、视盘水肿等。②局灶症状：偏瘫（运动区受累）、失语（语言区受累）、癫痫等。③全身症状：消瘦、乏力（恶病质）等。

问题 4　指导医师结合重点、难点施教，并针对住院医师所描述的影像（图像）关键征象进行充分点评和规范性演示。

1. 检查部位　头部。

2. 检查技术　头部 MRI 平扫+增强。

患者姓名、性别、年龄、检查方法及检查部位核对无误，无明显呼吸及运动伪影，图像质量满足诊断要求。

3. 影像所见　双侧大脑实质内见多发类圆形肿块影，多位于皮髓质交界处，较大者位于右侧额叶，在横断位上大小约 32 mm×28 mm。肿块信号不均匀，右侧额叶者中央呈长 T1、长 T2 信号影，边缘环形呈等稍短 T1、稍短 T2 信号影，T2-FLAIR 呈等稍低信号，边缘可见大片状水肿，增强扫描呈明显不均匀强化。右侧脑室前角受压，脑室系统及脑沟裂池无明显增宽，中线结构居中，颅骨未见明显异常信号影。

4. 影像诊断　脑内多发肿块，考虑转移瘤可能性大，建议完善 PET-CT 检查。

问题 5　该病例的主要影像征象、次要征象、重要的阴性征象分别有哪些？

1. 主要征象　双侧大脑皮髓质交界区多发肿块病变，呈明显强化。

2. 次要征象　伴大片水肿。

3. 重要的阴性征象　未见脑积水或脑疝征象；脑膜无异常强化；颅骨未见异常。

问题 6 分析归纳病例的临床特点。

该患者为老年男性，亚急性病程，有肿瘤病史。个人史无特殊。

问题 7 脑内多发结节/肿块性病变的影像学诊断思路是什么？

脑内多发结节/肿块性病变的影像诊断需结合病变定位、影像特征、临床病史及实验室检查，通过多模态影像技术综合分析：

1. 定位 明确病变位于脑实质、脑膜、脑室、垂体窝或松果体区等。例如：脑实质内多见于转移瘤、淋巴瘤或胶质瘤；脑膜/脑室旁需考虑脑膜瘤、室管膜瘤或脑脓肿。

2. 影像特征提取 转移瘤 T1WI/T2WI 多呈混杂信号(以等低信号为主)，淋巴瘤呈等稍长 T1/T2 信号；转移瘤 DWI 示弥散不受限(ADC 正常)，脑脓肿 DWI 呈高信号(脓液限制扩散)。强化模式：环状强化多为脑脓肿(壁厚薄均匀)、转移瘤(结节状强化)，均匀强化见于淋巴瘤(握拳征)、脑膜瘤(脑膜尾征)。

3. 伴随征象 转移瘤常见“小结节大水肿”，淋巴瘤水肿相对较轻；少突胶质瘤、结核瘤常见钙化。

4. 多模态影像补充 MRS 中，淋巴瘤 Cho 峰显著升高，转移瘤 Cho/Cr 比值升高但 NAA 峰降低；PWI 中，淋巴瘤呈低灌注，高级别胶质瘤、转移瘤血供丰富呈高灌注。

问题 8 该病例影像学诊断是什么？

该病例影像学诊断为多发脑转移瘤。

问题 9 脑转移瘤的主要影像征象是什么？其鉴别诊断有哪些？

1. 脑转移瘤的主要影像征象

(1)形态：病灶多为圆形、类圆形或环形。

(2)数目与分布：60%～80%为多发，常见于大脑半球皮质/皮质下区，也可累及小脑、脑干。

(3)密度/信号：CT 示等、低或混杂密度，T1WI 实性部分呈等/低信号，囊性部分呈低信号，T2WI、T2-FLAIR 呈等/高信号，DWI 多呈低信号(无弥散受限)。

(4)水肿特征：87%伴明显指状水肿，呈现“小病灶大水肿”征象。

(5)强化特点：94%呈环状、结节状或斑片状强化，坏死区无强化。

(6)特殊序列：增强 T2-FLAIR 更易检出脑表面转移灶及早期脑膜转移；MRS 示 Cho 峰升高，NAA 峰降低或无 NAA 峰，可伴 Lip 峰、Lac 峰。

注意：恶性黑色素瘤转移 T1WI 为高信号(肿瘤细胞内含黑色素)；而胃肠道肿瘤转移 T2WI 多为低信号。

2. 脑转移瘤的鉴别诊断(表 10-1)

表 10-1　脑转移瘤的鉴别诊断

疾病	关键影像特征	临床关联
脑转移瘤	多发结节(灰白质交界区)，环状/结节状强化，伴明显水肿	中老年多见，有原发肿瘤史(肺癌、乳腺癌等)，病程进展快
多发性脑脓肿	规则环形强化(厚薄均匀)，DWI 脓腔高信号	常有感染史，出现发热、脑膜刺激征，抗感染治疗有效
淋巴瘤	弥漫性结节/肿块，DWI 弥散受限，增强呈握拳征，PWI 呈低灌注	常见于免疫抑制人群(如艾滋病或有器官移植史)
结核瘤	结节伴中央钙化，环形强化，T2WI 呈低信号(干酪样坏死)，脑膜强化明显	长期低热、结核病史，脑脊液蛋白升高，氯化物降低
寄生虫感染	多发小囊伴头节("黑靶征"或"白靶征")，DWI 囊泡无弥散受限，头节可有弥散受限，周围水肿轻	有食生肉史或绦虫感染史，嗜酸性粒细胞增多

问题 10　影像学检查如何指导脑转移瘤治疗?

在脑转移瘤治疗过程中，影像学检查扮演着至关重要的角色。CT 和 MRI 作为常规的检查手段，不仅能够清晰显示肿瘤的位置、大小、形态及周围水肿情况，还能通过增强扫描评估肿瘤的强化特性。此外，功能成像技术如 MR 灌注成像、MRS 等，能进一步揭示肿瘤的血流动力学和代谢特征，有助于精准治疗方案的制定。因此，影像住院医师需熟练掌握这些检查技术，以更好地指导脑转移瘤的治疗。

问题 11　阅片小结：脑转移瘤的核心诊断要点。

脑转移瘤的诊断需以"多发、皮髓交界、环状强化、指状水肿"为核心特征，结合临床病史(如原发肿瘤)及多模态影像(如 DWI、MRS)综合分析，同时需与脑脓肿/结核、淋巴瘤等鉴别，以避免误诊。

问题 12　阅片小结：该患者下一步的诊疗建议。

1. 原发肿瘤筛查　完善全身 PET-CT 检查，寻找原发肿瘤，明确全身转移负荷。结合病史，回顾既往肿瘤病史或可疑原发灶。

2. 病理确诊　若原发灶不明或需明确转移瘤性质，建议立体定向活检或手术切除部分病灶进行病理诊断。

3. 进行多学科会诊　联合神经外科、肿瘤科、放疗科制订个体化治疗方案。

四、报告模板

脑转移瘤

(一) 主要病变

1. 部位　双侧大脑/小脑/脑干实质内(脑膜、脑室、垂体窝、松果体区)，皮髓质交界区分布为主。

2. 基本病变　多发肿块/结节，较大者横断位测量大小约＊＊ mm×＊＊ mm。

3. 信号及强化特征　注意观察有无出血、囊变、坏死，有无水肿；均匀/不均匀/环形强化。

4. 重要结构受累　检查颅骨、脑膜及其他颅底有无转移征象。

(二) 主要伴随发现

有无脑疝形成、梗阻性脑积水。

印象：双侧大脑/小脑/脑干多发占位性病变，考虑转移瘤可能性大。

(蔡赛男　廖海燕　刘军)

案例 011　脑脓肿

一、教学目标

掌握脑脓肿的核心影像表现及颅内环形强化病灶的鉴别诊断思路。

二、病例展示

患者，女，40 岁，反复发热、头痛 2 月余，伴嗜睡 3 天。体格检查：意识呈嗜睡状态，左侧克氏征阳性，左侧肢体肌力Ⅴ+级，肌张力增高。实验室检查结果：中性粒细胞计数为 10.71×10^9/L(升高)，中性粒细胞比值为 92.9%(升高)，降钙素原水平为 0.112 ng/mL(升高)。该患者的影像资料如图 11-1 所示：

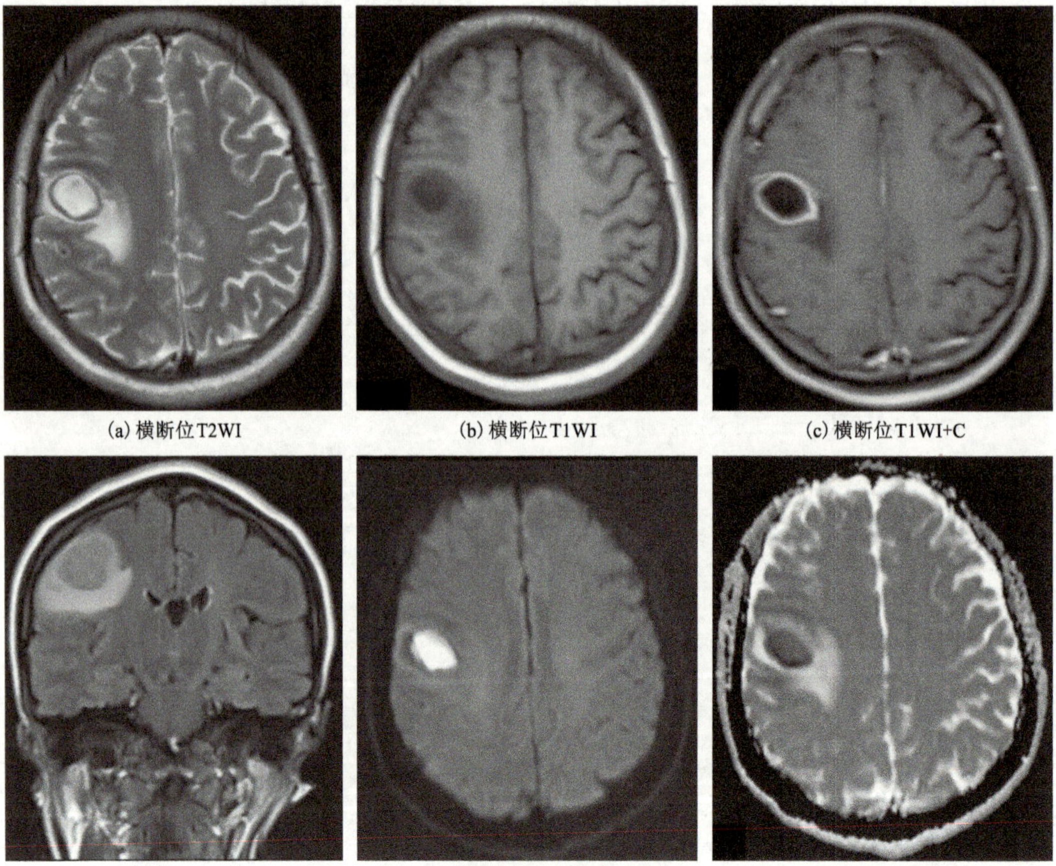

(a) 横断位 T2WI　(b) 横断位 T1WI　(c) 横断位 T1WI+C

(d) 冠状位 T2-FLAIR　(e) 横断位 DWI　(f) 横断位 ADC

注：头部 MRI 平扫+增强+DWI。

图 11-1　案例 011 的影像学检查图片

三、问题及解答

问题 1　该患者主诉是什么？其可能原因是什么？

患者主诉为反复发热、头痛持续 2 月余，伴嗜睡 3 天。发热为全身中毒症状，可能为感染引发的急性炎症反应；头痛可能与肿块占位效应导致颅内压增高、炎症因子刺激硬脑膜神经末梢及脑膜受累等有关；嗜睡可能为患者高级皮层功能障碍所致。

问题 2　该患者的体格检查和实验室检查有何提示？

患者体格检查示左侧肢体肌力轻度下降、肌张力增高，提示病变累及或压迫运动功能区；克氏征为脑膜刺激征表现之一，提示脑膜受累。

实验室检查显示中性粒细胞计数及比值升高，为细菌感染证据；降钙素原作为反映感染严重程度的炎症指标，其升高提示全身性细菌感染。

问题 3　指导医师结合重点、难点施教，并针对住院医师所描述的影像（图像）关键征象进行充分点评和规范性演示。

1. 检查部位　头部。

2. 检查技术　头部 MRI 平扫+增强+DWI。

患者姓名、性别、年龄、检查方法及检查部位核对无误，无明显呼吸及运动伪影，图像质量满足诊断要求。

3. 影像所见　右侧额叶见一类圆形肿块影，最大水平截面大小约 * * mm× * * mm。肿块信号不均匀，肿块内部 T1WI 呈低信号、T2WI 呈高信号（与脑脊液信号相似），边缘 T1WI 呈等或略高信号、T2WI 呈低信号；DWI 示肿块内部呈高信号，边缘呈等低信号；ADC 示肿块内部呈低信号，边缘呈稍高信号；增强扫描壁呈光滑、均匀的环形强化，无壁结节，邻近可见线样软脑膜强化，周围可见指状水肿带，有轻度占位效应，邻近脑组织受压。中线结构未见明显移位，脑室未见扩张。

4. 影像诊断　右侧额叶环形强化病灶，伴内部弥散受限、软脑膜异常强化，考虑脑脓肿、脑膜炎可能大。

问题 4　该病例的主要影像征象、次要征象、重要的阴性征象分别有哪些？

1. 主要征象　右侧额叶单个环形强化病灶，伴内部弥散受限。

2. 次要征象　肿块内部 T1WI 呈低信号、T2WI 呈高信号，边缘 T1WI 呈等或略高信号、T2WI 呈低信号环，壁呈光滑、均匀环形强化，邻近可见线样软脑膜强化，周围伴脑组织水肿。

3. 重要的阴性征象　中线无移位，未见脑积水，颅内未见其他病灶。

问题 5　分析归纳该病例的临床及影像特点。

该患者为 40 岁女性，亚急性病程伴急性加重，临床表现为发热、头痛、嗜睡。体格检查提示脑膜刺激征阳性；实验室检查提示细菌感染；MRI 示右侧额叶单个环形强化病灶，伴内部弥散受限。

问题 6　颅内环形强化病变的影像诊断思路是什么？

颅内环形强化病变的影像鉴别诊断涉及多类疾病，可使用“MAGIC DR”帮助记忆，为颅内环形强化病变类型首字母缩写词，分别代表：metastasis（转移瘤）、abscess（脓肿）、glioma（胶质瘤）、infarct（脑梗死）、cysticercosis（脑囊虫病）、demyelinating disease（脱髓鞘疾病）、radiation necrosis or resolving haematoma（放射性坏死或溶解期血肿）。

临床工作中需结合患者的病史、临床表现、影像检查及实验室检查结果进行综合判断，必要时可进行病理学检查以明确诊断。

问题 7　针对该患者，如何进行诊断与鉴别诊断？

结合患者的临床及影像表现，根据颅内环形强化病变的影像鉴别诊断助记符“MAGIC DR”，脑梗死、脑血肿起病形式及临床表现不支持；脑挫伤、放射性坏死患者无相关病史及治疗史，可以首先排除。重点需鉴别脑脓肿、转移瘤、胶质瘤、脱髓鞘疾病（脱髓鞘假瘤），还需要与影像表现多样的淋巴瘤进行鉴别：

1. 脑转移瘤　多有原发肿瘤病史，如肺癌、肾透明细胞癌、乳腺癌、恶性黑色素瘤等，其影像特点为单发或多发，类圆形，边界清晰，典型位置在皮层下、皮髓质交界区或附近，通常伴明显瘤周水及占位效应，即“小瘤体、大水肿”。CT 表现为等-低密度，可伴有高密度，提示出血，增强显著结节状或环状强化。MRI 上 T1 呈等-低信号，FLAIR 呈高信号，强化特点为明显点状或环状强化；MRS 可见 NAA 峰下降，Cho 峰明显升高。

2. 胶质母细胞瘤　主要位于大脑半球白质深处，常侵犯额、颞、顶叶，基底节和胼胝体常受累，形态不规则，内壁毛糙，壁厚，不均匀，常穿过中线，中央坏死，占位效应显著，周围伴血管源性水肿。CT 表现为不均匀肿块，囊变、坏死、出血常见；MRI 可见肿块影，如果伴出血可见 T1 高信号，DWI 高信号，伴弥散受限，增强实性部分明显强化、环状强化、囊壁强化、不规则、增厚、内缘毛糙；MRS 可见 NAA 峰、Cr 峰下降，Cho 峰、Lac 峰升高，并可见 Lip 峰。

3. 脱髓鞘病变　多位于幕上，脑室周围好发，病灶较小，边界清晰，伴轻微或无血管源性水肿，无明显占位效应。MRI 可见长 T1、长 T2 信号，SWI 可见小血管穿过病灶，呈现 Dawson finger 征、开环征等，MRS 可见 NAA 峰降低。

4. 淋巴瘤　多见于中老年人，临床诊断主要依靠 CT、多模态 MRI 等影像检查，可发生深部脑实质、侧脑室旁及脑表面等。CT 平扫多表现为稍高密度，MRI 表现为 T1WI 等-稍低信号、T2WI 等-稍高信号，多伴周边脑实质水肿，DWI 显示肿瘤中度弥散受限，增强扫描示明显较均匀强化，可伴“尖角征”“握拳征”等，较少见囊变、坏死。MRS 提示 Cho/Cr 升高，可见 Lip 峰。PWI 对于鉴别胶质母细胞瘤与淋巴瘤有一定意义，前者多呈高灌注，后者相对灌注稍低。

患者为中年女性，亚急性病程伴急性加重，临床表现为发热、头痛、嗜睡；体格检查提示脑膜刺激征阳性，实验室检查提示细菌感染；MRI 示右侧额叶单个环形强化病灶（强化环位于 DWI 高信号区域外侧），伴内部弥散受限及软脑膜强化。综合以上不难作出感染性病变(脑脓肿、脑膜炎)的诊断。

问题 8　脑脓肿的病理分期及其影像表现如何?

脑脓肿的病理分期主要依据其病理演变过程及影像学特征，目前在临床上通常分为三期：

1. 急性脑炎期(或脑膜炎期)

(1)病理特征：感染初期以弥漫性炎症为主，中性粒细胞浸润脑组织，伴局部充血、水肿及小灶性坏死，但尚未形成脓腔。

(2)影像表现：CT 表现为边界不清的低密度区，无强化，周围水肿带不明显；MRI 中 T2WI 显示高信号水肿，T1WI 呈低信号，增强扫描无强化或斑点状强化。

2. 化脓期

(1)病理特征：炎症扩散导致脑组织液化坏死，脓腔逐渐形成，周围出现炎性肉芽组织。

(2)影像表现：CT 低密度区内出现更低密度的脓腔，周围可见不规则等/高密度环，水肿带扩大；MRI 脓腔 T1WI 呈低信号、T2WI 呈高信号，DWI 呈显著高信号(弥散受限)，增强扫描脓肿壁呈不规则强化(由于灰质血供丰富，通常囊壁近灰质侧较厚)。脑脓肿较大时，若薄壁位于脑室边缘，当脓腔内压力增大时，常破向脑室或近脑室侧，形成子脓腔(子母环)。

3. 包膜形成期

(1)病理特征：脓腔周围形成由纤维组织、神经胶质细胞和炎症细胞构成的完整包膜，脓液被局限包裹。

(2)影像表现：CT 表现为边界清晰的圆形/类圆形低密度灶，增强扫描脓肿壁呈光滑均匀的环形强化，厚度为 1~6 mm；MRI 脓肿壁 T1WI 呈等信号、T2WI 呈低信号(黑线征)，DWI 脓腔仍为高信号，ADC 降低。

问题 9　脑脓肿腔内弥散受限的病理机制是什么?

脓肿腔内物质为高浓度蛋白、细菌细胞碎片，较黏稠，扩散运动受限，因此 DWI 高信号，ADC 低信号。DWI 是鉴别环化强化病变性脓肿与坏死肿瘤的最佳序列。

问题 10　高级别胶质瘤、转移瘤与脑脓肿 T2 序列“黑线征”形成的原因有何区别?

“黑线征”，即 T2WI 上肿块周围的低信号环。高级别胶质瘤形成的原因与含铁血黄素有关，是由恶性肿瘤血管高渗导致红细胞漏出引起；由于血管生长速度不同，因此 T2 序列的黑线不完整。转移瘤形成的原因为肿瘤对周围组织的压迫，即外来肿瘤在生长过程中挤压正常脑组织，导致其局部纤维受压密集产生黑线。脓肿形成的原因为巨噬细胞吞噬肉芽肿形成顺磁性自由基，自由基缩短 T2 时间，因此呈现 T2 低信号；其在 T2-FLAIR 及 SWI 上也可显示，尤以 SWI 序列显示最佳，表现为薄而连续的低信号环。

问题 11　阅片小结：脑脓肿的诊断要点。

脑脓肿多为亚急性病程，有全身中毒症状，炎症指标升高。其影像表现为环形强化病灶，囊壁在T1WI上呈稍高信号，T2WI上可见低信号环；囊壁在近皮层处较厚，近白质/脑室侧较薄；囊内DWI扩散受限，在T2WI、SWI、FLAIR等序列上可见“黑线征”；还可出现子母环现象，强化环位于DWI高信号区域外侧；囊壁表现为低灌注，可与恶性肿瘤鉴别。

问题12 阅片小结：颅内环形强化病灶鉴别诊断。

颅内环形强化病灶的鉴别诊断核心疾病谱包括：转移瘤(M)、脓肿(A)、胶质母细胞瘤(G)、缺血性梗死(I)、脱髓鞘疾病(D)、放射性坏死(R)。扩展疾病还包括其他感染性疾病、肿瘤(如淋巴瘤)、血管性病变等。在临床工作中，需结合临床病史、实验室检查及多模态影像特征进行鉴别。

问题13 阅片小结：该患者下一步的诊疗建议。

完善脑脊液检查(常规、生化、培养、药敏、PCR检测细菌/真菌/结核等)，寻找致病微生物，指导抗感染治疗，必要时进行多学科会诊及外科干预。

四、报告模板

脑脓肿

(一)主要病变

1. 部位 右侧额叶。

2. 基本病变 单发结节/肿块，大小约＊＊mm×＊＊mm。

3. 形态特征 类圆形，边缘光整。

4. 成分信号及强化特点 信号不均匀，肿块内部T1WI呈低信号、T2WI呈高信号(与脑脊液信号相似)，边缘T1WI呈等或略高信号、T2WI呈低信号，增强扫描壁呈光滑、均匀的环形强化，有/无壁结节，囊内容物未见强化。

5. 弥散 DWI示肿块内部呈高信号，边缘呈等低信号；ADC示肿块内部呈低信号，边缘呈稍高信号。

6. 头部MRS Cho峰、NAA峰降低，见/未见Lac峰及Glx峰。

7. PWI 囊壁灌注减低。

8. 重要结构受累(可复选) 无。

(二)主要伴随发现

脑膜/脉络丛有无强化，有无脑积水，有无脑疝等。

印象：右侧额叶环形强化病灶，伴内部弥散受限、软脑膜异常强化，考虑脑脓肿并脑膜炎可能性大。

建议：完善腰穿脑脊液细胞学、生化及病原学检测。

(杨文蕊 廖海燕 刘军)

案例 012 结核性脑膜炎

一、教学目标

掌握结核性脑膜炎的影像学特征，以及脑膜增厚强化的诊断及鉴别诊断思路。

二、病例展示

患者，女，56 岁，头痛伴低热 1 月余。体格检查：克氏征阳性，其他无明显异常。实验室检查：三大常规及肿瘤标志物均正常，脑脊液潘迪试验呈阳性，脑脊液葡萄糖含量为 3.22 mmol/L，氯化物水平为 105.4 mmol/L(降低)，脑脊液蛋白含量为 1331 mg/L(显著升高)，结核抗体检测为阳性，墨汁染色及抗酸染色均为阴性。该患者的影像资料如图 12-1 所示：

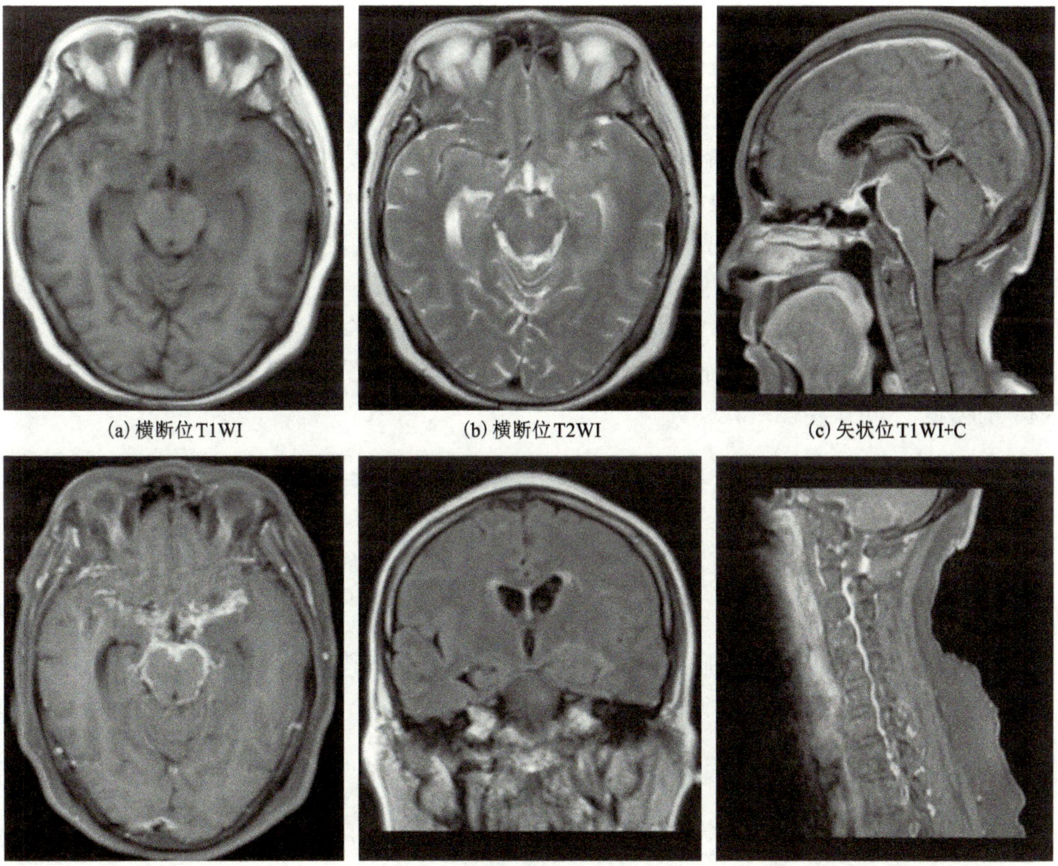

(a) 横断位 T1WI　(b) 横断位 T2WI　(c) 矢状位 T1WI+C

(d) 横断位 T1WI+C　(e) 冠状位 T2-FLAIR　(f) 颈椎矢状位 T1WI+C

注：头部、颈椎 MRI 平扫+增强。

图 12-1　案例 012 的影像学检查图片

三、问题及解答

问题 1　该患者的主诉及其可能原因是什么？

患者主诉为头痛伴低热持续 1 月余。头痛可能与肿块占位效应导致颅内压增高、炎症因子刺激硬脑膜神经末梢及脑膜受累等有关；发热为全身中毒症状，可能为感染引发的炎症反应。

问题 2　该患者的体格检查和实验室检查有何提示？

患者体格检查示克氏征阳性，即存在脑膜刺激征，提示脑膜受累。实验室检查显示脑脊液葡萄糖含量和氯化物水平降低、蛋白含量升高，提示颅内感染性病变（“低糖、低氯、高蛋白”提示结核感染可能）；结核抗体检测阳性支持结核感染，需重点考虑。

问题 3　指导医师结合重点、难点施教，并针对住院医师所描述的影像（图像）关键征象进行充分点评和规范性演示。

1. 检查部位　头部、颈椎。

2. 检查技术　头部、颈椎 MRI 平扫+增强。

患者姓名、性别、年龄、检查方法及检查部位核对无误，无明显呼吸及运动伪影，图像质量满足诊断要求。

3. 影像所见　颅底脑池（鞍上池、环池、脚间池、外侧裂池）及脑沟内脑膜弥漫性增厚，T1WI 呈等或稍低信号，T2WI 呈稍高信号，T2-FLAIR 呈等-稍高信号，增强扫描呈线样明显强化，未见明显肿块形成。左侧侧脑室颞角室管膜下见条状稍长 T1、稍长 T2 信号，T2-FLAIR 呈稍高信号，增强扫描可疑线样强化。余脑实质内未见明显异常信号或异常强化灶。中线结构未见明显移位，脑室未见扩张。颈椎增强示脊膜增厚强化。

4. 影像诊断　软脑膜、脊膜弥漫性增厚强化，以基底池为著，考虑感染，结核性脑脊膜炎可能性大，可疑左侧室管膜炎。

问题 4　该病例的主要影像征象、次要征象、重要的阴性征象分别有哪些？

1. 主要征象　颅底脑池及脑沟内脑膜弥漫性增厚强化。

2. 次要征象　左侧侧脑室颞角室管膜下条状异常信号，可疑线样强化；脊膜增厚强化。

3. 重要的阴性征象　脑实质内未见异常强化灶，中线无移位，未见明显脑积水或脑疝征象。

问题 5　分析归纳该病例的临床特点。

该患者为 56 岁女性，亚急性病程，临床表现为头痛伴低热，脑膜刺激征阳性，脑脊液检查提示“低糖、低氯、高蛋白”，脑脊液结核抗体阳性。

问题6 分析归纳该病例的影像特点。

该患者颅底脑池及脑沟内脑膜弥漫性增厚强化，可疑室管膜强化，颈段脊膜增厚强化。

问题7 该患者的诊断是什么？

软脑膜、脊膜弥漫性增厚强化，以基底池为主，考虑感染，结核性脑脊膜炎可能性大，可疑左侧室管膜炎。

问题8 简述脑膜的解剖学结构。

脑膜是覆盖在脑和脊髓表面的三层保护性组织，从外到内依次为硬脑膜、蛛网膜和软脑膜，共同构成中枢神经系统的机械屏障和生理支持结构。

1. 硬脑膜 最外层，由两层组成：外层为骨膜层（紧贴颅骨内面），内层为脑膜层（光滑致密，包裹脑组织）。主要功能是物理保护、形成硬膜外腔及在某些部位形成特殊结构（如大脑镰、小脑幕、海绵窦）。

2. 蛛网膜 中间层，薄而透明，表面有细小纤维与软脑膜相连，与硬脑膜之间形成硬膜下腔（潜在间隙）。主要功能是通过蛛网膜下腔缓冲脑组织震荡；含蛛网膜颗粒，吸收脑脊液回流至静脉窦。

3. 软脑膜 最内层，薄且富含血管，紧贴脑表面并随血管分支延伸，形成脉络丛。主要功能是直接为脑组织提供营养和氧气；参与形成血脑屏障，限制有害物质进入脑实质。

4. 脑膜间隙与脑脊液

（1）硬膜下腔：为硬脑膜与蛛网膜之间的潜在间隙，内含少量液体。

（2）蛛网膜下腔：为蛛网膜与软脑膜之间的腔隙，其内充满脑脊液，是脑脊液循环的主要通道。

问题9 脑膜增厚强化的影像诊断思路是什么？

脑膜增厚强化的影像诊断思路：首先，需明确病变主要累及硬脑膜、软脑膜或两者同时受累；其次，依据受累范围（局灶性/弥漫性）并结合临床资料进行综合分析。不同类型的鉴别诊断疾病谱具体如下：

1. 硬脑膜为主

（1）局灶性：脑膜瘤、转移瘤、感染性硬脑膜炎。

（2）弥漫性：低颅压综合征、肥厚性硬脑膜炎、自身免疫性疾病。

2. 软脑膜为主

（1）局灶性：结核瘤、脑脓肿、转移瘤。

（2）弥漫性：感染性脑膜炎（细菌/结核/隐球菌）、脑膜癌病。

（3）混合性：结核性脑膜炎、转移瘤、IgG4相关性疾病。

问题10 脑结核的影像表现有哪些？

脑结核包括结核性脑膜炎和结核性脑炎，两者可同时存在，其影像表现如下：

1. 结核性脑膜炎

(1)脑膜增厚与强化：MRI 显示颅底脑池(鞍上池、环池、外侧裂池)及脑沟内脑膜弥漫性增厚，T1WI 呈等或稍低信号，T2WI 呈稍高信号，增强后呈线样或结节状强化，邻近脑膜可呈“毛玻璃样”改变。

(2)室管膜强化：脑室系统(尤其是中脑导水管、侧脑室壁)线样强化，提示室管膜炎。

(3)脑膜下积液与脑积水：交通性脑积水(最常见，因蛛网膜颗粒吸收障碍及炎性渗出物阻塞脑脊液循环)；梗阻性脑积水(由中脑导水管粘连导致)。

2. 结核性脑炎

(1)斑片状异常信号：T2WI 高信号，边界模糊，多位于基底节、丘脑、脑干，增强后边缘强化。

(2)干酪样坏死：中心 T1WI 低信号、T2WI 低信号，周围纤维包膜形成。

(3)粟粒性结核：脑内多发小结节(1~3 mm)，T2WI 等/高信号，增强后均匀强化，多伴脑膜增厚。

(4)结核瘤(结核球)：T1WI 低信号，T2WI 中心低信号(干酪样坏死)，周围高信号水肿带，增强后环形或结节状强化，钙化在 T1/T2WI 均为低信号。

问题 11　感染性脑膜炎(细菌/结核/隐球菌)、脑膜癌病如何鉴别?

感染性脑膜炎(细菌/结核/隐球菌)、脑膜癌病影像鉴别需结合临床表现(如发热、免疫抑制史、原发肿瘤)及实验室检查(脑脊液分析、病原学检测)综合判断，必要时行病理活检以明确诊断。其鉴别要点如下：

(1)细菌性脑膜炎：急性起病，弥漫性线样增厚，增强后呈“脑膜尾征”(邻近脑膜曲线样强化)，以软脑膜为主，DWI 可见脓性渗出高信号。可并发硬膜下积脓、脑脓肿(环形强化、DWI 脓腔高信号)等。

(2)结核性脑膜炎：常伴低热、盗汗等结核中毒症状，脑膜增厚强化以基底池、外侧裂池为主，合并结核瘤可见钙化(CT 更敏感)。结核瘤 T1WI 呈等/低信号，T2WI 呈中心低信号(干酪样坏死)，增强后环形强化。易并发血管炎导致脑梗死。

(3)隐球菌性脑膜炎：慢性病程，墨汁染色或隐球菌抗原检测阳性，可见胶样假囊及血管周围间隙扩大(多见于基底节、丘脑区)，脑沟及脑池线样强化，增强后轻至中度强化，不如结核性或细菌性脑膜炎显著。

(4)脑膜癌病：原发肿瘤病史，弥漫性或结节状增厚，以软脑膜及脑膜下池强化为主，但无基底池特异性强化，脑脊液细胞学检查发现肿瘤细胞可确诊。

问题 12　作为影像科医生，需关注的脑结核常见并发症有哪些?

脑结核常见并发症包括：

1. 脑积水　交通性脑积水，最常见，为蛛网膜颗粒吸收障碍及炎性渗出物阻塞脑脊液循环所致；梗阻性脑积水，由中脑导水管粘连导致。

2. 脑梗死　由结核分枝杆菌直接侵袭血管壁导致血管炎(常见于大脑中动脉分支)，或炎性渗出物刺激血管导致血管痉挛，或菌栓、血栓脱落阻塞远端血管所致。

3. 脑脓肿　结核结节破溃后，脓液积聚形成脓肿，多位于脑实质内(如基底节、脑干）。表现为脓肿壁较厚，DWI 显示脓腔弥散受限（高信号），易破溃引发脑室炎。

4. 颅神经损伤　增厚的脑膜或结核瘤压迫或炎症浸润颅神经根部（如视神经、动眼神经、面神经）可致颅神经损伤，在 MRI 增强扫描时可见相应神经增粗强化。

问题 13　阅片小结：脑膜增厚强化的影像诊断思路。

脑膜增厚强化的影像诊断思路可概括为以下三步：

1. 定位病变累及范围　主要累及硬脑膜、软脑膜或两者同时受累。

2. 分析受累范围特征　局灶性、弥漫性。

3. 结合临床综合判断　整合病史、实验室检查及影像特征进行鉴别。

问题 14　阅片小结：脑结核的核心影像表现。

脑结核以颅底脑膜强化、结核瘤环形强化及脑积水为典型表现，结合脑脊液"低糖低氯高蛋白"及病原学阳性可确诊，需注意血管炎、脑梗死、室管膜炎等并发症。

问题 15　阅片小结：该患者下一步的诊疗建议。

完善脑脊液病原学确诊，密切监测头颅 MRI 增强扫描，评估脑膜强化范围及脑积水进展，并筛查并发症如脑梗死（关注基底节区及大脑中动脉供血区异常信号）、颅神经损伤（行 MRI 增强观察动眼/外展神经强化）。建议联合感染科、神经科多学科管理，动态调整治疗。

四、报告模板

结核性脑膜炎

（一）主要病变

1. 部位　脑实质、颅底脑池（鞍上池、环池、外侧裂池）及脑沟内脑膜。

2. 基本病变　结节、肿块、局灶性/弥漫性，软脑膜、硬脑膜、软脑膜及硬脑膜增厚。

3. 形态特征　线样、结节状、肿块形成，边缘规则/不规则。

4. 成分信号及强化特点　T1WI 呈等/稍低信号，T2WI 呈等/稍高信号，增强扫描示规则/不规则强化。

5. 弥散　无弥散受限。

6. 重要结构受累（可复选）　脑实质/颅神经/血管/脊膜有无受累。

（二）主要伴随发现

有无脑积水，有无室管膜强化，有无脑疝形成，有无脑梗死等。

印象：软脑膜、脊膜弥漫性增厚强化，以基底池为著，考虑感染，结核性脑脊膜炎可能性大，可疑左侧室管膜炎。

（杨文菡　廖海燕　刘军）

案例 013　病毒性脑炎

一、教学目标

掌握病毒性脑炎的典型 MRI 特征、鉴别要点，以及临床、影像和病原学相结合的综合诊断方法。

二、病例展示

患儿，男，15 岁，发作性意识障碍伴肢体抽搐 9 天。体格检查：无异常。实验室检查：全血 C 反应蛋白 85.29 mg/L(升高)，血沉 4 mm/h，降钙素原 5.070 ng/mL(升高)。该患者的影像资料如图 13-1 所示：

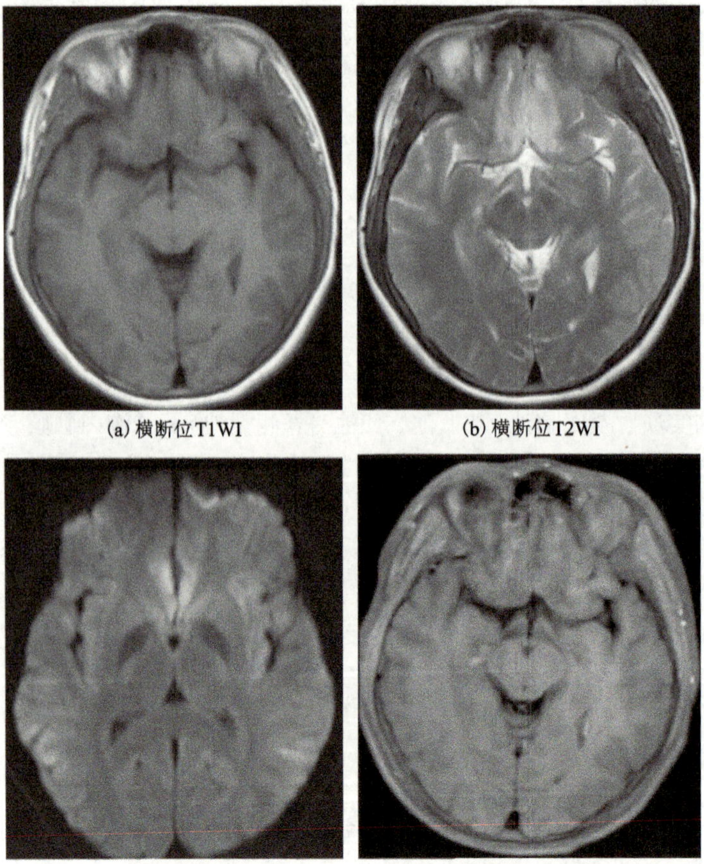

(a) 横断位 T1WI　(b) 横断位 T2WI

(c) 横断位 DWI　(d) 横断位 T1WI+C

注：头部 MRI 平扫+增强+DWI。

图 13-1　案例 013 的影像学检查图片

三、问题及解答

问题 1　该患者的主诉提示病变可能累及颅内哪个部位?

患者主诉为发作性意识障碍及四肢抽搐 9 天。意识障碍提示广泛皮层功能障碍(如额叶、颞叶或脑干网状激活系统受累);四肢抽搐多源于大脑皮质异常放电(如颞叶、额叶癫痫灶),需警惕局灶性癫痫继发全身性发作。全面性症状(抽搐累及四肢)可能提示双侧大脑半球受累或脑干异常,但需结合影像学检查明确具体病灶部位。

问题 2　指导医师结合重点、难点施教,并针对住院医师所描述的影像(图像)关键征象进行充分点评和规范性演示。

1. **检查部位**　头部。

2. **检查技术**　头部 MRI 平扫+增强+DWI。

患者姓名、性别、年龄、检查方法及检查部位核对无误,无明显磁敏感伪影,图像质量满足诊断要求。

3. **影像所见**　双侧额叶底部见片状异常信号,T1WI 呈稍低信号,T2WI 呈稍高信号,T2-FLAIR 呈等-稍高信号,DWI 及 ADC 均呈稍高信号,增强扫描无明显强化,未见脑膜增厚强化。局部脑回稍肿胀,占位效应不明显。余脑实质内未见明显异常信号或异常强化灶。中线结构未见明显移位,脑室未见扩张。

4. **影像诊断**　双侧额叶底部病变,未见占位效应,初步考虑脑炎可能性:怀疑为病毒性脑炎或自身免疫性脑炎。建议综合血液、脑脊液及免疫等相关检查结果进行确诊。

问题 3　该病例的主要影像征象、次要征象、重要的阴性征象分别有哪些?

1. **主要征象**　双侧额叶底部病变,无占位效应,无强化,无弥散受限。
2. **次要征象**　局部脑回稍肿胀。
3. **重要的阴性征象**　未见脑膜增厚强化,中线无移位,未见脑积水。

问题 4　分析归纳该病例的临床特点。

该患者为青少年男性,急性病程,发作性意识障碍、四肢抽搐。实验室检查提示炎症指标升高。

问题 5　分析归纳该病例的影像特点。

双侧额叶底部病变,无占位效应,无强化,无弥散受限,局部脑回稍肿胀,未见脑膜增厚强化。

问题 6　该患者的诊断结果是什么?

初步考虑脑炎可能性:怀疑为病毒性脑炎或自身免疫性脑炎。需通过血液、脑脊液及免疫等相关检查进行综合判断。

问题 7　简述病毒性脑炎流行病学特点。

1. 常见病原体　单纯疱疹病毒(HSV-1 最常见)、肠道病毒、EB 病毒、虫媒病毒(如乙脑病毒)。

2. 易感人群　儿童及免疫功能低下者，HSV-1 以成人多见，肠道病毒好发于夏秋季，虫媒病毒具有地域性。

问题 8　简述病毒性脑炎的病理学特点。

1. 急性炎症　脑实质淋巴细胞浸润、神经元坏死、胶质细胞增生，HSV-1 常致颞叶出血性坏死。

2. 包涵体　部分病毒(如 HSV)可见核内包涵体。

问题 9　病毒性脑炎的影像学表现有哪些?

病毒性脑炎根据病原体不同，影像学表现也不同：

1. 单纯疱疹病毒性脑炎　典型受累部位：颞叶内侧(杏仁核、海马)、岛叶及额叶眶回，常为单侧或不对称双侧受累，T2-FLAIR 呈高信号，DWI 弥散受限，可伴出血(T1 呈高信号)。早期可无或呈斑片状强化，后期可出现脑膜强化。

2. 乙型脑炎(日本脑炎病毒)　双侧丘脑、基底节区可见对称性 T2 高信号，急性期弥散受限，少数病例伴微出血($T2^*$ 或 SWI)。增强表现无强化或轻度斑片状强化，脑膜强化罕见。

3. 其他病毒性脑炎的共性影像特征　急性期脑膜强化见于肠道病毒、腮腺炎病毒等；脑实质强化表现为活动性炎症区域斑片状/结节状强化(如 HSV、EB 病毒)。慢性期可见软化灶、胶质增生，可伴局灶性脑萎缩。

问题 10　阅片小结：病毒性脑炎的鉴别诊断。

1. 细菌性脑脓肿　环形强化伴 DWI 中心高信号，周围水肿明显。

2. 自身免疫性脑炎　边缘系统受累，无感染标志物，脑脊液抗体检测阳性。

3. 急性播散性脑脊髓炎　多灶性白质病变，常有前驱感染或疫苗接种史。

4. 代谢性脑病　对称性基底节/皮层受累，无强化，伴代谢指标异常。

5. 副肿瘤性边缘叶脑炎　双侧海马、杏仁核在 T2-FLAIR 上呈高信号，多为对称性，急性期肿胀，慢性期萎缩，通常无强化，需排查潜在肿瘤。

问题 11　阅片小结：该患者下一步的诊疗建议。

完善脑脊液检查，重点进行病毒 PCR 检测(如 HSV、EBV、肠道病毒)及自身免疫抗体筛查(如抗 NMDAR 抗体)，建议增强 MRI 复查评估额叶病变演变，若出现强化或弥散受限，则需警惕继发脑炎进展或合并其他病变。必要时进行多学科协作(如感染科、神经内科)综合评估，动态调整诊疗方案。

四、报告模板

病毒性脑炎

(一)主要病变

1. 部位　左/右侧颞叶内侧(杏仁核、海马)、岛叶、额叶眶回、基底节区/丘脑。

2. 形态特征　片状，对称性/不对称性。

3. 成分信号及强化特点　T2WI 呈高/稍高信号，T1WI 呈稍低信号，增强扫描见/未见明显强化。

4. 弥散　DWI 有/无弥散受限。

5. 重要结构受累(可复选)　脑干、小脑有/无受累。

(二)主要伴随发现

脉络丛、脑膜有无异常强化，有无脑积水等。

印象：右侧/左侧/双侧颞叶内侧、额叶、大脑半球皮层及皮层下异常信号，符合病毒性脑炎，需结合脑脊液病原学检测及临床病史等明确病原体。

（杨文菡　廖海燕　刘军）

案例 014 多发性硬化

一、教学目标

掌握多发性硬化的影像特征(空间多发性、时间多发性)及其核心诊断标准，熟悉多发性硬化的临床分型与鉴别诊断方法，理解 MRI 技术(T2WI/FLAIR、增强扫描)在评估病灶活动性和疾病进展中的具体应用。

二、病例展示

患者，女，26 岁，眼皮、嘴角跳动 7 月余，头痛 4 月余，肢体疼痛 1 周。体格检查：躯干及四肢肌力均为V级，肌张力正常；躯干及四肢深浅感觉均未见异常。双眼视力未见异常，视野无缺损。实验室检查：脑脊液/血清抗 AQP4 抗体 IgG(-)，脑脊液中可见 IgG-寡克隆区带，三大常规、肝肾功能、电解质检查未见明显异常。该患者的影像资料如图 14-1 所示：

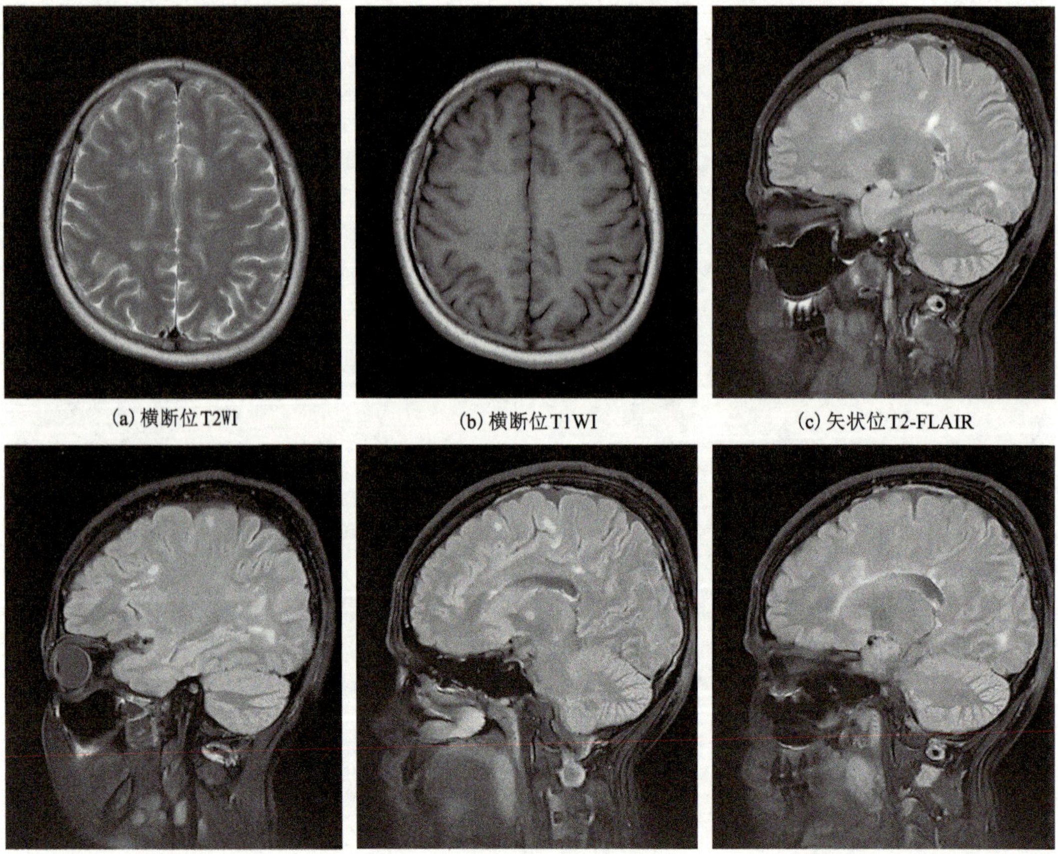

(a) 横断位 T2WI (b) 横断位 T1WI (c) 矢状位 T2-FLAIR

(d) 矢状位 T2-FLAIR (e) 矢状位 T2-FLAIR (f) 矢状位 T2-FLAIR

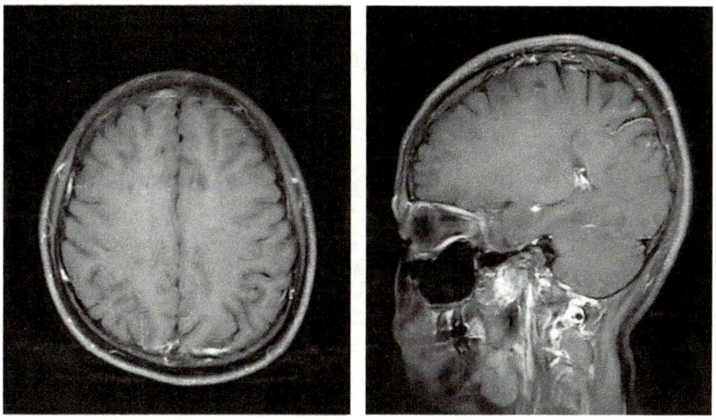

(g) 横断位 T1WI+C　　(h) 矢状位 T1WI+C

注：头部 MRI 平扫+增强。

图 14-1　案例 014 的影像学检查图片

三、问题及解答

问题 1　该患者的主诉有何提示？

患者主诉为眼皮、嘴角跳动 7 月余，头痛 4 月余，肢体疼痛 1 周。其主诉提示该病为慢性病程，症状逐渐加重，提示疾病活动性增加或神经系统受累范围扩大，符合多发性硬化(multiple sclerosis，MS)的“时间多发性”特点。

问题 2　该患者的实验室检查结果有何提示？

脑脊液寡克隆区带(+)，提示鞘内免疫球蛋白合成异常，是多发性硬化的核心诊断指标之一(敏感性为 70%~90%)。

抗 AQP4 抗体 IgG(-)，排除常见的抗体阳性的视神经脊髓炎谱系疾病。

常规检查正常，提示无感染、肝肾功能异常或代谢性疾病证据。

问题 3　指导医师结合重点、难点施教，并针对住院医师所描述的影像(图像)关键征象进行充分点评和规范性演示。

1. 检查部位　头部。

2. 检查技术　头部 MRI 平扫+增强。

患者姓名、性别、年龄、检查方法及检查部位核对无误，无明显呼吸及运动伪影，图像质量满足诊断要求。

3. 影像所见　双侧侧脑室周围及皮层下白质、半卵圆中心、胼胝体可见多发斑点状、斑片状异常信号灶，T2WI 及 FLAIR 序列呈高信号，部分病灶在 T2WI 上呈“煎蛋征”，T1WI 呈等或稍低信号，部分病灶沿侧脑室长轴呈垂直于脑室分布(“直角脱髓鞘征”)，增强扫描未见明显强化。脑干、小脑半球未见明显异常信号。脑室系统形态、大小正常，中线结构居中，脑沟、脑裂未见明显增宽。

4. 影像诊断 双侧大脑半球白质、胼胝体多发异常信号灶，无明显强化，结合患者症状和脑脊液寡克隆区带(+)，考虑多发性硬化(MS)。

问题 4 该病例的主要影像征象、次要征象、重要的阴性征象分别有哪些?

1. 主要征象 双侧侧脑室周围及皮层下白质、半卵圆中心、胼胝体多发斑点状、斑片状病灶，见“直角脱髓鞘征”。

2. 次要征象 部分病灶在 T2WI 上呈“煎蛋征”。

3. 重要的阴性征象 脑实质内未见异常强化灶，中线无移位。

问题 5 请结合多发性硬化特点对该病例进行定位分析。

病灶主要位于侧脑室周围白质、半卵圆中心以及胼胝体，此为多发性硬化最常见的受累部位，而皮层下病灶为其特征性表现；横断面病灶呈圆形或椭圆形，冠、矢状位呈条状，可垂直于侧脑室，该征象为“直角脱髓鞘征”。本例患者未见脊髓病灶，若脊髓受累，则常好发于颈、胸髓白质区，多局限于 2 个椎体节段，可单发或多发。

问题 6 请结合多发性硬化特点对该病例进行定性分析。

多发性硬化表现为空间和时间多发性，因此同一患者的不同部位可出现不同时期的多发斑块，新旧不一，并可伴脑萎缩。如病灶有强化，提示为活动性病灶。本例中病灶未见强化，提示为非活动性病灶。

问题 7 该病例的初步诊断是什么?

根据患者临床及影像表现，结合脑脊液寡克隆区带(+)，初步诊断为多发性硬化(MS)。

问题 8 多发性硬化的基本概念是什么?

多发性硬化是一种中枢神经系统脱髓鞘疾病，其特点为病变的空间多灶性和时间多发性。该病常累及脑、脊髓、视神经等多个部位，表现为症状的发作与缓解交替出现。

问题 9 多发性硬化的病因是什么?

多发性硬化的病因尚未完全阐明，可能与环境因素(如病毒感染)、遗传易感性、自身免疫等因素密切相关。

问题 10 多发性硬化的组织病理学特点有哪些?

多发性硬化的核心组织病理学特征为白质脱髓鞘斑块，其演变可分为四期：①急性期：新鲜脱髓鞘斑块内见大量吞噬脂质的巨噬细胞，伴水肿及炎症反应，少突胶质细胞显著减少。②亚急性期：星形胶质细胞增生，小血管周围淋巴细胞浸润，少突胶质细胞变性。③慢性静止期：斑块胶质化，轴索相对保留，仅残留星形胶质瘢痕及血管周围间隙增宽。④慢性活动期：斑块边缘持续脱髓鞘，可见新生活动性病灶(巨噬细胞浸润)与少突胶质细胞再生共存。

问题 11 多发性硬化有哪些临床表现?

多发性硬化是一种中枢神经系统脱髓鞘疾病，临床表现多样。患者常出现视力障碍，如视力减退、复视等；运动障碍则表现为肢体无力、肌张力增高，严重者甚至发生瘫痪。感觉异常如针刺麻木感、异常感觉也是常见症状。部分患者还可能出现共济失调、认知和情感障碍，以及自主神经功能障碍，如尿失禁、便秘等。其症状具有多样性和复发性，不同患者表现各异。因此，早期诊断和治疗对改善患者生活质量至关重要。

问题 12 多发性硬化分为哪些类型?

按照发病形式和病程，疾病可分为四种类型：复发缓解型、原发性进展型、继发性进展型、进展复发型。其中，复发缓解型是最为常见的类型。

问题 13 多发性硬化的影像表现?

1. 病灶分布 常见部位为侧脑室周围白质(前角、枕角)、胼胝体、半卵圆中心、脑干、小脑、脊髓(颈段及中上胸段)。

典型特征：多发性、散在分布，直径多小于 1.5 cm，可融合成片(偶伴占位效应)；侧脑室旁病灶垂直于脑室，呈“直角脱髓鞘征”(Dawson 手指征)。

2. CT 平扫病灶多呈低密度，小病灶易漏诊；大融合病灶可见低密度影。CT 敏感性低，不推荐作为主要诊断工具。

3. MRI(首选检查) T2WI 和 FLAIR 示病灶呈高信号，边界清晰；T1WI 急性活动性病灶可呈稍低信号，慢性病灶可见“黑洞征”(低信号)；增强扫描活动性病灶呈结节状、环形或开环状强化。MRI 可显示 CT 无法检测的病灶，明确“空间多发性”(多部位)和“时间多发性”(新旧病灶共存)。

问题 14 如何区分多发性硬化的活动期病灶与静止期病灶?

1. 活动期病灶 在 MRI 上表现为 T1WI 低信号，T2WI 和 FLAIR 高信号，增强扫描中可见明显强化(如结节状、环状或开环状强化)。

2. 静止期病灶 病灶可逐渐变小，T1WI 呈较低信号，T2WI 呈高信号，但强化不明显，反映病灶内细胞数量减少、胶质细胞增生及血脑屏障逐渐恢复。

问题 15 阅片小结：多发性硬化的影像鉴别诊断。

多发性硬化的影像鉴别诊断需结合病灶分布、形态及临床背景与其他神经系统疾病进行鉴别。

1. 视神经脊髓炎谱系疾病 常累及视神经及脊髓，MRI 可见长节段横贯性脊髓炎(≥3 个椎体节段)，颅内病灶多分布于第三、四脑室及中脑导水管周围(包括极后区)。AQP4 抗体阳性是其特异性标志，而 MS 的脊髓病灶通常较短且不累及极后区。

2. 急性播散性脑脊髓炎 多见于儿童，发病前常有感染或疫苗接种史，表现为多灶性白质病变，但病灶常累及灰质(如基底节、丘脑)且多呈单时相，与 MS 的“时间多发性”(新旧病灶共存)不同。

3. 脑小血管病(如高血压或淀粉样变性) 病灶多对称分布于深部白质及基底节区，常伴微出血及腔隙性脑梗死，而MS病灶多不对称且以侧脑室周围为主。

4. 血管炎或系统性自身免疫病(如狼疮脑病) 可表现为类似MS的多发性白质病变，但常伴脑膜强化、出血灶及系统性免疫异常。

此外，感染性疾病(如莱姆病、HIV脑病)及代谢中毒性脑病(如维生素 B_{12} 缺乏)亦可出现白质异常信号，但前者有特定病原体暴露史及血清学证据，后者多伴对称性病变及代谢指标异常。最后，肿瘤性疾病(如淋巴瘤或胶质瘤)可表现为强化病灶，但通常单发，伴明显占位效应或沿血管周围浸润，而MS活动性病灶多为短暂强化且无占位征象。

问题16 阅片小结：简述多发性硬化的核心影像表现。

侧脑室周围白质、胼胝体、脑干及脊髓多发T2WI和FLAIR高信号斑块(T2WI呈“煎蛋征”)，可见“直角脱髓鞘征”；急性期活动性病灶强化(结节状/环状/开环状)，慢性期T1WI可见低信号“黑洞征”。MRI可明确空间多发性(幕上、幕下及近皮层)和时间多发性(新旧病灶共存)，而CT仅显示低密度灶且易漏诊小病灶。

问题17 阅片小结：该患者下一步的诊疗建议。

该患者诊断为多发性硬化(非活动期)，建议完善脊髓MRI，评估颈髓/胸髓是否受累，并定期影像随访，每6~12个月复查脑MRI，监测新发病灶及活动性强化灶。

四、报告模板

多发性硬化

(一)影像所见

1. 病灶分布 双侧侧脑室周围白质、胼胝体(尤其膝部/压部)、半卵圆中心、脑干、小脑多发斑片状T2WI和FLAIR高信号，侧脑室旁呈“Dawson手指征”或“直角脱髓鞘征”。脊髓：颈髓/上胸髓局灶性T2WI高信号，长度<2个椎体节段。

2. 病灶特征

急性期：部分病灶增强后呈结节状/环形/开环形强化(活动期)。

慢性期：T1WI呈低信号，可见“黑洞征”(轴索损伤)，无强化。

3. 其他 脑室形态正常，无占位效应，灰质未见异常信号。

(二)影像诊断

符合多发性硬化(MS)，活动期/静止期，需结合临床(如复发缓解型)及脑脊液寡克隆带支持诊断。

建议：脊髓MRI(若未查)评估脊髓受累；脑脊液寡克隆带检测、诱发电位检查；3~6个月后复查MRI评估新发/活动性病灶。

(黄楚欣　廖海燕　刘军)

案例 015　硬膜下血肿

一、教学目标

掌握脑膜解剖结构，应用影像分析技术与诊断原则，准确识别疾病影像特征，建立硬膜下血肿的影像诊断思路，掌握血肿的典型影像表现及特征，强化与蛛网膜下腔出血、脑实质出血等疾病的鉴别诊断能力。

二、病例展示

患者，男，68 岁，头部外伤 4 月余，头晕头痛 4 天。体格检查：神志清楚，对答切题，右下肢轻瘫试验阳性，病理征未引出。既往史及个人史无特殊。实验室检查未见明显异常。该患者的影像资料如图 15-1 所示：

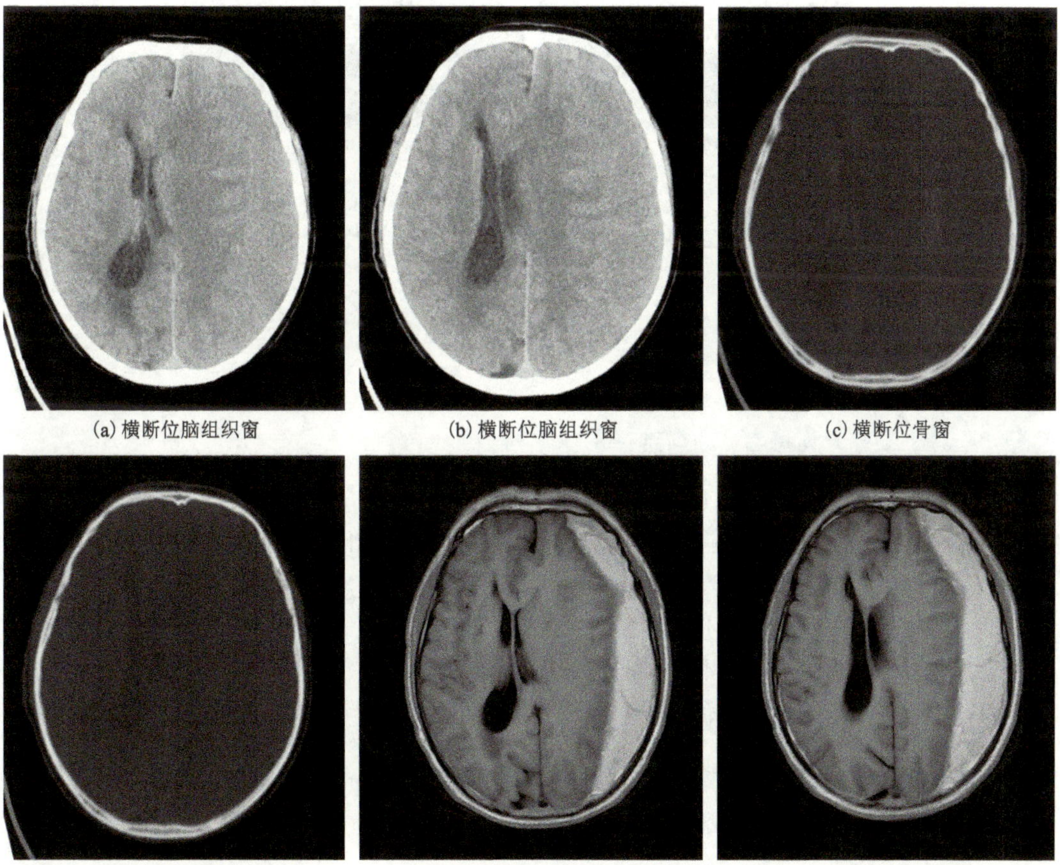

(a) 横断位脑组织窗　(b) 横断位脑组织窗　(c) 横断位骨窗

(d) 横断位骨窗　(e) 横断位 T1WI　(f) 横断位 T1WI

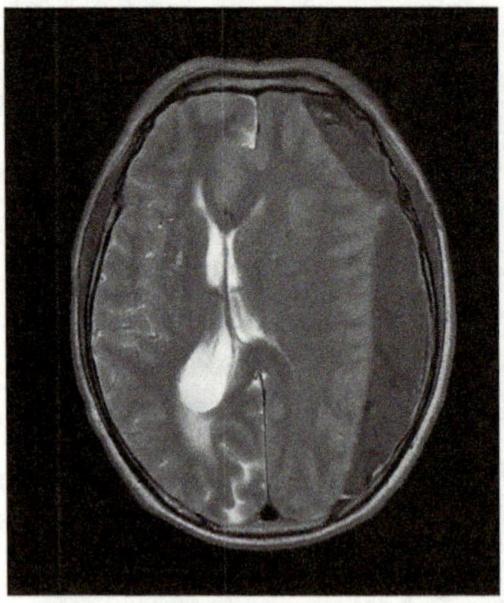

(g) 横断位 T2WI

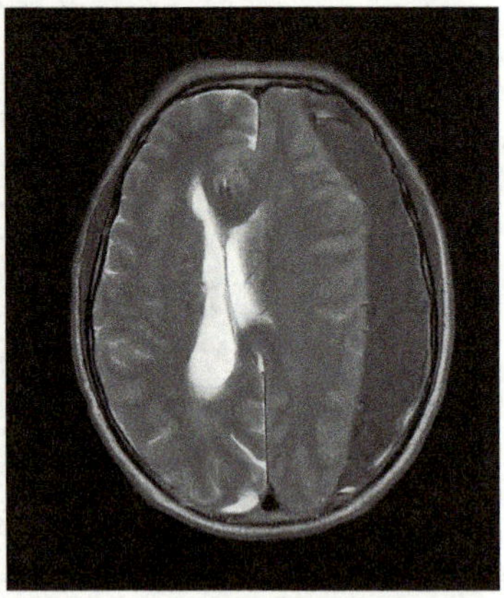

(h) 横断位 T2WI

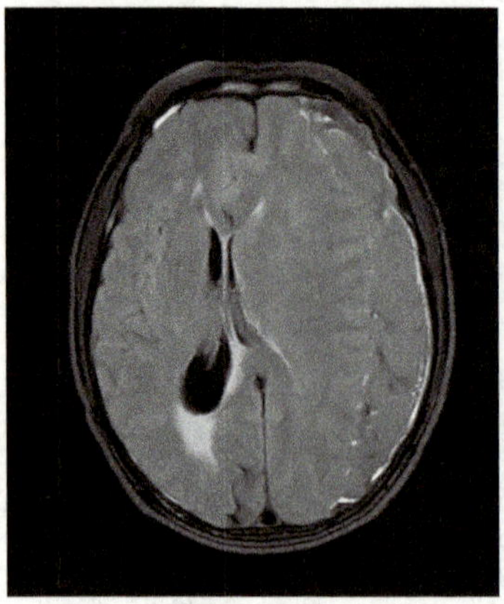

(i) 横断位 T2-FLAIR

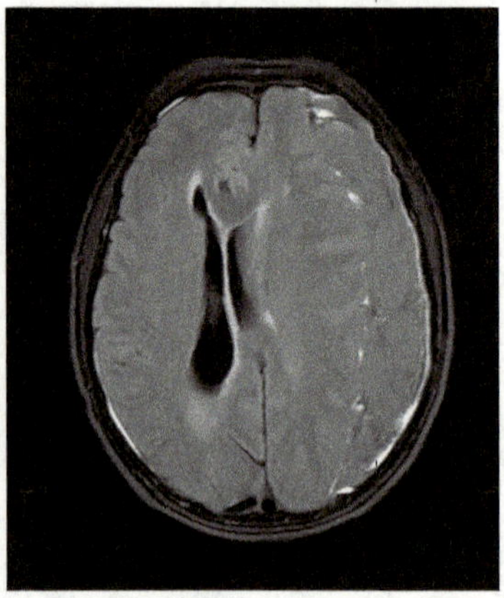

(j) 横断位 T2-FLAIR

注：颅脑 CT 平扫+颅脑 MRI 平扫。

图 15-1　案例 015 的影像学检查图片

三、问题及解答

问题 1　对于颅脑外伤患者，如何选择影像学检查？

对于颅脑外伤患者，影像选择原则如下：

1. 急性期(24 小时内)　首选头颅 CT，可快速筛查急性出血、脑挫裂伤及颅骨骨折等。

2. 亚急性/慢性期(数天至数月)　推荐 MRI，可高分辨率显示脑挫裂伤、弥漫性轴索损伤、脑软化灶及微出血(SWI 序列敏感)等病变。

3. 补充检查选择　①怀疑血管损伤时，补充 CTA/高分辨率血管壁 MRI 成像(HRVW MRI)或 DSA。②怀疑脊髓或颅神经损伤时，可行脊髓 MRI 及颅神经 MR 水成像。

问题 2　指导医师结合重点、难点施教，并针对住院医师所描述的影像(图像)关键征象进行充分点评和规范性演示。

1. 检查部位　颅脑。

2. 检查技术　颅脑 CT 平扫+颅脑 MRI 平扫。

患者姓名、性别、年龄、检查方法及检查部位核对无误，无明显伪影，图像质量满足诊断要求。

3. 影像所见　左侧额颞枕顶部颅板下见新月形异常密度/信号影，CT 呈等密度影，CT 值约为 50 HU；T1WI 呈高信号，T2WI 呈低信号，FLAIR 呈等/高信号；邻近脑实质受压，脑沟变浅。左侧侧脑室受压变窄，中线结构向右移位 * * mm，右侧侧脑室扩张，右侧侧脑室后角旁见片状 T2WI 高信号。颅骨未见明显骨折征象。

4. 影像诊断　左侧额颞枕顶部硬膜下血肿(亚急性早期)，并大脑镰下疝形成，建议治疗后复查。

问题 3　该病例的病变如何定位?

左侧额颞枕顶部颅板下新月形病灶，范围较广，跨越颅缝但未跨越中线，左侧脑实质受压向内侧推移，定位于硬膜下。

问题 4　该病例的主要影像征象、次要征象、重要的阴性征象分别有哪些?

1. 主要征象　左侧额颞枕顶部颅板下新月形病灶，CT 示等密度影，MRI 示 T1WI 高信号、T2WI 低信号。

2. 次要征象　病灶范围广，跨越颅缝但未跨越中线，左侧脑实质受压向内推移，左侧侧脑室变窄，右侧侧脑室扩张，其后角旁见片状 T2WI 高信号，中线结构右移。

3. 重要的阴性征象　脑实质内未见出血信号，颅骨未见明显骨折征象。

问题 5　分析归纳该病例的临床特点。

该患者为老年男性，头晕头痛 4 天，有头部外伤史。

问题 6　分析归纳该病例的影像特点。

该患者左侧额颞枕顶部颅板下新月形病灶，范围较广，CT 示等密度影，MRI 示 T1WI 高信号、T2WI 低信号；病灶跨越颅缝但未跨越中线，左侧脑实质受压向内侧推移，右侧侧脑室扩张伴间质性水肿，中线结构明显右偏。

问题 7　该病例的影像学诊断是什么?

左额颞枕顶部硬膜下血肿(亚急性早期)并大脑镰下疝形成。

问题 8　脑膜的解剖结构是怎样的?

脑膜自外向内分为硬脑膜、蛛网膜和软脑膜三层：

(1)硬脑膜紧贴于颅骨内面，分为两层。外层为骨膜层，与颅底骨结合紧密，而与颅顶骨结合较为疏松，易于剥离；内层为包裹层，内面光滑，紧贴蛛网膜，包裹在脑的表面，并向内发出四个突起，分别形成大脑镰、小脑幕、小脑镰和鞍膈等结构。

(2)蛛网膜是一层薄而半透明的膜，包裹在脑的表面，由此膜发出许多蛛网膜小梁与软脑膜相连。两层膜之间形成网眼状的蛛网膜下隙，内含有脑脊液。

(3)软脑膜是一层薄且富含血管的膜，紧贴于脑表面，并随其沟、裂伸展，与脑组织结合紧密，不易分离。此外，软脑膜在脑室的一些部位参与形成脉络丛，能产生脑脊液。

问题 9　如何鉴别硬膜下血肿与硬膜外血肿？其病理机制是什么？

1. 硬膜下血肿　常见于对冲性损伤(对冲伤)或老年人轻微外伤后，以静脉性出血为主(桥静脉或皮质小血管)；病灶呈新月形或半月形，范围广泛且不受颅缝限制，常跨越多个脑叶(由硬脑膜与蛛网膜间的潜在间隙决定，血肿沿脑表面扩散，故呈新月形)。

2. 硬膜外血肿　硬膜外血肿以动脉性出血为主(脑膜中动脉)；病灶呈双凸透镜形(梭形)，局限于颅骨与硬脑膜之间，不跨越颅缝(因硬脑膜与颅骨内板紧密粘连，血肿受限于骨缝，呈双凸透镜形)。常伴颅骨骨折。

问题 10　硬膜下血肿的 MRI 信号演变规律及其病理机制有哪些？

硬膜下血肿的 MRI 信号特征随病理进展呈现动态演变，其核心机制与血红蛋白的化学状态及红细胞完整性密切相关。

1. 超急性期(0~24 小时)　此期血肿以液态未凝固的氧合血红蛋白为主，具有抗磁性，对 MRI 信号影响较小。由于血液未凝固且富含蛋白质，T1WI 呈等或略低信号，T2WI 及 FLAIR/DWI 呈高信号，类似脑脊液。

2. 急性期(24~72 小时)　氧合血红蛋白逐渐转化为脱氧血红蛋白，后者具有顺磁性，显著缩短 T2 弛豫时间，表现为 T2WI 显著低信号("黑环征")，而 T1WI 仍为等或略低信号。DWI 因磁敏感伪影呈低信号，此时红细胞膜完整，血红蛋白与水分子的距离较远，T1 弛豫时间变化不明显。

3. 亚急性早期(3 天~1 周)　脱氧血红蛋白进一步氧化为正铁血红蛋白，其强顺磁性可显著缩短 T1 弛豫时间，使 T1WI 上从边缘向中心呈现扩散性高信号。由于红细胞膜未破裂，磁场仍不均匀，因此 T2WI 维持低信号，周围水肿则在 FLAIR 上表现为高信号。

4. 亚急性晚期(1~3 周)　红细胞破裂，正铁血红蛋白释放至细胞外并分布均匀，T2 弛豫时间延长，T2WI 中心呈高信号，而血肿边缘因含铁血黄素出现形成低信号环。此时 T1WI 持续高信号，SWI 序列可敏感显示含铁血黄素沉积的低信号。

5. 慢性期(>3 周)　血肿中心液化，T1WI 呈低信号，T2WI 呈高信号；边缘含铁血黄素因超顺磁性在 T2WI 及 SWI 上形成显著低信号环。此期血肿周围巨噬细胞吞噬含铁血黄素，占位效应逐渐消退。

问题 11　对于硬膜下血肿，MRI 检查具有哪些优势？

对于等密度硬膜下血肿，CT 检查容易漏诊，而 MRI 的多序列成像则具备独特的诊断优势；出血过程中，由于血红蛋白的化学状态及红细胞完整性的变化，MRI 信号会相应改变，因此可以准确判断血肿的分期。

问题 12　硬膜下血肿的鉴别诊断方法有哪些？

根据各期硬膜下血肿的 CT 和 MRI 典型表现，通常易于诊断。有时，两侧较小的慢性硬膜下血肿需与蛛网膜下腔扩大相鉴别，后者无占位效应，脑回不受压。低密度的慢性硬膜下血肿还需与硬膜下积液进行鉴别，后者的 CT 表现为颅骨内板下方新月形低密度区，密度接近脑脊液，MRI 信号也与脑脊液相似。有时硬膜下血肿呈梭形，与硬膜外血肿的鉴别较为困难，但通常硬膜外血肿范围较局限，一般不超过颅缝，且多伴有颅骨骨折。

问题 13　阅片小结：颅脑外伤患者的影像学检查选择。

急性期（24 小时内）首选头颅 CT，亚急性/慢性期（数天至数月）可选择 MRI（推荐 SWI 序列）；怀疑血管、脊髓、神经损伤时，需结合 CTA/HRVW MRI、颅神经 MR 水成像等辅助诊断。

问题 14　阅片小结：硬膜下血肿的关键信息。

常见于对冲伤或老年人轻微外伤后，以静脉性出血为主（桥静脉或皮质小血管）；病灶呈新月形或半月形，范围广泛且不受颅缝限制，常跨越多个脑叶，不跨中线。

问题 15　阅片小结：该患者下一步的诊疗建议。

该患者诊断为左侧额颞枕顶部硬膜下血肿（亚急性早期）并大脑镰下疝，建议紧急神经外科会诊，评估手术指征；同时进行动态影像监测，24~48 小时内复查头颅 CT，观察血肿扩大或占位效应进展。

四、报告模板

硬膜下血肿

（一）主要病变

1. **部位**　左/右侧额/颞/枕/顶部颅板下。
2. **密度特征**　高/等/低密度，CT 值约为 * * HU。
3. **信号特征**　T1WI 高/等/低信号，T2WI 高/等/低信号。
4. **形态特征**　新月形/梭形等。
5. **脑实质**　有/无受压，见/未见异常密度/信号。
6. **脑沟/脑室**　有/无变形，见/未见异常密度/信号。
7. **中线结构**　无移位/向左（右）移位。
8. **颅骨**　见/未见骨折。

（二）主要伴随发现

印象：左/右侧额/颞/枕/顶部硬膜下血肿（超急性期/急性期/亚急性早期/亚急性晚期/慢性期），伴/不伴大脑镰下疝形成。

（何琛波　彭丹丹　郑海军）

案例 016　脑挫裂伤

一、教学目标

掌握脑挫裂伤的影像学特征，提升对冲性损伤机制与影像定位之间关联性的分析能力，建立规范的鉴别诊断思维框架。

二、病例展示

患者，男，59 岁，摔伤后头晕头痛 3 天，伴呕吐 2 天。否认糖尿病、高血压、心脏病史。家族史无特殊。体格检查：BP 136/84 mmHg，四肢肌力、肌张力正常，病理征未引出。实验室检查：血常规、肿瘤标志物均为阴性。该患者的影像资料如图 16-1 所示：

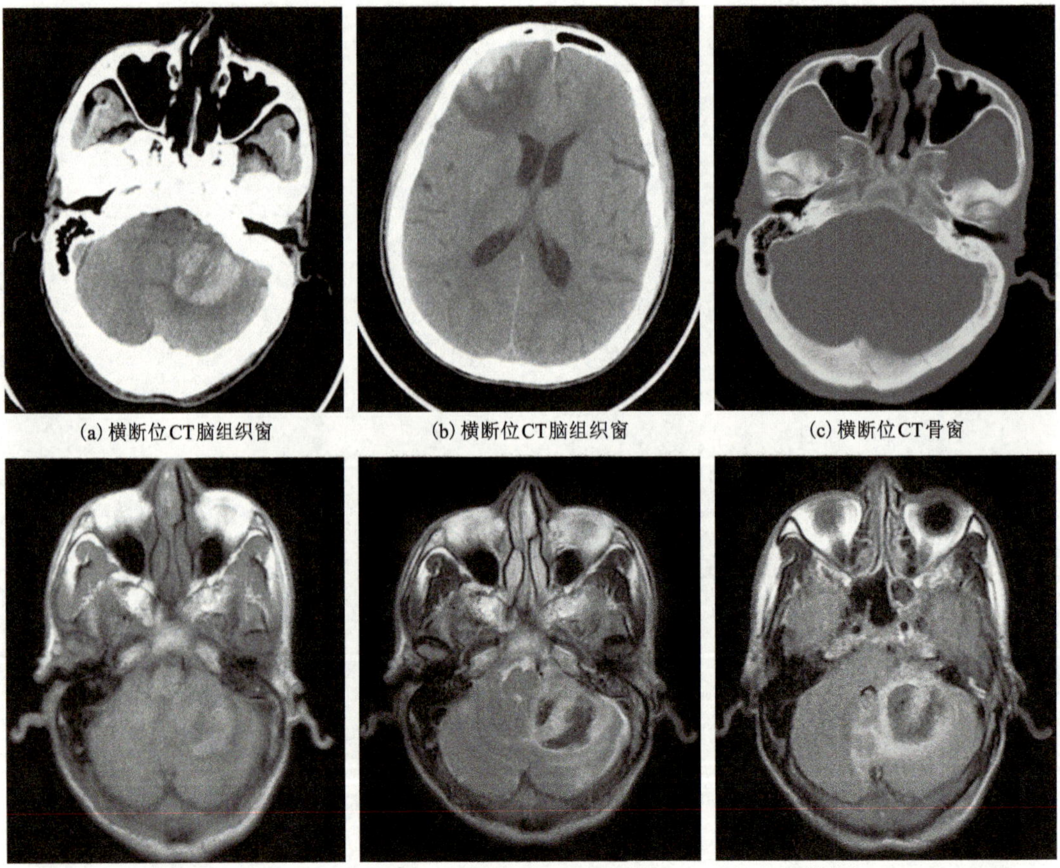

(a) 横断位CT脑组织窗　(b) 横断位CT脑组织窗　(c) 横断位CT骨窗

(d) 横断位MRI T1WI　(e) 横断位MRI T2WI　(f) 横断位MRI T2-FLAIR

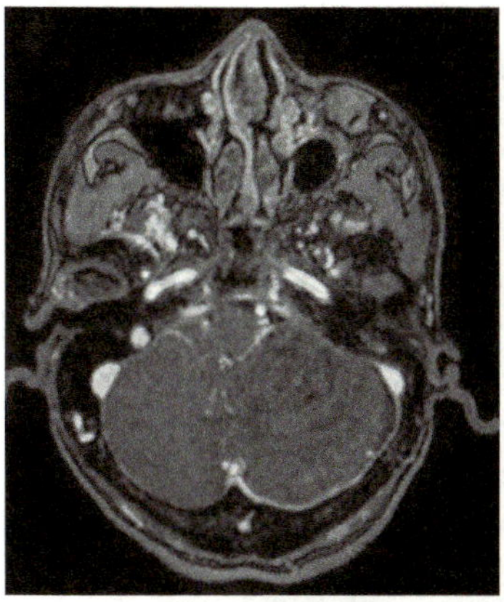

(g) 横断位T1WI增强

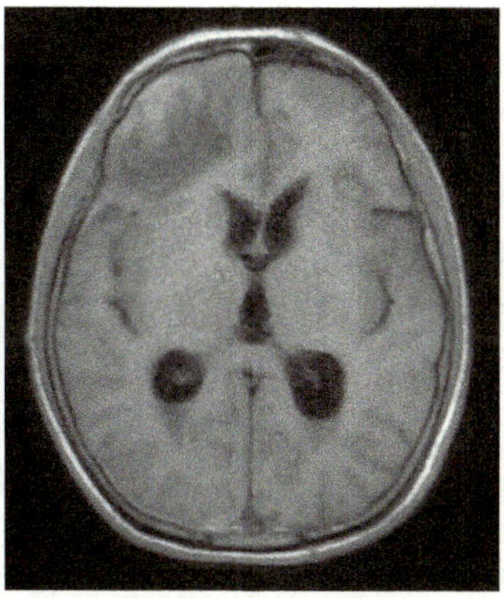

(h) 横断位MRI T1WI

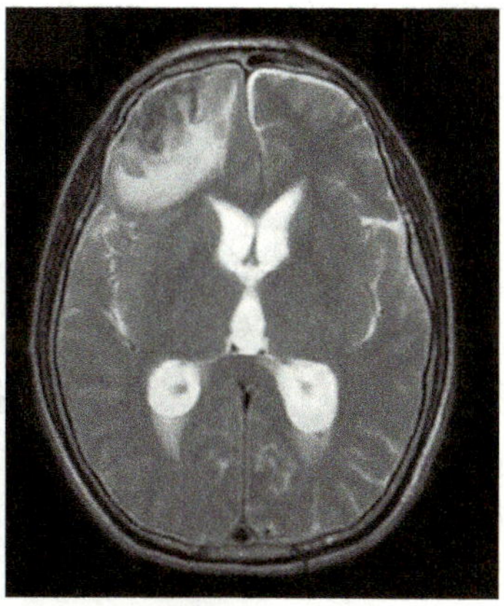

(i) 横断位MRI T2WI

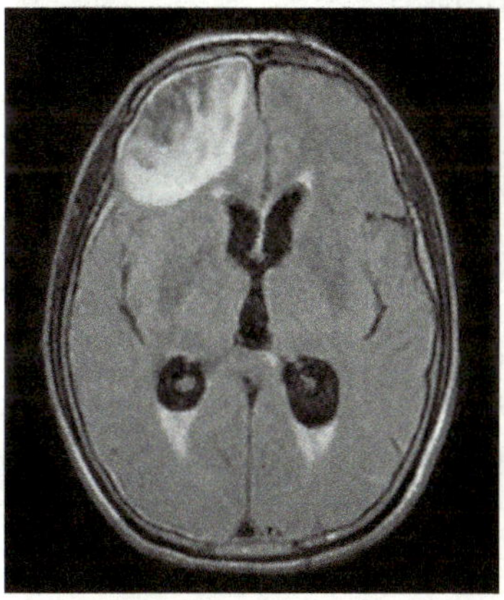

(j) 横断位MRI T2-FLAIR

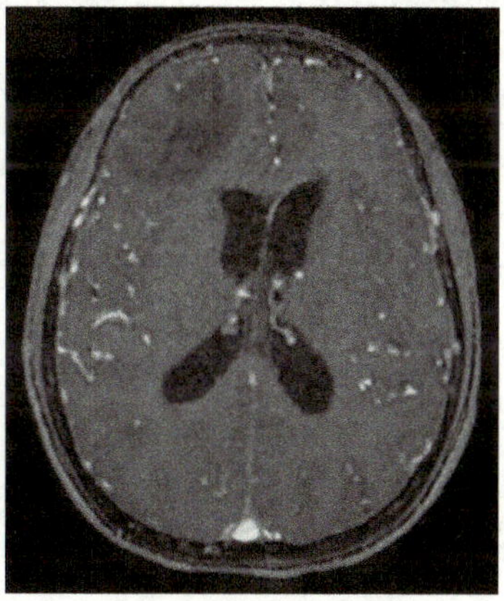

(k) 横断位T1WI增强

注：颅脑 CT 平扫+MRI 平扫增强。

图 16-1　案例 016 脑挫裂伤的影像学检查图片

三、问题及解答

问题 1　简述与头痛呕吐相关疾病的诊断流程。

对于头痛和呕吐的患者，首先应进行病史询问和体格检查，重点了解是否存在外伤、高血压、糖尿病及脑血管病史，以及是否有肿瘤病史。初诊时首选颅脑 CT 检查，若发现异常情况，需进行相应的处理。该患者 CT 检查结果显示脑挫裂伤及颅骨骨折，诊断明确，已提出相应的诊疗方案。

问题 2　患者的个人史、家族史有何意义？

（1）既往史有助于鉴别脑血管病变所致的出血。

（2）家族史有助于鉴别遗传性疾病、肿瘤等所致的出血。

问题 3 排查肿瘤标志物有何意义？

筛查原发肿瘤及脑转移瘤。

问题 4 指导医师结合重点、难点施教，并针对住院医师所描述的影像（图像）关键征象进行充分点评和规范性演示。

1. 检查部位 颅脑。

2. 检查技术 颅脑 CT 平扫+MRI 平扫增强。

患者姓名、性别、年龄、检查方法及检查部位核对无误，无明显呼吸及运动伪影，图像质量满足诊断要求。

3. 影像所见

（1）CT：左侧小脑半球及右侧额叶见团片状高密度影，CT 值为 65～85 HU，周围见低密度水肿带，第四脑室受压变窄，幕上脑室扩张，幕上中线轻度向左偏移。脑沟裂内未见高密度影。骨窗示枕骨左侧骨折。

（2）MRI：T1WI 左侧小脑半球及右侧额叶病灶呈高/低混杂信号（以稍高信号为主），T2WI 呈低/高信号（以低信号为主），T2-FLAIR 呈低/高信号，周围可见长 T1、长 T2 水肿信号，第四脑室受压变窄，幕上脑室扩张，双侧侧脑室后角旁见对称性斑片状长 T2 信号。幕上中线轻度向左偏移。增强后病灶无明显强化，病灶周围未见异常血管流空影，小脑扁桃体位置无明显下移。

（3）影像诊断：枕骨左侧骨折，左侧小脑半球及右侧额叶脑挫裂伤，伴第四脑室受压、梗阻性脑积水、侧脑室旁间质性脑水肿。

问题 5 颅内影像常见的基本病变有哪些？请分析该病例的基本病变及其定位。

颅内影像常见的基本病变包括水肿、出血、钙化、髓鞘形成不良与脱髓鞘、结节及肿块、脑积水以及脑膜增厚。该病例的基本病变为出血、水肿和脑积水，病变部位涉及左侧小脑半球、右侧额叶及左侧枕骨区域。

问题 6 该病例的主要影像征象、次要征象、重要的阴性征象分别有哪些？

1. 主要征象 左侧小脑半球及右侧额叶血肿。

2. 次要征象 枕骨左侧骨折，伴第四脑室受压、梗阻性脑积水、侧脑室旁间质性脑水肿。

3. 重要的阴性征象 血肿未累及深部基底节区，病灶无明显强化，病灶周围未见异常血管流空影，未见蛛网膜下腔出血，小脑扁桃体位置无明显下移。

问题 7 分析归纳该病例的临床特点。

该患者为中年男性，急性病程，摔伤后头晕头痛伴呕吐。否认糖尿病、高血压、心脏病史，家族史无特殊。

问题 8　分析归纳该病例的影像特点。

左侧小脑半球及右侧额叶高密度占位伴水肿，第四脑室受压变窄继发梗阻性脑积水、侧脑室旁间质性脑水肿，枕骨左侧可见骨折线影。

问题 9　该病例的诊断思路是什么？

该患者具有明确的头部外伤史，影像学诊断的核心任务是评估颅脑是否遭受损伤。在诊断流程中，首先需重点观察颅内是否存在出血现象。其次，需判断该出血是否由外伤引起。高血压脑出血通常发生在大脑深部(基底节区)，远离外伤部位及其对冲部位；而肿瘤出血则可通过增强扫描的强化表现进行鉴别。

患者左侧小脑半球及右侧额叶呈现团片状高密度影(CT 值为 65～85 HU)，符合急性出血特征；枕骨左侧存在线性骨折，与左侧小脑挫裂伤共同构成受力点损伤，而右侧额叶病变则符合对冲伤机制。因此，该病例诊断为枕骨左侧骨折，伴左侧小脑半球及右侧额叶脑挫裂伤，同时伴有第四脑室受压、梗阻性脑积水及侧脑室旁间质性脑水肿。

问题 10　脑挫裂伤的定义是什么？

脑挫裂伤是脑挫伤与脑裂伤的统称，属于原发性颅脑损伤。

1. 脑挫伤　指脑组织器质性损伤(如淤血、水肿、点状出血等)，但软脑膜保持完整。

2. 脑裂伤　脑组织及软脑膜均破裂，伴局部出血、坏死，常合并蛛网膜下腔出血。

脑挫伤与脑裂伤常并存，临床上统称为“脑挫裂伤”，多由交通事故、坠落、打击等颅脑创伤引起。

问题 11　脑挫裂伤如何分类？

1. 按损伤机制　直接损伤(冲击点损伤)和对冲性损伤(对冲伤)。

2. 按病理形态　局灶性脑挫裂伤和弥漫性轴索损伤(剪应力导致神经轴索广泛断裂，多见于高速撞击伤，SWI 敏感)。

问题 12　脑挫裂伤所致血肿的鉴别诊断有哪些？

1. 脑出血　①高血压脑出血。②血管畸形脑出血。③脑淀粉样变性出血。

2. 肿瘤卒中　胶质瘤、转移瘤、淋巴瘤、黑色素瘤等。

问题 13　阅片小结：脑挫裂伤影像学方法选择。

1. 急性期首选 CT　能快速筛查急性出血、颅骨骨折及脑水肿，评估占位效应(如中线移位、脑室受压等)。

2. 亚急性/慢性期推荐 MRI　可显示微小挫伤、轴索损伤及脑干病变，T2-FLAIR 序列敏感显示水肿范围，SWI 序列能检出微出血。

问题 14　阅片小结：脑挫裂伤关键影像征象分析。

1. 损伤部位与机制关联

(1)直接冲击伤：着力点附近(如额叶、颞叶等)的混杂密度灶。

(2)对冲伤：枕部受力后对侧额颞叶或小脑损伤，需结合骨窗观察枕骨骨折。

2. 继发性损伤评估

(1)蛛网膜下腔出血：CT 显示脑沟、脑池高密度影，MRI 中 T2-FLAIR 呈高信号。

(2)脑水肿与占位效应：CT/MRI 显示中线移位>5 mm、脑室受压，需警惕脑疝风险。

3. 动态监测

(1)迟发性血肿：伤后 24~72 小时复查 CT，部分病例出血灶扩大或新发病灶。

(2)水肿进展：T2-FLAIR 序列显示水肿范围扩大，提示病情恶化。

问题 15　阅片小结：该患者下一步的诊疗建议。

该患者诊断为左侧小脑半球及右侧额叶脑挫裂伤伴梗阻性脑积水，建议紧急联系神经内科及神经外科会诊，影像动态评估，24~48 小时内复查头颅 CT，观察血肿扩大及脑水肿进展情况。

四、报告模板

脑挫裂伤

(一)影像所见

左侧/右侧/双侧额叶、颞叶、顶叶、枕叶见不规则低密度区，其内见条片状、团片状高密度影，高密度区 CT 值约为 65 HU，邻近脑实质受压、肿胀，中线结构居中/偏移，脑沟裂、脑室系统内见/未见高密度灶，脑室、脑池系统显示形态正常。颅骨有/无明确骨折。有/无皮下血肿。

(二)影像诊断

左侧/右侧/双侧额叶、颞叶、顶叶、枕叶脑挫裂伤，枕骨/额骨/顶骨/颞骨骨折，伴/不伴蛛网膜下腔出血，有/无脑积水，有/无脑疝。

(黄海华　李信　谢春艳)

案例 017　脑出血

一、教学目标

掌握脑出血的 CT/MRI 密度/信号演变规律，以及血肿量计算方法；熟练运用动态 CT 监测血肿扩大风险，并培养多学科协作意识。

二、病例展示

患者，男，62 岁，突发头痛、呕吐，加重伴意识障碍 2 小时。患者有“高血压病、脑梗死”病史，长期规律口服“硝苯地平、阿托伐他汀、氯吡格雷”等药物，血压控制情况不明。体格检查：患者神志昏迷，右侧瞳孔直径为 3 mm，对光反射消失；左侧瞳孔直径为 5 mm，对光反射亦消失。右侧肢体偏瘫，对刺痛无反应，右下肢病理征阳性。实验室检查：总胆固醇、甘油三酯、低密度脂蛋白胆固醇、高密度脂蛋白胆固醇均正常；同型半胱氨酸为 50. 4 μmol/L(参考值：0~10 μmol/L)；乳酸脱氢酶为 281. 3 U/L(参考值：120~250 U/L)；葡萄糖为 7. 39 mmol/L(参考值：3. 90~6. 10 mmol/L)。该患者的影像资料如图 17-1 所示：

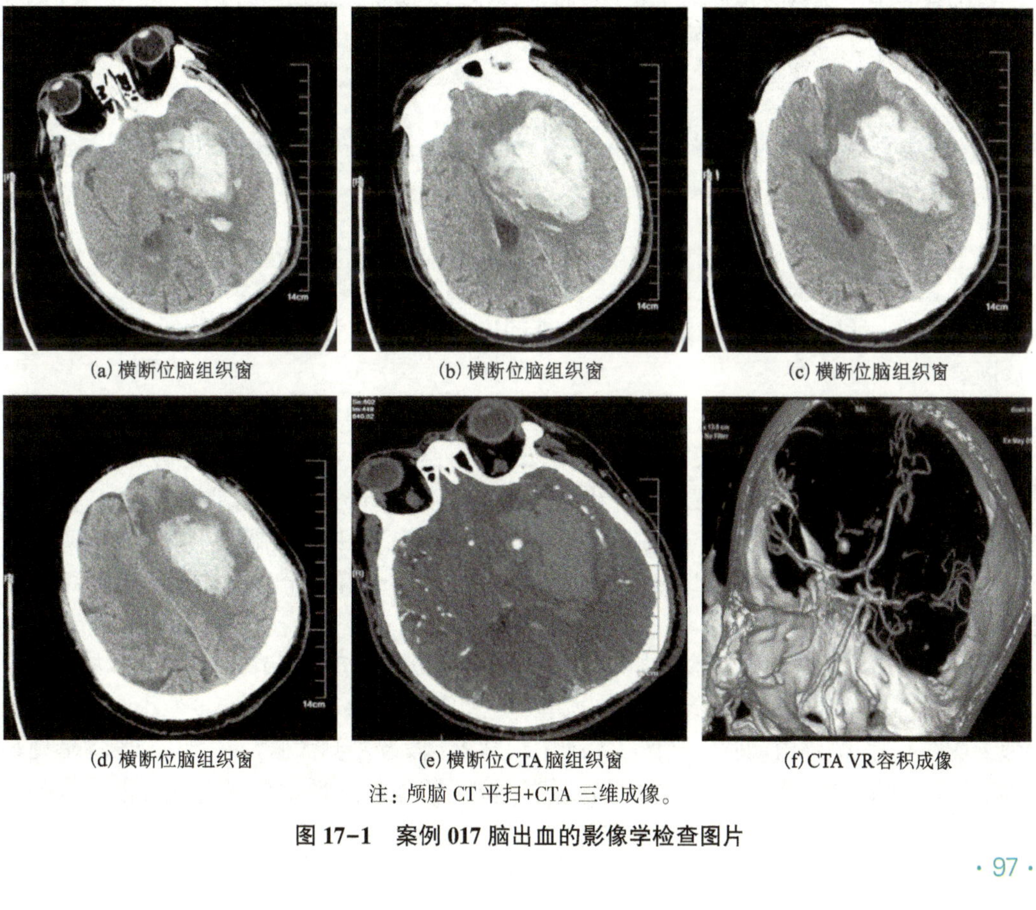

(a) 横断位脑组织窗　(b) 横断位脑组织窗　(c) 横断位脑组织窗

(d) 横断位脑组织窗　(e) 横断位CTA脑组织窗　(f) CTA VR容积成像

注：颅脑 CT 平扫+CTA 三维成像。

图 17-1　案例 017 脑出血的影像学检查图片

三、问题及解答

问题 1　该患者的临床病史特点是什么？

该患者为中老年男性，既往有“高血压、脑梗死”病史，突发急性起病，无前驱症状，症状严重，数小时内达到高峰，血压明显升高，并出现头痛、呕吐、意识障碍、神志昏迷、肢体瘫痪等症状。

问题 2　请依据该患者的体格检查结果，对病变进行初步定位。

该患者血压明显升高，神志昏迷，双侧瞳孔不等，对光反射消失，提示病变最可能出现在颅脑；而右侧肢体偏瘫、右下肢病理征阳性，提示病变位于左侧大脑半球，尤其是左侧基底节区及额、颞叶最为可能。

问题 3　该患者的既往史有何意义？

患者既往有高血压、脑梗死病史，长期规律服用降压及抗凝药物，但未监测血压控制情况，存在较高的脑血管病风险。

问题 4　该患者实验室检查中哪项指标的异常与疾病诊断最为相关？

该患者同型半胱氨酸指标高于正常值上限 5 倍，与疾病诊断最为相关。同型半胱氨酸在临床上主要用于判断心脑血管疾病的危险因素。血液中同型半胱氨酸含量越高，患动脉硬化和血栓的风险性就越大，心脑血管疾病的发病率也就越高。

问题 5　指导医师结合重点、难点施教，并针对住院医师所描述的影像(图像)关键征象进行充分点评和规范性演示。

1. 检查部位　颅脑。

2. 检查技术　颅脑 CT 平扫+CTA 三维成像。

患者姓名、性别、年龄、检查方法及检查部位核对无误，无明显运动伪影，图像质量满足诊断要求。

3. 影像所见

(1)CT 平扫结果显示：头颅大小及外形正常。左侧额叶、颞叶、基底节-放射冠区可见大片状高密度影，边界较为清晰，大小约为 71 mm×60 mm×65 mm，CT 值约为 68 HU，出血量估算为 138.5 mL。周围脑实质出现水肿，左侧侧脑室受压，侧脑室内可见片状高密度影充填，中线结构向右偏移约 15 mm。脑室未见明显扩张现象。骨窗显示颅骨骨质结构未见明显异常。

(2)CTA 显示：脑出血病变内侧区可见迂曲血管影及局部结节样凸起影，大小约为 6 mm×5 mm，疑似源自大脑中动脉分支血管；左侧颈内动脉 C6 段存在多处小突起，直径约为 1.2 mm。双侧颈内动脉虹吸段、大脑中动脉 M1 段及左侧大脑后动脉 P1 段均呈现轻度狭窄，其余脑动脉走行正常，未见明显狭窄，亦无明显局灶性增粗或变细现象。双侧大脑前动脉 A2 段部分共干。双侧椎动脉及基底动脉走行正常，管壁光滑，无明显局灶性增粗或变细。

4. 影像诊断

(1)左侧额叶、颞叶、基底节-放射冠区脑出血破入脑室，出血量约为 138.5 mL。

(2)大脑镰下疝形成。

(3)脑出血病变内侧区动脉瘤，似见来源于大脑中动脉分支，请结合 DSA 检查。

(4)脑动脉硬化伴多处轻度狭窄。

问题 6　颅内病变如何通过影像学进行定位？该病例中的病变具体定位在何处？

颅内病变定位术语基于颅脑解剖结构，包括大脑、小脑、间脑和脑干。大脑主要包括左、右大脑半球，大脑半球表面呈现不同的沟或裂。沟、裂之间隆起的部分称为脑回。大脑半球的沟和裂分为五叶：即额叶、颞叶、顶叶、枕叶和脑岛；其中基底节是位于大脑半球基底部的灰质黑团，包括尾状核、豆状核(壳核和苍白球)、屏状核。三个大的白质纤维束，即内囊、外囊、最外囊，分隔基底核并传导全脑的电冲动。内囊为一个"飞镖"形的纤维束，将丘脑、尾状核与豆状核分隔开；外囊为薄层白质板，分隔屏状核与豆状核；位于岛叶皮质与屏状核之间的薄层白质板称为最外囊。间脑由丘脑和下丘脑组成。脑干由中脑、桥脑、延髓组成。该病例的病变位于左侧大脑半球的额叶、颞叶及基底节-放射冠区。

问题 7　脑出血的影像评估要点是什么？

1. 明确出血部位，定位要准确　①深部半球出血：包括基底节区、丘脑、内囊、胼胝体。②脑叶出血：包括额叶、颞叶、顶叶、枕叶和岛叶，以及脑干、小脑及脑室。

2. 血肿定量　掌握血肿体积测量方法。

3. 判断血肿是否破入脑室　①少量出血可局限于脑室系统局部，常位于侧脑室额角、颞角或枕角；②出血量较大时表现为脑室系统完全被高密度出血充盈，即脑室铸型；③脑室出血可阻碍脑脊液循环，因此常伴有脑积水。

4. 预测血肿扩大的风险　①血肿扩大是脑出血患者早期神经功能恶化及预后不良的决定性因素；②CT 显示急性血肿显著的异质性、"涡流征"、造影剂外渗和异常强化，预示血肿扩大和病死率增高。

问题 8　脑出血量的测量方法是什么？

将脑出血模拟为椭球体，体积公式为(A×B×C)/2。A：最大血肿面积层面上血肿的最长径。B：最大血肿面积层面上与最长径垂直的最长径。C：血肿的厚度为层厚×层数。

问题 9　被称作"脑出血动脉"的是哪支血管，有何特点？

豆纹动脉分为内侧组和外侧组。前者分布于壳核前部、苍白球外侧部、内囊膝部、丘脑前核与外侧核。后者经外囊的基底部行于豆状核下方，分布到外囊、壳核、苍白球、内囊后肢前 3/5 和尾状核。豆纹动脉在高血压动脉硬化的基础上极易破裂出血，导致对侧肢体出现运动和感觉障碍，因此被称为"脑出血动脉"。

问题 10　颅内脑疝的分型有哪些？

①大脑镰下疝：最常见的脑疝类型，扣带回移位至大脑镰下或对侧。②单侧下行小脑幕切迹疝：颞叶内侧（钩回、海马旁回）向内移位进入小脑幕。③中心疝（双侧小脑幕切迹疝）：（少见）双侧颞叶疝入小脑幕切迹。④上行小脑幕切迹疝：（少见）小脑向上移位超过切迹，小脑上池消失。⑤小脑扁桃体下疝（即枕骨大孔疝）：后颅窝最常见的脑疝，扁桃体向下推挤，嵌入枕骨大孔，移位>5 mm。⑥经蝶骨翼疝：（罕见）疝出的脑组织、大脑中动脉越过蝶骨翼。

问题 11　分析归纳该病例的临床特点。

该患者为中老年男性，急性起病，无前驱症状，突发头痛、呕吐，病情进展快，神志昏迷，一侧肢体瘫痪；既往有高血压、脑梗死病史，长期服用降压及抗凝药物。实验室检查显示同型半胱氨酸明显增高。

问题 12　分析归纳该病例的影像特点。

该患者左侧额叶、颞叶、基底节-放射冠区呈现大片状高密度影，边界较为清晰，大小约为 71 mm×60 mm×65 mm，CT 值约为 68 HU，出血量约为 138. 5 mL。周围脑实质出现水肿，左侧侧脑室受压，侧脑室内可见片状高密度影充填。中线结构向右偏移约 15 mm，提示脑疝形成。脑出血病变内侧区可见迂曲血管影及局部结节样凸起影，大小约为 6 mm×5 mm，疑似源自大脑中动脉分支血管，提示动脉瘤可能性。

问题 13　如何对颅内出血性病变进行影像学诊断及鉴别诊断？

该病例为脑出血性病变，影像学诊断的主要任务是要确定病变的部位、出血量及继发的并发症，为临床及时治疗提供客观依据。在诊断过程中需重点观察分析 CTA 图像信息，明确出血区及周围血管有无动脉瘤、血管畸形、烟雾病等病变，同时观察有无造影剂外渗、“涡流征”及异常强化等，以评估血肿扩大风险。

鉴别诊断中需结合出血区密度及周围水肿带表现，与肿瘤出血进行鉴别。通常肿瘤合并出血时，病变主体区密度多不均匀，边缘水肿带多呈“指压样”改变，同时结合临床病史通常能正确诊断。

问题 14　脑出血的鉴别诊断有哪些？

脑出血的鉴别诊断主要包括脑梗死、蛛网膜下腔出血、外伤性颅内血肿，以及其他意识障碍等。

1. 脑梗死　多见于老年人，发病前常伴有短暂性脑缺血发作的病史。其临床症状通常不表现为头痛、恶心、呕吐，但通过头颅 CT、核磁共振等检查可明确诊断。

2. 蛛网膜下腔出血　可发生于各个年龄段，起病急骤，头痛显著，常伴有恶心、呕吐，但不会出现局灶性神经功能缺损的症状和体征。头颅 CT、MRI 及脑脊液检查有助于明确诊断。

3. 外伤性颅内血肿　患者有明确的头部外伤史，临床表现包括头痛、恶心、呕吐等颅高压症状。

4. 其他意识障碍　如低血糖、糖尿病酮症酸中毒等情况，也可引发意识障碍。通过检测血糖、血酮体等指标，可以明确诊断。

问题 15　该病例的影像学诊断是什么？

该病例的影像学诊断为左侧额叶、颞叶、基底节–放射冠区脑出血，合并脑疝形成，病因与高血压、动脉瘤破裂相关。

问题 16　脑出血不同时期的病理改变是什么？

1. 超急性期（≤6 小时）　血肿内红细胞完整，主要含有氧合血红蛋白，3 小时后出现灶周水肿。

2. 急性期（7~72 小时）　血凝块形成，红细胞明显脱水、萎缩，形成棘突红细胞，氧合血红蛋白逐渐转化为脱氧血红蛋白，灶周水肿、占位效应明显。

3. 亚急性期（3 天~2 周）　亚急性早期（3~6 天）从血肿的外周向中心发展，红细胞内的脱氧血红蛋白转化为正铁血红蛋白；亚急性晚期（1~2 周）红细胞皱缩、溶解，正铁血红蛋白被释放到细胞外，血肿周围出现炎症反应，有巨噬细胞沉积，灶周水肿、占位效应减轻。

4. 慢性期（2 周后）　血块周围水肿消失，反应性星形细胞增生，巨噬细胞内含有铁蛋白和含铁血黄素；坏死组织被清除，缺损部分由胶质细胞和胶原纤维形成瘢痕；血肿小可填充，血肿大则遗留囊腔，成为囊变期。血红蛋白产物可长久残留于瘢痕组织中，使该组织呈棕黄色。

问题 17　脑出血不同时期的 CT 影像表现是什么？

1. 急性期（包括超急性期）　脑内出现圆形、类圆形或不规则形高密度灶，CT 值为 50~80 HU，灶周出现水肿，血肿较大者可有占位效应。

2. 亚急性期　血肿密度逐渐降低，灶周水肿逐渐减轻；血肿周边被吸收，中央仍呈高密度，出现“融冰征”；增强扫描病灶呈环形强化，呈现“靶征”。

3. 慢性期　病灶呈圆形、类圆形或裂隙状低密度影，病灶大者呈囊状低密度区。

问题 18　MRI 检查在脑出血病变诊断上的优势是什么？

MRI 在显示出血、判定出血时间方面具有独特的优势，其信号强度与血肿内成分的演变有关；可反映血肿内氧合血红蛋白、脱氧血红蛋白、正铁血红蛋白、含铁血黄素的演变过程。

问题 19　脑出血不同时期的 MRI 影像表现是什么？

1. 超急性期　血肿内红细胞完整，含有氧合血红蛋白和类似血液的蛋白溶液，在高场强 MR 成像时，T1WI 呈等信号，T2WI 呈高信号；在低场强 MR 成像时，T1WI 可能呈高信号，这可能与低场强设备对蛋白质的作用较为敏感有关。出血 3 小时可出现灶周水肿，血肿较大时也会出现较明显的占位效应。

2. 急性期 完整的红细胞内氧合血红蛋白转化为脱氧血红蛋白，具有顺磁性，造成局部磁场不均匀，由于磁敏感效应加快了质子失相位，能显著缩短 T2 值；血肿在 T1WI 为等或略低信号，T2WI 为低信号。

3. 亚急性期 早期细胞内的脱氧血红蛋白逐渐转变为正铁血红蛋白，具有顺磁性，脑血肿在 T1WI、T2WI 上均表现为周边环形高信号、病灶中心低信号或等信号；随着红细胞溶解，出现游离正铁血红蛋白，脑血肿在 T1WI 及 T2WI 上均为高信号。

4. 慢性期 正铁血红蛋白演变为含铁血黄素，为顺磁性物质，产生 T2 缩短效应。血肿由游离稀释的正铁血红蛋白和周边的含铁血黄素构成，信号表现为：①T1WI 和 T2WI 均表现为高信号血肿周围包绕一圈低信号环；②血肿充分吸收后，T1WI 和 T2WI 均表现为斑点样不均匀略低或低信号影；③软化灶形成，T1WI 为低信号，T2WI 为高信号，周边为低信号影环绕。

问题 20　阅片小结：脑出血病变的病因分型。

1. 原发性脑出血 原发性脑出血指由长期高血压或淀粉样血管病引起的小动脉自发破裂或小穿支动脉自发破裂导致的脑出血，约占所有脑出血的 85%。

2. 继发性脑出血 继发性脑出血指由血管畸形、动脉瘤、既往药物使用、血液病或凝血功能障碍、颅内肿瘤、静脉窦血栓及其他原因导致的脑出血。

问题 21　阅片小结：脑出血病变的影像学诊断流程。

对有突发局灶性神经系统症状、收缩压>220 mmHg 伴剧烈头痛或意识障碍进行性加重者，应首先考虑脑出血的可能。CT 仍然是诊断急性脑出血的金标准。复查 CT 时，若血肿增大、CT 增强可见造影剂自血肿四周外渗，则提示存在活动性出血，其预后不良（Ⅱ类证据）。怀疑由动静脉畸形、肿瘤、烟雾病或颅内静脉血栓等引起的脑出血者，应根据情况行 MRI/MRA/MRV 或 CTA/CTV 等影像学检查，以尽早明确诊断（Ⅱ类证据）。MRI 诊断急性脑出血的价值与 CT 相似（Ⅰ类证据），对出血前病变的诊断优于 CT，但不如 CT 快捷简便。

问题 22　阅片小结：该患者下一步的诊疗建议。

本病例影像诊断为左侧额叶、颞叶、基底节-放射冠区脑出血，出血量较大且形成脑疝。需要进一步行去骨瓣开颅血肿清除术，以快速清除脑实质内及脑室内血肿，同时切除动脉瘤。

该患者最终在全麻下进行了“左侧豆纹动脉区动脉瘤夹闭术+额颞叶血肿清除术+终板造瘘术+去骨瓣减压术”。术后诊断：左侧豆纹动脉动脉瘤出血，左侧额颞叶血肿，脑疝形成。影像评估重点是定位、出血量测量、继发并发症，病因诊断也很重要。临床工作中需要认真分析 CTA 薄层图像/MPR 重建，多角度观察，以提供准确的定位和定性诊断，评估出血扩大风险，为临床及时诊疗提供客观依据，使患者利益最大化。

四、报告模板

脑出血

(一)主要病变

1. 部位　右(左)额、颞、枕、顶、岛叶，基底节区、放射冠区、半卵圆中心，内囊前支、内囊后支、外囊、丘脑，中脑、桥脑、延髓，小脑半球，侧脑室、第三脑室、第四脑室，侧裂池、四叠体池、桥前池。

2. 基本病变　类圆形、椭圆形、结节状、团块状高密度影，CT 值为＊＊ HU，大小约为＊＊ mm×＊＊ mm×＊＊ mm，出血量约为＊＊ mL。

3. 强化特征　右(左)颈内动脉 C 段，大脑中动脉 M 段，前动脉 A 段，后动脉 P 段，区域可见结节状动脉瘤样凸起，大小约为＊＊ mm×＊＊ mm；可/未见畸形血管团，可/未见异常结节状、条片状造影剂渗出，可/未见血管闭塞、狭窄(轻、中、重度)。

4. 间接征象　侧脑室额、颞、枕角/脑室/脑池见高密度影充填，脑室受压、变窄，中线结构向左/右偏移＊＊ mm。

(二)主要伴随发现

有/无脑积水。

印象：右(左)额、颞、枕、顶、岛叶，基底节区、放射冠区、半卵圆中心，内囊前支、内囊后支、外囊、丘脑，中脑、桥脑、延髓，小脑半球脑出血，出血量约为＊＊ mL，有无破入脑室系统，有无合并脑疝形成，有无其他重要结构受压，有无动脉瘤、血管畸形、烟雾病、肿瘤等。

(朱柏霖　何庄超　郑海军)

案例 018 脑梗死(静脉性)

一、教学目标

掌握静脉性脑梗死的影像学特征及其鉴别诊断的关键要点，熟练运用 MRI、SWI、CTV/MRV 等技术精准识别静脉引流区病变及静脉系统异常。

二、病例展示

患者，男，15 岁，间断性头痛 15 天，症状加重并伴有左上肢活动障碍 11 小时。既往病史：有“滤泡细胞性淋巴瘤”病史，曾接受化疗，患有自身免疫性血小板减少症。体格检查：左侧面部、左侧躯干及左上肢触觉明显减退，左下肢触觉基本正常；左上肢近端肌力为Ⅱ级，远端肌力为 0 级，左下肢肌力为 V 级，右侧肢体肌力基本正常。实验室检查：凝血四项正常，D-二聚体阴性，白细胞计数增多，中性粒细胞百分比高达 90%(显著升高)，血小板计数正常。该患者的影像资料如图 18-1 所示：

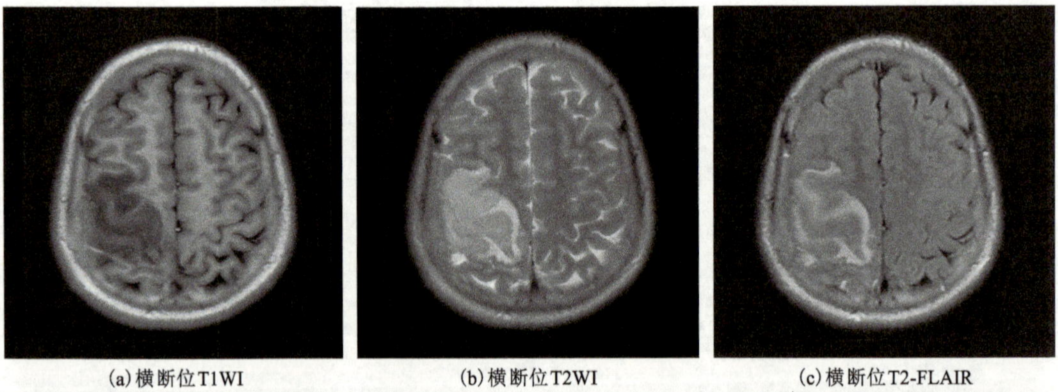

(a) 横断位 T1WI　(b) 横断位 T2WI　(c) 横断位 T2-FLAIR

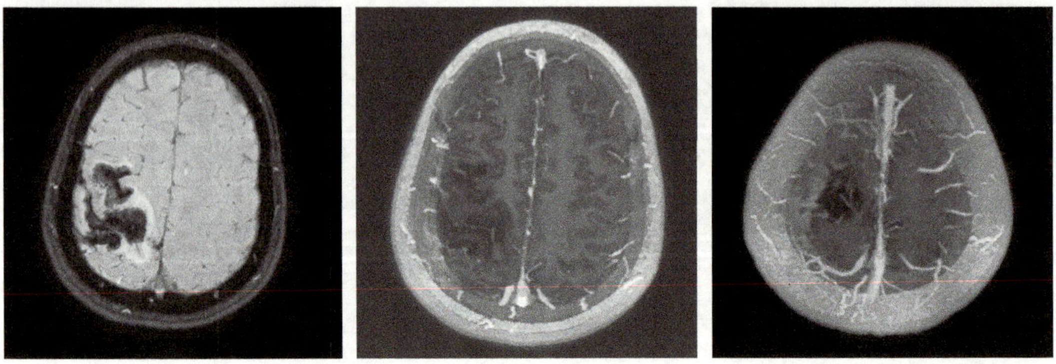

(d) 横断位 SWI　(e) 横断位 T1WI+C　(f) 横断位 T1WI+C MIP

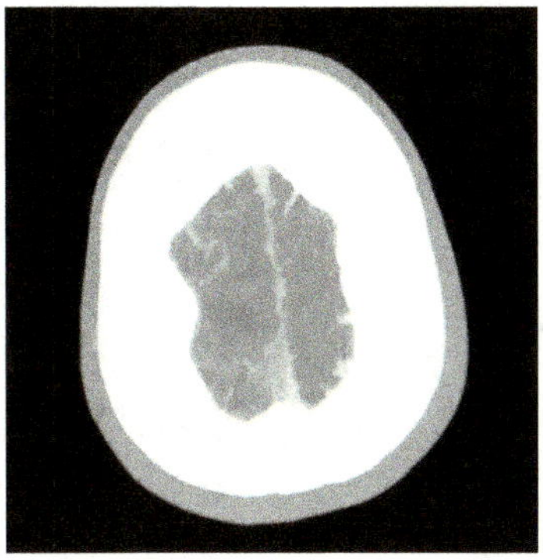

(g)横断位CTV(补充)

注：颅脑 MRI 平扫+增强+SWI。

图 18-1　案例 018 的影像学检查图片

三、问题及解答

问题 1　患者头痛进行性加重及左上肢活动障碍的可能原因是什么?

该患者头痛进行性加重与颅内压升高有关;左侧肢体肌力下降提示右侧额颞叶运动皮层及放射冠区受累。

问题 2　指导医师结合重点、难点施教,并针对住院医师所描述的影像(图像)关键征象进行充分点评和规范性演示。

1. 检查部位　颅脑。

2. 检查技术　颅脑 MRI 平扫+增强+SWI。

患者姓名、性别、年龄、检查方法及检查部位核对无误,无明显运动伪影,图像质量满足诊断要求。

3. 影像所见　右额顶叶皮层及皮层下见脑回样稍长 T1、稍长 T2 异常信号,FLAIR 呈稍高信号,周边见小片状长 T1、长 T2 水肿带影,占位效应不明显;增强扫描未见明显强化,病灶周围皮层静脉较对侧减少,邻近上矢状窦变窄、局部显示不清,脑沟变浅。脑膜似见增厚强化。脑室未见明显扩张,中线结构无偏移。

4. 影像诊断　右额顶叶皮层及皮层下病变,脑梗死(静脉性)可能性大,需鉴别脑血肿、脑炎等,疑上矢状窦血栓形成,建议进行 CTV 及 MRV 检查。

问题 3　该病例的主要影像征象、次要征象、重要的阴性征象分别有哪些?

1. 主要征象　右额顶叶皮层及皮层下(Trolard 静脉引流区)见稍长 T1、稍长 T2 异常信号。

2. 次要征象　SWI 示病变内出血;病变周围轻度水肿;脑沟变浅;占位效应不重;上矢状窦局部变窄,病灶周围皮层静脉较对侧减少。

3. 重要的阴性征象 病变无明显强化；中线结构无偏移。

问题 4 分析归纳病例的临床特点。

该患者为青少年男性，亚急性起病，有淋巴瘤、自身免疫性血小板减少症相关治疗史。实验室检查提示存在细菌感染。

问题 5 分析归纳病例的影像特点。

该患者右额顶叶皮层及皮层下(Trolard 静脉引流区)见稍长 T1、稍长 T2 信号。SWI 示病变内出血，病变周围轻度水肿，增强扫描无明显强化，上矢状窦局部变窄，病灶周围浅表皮层静脉减少，中线结构无偏移。

问题 6 该病例影像学诊断是什么？

该病例影像学诊断为右额顶叶脑梗死(静脉性)。静脉性脑梗死(cerebral venous infarction，CVI)是指由静脉性因素导致脑组织缺血缺氧而发生坏死、出血、软化，形成梗死灶的一类血管性疾病，约占脑血管病的 1%。

问题 7 脑梗死(静脉性)的鉴别诊断有哪些？

1. 脑梗死(动脉性) 起病急，梗死部位与供血动脉分区一致，累及皮层及皮层下，呈扇形/楔形，表现为亚急性期脑回样强化，出血转化较晚。

2. 肿瘤合并出血 ①胶质瘤：主要位于大脑深部白质区。②转移瘤：肿瘤周围水肿多见，占位效应明显。

3. 高血压脑出血 起病急，常见于基底节区(如豆纹动脉供血区)、丘脑或脑干。急性期呈均匀高密度影，边界清晰，周围水肿带规则，占位效应明显。

4. 脑炎 脑炎多由感染或自身免疫反应引起，表现为发热、意识障碍、癫痫发作等。实验室检查可见脑脊液细胞学、生化等异常。MRI 显示脑实质或脑膜弥漫性异常信号，增强可见脑膜或脑回样强化。DWI 早期可见广泛弥散受限。

问题 8 该病变影像征象产生的可能机制是什么？

脑静脉系统狭窄或闭塞时，若缺乏有效的侧支循环，将导致静脉回流受阻，静脉压随之升高。初期主要表现为血管源性水肿，此时脑组织出现肿胀(DWI 显示等或稍高信号，ADC 显示等或稍高信号)。随着病情进一步发展，当静脉压超过动脉压时，动脉灌注将降低，此时细胞毒性水肿较为轻微，DWI 呈现高信号，ADC 则显示低信号，患者易发生出血。

问题 9 脑梗死(静脉性)主要观察的 CT 征象有哪些？

脑梗死(静脉性)主要表现为静脉引流区、皮层及皮层下的异常信号，影像学诊断依赖于静脉引流区识别及静脉系统观察。静脉系统充盈缺损是最有诊断价值的征象。

问题 10 脑静脉系统的影像解剖结构是怎样的？

脑静脉系统包括浅表皮层静脉、脑深部静脉及静脉窦：

1. 浅表皮层静脉　大脑上静脉 8～12 支引流半球内、外侧面上部；大脑中浅静脉引流半球外侧面中部；大脑下静脉引流半球外侧面下部。注意：大脑中浅静脉注入海绵窦，并通过 Trolard 静脉（上吻合静脉）与上矢状窦相连，通过 Labbe 静脉（下吻合静脉）与横窦相连。

2. 脑深部静脉　引流大脑深部的髓质、基底核、间脑、脑室脉络丛等处的血液。主要包括基底静脉、大脑内静脉、大脑大静脉（Galen 静脉），可引流两侧大脑内静脉汇入直窦。

3. 静脉窦（硬脑膜窦）　包括上矢状窦、下矢状窦、直窦、横窦、乙状窦、海绵窦。

问题 11　脑静脉血栓形成好发部位有哪些？

1. 主要硬脑膜窦　上矢状窦、横窦、直窦和乙状窦。

2. 皮层静脉　Labbe 静脉及 Trolard 静脉。

3. 深静脉　大脑内静脉和丘纹静脉。

4. 海绵窦　少见，常伴感染。

问题 12　脑梗死（静脉性）的分型有哪些？

1. 表浅型　最常见，上矢状窦是血栓最好发部位，脑梗死分布于血栓邻近的脑实质内，易发生于皮层及皮层下。

2. 深部中央型　次常见，栓塞位于直窦、大脑大静脉、大脑内静脉，常引起双侧基底节及丘脑脑梗死，出血少见。

3. 深部基底型　少见，血栓位于海绵窦，是脓毒性大脑静脉栓塞最常见的部位，脑实质梗死少见，常伴脑膜炎、脑脓肿。

4. 孤立皮层型　少见，单纯大脑皮质静脉栓塞，梗死发生于阻塞静脉引流区，常见灶性实质出血。

问题 13　阅片小结 脑梗死（静脉性）的影像技术选择与诊断流程。

1. 急性期评估

（1）CT 平扫：排除动脉性病变，筛查静脉窦高密度征（Delta 征）。

（2）MRI 序列组合：①FLAIR 示血管源性水肿（高信号）；②DWI 示细胞毒性水肿（部分弥散受限）；③SWI 示微出血（低信号灶）。

2. 确诊金标准　CTV/MRV：延迟期（60～80 秒）显示静脉窦充盈缺损，动态观察侧支循环开放。

问题 14　阅片小结：脑梗死（静脉性）的核心诊断思路。

此类患者起病相对缓慢，临床表现不典型，常见头痛和呕吐症状。诊断基础主要依赖于影像学手段，如 MRV（磁共振静脉成像）、增强 MRI 和 SWI（磁敏感加权成像），以发现血栓和静脉扩张。病变部位通常位于皮层、皮层下及深部灰质核团，其分布特点与静脉引流区一致，但与动脉供血区分布不一致。此类脑梗死常合并水肿和出血现象，需引起临床医生的高度重视。

问题 15　阅片小结：该患者下一步的诊疗建议。

该患者诊断为右侧额顶叶静脉性脑梗死合并上矢状窦血栓可疑，建议紧急影像学确诊，优先行 MRV 或 CTV 检查，明确上矢状窦及皮层静脉（如 Trolard 静脉）是否存在充盈缺损或血栓形成。若 MRV/CTV 显示血栓，则需评估侧支循环开放情况，指导抗凝治疗时机。同时需警惕迟发性脑水肿及出血转化风险。2 周后复查 MRI（包括 DWI、SWI 序列），观察水肿范围及出血吸收情况，调整抗凝疗程。

四、报告模板

脑梗死（静脉性）

（一）主要病变

1. **部位**　左（右）脑叶、皮层（皮层下、深部白质）区。
2. **信号改变**　T1WI、T2WI、SWI、DWI。
3. **强化特征**　增强后无（轻中度、明显）均匀（不均匀、环形）强化。
4. **分布特征**　静脉引流区、动脉供血区、无明显分布特征。
5. **水肿情况**　血管源性水肿、细胞毒性水肿。
6. **占位效应**　无、轻度、明显，中线结构偏移情况。
7. **其他**　内部是否合并出血，估算出血量。

（二）主要伴随发现

脑静脉减少或扩张。

印象：右（左）皮层及皮层下异常信号灶，脑梗死（静脉性）可能性大，建议进行 CTV 及 MRV 检查。

（黄守正　周明　郑海军）

案例 019　脑动静脉畸形

一、教学目标

掌握脑动静脉畸形的影像特征及其鉴别诊断，熟练运用 CTA 和 MRI 识别供血动脉、畸形团及引流静脉，分析临床与影像表现的关联性，规范撰写影像报告。

二、病例展示

患者，女，20 岁，突发左侧肢体乏力、抽搐，伴意识不清 13 小时。体格检查：患者嗜睡状态，左侧肢体肌力为Ⅱ级，巴氏征阳性。实验室检查结果未提供。外院 CT 影像初步诊断为“颅内出血”。该患者的影像资料如图 19-1 所示：

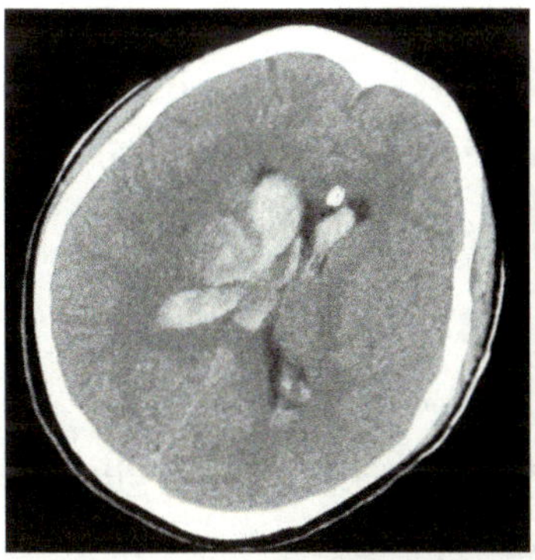

(a) 横断位CT平扫

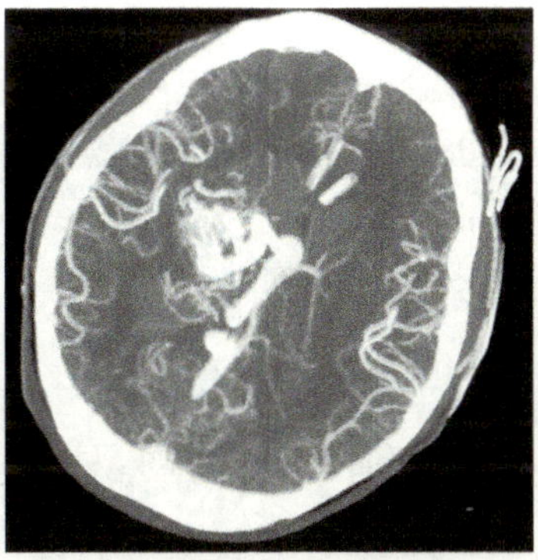

(b) 横断位CTA MIP图像

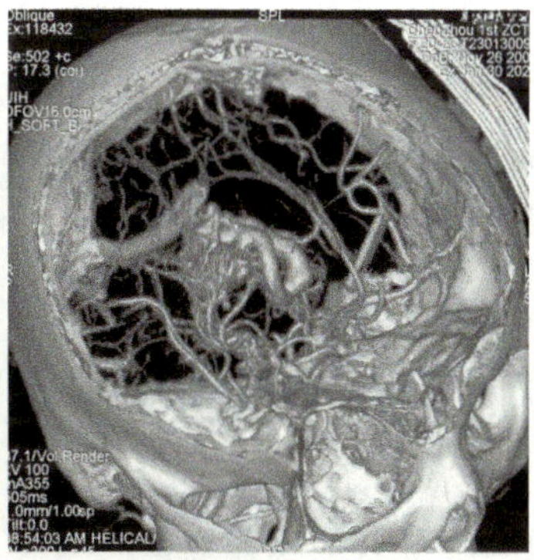

(c) CTA-VR图像

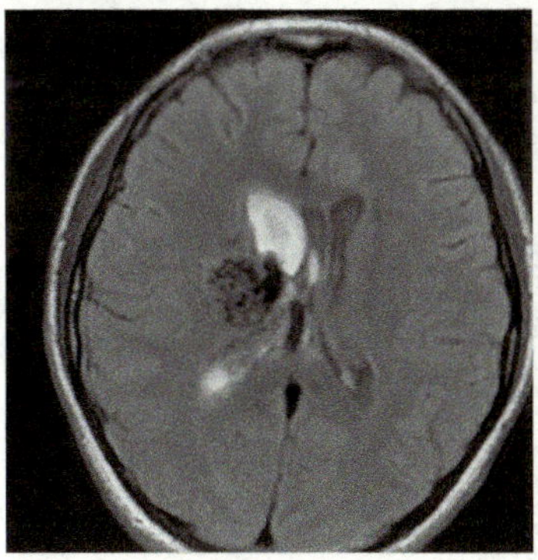

(d) 横断位T2-FLAIR

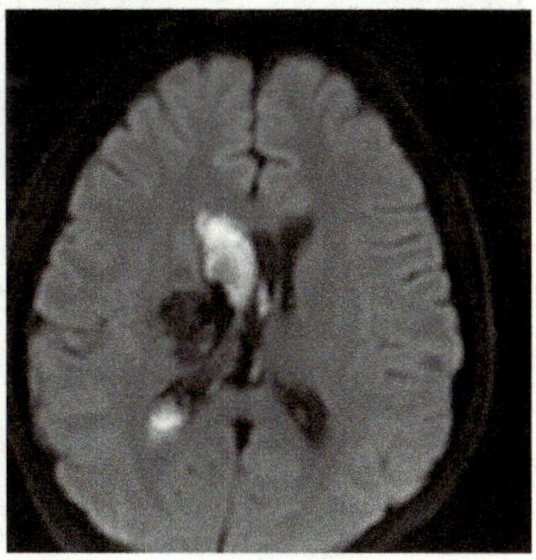

(e) 横断位DWI

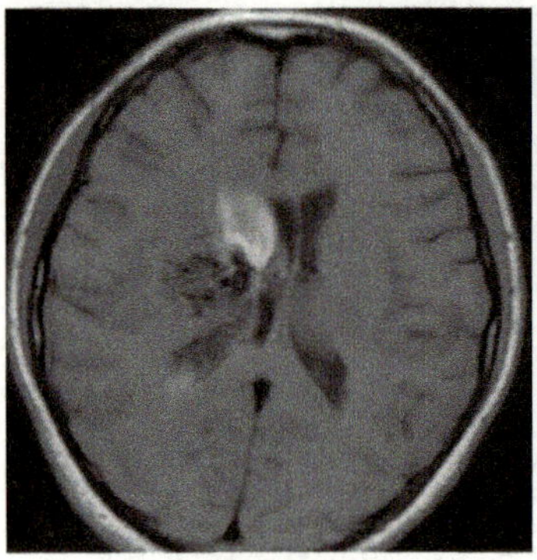

(f) 横断位 T1WI

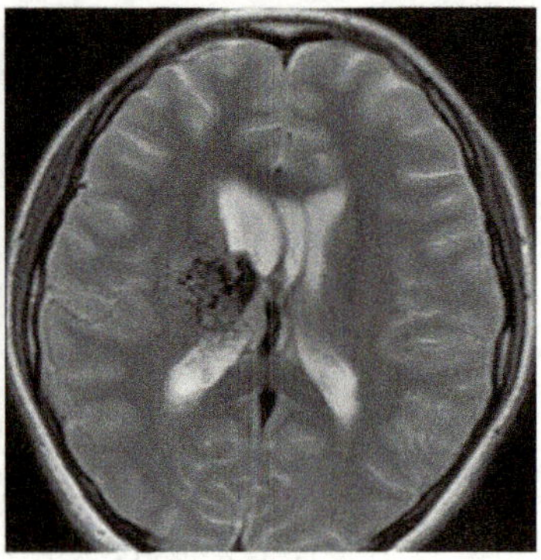

(g) 横断位 T2WI

注：头部 CT 平扫+CTA、头部 MRI 平扫+DWI。

图 19-1　案例 019 的影像学检查图片

三、问题及解答

问题 1　该患者首先怀疑的疾病有哪些？

该患者为青年女性，突发肢体功能障碍伴意识不清，需优先考虑血管性病变，如动脉瘤或动静脉畸形(arterial venous malformation，AVM)破裂出血、海绵状血管瘤出血、静脉性脑梗死等。当地医院 CT 检查提示脑出血，对于青年患者而言，脑出血最常见的原因是动脉瘤或血管畸形破裂，因此首先应怀疑此类病变。

问题 2　首选何种影像学检查以进一步明确诊断？

首先完善 CTA 检查，随后根据 CTA 影像结果及患者体征等情况，进一步选择 DSA、MRI 等相关检查。

问题 3　指导医师结合重点、难点施教，并针对住院医师所描述的影像(图像)关键征象进行充分点评和规范性演示。

1. 检查部位　头部。

2. 检查技术　头部 CT 平扫+CTA、头部 MRI 平扫+ DWI。

患者姓名、性别、年龄、检查方法及检查部位核对无误，无明显运动伪影，图像质量满足诊断要求。

3. 影像所见

(1)CT 平扫：右侧基底节区见不均匀高密度团块影，边界不清，占位效应不明显；双侧侧脑室、第三脑室腔内见铸型高密度影；中线结构轻度左移，双侧额、顶叶脑实质未见明确异常密度征象。

(2)CTA：右侧基底节区见异常血管团，其内可见豆纹动脉吻合网，相应的大脑内静脉和大脑大静脉迂曲增粗，并伴静脉窦早显。余双侧主要脑动脉未见明确狭窄、闭塞、瘤样扩张及异常血管团征象。

(3) MRI：右侧基底节区见不规则片状异常信号，伴有流空信号，T1WI 及 T2WI 均呈不均匀低信号，DWI 呈极低信号，侧脑室内可见铸型短 T1、长 T2 信号；脑中线结构轻度左移，余双侧额顶颞叶脑实质未见异常信号。

4. 影像诊断　右侧基底节区动静脉畸形并破裂出血、血肿破入脑室。

问题 4　对临床诊疗决策具有指导意义的影像特征有哪些？

右侧基底节区存在异常血管团，其供血动脉并非单一来源，主要来自右侧大脑中动脉的豆纹动脉分支，引流静脉则通过大脑大静脉通路，且静脉明显扩张。该异常血管团最长径约为 30 mm，伴有陈旧性出血，以及估测不少于 150 mL 的新鲜出血，导致脑室内积血。异常血管团呈现轻度占位效应，中线结构轻度左移，但未伴有周围血管源性水肿。

问题 5　颅内异常血管团并伴有出血的主要疾病有哪些？

1. 动静脉畸形

(1) CT：出血通常表现为高密度的出血灶。增强 CT 可以显示增强的异常血管团。

(2) MRI：可以看到病变的陈旧性出血边缘含铁血黄素环征，病灶内多发血管流空特征。

(3) DSA：是金标准，可以清楚地显示供血动脉、引流静脉及血管团。

2. 脑动脉瘤

(1) CT：急性出血通常在蛛网膜下腔，呈高密度影。动脉瘤本身可能表现为高密度的圆形或椭圆形影像。

(2) CTA：增强后可以清晰地显示动脉瘤的位置和大小。

(3) MRI：MRA 可以显示动脉瘤，但对急性出血的检测不如 CT 敏感。

(4) DSA：是金标准，可以准确显示动脉瘤的形态和供血动脉。

3. 海绵状血管瘤

(1) CT：大的病灶可能有钙化。出血时表现为高密度区。

(2) MRI：T2WI 呈高信号，典型病例可见“灯泡征”，周边伴低信号环（含铁血黄素沉积），出血后期呈混杂信号。

4. 静脉性血管瘤/静脉畸形

(1) CT：平扫难以发现，增强扫描可见异常扩张的静脉。

(2) MRI：MRV 可显示异常静脉引流模式。静脉流动缓慢时，在 T2WI 和 FLAIR 上呈高信号。

5. 毛细血管扩张症

(1) CT：一般无明显异常。

(2) MRI：T2WI 上表现为点状低信号，通常无出血。增强扫描通常无显著增强。SWI（敏感加权成像）可能显示更多的病灶。

问题 6　分析归纳该病例的临床特点。

该患者为青年女性，急性病程，主诉为突发左侧肢体功能障碍伴意识不清达 13 小时，外院 CT 提示颅内出血；既往史及个人史无异常。

问题 7　该患者的影像诊断中主要诊断是什么？次要诊断有哪些？

1. 主要诊断　右侧基底节区动静脉畸形。

2. 次要诊断　合并出血且血肿破入脑室，伴中线结构轻度左移。

问题 8　MRI 图像中病变及其周围主要异常信号征象形成的机制是什么？

（1）病灶本身一般在 T1WI/T2WI 图像中呈混杂信号，根据血管团中不规则、各不相同的血流动力学特性，血流速度的差异会反映在 T1、T2 弛豫时间中。

（2）在病灶内部分高速血流区域出现典型的流空现象，表现为各序列中的 MRI 极低信号，由于高速血流信号激发后迅速流出激发层，未能完全采集其信号。

（3）出血后可形成不同的信号，即血液分解产物（如去氧血红蛋白、含铁血黄素）的不同阶段会在 T1 和 T2 加权像上表现出不同的信号特征。例如，急性期的血液通常在 T1WI/T2WI 上呈现高信号，而慢性期的血肿由于含铁血黄素的沉积在 T2WI 上呈现低信号。

问题 9　脑血管畸形的主要疾病种类及其流行病学资料、临床表现。

按病理学分类，颅内血管畸形分为动静脉畸形（包括动静脉瘘）、海绵状血管瘤、静脉血管瘤（或静脉发育异常）以及毛细血管扩张症四种不同类型。

1. 动静脉畸形（包括动静脉瘘）　流行病学：发病率为 0.01%～0.52%，常见于青壮年。临床表现：常表现为癫痫发作、头痛或出血性卒中。

2. 海绵状血管瘤　流行病学：发病率为 0.4%～0.8%，可以发生在任何年龄。临床表现：主要表现为癫痫、头痛或反复小出血引起的神经功能缺损。

3. 静脉血管瘤（静脉发育异常）　流行病学：占颅内血管畸形的 2%～3%，常为偶然发现。临床表现：通常无症状，偶尔因出血或静脉梗阻而出现症状。

4. 毛细血管扩张症　流行病学：少见，多为先天性，儿童和青少年较常见。临床表现：大多数无症状，偶尔出现轻度出血或癫痫。

问题 10　阅片小结：脑动静脉畸形的影像征象及其对应的病理基础。

脑动静脉畸形的病理基础主要为畸形的血管团，其内包含无数的细小动静脉分流团聚，无毛细血管床。因此，在影像中可显示为等高密度“蛇形”血管、“蠕虫窝样”混杂信号，伴有流空信号。血管壁薄、发育不良，病灶易发生出血，这也是患者就诊的主要原因。病灶内无正常脑组织参与，在 MRS 中 NAA 峰显著降低具有特征性提示，可伴有机化和钙化。

脑动静脉畸形的影像诊断重点为注意识别三要素，包括供血动脉、畸形血管团和引流静脉。多学科会诊评估手术方式及风险时，应重点评估血管构筑情况。

问题 11　阅片小结：该患者下一步的诊疗建议。

本病例经影像学诊断为脑动静脉畸形，现有影像学资料足以确诊，如需进一步确诊，可行金标准检查——脑血管造影。同时，患者合并 AVM 破裂出血、血肿破入脑室，以及血管源性脑水肿、中线左移等颅内压增高征象。

结合 DSA 检查结果，本病例最终确诊为右侧基底节区动静脉畸形。鉴于目前青年脑动静脉畸形合并脑出血的整体治疗效果尚不理想，建议对患者进行 Spetzler-Martin(SM)分级评估或多学科会诊，以明确手术风险，并综合权衡手术收益。

四、报告模板

脑动静脉畸形

(一) 影像所见

1. 病灶定位与形态

(1)部位：右侧基底节区/额叶/顶叶/枕叶。

(2)形态：异常血管团呈“蜂窝状”“葡萄串样”或“蚯蚓状”结构，边界清晰/模糊。

(3)大小：最大径线(如 30 mm×25 mm×20 mm)，体积计算公式(长×宽×高×0.5)。

2. 供血动脉 主要供血来源(如右侧大脑中动脉 M1 段豆纹动脉、大脑前动脉分支等)，管径增粗(如直径为 2.5 mm)。

3. 畸形血管团 CT 平扫呈混杂密度，可见/未见钙化或急性出血；MRI 检查 T1WI/T2WI 呈流空信号(低信号)，SWI 显示引流静脉迂曲扩张(低信号环)，增强扫描畸形血管团显著强化，可见“蛇形”或“蜂窝状”血管影。

4. 引流静脉 早期显影，静脉迂曲扩张(直径>4 mm)，伴静脉窦狭窄/闭塞。

5. 伴随征象 有/无出血，有/无占位效应，有/无脑室受压变形，中线结构偏移(如左移 3 mm)，有/无周围脑组织萎缩或软化灶。

(二) 影像诊断

1. 主要诊断 右侧基底节区动静脉畸形，供血动脉为右侧大脑中动脉 M1 段豆纹动脉，引流静脉依次为丘纹静脉、大脑内静脉及直窦(直径为 4.5 mm，早期显影)。畸形团体积：30 mm×25 mm×20 mm(依据体积公式计算)。

2. 次要诊断

(1)继发性脑出血(急性期)，血肿量约为 15 mL(公式：长×宽×高×0.5)。

(2)脑室内积血，中线结构左移 3 mm。

(3)伴随病变：邻近脑组织水肿(FLAIR 高信号)，占位效应轻度。

建议：行 DSA 检查及神经外科会诊。

(强璐　罗剑恒　郑海军)

案例 020　海绵状血管瘤

一、教学目标

掌握海绵状血管瘤的影像特征及 Zabramski 分型，熟悉脑血管畸形的分类及其影像鉴别要点。能够通过 MRI 多序列（T1WI、T2WI、SWI）识别海绵状血管瘤的核心征象，并掌握脑内型与脑外型海绵状血管瘤的鉴别诊断思路。

二、病例展示

患者，女，65 岁，头晕 1 年。实验室检查基本正常。该患者的影像资料如图 20-1 所示：

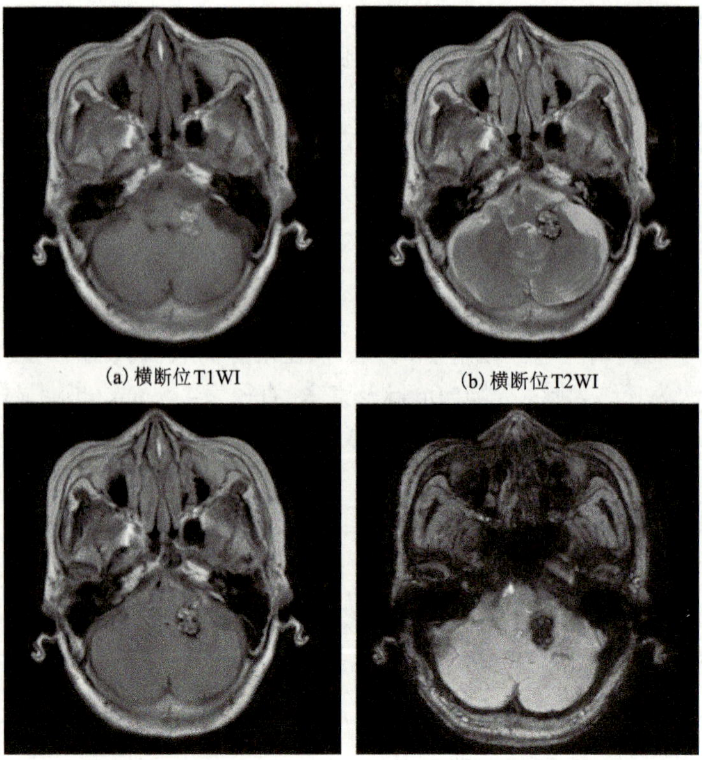

(a) 横断位T1WI　(b) 横断位T2WI

(c) 横断位T2-FLAIR　(d) 横断位SWI

注：颅脑 MRI 平扫+SWI。

图 20-1　案例 020 的影像学检查图片

三、问题及解答

问题 1　头晕的病因有哪些?

临床上多种病因可导致头晕：①前庭系统相关(周围性头晕)病因，如良性阵发性位置性眩晕(耳石症)、梅尼埃病(内耳膜迷路积水)、前庭神经炎、迷路炎；②中枢神经系统相关(中枢性头晕)病因，如脑血管病(后循环缺血)、脑出血/海绵状血管瘤出血、肿瘤或占位性病变(小脑/脑干肿瘤、听神经瘤)、脱髓鞘疾病；③系统性疾病，如心血管疾病(直立性低血压、心律失常)、代谢/内分泌异常(低血糖、贫血、高血压危象等)；④精神心理因素，如焦虑/惊恐障碍、抑郁状态；⑤药物或中毒相关病因，如药物不良反应、乙醇/一氧化碳中毒；⑥其他，如颈椎病(椎动脉型)、偏头痛相关性眩晕等。

问题 2　头晕的临床诊断要点有哪些?

1. 病史采集　头晕性质(旋转性/非旋转性)、持续时间、诱发因素、伴随症状(听力下降、头痛、神经功能缺损)。

2. 体格检查　神经系统主要检查包括眼震、共济失调、病理征；耳科检查如听力测试等。

3. 影像学检查　MRI 检查为首选，可排除脑干/小脑病变(DWI 序列查急性梗死，SWI 查微出血)；CT 可用于急诊排查出血或占位。

问题 3　指导医师结合重点、难点施教，并针对住院医师所描述的影像(图像)关键征象进行充分点评和规范性演示。

1. 检查部位　颅脑。

2. 检查技术　颅脑 MRI 平扫+SWI。

患者姓名、性别、年龄、检查方法及检查部位核对无误，无明显运动伪影，图像质量满足诊断要求。

3. 影像所见　左侧小脑下脚见一结节状异常信号，测量大小约 18 mm×13 mm。病变平扫结节状短 T1、长 T2 信号，伴点条状长 T1、短 T2 信号，呈“爆米花”或“桑葚样”改变，SWI 呈极低信号，病灶占位效应不重，周围无明显水肿。脑室系统无扩大，脑沟、脑裂不宽，中线结构居中。

4. 影像诊断　左侧小脑下脚海绵状血管瘤。

问题 4　该病例的主要影像征象、次要征象、重要的阴性征象分别有哪些?

1. 主要征象　左侧小脑下角见单个病变，呈“爆米花”征。

2. 次要征象　SWI 呈显著低信号。

3. 重要的阴性征象　病变占位效应不明显，周围无水肿，脑室系统无扩大，脑沟裂不宽，中线结构无移位。

问题 5 该病例的影像学诊断是什么？

左侧小脑下脚海绵状血管瘤。

问题 6 该病变的临床与病理基础是什么？

海绵状血管瘤由扩张的、衬有内皮细胞的窦样间隙组成，这些间隙排列紧密，缺乏正常脑组织的间隔。病变通常呈圆形或分叶状，且几乎都伴有瘤内出血。颅内海绵状血管瘤中，约 80%发生在幕上区域，最常见于额叶、颞叶深部髓质区、皮髓质交界区和基底节区，也可出现在小脑、脑干和脊髓。大约 50%的病例为多发性，临床上可能无任何症状和体征，少数病例表现为癫痫、头痛等。

问题 7 脑内海绵状血管瘤的典型影像表现是什么？MRI 信号特点对应的病理基础是什么？

海绵状血管瘤在 CT 影像中呈现为界限清晰的圆形或卵圆形等至稍高密度影，并可能伴有斑点状钙化；除非发生急性出血或病灶较大，否则病灶周围通常无明显水肿及占位效应。增强扫描的强化程度取决于病灶内血栓形成和钙化的具体情况。MRI 相较于 CT，能更清晰地展示不同出血成分的信号变化，典型的脑内型海绵状血管瘤表现为低信号环所环绕的网格状或桑葚状混杂信号团块。

海绵状血管瘤的 MRI 征象及其对应的病理基础如下：

（1）瘤巢内的反复慢性出血和新鲜血栓中含有的游离正铁血红蛋白，表现为短 T1、长 T2 信号。

（2）病灶内的胶质间隔及沉积的含铁血黄素，呈现为网格状长 T1、短 T2 信号带。

（3）陈旧血栓和反应性胶质增生，表现为长 T1、长 T2 信号。

（4）钙化区域则呈现长 T1、短 T2 信号。

问题 8 海绵状血管瘤 Zabramski 分型、MRI 表现及病理特征是什么？

1. Ⅰ型 T1WI 高信号，T2WI 高信号；病理特征为亚急性出血。

2. Ⅱ型 T1WI 网格混杂信号（最典型），T2WI 网格混杂信号伴低信号环；病理特征为病灶继发血栓和不同时期出血。

3. Ⅲ型 T1WI 等或低信号，T2WI 病灶低信号，周边更低信号环；病理特征为急性出血合并病灶周围含铁血黄素沉积。

4. Ⅳ型 T1WI 病灶不明显，T2WI 病灶不明显；病理特征为微小病灶或毛细血管扩张。

问题 9 脑外型海绵状血管瘤的影像表现是什么？

脑外型海绵状血管瘤常见于中颅窝底、鞍旁等部位，与硬脑膜关系紧密，亦称为硬脑膜型海绵状血管瘤。相较于脑内型，其病灶通常较大。在 CT 影像上，表现为鞍旁外大内小的类哑铃形病灶，且病灶内无钙化现象；在 MRI 上则呈现均匀的稍长 T1、长 T2 信号，质子密度像显示高信号，病灶内无血管流空现象。增强扫描时，呈现明显且均匀的强化，这是其较为特异性的 MRI 特征。

问题 10　脑内型与脑外型海绵状血管瘤的鉴别诊断有哪些?

1. 脑内型海绵状血管瘤　主要需与高血压脑出血、肿瘤合并出血进行鉴别，而多发海绵状血管瘤则应与脑血管淀粉样变性相区分：高血压脑出血的密度/信号更为均匀，MRI 图像上无网格状混杂信号，病灶周围可见水肿；肿瘤合并出血通常伴有明显的水肿及占位效应，增强扫描可见肿瘤组织的强化；脑淀粉样变性多见于皮质及皮质下区域，SWI 显示多发点状低信号，T1WI 和 T2WI 序列多无明显异常信号。

2. 脑外型海绵状血管瘤　主要需与脑膜瘤、神经鞘瘤等疾病进行鉴别：脑膜瘤与脑膜宽基底相连，可能出现钙化，T2 高信号不及海绵状血管瘤，增强扫描可见脑膜尾征；神经鞘瘤在 CT 上呈等密度，囊变较为常见，MRI 信号不均匀，增强扫描显示不均匀强化。

问题 11　脑血管畸形的分类及其影像表现是什么?

脑血管畸形是一种先天性脑血管发育异常，其基本类型可分为动静脉畸形（AVM）、毛细血管扩张症、海绵状血管瘤和静脉畸形，其中以 AVM 最为常见。

1. AVM　CT：显示混杂密度灶（钙化+软化灶），未见水肿及占位效应，增强扫描可见点状强化及引流静脉。MRI：T1WI/T2WI 呈现异常血管团流空信号（低/无信号），周围伴有脑萎缩，同时存在新旧出血混杂信号；增强 MRI 及 MRA 能够清晰显示供血动脉、异常血管团及引流静脉窦。脑血管造影作为诊断 AVM 的金标准，能够明确展示动脉期迂曲的血管团、增粗的供血动脉及早期显影的引流静脉。需特别注意的是，部分 AVM 为隐匿性，脑血管造影检查可能表现为阴性。

2. 毛细血管扩张症　CT 和 DSA 检查通常呈阴性，MRI 中 T1WI 表现为等信号或低信号，T2WI 约 50%呈等信号或轻度高信号，SWI 可见低信号。典型病例在增强扫描后呈现毛刷状强化，部分病变中可见粗大的引流静脉。

3. 海绵状血管瘤　CT 示高密度影，MRI 的 T1WI 呈等或低信号，T2WI 特征性高信号如“爆米花”样，SWI 序列显示低信号。增强扫描多无强化或轻度边缘强化，反映了其血管结构及出血、血栓形成等病理特点。

4. 静脉畸形　包括静脉性血管瘤和大脑大静脉畸形。脑静脉性血管瘤又称发育性静脉异常（developmental venous anomalies，DVAs）。DVAs 在 CT 上可能无异常表现，而在 MRI 上可见扩张的髓质静脉及中央静脉，因血管流空或流入增强而显影，髓质静脉呈放射状或星芒状排列，增强扫描显示更为清晰。SWI 可显示扩张的髓静脉及其引流静脉形成的特征性“海蛇头征”。大脑大静脉畸形（Galen 静脉瘤）是因动静脉短路，大量血流进入大脑大静脉（Galen 静脉），引起该静脉瘤样扩张。CT 平扫显示四叠体池内境界清晰的圆形或三角形略高密度影，增强扫描可显示出强化的点、线状髓质静脉及增粗的中央静脉影。MRI 信号不均匀，血流较快区域表现为流空信号，湍流和血液淤滞区域在 T1WI 上呈低或等信号，在 T2WI 上稍高信号，附壁血栓则在 T1WI 和 T2WI 上均呈高信号。

问题 12　阅片小结：脑内型海绵状血管瘤的核心影像特征及其对应的病理机制。

脑内型海绵状血管瘤的核心影像特征为“爆米花”征/“桑葚”征，具体表现为在 T1WI 上呈混杂信号（其中短 T1 高信号代表亚急性出血，长 T1 低信号则提示含铁血黄素的存在），在 T2WI 上呈混杂信号伴随低信号环（由含铁血黄素沉积所致），以及在 SWI 上呈显著低信号（源于磁敏感效应）。其病理基础在于窦样血管腔隙反复出血，导致不同时期的出血产物（如正铁血红蛋白、含铁血黄素）及胶质增生。

问题 13 阅片小结：脑内型与脑外型海绵状血管瘤的差异。

1. 定位 脑内型位于脑实质内，脑外型紧贴硬脑膜（鞍旁、中颅窝底）。

2. 影像特征 ①脑内型："爆米花"征、SWI 低信号、钙化。②脑外型："哑铃"形、均匀强化、无钙化。

3. 临床处理 ①脑内型：无症状者随访，有症状者需手术或放疗。②脑外型：以手术切除为主（易完整剥离）。

关键点：脑外型海绵状血管瘤需特别关注与脑膜瘤的鉴别（前者强化均匀，后者呈现脑膜尾征），而脑内型则需排除肿瘤性出血的可能。

问题 14 阅片小结：该患者下一步的诊疗建议。

该患者诊断为左侧小脑下脚海绵状血管瘤，若症状不重，可保守治疗，每 6~12 个月复查头颅 MRI（T2WI、SWI 序列）监测病灶稳定性，重点关注 SWI 序列低信号范围变化及周围水肿情况。若出现头晕加重、共济失调或新发癫痫，则需神经外科会诊评估手术指征。

四、报告模板

海绵状血管瘤

（一）主要病变

1. 部位 右（左）额叶、顶叶、颞叶、岛叶、枕叶、边缘叶（扣带回、海马旁回、海马沟、海马等）、基底节区、丘脑、胼胝体、小脑（小脑半球、小脑蚓部、小脑扁桃体）、小脑上/中/下脚、脑干（延髓、桥脑、中脑）。

2. 基本病变 单发或多发结节（团块），测量大小约 * * mm× * * mm。

3. 形态特征 "爆米花"征、"桑葚"征。

4. 信号特点 T1WI 混杂信号，T2WI 混杂信号伴低信号环，SWI 显著低信号。

5. 强化特征 增强后明显（轻、中、度）不均匀强化或无明显强化。

（二）主要伴随发现

有无合并急性出血，有无占位效应，周围有无水肿。脑室系统有无改变，如受压、积水；脑沟裂有无增宽、变浅；中线结构有无移位。

印象：右（左）额叶、顶叶、颞叶、岛叶、枕叶、边缘叶（扣带回、海马旁回、海马沟、海马等）、基底节区、丘脑、胼胝体、小脑（小脑半球、小脑蚓部、小脑扁桃体）、小脑上/中/下脚、脑干（延髓、桥脑、中脑）病变，考虑海绵状血管瘤可能性大。

（谢歆昕　陈熠坤　郑海军）

案例 021　脊髓损伤

一、教学目标

掌握脊髓影像解剖及外伤性损伤的典型征象（如水肿、出血、压迫），熟悉脊髓损伤的病理生理机制及美国脊髓损伤协会（American Spinal Injury Association，ASIA）分级标准；能够通过 MRI 准确识别脊髓损伤的核心征象（如长 T1/T2 信号、脊髓肿胀），规范书写脊髓损伤影像报告，明确损伤定位及继发性改变；构建脊髓疾病影像学诊断的基本框架，规范应用脊髓影像学定位与定性的基础术语，确立脊髓外伤影像学诊断思路。

二、病例展示

患者，女，69 岁，外伤致四肢瘫痪 21 天。既往史及个人史无特殊。实验室检查：血常规未见明显异常。该患者的影像资料如图 21-1 所示：

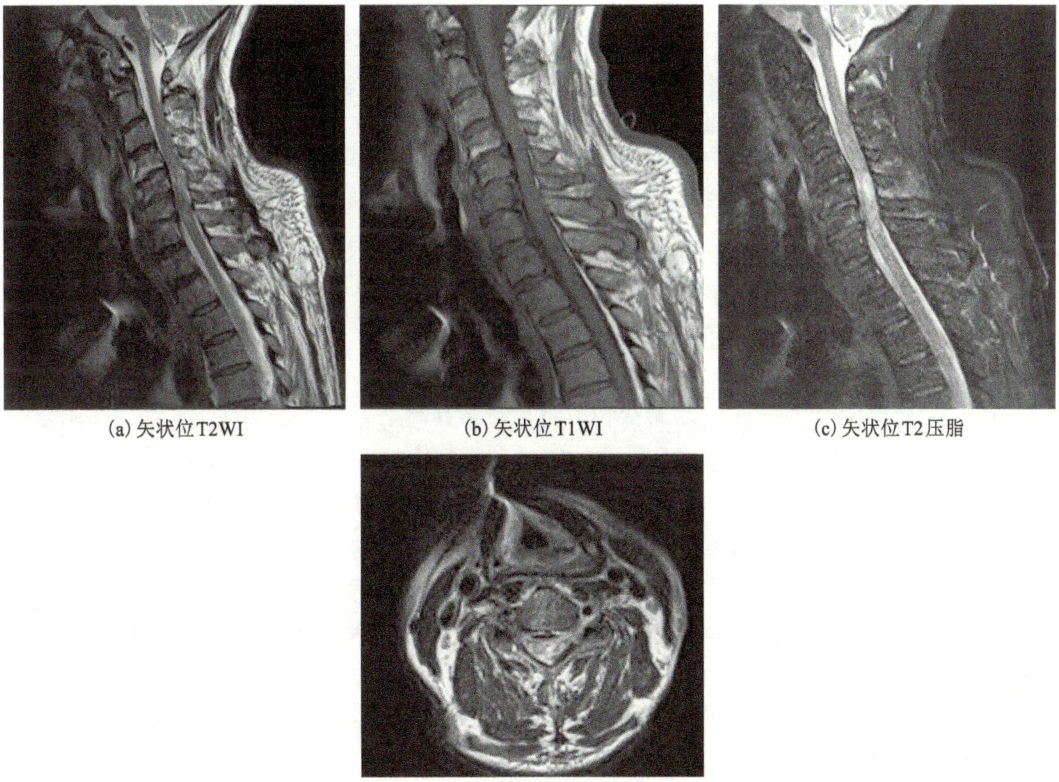

(a) 矢状位T2WI　(b) 矢状位T1WI　(c) 矢状位T2压脂

(d) 横断位T2WI

注：颈椎 MRI 平扫。

图 21-1　案例 021 的影像学检查图片

三、问题及解答

问题 1　脊髓的解剖结构及其生理功能是怎样的？

1. 脊髓的解剖结构　脊髓是中枢神经系统的延伸部分，位于椎管内。其上端平枕骨大孔与延髓相连，下端在成人约终止于 L1 椎体下缘（儿童位置较低）。脊髓的横断面中央为“H”形灰质（包含神经元胞体），周围则是白质（包含上行和下行神经纤维束）。脊髓被三层脊膜所包裹：最外层为硬脊膜，与椎骨骨膜之间形成硬膜外腔；中层为蛛网膜，与软脊膜之间构成蛛网膜下腔（内含脑脊液）；最内层为软脊膜，紧贴脊髓表面，富含血管。

2. 脊髓的生理功能　①传导功能：传递大脑与躯干/四肢间的感觉与运动信号。②反射功能：完成简单反射（如膝跳反射）。③自主神经调节：参与血压、排尿等内脏活动。

问题 2　脊髓损伤的常见原因有哪些？主要危险因素包括哪些？

1. 脊髓损伤的分类　①外伤性（占 70%～80%）：此类损伤主要包括高能量损伤（如交通事故、高处坠落、暴力撞击）和低能量损伤（如老年人骨质疏松导致的脊柱骨折）。②非外伤性：包括多种因素引起的损伤，如血管性（脊髓梗死、动静脉畸形破裂）、感染/炎症（脊髓炎、硬脊膜外脓肿）、肿瘤（髓内肿瘤）以及退行性病变（如椎管狭窄、椎间盘突出压迫脊髓）等。

2 脊髓损伤的主要危险因素　①人口学：青年男性（高风险活动）、老年人（骨质疏松）。②职业：建筑工人、运动员。③疾病：强直性脊柱炎、椎体血管瘤等。

问题 3　指导医师结合重点、难点施教，并针对住院医师所描述的影像（图像）关键征象进行充分点评和规范性演示。

1. 检查部位　颈椎、颈髓。

2. 检查技术　颈椎 MRI 平扫。

患者姓名、性别、年龄、检查方法及检查部位核对无误，无明显呼吸及运动伪影，图像质量满足诊断要求。

3. 影像所见　C5～C7 椎体平面颈髓内可见斑片状等或稍长 T1、稍长 T2 信号，边缘模糊，上下范围约为 3.26 cm，无明显占位效应；C4～C7 椎体缘欠光滑，呈现斑片状稍短或稍长 T1、稍长 T2 信号，T2 压脂序列显示高信号，邻近颈后软组织在压脂序列中见片状稍高信号，边缘模糊；颈椎生理曲度呈反弓状，多个颈椎体边缘出现骨质增生、变尖，多发椎体内可见斑点状、条片状短长 T2 信号影，压脂序列呈低信号，提示脂肪沉积；C4/5、C5/6、C6/7 椎间盘向后突出，其后对应部分黄韧带增厚，相应平面硬膜囊受压变形。颅颈交界结构未见异常。

4. 影像诊断　C5～C7 椎体平面颈髓损伤，C4～C7 椎体骨髓水肿，伴邻近颈后软组织损伤；颈椎退行性变，C4/5、C5/6、C6/7 椎间盘突出。

问题 4　脊髓损伤的鉴别诊断包括哪些疾病？

脊髓损伤需重点与以下几种情况进行鉴别：脊髓震荡（短暂性）、脊髓炎（感染/免疫性）、脱髓鞘疾病以及血管性疾病（梗死/出血）等。通过结合病史、影像学特征（信号、强化模式）及实验室检查结果，可协助明确诊断。具体鉴别要点如下：

1. 脊髓震荡　多由轻微外伤引起，损伤后立即出现运动、感觉障碍，但症状多在数小时至 48 小时内完全恢复。MRI 检查无异常信号，脊髓形态及信号均正常。

2. 脊髓炎　感染性脊髓炎多由病毒（如 HSV、EBV）或细菌感染引起，急性或亚急性起病。MRI 显示脊髓增粗，T2WI 呈多节段高信号，增强扫描可见软脊膜或斑片状强化；脑脊液及病原学检测有助于鉴别。

3. 脱髓鞘疾病　视神经脊髓炎谱系疾病的脊髓病变多累及≥3 个椎体节段。MRI 显示中央管周围 T2WI 呈高信号；AQP4 抗体阳性，常合并视神经炎或脑干病变。

4. 脊髓梗死　突发起病，多见于胸腰段，常因主动脉夹层或栓塞导致脊髓前动脉闭塞。MRI 示 DWI 呈高信号，T2WI 呈“铅笔样”异常（前 2/3 脊髓受累），增强扫描无强化。通常需结合突发性截瘫、血管危险因素（高血压、房颤）及 CTA/MRA 血管评估。

问题 5　该病例的影像学诊断是什么？

C5～C7 椎体平面颈髓损伤，C4～C7 椎体骨髓水肿，伴邻近颈后软组织损伤；颈椎退行性变，C4/5、C5/6、C6/7 椎间盘突出。

问题 6　X 线、CT 和 MRI 在评估脊柱脊髓损伤中的适用性及其优缺点分别是什么？

1. X 线平片　适用于初步筛查（如颈椎、胸椎、腰椎正侧位片）及快速评估脊柱序列是否正常（如椎体脱位、压缩骨折）。优点：快速、普及、低辐射。局限性：对细微骨折、椎管内结构（脊髓、韧带）显示不足。

2. CT 扫描（平扫+三维重建）　适用于明确骨折细节（如椎体爆裂骨折、椎弓根断裂）、评估骨性椎管狭窄或骨片移位压迫脊髓，以及检查多发性创伤患者的脊柱稳定性。优点：高空间分辨率，清晰显示骨质结构，检查时间短。局限性：辐射剂量较高，对脊髓水肿或出血不敏感。

3. MRI（平扫+增强）　适用于评估脊髓损伤（如水肿、出血、压迫），明确韧带撕裂、椎间盘突出或硬膜外血肿，以及辅助判断损伤完全性（ASIA 分级辅助）。优点：无辐射，软组织分辨率高，可多序列评估。局限性：检查时间长，对急诊血流动力学不稳定患者不适用。

问题 7　脊髓损伤的主要类型有哪些？

脊髓损伤根据病因和损伤程度主要分为两大类。①根据病因分为外伤性脊髓损伤和非外伤性脊髓损伤。外伤性损伤常见于交通事故、高处坠落、暴力砸伤等；非外伤性损伤包括脊髓炎、肿瘤、血管破裂等。②根据损伤程度可分为完全性损伤和不完全性损伤。完全性损伤指脊髓损伤平面以下的感觉和运动功能完全丧失；不完全性损伤则保留部分感觉或运动功能，如脊髓半切综合征、脊髓前索综合征、脊髓后索综合征等。

问题 8　脊髓损伤影像报告需要关注哪些方面？

脊髓损伤的影像描述在医学诊断中至关重要，它能帮助医生了解脊髓损伤的部位、程度、范围以及可能的并发症。重点关注以下几个方面。①损伤定位：具体节段(如 C5～C7)，髓内/外、腹侧/背侧位置。②信号特征：水肿在 T2WI 上呈高信号，压脂序列更敏感；出血急性期 T1WI 呈等信号、T2WI 呈低信号，亚急性期 T1WI 呈高信号。③损伤范围：包括损伤长度(测量脊髓损伤在纵向上的长度，有助于评估损伤对神经功能的影响范围)及累及结构(观察损伤是否累及脊髓的灰质、白质或其他结构，如神经根、脊髓膜等)。④脊髓受压情况：寻找压迫源(确定是否存在骨折块、椎间盘或其他异物压迫脊髓)及描述压迫程度。⑤并发症：早期并发症如脊髓肿胀、硬膜外血肿；晚期可出现脊髓空洞症、萎缩、蛛网膜粘连。⑥临床关联：结合 ASIA 分级提示预后；指出需紧急处理的压迫因素，如椎间盘突出>50%的椎管侵占。

问题 9　如何诊断脊髓损伤？

脊髓损伤的诊断主要依据患者的病史、临床表现及影像学检查结果。首先，详细询问患者的受伤史，包括受伤机制、部位及时间等。随后，进行体格检查，重点观察患者的肢体活动、感觉功能及反射情况。若患者出现损伤平面以下的感觉丧失、运动障碍或括约肌功能障碍等症状，应高度怀疑脊髓损伤。评估脊髓损伤首选 MRI 检查，可明确脊髓损伤的部位、程度及范围。

问题 10　脊髓损伤的典型 MRI 表现及对应的病理机制是什么？

1. 脊髓水肿　损伤节段脊髓肿胀，T2WI 呈均匀高信号，边界模糊。其原因为脊髓损伤后神经元及胶质细胞膜破裂，细胞内水钠潴留，造成细胞毒性水肿，血-脊髓屏障破坏，血浆蛋白渗入细胞外间隙，引起血管源性水肿。

2. 脊髓出血　急性期(<3 天)表现为 T1WI 等信号、T2WI 低信号，$T2^*$ 序列显著低信号(磁敏感效应)；亚急性期(3 天～2 周)表现为 T1WI 高信号(高铁血红蛋白形成)。其机制为外力导致脊髓微血管撕裂，红细胞外渗；血红蛋白降解，引发磁敏感效应。

3. 脊髓肿胀　损伤节段脊髓增粗，蛛网膜下腔变窄。其机制为损伤后水肿及炎症细胞浸润导致脊髓体积增大。

4. 脊髓软化或囊变　T1WI 呈低信号、T2WI 呈高信号，边界清晰，周围可见低信号环(胶质增生)。其病理机制为损伤区神经元及胶质细胞死亡，液化形成囊腔；星形胶质细胞增生包裹囊腔，T2WI 呈低信号环。

5. 脊髓受压或变形　脊髓局部变扁、移位，硬膜外存在血肿或骨折块压迫。其病理机制为椎体骨折、椎间盘突出或血肿直接压迫脊髓，水肿或出血亦可加重脊髓变性。

问题 11　脊髓损伤的神经功能是如何进行分级的？

脊髓损伤的神经功能分级通常采用 ASIA 分级标准，分为 A～E 五个等级。A 级表示受损平面以下无感觉及运动功能；B 级为受损平面以下有感觉但无运动功能；C 级为有肌肉运动但无实际功能；D 级为存在有用的运动功能，但无法对抗阻力；E 级则代表运动与感觉基本正常。该分级系统有助于评估脊髓损伤患者的神经功能状况，为制定治疗计划及评估预后提供重要依据。

问题 12　阅片小结：脊柱脊髓损伤的影像学方法优选。

急性期以快速排除危及生命的损伤为主（CT 优先）；脊髓病变评估必须依赖 MRI；多模态联合（如 CT+MRI）可全面评估骨与软组织损伤。

问题 13　阅片小结：脊髓损伤影像报告要点。

脊髓损伤影像报告的要点涵盖以下几方面：损伤定位（明确具体的节段及位置）、信号特征（水肿及出血的表现）、损伤范围（测量纵向损伤的长度或涉及的节段数，以及横向累及的灰质/白质、神经根或脊膜）、脊髓受压情况（确定压迫源及压迫程度）、并发症（早期如脊髓肿胀、硬膜外血肿；晚期如脊髓空洞、萎缩、蛛网膜粘连）、临床关联（包括 ASIA 分级及预后提示）。

问题 14　阅片小结：该患者下一步的诊疗建议。

该患者诊断为 C5～C7 颈髓挫裂伤伴水肿、C4～C7 椎体骨髓水肿及椎间盘突出，建议紧急限制颈椎活动，避免二次损伤。48～72 小时内复查 MRI（T2WI、DWI 序列），评估水肿范围是否扩大或出血进展。行颈椎 CT 三维重建扫描，明确 C4～7 椎体骨折细节及椎间盘突出程度，指导手术规划。3 个月后复查 MRI 评估脊髓软化/囊变，6 个月后评估 ASIA 分级变化。

四、报告模板

脊髓损伤

（一）主要病变

1. 损伤定位　颈髓 C5～C7 水平，髓内（灰质及白质受累）。

2. 信号特征　T1WI 呈斑片状等或稍长信号，T2WI 呈高信号（水肿），边缘模糊，T2 压脂序列呈高信号（水肿敏感性高），未见明确急性出血。

3. 形态特征　纵向累及长度约为 3.26 cm，条片状，边界模糊，无占位效应。

4. 脊髓受压/变形　有/无脊髓受压/变形。

5. 继发改变　硬膜囊受压变形，黄韧带增厚（C4～C7 水平）。

（二）主要伴随发现

1. 椎体损伤　C4～C7 椎体 T2 压脂序列呈斑片状高信号，提示骨髓水肿。

2. 退行性改变　颈椎骨质增生，椎间盘变性。

3. 软组织损伤　颈后软组织 T2 压脂序列呈片状高信号，边缘模糊。

(三)其他

1. 颈椎生理曲度 反弓。

2. 颅颈交界 结构未见异常。

印象：C5~C7颈髓挫裂伤符合外伤性脊髓损伤(ASIA A级)，伴髓内水肿；C4~C7椎体骨髓水肿，颈后软组织挫伤。

继发性改变：C4/5~C6/7椎间盘突出伴黄韧带增厚；颈椎退行性变。

(蔡赛男 廖海燕 刘军)

案例 022　脊膜瘤

一、教学目标

掌握脊膜瘤的病理机制、影像学特征（CT/MRI）及临床表现。正确识别脊膜瘤的核心影像表现，熟练掌握髓外硬膜下肿瘤的定位分析及影像报告的规范书写。培养对椎管内病变诊断的系统性思维，增强对脊髓压迫继发损伤的临床警觉性。

二、病例展示

患者，女，27 岁，双下肢麻木 1 周余。体格检查：四肢肌力、肌张力正常，各生理反射存在，深浅感觉正常，双侧病理征（-）。实验室检查：血常规、肝肾功能、电解质、凝血功能均无明显异常。该患者的影像资料如图 22-1 所示：

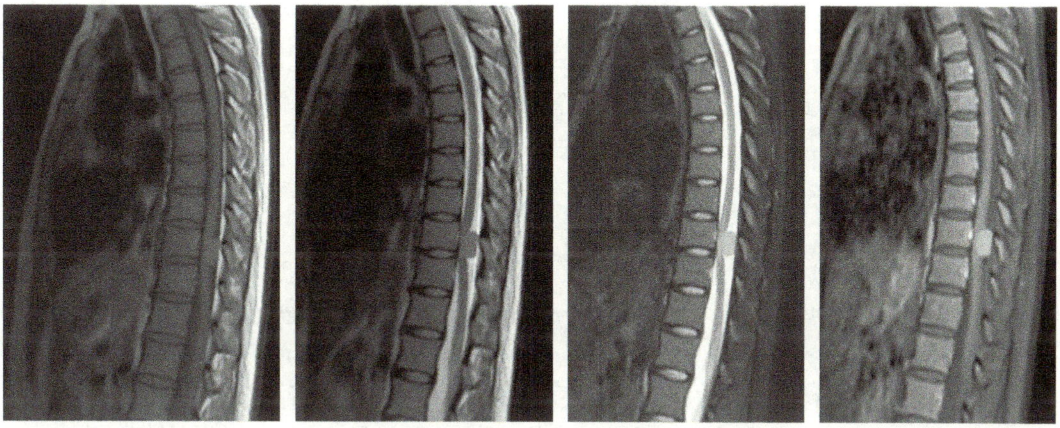

(a) 矢状位 T1WI　(b) 矢状位 T2WI　(c) 矢状位 T2 压脂　(d) 矢状位 T1WI+C

注：胸椎 MRI 平扫+增强。

图 22-1　案例 022 的影像学检查图片

三、问题及解答

问题 1　脊膜瘤的基本概念是什么？

脊膜瘤是一种起源于神经根周围蛛网膜帽状细胞或硬膜成纤维细胞的良性肿瘤，通常位于髓外硬膜下区域，占椎管内肿瘤的 25%～30%。该病在女性中更为常见，男女发病率比例约为 1∶4，胸段高发。

问题 2　脊膜瘤的病因是什么？

椎管内脊膜瘤病因未明，可能与遗传（如 *NF2* 基因突变）、激素（如雌激素受体阳性）、外伤史或辐射暴露相关。

问题 3　脊膜瘤的病理表现如何？

1. 肉眼　肿瘤呈类圆形或卵圆形，直径为 2~3.5 cm，包膜完整，基底宽大，与硬脊膜紧密粘连，质地坚硬，常见钙化现象。

2. 镜下　瘤细胞呈旋涡状排列，可见砂粒体钙化，血管分布丰富，偶见囊性变或恶性变（WHO Ⅱ~Ⅲ级）。

问题 4　脊膜瘤有哪些临床表现？

1. 早期　神经根痛（胸背部放射性疼痛）。

2. 进展期　感觉障碍（如束带感、麻木）、运动障碍（如肌力下降）、括约肌功能异常（如尿潴留）。

3. 晚期　脊髓压迫导致截瘫（胸段常见）。

问题 5　椎管内肿瘤常用的影像学检查有哪些？

1. X 线平片　观察脊柱形态、椎管扩大、骨质破坏、椎间孔扩大或钙化。

2. CT　清晰显示肿瘤的位置、大小及与骨质的关系。

3. MRI（首选）　多方位显示肿瘤的位置、形态，以及脊髓、蛛网膜下腔、椎体、椎间盘，明确病变范围、强化特点及与脊髓的关系。

问题 6　椎管内肿瘤分类、影像定位及其常见病理类型有哪些？

1. 脊髓内肿瘤　肿瘤位于脊髓内，边界不清，脊髓局限性增粗，周围蛛网膜下腔对称性变窄或闭塞。常见病理类型：室管膜瘤（成人多见）、星形细胞瘤（儿童及青少年多见）。

2. 髓外硬膜下肿瘤　肿瘤位于脊髓外、硬脊膜内，患侧蛛网膜下腔增宽，对侧蛛网膜下腔变窄，脊髓受压移位，肿瘤与脊髓间可见脑脊液间隙，典型者呈"哑铃形"跨椎间孔生长。常见病理类型：神经鞘瘤（最常见）、脊膜瘤（中老年女性多见）。

3. 硬膜外肿瘤　肿瘤位于硬脊膜外，蛛网膜下腔变窄，脊髓受压变形移位，常伴椎体或附件骨质破坏。常见病理类型：转移性肿瘤（如肺癌、乳腺癌转移）、淋巴瘤等。

问题 7　脊膜瘤的影像学特征有哪些？

1. X 线平片　大多显示正常，较大肿瘤可能表现为椎管膨大，少数情况下可见结节状钙化，但其应用价值有限。

2. CT　显示为等/稍高密度，钙化率为 30%~50%，椎管扩大或伴有骨质增生，增强扫描后呈现中度强化。

3. MRI　多见于胸段椎管，呈卵圆形，位于脊髓背侧，同侧蛛网膜下腔增宽，脊髓向健侧移位，定位为髓外硬膜下。病灶通常不超过 2 个节段，T1WI 呈等信号（与脊髓相比），

T2WI 呈等或略高信号，钙化区表现为低信号，增强后均匀强化，邻近硬脊膜可见“硬膜尾征”，此特征具有显著的诊断价值。

问题 8　请结合脊膜瘤特点对该病例进行定位和定性分析。

1. 定位分析　病灶呈椭圆形，基底部附着于硬脊膜。病灶同侧蛛网膜下腔增宽，而对侧蛛网膜下腔变窄，导致脊髓受压并向前方移位。综合判断，病灶定位于脊髓外、硬膜下。

2. 定性分析　病灶呈现类圆形等 T1、稍长 T2 信号，且均匀强化，伴有硬膜尾征，这些特征符合脊膜瘤的诊断标准。

问题 9　该病例的初步诊断是什么？

该病例存在 T10 平面髓外硬膜下占位，脊膜瘤可能性大。

问题 10　脊膜瘤的鉴别诊断有哪些？

1. 神经鞘瘤　在 20~40 岁人群中较为常见，男女发病率大致相等。首发症状通常为神经根痛。该肿瘤多位于髓外硬膜下侧方，呈“哑铃形”跨越椎间孔生长，并伴有椎间孔扩大。影像学检查显示，T2WI 呈现高信号，囊变现象较为普遍（占 60%~70%），钙化则较为罕见。增强扫描后，肿瘤通常表现为显著均一或环形强化。

2. 转移瘤　多见于中老年患者，多数患者有肺癌、乳腺癌等原发肿瘤病史，病程进展迅速。转移瘤好发于硬膜外，常伴随椎体溶骨性破坏。影像表现为 T1WI 低信号、T2WI 混杂信号，强化不均匀且边界模糊。

3. 星形细胞瘤　儿童及青年较为常见，病变多见于颈髓和胸髓，主要位于脊髓的偏侧和后部，边界模糊，常累及多个节段。CT 表现为等或低密度影，MRI 的 T1WI 呈低信号、T2WI 呈高信号，钙化、囊变或出血较为少见，增强扫描后呈轻度不均匀强化。

4. 蛛网膜囊肿　临床症状与体位密切相关（如站立时症状加重），无神经根性疼痛，脊髓受压程度相对较轻。影像表现为 T1WI 低信号、T2WI 高信号（与脑脊液信号一致），未见明显强化及实性成分，占位效应轻微。

问题 11　脊膜瘤核心影像表现的病理机制是什么？

1. 硬膜尾征（dural tail sign）　肿瘤细胞沿硬膜浸润或硬膜反应性增生（纤维化、血管扩张），反映肿瘤-硬膜界面炎症反应或微小播散。

2. 均匀强化　肿瘤血供丰富，新生血管内皮细胞间隙大，造影剂渗漏。

3. 钙化　砂粒体形成，钙盐沉积于肿瘤细胞旋涡状排列中心。

4. 脊髓受压移位　肿瘤缓慢膨胀性生长，挤压脊髓向对侧移位。

问题 12　阅片小结：脊膜瘤的核心影像表现。

1. 髓外硬膜下定位　肿瘤位于脊髓外、硬脊膜内，其基底与硬膜呈宽基底相连，导致脊髓受压并向对侧移位，同侧蛛网膜下腔相应增宽。

2. 形态与生长特点　肿瘤呈类圆形或卵圆形，边界清晰，多为单发，胸段最为常见。

3. 密度/信号　CT 显示等或稍高密度，瘤内可见点状或斑片状高密度钙化（见于

30%~50%的病例)；MRI 呈现等 T1、等或稍长 T2 信号，钙化区域在 T1WI 和 T2WI 上均表现为低信号。

4. 均匀强化与硬膜尾征 MRI 增强扫描肿瘤呈均匀明显强化，伴“硬膜尾征”。

问题 13 阅片小结：该患者下一步的诊疗建议。

该患者诊断为 T10 平面髓外硬膜下脊膜瘤伴脊髓受压水肿，建议神经外科手术评估。术后定期进行增强 MRI 随访。

四、报告模板

脊膜瘤

(一)主要病变

1. 定位 T10 平面椎管内、髓外硬膜下间隙(脊髓后方)。

2. 形态与边界 类圆形/卵圆形，边界清晰，大小约＊＊ mm×＊＊ mm×＊＊ mm。

3. 密度/信号特征

(1)CT 平扫：显示等或稍高密度，内部可见点状钙化。

(2)MRI 平扫：T1WI 呈等信号(与脊髓相比)，T2WI 表现为等或稍高信号，钙化区域则呈现低信号。

4. 增强扫描 显示均匀且明显的强化，邻近硬脊膜处可见线状强化(“硬膜尾征”)。

5. 继发改变 脊髓受压前移，受压节段脊髓在 T2WI 上呈稍高信号(水肿)；同侧蛛网膜下腔增宽，对侧变窄。

(二)主要伴随发现

1. 骨质改变 椎体及附件未见破坏，椎管局部膨大(肿瘤压迫)。

2. 其他 椎间盘形态及信号正常，椎旁软组织未见异常。

印象：T10 平面椎管内髓外硬膜下占位性病变，诊断为脊膜瘤(典型硬膜尾征、均匀强化伴钙化)，伴继发性脊髓水肿。

(黄楚欣 沈琴 廖海燕)

案例 023　脊髓室管膜瘤

一、教学目标

掌握脊髓室管膜瘤的病理机制及其影像特征，明确其与其他脊髓肿瘤的鉴别要点。熟练掌握 MRI 多序列分析（如 T1WI 低信号、T2WI 高信号及强化特点）及影像报告的规范书写。

二、病例展示

患者，男，66 岁，四肢麻木、双上肢乏力半年余。体格检查：四肢肌力、肌张力正常，各生理反射存在，深浅感觉正常，双侧病理征（-）。实验室检查：血常规、肝、肾功能、电解质、凝血功能均无明显异常。该患者的影像资料如图 23-1 所示：

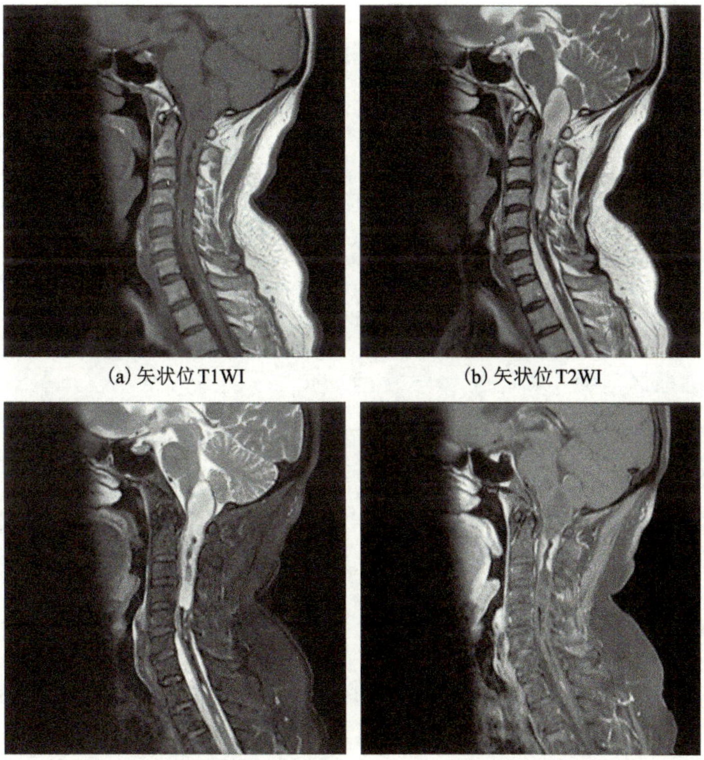

(a) 矢状位 T1WI　(b) 矢状位 T2WI

(c) 矢状位 T2 压脂　(d) 矢状位 T1WI+C

注：颈椎 MRI 平扫+增强。

图 23-1　案例 023 的影像学检查图片

三、问题及解答

问题1 脊髓室管膜瘤的基本概念是什么？

脊髓室管膜瘤起源于脊髓中央管的室管膜细胞或终丝等部位的室管膜残留物。该肿瘤多位于脊髓中央，发生于头尾端者常伴随囊变或脊髓空洞样改变。

问题2 脊髓室管膜瘤的病因是什么？

脊髓室管膜瘤病因复杂，可能与遗传突变、环境因素（如辐射、化学物质暴露）、感染或炎症，以及个体特性等相关。

问题3 脊髓室管膜瘤的病理表现？

1. 肉眼 肿瘤呈柔软红/灰紫色，边界清晰伴假包膜，沿中央管纵向生长，导致脊髓膨大，头尾端伴囊变或空洞。肿瘤呈腊肠样形态，好发于马尾、终丝及颈髓，易囊变、出血。

2. 镜下 间质少，以血管为支架，可见血管内皮增生；黏液乳头状亚型呈玫瑰样排列，乳头中心为血管核团；可沿终丝侵袭或通过脑脊液播散。

问题4 脊髓室管膜瘤的临床表现有哪些？

该肿瘤好发于成人，症状与肿瘤的生长部位、大小及其对周围组织压迫有关。常见症状包括：①疼痛，持续性或间歇性背痛/腰痛，随肿瘤增大而加剧；②麻木与感觉异常，下肢或四肢麻木，触/温/痛觉过敏；③运动障碍，肌力进行性减弱；④平衡障碍，步态不稳；⑤自主神经功能紊乱，尿失禁或便秘；⑥偶见体重下降、食欲减退。

问题5 脊髓内肿瘤常见的类型有哪些？

脊髓内肿瘤以室管膜瘤（成人多见）和星形细胞瘤（青少年多见）为主。

问题6 椎管内肿瘤通常使用哪些影像学检查？

1. X线平片 观察脊柱形态、椎管扩大、骨质破坏、椎间孔扩大或钙化。

2. CT 清晰显示肿瘤的位置、大小及与骨质的关系。

3. MRI（首选） 多方位显示肿瘤的位置、形态，以及脊髓、蛛网膜下腔、椎体、椎间盘，明确病变范围、强化特点及与脊髓关系。

问题7 脊髓室管膜瘤的影像表现有哪些？

1. X线平片 约20%脊髓室管膜瘤可见椎管增宽或骨质破坏。

2. CT 平扫呈等/低密度，脊髓膨大，分界不清，偶见钙化；增强后呈轻度强化或无强化。肿瘤较大时，可压迫椎体后缘呈扇形压迹，椎管扩大伴椎间孔扩大。

3. MRI T1WI呈等或低信号（黏液乳头状亚型可呈稍高信号），T2WI呈高信号，囊变、坏死、出血常见。值得注意的是，颈髓室管膜瘤的出血多位于肿瘤边缘。增强扫描时，实性部分均匀强化，囊变区无强化，由此可区分肿瘤与空洞。

问题 8　如何利用 MRI 特征性表现进行鉴别诊断？

①分析病灶的分布、数量、大小及信号特征，注意是否伴有其他病变（如出血、囊变、钙化等）。②观察病灶的强化模式（均匀/不均匀、环形等）。③结合患者的病史、临床表现及实验室检查结果进行综合判断。

问题 9　请结合脊髓室管膜瘤特点对该病例进行定位和定性分析？

1. 定位分析　病灶主体位于延髓、C1～T3 脊髓节段，边界欠清，病变段正常脊髓结构消失，远端蛛网膜下腔无扩张，符合髓内占位。

2. 定性分析　①信号特点：以长 T1、长 T2 信号为主，提示囊变；C2～C3 节段点片状 T1WI/T2WI 低信号（含铁血黄素沉积）。②强化特点：病灶内局灶性明显强化（血供丰富）。③继发改变：远端中央管扩张，小脑及脑干受压。

问题 10　该病例的初步诊断是什么？

该病例初步诊断为脊髓内占位性病变，室管膜瘤可能性大。

问题 11　脊髓室管膜瘤的鉴别诊断有哪些？

1. 星形细胞瘤　儿童及青年较为常见，病变多见于颈髓和胸髓，主要分布于脊髓的偏侧和后部，边界模糊，常累及多个节段。CT 表现为等或低密度影，MRI 显示 T1WI 呈低信号、T2WI 呈高信号，钙化、囊变及出血现象较少见，增强扫描后可见轻度不均匀强化。

2. 神经鞘瘤　为椎管内最常见的肿瘤，好发于胸腰段，多见于 20～40 岁人群。在 CT 影像上呈现为圆形稍高密度影，MRI 检查中 T1WI 表现为等信号，T2WI 为高信号，囊性变较为常见；增强扫描时，肿瘤通常呈现明显均一或环形强化，典型特征为“哑铃形”跨椎间孔生长。

问题 12　请简述椎管内肿瘤分类、影像定位及其常见病理类型。

1. 脊髓内肿瘤　肿瘤位于脊髓内，边界不清，脊髓局限性增粗，周围蛛网膜下腔对称性变窄或闭塞。常见病理类型：室管膜瘤（成人多见）、星形细胞瘤（儿童及青少年多见）。

2. 髓外硬膜下肿瘤　肿瘤位于脊髓外、硬脊膜内，患侧蛛网膜下腔增宽，对侧蛛网膜下腔变窄，脊髓受压移位，肿瘤与脊髓间可见脑脊液间隙，典型者呈“哑铃形”跨椎间孔生长。常见病理类型：神经鞘瘤（最常见）、脊膜瘤（中老年女性多见）。

3. 硬膜外肿瘤　肿瘤位于硬脊膜外，蛛网膜下腔变窄，脊髓受压变形移位，常伴椎体或附件骨质破坏。常见病理类型：转移性肿瘤（如肺癌、乳腺癌转移）、淋巴瘤等。

问题 13　脊髓室管膜瘤核心影像征象的病理机制是什么？

1. 囊变与信号特征　肿瘤沿中央管生长，阻塞脑脊液循环，导致局部压力升高，进而引发脊髓组织退变和液化，最终形成囊腔（表现为 T1 低信号、T2 高信号）。黏液乳头状亚型因其分泌黏液基质，T1 信号可能稍高。

2. 含铁血黄素沉积 肿瘤内血管内皮增生、管腔狭窄，易破裂出血，含铁血黄素被巨噬细胞吞噬后沉积，形成特征性低信号。

3. 强化模式 实性部分因血管丰富且结构紊乱（新生血管通透性高），增强后呈均匀强化；囊变区无血管，故无强化。

4. 脊髓中央管扩张 肿瘤占位效应导致中央管近端梗阻，远端因脑脊液淤积被动扩张（类似“活瓣”机制）。

问题 14 阅片小结：简述脊髓室管膜瘤的定义与核心影像特点。

1. 定义 脊髓室管膜瘤起源于脊髓中央管或终丝残留细胞，好发于髓内（尤其是马尾、终丝及颈髓），常伴头尾端囊变或脊髓空洞。

2. 影像征象 脊髓室管膜瘤的典型特征表现为髓内中央区呈现长 T1/T2 信号，伴随囊变、含铁血黄素沉积以及远端中央管扩张。增强扫描后，实性部分呈现均匀强化。结合患者的年龄和病变部位，可进一步协助诊断。

问题 15 阅片小结：脊髓室管膜瘤的鉴别诊断要点。

1. 与星形细胞瘤鉴别

（1）发病年龄：室管膜瘤多见于成人群体，而星形细胞瘤则常见于儿童及青少年。

（2）累及范围：室管膜瘤局限于 5 个节段，而星形细胞瘤则广泛浸润。

（3）信号特征：室管膜瘤两端囊性变常见，星形细胞瘤囊性变或出血较为罕见。

2. 与神经鞘瘤鉴别

（1）位置：室管膜瘤位于髓内，神经鞘瘤位于髓外硬膜下，呈现典型“哑铃形”。

（2）强化模式：室管膜瘤呈现局灶性强化，而神经鞘瘤则表现为均一性或环形强化。

问题 16 阅片小结：脊髓室管膜瘤的诊断流程。

（1）确认图像质量及患者信息，识别脊髓增粗、囊变及含铁血黄素沉积。

（2）结合 MRI 多序列分析（T1WI 低信号、T2WI 高信号、增强强化模式），排除空洞症。

（3）综合年龄、症状（背痛、感觉异常、运动障碍）及影像特征（髓内占位、囊变、远端中央管扩张），考虑室管膜瘤诊断。

问题 17 阅片小结：该患者下一步的诊疗建议。

该患者诊断为脊髓内占位性病变（室管膜瘤可能性大），建议神经外科会诊评估手术。术后行增强 MRI 评估肿瘤切除程度及脊髓减压效果，重点关注远端中央管扩张是否缓解。

四、报告模板

脊髓室管膜瘤

(一)主要病变

1. 部位　延髓、C1~T3 脊髓节段髓内。

2. 基本病变　条柱状占位，范围约 45 mm×12 mm×8 mm，边界欠清。

3. 信号特征

(1)T1WI：以长 T1 信号为主，C2~C3 节段点呈片状低信号(含铁血黄素沉积)。

(2)T2WI：以长 T2 信号为主，内见囊变区。

4. 强化特征　增强后病灶内局灶性明显强化，囊变区无强化。

5. 继发改变　远端脊髓中央管扩张，小脑轻度受压。

(二)主要伴随发现

1. 骨质改变　颈椎体及附件骨质信号正常。

2. 椎间盘及椎旁结构　椎间盘形态、信号正常，无膨出/突出；椎旁软组织未见异常。

印象：延髓、胸髓上段脊髓内占位性病变。定位：髓内。定性：肿瘤性病变，室管膜瘤可能性大。

(黄楚欣　沈琴　廖海燕)

案例 024　鼻咽癌

一、教学目标

掌握鼻咽部的影像解剖知识、基本病变类型、良恶性病变的疾病谱、鼻咽癌的影像学特征、鼻咽癌的 TNM 分期标准以及颈部淋巴结分组情况。运用影像分析方法与诊断原则，细致观察并分析疾病影像表现，培养针对鼻咽癌的影像学诊断思维及 TNM 分期的实际应用能力。

二、病例展示

患者，女，40 岁，回吸性血涕 1 月余，伴鼻塞、头痛。无吸烟史。无肿瘤相关家族史。体格检查：鼻腔黏膜充血，鼻咽顶后壁隆起，鼻咽腔变窄。实验室检查：EB 病毒阳性，结核相关检查阴性，血常规未见明显异常。该患者的影像资料如图 24-1 所示：

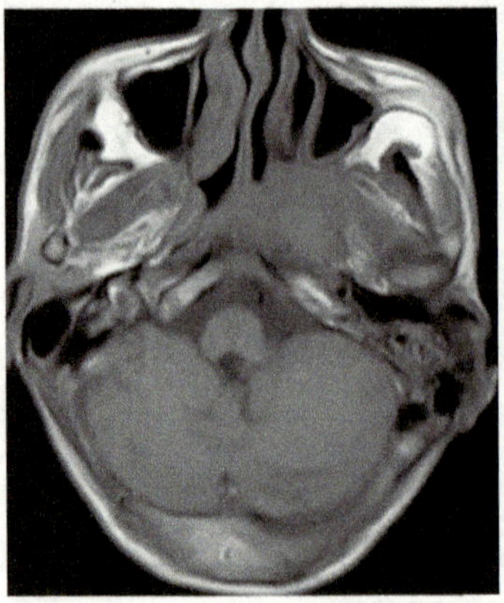

(a) 横断位 T1WI

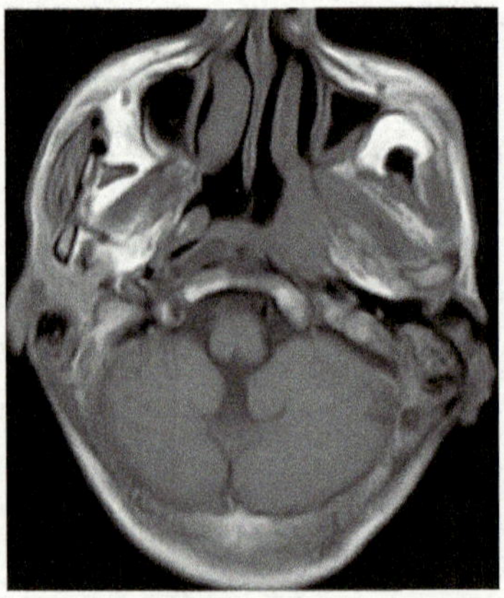

(b) 横断位 T1WI

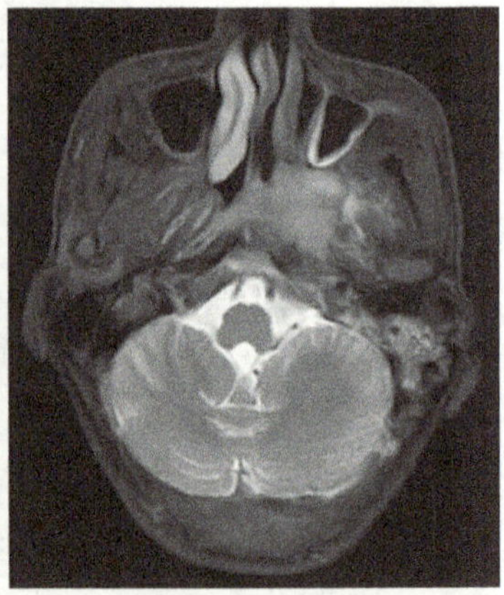

(c) 横断位 T2WI 压脂

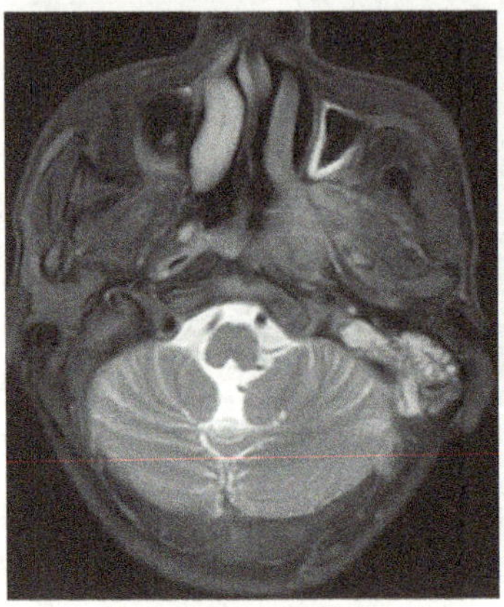

(d) 横断位 T2WI 压脂

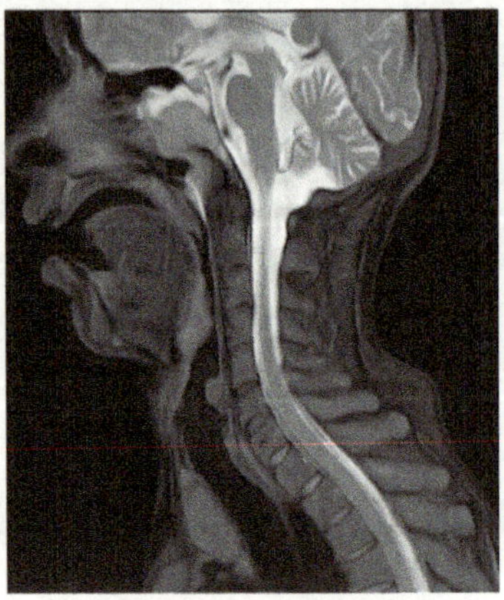

(e) 矢状位 T2WI 压脂

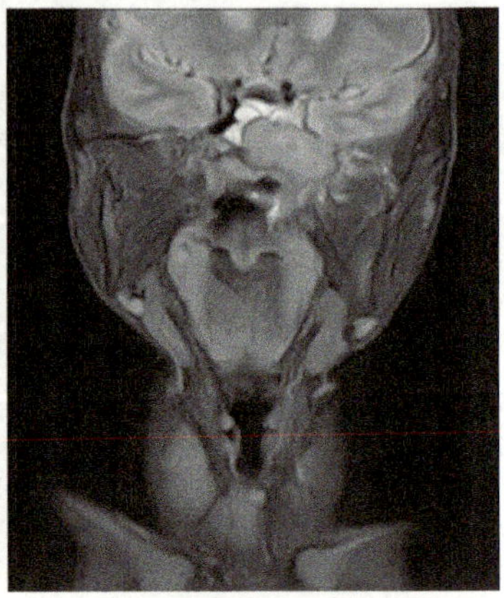

(f) 冠状位 T2WI 压脂

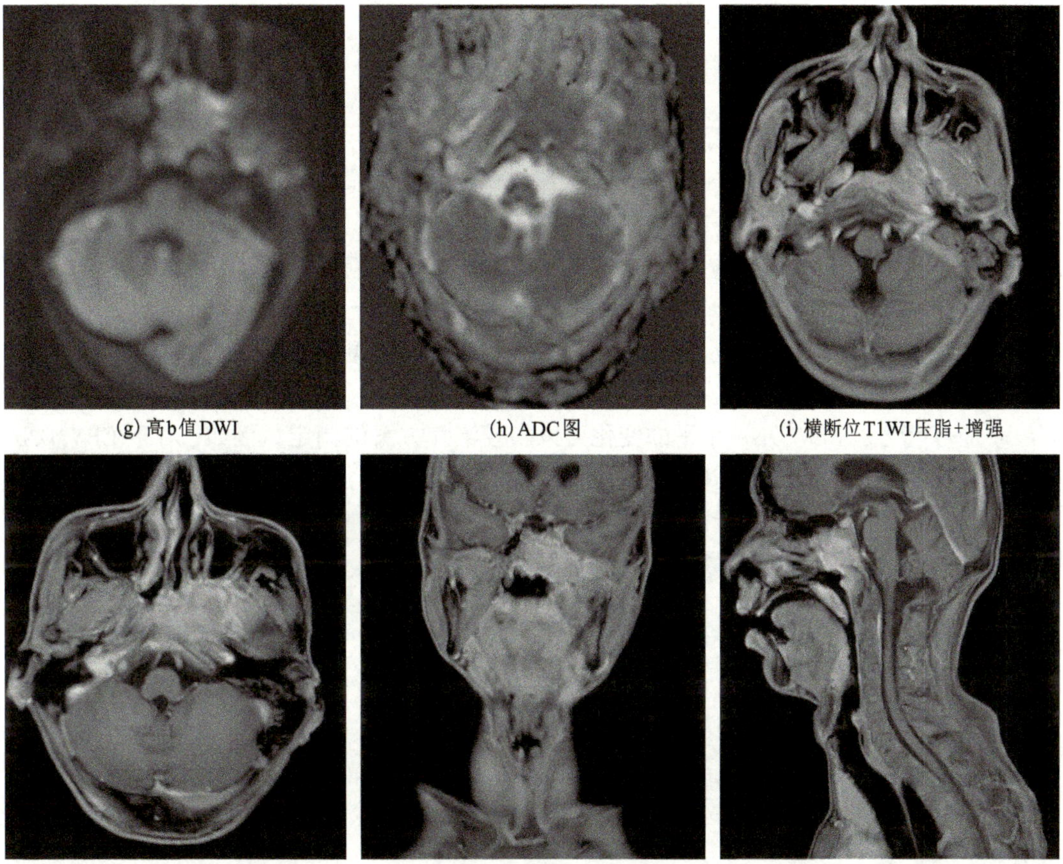

(g) 高b值DWI　(h) ADC图　(i) 横断位T1WI压脂+增强

(j) 横断位T1WI压脂+增强　(k) 冠状位T1WI压脂+增强　(l) 矢状位T1WI压脂+增强

注：鼻咽、颈部 MRI 平扫+增强。

图 24-1　案例 024 鼻咽癌的影像学检查图片

三、问题及解答

问题 1　该例患者的主诉是什么？引起此类症状的病因是什么？

该患者的主诉是回吸性血涕 1 月余，伴鼻塞、头痛。常见病因为鼻息肉、鼻咽纤维血管瘤、鼻咽癌。

问题 2　根据此例患者的主诉，还需进一步关注患者哪些临床特征？

还需关注患者有无耳闷、听力下降，有无颈部肿块或淋巴结肿大，有无头痛、面部疼痛或麻木等症状，以及鼻咽部检查结果，其他头颈部器官受累的体征等。

问题 3　患者 EBV 阳性有什么意义？

EB 病毒(epstein-barr virus，EBV)与鼻咽癌(nasopharyngeal carcinoma，NPC)的发生发

展有密切关系。在鼻咽癌患者中，EBV 的升高主要体现在以下几个方面：

1. EBV 感染的生物标志 几乎所有的鼻咽癌患者都有 EBV 感染，EBV 相关标志物是鼻咽癌诊断和预后判断的重要指标。

2. 早期诊断与筛查 EBV 相关标志物，尤其是血浆 EBV DNA，可以作为鼻咽癌早期筛查和诊断的标志物，具有较高的敏感性和特异性。

3. 治疗反应监测 治疗后 EBV DNA 水平的下降通常与治疗反应相关。如果 EBV DNA 水平下降后再次升高，可能提示肿瘤复发或进展。

4. 预后评估 治疗前 EBV DNA 水平较高的患者，其预后可能较差。EBV DNA 水平的变化可以作为鼻咽癌患者预后判断的重要指标。

5. 复发监测 EBV DNA 水平的升高通常比影像学检查更早地提示复发，因此可以作为复发监测的敏感指标。

6. 治疗指导 EBV DNA 水平的变化可以指导治疗方案的制定。例如，对于 EBV DNA 水平较高的患者，可能需要更积极的治疗策略。

综上所述，EBV 水平的升高在鼻咽癌的诊断、治疗反应监测、预后评估和复发监测中具有重要的临床意义。

问题 4 指导医师结合重点、难点施教，并针对住院医师所描述的影像(图像)关键征象进行充分点评和规范性演示。

1. 检查部位 鼻咽部、颈部。

2. 检查技术 鼻咽部、颈部 MRI 平扫+增强。

患者姓名、性别、年龄、检查方法及检查部位核对无误，无明显伪影，图像质量满足诊断要求。

3. 影像所见 鼻咽部及颈部 MRI 平扫+增强成像显示：鼻咽腔变窄，左侧鼻咽壁增厚并形成肿块，大小约为 45 mm×39 mm。肿块边界模糊，边缘可见分叶，内部信号均匀，T1WI 呈等信号，T2WI 呈稍高信号，DWI 呈稍高信号，ADC 呈稍低信号，增强扫描显示明显均匀强化。肿块向左侧侵犯同侧腭帆张提肌、翼内肌、翼外肌及咽旁间隙，向前侵犯左侧后鼻孔、蝶骨左侧翼板及翼腭窝，向后侵犯左侧头长肌、颞骨岩部，向上侵犯左侧蝶窦及枕骨斜坡。左侧咽隐窝闭塞，咽旁间隙变窄。所示双侧颈部可见多发小淋巴结影，较大者约为 13 mm×10 mm，增强扫描显示中度均匀强化。

4. 影像诊断 鼻咽左侧壁占位并周围浸润，考虑鼻咽癌，建议进一步完善内镜及病理检查。

问题 5 在鼻咽部 MRI 检查中，需要重点关注哪些解剖结构？

鼻咽部 MRI 检查需重点观察鼻咽、鼻腔、鼻窦、咽旁间隙、乳突、颅底骨质结构，以及脑组织、颈部间隙、颈部骨质和肌群，并注意左右对比。若发现病变，需准确进行病变定位，详细描述基本病变及其特征，结合病史提供初步诊断意见。

问题 6 该病例的主要影像征象、次要征象、重要的阴性征象分别有哪些？

1. 主要征象 鼻咽部肿块，有弥散受限，侵犯咽旁肌群、咽旁间隙及颅底骨质，增强扫描示明显均匀强化。

2. 次要征象　双侧颈部多发小淋巴结；左侧中耳炎。

3. 重要的阴性征象　咽淋巴环未见增厚。

问题 7　分析归纳该病例的临床特点。

该患者为中年女性，慢性病程，既往史、个人史、家族史无特殊。实验室检查示 EB 病毒阳性。

问题 8　分析归纳该病例的影像特点。

该患者鼻咽左侧壁及咽旁间隙出现软组织肿块，提示肿瘤新生物，左侧咽隐窝消失；肿块形态不规则，呈现明显强化，并累及邻近肌肉及骨质，表明病变呈侵袭性生长且血供丰富，恶性肿瘤可能性较大。

问题 9　鼻咽部肿块的鉴别诊断有哪些？

此病例鉴别诊断：

1. 良性病变　①淋巴组织增生；②鼻咽纤维血管瘤；③鼻咽囊肿。

2. 恶性病变　①淋巴瘤；②鼻咽癌；③腺样囊性癌；④脊索瘤。

问题 10　鼻咽部肿块的鉴别要点有哪些？

1. 鼻咽纤维血管瘤　好发于男性，青、少年多见；临床表现以反复大量鼻出血为特征；肿瘤大，累及范围广，多位于蝶骨体、枕骨斜坡及后鼻孔；T2WI 示肿块呈明显高信号，可见“椒盐征”表现。

2. 鼻咽部淋巴瘤　淋巴瘤侵犯范围广泛，多侵犯鼻腔及口咽部，表现为软组织弥漫增厚，颅骨破坏少见，常伴有颈部淋巴结肿大。

3. 腺样囊性癌　小唾液腺广泛分布于口咽腔，以硬腭最多见，也可见于舌、唇及颊黏膜，偶尔可见于咽旁间隙及鼻咽。鼻咽部的腺样囊性癌与鼻咽癌的影像表现有时难以鉴别，但腺样囊性癌密度/信号多不均匀，可有囊变，且有沿神经播散蔓延倾向。

4. 脊索瘤　蝶枕骨交界区软骨结合部的骨质破坏及不规则软组织肿块，多见于斜坡中上 2/3 区域，常累及鞍区及鞍旁区。部分肿瘤内可见散在钙化灶。CT 影像显示为等高低混杂密度，MRI 信号呈现长 T1、长 T2 特征，信号分布不均匀。增强扫描后，多表现为中度至明显的不均匀蜂窝状强化。矢状位上，脑桥腹侧可见“指压状”凹陷。

5. 鼻咽癌　病变主体位于鼻咽腔，可侵犯颅底甚至海绵窦，骨质破坏偏于一侧，常伴有颈部淋巴结肿大。

问题 11　该病例的初步诊断是什么？

该病例初步诊断为鼻咽癌。

问题 12　鼻咽癌的常见临床表现有哪些？

常见临床表现包括：鼻塞或鼻出血；耳部压力感或听力下降；颈部肿块（淋巴结肿

大)；头痛；面部疼痛或麻木；视力下降或视物重影。

问题 13　鼻咽癌的流行病学特征有哪些？

1. 地理分布　鼻咽癌在世界不同地区的发病率差异较大，东南亚地区尤其是中国南方的发病率较高。

2. 种族差异　某些种族群体，如黄种人比其他种族有更高的发病率。

3. 年龄和性别　鼻咽癌多发生于成年人，尤其是中年人，男性患者多于女性。

问题 14　鼻咽癌的病因和危险因素有哪些？

鼻咽癌的确切病因目前尚未完全明确，但已知的若干风险因素主要包括：

1. 遗传因素　某些遗传变异可能提升个体罹患鼻咽癌的风险。

2. 病毒感染　尤其是 EB 病毒(EBV)感染与鼻咽癌的发生密切相关。

3. 环境因素　如长期接触特定化学物质或存在不良饮食习惯等。

问题 15　鼻咽癌的病理分型及预后如何？

鼻咽癌是指起源于鼻咽部上皮细胞的恶性肿瘤。根据病理学表现，主要分为以下类型：

1. 角化型鳞状细胞癌　这是最常见的类型，占鼻咽癌的大多数。

2. 非角化型鳞状细胞癌　相对较少见，但其生长速度快，预后较差。

3. 未分化癌　罕见，但侵袭性极强，预后最差。

问题 16　基于此病例的鼻咽部 MRI，除作出鼻咽癌的诊断，还需要向临床提供哪些信息？

最需提供给临床的信息是病变的范围及其与邻近结构的关系，尤其需明确是否存在颅内侵犯。此外，还需观察扫描范围内是否有肿大淋巴结或其他转移性病灶，以便对病变进行准确分期。

问题 17　如何判断鼻咽癌对周围结构及颅神经侵犯情况？

肿块直接浸润肌群或骨质，使相应区域失去正常的形态及信号，如骨质侵犯一般会使得骨髓 T1WI 高信号消失，增强后可见强化。颅神经增粗并出现强化、相应颅底孔道扩大，是肿瘤浸润的直接征象；间接征象应注意翼内外肌去神经性水肿(T2 压脂序列羽毛状高信号)。此外，临床上患者通常会出现相应的颅神经症状。

问题 18　颅底受侵引起的颅神经麻痹综合征有哪些？

1. 眶上裂综合征　第Ⅲ、Ⅳ、Ⅵ、V1 颅神经经眶上裂出颅，当肿瘤侵犯眶上裂时可引起上述颅神经麻痹，并引起相应的临床表现。

2. 眶尖综合征　肿瘤侵犯眶尖视神经管时，首先会导致视神经受压或受侵，进而引发视力下降、复视，甚至失明。随后，患者可能出现部分或全部眶上裂综合征的表现，即第Ⅱ、Ⅲ、Ⅳ、Ⅵ、V1 颅神经受侵。

3. 垂体蝶窦综合征　肿瘤侵及蝶窦、后组筛窦，第Ⅲ、Ⅳ、V1 颅神经先受累，继而出现Ⅵ和Ⅱ颅神经损伤。

4. 岩蝶综合征　又名海绵窦综合征或破裂孔综合征。是肿瘤侵及破裂孔，岩骨尖向前外卵圆孔和海绵窦侵犯，首先引起外展神经麻痹，继而顺次出现Ⅴ3、Ⅴ2、Ⅴ1、Ⅲ、Ⅳ、Ⅱ颅神经麻痹。

5. 颈静脉孔综合征　肿瘤直接侵犯后颅窝颈静脉孔一带，出现Ⅸ、Ⅹ、Ⅺ颅神经麻痹。

6. 舌下神经孔症状　肿瘤侵犯枕大孔舌下神经孔，引起舌下神经麻痹，出现舌肌麻痹，舌活动障碍，影响说话、咀嚼和吞咽功能。

问题 19　鼻咽癌颈部淋巴结转移的影像学诊断标准有哪些？

(1) 最大横断面图像淋巴结最小径≥10 mm（颈部Ⅱ区）或≥8 mm（其他区）或≥5 mm（咽后组淋巴结）。

(2) 中央坏死，或环形强化。

(3) 同一区域内超过 3 个淋巴结，最大横断面最大径>8 mm。

(4) 淋巴结包膜外侵犯；淋巴结边缘呈现不规则强化；周围脂肪间隙部分或完全消失；淋巴结相互融合。

(5) 咽后淋巴结：最小径>5 mm。

问题 20　鼻咽癌的主要治疗方法及其治疗后的评估标准是什么？

鼻咽癌的治疗取决于多种因素，包括肿瘤类型、分期和患者的整体健康状况。常见的治疗方法包括：

1. 放疗　是鼻咽癌的主要治疗方式。

2. 化疗　可能与放疗联合使用，或用于晚期或复发的鼻咽癌。

3. 靶向治疗　针对特定分子标志物的治疗。

4. 免疫治疗　利用患者自身的免疫系统来攻击癌细胞。

治疗后评估主要依赖影像学检查。例如，鼻咽部 MRI 能够显示鼻咽病变及转移性病灶的缩小或消失。部分患者在放疗后可能会出现照射野内的放射性脑炎，此时需结合患者的放疗照射史及放疗靶区进行综合诊断。

问题 21　阅片小结：鼻咽腔的影像解剖。

鼻咽腔是一个复杂的结构，由前壁、顶壁、后壁、底壁及双侧壁组成。具体而言，前壁位于后鼻孔及鼻中隔后缘；顶壁则由蝶骨体底及枕骨体构成；后壁囊括了腺样体、头长肌及第一颈椎椎体前缘；底壁从软腭背面一直延伸至第一颈椎下缘；而侧壁则包含了咽鼓管开口、圆枕、咽隐窝及其周围的软组织。

问题 22　阅片小结：鼻咽部常见病变。

1. 良性病变　①淋巴组织增生；②鼻咽纤维血管瘤；③鼻咽囊肿。

2. 恶性病变　①淋巴瘤；②鼻咽癌；③腺样囊性癌；④脊索瘤。

问题 23　阅片小结：鼻咽癌的影像学诊断要求。

鼻咽癌影像诊断需系统完成“定性—定位—分期”三层次评估。定性诊断重点关注肿块的恶性特征：形态不规则且伴有浸润性边缘，T2 中等信号结合 DWI 高信号/ADC 低值的特征组合，以及强化均匀且咽隐窝结构破坏均提示恶性。定位分析强调多平面观察：轴位评估咽旁间隙的浸润情况，冠状位识别颅底孔道的侵犯情况（如卵圆孔扩大），矢状位检测斜坡骨髓信号异常。淋巴结转移需把握咽后组≥5 mm 或出现坏死征象，颈部Ⅱ区≥10 mm，其他区域≥8 mm 的核心标准。分期依据 ACC-TNM 分期标准（2017 年版）。影像报告应突出治疗相关细节：肿瘤与颈动脉间距、颅底破坏范围及 DWI 高信号区的定位，为放疗靶区勾画和手术规划提供关键解剖依据。

问题 24　阅片小结：鼻咽癌的 TNM 分期。

1. T（原发肿瘤）分期

T1：肿瘤局限于鼻咽部，可能侵犯口咽和（或）鼻腔，但未侵犯咽旁间隙。

T2：肿瘤侵犯咽旁间隙和（或）邻近软组织，如翼内肌、翼外肌、椎前肌。

T3：肿瘤侵犯颅底骨质、颈椎、翼状结构和（或）鼻旁窦。

T4：肿瘤侵犯颅内结构、颅神经、下咽、眼眶、腮腺或广泛的软组织区域。

2. N（区域淋巴结）分期

N0：无区域淋巴结转移。

N1：单侧颈部淋巴结转移，最大径≤6 cm，位于环状软骨下缘以上区域。

N2：双侧颈部淋巴结转移，最大径≤6 cm，同样位于环状软骨下缘以上区域。

N3：颈部淋巴结转移，最大径>6 cm，或者位于环状软骨下缘以下区域。

3. M（远处转移）分期

M0：没有远处转移。

M1：存在远处转移。

问题 25　阅片小结：该患者下一步的诊疗建议。

本病例初步诊断为鼻咽癌，需进一步进行病理学检查以确诊并确定病理类型；此外，为明确后续治疗方案，还需通过 PET-CT 检查来进行分期。

结合病理结果及 PET-CT 检查结果，本病例最终被诊断为鼻咽癌（非角化型鳞癌，T3N0M0，Ⅲ期）。该诊断与基于 MRI 的影像分期基本一致，有助于临床医生选择最佳治疗方案，评估患者预后，从而最大化患者利益。

四、报告模板

鼻咽癌

(一)主要病变

1. 部位　鼻咽(左、右、顶、后壁)。

2. 基本病变　肿块(结节),大小约＊＊ mm×＊＊ mm。

3. 强化特征　平扫信号(均匀/不均匀),呈 T1WI 等信号、T2WI 稍高信号,增强后明显(轻中度/无)(不均匀/均匀)强化。

4. 周围浸润　肿块向外侵犯(同侧腭帆张/提肌、翼内肌、翼外肌及咽旁间隙、颞肌),向前侵犯(后鼻孔、蝶骨翼板及翼腭窝),向后侵犯(头长肌、颞骨岩部),向上侵犯(蝶窦、枕骨斜坡、海绵窦)。

5. 淋巴结(可复选)　无、咽后间隙淋巴结肿大。最大病灶位于＊＊,短径＊＊ mm;双侧颈部(无/有)肿大淋巴结,最大病灶位于＊＊区,短径＊＊mm。

6. 转移灶　无/所示椎体。

(二)主要伴随发现

印象:鼻咽部(左、右、顶、后壁)占位性病变;考虑鼻咽癌,建议进一步完善内镜及病理检查。

(扶周　周欢　谢春艳)

案例 025　眼眶血管瘤

一、教学目标

掌握眼眶的影像解剖、基本病变、良恶性病变疾病谱、血管瘤影像学特征及其鉴别诊断思路。运用影像分析方法与诊断原则，细致观察并分析疾病影像表现，培养对眼眶血管瘤的影像学诊断及鉴别诊断的思维能力。

二、病例展示

患者，女，48 岁，发现右眼球突出 1 月余，其间无视力下降，亦无眼胀、眼痛、畏光、流泪等症状，头部无疼痛、恶心等不适感，左眼无明显不适，未接受任何治疗。现因病情加重而入院。患者既往有肺结核病史。体格检查：右侧眼球较左侧明显突出，双眼结膜无充血现象，角膜透明，前房清澈且深度适中，瞳孔等大等圆，直径约 3 mm，对光反射灵敏，晶状体透明，玻璃体略显混浊，眼底未见显著异常。实验室检查方面：血常规未见明显异常。眼部 B 超：右眼玻璃体存在混浊情况。该患者的影像资料如图 25-1 所示：

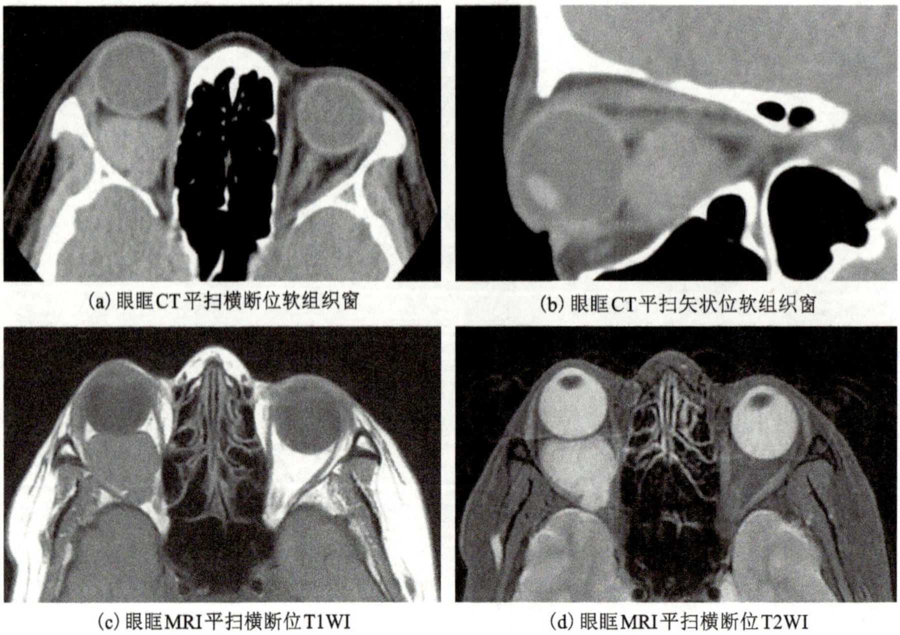

(a) 眼眶CT平扫横断位软组织窗　(b) 眼眶CT平扫矢状位软组织窗　(c) 眼眶MRI平扫横断位T1WI　(d) 眼眶MRI平扫横断位T2WI

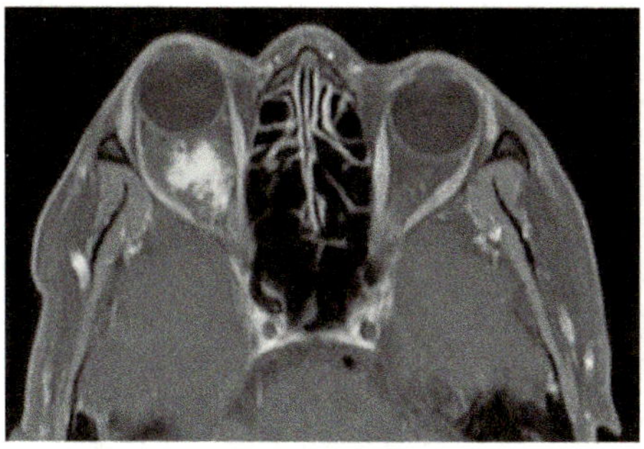
(e) 眼眶MRI横断位T1WI+C

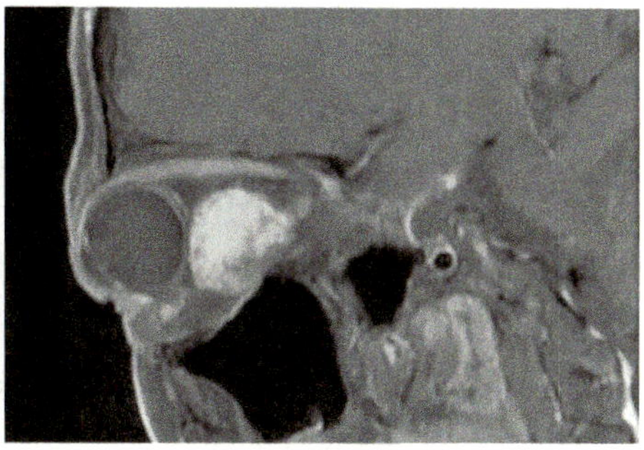
(f) 眼眶MRI矢状位T1WI+C

图 25-1　案例 025 的影像学检查图片

三、问题及解答

问题 1　与影像学相关的眼球突出的诊断流程是什么？

眼球突出需遵循“临床-影像”联合评估原则。

1. 临床评估　重点询问突眼进展速度（快/慢）、单/双侧性、伴随症状（疼痛/视力变化），查体评估突眼度、眼肌运动及甲状腺相关体征。

2. 影像选择　CT 是评估骨质改变、钙化及异物的首选方法；MRI（平扫+增强）评估软组织病变有优势，且需包括脂肪抑制序列。

问题 2　患者进行甲状腺功能检查有何意义？

甲状腺功能亢进是引起眼球突出的主要原因之一。通过检测甲状腺激素水平（如 T3、T4 和 TSH 水平），明确是否存在甲状腺功能异常及甲亢眼病。

问题 3　眼与眼眶疾病如何选择影像学检查？

眼部影像学检查方法是显示与诊断病变的基础，只有采用规范、恰当的检查方法才能全面地显示眼眶的解剖及病理改变。

1. CT　适用于急诊（外伤/异物）、骨质评估（骨折/破坏）及钙化检测（如视网膜母细胞瘤）。

2. MRI　对软组织病变的显示优于 CT，适合用于诊断眼球及眼眶的肿瘤和肿瘤样病变、视网膜脱离、眼肌病变及视神经病变，且增强扫描是必需的。

3. B 超　适用于浅表病变筛查及血流动力学评估。

技术规范：CT 需进行薄层扫描（层厚≤2 mm），并联合应用骨窗与软组织窗；MRI 需涵盖轴位 T1WI、T2WI 以及增强脂肪抑制序列，必要时可实施动态增强扫描或 DWI 检查。

问题 4　指导医师结合重点、难点施教，并针对住院医师所描述的影像（图像）关键征象进行充分点评和规范性演示。

1. 检查部位　眼眶。

2. 检查技术 眼眶CT平扫+眼眶MRI平扫增强。

患者姓名、性别、年龄、检查方法及检查部位核对无误，无明显运动伪影，图像质量满足诊断要求。

3. 影像所见 右眼球后肌锥内发现类圆形肿块，大小为23 mm×21 mm×22 mm。CT检查显示肿块呈均匀稍高密度（CT值51 HU）；MRI检查结果显示T1等信号、T2明显高信号，增强扫描后呈现渐进性强化。邻近眼外肌及视神经受压但未受侵犯，眶尖脂肪间隙清晰可见，眶壁骨质完整。

4. 影像诊断 右眼眶球后肌锥内占位：考虑海绵状血管瘤。

问题5 如何通过影像学定位眼和眼眶病变？该病例中病变的具体定位在哪里？

眼眶影像学定位包括眼眶内/外、肌锥内/外间隙、球后间隙等区域。该病例中，病变位于眼眶内的球后肌锥内间隙。

问题6 眼眶影像显示的基本病变有哪些？

1. 形态异常 眼眶增大主要见于眼眶内的占位性病变。眼眶缩小则常见于无眼球、小眼球或婴幼儿期进行眼球摘除术后，以及眶周病变向眶内膨隆或侵入的情况，这些因素均可导致眶窝变小。眼眶变形多见于先天发育畸形、骨纤维异常增殖症，以及额筛窦黏液囊肿等疾病。

2. 密度/信号异常 CT检查显示眶内钙化灶常见于视网膜母细胞瘤、眶内静脉畸形等疾病；MRI检查显示眶内脂肪信号多见于皮样囊肿；脉络膜黑色素瘤在T1WI上呈现高信号，而在T2WI上呈现低信号；硬化性炎性假瘤或陈旧性出血则表现为低信号。若病变的密度或信号不均匀，则提示可能存在坏死、囊变、钙化等情况。

3. 位置异常 眼球突出见于球后占位性病变、外伤后出血、甲状腺相关眼病及颈动脉海绵窦瘘等，体位性眼球突出见于脉管性病变。眼球内陷多见于爆裂性骨折或眶内静脉曲张。眼外肌或视神经位置异常时，可根据移位方向判断病变的位置或来源。

4. 眶壁骨质异常 骨质破坏可见于眶内或眶周原发恶性病变或转移瘤。泪腺肿瘤可致泪腺窝局限性骨质吸收，使之扩大。蝶骨大、小翼骨质缺损多见于神经纤维瘤病。骨质增生可见于骨纤维异常增殖症、脑膜瘤及眶骨骨髓炎。

5. 眼眶通道异常 视神经管扩大见于视神经胶质瘤、视神经鞘脑膜瘤或神经纤维瘤病；视神经管狭窄少见，可见于骨纤维异常增殖症、蝶骨嵴脑膜瘤等。眶上裂增大见于神经鞘瘤和海绵窦炎；眶上裂缩小见于骨纤维异常增殖症。

6. 肿块 密度均匀、边界清楚的软组织肿块多为良性肿瘤；密度不均匀、边缘不规则，提示恶性病变，如伴有骨质破坏多为恶性肿瘤。病变增强程度可以反映病变血供状态：血供丰富的病变强化明显，见于炎性病变、恶性肿瘤、血管瘤等；而黏液囊肿、（表）皮样囊肿等缺乏血供的病变一般无明显强化。

7. 邻近解剖结构改变 发现眶内病变时，需要观察毗邻结构，例如鞍区、颅底、鼻窦是否受累，以利于进行眶内病变的鉴别诊断。

问题 7　眼眶常见肿瘤性病变有哪些？

眼眶常见的肿瘤性病变包括：

1. 血管源性肿瘤

(1)海绵状血管瘤：肌锥内类圆形肿块，T2WI 显示显著高信号，增强扫描呈渐进性强化(从边缘向中心填充)，CT 可见静脉石且无骨质破坏。

(2)静脉畸形：不规则肿块，伴流空血管，增强扫描立即强化，Valsalva 试验加重突眼。

2. 神经源性肿瘤

(1)视神经胶质瘤：儿童伴有神经纤维瘤病Ⅰ型，表现为视神经呈纺锤形增粗，T2WI 显示高信号，且无钙化或囊性变。

(2)神经鞘瘤：肌锥外类圆形肿块，囊变+流空血管，实性部分明显强化。

3. 淋巴瘤　均匀等密度/信号肿块，呈“铸型”方式环绕眼球生长，DWI 显示弥散受限，骨质破坏较为罕见。

4. 转移瘤　溶骨性/成骨性破坏+软组织肿块，不均匀强化，结合原发灶病史(乳腺癌/肺癌等)。

问题 8　该病例的主要影像征象、次要征象、重要的阴性征象分别有哪些？

1. 主要征象　右眼球后肌锥内单发肿块病变，增强扫描呈渐进性强化。

2. 次要征象　密度、信号均匀。

3. 重要的阴性征象　眼眶及眼球未见增大，眼环完整，眼外肌未见增长，眶尖脂肪间隙清晰，眶内未见异常血管影。

问题 9　分析归纳病例的临床特点。

该患者为中年女性，慢性病程，既往史及个人史、家族史无特殊。实验室检查无特殊。

问题 10　分析归纳病例的影像特点。

该患者右眼球突出，右眼球后肌锥内有一类圆形软组织肿块，边界清楚，密度及信号均匀，大小约 23 mm×21 mm×22 mm，增强后呈渐进性强化，眼眶及眼球未见增大，眼环完整，眼外肌未见增粗，眶尖脂肪间隙清晰，眶内未见异常血管影。

问题 11　如何对该眼眶占位性病变进行影像学诊断及鉴别诊断？

1. 影像学诊断　该病例为眼眶肌锥内孤立性肿块，T2WI 为高信号，增强呈扫描渐进性强化，为海绵状血管瘤的典型表现，肿瘤内回声增强而均匀是海绵状血管瘤特征性超声表现。

2. 鉴别诊断

(1)炎性假瘤：临床上常表现为急性眼痛和复视，肿块强化程度较低(轻至中度)，无渐进性强化现象。常伴随邻近眼外肌增粗(肌腹及肌腱同时受累)或泪腺弥漫性肿大，激素治疗有效。

(2)神经鞘瘤：通常位于肌锥外间隙(而血管瘤多见于肌锥内)，在 T2WI 上的信号强度低于血管瘤，囊变常见(约50%)，瘤内可见流空血管现象，其强化模式表现为实性部分显著强化(无延迟填充)。

(3)淋巴瘤：常累及眼睑及泪腺区域，未见孤立性球形肿块，呈现均匀且显著的强化，形成“铸型”状包绕眼球或眼外肌生长。DWI显示弥散受限(ADC值降低)，且病程进展迅速。

(4)甲状腺眼病：无局限性肿块，表现为多条眼外肌肌腹增粗，肌腱通常保持正常，常呈双侧发病。实验室检查显示T3、T4、TSH异常，伴随甲状腺功能亢进症状。

问题12　该病例的影像学诊断是什么？

该病例影像学诊断为右眼球后肌锥内海绵状血管瘤。

问题13　海绵状血管瘤渐进性强化的病理机制是什么？

海绵状血管瘤的渐进性强化现象源于其独特的异常血管结构：瘤内迂曲扩张的血窦及内皮细胞间隙较大，导致造影剂弥散延迟。在早期(动脉期)，仅瘤体边缘出现强化，随着时间的推移(延迟期)，强化逐渐向中心区域扩展。这一特征在动态增强扫描中表现出典型的“早出晚归”模式。

问题14　阅片小结：眼眶海绵状血管瘤的典型影像特征。

1. 定位与形态　病变定位于肌锥内间隙，为类圆形且边界清晰的孤立性肿块，具有典型的脑外肿瘤占位效应(邻近眼外肌及视神经导致其受压移位，但未被侵犯)。

2. 信号与强化特征　CT显示为均匀稍高密度(CT值为50~60 HU)，偶见静脉石，未见钙化或骨质破坏。MRI检查结果显示，T1WI等信号，T2WI显著高信号(提示瘤内缓慢血流)，增强扫描呈现渐进性强化特征(动脉期边缘呈结节状强化，延迟期呈向心性填充)。

3. 阴性征象　无眼外肌增粗、无异常流空血管、无骨质破坏或眶尖脂肪间隙受累，可与恶性肿瘤或炎性病变相鉴别。

问题15　阅片小结：眼眶海绵状血管瘤的鉴别诊断要点。

1. 炎性假瘤　强化程度低(轻至中度)，常伴眼外肌增粗(肌腹+肌腱同时受累)或泪腺弥漫性肿大，激素治疗有效，无渐进性强化。

2. 神经鞘瘤　多位于肌锥外间隙，T2信号低于血管瘤，囊变常见(约50%)，增强后实性部分明显强化但无延迟填充，可见流空血管。

3. 淋巴瘤　均匀明显强化，呈“铸型”包绕眼球生长，DWI显示弥散受限(ADC值低)，病程进展快，无孤立球形肿块。

4. 甲状腺眼病　多条眼外肌肌腹增粗(以下直肌为主)，无局限性肿块，实验室检查甲状腺功能异常，且常为双侧发病。

问题16　阅片小结：该患者下一步的诊疗建议。

该患者诊断为右眼眶球后肌锥内海绵状血管瘤可能性大，为良性病变，建议眼科及介入科会诊评估手术可行性。若暂不手术，建议定期复查眼眶增强MRI，重点观察肿瘤是否增大或强化模式改变）。若随访期间出现强化模式改变（如不均匀强化或骨质破坏），则需重新活检排除恶性转化。

四、报告模板

眼眶血管瘤

（一）CT 报告模板

左/右眼眶肌锥内/外间隙增大，内部可见类圆形均质/不均质稍高密度影，CT 值约为 ＊＊ HU，大小约为＊＊ mm×＊＊ mm，边界清晰/不清晰。增强扫描后，肿块无/有（渐进性）强化。周围脂肪间隙显示清晰/不清晰，左眼球受压前突，左眼环完整/不完整，球内见/未见明显异常密度影，晶状体显示清晰/不清晰；右/左眼未见异常。此外，所示眼眶无/有扩大，眶壁骨质结构见/未见骨质破坏。

（二）MRI 报告模板

左/右眼眶肌锥内/外间隙增宽，内可见类圆形异常信号影，T1WI 呈略长/等 T1 信号，显著长 T2 信号，大小约为＊＊ mm×＊＊ mm，边界清晰/模糊，眶尖脂肪信号显示清楚/不清楚，眼球受压前突，眼环完好/破损，球内见/未见明显异常信号。增强扫描后，左/右眼眶肿块无/有（渐进性）强化。所示眼眶见/未见扩张，眶壁骨质结构见/未见明显异常信号。

（曹阳　李友　郑海军）

第2章

呼吸循环系统

案例 026　肺脓肿

一、教学目标

掌握肺脓肿的病因、病理改变及发展过程、临床表现和影像特征。应用影像分析方法与诊断原则，观察分析病例的影像表现，提升对肺部空洞性病变影像特征的解读、分析、归纳和逻辑推理能力。掌握标准化的影像诊断思维方法，规范影像报告书写、描述和诊断流程。

二、病例展示

患者，男，59 岁，咳嗽、咳痰伴发热 5 天。患者于发病前一天淋雨后随即出现上述症状，无畏寒、寒战，无咯血，无夜间盗汗。体格检查：体温 39 ℃，呼吸音粗糙，双肺可闻及散在干湿性啰音。实验室检查：白细胞计数为 20.80×10^{9}/L，血沉升高，血常规其余指标未见异常。该患者的影像资料如图 26-1 所示：

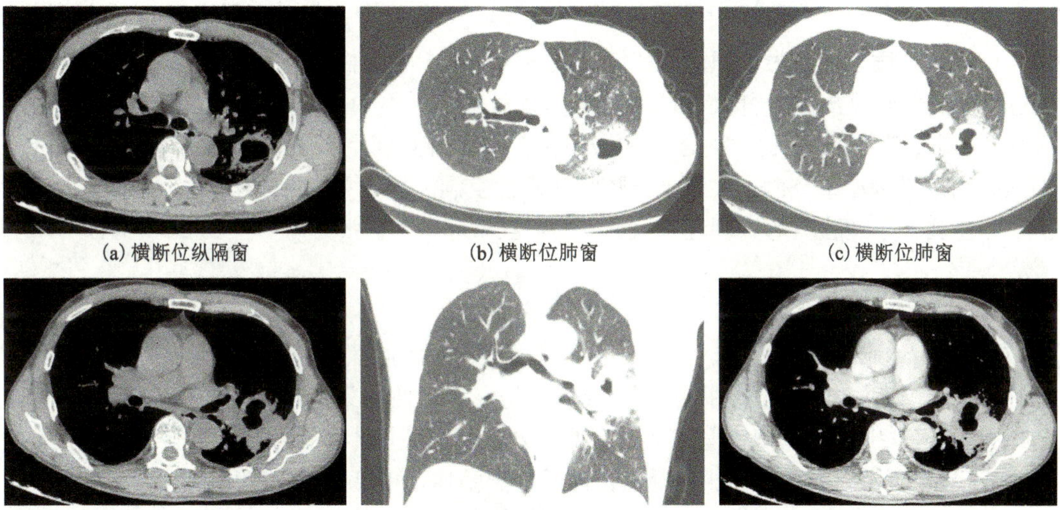

(a) 横断位纵隔窗　(b) 横断位肺窗　(c) 横断位肺窗

(d) 横断位纵隔窗　(e) 冠状位肺窗　(f) 横断位纵隔窗增强

注：肺部 CT 平扫+三维成像。

图 26-1　案例 026 的影像学检查图片

三、问题及解答

问题 1　患者的临床症状、体格检查及实验室检查有何意义？

中老年男性；淋雨后出现咳嗽、咳痰、发热；双肺闻及啰音；白细胞水平升高，血沉水平升高；提示患者存在下呼吸道急性感染，淋雨后免疫功能下降导致病原微生物入侵机体，是大叶性肺炎的诱发因素。

问题 2　患者还需进行哪些实验室检查？

包括痰培养、血糖检测、PPD 皮试以及 C 反应蛋白检测等项目。

问题 3　请对所提供图像的病变影像表现进行客观描述（按照影像报告的描述格式进行书写，包括阴性征象）。

定位：左肺上叶尖后段、左肺下叶背段。数目：多发。形态：厚壁空洞，周围伴有斑片及小片状阴影。大小未提供。边缘模糊。CT 平扫肺窗显示左上肺尖后段一个厚壁空洞，空洞壁呈软组织密度，内部可见浅气-液平面，周围环绕着斑片状密度增高影，病变边缘模糊。未见胸膜增厚及凹陷，肺门与纵隔淋巴结无增大，气管及支气管通畅，胸膜及胸膜腔均未见异常。CT 增强显示空洞壁均匀中度强化。

问题 4　空洞和空腔病变的定义是什么？

1. 空洞　病理基础为组织坏死，包括液化性坏死、凝固性坏死及缺血性坏死，坏死物通过引流支气管排出，并引入气体。若未引入气体，则不构成空洞，应称为坏死或脓肿。在影像学上，空洞表现为肺实变、肿块或结节病变内充满空气的区域；若空洞壁厚超过 3 mm，则定义为厚壁空洞，常见于肺脓肿和癌性空洞。

2. 空腔　生理腔隙的病理性扩大，一般空腔壁菲薄，有张力。

问题 5　请对病变的临床特点与影像特点进行归纳。

临床特点：该患者为中老年男性；淋雨后出现咳嗽、咳痰、发热、胸痛；双肺可闻及啰音。白细胞增多，血沉升高，提示急性炎性反应、细菌性感染。影像特点：病变位于左肺上叶尖后段、左肺下叶背段，呈多发、多灶性分布，病变主要特征为厚壁空洞，内壁不规则伴浅气-液平面，周围见渗出影，增强扫描后空洞壁均匀中度强化，未见肺门、纵隔淋巴结增大，无胸膜增厚粘连。

问题 6　请对该病例进行诊断，包括定位诊断和定性诊断。

1. 定位诊断　左肺上叶尖后段、左肺下叶背段。

2. 定性诊断　肺脓肿。

问题 7　简述肺脓肿的 CT 表现。

CT 表现：早期可见较大片状密度增高影，通常累及一个肺段或两个相邻肺段的部分区域。病灶在胸膜侧表现为密度高且均匀，而在肺门侧则为密度较低且不均匀。病灶邻近叶间胸膜处，边缘锐利清晰。典型表现为平扫可见炎症伴空洞形成，空洞内可见气-液或液-液平面，增强扫描时，病灶内未坏死部分呈现不同程度强化，脓肿壁可见明显的环形强化。慢性肺脓肿周围常伴有广泛的条索影和胸膜增厚，可能伴有支气管扩张或肺气肿表现，内壁厚且界限清晰。

问题 8　肺内空洞性病变的鉴别与诊断思路是什么？

1. 肺脓肿　厚壁空洞，空洞壁均匀强化，可能伴有气-液平面，周围伴有炎症反应。

2. 肺癌　空洞壁厚薄不均，不均匀强化，部分可见壁结节强化，内壁凹凸不平，可能呈现“偏心性”空洞，一般无液平面，可能伴有肺门淋巴结增大。

3. 肺结核空洞　空洞内壁较光滑，也可出现壁结节。干酪性空洞常在大片干酪性肺炎区域内形成空洞，而纤维空洞的壁薄，可能出现壁结节，但增强扫描时壁结节无明显强化，常合并曲菌球，周围可见卫星灶。

4. 坏死性肉芽肿性血管炎　多发结节或肿块合并空洞，多分布于下叶，沿血管走行，可见“晕轮征”。结节通常散在分布，直径为 2~4 cm，空洞形态多样，壁可厚可薄，位置可中心可偏心，可能伴有液平面，可见边缘强化且可累及多个系统。

问题 9　阅片小结：肺脓肿的影像诊断思路。

肺脓肿的影像诊断思路主要包括以下几个步骤：

1. 分析临床症状和体征　包括发热、咳嗽、咳痰等。

2. 影像检查　明确是否为空洞(需先排除空腔病变)。CT 通常表现为厚壁空洞，均匀强化，可能伴有气-液平面，周围伴有炎症反应。同时，可能观察到引流支气管，需判断是否并发脓胸，并仔细观察纵隔、肺门淋巴结及胸膜的状况，评估增强后空洞壁的强化情况。结合影像表现与临床症状，分析是否具备肺脓肿的特征。

肺脓肿的典型影像学特征如下：约 75% 的肺脓肿发生于右上叶后段及下叶背段；多表现为厚壁空洞或伴有液平面，空洞壁的厚度可反映病变的严重程度。若坏死不完全，可能出现分隔。血源性肺脓肿可能呈现为多发性空洞，这可能与血行播散或多个感染源有关。若肺脓肿并发脓胸，影像学上可见胸腔积液。

3. 排除其他具有相似影像表现的疾病　如肺癌、肺结核、坏死性肉芽肿性血管炎等。

4. 随访复查　根据治疗效果和病情变化随访复查，评估治疗效果和调整治疗方案。

四、报告模板

肺脓肿

胸部CT平扫+增强+三维重建：左上肺尖后段可见一渗出实变灶/结节/肿块病变，病变内可见类圆形空洞，大小约 * * mm× * * mm× * * mm，空洞壁较厚，厚度约 * * mm。空洞内可见浅气-液平面，周围伴有斑片状密度增高影，病变边界模糊。未见胸膜增厚或凹陷，肺门及纵隔淋巴结无增大。气管及主要支气管通畅。增强扫描显示空洞壁均匀中度强化(具体CT值见测值)。胸膜及胸膜腔未见异常。

印象：左上肺尖后段肺脓肿。

(陈丹　陈婕　周俊杰)

案例 027　继发性肺结核

一、教学目标

掌握肺部的影像解剖、基本病变、肺结核影像分类及继发性肺结核的影像学特征。应用影像分析方法与诊断原则，观察并分析疾病影像表现，准确识别肺部多发、多形态、多密度病变，建立肺部多发、多形态、多密度病变影像学诊断的基本范式，正确诊断继发性肺结核。

二、病例展示

患者，男，59 岁，间断咳嗽 24 年，再发 1 月余，发热 3 天。入院体格检查：体温 39.5 ℃，脉搏 86 次/min，呼吸 20 次/min，血压 117/72 mmHg，双肺呼吸音粗，未闻及干湿性啰音。外院辅助检查结果如下：痰抗酸杆菌（AFB）（+）；痰 Xpert 检测提示存在结核分枝杆菌复合群，且对利福平耐药；CT 平扫显示，双肺多发斑片状、团片状及结节状密度增高影，病灶周围可见条索状高密度灶及小片状渗出灶，部分病灶内夹杂小结节状钙化，多发空洞。该患者的影像资料如图 27-1 所示：

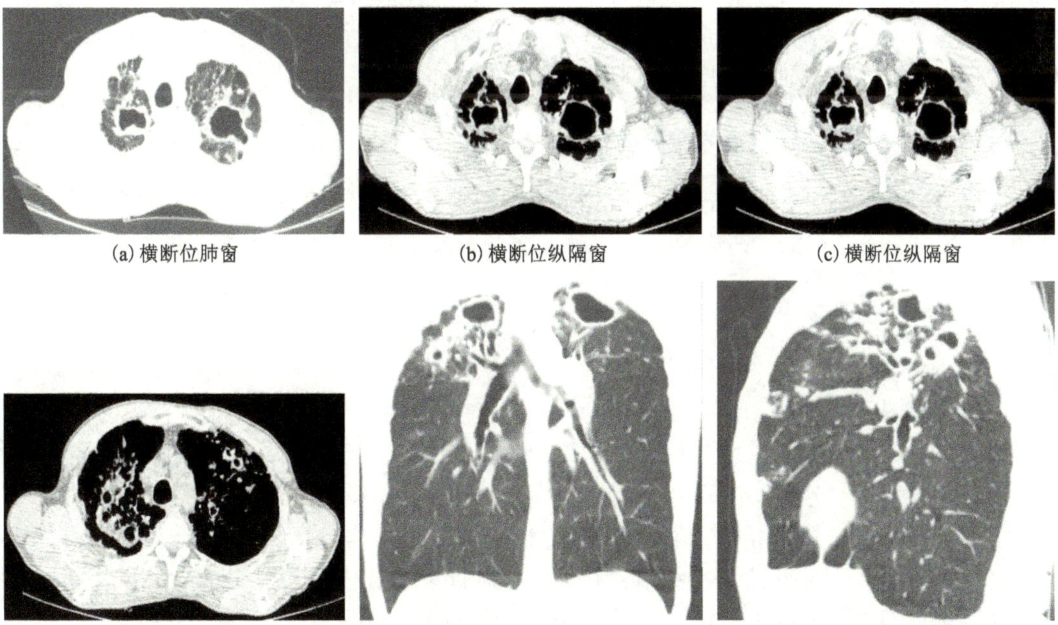

(a) 横断位肺窗　(b) 横断位纵隔窗　(c) 横断位纵隔窗

(d) 横断位纵隔窗　(e) 冠状位肺窗　(f) 矢状位肺窗

注：胸部 CT 平扫三维成像。

图 27-1　案例 027 的影像学检查图片

三、问题及解答

问题 1　实验室检查中痰 AFB(+)、痰 Xpert 有何临床意义？

AFB 主要用于结核病的检查。若 AFB 检测结果呈阳性，则需考虑存在结核感染的可能性，并应进一步进行结核分枝杆菌的检测。Xpert 检测法是一种新型检验手段，能够迅速检测结核分枝杆菌及其对利福平的耐药性。根据上述两项试验检查结果，该病例应诊断为结核病。

问题 2　指导医师结合重点、难点施教，并针对住院医师所描述的影像(图像)关键征象进行充分点评和规范性演示。

1. 检查部位　胸部。

2. 检查技术　肺部 CT 平扫+三维成像。

患者姓名、性别、年龄、检查方法及检查部位核对无误，无明显呼吸及运动伪影，图像质量满足诊断要求。

3. 影像所见　双肺可见多发斑片状、团片状及结节状密度增高影，病灶边缘模糊。病灶周围伴有条索状及小片状高密度灶，部分病灶内夹杂小结节状钙化。病灶主要分布于双肺上叶，病灶内另有多发大小不等的厚壁空洞，其中较大空洞的尺寸约为 43 mm×27 mm。双肺支气管血管束增多且紊乱，双肺透光度增加。纵隔及两侧肺门未见增大淋巴结。心脏大小及形态未见明显异常，心包无积液；纵隔居中；两侧胸廓对称，无畸形；双侧胸腔未见积液，双侧胸膜增厚粘连。骨窗显示胸廓诸骨未见明显骨质破坏。

4. 影像诊断　双肺继发性肺结核合并双肺上叶多发空洞形成，请结合相关检查进行分析。此外，还存在双侧胸膜增厚粘连和肺气肿。

问题 3　该病例的影像学征象有何特点？

多病灶、多形态、多密度病变是继发性肺结核典型的影像表现。形态上表现为渗出、增殖、干酪样坏死、空洞、钙化及纤维化等。病变好发于两肺上叶及双肺下叶背段。

问题 4　该病例的基本病变有哪些？

1. 渗出病变　云雾状、棉絮状。

2. 增殖病灶　结节。

3. 纤维化　条索状。

4. 干酪样坏死　空洞。

5. 钙化　点状或斑片状致密影(CT 值>100 HU)。

6. 播散病灶　粟粒状或细小结节，沿支气管血管束向肺内弥漫性分布，呈斑片状、片状及小结节状分布，可见树芽征。同时，还伴有肺气肿。

问题 5　该病例的主要影像征象、次要征象、重要的阴性征象分别有哪些？

1. 主要征象　肺内可见多发斑片状渗出灶；结节状增殖灶；条索状纤维灶；多发空洞干酪坏死灶；点状或结节状钙化。

2. 次要征象　双侧胸膜增厚粘连。

3. 重要的阴性征象　纵隔、两侧肺门未见增大淋巴结；心包腔未见积液；双侧胸腔未见积液。

问题 6　分析归纳该病例的临床特点。

该患者为中年男性，咳嗽 24 年，再发 1 月余，高热 3 天。实验室检查结果显示该病例为结核病。

问题 7　分析归纳该病例的影像学特点。

双肺多病灶、多形态、多密度病变为典型征象。病变主要位于双肺上叶及双肺下叶背段。

问题 8　如何对双肺多病灶、多形态、多密度病变进行影像学鉴别诊断？

该患者表现为双肺多发、多形态、多密度病变。在诊断过程中，首先需重点观察肺内存在的肺部影像基本病变及其分布特点，可通过矢冠状位进行观察，并注意肺内是否合并其他病变。同时，需检查纵隔和肺门是否存在增大或钙化的淋巴结。

影像学显示双肺多发斑片状、团片状及结节状密度增高影，另可见条索状高密度灶及小片状渗出灶，部分病灶内夹杂小结节状钙化。病灶主要分布于双肺上叶，且双肺上叶病灶内还有多发大小不等的厚壁空洞影。

综合上述表现，该病例应诊断为继发性肺结核。

问题 9　继发性肺结核的鉴别诊断有哪些？

1. 以渗出浸润性为主要表现的继发性肺结核　需要与细菌性肺炎、肺真菌病、肺寄生虫病鉴别。

2. 以结核球为主要表现的继发性肺结核　需要与周围型肺癌、炎性假瘤、肺错构瘤、肺隔离症进行鉴别。

3. 以干酪性肺炎为主要表现的继发性肺结核　需要与细菌性肺炎、肺真菌病进行鉴别。

4. 以空洞为主要表现的继发性肺结核　需要与肺真菌病、癌性空洞、肺囊肿和囊性支气管扩张相鉴别。

问题 10　该病例的影像学诊断是什么？

双肺继发性肺结核合并双肺上叶多发空洞形成。

问题 11 继发性肺结核病变影像学征象产生的潜在机制是什么？

继发性肺结核的主要发病原因在于，原发性结核感染时期遗留下来的潜在病灶中的结核分枝杆菌。当患者受凉、受寒或出现较为明显的慢性基础性疾病时，患者抵抗力下降，导致结核分枝杆菌重新繁殖，进而引起病灶复发，最终发生结核病。此外，曾经感染过结核分枝杆菌的患者，若再次受到外界结核分枝杆菌的感染，也可能引发结核病。

问题 12 继发性肺结核的主要 CT 征象有哪些（掌握重要征象的英语专业术语），其对应的病理基础分别是什么？此外，空洞的分类是怎样的？

1. 浸润性病变（infiltrative lesion） 结核沿支气管向下级发展，逐渐侵入肺实质。由起初的小叶中心结节，融合发展形成腺泡结节，多个腺泡结节再融合发展形成以小叶性及多个小叶性融合性实变为主的病灶。

2. 结核瘤（tuberculoma） 常表现为类圆形孤立性肺结节，直径多为 0.5~4 cm。它是由结核杆菌引起的肉芽肿，以增殖性改变为主并且有结缔组织包膜，其内可含有干酪样坏死组织。

3. 树芽征（tree-in-bud） 小叶中心结节是由于细支气管和其周围肺泡的炎性改变所形成的，分支状结构为干酪样物质占据了细支气管腔和肺泡管，共同组成树芽征。

4. 结核性空洞（tuberculous cavity） 干酪样坏死物质通过气道排出并引入空气后，形成空洞。结核性空洞在病理学上可分为三层：①外层为胶原层（即空洞包膜），呈现玻璃样变性；②中间层由肉芽组织构成，富含大量微血管；③内层则是干酪坏死层，通常会发生液化。

5. 空洞的分类 根据壁的厚薄可将空洞分为：①虫蚀样空洞（无壁）；②薄壁空洞（壁厚<3 mm）；③厚壁空洞（壁厚≥3 mm，多在 5 mm 以上）。

问题 13 阅片小结：继发性肺结核病灶分布特点。

可发生于肺内任何部位，但以双肺上叶及双肺下叶背段多见。

问题 14 肺结核如何分型？继发性肺结核的影像分型是什么？

1. 肺结核分型 ①原发性肺结核；②血行播散性肺结核；③继发性肺结核；④气管、支气管结核；⑤结核性胸膜炎；⑥儿童肺结核。

2. 继发性肺结核的影像分型 ①浸润性肺结核；②干酪性肺炎；③肺结核球；④慢性纤维空洞性肺结核。此分类依据中华放射学会传染病放射学专业委员会 2018 年发布的影像分类标准。

问题 15 阅片小结：继发性肺结核的影像学诊断思路。

该病例表现为双肺多发、多形态、多密度病变。在诊断流程中，首先需重点观察肺内的基本影像病变类型及其分布特征，可通过矢状位和冠状位进行观察，并注意肺内是否伴有其他病变。同时，需评估纵隔和肺门的淋巴结是否增大或钙化。此外，需了解患者是否有结核接触史，以及患者本人及其家庭成员既往是否患有结核病。

影像学显示，双肺多发斑片状、团片状及结节状密度增高影，并可见条索状高密度灶及小片状渗出灶。部分病灶内夹杂小结节状钙化灶，病灶主要分布于双肺上叶。值得注意的是，双肺上叶病灶内还可见多发大小不等的厚壁空洞影。基于上述表现，该病例应诊断为双肺继发性肺结核。

问题 16　阅片小结：该患者下一步的诊疗建议。

本病例影像学诊断为继发性肺结核，痰结核分枝杆菌检查仍是诊断的金标准。由于阳性率不高，若痰结核分枝杆菌检查为阴性则可联合进行血 TB－PCR、TB－Ab、PPDIgG、LAMIgG、SCIC 多项结核免疫学检查，以及纤维支气管镜检查(包括刷检、钳检、灌洗)和活体组织检查(如淋巴结活检、纤维支气管镜肺活检、肝及骨髓活检等)，这些有助于诊断。

结合实验室检查结果，本病例最终被诊断为继发性肺结核。虽然该病例有很明显的继发性肺结核的影像征象，但结合多种实验室检查，更有助于确诊。同时影像学检查不仅有助于临床选择最佳的治疗方案，还能判断患者预后，使患者利益最大化。

四、报告模板

继发性肺结核

胸部 CT 平扫+增强+三维重建：双肺上叶及双肺下叶背段多发斑片状、团片状及结节状密度增高影，伴有斑点状、小结节状钙化。病灶内可见空洞，病变密度不均匀，边缘模糊，呈现多病灶、多形态、多密度的病变特点，主要分布于双肺上叶；纵隔及双肺门处未见明显肿大或钙化淋巴结，未见胸积液。

印象：双肺上叶及双肺下叶背段继发性肺结核。

(郑鹏　高杨　周俊杰)

案例 028　病毒性肺炎

一、教学目标

熟练掌握病毒性肺炎的病因、病理生理及其发展过程，熟悉其临床及影像学特点，规范影像报告的书写和诊断流程。应用影像分析方法和诊断原则，细致观察并分析疾病影像表现，培养针对病毒性肺炎的影像学诊断思路。

二、病例展示

患者，男，68 岁，反复咳嗽、气促伴发热 1 周入院。体格检查：体温 38 ℃，脉搏 71 次/min，呼吸 20 次/min，血压 141/82 mmHg，急性面容。双肺呼吸音粗，可闻及干湿性啰音，无胸膜摩擦音。实验室检查：白细胞计数 7.90×10^{9}/L；红细胞计数 4.42×10^{12}/L；血红蛋白水平 143 g/L；中性粒细胞百分比 59.60%；血沉升高，余项正常。该患者的影像资料如图 28-1 所示：

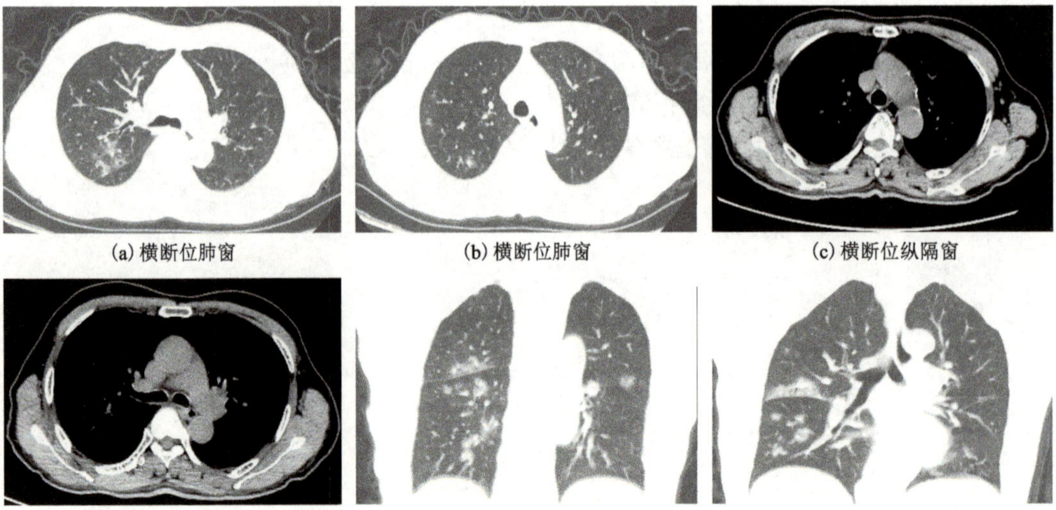

(a) 横断位肺窗　(b) 横断位肺窗　(c) 横断位纵隔窗

(d) 横断位纵隔窗　(e) 冠状位肺窗　(f) 冠状位肺窗

注：肺部 CT 平扫三维成像。

图 28-1　案例 028 的影像学检查图片

三、问题及解答

问题 1　请简述该患者临床资料。

该患者为老年男性；反复咳嗽、气促伴发热 1 周入院。白细胞计数不高，血沉增高，体温 38 ℃，双肺呼吸音粗，可闻及干湿性啰音。

问题 2　发热和咳嗽的病因有哪些？

发热和咳嗽的原因可以大致分为感染性因素和非感染性因素。

1. 感染性因素　①病毒性感染：如普通感冒、流感、腺病毒感染等。②细菌性感染：如肺炎、支气管炎、扁桃体炎等。③真菌性感染：如肺结核、肺部真菌感染等。④寄生虫感染：如肺吸虫病。

2. 非感染性因素　①过敏反应：如过敏性鼻炎、哮喘等。②药物不良反应：如某些药物可能引起咳嗽。③肿瘤：如肺癌、淋巴瘤等。④自身免疫性疾病：如类风湿关节炎、系统性红斑狼疮等。

在某些情况下，发热和咳嗽的原因可能难以确定，需要进行进一步的检查和诊断。

问题 3　肺部基本病变有哪些？

肺部的基本病变主要包括以下几种：渗出与实变、空洞与空腔、结节与肿块、纤维化、钙化、肺门改变(涵盖肺门增大、缩小及位置变化)。

问题 4　请对所提供图像的病变影像表现进行客观描述。

定位：右肺上叶、右肺下叶、左肺下叶。数目：多发。形态：点片状、斑片状。大小：未提供。边界：边界不清，边缘模糊。密度：密度增高影。CT 平扫肺窗显示：右肺上叶、右肺下叶、左肺上叶多发点片状、斑片状密度增高影(实变)及磨玻璃影(ground-glass opacity，GGO)。病变的边界不清，边缘模糊，密度不均，主要分布在外周胸膜下区。纵隔窗未见软组织密度影。与邻近结构的关系：斜裂无移位。

问题 5　请对病变的临床特点与影像特点进行归纳。

1. 临床特点　老年男性，发热、咳嗽及气促。听诊双肺呼吸音粗糙，伴干湿性啰音。

2. 实验室检查　白细胞计数正常，血沉升高，提示急性炎性反应，不支持细菌性感染。

3. 影像特点　病变位于右肺上叶、右肺下叶、左肺上叶，呈多发、多灶性分布，以胸膜下区分布为主，病变呈点片状、斑片状 GGO 及少量实变影，伴周围晕征。

问题 6　请对该病例进行诊断，包括定位诊断和定性诊断。

1. 定位诊断　右肺上叶，右肺下叶，左肺上叶。

2. 定性诊断　感染性疾病，病毒性肺炎可能性大。

问题 7　什么是 GGO 及其产生机制？为何病毒性肺炎通常分布于胸膜下区？

GGO 在 HRCT 上表现为肺密度的增高，不掩盖病变中的血管或支气管边缘。GGO 见于多种情况，包括气腔填充病变、间质增厚、部分肺泡萎陷（肺不张）、毛细血管容量增加或这些因素的组合。GGO 在病毒性肺炎中较常见，病毒血症常易累及胸膜下间质结构。

问题 8　病毒性肺炎在 CT 影像中有哪些征象？新型冠状病毒感染（COVID-19）的 CT 影像有哪些特点？

1. 病毒性肺炎的 CT 影像表现　不同类型的病毒感染具有相对独有的影像学征象，病毒的种类丰富，因此病毒性肺炎的 CT 影像表现具有多样性。以下是病毒性肺炎的一些常见 CT 影像表现：

（1）GGO：常见，表现为肺密度增高，不掩盖病变中血管或支气管边缘。

（2）实变：表现为肺密度增高，病变中血管或支气管边缘被掩盖，可伴有支气管气相。

（3）网格影或铺路石征：常见于间质性肺炎，表现为肺实质内间质增厚，呈网格状或铺路石样。

（4）结节和微结节：结节通常小于 1 cm。结节小叶中央性分布形成树芽征。

（5）支气管壁增厚：轨道征。

（6）空气潴留：马赛克灌注。

（7）胸膜下线：胸膜下与胸膜平行的线状影。

（8）空洞性病变：不常见，但在某些情况下可能出现。

（9）钙化：在感染某些病毒后可能被观察到，如感染疱疹病毒后。

2. COVID-19 的 CT 影像表现　单发或多发的淡薄性 GGO，铺路石征，双肺斑片状 GGO 伴节段性肺实变，双肺弥漫性 GGO 伴支气管充气征，以及双肺大面积实变影伴小叶间质增厚，胸膜下间质分布为主。

（1）早期：局限性斑片状、亚段或节段性分布，分布于胸膜下，GGO 伴随或不伴随小叶间隔增厚。

（2）进展期：病变数量增多，范围进一步扩大，部分病灶呈现密度增加，GGO 与实变影或条索影同时存在。

（3）重症期：双肺弥漫性病变，以实变影为主，并伴有 GGO，多见条索状阴影，同时出现支气管充气征。

这些 CT 表现有助于临床医生对病毒性肺炎进行早期诊断及评估病情的严重程度。然而，确诊仍需结合临床症状、体征以及实验室检查结果等多方面的信息。

问题 9　请列举两种需要与病毒性肺炎进行鉴别诊断的疾病，并简要阐述其鉴别要点。

1. 肺出血　肺出血可分为局限性肺出血或弥漫性肺出血。局限性肺出血通常由局限性肺部病变引起，HRCT 能够明确显示其病因，表现为肺实变、GGO 和小叶中心性结节。弥漫性肺出血则多由系统性疾病引起，涵盖一系列血管炎综合征。

COVID-19 的 CT 表现通常包括双肺多发 GGO、实变影，可能伴有小叶间隔增厚和分布于胸膜下的特点，结合病史不难鉴别。

2. 间质性肺炎 病毒性肺炎与间质性肺炎在影像表现上有相同之处但也有不同之处。病毒性肺炎的 CT 表现包括双肺多发 GGO、实变影，可能伴有小叶间隔增厚，病变多从肺外周开始，呈斑片状或节段性分布。而间质性肺炎的 CT 表现更为多样，可呈现网格状、蜂窝状改变，可伴有牵拉性支气管扩张，病变多从肺基底部和胸膜下开始。此外，病毒性肺炎后期可能出现纤维化，导致支气管牵拉扩张，呈现机化性肺炎的改变。

问题 10 该患者下一步的诊疗计划是什么？

肺部感染的诊断应遵循综合临床、影像学检查、实验室检查及病原体检测的多维度诊断原则，确诊有赖于病原体检测。建议患者进行咽拭子抗原检测，必要时可实施肺泡灌洗行病原体检测。治疗疗程结束后，应复查血常规及进行影像学检查，以评估治疗效果。

问题 11 病毒性肺炎病理学上属于哪类炎症？有何特点？

大部分病毒性肺炎在病理学上归属于间质性肺炎。病毒性肺炎的病理特征包括：累及肺间质（肺泡壁及肺泡间隔）的炎症反应，有可能进展为弥漫性肺泡损伤（diffuse alveolar damage，DAD），肺泡腔内出现出血、水肿以及形成透明膜。炎症主要局限于肺泡上皮及其周围的间质区域，通常不引起气道壁增厚。其与细菌性肺炎在病理学特征上存在明显差异，细菌性肺炎主要表现为肺泡腔内炎症细胞的聚集。

问题 12 病毒性肺炎的病理学分期有哪些？

病毒性肺炎的病理学变化大致可分为以下四期：

1. 急性渗出期 感染初期，肺泡和肺间质出现炎症细胞浸润，如淋巴细胞和单核细胞。肺泡腔内可能出现蛋白质和纤维蛋白的渗出，形成透明膜。

2. 亚急性增殖期 随着病情发展，肺泡上皮细胞受损，成纤维细胞和肌成纤维细胞开始增殖，肺泡腔内出现肉芽组织，即所谓的 Masson 小体。

3. 慢性纤维化期 长期或严重的病毒感染导致肺泡结构破坏，肺间质纤维化，形成瘢痕组织，影响肺功能。

4. 恢复期 病毒被清除后，肺泡上皮细胞开始修复，肺泡腔内的渗出物被吸收，肺泡结构逐渐恢复。

问题 13 病毒性肺炎的影像征象及其对应的病理基础是什么？

1. GGO 常见，表现为肺密度增高，不掩盖病变中血管或支气管边缘。这种表现可能与肺泡内的炎症细胞浸润、出血、水肿或纤维蛋白沉积有关。实变：表现为肺密度增高，病变中血管或支气管边缘被掩盖，可伴有支气管气相。可能与肺泡内的空气被病理组织取代有关，或与弥漫性肺泡损伤（DAD）有关。

2. 小叶间隔增厚 可能是小叶间隔的炎症细胞浸润或水肿引起。

3. 网格影或铺路石征 常见，常见于间质性肺炎，表现为肺实质内间质增厚，呈网格状或铺路石样。

4. 结节和微结节 结节直径通常小于 1 cm。这些结节由于病毒累及细支气管并导致周围组织淋巴细胞浸润形成间质结节。

5. 树芽征 细支气管炎的表现，可能与病毒引起的细支气管炎症和黏液栓塞有关。

6. 支气管壁增厚 可能与支气管的炎症反应有关。

7. 空气潴留 在呼气相 CT 中可能观察到，与气道阻塞有关。

8. 胸膜下线 胸膜下与胸膜平行的线状影，与细支气管周围纤维化或肺泡萎陷有关。

9. 空洞性病变 虽然在病毒性肺炎中不常见，但在某些情况下可能出现。

10. 钙化 在感染某些病毒后可能被观察到，如感染疱疹病毒后。

问题 14 阅片小结：病毒性肺炎的影像诊断思路。

病毒性肺炎的影像诊断思路主要包括以下几个步骤：

1. 分析临床症状和体征 包括发热、咳嗽、咳痰，接触史、流行病史等。

2. 影像学检查 胸部 X 线检查为首选的影像学检查方法，初步观察肺部是否有异常表现。病毒性肺炎病变通常表现为支气管血管束增粗，双肺多发斑片状渗出灶，多见于两肺野中外带。病变可迅速进展，融合成大片状，甚至形成白肺。CT 扫描：能更清楚地发现早期 GGO，并很好地显示小叶间隔增厚。结合影像表现与临床症状，分析是否符合病毒性肺炎特点。

3. 排除其他具有相似影像表现的疾病 如肺出血病变、其他间质性肺炎等。

4. 随访和复查 根据治疗效果和病情变化，安排必要的随访和复查，评估治疗效果和调整治疗方案。

问题 15 阅片小结：COVID-19 的临床诊断原则和标准。

COVID-19 的临床诊断主要基于流行病学史、临床表现、实验室检查和胸部影像学检查等。诊断要点如下：

1. 流行病学史 包括与确诊病例的接触史、疫情高发区的旅行史等。

2. 临床表现 包括发热、干咳、乏力，部分患者有呼吸困难、咽痛、肌痛和腹泻等。

3. 实验室检查 ①一般检查：血常规、C 反应蛋白(CRP)、血沉、肝酶、肌酶、肌红蛋白、肌钙蛋白和铁蛋白等。②病原学检查：核酸检测、抗原检测、病毒分离和培养。③血清学检查：新型冠状病毒特异性 IgM 和 IgG 抗体检测。

4. 胸部影像学检查 CT 和 X 线检查，早期可能正常，之后出现多发小斑片影、GGO、实变等。

5. 诊断原则 综合流行病学史、临床表现、实验室检查和胸部影像学检查结果进行诊断。

6. 诊断标准 ①疑似病例：具有流行病学史或临床表现，且新型冠状病毒特异性 IgM 抗体为阳性。②确诊病例：疑似病例具备病原学或血清学证据之一。

问题 16 阅片小结：机化性肺炎(organizing pneumonia，OP)的影像表现。

部分病毒性肺炎后期可发展为 OP。OP 的 X 线表现主要为双肺局灶性或弥漫性实变。典型的 CT 征象包括多发性实变，多分布于双下肺、胸膜下或支气管血管束周围，可呈单侧或双侧分布，并可能伴有或不伴有支气管充气征。

其他常见征象如下：①结节/肿块型，大小不等，可单发或多发，形态上为实性、部分实性或 GGO；②游走性改变；③小叶周围型，表现为小叶间隔增厚，胸膜下边界不清的弓形或多边形实变；④线状和带状影，平行或垂直于胸膜的曲线带状影；⑤反晕征或环礁征；⑥进行性纤维化或蜂窝状改变、纵隔淋巴结肿大和胸腔积液等较少见。

四、报告模板

病毒性肺炎

肺部 HR CT 平扫+三维成像：双肺支气管血管束增粗，双肺多发斑片状 GGO 及实变，边界不清，主要分布于胸膜下，病变内见细网状影。各叶段支气管通畅。纵隔及双肺门未见明显增大淋巴结。心脏大血管未见明显异常。双侧胸膜未见增厚，双侧胸腔未见积液。

印象：双肺多发渗出、实变，考虑为病毒性肺炎，建议结合临床及病原学检查。

（陈丹　周俊杰）

案例 029　特发性肺纤维化

一、教学目标

熟练掌握肺部的影像解剖及基本病变；掌握肺间质性病变的影像诊断思路、共性特点，以及常见疾病的个性特征，尤其是特发性肺纤维化(idiopathic pulmonary fibrosis，IPF)的影像学特征、病理基础及其鉴别诊断的疾病谱和关键鉴别要点。运用影像分析方法和诊断原则，观察并分析疾病影像表现，熟练掌握 IPF 的影像学诊断及鉴别诊断的思路。

二、病例展示

患者，男，74 岁，咳嗽、劳累后气促 2 年，加重 3 月余。体格检查：双中下肺闻及 velcro 啰音。肺功能：中度限制性通气功能障碍，弥散功能中度损害。右心导管：中度肺动脉高压。实验室检查抗核抗体及抗 CCP 抗体阴性、类风湿因子阴性。该患者的影像资料如图 29-1 所示：

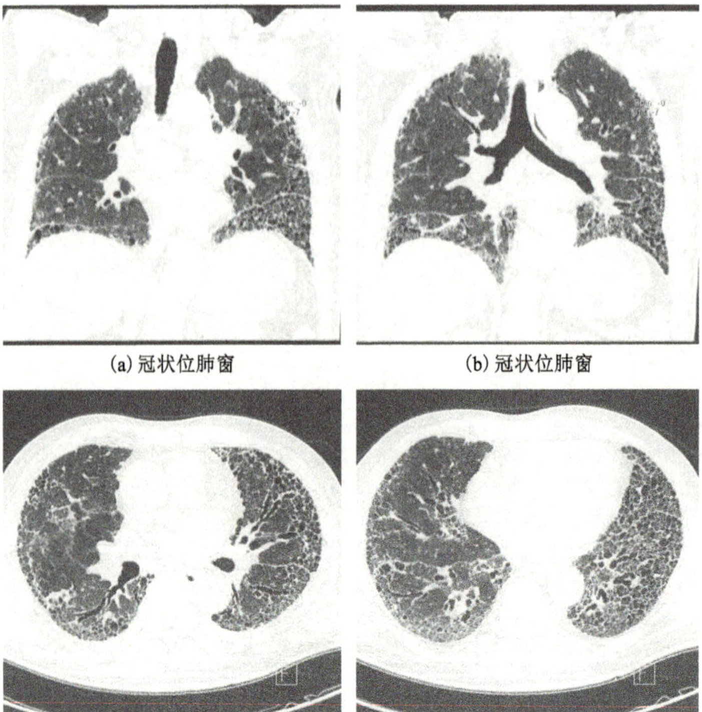

(c) 横断位肺窗　　(d) 横断位肺窗

注：肺部 HRCT。

图 29-1　案例 029 的影像学检查图片

三、问题及解答

问题 1　分析归纳该病例的临床特点。

该患者为老年男性，慢性病程，主诉为咳嗽、劳累后气促 2 年，加重 3 月余。体格检查示双中下肺闻及 velcro 啰音。中度限制性通气功能障碍，弥散功能中度损害。中度肺动脉高压。实验室检查抗核抗体及抗 CCP 抗体阴性、类风湿因子阴性。

问题 2　指导医师结合重点、难点施教，并针对住院医师所描述的影像(图像)关键征象进行充分点评和规范性演示。

1. 检查部位　胸部。

2. 检查技术　肺部 HRCT。

患者姓名、性别、年龄、检查方法及检查部位核对无误，无明显呼吸及运动伪影，图像质量满足诊断要求。

3. 影像所见　肺部 HRCT 显示双肺容积缩小，可见以中下肺外周带为主的多发纤维条索影，形态不规整，小叶间隔增厚呈细线状、网格状影，近胸膜侧肺组织呈蜂窝状改变，磨玻璃影不明显，伴牵拉性支气管扩张。

4. 影像诊断　双肺间质病变，普通型间质性肺炎(UIP)，结合临床考虑为 IPF。

问题 3　该病例的基本病变是什么？

该病例的基本病变为弥漫性纤维化，具体特征为网格状影和蜂窝状改变。网格状影通常分布于两肺基底部及胸膜下区域，并常伴随结构扭曲现象。需注意的是，网格状影与小叶间隔增厚并非同一概念。蜂窝状改变则呈现为簇状囊性低密度影，囊壁光滑，厚度 1~3 mm，直径 3~10 mm 偶尔可达 2.5 cm。蜂窝状改变是 UIP 型病变在 HRCT 中最具特征性的表现，对 UIP 的预测具有较高的灵敏度和特异度。目前，蜂窝状改变的具体组成尚不明确，推测可能为扩张的小气道，这标志着晚期纤维化并提示预后不良。

问题 4　肺间质的定义是什么？肺间质改变的 CT 表现有哪些？

肺间质是指构成肺的框架结构，包括各级支气管和血管周围、小叶间隔、胸膜下以及肺泡黏膜下的结缔组织。肺间质可细分为三类：中轴纤维组织，包括小叶中心间质和支气管血管周围间质；周围纤维组织，涉及小叶间隔和胸膜下间质；间隔纤维组织，即小叶内间质。

肺间质改变的 CT 表现如下。①胸膜下线：早期间质改变。②支气管血管周围间质增厚：中轴纤维间质改变。③网格状改变：小叶间隔增厚。④细网格状改变：小叶内间质增厚。⑤蜂窝状改变：纤维化、肺泡结构破坏(囊状)牵拉性支气管扩张。⑥磨玻璃密度：细微间质增厚超出 CT 分辨能力。

问题 5 IPF 的 HRCT 分型是什么？

在《特发性肺纤维化诊断国际多学科共识指南：2018 更新》(简称：2018 版 IPF 诊断指南)中定义了四种 IPF 的 HRCT 影像学类型：UIP、很可能 UIP、不确定 UIP 和其他诊断(表 29-1)。2022 版指南继续沿用这一分类体系，但对各类型进行了不同程度的修订。

表 29-1 IPF 的 HRCT 分型

项目	HRCT 分型			
	UIP	很可能 UIP	不确定 UIP	其他诊断
分布	1. 以胸膜下和基底部分布为主，通常具有异质性(正常肺部区域夹杂着纤维化) 2. 偶尔为弥漫性分布，也可能是不对称分布	1. 以胸膜下和基底部分布为主 2. 分布通常具有异质性[表现为正常肺组织中散在分布网格状影和牵拉性支气管扩张和(或)细支气管扩张]	不以胸膜下分布为主的弥漫性分布	1. 以支气管血管周围分布为主，伴胸膜下分布，相对正常(考虑非特异性间质性肺炎) 2. 分布于淋巴周围(考虑结节病) 3. 以上肺或中肺分布为主[考虑纤维化性过敏性肺炎、结缔组织病相关的间质性肺疾病(interstitial lung disease，ILD)和结节病] 4. 分布于胸膜下，相对正常(考虑非特异性间质性肺炎或吸烟相关的 ILD)
CT 特征	1. 蜂窝状影伴或不伴牵拉性支气管和(或)细支气管扩张 2. 小叶间隔不规则增厚 3. 常呈现叠加的网格状影，轻度磨玻璃影 4. 可能出现肺骨化	1. 网格状影伴牵拉性支气管扩张和(或)细支气管扩张 2. 可能有轻度磨玻璃影 3. 无胸膜下相对正常区域	不提示任何特定病因的肺纤维化的 CT 特征	1. 肺部表现 • 囊状影(考虑淋巴管平滑肌瘤病、肺朗格汉斯细胞组织细胞增生症、淋巴细胞性间质性肺炎和脱屑性间质性肺炎) • 马赛克征或三密度征(考虑过敏性肺炎) • 主要为磨玻璃影(考虑过敏性肺炎、吸烟相关疾病、药物毒性和纤维化急性加重) • 弥漫性小叶中心微结节(考虑过敏性肺炎或吸烟相关疾病) • 结节(考虑结节病) • 实变(考虑机化肺炎等) 2. 纵隔表现 • 胸膜斑(考虑石棉沉着病) • 食管扩张(考虑结缔组织病)

问题 6　阅片小结：IPF 的诊断标准。

IPF 诊断需满足以下条件：①排除其他已知原因的 ILD（如家庭或职业环境暴露、结缔组织病和药物毒性等）。② HRCT 出现 UIP 特征。③取得肺组织标本的患者可具体结合 HRCT 类型和组织学类型。详见 IPF 的诊断路径示意图（图 29-2）。

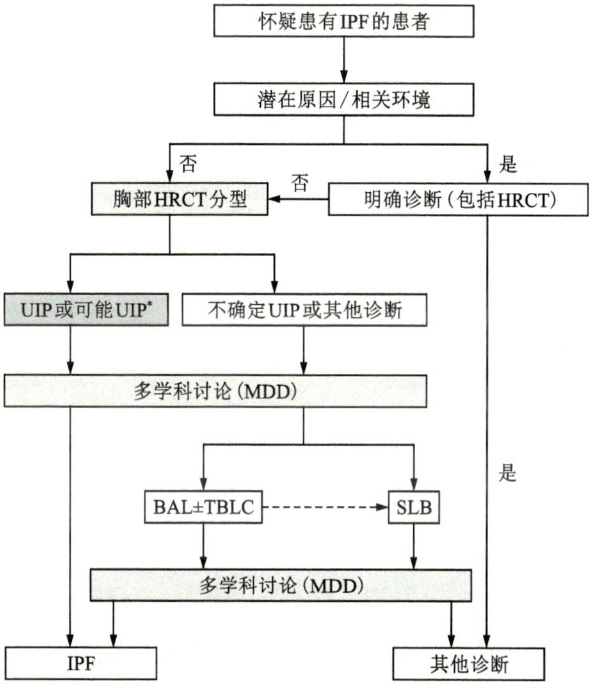

注：支气管肺泡灌洗（bronchoalveolar lavage，BAL），经支气管冷冻肺活检（transbronchial lung cryobiopsy，TBLC），外科肺活检（surgical lung biopsy，SLB）。

图 29-2　IPF 的诊断路径示意图

问题 7　阅片小结：如何对肺纤维化病变进行鉴别诊断？

本病例的诊断围绕肺纤维化的影像学鉴别诊断展开。

1. 非特异性间质性肺炎　大多数非特异性间质性肺炎（non specific interstitial pneumonia，NSIP）患者 HRCT 表现为以两肺下叶分布为主的均匀磨玻璃阴影和牵拉性支气管扩张。其根据疾病的不同阶段，分为细胞型 NSIP 和纤维化型 NSIP。UIP 和 NSIP 都以两肺下叶分布为主，但是与 UIP 相比，NSIP 一般不累及胸膜下。NSIP 也可表现为界线清楚的网格状改变和牵拉性支气管扩张。

2. 纤维化性过敏性肺炎　纤维化性过敏性肺炎（fibrotic hypersensitivity pneumonitis，FHP）的 HRCT 表现为小叶内间质增厚、小叶间隔不规则增厚、牵拉性支气管扩张、小叶中心结节、马赛克征、网格状影、磨玻璃影，在疾病的亚急性期可见蜂窝状表现。FHP 的 CT 表现可与 UIP、纤维化性 NSIP 类似，最主要的鉴别点为小叶中心性磨玻璃结节、马赛克灌注征和病变以中上肺野分布为主，小叶中心磨玻璃结节代表细支气管中心的炎症。FHP 患者伴发肺气肿不常见。

3. 肺结节病 肺结节病典型的 HRCT 表现为淋巴管分布的圆形小结节影，直径 2～4 mm，呈双侧、对称性分布。大部分结节随疾病进展逐渐消失，20%患者晚期出现纤维化，以中上叶分布为主，Ⅳ期肺结节病其他 HRCT 表现包括线状影、牵拉性支气管扩张、肺结构扭曲、纤维化囊肿、肺大泡、间隔旁型肺气肿。而纤维化密度不均，沿支气管血管束分布是鉴别诊断的关键。

问题 8 阅片小结：该患者的下一步诊疗建议。

本病例影像学诊断为 IPF，确诊需行病理检查，取病理标本的方法主要为外科肺活检。因为典型 IPF 的 HRCT 表现具有特征性，HRCT 也可作为诊断的“金标准”之一。

鉴于某些结缔组织疾病相关性间质性肺病可出现类似的临床、胸部影像表现，建议检查类风湿因子、抗环瓜氨酸肽抗体、抗中性粒细胞胞浆抗体以及抗核抗体谱等来排除结缔组织疾病相关性间质性肺病的可能。

结合病理结果及临床表现，本病例最终诊断为 IPF。对症治疗及抗纤维化药物治疗（如吡非尼酮和尼达尼布）可能延缓疾病进展，但不能逆转纤维化进程。IPF 患者预后差，诊断后的中位生存期在 3 年左右。

四、报告模板

特发性肺纤维化

肺部 HRCT：双肺容积缩小，可见以中下肺外周带为主的多发纤维条索影，形态不规整，小叶间隔增厚呈细线状、网格状影，近胸膜侧肺组织呈蜂窝状改变，磨玻璃影不明显，伴牵拉性支气管扩张。心脏不大，纵隔未见明显增大淋巴结。气管、主支气管通畅，双侧胸腔未见明显积液。

印象：双肺间质性病变，UIP 型，结合临床考虑特发性肺间质纤维化。

（李莎 李娟 熊曾）

案例 030　肺泡蛋白沉积症

一、教学目标

熟练掌握肺部的影像解剖、基本病变，以及肺内弥漫性/多发性磨玻璃影的分类、共性特征及其常见疾病的个性特点。深入了解肺泡蛋白沉积症（pulmonary alveolar proteinosis，PAP）的影像学特征、铺路石征的病理基础，并掌握其鉴别诊断疾病谱及鉴别要点。运用影像分析方法与诊断原则，观察并分析疾病的影像表现，培养对肺内弥漫性/多发性磨玻璃影的影像学鉴别诊断思路，熟练掌握 PAP 的影像学诊断技巧。

二、病例展示

患者，男，56 岁，咳嗽、咳痰、气促 2 个月，症状急性加重伴发热 5 天。

现病史：患者自诉无明显诱因近 2 个月出现咳嗽、咳痰，少许白色黏液痰，伴体力活动后感气促不适，休息后可缓解。5 天前患者在无明显诱因情况下出现发热，最高体温 38.8 ℃，无畏寒寒战，气促明显。在当地医院测氧饱和度 80%（未吸氧），无胸痛，无咯血，无全身肌肉及关节疼痛等不适。此外，在当地医院行胸部 CT 检查提示两肺大片状磨玻璃影伴实变，考虑感染性病变合并间质性肺炎（白肺改变）。

实验室指标：C 反应蛋白及降钙素原高，白细胞计数 14.35×10^{9}/L。新型冠状病毒核酸检测：阴性。呼吸道合胞病毒六联检：阴性。CEA 8.79 ng/mL。

在外院予以经鼻高流量、莫西沙星+多西环素联合抗感染治疗、化痰、营养支持等对症治疗后，患者诉气促症状有缓解。

个人史：有吸烟史 20 余年，每日吸烟约 20 支，戒酒 5 年余，否认有食用槟榔史。长期接触油漆，但未做防护。否认有粉尘及矿物质等长期接触史。

该患者的影像资料如图 30-1 所示：

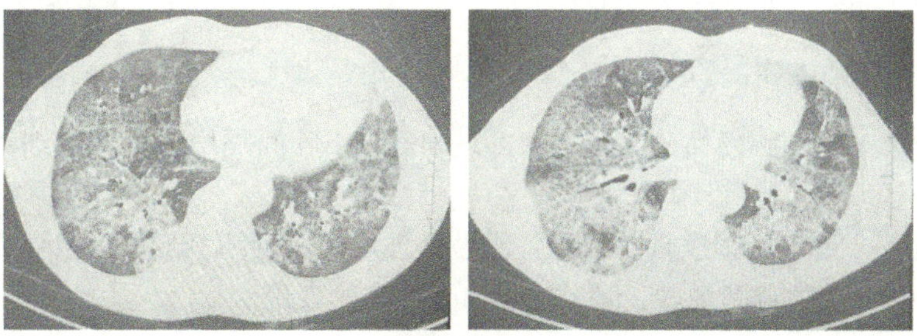

横断位肺窗

注：肺部 CT 平扫。

图 30-1　案例 030 的影像学检查图片

三、问题及解答

问题 1　分析归纳病例的临床特点。

该患者为中年男性，主要临床表现为无明显诱因的咳嗽、咳痰及气促，呈慢性起病，近期出现急性加重并伴有发热。检查结果显示氧饱和度降低，C 反应蛋白及降钙素原水平升高，白细胞计数增加，CEA 轻度升高。患者有重度吸烟史。

问题 2　指导医师结合重点、难点施教，并针对住院医师所描述的影像（图像）关键征象进行充分点评和规范性演示。

1. 检查部位　胸部。

2. 检查技术　肺部 CT 平扫。

患者姓名、性别、年龄、检查方法及检查部位核对无误，无明显呼吸及运动伪影，图像质量满足诊断要求。

3. 影像所见　双肺弥漫性分布斑片状磨玻璃影，小叶间隔增厚呈网状细线状，两者共同形成铺路石征，双下肺病变相对较多，胸膜下病变较轻。双肺夹杂斑片状密度增高影，边缘模糊。心影未见增大，纵隔无明显增大淋巴结。气管、主支气管及各叶、段支气管均通畅，双侧胸腔未见明显积液。

4. 影像诊断　双肺弥漫性磨玻璃影，PAP 可能，可能合并感染，建议于支气管镜下行灌洗液 PAS 染色。

问题 3　该病例的病变定位在哪里？

该病例双肺弥漫分布。

问题 4　该病例的基本病变是什么？

该病例的基本病变：双肺弥漫性磨玻璃影及小叶间隔增厚。

问题 5　该病例的主要影像征象是什么？

该病例的主要影像征象是铺路石征。

问题 6　分析并归纳该病例的影像特征，其 X 线表现具体为何？

1. 影像特征　双肺弥漫性分布斑片状磨玻璃影，小叶间隔增厚呈网状细线，两者共同构成铺路石征。

2. X 线表现　胸部 X 线表现为双肺弥漫性磨玻璃样密度增高影，常融合成片状，主要分布在肺野中内带，类似肺水肿，但无左心功能不全的表现。

问题 7　如何对肺内弥漫性/多发性磨玻璃影进行鉴别诊断？

该病例受累肺组织密度增高，穿行在病变肺组织中的血管及支气管边缘清晰可见，考虑基本病变为磨玻璃影。磨玻璃影双肺都有，且相对对称分布，弥漫性分布于全肺，双下肺相对较多。故本病例的诊断围绕肺内弥漫性/多发性磨玻璃影影像学鉴别诊断开展。

肺生理密度由肺内气腔密度、固有肺组织密度、肺内血管外体液量及肺血容量决定，故任何疾病导致肺密度生理因素发生改变均将改变肺密度。即固有肺组织密度、气腔充气状态、肺内血管外体液量及肺血容量的改变均可导致磨玻璃影形成。肺内弥漫性/多发性磨玻璃影影像学鉴别诊断见表 30-1。

表 30-1　肺内弥漫性/多发性磨玻璃影影像学鉴别诊断

分类	共性特点及常见疾病个性特点
气腔充气状态异常	中央分布，伴或不伴小叶中心结节、腺泡结节或肿块。 过敏性肺炎：中央分布，伴散在分布的小叶中心结节及腺泡结节，结节边缘模糊，磨玻璃影的形态及位置可变。 肺出血：中央分布，边缘模糊，不伴随间质增厚及纤维化。 肺转移瘤：散在分布结节肿块，周围分布非叶段性的片状磨玻璃影。 肺泡癌：中央分布，伴小叶中心结节，肺门及纵隔淋巴结肿大。 其他：淋巴瘤、结节病、类脂质肺炎等
固有肺组织密度异常	中下肺的周围分布伴有间质增厚、纤维化。 间质性肺炎：NSIP\DIP\AIP 为主要类型，晚期合并较明显的牵拉性支气管扩张和蜂窝状影。 结缔组织性疾病：常伴有血清学异常，晚期出现蜂窝征
肺内血管外体液量增加	重力性分布，自上而下、从前往后的梯度曲线变化。 肺水肿：呈沿下垂部分布的趋势，可伴有心影增大及胸腔积液。 肺挫伤：有在与外伤部位相关区域内沿下垂部分布的趋势
肺血容量异常	肺栓塞，白塞氏综合征
其他：两种或两种以上因素	同时具有气腔充气状态和固有肺组织密度异常，磨玻璃影是间质性病变与实质性病变共同作用的结果。 慢性阻塞性肺疾病：通气-血流障碍所致，马赛克征+桶状胸。 PAP：典型地图样分布和铺路石征。 感染：如 CMV 和 PCP，可导致 DGGO，表现为小叶中心结节、腺泡结节、小叶阴影、树芽征阳性及较广泛的间质纤维化但无蜂窝状影

问题 8　该病例的影像学诊断是什么？

该病例的 HRCT 显示肺内弥漫性或多发性磨玻璃影，并伴有气腔充气状态和固有肺组织密度的异常。磨玻璃影是间质性病变与实质性病变共同作用的结果。影像显示呈中央分布，小叶间隔增厚呈网状细线状，两者共同构成铺路石征。据此应诊断为 PAP。双肺夹杂渗出灶，近期病情加重且伴有发热，临床炎症指标升高，提示可能在 PAP 基础上同时合并感染。

问题 9　PAP 的关键影像特征是什么？请对其可能的形成机制进行分析。（掌握重要征象的英语专业术语）

PAP 的关键影像学征象为铺路石征（crazy-paving appearance）。该征象的病理基础是远端气腔内有过碘酸希夫染色（periodic acid-Schiff staining，PAS）为阳性的无定形脂蛋白样物质蓄积，这些脂蛋白样物质主要由表面活性物质磷脂和载脂蛋白组成。过量的富含磷脂蛋白的表面活性物质沉积于间质及肺泡腔中，导致气腔部分充填与间质增厚。气腔的磨玻璃影被增厚的间质限制，并与正常肺实质或代偿性肺过度充气混合并存，严重影响了肺的通气和换气功能。

影像表现为磨玻璃影背景下小叶间隔和小叶内线的增厚，呈现出类似不规则铺路石样的改变。这种铺路石征通常与相对正常的肺组织有清晰的分界，边缘规则，呈地图样分布，对肺部结构的影响较小，较少出现牵张性支气管扩张和肺纤维化。

铺路石征最常见于 PAP，但也可见于其他同时累及肺间质和肺实质的弥漫性肺疾病，如脂性肺炎。PAP 的特征包括地图样分布、铺路石征、胸膜下病变较少，以及临床症状与体征分离。

问题 10　该病例关键影像征象的鉴别诊断如何进行？

能表现为铺路石征的疾病谱如下：①小气道疾病：COPD，其特征之一是出现空气潴留征。②感染：CMV、PCP 或支原体感染、新型冠状病毒感染、结核等。③代谢：PAP 等。④间质性肺炎：AIP、NSIP、UIP、COP 等。⑤肿瘤：黏液腺癌、癌性淋巴管炎。⑥其他：肺泡出血、心源性和非心源性肺水肿、结节病、ARDS、外源性类脂性肺炎、嗜酸粒细胞性肺炎等。最常见的为：PAP、肺水肿、病毒性肺炎、PCP、间质性肺炎、癌性淋巴管炎。能表现为铺路石征的常见疾病的鉴别诊断见表 30-2。

PAP 以地图样分布、铺路石征、胸膜下病变较少以及临床症状与体征分离为特征，BALF 呈牛乳状外观、血清抗 GM-CSF 抗体测定明显增高是强有力的诊断证据，影像表现与临床表现密切相关，综合分析后，诊断并不难。

表 30-2　能表现为铺路石征的常见疾病的鉴别诊断

疾病名称	急性/亚急性/慢性	临床特点	影像学特点
肺水肿	急性	突发呼吸困难、咳嗽，粉红色泡沫痰，心脏病症状体征	肺门对称分布蝶翼状磨玻璃影，胸腔积液、心影增大
病毒性肺炎	急性	发热、头痛、咽痛、全身酸痛，白细胞计数不增高，淋巴细胞降低	散在分布：网格状影；小叶间隔增厚；小叶中心结节；磨玻璃影；实变
卡氏肺孢子虫肺炎	亚急性	常见于免疫缺陷患者；呼吸困难最常见	进展时出现铺路石或马赛克样改变，可出现肺气囊

续表30-2

疾病名称	急性/亚急性/慢性	临床特点	影像学特点
间质性肺炎	慢性	病因较多；以中老年为主，进行加重且伴呼吸困难	胸膜下对称性磨玻璃影，伴网状结构和支气管扩张
癌性淋巴管炎	慢性	恶性肿瘤史，原发灶为肺癌、乳腺癌、胃癌、胰腺癌等	小叶间隔串珠样或不规则增厚；肺门或纵隔淋巴结肿大
PAP	慢性	临床表现和影像表现分离，患者可出现进行性呼吸困难	铺路石征；胸膜下病变轻

问题 11　该病的临床特点及分类是什么？

1. 临床特点　PAP 是一种病因不明的罕见弥漫性肺疾病，其特征在于非可溶性富磷脂蛋白物质(即肺泡表面活性物质)在肺泡腔及细支气管腔内的沉积。该病好发于 30～50 岁人群，男性发病率高于女性，比例约为 2∶1，且与吸烟显著相关。其显著特点之一是临床症状与影像表现的不一致性：早期患者可能无明显临床症状，常在体检时偶然发现，而影像学征象有可能相当严重。进行性呼吸困难(发生率 52%～94%)是最突出的临床表现，伴随症状包括咳嗽(23%～66%)、咳痰(1%～4%)、乏力(0～50%)、体重减轻(0～43%)和低热(1%～15%)等，这些症状通常在数周至数月内逐渐显现。患者的预后差异较大，部分病例呈现自限性倾向，而部分患者则可能因呼吸衰竭而死亡。

2. 分类　根据病因通常将 PAP 分为原发性、先天性和继发性三种类型。

(1)原发性 PAP：是粒细胞-巨噬细胞集落刺激因子(GM-CSF)信号传导受损、巨噬细胞和粒细胞功能障碍所致，可分为两种亚型。①自身免疫性 PAP(aPAP)，又称特发性 PAP，是 GM-CSF 自身抗体水平升高所致，最常见，约占 85%。②遗传性 PAP<5%。

(2)先天性 PAP：由肺泡表面活性物质相关基因突变导致表面活性物质的代谢异常而发病，可见于新生儿、儿童和成人，约占 5%。

(3)继发性 PAP：由各种其他疾病引发的肺泡巨噬细胞数量和(或)功能异常，导致肺泡表面活性物质代谢紊乱，约占 5%。在我国，最常见的继发性疾病为肺结核和骨髓异常增生症。

问题 12　该病例的诊断标准是什么？

确诊成人 PAP 需通过支气管或外科肺活检，以显示 PAP 的典型组织病理学特征：终末细支气管和肺泡内充满 PAS 染色阳性的絮状和颗粒状脂蛋白样物质。

1. 自身免疫性 PAP　HRCT 和 BAL 呈现典型特征，且血清中检测到 GM-CSF 抗体。

2. 继发性 PAP　HRCT 和 BAL 显示典型表现，并伴有继发性因素，如大量粉尘暴露史、血液系统异常(骨髓增生异常或恶性肿瘤)或有造血干细胞移植史、结核等。

3. 遗传性 PAP　GM-CSF 受体 α 或 β 亚基的遗传变异，经检测证实其功能异常，并结合专业实验室的基因测序结果进行深入分析。

问题 13　阅片小结：PAP 诊断标准及诊疗流程。

1. 诊断标准　目前国际上并无统一的诊断标准，可以参照以下标准进行诊断。

(1)临床症状：主要表现为程度不等的呼吸困难，少数患者可无明显症状。

(2)体格检查：可出现发绀、肺部啰音和杵状指，也可无阳性体征。

(3)HRCT：呈现地图样分布的铺路石样磨玻璃影。

(4)肺泡灌洗液检测：①外观，出现不同程度的浑浊，静置或离心后可见明显沉淀物；②病理，可对沉渣包埋进行免疫组织化学染色，光镜下可见均质嗜伊红性细颗粒状脂蛋白性物质，有时可见针状裂隙，脂蛋白性物质的 D-PAS 染色阳性，黏卡红染色阴性；③沉淀物透射电镜下可见洋葱皮样类圆形板层结构小体。

(5)肺组织病理学：肺泡结构完好，肺泡内被细小颗粒状或嗜伊红的脂蛋白性物质填充，且 D-PAS 染色阳性，有散在分布的肺泡巨噬细胞和针状裂隙，有时可见轻度间质纤维化。

(6)分类：自身免疫性 PAP，血清抗 GM-CSF 抗体明显增多；先天性 PAP，存在编码表面活性物质蛋白及其受体的基因突变；继发性 PAP，继发因素包括硅暴露、血液系统疾病、免疫性疾病、感染性疾病以及某些药物等。

确诊 PAP 需满足以上诊断标准中的(1)至(3)外加(4)和(或)(5)，并进一步根据(6)区分 aPAP、先天性 PAP 或继发性 PAP。

2. PAP 诊疗流程(图 30-2)

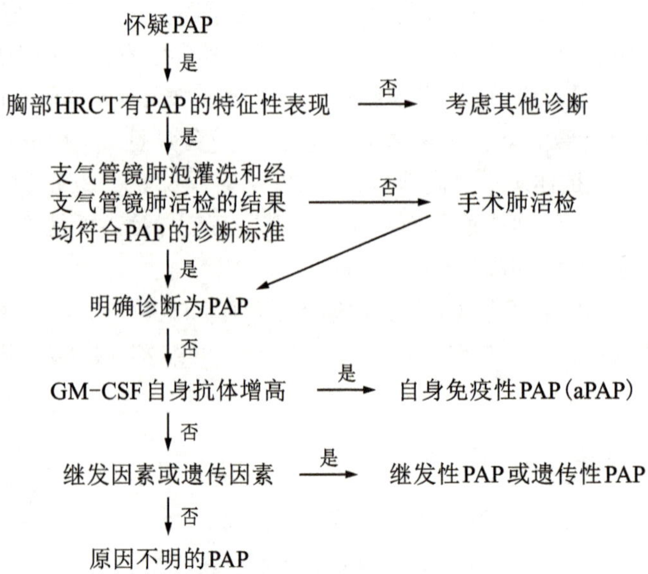

图 30-2　PAP 诊疗流程图

问题 14　阅片小结：针对该患者的个性化诊疗建议是什么？

本病例影像学诊断为 PAP，可能合并肺部感染，建议进一步行病理检查以确诊。获取病理样本的方法主要包括支气管肺泡灌洗液活检或细胞石蜡包埋技术。此外，采用 PAS

和 PAS-D 特殊染色技术，以及进行血清 GM-CSF 抗体检测，均有助于对病因进行准确判断。

补充病理结果：支气管肺泡灌洗液涂片、液基细胞学检查见少量上皮细胞、炎症细胞及较多红染颗粒状物质，提示可能为 PAP，请结合组织学活检及临床情况综合评估。

结合病理结果及临床表现，本病例最终被诊断为原发性 PAP 合并肺部感染。经对症治疗及后续 GM-CSF 治疗后，疗效显著。

四、报告模板

肺泡蛋白沉积症

肺部 HRCT 平扫显示：双肺弥漫性分布斑片状磨玻璃影，小叶间隔增厚呈网状细线，两者共同形成铺路石征，双下肺区域相对较多，胸膜下病变较轻。心影正常大小，纵隔未见明显增大淋巴结。气管、主支气管及各叶、段支气管通畅，双侧胸腔未见明显积液。

印象：双肺弥漫性磨玻璃影，考虑可能为 PAP，建议行支气管镜下灌洗液 PAS 染色以明确诊断。

（陈斯琪　熊曾　廖伟华）

案例 031　结节病

一、教学目标

熟练掌握肺部的影像解剖及基本病变，深入了解结节病的影像学特征。建立针对肺门纵隔淋巴结增大的影像诊断思路，精准掌握结节病的影像学诊断方法。培养影像学诊断的基本范式，运用影像分析方法和诊断原则，观察并分析结节病的影像表现，有效解决临床复杂问题。

二、病例展示

患者，男，22 岁，体检发现双肺多发结节病灶。该患者的影像资料如图 31-1 所示：

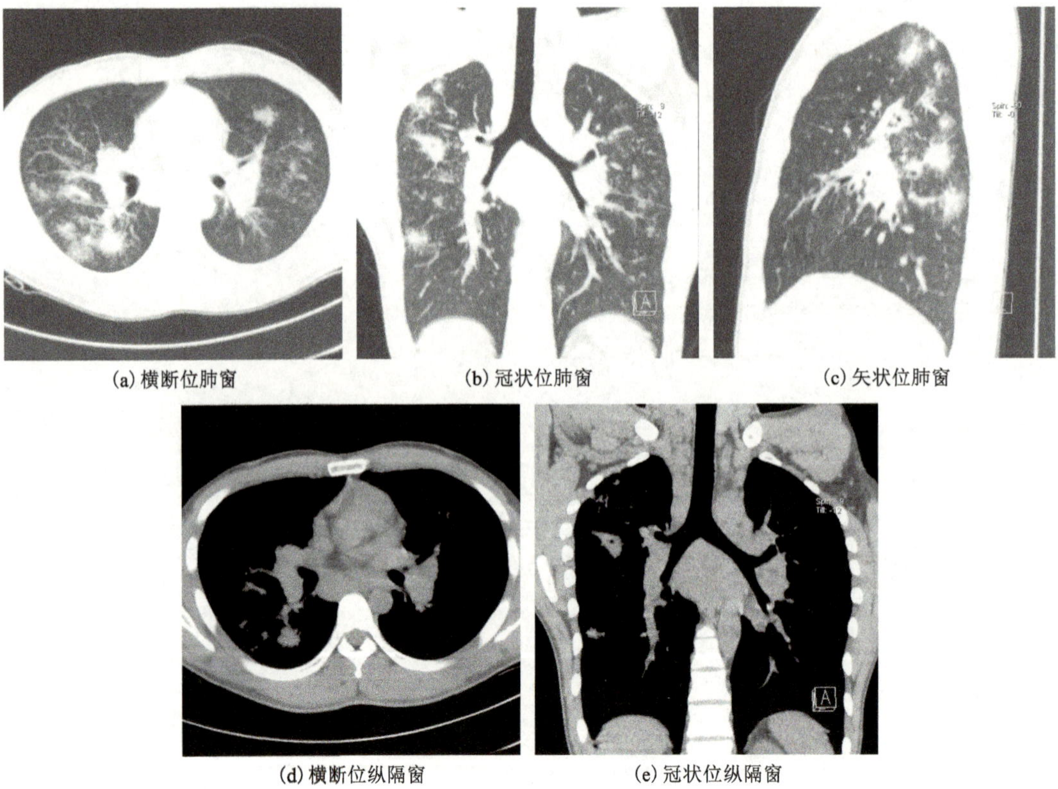

(a) 横断位肺窗　(b) 冠状位肺窗　(c) 矢状位肺窗

(d) 横断位纵隔窗　(e) 冠状位纵隔窗

注：肺部 CT 平扫+三维成像。

图 31-1　案例 031 的影像学检查图片

三、问题及解答

问题 1　分析归纳病例的临床特点。

该患者为青年男性，体检发现双肺多发结节病灶，影像表现突出，临床表现轻微。

问题 2　指导医师结合重点、难点施教，并针对住院医师所描述的影像(图像)关键征象进行充分点评和规范性演示。

1. 检查部位　胸部。

2. 检查技术　肺部 CT 平扫+三维成像。

患者姓名、性别、年龄、检查方法及检查部位核对无误，无明显呼吸及运动伪影，图像质量满足诊断要求。

3. 影像所见　CT 平扫肺窗示双肺多发结节，沿支气管血管束、小叶间隔、叶间裂和胸膜下区分布，结节密度均匀，周围伴磨玻璃影，多个小结节融合成大结节，周围有众多的小结节样的卫星灶围绕，伴向中心融合趋势，表现为典型的“星系征”，纵隔窗见双肺门及纵隔淋巴结肿大。

4. 影像诊断　结节病。

问题 3　该病例的基本病变。

该病例双肺多发淋巴管周围分布结节，双肺门及纵隔淋巴结增大。

问题 4　该病例的影像征象是什么？

肺结节病(pulmonary sarcoidosis)的典型征象为“星系征”。该病的大结节(直径大于 1 cm)由无数小结节构成，其周围环绕着小结节卫星灶。在晚期，支气管血管周围受累，呈现条带状分布，这一特征与天文领域的星系结构极为相似。然而，具有“星系征”这一征象的疾病并非只有肺结节病，其他如肺结核、肺转移瘤、细支气管肺泡癌及癌性淋巴管炎等疾病也可能表现出类似的征象。

问题 5　该疾病的影像学分期是什么？

目前结节病的分期是基于 20 世纪 60 年代提出的 Scadding 分期，依据胸部平片的表现进行划分：① 0 期，双肺正常；② Ⅰ 期，双肺门淋巴结肿大；③ Ⅱ 期，双肺门淋巴结肿大伴肺内浸润影；④Ⅲ期，仅有肺内浸润影；⑤Ⅳ期，肺纤维化。

问题 6　分析归纳该病例的 CT 影像表现。

典型结节病在胸部 CT 纵隔窗中的表现主要为对称性的肺门淋巴结肿大，常呈土豆状，边界清晰，密度均匀。此外，纵隔淋巴结肿大亦常见，但也有少数病例表现为不对称性肺门淋巴结肿大、单侧肺门淋巴结肿大、心前间隙淋巴结肿大或孤立性前后纵隔淋巴结肿大，此时需与分枝杆菌感染、肿瘤等疾病进行鉴别。

在胸部 CT 肺窗中，典型结节病表现为中轴血管束增粗，多发或弥漫性分布于淋巴管周围(沿支气管血管束、叶间裂、胸膜分布)的直径为 2~5 mm 的小结节，边界清晰或模糊。在 80%~100%的肺结节病患者的胸部 HRCT 上可见以上中肺分布为主的肺内小结节，部分患者还可表现为肺内实变、“星系征”、“反晕征”、空洞、广泛的磨玻璃影、大小不一的实性结节及上肺纤维化。部分累及气道的患者可能出现气道陷闭等情况；少数累及胸膜的患者则可能出现胸腔积液、心包积液及胸膜局灶性增厚等表现。

问题 7　肺结节病的诊断标准及诊疗流程。

结节病属于排他性诊断，目前尚无客观的诊断标准。其诊断主要依靠临床医生综合多方面信息进行判断，包括临床表现、影像学特征、受累部位的病理活检结果(非干酪样坏死性上皮样细胞肉芽肿)，并结合病史、血清学检查、支气管检查等结果。在排除了其他原因引起的肉芽肿性疾病后，方可确诊为结节病。简而言之，结节病的诊断主要依据：①具有临床和(或)影像学特征；②病理活检显示非干酪样坏死性上皮样细胞肉芽肿；③排除有相似的组织学或临床表现的其他疾病。

肺结节病临床诊疗流程(图 31-2)。

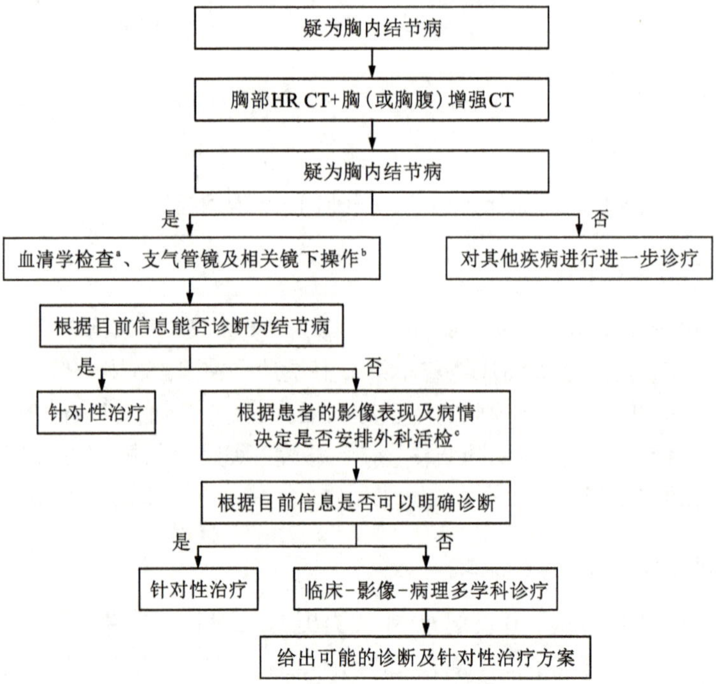

注：a. 包括血清血管紧张素酶水平测定、血淋巴细胞培养加干扰素释放试验(T-SPOT. TB)、IgG 亚型测定。鉴于某些结节病患者可能合并多种自身免疫性疾病，因此对于有自身免疫性疾病迹象的疑似结节病患者，建议进行抗核抗体谱系统检查(包括抗核抗体、抗双链 DNA、抗可提取核抗原、类风湿因子等)；

b. 包括支气管肺泡灌洗细胞学分析、淋巴细胞亚群分析、经支气管镜肺活检、经支气管镜淋巴结穿刺活检(视患者病情而定)；

c. 外科活检包括：纵隔镜深部淋巴结活检；胸腔镜下或胸外科手术下肺活检和(或)深部淋巴结活检；皮下结节或浅表淋巴结活检。

图 31-1　肺结节病临床诊疗流程图

问题 8 结节病性肉芽肿的病理学特点。

结节病性肉芽肿的特点：①肉芽肿主要分布于淋巴管周围；②分化良好的肉芽肿，其周围可见淋巴细胞和成纤维细胞浸润；③排除其他原因引起的肉芽肿。

结节病性肉芽肿主要沿淋巴道分布（约占 75%），约半数患者的上皮样细胞肉芽肿累及气道和血管壁。肉芽肿病变分为中心区和周边区两部分：①中心区为紧密排列的非干酪样上皮样细胞性肉芽肿，肉芽肿由淋巴细胞包绕上皮样细胞及多核巨细胞构成，多核巨细胞胞浆内可见包涵体，如 Schaumann 小体、星状小体、草酸钙结晶等。中心区的淋巴细胞以 CD_4^+ T 细胞为主，而 CD_8^+ T 细胞则分布在中心区的周围带。②周边区由疏松排列的淋巴细胞、单核细胞和成纤维细胞组成。肉芽肿结节可相互融合，但通常仍保留原有结节轮廓。约 20% 的结节病患者可出现肉芽肿内坏死，此时需与分枝杆菌、真菌等感染性疾病进行鉴别。

问题 9 阅片小结：该病例的鉴别诊断有哪些？

不同分期的肺结节病在临床及影像表现上有所差异，应根据其分期进行相应的鉴别诊断：①Ⅰ、Ⅱ期结节病，需与结核感染、淋巴增殖性疾病、IgG4 相关性疾病、恶性肿瘤等相鉴别；②Ⅲ期结节病则需与多种职业性肺病、肺结核等相鉴别；③Ⅳ期结节病需与多种病因所致的肺纤维化相鉴别，如职业性肺纤维化、特发性肺纤维化及其他多种原因引起的继发性肺纤维化等。

问题 10 阅片小结：该病例下一步的诊疗建议。

本病例影像学诊断为结节病，建议进一步行病理检查以确诊。获取病理样本的方法主要包括支气管黏膜活检、TBLB、经支气管针吸活检（TBNA）和经支气管镜腔内超声（EBUS）引导下活检。

ACE 由结节病肉芽肿的内上皮细胞产生，血清 ACE 水平可反映体内肉芽肿负荷，辅助判断疾病活动性。然而，由于缺乏足够的敏感性和特异性，血清 ACE 水平不能作为诊断指标。

结合病理结果及临床表现，本病例最终被诊断为结节病。对于无症状或症状不明显的胸内结节病患者，可观察 2 年，定期进行胸部 X 线片和肺功能检查。若无进展，则无须治疗，急性期结节病通常能自行缓解。

对于胸内Ⅱ、Ⅲ期和症状明显的Ⅰ期结节病，或累及胸外重要器官（如心脏、神经系统、眼）的患者，需采用糖皮质激素治疗。推荐泼尼松 30~50 mg/d 口服，随症状和病灶改善逐渐减量，至 10~15 mg/d 后持续用药 8~12 个月，再递减直至停药。若复发，则重复上述治疗。当糖皮质激素治疗无效或患者不能耐受其不良反应时，可考虑使用其他免疫抑制剂和细胞毒性药物（如氨甲喋呤）。

四、报告模板

结节病

肺部 HR CT 平扫：双肺支气管血管束增多、增粗，双肺多发大小不等小结节，这些结节沿支气管血管束、小叶间隔、叶间裂和胸膜下区分布，结节密度均匀，周围伴磨玻璃影。多个小结节融合成大结节，周围有众多小结节样的卫星灶围绕，呈现向中心融合趋势，形成“星系征”。纵隔窗示双肺门及纵隔可见多发增大淋巴结，未见明显融合征象，双肺门淋巴结大致对称。气管、主支气管及各叶、段支气管通畅，双侧胸腔未见明显积液。

印象：双肺多发淋巴道分布结节，双肺门及纵隔多发肿大淋巴结，可能为肺结节病。

（李莎　李娟　熊曾）

案例 032　肺尘埃沉着病

一、教学目标

熟练掌握肺尘埃沉着病的影像学特征、硅沉着病结节的病理基础，肺尘埃沉着病的影像学诊断。培养对职业性肺病的影像学诊断敏感性，通过观察和分析肺尘埃沉着病影像学表现，有效解决临床复杂问题。

二、病例展示

患者，男，41 岁，活动后气促 8 年，加重 5 天。患者从事煤矿井下工作 15 年。肺功能检查：极重度阻塞性通气功能障碍，支气管舒张试验阴性。支气管镜检查示双侧支气管狭窄。CT 引导下肺穿刺活检术病理检查结果显示，检材中存在纤维组织增生、玻璃样变性，并且可见较多炭末沉着。该患者的影像资料如图 32-1 所示：

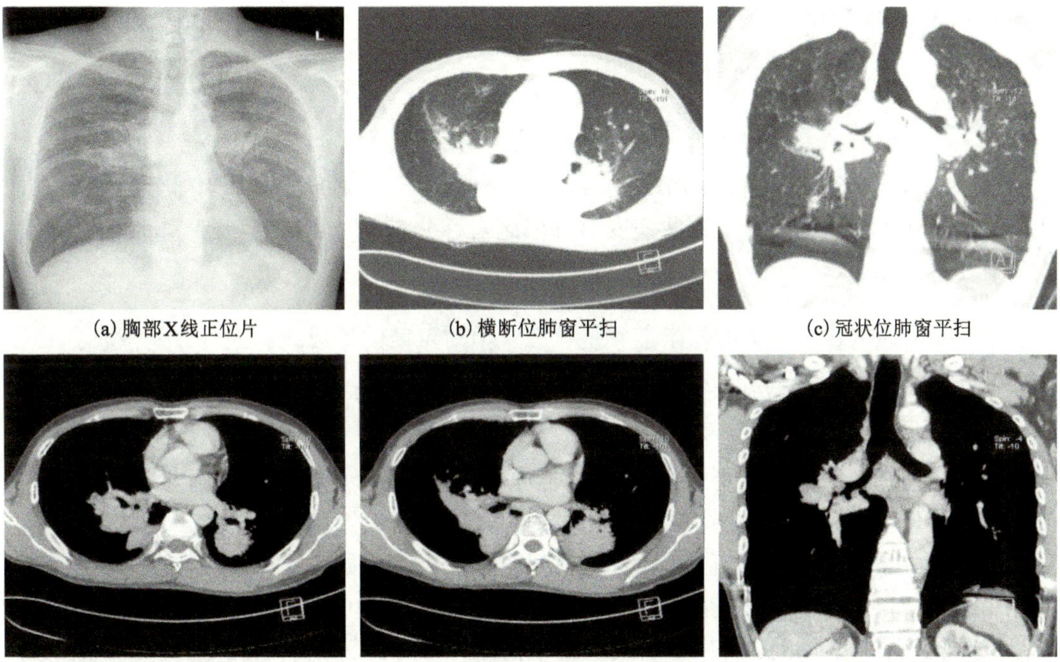

(a) 胸部X线正位片　(b) 横断位肺窗平扫　(c) 冠状位肺窗平扫

(d) 横断位纵隔窗增强　(e) 横断位纵隔窗增强　(f) 冠状位纵隔窗增强

注：(a)胸部 X 线片；(b)~(f)肺部 CT 平扫增强+三维成像。

图 32-1　案例 032 的影像学检查图片

三、问题及解答

问题 1　分析归纳该病例的临床特点。

该患者为中年男性，从事煤矿井下工作 15 年。肺功能检查结果显示极重度阻塞性通气功能障碍，支气管舒张试验呈阴性。支气管镜检查发现双侧支气管狭窄。CT 引导下肺穿刺活检术的病理检查结果显示，检材中纤维组织增生、玻璃样变，并可见较多炭末沉着。

问题 2　指导医师结合重点、难点施教，并针对住院医师所描述的影像(图像)关键征象进行充分点评和规范性演示。

1. 检查部位　胸部。

2. 检查技术　肺部 CT 平扫增强+三维成像。

患者姓名、性别、年龄、检查方法及检查部位核对无误，无明显呼吸及运动伪影，图像质量满足诊断要求。

3. 影像所见　CT 平扫肺窗[图 32-1(b)、(c)]示双肺出现弥漫性高密度小结节，边界尚清，周围伴不规则条索状影，部分结节融合成块，伴程度不一肺气肿，病变沿肺门区对称分布，形成“八字征”。同时，两侧受累支气管出现狭窄。纵隔窗[图 32-1(d)~(f)]示隆突下淋巴结增大。

4. 影像诊断　双肺多发病变，结合职业史，考虑职业性肺病(肺尘埃沉着病)，建议追踪复查，以排除合并结核或肿瘤的可能性。

问题 3　分析归纳该病例的影像特点。

该病例双肺出现弥漫性小结节，边界尚清，周围伴不规则条索状影，部分结节融合成块，并伴程度不一的肺气肿。这些病变沿肺门区对称分布，形成“八字征”，同时两侧受累支气管出现狭窄。

问题 4　肺尘埃沉着病的关键影像征象是什么？请对可能的形成机制进行分析。

肺尘埃沉着病患者双肺对称分布形似“八”字的团块，多位于双上肺，往往双肺可见弥漫性的小粟粒或纤维化改变。

病理机制：肺的自净功能，主要是肺泡巨噬细胞吞噬粉尘。在细胞清除粉尘过程中，细胞产生不同介质的功能被激活，释放出的介质反过来又对细胞功能产生不同的影响。这种相互作用在肺尘埃沉着病纤维化的形成过程中会不断增强或减弱。细胞合力围歼粉尘从而形成了以某种细胞为主的粉尘性肉芽肿。粉尘性肉芽肿中的噬尘细胞崩解，所释放的粉尘又重新被吞噬，如此，粉尘不断地反复被清除，从而引起纤维细胞增生。至肺尘埃沉着病晚期肺内实性结节状阴影增多，并逐渐融合成片，密集度增高，形成“八字征”。

问题 5　该病例的鉴别诊断有哪些？

1. 特发性肺纤维化　常发生于中年人，目前病因尚不明确，影像表现为存在模糊状小斑片影、条索状影或网状影，病变多位于下肺区，晚期纤维化会加重且范围变广，常合并肺动脉高压，病程进展快。

2. 结节病 多见于年轻人，常伴全身浅表淋巴结肿大，影像学可见粟粒状或结节状影，以肺门或两中上肺为多，结节主要分布在支气管血管束周围及胸膜下，呈典型的淋巴道分布特征。晚期肺结节病呈肺弥漫性纤维化改变，可见广泛网状、点片状或结节状阴影，结节病可侵犯骨骼。此外，绝大多数结节病患者血清 ACE 水平升高。

3. 粟粒性肺转移瘤 均匀分布于全肺且大小相同，小结节边缘清晰，多发生在中下肺野，常见磨玻璃征，病变分布在小叶实质和肺中外带。

4. 粟粒性肺结核 粟粒性肺结核的主要 CT 表现包括全肺均匀分布的小结节，结节大小一致，磨玻璃征常见，边缘清楚，病变多位于中下肺野，主要分布于肺中外带及小叶实质。

问题 6 该病的临床特点是什么？

肺尘埃沉着病是在职业活动中长期吸入生产性矿物性粉尘所引起的一组以肺组织弥漫性纤维化为主的疾病，是我国最常见且危害最严重的职业病。临床上常见的类型包括硅沉着病、煤工肺尘埃沉着病、电焊工肺尘埃沉着病和石棉沉着病。

本病的主要病理改变为双肺弥漫性间质纤维化、肺尘埃沉着病结节融合成块以及胸膜改变等。在临床表现上，早期通常无明显症状和体征，或仅有轻微症状，常被患者忽视。随着病情的进展，肺尘埃沉着病的症状会逐渐加重，主要表现为咳嗽、咳痰、胸痛和呼吸困难。此外，还可能出现喘息、咯血以及其他全身症状。

问题 7 该病例典型的影像表现有哪些？

双肺可见圆形或不规则阴影，主要分布于两肺上叶后段、两肺下叶背段及后基底段，常对称性出现，密度较高，并可见多发砂粒样钙化影。病灶边界清晰，周围伴有显著肺气肿。大阴影的长轴通常与后肋垂直，不受叶间裂限制，形态多呈“八字形”或“腊肠状”，长径多与肋骨走行方向垂直。外缘光滑，内缘靠近肺门及上纵隔，呈镰刀形或不规则团块状，后缘光滑且与后胸壁平行，前缘形态不规则。若为团块状，可见分叶或粗大毛刺。胸膜病变表现为局限性或弥漫性胸膜增厚，以及胸腔积液，部分可伴有钙化。

问题 8　肺尘埃沉着病的临床分期(表 32-1)。

表 32-1　肺尘埃沉着病的临床分期

Ⅰ期	Ⅱ期	Ⅲ期
①有总体密集度为 1 级的小阴影，分布范围至少达到 2 个肺区； ②接触石棉粉尘，有总体密集度为 1 级的小阴影，分布范围只有 1 个肺区，同时出现胸膜斑； ③接触石棉粉尘，小阴影总体密集度为 0 级，但至少有两个肺区小阴影密集度为 0/1 级，同时出现胸膜斑	①有总体密集度为 2 级的小阴影，分布范围超过 4 个肺区； ②有总体密集度为 3 级的小阴影，分布范围达到 4 个肺区； ③接触石棉粉尘，有总体密集度为 1 级的小阴影，分布范围超过 4 个肺区，同时出现胸膜斑并已累及部分心缘或膈面； ④接触石棉粉尘，有总体密集度为 2 级的小阴影，分布范围达到 4 个肺区，同时出现胸膜斑并已累及部分心缘或膈面	①有大阴影出现，其长径≥20 mm，短径>10 mm； ②有总体密集度为 3 级的小阴影，分布范围超过 4 个肺区并有小阴影聚集； ③有总体密集度为 3 级的小阴影，分布范围超过 4 个肺区并有大阴影； ④接触石棉粉尘，有总体密集度为 3 级的小阴影，分布范围超过 4 个肺区，同时单个或两侧多个胸膜斑长度之和超过单侧胸壁长度的二分之一或累及心缘使其部分显示蓬乱

问题 9　阅片小结：该患者下一步的诊疗建议。

本病例经影像学诊断为肺尘埃沉着病。诊断依据包括可靠的生产性粉尘接触史、现场劳动卫生学调查资料，同时以技术质量合格的 X 射线后前位胸片表现为主要参考。同时，结合动态观察资料、肺尘埃沉着病流行病学调查情况，以及临床表现和胸部 X 线检查结果，在排除其他类似肺部疾病后，对照肺尘埃沉着病诊断标准，最终作出了肺尘埃沉着病的诊断并对其进行 X 线分期。需要注意的是，大部分综合医院不具备职业性肺病诊断资质，因此临床发现相关病例时，应引导患者前往具备相应资质的医疗机构进行诊断及后续处理。

四、报告模板

肺尘埃沉着病

肺部 CT 平扫显示：双肺支气管血管束明显增多，双肺可见弥漫性斑点状及小结节状密度增高影，边界清晰，主要分布于两肺上叶后段、两肺下叶背段及后基底段，且常对称出现，密度较高，伴有多发砂粒样钙化。病灶边界清楚，周围伴有显著的肺气肿；大阴影的长轴通常与后肋垂直，不受叶间裂的限制，形态常呈“八字形”或“腊肠状”。气管、主支气管及各叶、段支气管均通畅，纵隔内可见多发增大淋巴结，部分已钙化。双侧胸腔未见明显积液。

印象：双肺弥漫性病变，结合病史，考虑诊断为肺尘埃沉着病。

（李莎　李娟　熊曾）

案例 033　周围型肺癌

一、教学目标

熟练掌握肺部的影像解剖、肺部基本病变、肺部良恶性病变疾病谱、周围型肺癌的影像学特征、肺癌的 TNM 分期及纵隔淋巴结分组。运用影像分析方法和诊断原则，细致观察并分析疾病影像表现，培养针对周围型肺癌的影像学鉴别诊断思维。

二、病例展示

患者，女，53 岁，反复干咳 8 个月。无吸烟史，其母因肺癌去世。体格检查：双肺呼吸音清，未闻及明显啰音。实验室检查：肿瘤标志物、结核相关检查均为阴性，血常规检查未见明显异常。该患者的影像资料如图 33-1 所示：

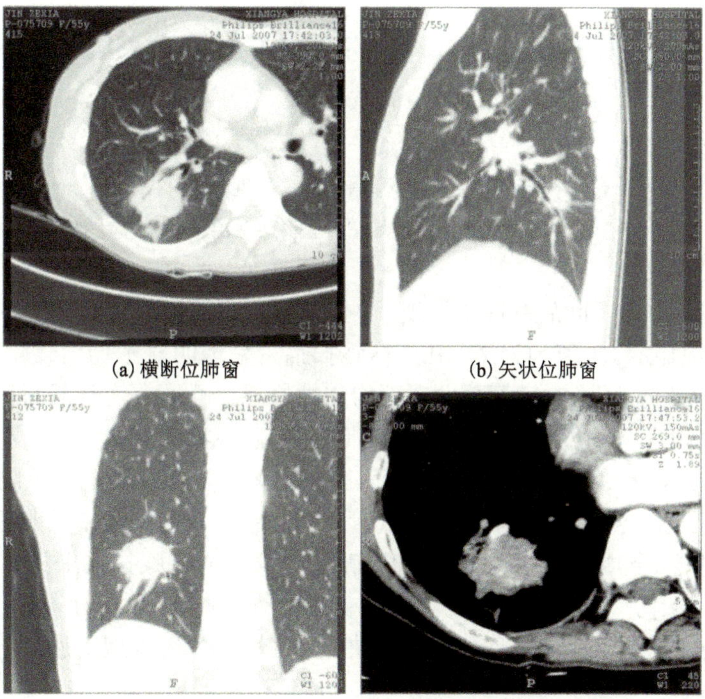

(a) 横断位肺窗　(b) 矢状位肺窗

(c) 冠状位肺窗　(d) 横断位纵隔窗增强

注：肺部 CT 平扫增强+肺结节靶重建三维成像。

图 33-1　案例 033 的影像学检查图片

三、问题及解答

问题 1　请简述与影像学相关的慢性咳嗽的诊断流程。

慢性咳嗽的患者应首先进行病史询问和体格检查，特别关注是否服用 ACEI 类药物。若患者正在服用此类药物，建议停药后观察咳嗽是否有所改善。若未服用相关药物，则建议患者进行胸部影像学检查，可进行胸部 X 线或胸部 CT 检查。若检查发现异常，需进行相应处理；若无异常，则继续由呼吸专科医生进行诊治。

经 CT 检查发现存在肺部结节，且该肺部病变可能诱发咳嗽，因此需进一步关注肺部病灶，并制定相应的诊疗方案。

问题 2　患者的家族史有何意义？

有恶性肿瘤病史或肺癌家族史的人群为肺癌的高危人群。

问题 3　检测肿瘤标志物和进行结核相关检查有何重要意义？

肺内发现结节或肿块性病变时，最需鉴别的疾病包括肺癌、肺结核及肺炎性病变。检查肿瘤标志物和进行结核相关检查，旨在为鉴别诊断提供可靠依据。

问题 4　指导医师结合重点、难点施教，并针对住院医师所描述的影像（图像）关键征象进行充分点评和规范性演示。

1. 检查部位　胸部。

2. 检查技术　肺部 CT 平扫增强+肺结节靶重建三维成像。

患者姓名、性别、年龄、检查方法及检查部位核对无误，无明显呼吸及运动伪影，图像质量满足诊断要求。

3. 影像所见　右肺下叶后基底段发现一肿块，经肺窗测量其大小约为 32 mm×28 mm。病变在平扫 CT 中显示 CT 值约为 22 HU，增强扫描后呈现明显不均匀强化，CT 值升为约 49 HU。右肺下叶后基底段支气管壁呈现不均匀性增厚，可见支气管截断征象，肿块边界部分清晰。胸膜侧可见阻塞性炎症及小叶性肺不张，并观察到深分叶征及胸膜凹陷征。病变与周边结构分界清晰，心脏、纵隔大血管及胸壁未见明显受累迹象。纵隔内未见明显增大淋巴结。气管、主支气管及各叶、段支气管保持通畅，双侧胸腔未见明显积液，心包亦未见积液。骨窗显示胸廓诸骨未见明显骨质破坏。双侧肾上腺扫描未见明显结节或肿块病变。

4. 影像诊断　右肺下叶后基底段发现肿块，高度怀疑为周围型肺癌，建议进行支气管镜检查以明确诊断。

问题 5　该病例的病变定位在哪里？

该病例的病变位于右下肺后基底段。

问题 6 该病例的基本病理变化是什么？

肺内类球状病灶按直径大小可分为结节（nodule，直径≤3 cm）和肿块（mass，直径>3 cm）。病变既可单发也可多发，其中单发者常见于肺癌、结核球、炎性肉芽肿、错构瘤等疾病；多发者则常见于肺转移瘤、肺真菌感染、肺结核、肺淋巴瘤等。病变大小主要通过肺窗进行测量。该患者肺内病变呈现类球状，经肺窗测量，病变长径>3 cm，因此，该病例的基本病变类型为肿块。

问题 7 该病例的主要影像征象、次要征象、重要的阴性征象分别有哪些？

1. 主要征象 单个肿块病变，支气管截断征。

2. 次要征象 阻塞性炎症及小叶性肺不张、深分叶征及胸膜凹陷征，增强扫描呈现不均匀中度强化。

3. 重要的阴性征象 病变与周边结构分界清晰，心脏、纵隔大血管及胸壁均未见明显受累。同一肺叶及其他肺叶内未见明显结节，纵隔亦未见明显增大淋巴结。气管、主支气管及各叶、段支气管均保持通畅，双侧胸腔未见明显积液，心包内亦无积液现象。骨窗影像显示，胸廓诸骨未见明显骨质破坏。双侧肾上腺扫描未见明显结节或肿块病变。

问题 8 分析归纳该病例的临床特点。

该患者为中年女性，慢性病程。既往史和个人史均无异常，在家族史中其母亲因肺癌去世。实验室检查结果未见异常。

问题 9 分析归纳该病例的影像特点。

右肺下叶后基底段可见一肿块，大小约为 32 mm×28 mm。影像显示支气管截断征、阻塞性炎症、小叶性肺不张、深分叶征及胸膜凹陷征，增强扫描呈现不均匀中度强化。病变与周边结构界限清晰，未侵犯胸壁、纵隔、肺门、心脏及大血管等区域。同一肺叶及其他肺叶未见明显结节，纵隔内未见明显增大淋巴结，双侧胸腔及心包未见明显积液。骨窗影像显示胸廓诸骨无明显骨质破坏。双侧肾上腺扫描未见明显结节或肿块病变。

问题 10 如何通过影像学手段对肺内单发结节或肿块性病变进行准确诊断与鉴别诊断？

该病例呈现肺内单发结节/肿块性病变，影像学诊断的核心任务是判断该病变是否为肺癌。

在诊断流程中，首先，需重点关注病变与支气管的关系，观察是否存在恶性特征的支气管受累迹象。具有恶性意义的支气管受累征象主要包括支气管截断和偏侧性狭窄，这要求医师仔细观察薄层三维重建图像。其次，需测量病变的大小，以判定其基本形态为结节还是肿块。当具有收缩征象的肿块和有强化征象的结节时通常被判定为肺癌。收缩征象的观察要点包括叶间裂、肺门移位、肺不张及胸膜凹陷征。强化值>20 HU 视为有强化表现；在缺乏增强图像的情况下，肺窗观察到的血管聚集征可作为强化征象的有效替代指标。

本病例表现出支气管截断征、阻塞性炎症、小叶性肺不张、深分叶征及胸膜凹陷征，增强扫描显示不均匀中度强化。这是一个具备支气管受累恶性征象且伴有收缩征象的肿块，发生于肺段支气管以下区域，应诊断为周围型肺癌。

问题 11　肺内单发肿块的鉴别诊断有哪些?

影像学诊断的核心任务是确定病变是否为上皮来源的支气管肺癌，即肺癌。其病理类型涵盖鳞癌、腺癌、小细胞未分化癌等。对于肺内单发肿块，需仔细鉴别，排除肺内其他恶性及良性病变的可能性。

常见的肺内其他恶性病变包括肺转移癌、淋巴瘤、肉瘤、肺母细胞瘤等，其影像学常表现为肿块样占位；良性病变则包含多类异质性疾病，如感染性病变(结核瘤、真菌球、球形肺炎)、非感染性病变(炎性假瘤、肉芽肿性血管炎、机化性肺炎、结节病、IgG4 相关性疾病)、良性肿瘤(错构瘤、硬化性血管瘤、炎性肌纤维母细胞瘤)、血管性病变(动静脉畸形、肺梗死)、先天异常(肺隔离症、肺囊肿、支气管闭锁)、外伤性改变(肺内血肿、肺气囊)，以及球形肺不张、淀粉样变性等特殊类型病变。鉴别诊断需综合影像特征(形态、密度、边缘及与周围组织的关系)与临床信息，必要时依赖病理活检以明确性质。

问题 12　该病例的影像学诊断是什么?

该病例经影像学诊断为右肺下叶后基底段周围型肺癌。中央型肺癌是指发生在肺段及肺段支气管以上的原发性支气管肺癌，而周围型肺癌则是指发生在肺段支气管以下的原发性支气管肺癌。

问题 13　该病变影像征象产生的可能机制是什么?

病变位于右肺下叶后基底段，呈单发性。CT 显示右肺下叶后基底段支气管截断，因支气管阻塞导致病变胸膜侧出现阻塞性肺炎及小叶性不张。肿瘤边缘部位的瘤细胞分化程度不一，在各个方向的生长速度不一致，或受到支气管、血管等间质结构的阻挡，因此病灶呈分叶状。肿瘤组织沿支气管、血管或小叶间隔呈浸润性生长，同时肿瘤刺激纤维结缔组织增生，表现为“毛刺征”。瘤体内的瘢痕组织牵拉脏层胸膜，导致胸膜内陷皱缩，近胸膜处出现胸膜凹陷征。肿瘤的异质性生长及血管紊乱导致病灶内血液供应不均匀，增强扫描呈现不均匀强化。

问题 14　周围型肺癌主要的 CT 征象有哪些？对应的病理基础分别是什么?

周围型肺癌起源于段以下支气管，主要表现为肺内结节或肿块。影像学诊断依赖于重要征象的显示与识别。较有意义的征象包括空泡征(vacuole sign)、短毛刺、深分叶、亚实性结节(subsolid nodule)以及 CT 强化值(enhancement value)为 20~59 HU，这些均为恶性结节的特征。此外，胸膜凹陷征(pleural indentation sign)、支气管受累征象与血管聚集征(vessel convergence sign)在恶性结节中的发生率均高于 80%。

周围型肺癌主要的 CT 征象及其对应的病理基础如下：

1. 支气管受累　支气管受累是最有诊断价值的征象，直接征象包括支气管突然截断和支气管壁局限性增厚，胸膜侧阻塞性肺炎、小叶性肺不张及肺气肿提示支气管受侵，是重要的间接征象。

2. 空泡征　空泡征表现为结节边缘有针尖样大小的透亮区，仅见于结节。腺癌的发生率最高。病理基础是未闭塞的小支气管或肺泡。空泡征的主要原因同支气管充气征一样，即癌细胞沿附壁生长，导致部分肺泡腔和细支气管未被肿瘤组织填充。此外，肿瘤内的纤维组织或瘢痕组织的牵拉也会使这些区域扩张，常常表现为气肿状态。这种情况多见于腺癌。

3. 短毛刺　毛刺征(spicule sign)表现为结节边缘有浓密、短小且僵硬的毛刺，状如绒球。病理基础是肿瘤细胞向各个方向蔓延或肿瘤刺激引起周围间质增生。

4. 深分叶　分叶征(lobulation sign)，深分叶表现为结节边缘凹凸不平、多个弧形轮廓，弧弦距>0.4，为恶性征象。病理基础主要为生长不均衡，阻力不同，小叶间隔的纤维性增生限制了肿瘤的生长。棘突征属于特殊的分叶征。

5. 亚实性结节　根据在 CT 下肺结节能否完全遮盖肺实质，可将肺结节分为实性结节和亚实性结节(subsolid nodule)。亚实性结节可进一步细分为纯磨玻璃结节(pure ground-glass nodule，pGGN)和混合磨玻璃结节(mixed ground-glass nodule，mGGN)/部分实性结节(part-solid nodule)。部分类型的腺癌中，高达 99%可表现为混合磨玻璃结节/部分实性结节。

6. 强化值　选择在结节横断面最大层面进行增强前后的 CT 值测量，确保测量区域覆盖结节最大面积的 60%以上，避开钙化、空洞及坏死区域，或选取强化最显著的实质区。平扫和增强图像均需在同一层面进行测定，且兴趣区大小应保持一致。通过计算增强后的 CT 值与平扫 CT 值的差值，得出结节的强化值。若强化值大于或等于 15 HU，则判定病灶具有强化特征。

7. 胸膜凹陷征　胸膜凹陷征表现为病灶与胸膜相连的条索状阴影，这些阴影可呈现为 1 条(称为尾巴征)、2 条(称为兔耳征)或 2 条以上。典型情况下，该条索状阴影在靠近胸膜处可见一小三角形阴影，且当病灶距胸膜较近时，仅呈现三角影或小喇叭影。若观察到水平裂和斜裂向邻近病灶凹入，亦属于胸膜凹陷征的表现。其病理基础主要包括两个方面：一是结节内纤维瘢痕收缩牵拉，二是胸膜未出现增厚或粘连。肿瘤牵拉的动力源于瘤体内的反应性纤维化和瘢痕形成，收缩力通过肺的纤维支架结构传导至游离的脏层胸膜，从而引发凹陷。

8. 血管聚集征　血管聚集征的 CT 表现如下：①一支或几支肺内血管进入病灶内部或穿过 SPN(血管造影征)；②肺内血管因病灶牵拉而向 SPN 方向移位；③肺内一支或数支血管在到达 SPN 边缘时终止。需要注意的是，血管集束征并非肿瘤的供血血管或肿瘤血管，而是肿瘤瘤体内的纤维化及肿瘤增殖破坏导致肺支架结构塌陷皱缩，进而对周围血管产生牵拉作用，或肿瘤包绕穿过血管所致。

问题 15　该患者下一步的诊疗建议是什么？

本病例影像学诊断为周围型肺癌，需进一步行病理检查以确诊。取病理标本的方法主要包括经支气管镜下活检和 CT 引导下肺穿刺活检，行 PET-CT 检查有助于对病变进行临床分期。

结合病理检查结果及 PET-CT 检查，本病例最终被诊断为原发性支气管肺癌(右肺下叶周围型，腺癌，T2aN0M0，IB 期)。影像分期可能与病理分期存在差异，临床工作中通常需进行多种检查，以辅助选择最佳治疗方案，判断患者预后，从而最大化患者利益。

四、报告模板

周围型肺癌

肺内单发结节/肿块性病变(高度怀疑周围型肺癌)结构化报告模板。

(一)主要病变

1. 部位 右(左)肺上叶前段(上叶后段、上叶尖段、中叶内侧段、中叶外侧段、上叶上舌段、上叶下舌段、下叶背段、下叶前基底段、下叶内基底段、下叶外基底段、下叶后基底段、下叶前内基底段)。

2. 基本病变 肿块(结节)，经肺窗测得其大小约＊＊ mm×＊＊ mm。

3. 强化特征 平扫 CT 值约＊＊ HU，增强后呈现明显(轻中度、无)不均匀(均匀、环形)强化，CT 值约＊＊ HU。

4. 形态特征(可复选) 支气管截断征，远端阻塞性肺不张，肺炎，肺气肿，深分叶，短毛刺，血管聚集征，空泡征，胸膜凹陷征。

5. 纵隔窗短径≥1 cm 的淋巴结(可复选) 无、锁骨上区(1)、右上气管旁(2R)、左上气管旁(2L)、血管前(3A)、气管后(3P)、右下气管旁(4R)、左下气管旁(4L)、主肺动脉窗(5)、主动脉弓旁/膈上(6)、隆突下(7)、食管旁(8)、肺韧带(9)、右肺门(10R)、左肺门(10L)、叶间/段间/亚段/次亚段淋巴结(11、12、13、14)。最大病灶位于＊＊，短径＊＊ cm。

6. 转移灶 无、同侧肺内、对侧肺内、胸膜、骨(胸骨、胸椎、肋骨)、肝、肾上腺。

7. 重要结构受累(可复选) 无、纵隔、上腔静脉、主动脉、胸膜、胸壁、喉返神经、膈神经、骨(胸骨、胸椎、肋骨)。

8. 不可测量病灶 右侧(左侧)胸腔积液、心包积液、癌性淋巴管炎。

(二)主要伴随发现

印象：右(左)肺上叶前段(上叶后段、上叶尖段、中叶内侧段、中叶外侧段、上叶上舌段、上叶下舌段、下叶背段、下叶前基底段、下叶内基底段、下叶外基底段、下叶后基底段、下叶前内基底段)存在占位性病变，疑似周围型肺癌(可能性较大，或性质待定)。

(熊曾　毛弈韬　王颖)

案例 034　中央型肺癌

一、教学目标

强化“定位定性，结合临床下结论”原则，建立呼吸系统疾病影像学诊断的基本范式。巩固肺部影像解剖知识，掌握肺部基本病变特征，规范使用胸部影像学定位及定性的基本术语。正确识别肺部基本病变，建立由基本病变驱动的呼吸系统疾病的影像学鉴别诊断思路。从病理基础理解呼吸系统疾病影像征象与病理的关系，知晓相关知识。熟练掌握肺门肿块、纵隔淋巴结增大疾病谱、中央型肺癌影像学特征、肺癌的 TNM 分期、纵隔淋巴结分组。应用影像分析方法与诊断原则，观察分析疾病影像表现，培养中央型肺癌的影像学鉴别诊断思路。

二、病例展示

患者，男，66 岁，反复咳嗽 1 月余。体格检查：双肺呼吸音清，未闻及明显啰音。实验室检查：肿瘤标志物阳性，结核相关检查、血常规检查未见明显异常。该患者的影像资料如图 34-1 所示：

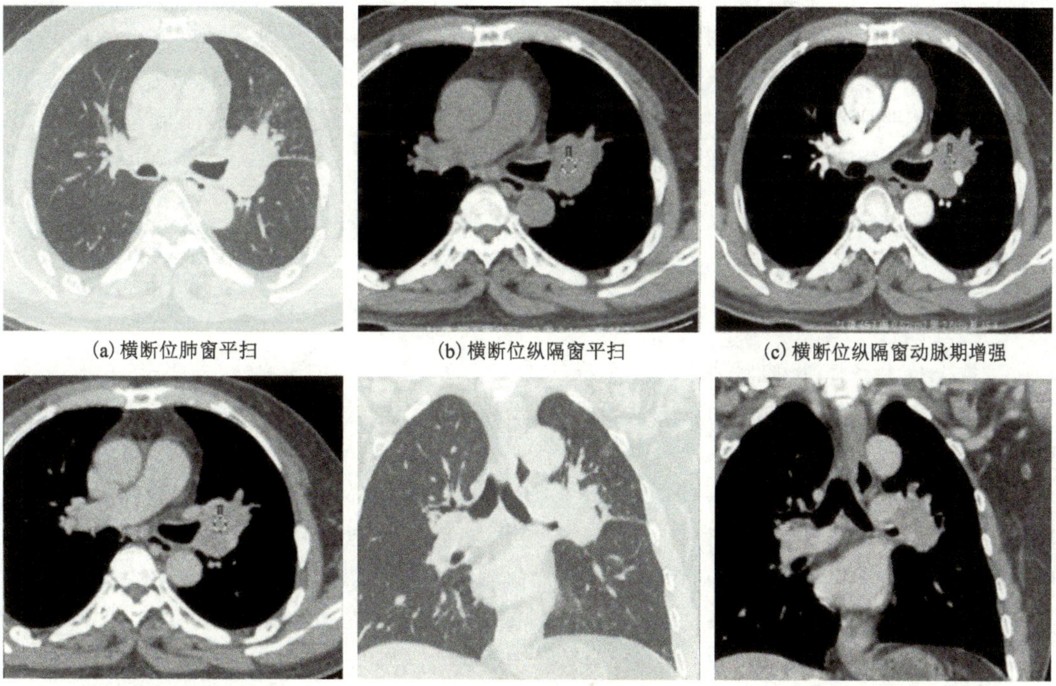

(a) 横断位肺窗平扫　(b) 横断位纵隔窗平扫　(c) 横断位纵隔窗动脉期增强

(d) 横断位纵隔窗静脉期增强　(e) 冠状位肺窗平扫　(f) 冠状位纵隔窗静脉期增强

注：肺部 CT 平扫+增强三维成像。

图 34-1　案例 034 影像学检查图片

三、问题及解答

问题 1　简要概述患者的临床资料。

该患者为老年男性，反复咳嗽 1 月余。双肺呼吸音清晰，未闻及明显啰音。实验室检查结果显示：肿瘤标志物呈阳性，结核相关检查及血常规检查未见显著异常。

问题 2　询问咳嗽患者个人史及家族史有何意义？

对于咳嗽且年龄≥45 岁的人群，需进行肺癌筛查，特别是针对高危人群。高危人群的评估应包括询问个人史，如吸烟史、二手烟或环境油烟吸入史、职业致癌物质暴露史、个人肿瘤史以及慢性肺部疾病(如 COPD、肺结核和肺纤维化等)史。此外，一二级亲属中有肺癌家族史的人群也应被列为肺癌的高危人群。

问题 3　排查肿瘤标志物、进行结核相关检查的意义是什么？

肺内发现结节或肿块性病变时，最需鉴别的疾病包括肺癌、肺结核及肺炎性病变。通过检查肿瘤标志物、结核相关指标及血常规等(项目)，旨在为鉴别诊断提供可靠依据。

问题 4　该病例的主要基本病变包括哪些？这些基本病变在影像学上的具体表现是怎样的？

该病例的基本病变表现为肿块和肺不张。通常认为，肺内结节直径若≤3 cm，则定义为结节；直径>3 cm 则视为肿块。阻塞性肺不张是由于支气管完全阻塞，导致相应肺组织完全无气、无法膨胀，进而体积缩小。一侧全肺不张的影像学特征为肺野均匀一致的高密度影，伴随胸廓塌陷、肋间隙变窄，纵隔向患侧移位，膈肌升高，以及对侧肺出现代偿性肺气肿。肺叶不张则表现为肺叶体积缩小、密度增加，肺血管、肺门及纵隔不同程度地向患侧移位，邻近肺叶可能出现代偿性肺气肿。

问题 5　指导医师结合重点、难点施教，并针对住院医师所描述的影像(图像)关键征象进行充分点评和规范性演示。

1. 检查部位　胸部。

2. 检查技术　肺部 CT 平扫+增强三维成像。

患者姓名、性别、年龄、检查方法及检查部位核对无误，无明显呼吸及运动伪影，图像质量满足诊断要求。

3. 影像所见　左肺上叶支气管开口处有肿块，左肺上叶支气管及主支气管下段管壁增厚，管腔狭窄或闭塞，肿块远端阻塞性肺炎及肺不张，肿块增强扫描后动脉期中度强化，肿块推移并包绕左肺动脉，累及左侧斜裂，左侧斜裂增厚，纵隔、心脏及胸壁未见明显受累。纵隔未见明显增大淋巴结。双侧胸腔未见明显积液，心包未见积液。

4. 影像诊断　左肺上叶支气管开口处有肿块，中央型肺癌可能性大，建议进行支气管镜检查。

问题 6　该病例的主要影像征象、次要征象、重要的阴性征象分别有哪些？

1. 主要征象　左肺门肿块，左支气管管壁增厚、管腔狭窄合并支气管截断征。

2. 次要征象　阻塞性肺炎及肺不张、病灶推移并包绕左肺动脉，累及左侧斜裂，左侧斜裂增厚。

3. 重要的阴性征象　同一肺叶及其他肺叶未见明显结节，纵隔、心脏及胸壁未见明显受累，纵隔未见明显增大淋巴结。双侧胸腔未见明显积液，心包未见积液。

问题 7　分析归纳该病例的临床特点。

该患者为老年男性，亚急性病程。既往史、个人史及家族史信息未提供。实验室检查结果显示肿瘤标志物阳性。

问题 8　分析归纳该病例的影像特点。

该病例为左肺门肿块，有支气管截断征、阻塞性炎症及小叶性肺不张，并且具有深分叶征，增强扫描呈现中度强化，病变累及邻近肺动脉及左侧斜裂，同一肺叶及其他肺叶未见明显结节，纵隔未见明显增大淋巴结，双侧胸腔未见明显积液，心包未见积液。

问题 9　如何对肺门肿块进行影像学诊断及鉴别诊断？

该病例表现为肺门区域的单发结节/肿块性病变，影像学诊断的核心任务是确定病变是否为肺癌。在诊断流程中，首先需重点观察病变与支气管的关系，判断是否存在具有恶性意义的支气管受累征象。此类征象主要包括支气管狭窄与截断，需仔细观察薄层三维重建图像，这些是中央型肺癌的直接征象。其次，需观察支气管受累的间接征象，即阻塞性肺不张、阻塞性肺气肿及阻塞性肺炎，统称为“三阻”改变。重要的鉴别诊断包括结核及其他慢性炎性肉芽肿、肺小细胞癌、肺淋巴瘤、其他肺肿瘤等。本病例中，左肺门肿块伴有支气管管壁增厚、管腔狭窄及支气管截断征，同时存在阻塞性炎症及小叶性肺不张。增强扫描显示中度强化，呈现出具有支气管受累恶性意义的肺门肿块特征，病变发生于肺段及肺段以上支气管，应诊断为中央型肺癌。

问题 10　支气管管壁增厚伴阻塞性肺不张的鉴别诊断有哪些？

1. 支气管结核　支气管内壁不光滑，管腔狭窄或闭塞，合并阻塞性肺气肿或肺不张，病变累及范围大，无管腔外壁肿块，引流区域可见肺门、纵隔淋巴结肿大。

2. 支气管腺瘤　支气管腔内息肉样肿块，边界光滑，管腔狭窄或闭塞，合并阻塞性肺气肿或肺不张，管壁增厚与壁外肿块较少见。

3. 肺段肺炎　表现为大片肺实变，尽管肺段支气管在影像上看起来通畅，但实际可能存在支气管内黏液栓导致的管腔闭塞，出现阻塞性肺气肿或肺不张，不伴肺门、纵隔淋巴结肿大，抗炎治疗有效。

问题 11　该病例的影像学诊断是什么？

该病例影像学诊断为左上肺中央型肺癌。中央型肺癌是指发生在肺段及肺段支气管以上的较大支气管黏膜上皮或腺体的恶性肿瘤。

问题 12　中央型肺癌主要的 CT 征象有哪些？对应的病理基础分别是什么？

中央型肺癌是指发生于肺段及肺段以上较大支气管黏膜上皮或腺体的恶性肿瘤。

1. 直接征象　早期病变局限于支气管内，表现为管壁局限性增厚及腔内、外结节，呈偏心性或对称性管腔狭窄。中晚期肺癌则表现为支气管截断及肺门肿块。位于肺叶支气管周围的肺门肿块，多为管壁型肿块，特征为支气管管壁增厚、管腔狭窄或阻塞，并伴有支气管周围软组织肿块形成。而位于肺段支气管周围的肿块，多为管外型肿块，肿瘤常沿肺段支气管长轴生长，可侵犯整个肺段，类似肺实变。部分肿块内伴有钙化，主要为肿瘤营养不良性钙化，部分则是肿瘤与肺门淋巴结融合所致，源自之前肺门淋巴结的钙化。

2. 间接征象　支气管不完全性阻塞可导致肺段或肺叶出现局限性肺气肿，表现为肺段、肺叶透亮度增加，密度减低。阻塞进一步发展，可出现阻塞性肺炎，甚至导致所属肺叶、肺段出现实变，可表现为斑片状模糊密度增高影或实变影，常合并肺不张。支气管完全阻塞可致肺叶、肺段不张，表现为肿瘤所属支气管相应的肺段、肺叶体积缩小、密度增高，肺门侧有肿块影突出于肺不张边缘，叶间裂膨隆，增强扫描肿瘤强化程度低于肺不张的肺组织强化程度。增强扫描可显示肺不张内有条状或结节状低密度影，为支气管内潴留的黏液，因不强化而呈低密度，这种表现被称为黏液支气管征。

问题 13　纵隔淋巴结如何分组？

纵隔淋巴结可分为 14 组。锁骨上区（1）、右上气管旁（2R）、左上气管旁（2L）、血管前（3A）、气管后（3P）、右下气管旁（4R）、左下气管旁（4L）、主肺动脉窗（5）、主动脉弓旁/膈上（6）、隆突下（7）、食管旁（8）、肺韧带（9）、右肺门（10R）、左肺门（10L）、叶间/段间/亚段/次亚段淋巴结（11、12、13、14）。

问题 14　该患者下一步的诊疗建议是什么？

支气管肺癌起源于支气管、细支气管上皮及腺体，属于恶性占位性病变。根据发生部位，可分为中央型、周围型和弥漫型，其临床表现通常缺乏特异性。中央型肺癌起源于肺段及肺段以上支气管，按生长方式可分为腔内型和腔外型，其中鳞状上皮癌是腔内型的主要病理类型。

影像表现由直接征象和间接征象构成。直接征象主要包括肺门肿块和支气管受累；间接征象则主要由支气管阻塞引起，包括支气管半阻塞导致的阻塞性肺气肿、支气管全阻塞引起的阻塞性肺不张以及支气管引流不畅所致的阻塞性肺炎。

需特别强调的是，肺癌常侵犯气道，气道变化是最具诊断价值的征象，通常表现为支气管突然截断和支气管壁局限性增厚。最终确诊依赖于病理学证据，通常通过支气管镜检查获取病理学标本。

对于发生于支气管腔内的早期中央型肺癌，需与中央型类癌、腺样囊性癌、黏液性表皮样癌、转移瘤、错构瘤、支气管结核及结节病等疾病进行鉴别。

四、报告模板

中央型肺癌

肺门肿块性病变(高度怀疑中央型肺癌)结构化报告模板。

(一)主要病变

1. 部位　右(左)上肺(定位术语)。

2. 基本病变　肿块(结节),经肺窗测得大小约 * * mm× * * mm。

3. 强化特征　平扫 CT 值约 * * HU,增强后明显(轻中度、无)不均匀(均匀、环形)强化,CT 值约 * * HU。

4. 形态特征(可复选)　支气管截断征,远端阻塞性肺不张、肺炎、肺气肿。

5. 纵隔窗短径≥1 cm 的淋巴结(可复选)　无、最上纵隔(1)、右上气管旁(2R)、左上气管旁(2L)、血管前(3A)、气管后(3P)、右下气管旁(4R)、左下气管旁(4L)、主肺动脉窗(5)、主动脉弓旁/膈上(6)、隆突下(7)、食管旁(8)、肺韧带(9)、右肺门(10R)、左肺门(10L)、叶间/段间/亚段/次亚段淋巴结(11、12、13、14)。最大病灶位于 * *,短径 * * mm。

6. 转移灶　无、同侧肺内、对侧肺内、胸膜、骨(胸骨、胸椎、肋骨)、肝、肾上腺。

7. 重要结构受累(可复选)　无、纵隔、上腔静脉、主动脉、胸膜、胸壁、喉返神经、膈神经、骨(胸骨、胸椎、肋骨)。

8. 不可测量病灶　右侧(左侧)胸腔积液、心包积液、癌性淋巴管炎。

(二)主要伴随发现

印象:右(左)上肺肿块(结节),中央型肺癌(中央型肺癌可能性大,性质待定)。

(郭久晴　孙艺雯　熊曾)

案例 035　硬化性肺细胞瘤

一、教学目标

熟练掌握肺部的影像解剖、肺部基本病变、肺内单发结节/肿块性病变的良恶性鉴别、肺部良恶性病变疾病谱及硬化性肺细胞瘤的影像学特征。应用影像分析方法和诊断原则，观察并分析疾病影像表现，培养针对硬化性肺细胞瘤的影像学鉴别诊断思路。

二、病例展示

患者，女，54 岁，发现肺结节 1 月余，有子宫肌瘤史。体格检查：双肺呼吸音清，未闻及明显啰音。实验室检查：肿瘤标志物、结核相关检查均为阴性，血常规检查未见明显异常。该患者的影像资料如图 35-1 所示：

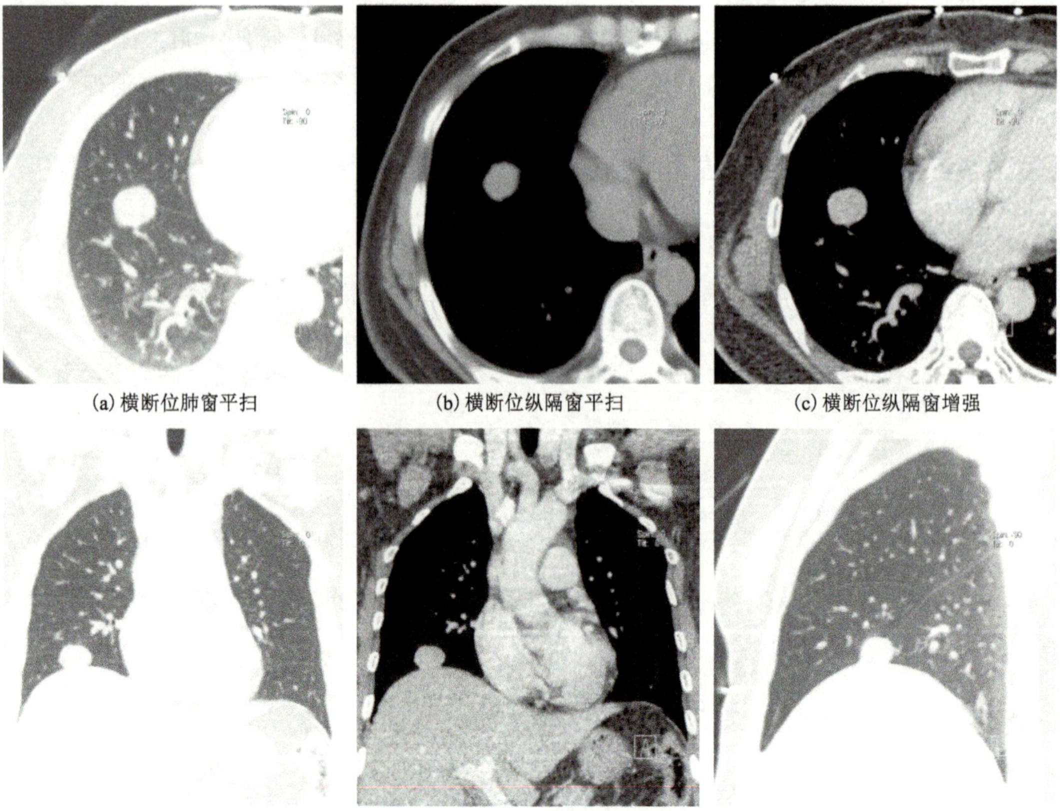

(a) 横断位肺窗平扫　(b) 横断位纵隔窗平扫　(c) 横断位纵隔窗增强

(d) 冠状位肺窗平扫　(e) 冠状位纵隔窗增强　(f) 矢状位肺窗平扫

注：肺部 CT 平扫+增强三维成像。

图 35-1　案例 035 影像学检查图片

三、问题及解答

问题1 询问患者的既往史有何意义?

有恶性肿瘤病史的人群,肺内结节要警惕转移瘤。

问题2 排查肿瘤标志物、进行结核相关检查的意义是什么?

肺内发现结节或肿块性病变,最需要鉴别的疾病为肺癌、肺结核及肺炎性病变,检查肿瘤标志物、进行结核相关检查是试图为鉴别诊断提供依据。

问题3 指导医师结合重点、难点施教,并针对住院医师所描述的影像(图像)关键征象进行充分点评和规范性演示。

1. 检查部位 胸部。

2. 检查技术 肺部CT平扫+增强三维成像。

患者姓名、性别、年龄、检查方法及检查部位核对无误,无明显呼吸及运动伪影,图像质量满足诊断要求。

3. 影像所见 右肺下叶前基底段见一类圆形结节,经肺窗测得大小约18 mm×17 mm,平扫密度均匀,增强扫描均匀且明显强化,边界清晰,边缘锐利,叶间裂受压推移,未见明显增厚,周边血管紧贴病变;病变与周边结构分界清晰,心脏及纵隔大血管、胸壁未见明显受累。纵隔未见明显增大淋巴结。气管、主支气管及各叶、段支气管通畅,双侧胸腔未见明显积液,心包未见积液。

4. 影像诊断 右肺下叶前基底段结节,硬化性肺细胞瘤可能性大。

问题4 肺内病变如何通过影像学进行定位?该病例的病变定位在哪里?

肺内病变的定位术语包括:右肺上叶前段、上叶后段、上叶尖段、中叶内侧段、中叶外侧段、下叶背段、下叶前基底段、下叶内基底段、下叶外基底段、下叶后基底段;左肺上叶前段、上叶尖后段、上叶上舌段、上叶下舌段、下叶背段、下叶前内基底段、下叶外基底段、下叶后基底段。该病例的病变位于右肺下叶前基底段。

问题5 肺部的基本病变有哪些?该病例的基本病变是什么?

肺部的基本病变包括肺气肿、肺不张、渗出、实变、增殖、纤维化、钙化、肿块、结节、空洞、空腔、肺间质病变。肺内类球状病灶按直径分为结节(nodule,直径≤3 cm)或肿块(mass,直径>3 cm),病变可单发或多发,单发者常见于肺癌、结核球、炎性肉芽肿、错构瘤等,多发者常见于肺转移瘤、肺真菌球、肺结核、肺淋巴瘤等。主要通过肺窗测量病灶大小,该患者肺内病变为类球状病灶,经肺窗测得病变长径<3 cm,所以该病例的基本病变为结节。

问题 6 该病例的主要影像征象、次要征象、重要的阴性征象分别有哪些？

1. 主要征象 单个结节病变。

2. 次要征象 病变呈类圆形，边界清晰，边缘锐利，无切迹，邻近叶间裂及血管受压推移，增强扫描呈现均匀明显强化。

3. 重要的阴性征象 病变与周边结构分界清晰，未见毛刺征，病灶内无钙化，支气管未见狭窄及闭塞，心脏及纵隔大血管、胸壁未见明显受累。同一肺叶及其他肺叶未见明显结节，纵隔未见明显增大淋巴结。气管、主支气管及各叶、段支气管通畅，双侧胸腔未见明显积液，心包未见积液。

问题 7 分析归纳病例的临床特点。

该患者为中年女性，慢性病程，既往有子宫肌瘤病史。体格检查及实验室检查均未见异常。

问题 8 分析归纳该病例的影像特点。

该病例表现为右肺下叶前基底段结节，边界清晰，边缘锐利。邻近叶间裂及血管受压推移，病灶内无钙化，未见支气管截断征、阻塞性炎症及小叶性肺不张。增强扫描显示病灶均匀且明显强化。病变与周边结构分界清晰，未累及胸壁、纵隔、肺门及心脏大血管等。同一肺叶及其他肺叶未见明显结节，纵隔未见明显增大淋巴结，双侧胸腔未见明显积液，心包亦未见积液。

问题 9 如何鉴别肺内结节/肿块性病变的良恶性？

该病例为肺内单发结节/肿块性病变，影像学诊断的首要任务是判断病变的良恶性。鉴别过程需从结节/肿块性病变的边缘、轮廓、密度、钙化、空洞、血管集束征、病变与周围结构的关系、邻近胸膜的反应、强化表现、淋巴结肿大情况以及随访观察等多个方面进行综合分析。

1. 肺内良性结节/肿块性病变的影像学特点 边界清晰且光滑锐利，少数可见切迹；密度均匀或不均匀，部分结节/肿块内可见脂肪样低密度；钙化多见，呈层状、斑点状或斑块状弥漫分布或中心分布；可见新月形或裂隙形小空洞；血管集束征少见，周围血管分布和走向正常或绕行；病变周围可见卫星灶；邻近胸膜粘连；强化方式因病种不同而多样；纵隔淋巴结增大少见，通常病灶可在短期内被吸收或 1~2 年内变化不大。

2. 恶性结节的影像学特点 病变可见分叶征、毛刺征；密度均匀或不均匀；钙化少见，呈细点状或砂粒状偏心性分布；空洞内壁形态不规则，可见壁结节；血管集束征较常见；病灶周围无卫星灶；可见胸膜凹陷征；病变呈轻、中度强化，可见无强化坏死区；可合并纵隔及肺门淋巴结增大，多在 2~6 个月内明显增大，早期或低度恶性病变可长时间无明显变化。

本病例显示边界清晰，边缘锐利，无毛刺征及分叶征，无支气管狭窄和截断征以及阻塞性炎症和小叶性肺不张；增强扫描均匀强化，未见明显恶性意义征象。因此，首先考虑为良性病变。

问题 10　肺内单发结节/肿块性病变的鉴别诊断有哪些?

影像学诊断的核心任务是鉴别肺内病变性质，首要需明确是否为上皮源性支气管肺癌(简称肺癌)，其病理类型有鳞癌、腺癌、小细胞未分化癌等。

其次，需鉴别的病变包括：其他恶性病变，如转移瘤、淋巴瘤、肉瘤、肺母细胞瘤；良性病变呈现多样化特征，包含炎性病变(感染性如结核瘤、真菌球、球形肺炎，非感染性如炎性假瘤、肉芽肿性血管炎、机化性肺炎、结节病、IgG4 相关性疾病)、良性肿瘤(错构瘤、硬化性血管瘤、炎性肌纤维母细胞瘤)、血管性病变(动静脉畸形、肺梗死)、先天性疾病(隔离症、肺囊肿、支气管闭锁)、外伤性改变(肺内血肿、气囊)及特殊类型(球形肺不张、淀粉样变性)。鉴别诊断需综合影像特征、临床信息及病理结果，以确保诊疗的准确性。

问题 11　该病例的影像学诊断是什么?

该病例影像学诊断为右肺下叶前基底段硬化性肺细胞瘤。

问题 12　该病变影像征象产生的可能机制是什么?

病变位于右肺下叶前基底段，为单发性类圆形结节，边界清晰，以外周部位多见，形态为圆形或类圆形，边界分明，内部未见钙化。病变呈膨胀性生长，导致叶间裂受压推移。增强扫描后，病变区域均有明显强化，周围血管受压推移，可见贴边血管征。

硬化性肺细胞瘤起源于Ⅱ型肺泡上皮细胞，其组织学特征主要包括：①血管增生及显著硬化；②增生血管在肺泡腔内形成乳头状突起；③不同程度的机化出血灶；④组织细胞间质与肺泡腔浸润。

该病变通常表现为孤立结节，多发生于肺外周区域，靠近叶间裂或肺周边，尤以右肺下叶最为常见。病变生长缓慢，若出现急速增大，常提示大量出血。约 1%的病变具有恶性倾向，可能发生淋巴结转移及表现出侵袭性特征。

问题 13　阅片小结：硬化性肺细胞瘤主要的 CT 征象有哪些? 对应的病理基础分别是什么?

硬化性肺细胞瘤是肺内第二常见的良性肿瘤，其发病率仅次于错构瘤。在 CT 影像中，该肿瘤通常表现为孤立性的软组织密度结节，结节大小多为 1~4 cm，边界清晰且光滑，无切迹，呈类圆形。肿瘤周边的支气管会受到压迫，但不会合并肺气肿或阻塞性肺炎。在少数病例中，结节会出现钙化及低密度灶，而这些低密度灶主要由玻璃样变的纤维组织构成，并非脂肪密度。病变多数表现为不均匀强化，少数为均匀强化。

硬化性肺细胞瘤主要的 CT 征象及其对应的病理基础如下：

1. 空气新月征　表现为病变边缘见少量新月状透亮含气区，多位于肺门侧。病理基础尚不明确。

2. 晕征　表现为病灶周围的磨玻璃样改变，可能是病变周围组织炎性渗出或瘤体伴发出血。

3. 贴边血管征　是硬化性肺细胞瘤增强扫描的特征影像表现之一，表现为动脉期病变边缘迂曲、扩张的血管影，既可包绕在肿瘤边缘，也可向病变实质内延伸，是病变推移、压迫周围血管所致。

4. 尾征 表现为肿瘤边缘的尾状突起，且多位于病灶靠近肺门一端，其发生与硬化性肺细胞瘤对肺门血管具有生长趋向性有关。

5. 假包膜征 病灶周围邻近肺组织受压，形成类似包膜结构的包绕病灶，进行增强 CT 检查时病灶边缘呈线状高密度影。

问题 14 阅片小结：该患者下一步的诊疗建议。

硬化性肺细胞瘤是肺内第二常见的良性肿瘤，其发病率仅次于错构瘤。该肿瘤起源于Ⅱ型肺泡上皮细胞，其组织学特征主要包括：①血管增生与显著硬化；②增生的血管在肺泡腔内形成乳头状突起；③不同程度的机化出血灶；④组织细胞间质与肺泡腔浸润。病变多见于肺外周区域，尤以右肺下叶最为常见，生长速度缓慢。若肿瘤急速增大，常提示存在大量出血。约 1%的病变具有恶性倾向，可能伴有淋巴结转移及侵袭性表现。

在 CT 影像中，硬化性肺细胞瘤通常表现为孤立性软组织密度结节，结节大小多为 1～4 cm，边界清晰且光滑，无切迹，呈类圆形。肿瘤周边的支气管可能受压，但不会合并肺气肿或阻塞性肺炎。少数病例可见钙化及低密度灶，其中低密度灶主要由玻璃样变的纤维组织构成，而非脂肪密度。病变多表现为不均匀强化，少数为均匀强化。肿瘤周围有时可见弯月形低密度区，称为空气新月征，这一特征虽较为特异，但发生率较低。

鉴别诊断需考虑周围型肺癌、结核球、炎性假瘤及错构瘤等疾病。例如，若中年女性患者肺外周出现孤立性结节，边缘光整，密度均匀，且增强扫描后明显强化，则可能为硬化性肺细胞瘤。

四、报告模板

硬化性肺细胞瘤

右(左)肺上叶前段(上叶后段、上叶尖段、中叶内侧段、中叶外侧段、上叶上舌段、上叶下舌段、下叶背段、下叶前基底段、下叶内基底段、下叶外基底段、下叶后基底段、下叶前内基底段)见一类圆形结节/肿块，边界清晰，边缘锐利，大小约 * * mm× * * mm，平扫 CT 值约 * * HU，增强后明显(轻中度、无)不均匀(均匀、环形)强化，CT 值约 * * HU，邻近血管/叶间裂受压推移，可见贴边血管征。气管、主支气管及各叶、段支气管通畅，纵隔未见明显增大淋巴结，双侧胸腔未见明显积液，心包未见积液。

印象：右(左)肺上叶前段(上叶后段、上叶尖段、中叶内侧段、中叶外侧段、上叶上舌段、上叶下舌段、下叶背段、下叶前基底段、下叶内基底段、下叶外基底段、下叶后基底段、下叶前内基底段)结节/肿块，LU-RADS 4A 类，考虑为硬化性肺细胞瘤。

（郭久晴　孙艺雯　熊曾）

案例 036　肺转移瘤

一、教学目标

正确识别肺部的影像解剖、基本病变、良恶性病变疾病谱及肺转移瘤的影像学特征。构建基于基本病变的呼吸系统疾病影像学鉴别诊断思路。运用影像分析方法和诊断原则，细致观察并分析疾病影像表现，逐步培养针对肺转移瘤的影像学鉴别诊断能力。

二、病例展示

患者，女，58 岁，咳嗽 2 月，小量咯血，支气管镜示支气管炎症。体格检查：双肺闻及湿啰音，甲状腺肿大。实验室检查：肿瘤标志物阳性，结核相关检查、血常规检查未见明显异常。该患者的影像资料如图 36-1 所示：

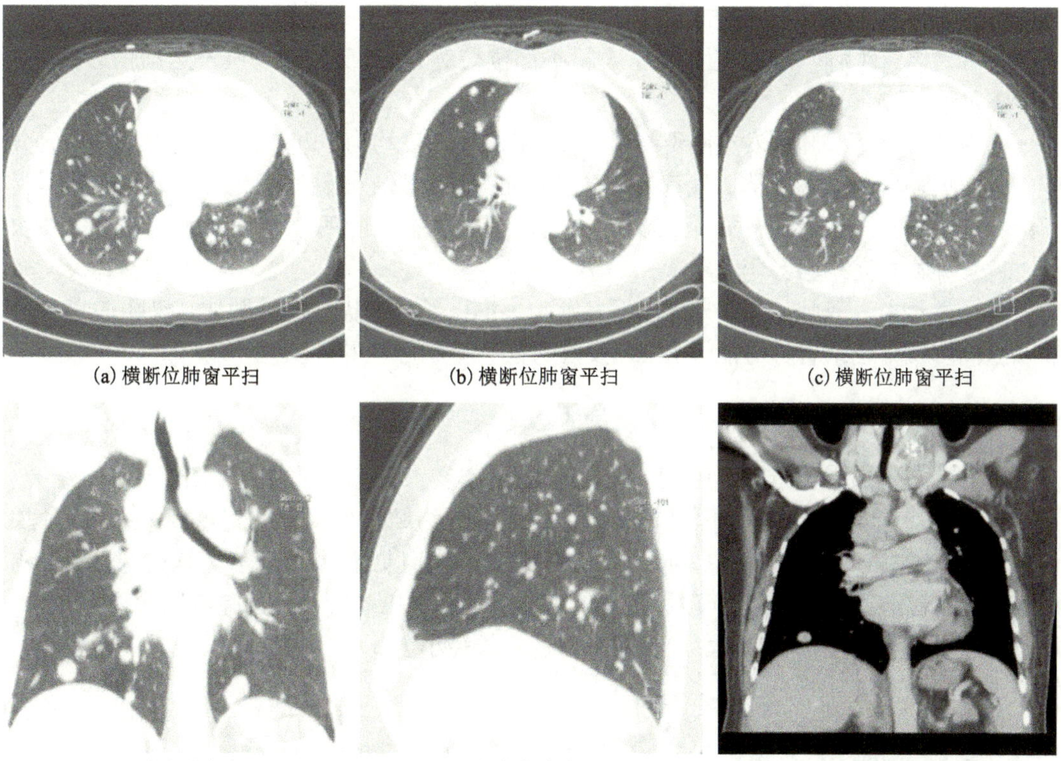

(a) 横断位肺窗平扫　(b) 横断位肺窗平扫　(c) 横断位肺窗平扫

(d) 冠状位肺窗平扫　(e) 矢状位肺窗平扫　(f) 冠状位纵隔窗增强

注：肺部 CT 平扫+增强三维成像。

图 36-1　案例 036 影像学检查图片

三、问题及解答

问题 1 该患者的既往史有何意义？

有恶性肿瘤病史的患者，发现肺内结节，尤其是肺内多发结节时，要考虑可能为转移瘤。

问题 2 患者进行体格检查、实验室检查时有什么阳性发现？

患者体格检查发现双肺闻及湿啰音，甲状腺肿大。支气管镜检查发现存在支气管炎症，肿瘤标志物呈阳性，而结核相关检查及血常规检查未见明显异常。肺部影像学检查发现多发结节或肿块，通过体格检查及实验室检查(包括血常规、结核相关检查、肿瘤标志物等)为诊断及鉴别诊断提供了重要依据。鉴于该患者无感染相关证据，且肿瘤标志物为阳性，诊断方向倾向于非感染性病变。

问题 3 指导医师结合重点、难点施教，并针对住院医师所描述的影像(图像)关键征象进行充分点评和规范性演示。

1. 检查部位 胸部。

2. 检查技术 肺部 CT 平扫+增强三维成像。

患者姓名、性别、年龄、检查方法及检查部位核对无误，无明显呼吸及运动伪影，图像质量满足诊断要求。

3. 影像所见 双肺多发类圆形结节，大小不等，密度均匀，边界清晰，边缘锐利，无分叶。纵隔见多发肿大淋巴结。气管、主支气管及各叶、段支气管通畅，双侧胸腔未见明显积液，心包未见积液。纵隔窗[图 36-1(f)]显示甲状腺左叶明显增大，可见一钙化肿块灶，病变明显强化，边缘不清。

4. 影像诊断 双肺多发结节，纵隔多发肿大淋巴结，甲状腺左叶肿块：双肺多发转移瘤及纵隔多发淋巴结转移可能性大，原发灶可能为甲状腺左叶肿块。

问题 4 肺部的基本病变有哪些？该病例的基本病变是什么？

肺部的基本病变包括肺气肿、肺不张、渗出、实变、增殖、纤维化、钙化、肿块、结节、空洞、空腔、肺间质病变。肺内类球状病灶按直径分为结节(nodule，直径≤3 cm)或肿块(mass，直径>3 cm)，病变可单发或多发，单发者常见于肺癌、结核球、炎性肉芽肿、错构瘤等，多发者常见于肺转移瘤、肺真菌球、肺结核、肺淋巴瘤等。通过肺窗测量病灶大小，该患者肺内病变为类球状病灶，经肺窗测得病变长径小于 3 cm，所以该病例的基本病变为结节。

问题 5 该病例的主要影像征象、次要征象、重要的阴性征象分别有哪些？

1. 主要征象 双肺多发类圆形结节，大小不等，密度均匀，边界清晰。

2. 次要征象 纵隔多发肿大淋巴结，甲状腺左叶肿块伴钙化。

3. 重要的阴性征象　病变与周边结构分界清晰，心脏及纵隔大血管、胸壁未见明显受累。气管、主支气管及各叶、段支气管通畅，双侧胸腔未见明显积液，心包未见积液。

问题 6　分析归纳该病例的临床特点。

患者为中年女性，慢性病程。既往史、个人史及家族史均无特殊记载。实验室检查结果显示肿瘤标志物呈阳性，支气管镜检查发现存在支气管炎症。其他实验室检查项目未见异常。

问题 7　分析归纳该病例的影像特点。

双肺多发类圆形结节，大小不等，密度均匀，边界清晰，边缘锐利，无分叶。纵隔见多发肿大淋巴结。纵隔窗示甲状腺左叶明显增大，可见一钙化肿块灶，病变明显强化，边缘不清。气管、主支气管及各叶、段支气管通畅，双侧胸腔未见明显积液，心包未见积液。

问题 8　如何对肺内多发结节进行影像学诊断及鉴别诊断?

该病例表现为肺内多发结节，即肺内存在 2 个或 2 个以上长径均≤3 cm 的类圆形或不规则病灶。结合患者的临床病史及实验室检查结果，需判断是否具备炎性病变的证据；若无相关证据，则应考虑非感染性病变的可能性。

在影像学评估中，首先需确定结节的分布模式，主要包括以下三种：①淋巴管周围分布；②随机分布；③小叶中心性分布。淋巴管周围分布的特征是累及肺淋巴管或沿淋巴管播散，影像上表现为结节沿中轴间质(支气管血管束及小叶中央)和外周间质(胸膜下和小叶间隔)分布，常见于结节病、硅沉着病、癌性淋巴管炎。

随机分布的结节与肺组织结构无特定关联，通常弥漫且均匀分布，主要分布于上肺或下肺，但不会集中于某一特定区域。尽管此类结节也常累及胸膜表面和叶间裂，但与淋巴管周围分布不同，不以胸膜下分布为主，常见于血源性播散性疾病，如结核、转移瘤、血源性细菌或真菌感染。

小叶中心性分布主要影响小叶中心的细支气管和动脉，仅分布于小叶中心区域。在肺外周，绝大多数肺小叶的中心距离胸膜表面 5~10 mm，且无胸膜下结节，常见于细支气管炎、过敏性肺炎、腺癌等疾病。

在本病例中，双肺多发结节呈随机分布，形态类圆形，大小不等，边界清晰。此外，患者还伴有甲状腺左叶肿块及纵隔淋巴结增大。综合以上表现，诊断双肺多发结节为转移瘤。

问题 9　肺内多发结节/肿块的鉴别诊断有哪些?

根据结节的性质，可分为良性和恶性两类。良性病变包括感染性病变(如结核、细菌感染、真菌感染等)、肉芽肿性多血管炎、结节病、硅沉着病、IgG4 相关性疾病、朗格汉斯细胞组织细胞增生症、淀粉样变性等。恶性病变则包括多原发肺癌、肺转移瘤、淋巴瘤、弥漫大 B 细胞淋巴瘤、血管肉瘤等。

问题 10　该病例的影像学诊断是什么?

该病例的影像学诊断为双肺转移瘤，纵隔淋巴结转移，原发灶可能来自甲状腺左叶肿块灶。

问题 11　该病变的影像征象产生的可能机制是什么?

病变表现为双肺多发类圆形结节，大小不一，边缘光滑。肺转移瘤的转移途径主要有三种：一是血行转移，最为常见，瘤栓浸润并穿过肺小动脉及毛细血管壁，在周围间质及肺泡内生长形成；二是淋巴道转移，肿瘤细胞穿过血管壁侵入周围淋巴管形成，常见于支气管血管间质、小叶间隔及胸膜下间质；三是肿瘤直接侵犯，原发疾病通常为胸膜、胸壁及纵隔的恶性肿瘤。增强扫描显示，病变与原发灶的强化方式相似。

问题 12　阅片小结：肺转移瘤主要的 CT 征象有哪些? 对应的病理基础分别是什么?

影像学上，血行转移灶通常表现为多发或单发的球形结节，大小不一，边缘光滑且清晰，多见于中下肺野。当结节伴发出血时，可出现晕轮征。淋巴道转移灶则表现为沿淋巴管分布的结节，支气管血管束增粗，小叶间隔呈串珠状改变或不规则增粗，小叶中心可见结节灶，并伴有胸膜下结节，常合并胸腔积液。

患者若具有原发肿瘤病史，且肺内出现多发结节并呈现典型肺转移瘤表现时，诊断并不困难。然而，孤立性肺转移瘤较为罕见，当肺转移瘤表现为孤立性病灶且缺乏原发肿瘤病史支持时，常易误诊为良性肺肿瘤。

为明确诊断，需详细询问病史，注意观察骨窗上有无骨质破坏，纵隔窗内有无纵隔、肺门、腋窝及锁骨上淋巴结增大，并追踪观察病灶的大小、形态和数目变化。此外，密切结合临床检查(如肿瘤标志物检测)亦至关重要。

问题 13　阅片小结：针对肺转移瘤的合理建议。

肺是转移瘤的常见发生器官，转移途径主要包括血行转移(最为常见，瘤栓浸润并穿过肺小动脉及毛细血管壁，在周围间质及肺泡内生长形成)、淋巴道转移(肿瘤细胞穿过血管壁侵入周围淋巴管形成，多见于支气管血管间质、小叶间隔及胸膜下间质)以及肿瘤直接侵犯(原发疾病常为胸膜、胸壁及纵隔的恶性肿瘤)。主要临床表现为咳嗽、呼吸困难、胸闷、咯血及胸痛等。

在影像学上，血行转移灶通常表现为多发或单发的球形结节，大小不一，边缘光滑且清晰，多分布于中下肺，结节伴发出血时可见晕轮征；淋巴道转移灶则表现为沿淋巴管分布的结节，支气管血管束增粗，小叶间隔呈串珠状改变或不规则增粗，小叶中心可见结节灶，并伴有胸膜下结节，常合并胸腔积液。

结节状肺转移瘤需与肺结核、肺炎、霉菌病、胶原病、肺尘埃沉着病等疾病相鉴别，而淋巴道转移灶则需与间质性肺水肿、结节病等相鉴别。

四、报告模板

肺转移瘤

双肺可见多发大小不等结节/肿块，边界清晰，形态规则。最大结节/肿块位于右（左）肺上叶前段（上叶后段、上叶尖段、中叶内侧段、中叶外侧段、上叶上舌段、上叶下舌段、下叶背段、下叶前基底段、下叶内基底段、下叶外基底段、下叶后基底段、下叶前内基底段），大小约为＊＊ mm×＊＊ mm。平扫 CT 值约为＊＊ HU，增强后表现为明显（轻中度、无）不均匀（均匀、环形）强化，CT 值约为＊＊ HU。气管、主支气管及各叶、段支气管均通畅，纵隔未见明显增大淋巴结，双侧胸腔未见明显积液，心包亦未见积液。

印象：双肺多发结节，考虑转移瘤可能，建议结合病史及必要时行 PET-CT 检查。

（郭久晴　孙艺雯　熊曾）

案例 037　肺淋巴瘤

一、教学目标

熟练掌握肺部的影像解剖、肺部基本病变、肺部良恶性病变疾病谱及肺淋巴瘤的影像学特征。运用影像分析方法与诊断原则，观察并分析疾病影像表现，培养针对肺淋巴瘤的影像学鉴别诊断思路。

二、病例展示

患者，女，55 岁，发热、咯血、胸痛 3 年余，加重 20 天，抗炎治疗未见明显改善。体格检查：右肺语音传导增强，语颤增强，右肺呼吸音低，少许湿啰音。实验室检查：肿瘤标志物、结核相关检查均为阴性，血常规检查未见明显异常。该患者的影像资料如图 37-1 所示：

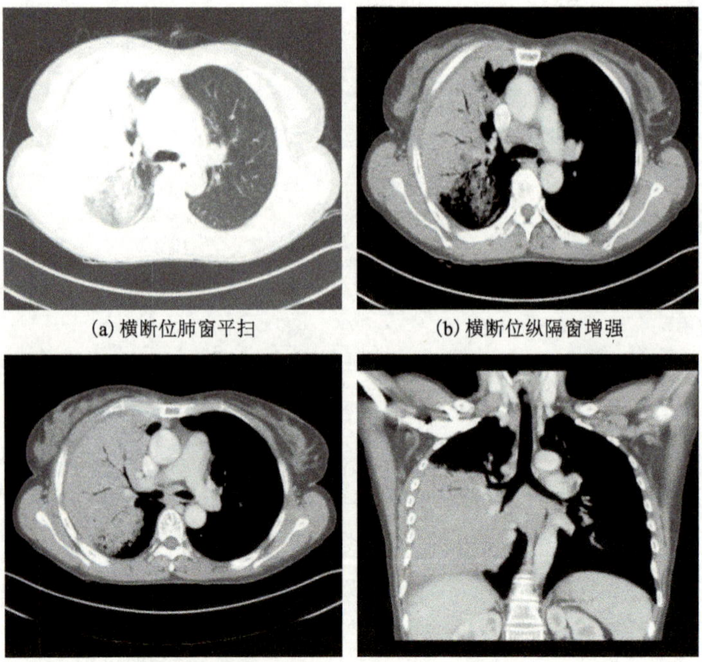

(a) 横断位肺窗平扫　(b) 横断位纵隔窗增强

(c) 横断位纵隔窗增强　(d) 冠状位纵隔窗增强

注：肺部 CT 平扫+增强三维成像。

图 37-1　案例 037 影像学检查图片

三、问题及解答

问题 1　简述该患者的临床资料。

患者，女，55 岁，发热、咯血、胸痛 3 年余，加重 20 天，抗炎效果不好。体格检查：右肺语音传导增强，语颤增强，右肺呼吸音低，少许湿啰音。实验室检查：肿瘤标志物、结核相关检查均为阴性，血常规检查未见明显异常。

问题 2　检查肿瘤标志物、进行结核相关检查的意义是什么？

肺内发现结节/肿块性病变，最需要鉴别的疾病为肺癌、肺结核及肺炎性病变，检查肿瘤标志物、进行结核相关检查，旨在为鉴别诊断提供依据。

问题 3　指导医师结合重点、难点施教，并针对住院医师所描述的影像(图像)关键征象进行充分点评和规范性演示。

1. 检查部位　胸部。

2. 检查技术　肺部 CT 平扫+增强三维成像。

患者姓名、性别、年龄、检查方法及检查部位核对无误，无明显呼吸及运动伪影，图像质量满足诊断要求。

3. 影像所见　右中肺叶支气管闭塞合并软组织肿块，右上、下肺叶背段多发实变灶，其内见空气支气管征，左上肺磨玻璃影，纵隔淋巴结增大，右侧有少量胸腔积液。心脏及纵隔大血管、胸壁未见明显受累。心包未见积液。

4. 影像诊断　右中肺肿块、右上肺、右下肺实变及左上肺磨玻璃影，合并纵隔淋巴结增大，肺内低度恶性病变，肺黏膜相关淋巴组织淋巴瘤可能性大，建议进行支气管镜检查。

问题 4　肺部的基本病变有哪些？该病例的基本病变是什么？

肺部的基本病变包括肺气肿、肺不张、渗出、实变、增殖、纤维化、钙化、肿块、结节、空洞、空腔及肺间质病变。肺内类球状病灶按直径可分为结节(nodule，直径≤3 cm)和肿块(mass，直径>3 cm)。当肺泡腔内的气体被渗出液及细胞成分替代时，形成实变，CT 表现为高密度影，具体分为肺实变和磨玻璃样影，呈小片状、大片状、肺段、肺叶及弥漫性分布，部分可见空气支气管征。此类病变多见于急性炎症、浸润性肺结核、肺出血、肺水肿、细支气管肺泡癌及肺黏膜相关淋巴组织淋巴瘤等，其中由急性炎症、肺出血和肺水肿引起的肺实变吸收较快。

该病例的基本病变为肿块和实变。

问题 5　该病例的主要影像征象、次要征象、重要的阴性征象分别有哪些？

1. 主要征象　右中肺肿块，右上肺、右下肺及左上肺实变，支气管截断征。

2. 次要征象　空气支气管征，纵隔淋巴结增大，右侧有少量胸腔积液。

3. 重要的阴性征象　心脏及纵隔大血管、胸壁未见明显受累。心包未见积液。

问题 6　分析归纳该病例的临床特点。

该患者为中年女性，慢性病程并急性加重，主诉发热、咯血、胸痛，抗炎治疗效果不佳。既往史及个人史无特殊。实验室检查无特殊。

问题 7　分析归纳该病例的影像特点。

该病例右中叶支气管闭塞合并软组织肿块，右上、下肺叶背段及左上肺多发实变灶，未累及胸壁、纵隔及肺门、心脏大血管等。纵隔淋巴结增大，右侧有少量胸腔积液。心包未见积液。

问题 8　如何对肺内单发肿块性病变伴实变进行影像学诊断及鉴别诊断？

该病例表现为肺内肿块性病变及多发实变，影像学诊断的核心任务是明确病变性质，即判断其为肿瘤性病变还是非肿瘤性病变。在诊断流程中，首先需重点观察病变与支气管的关系，尤其需关注是否存在具有恶性意义的支气管受累征象。此类征象主要包括支气管截断和偏侧性狭窄，需在薄层三维重建图像上进行细致分析。

此外，还需观察病变的分布特点。肺水肿通常表现为中央、对称性分布，且与重力相关，常伴随心脏增大和胸腔积液；感染性病变则表现为渗出和实变，结节或肿块较为少见，边界模糊，临床实验室检查可见白细胞及中性粒细胞水平升高，抗感染治疗有效。机化性肺炎病变主要分布于支气管血管束周围、肺外周及胸膜下，具有自发消退和游走性特点。肺淋巴瘤则表现为双肺多发实变、结节及肿块，伴有空气支气管征，沿支气管血管束及胸膜下分布。

该病例的基本病变为肿块及含空气支气管征的实变，存在支气管截断征和纵隔淋巴结肿大。结合病史可知为慢性病程且抗炎治疗效果不佳，提示可能为肺内低度恶性肿瘤性病变，肺黏膜相关淋巴组织淋巴瘤的可能性较大。

问题 9　肺内单发肿块性病变伴实变的鉴别诊断有哪些？

在肺内单发肿块性病变伴实变的鉴别诊断中，影像学的首要任务在于准确判定病变的良恶性。尤其需警惕上皮源性支气管肺癌伴阻塞性炎症（实变提示肿瘤阻塞支气管从而引发继发感染）。需鉴别的恶性病变包括转移瘤、淋巴瘤、肉瘤、肺母细胞瘤；良性病变则涵盖多类疾病，如感染性病变（结核、真菌球、球形肺炎）、非感染性炎性病变（炎性假瘤、肉芽肿性血管炎、机化性肺炎、结节病、IgG4 相关性疾病）、良性肿瘤（错构瘤、硬化性血管瘤、炎性肌纤维母细胞瘤）、血管性病变（动静脉畸形、肺梗死）、先天性疾病（隔离症、肺囊肿、支气管闭锁）、外伤性改变（血肿、气囊）及特殊类型（球形肺不张、淀粉样变性）。临床需结合影像特征（如肿块形态、实变范围、强化模式）、实验室检查及病理活检进行综合判断，以避免误诊。

问题 10　该病例的影像学诊断是什么？

该病例的影像学诊断为右中肺肿块、右上肺、右下肺实变及左上肺磨玻璃影，合并纵隔淋巴结增大，考虑为肺内低度恶性病变，肺黏膜相关淋巴组织淋巴瘤可能性大。

问题 11　该病变影像征象产生的可能机制是什么？

病变位于右肺及左上肺，呈多发性。CT 显示右中肺支气管截断并伴有肿块形成，右上肺、右下肺及左上肺多发实变，且可见空气支气管征。肿瘤沿支气管壁、肺泡壁及其周围间质浸润生长，累及支气管及肺泡上皮，形成淋巴上皮病变，导致肺泡腔塌陷，但支气管腔得以保留。

问题 12　阅片小结：肺原发性淋巴瘤主要的 CT 征象有哪些？对应的病理基础分别是什么？

肺原发性淋巴瘤属于结外淋巴瘤中较为罕见的类型，其中 70%～80%为低度恶性小 B 细胞淋巴瘤。病理学研究表明，多数病例起源于支气管黏膜相关的淋巴结组织，并沿支气管、血管周围或胸膜下淋巴组织蔓延扩散。影像表现主要包括磨玻璃影、含空气支气管征的实变影、单发或多发的结节/肿块，淋巴周围分布的间质性肺病，伴随或不伴随纵隔/肺门淋巴结增大。双侧多发病变较为常见，而单发病变或仅表现出单一影像学特征的肺原发性淋巴瘤极易误诊。例如，急进性肺淋巴瘤浸润可表现为肺内广泛磨玻璃影，常被误诊为 ARDS、急性间质性肺炎及重症肺炎。当观察到以磨玻璃影和含空气支气管征的实变为主要表现、边界清晰的实变影，慢性发展的肿块，以及小叶周围分布的网状结节阴影时，应考虑可能为本病。

问题 13　阅片小结：针对肺淋巴瘤的下一步诊疗建议。

肺原发性淋巴瘤属于结外淋巴瘤中较为罕见的类型，其中 70%～80%为低度恶性小 B 细胞淋巴瘤。病理学上，多数病例起源于支气管黏膜相关的淋巴结组织，并沿支气管、血管周围或胸膜下淋巴组织蔓延扩散。影像表现包括磨玻璃影、含空气支气管征的实变影、单发或多发的结节与肿块，以及淋巴周围分布的间质性肺病，伴或不伴纵隔肺门淋巴结增大。双侧多发病变较为常见，而单发病变或仅表现为单一影像学特征的肺内原发性淋巴瘤极易误诊。例如，急进性肺淋巴瘤浸润可表现为肺内广泛磨玻璃影，常被误诊为 ARDS、急性间质性肺炎及重症肺炎。

当观察到以磨玻璃影及含空气支气管征为主要表现的边界清晰的气腔实变影、慢性发展的肿块、小叶周围分布的网状结节阴影时，应考虑本病的可能性。鉴别诊断需排除大叶性肺炎、大叶性干酪性肺炎、肺继发性淋巴瘤等。病变周边渗出影较少是该病与一般炎症相区分的重要特征。

四、报告模板

肺淋巴瘤

右(左)肺上叶前段(上叶后段、上叶尖段、中叶内侧段、中叶外侧段、上叶上舌段、上叶下舌段、下叶背段、下叶前基底段、下叶内基底段、下叶外基底段、下叶后基底段、下叶前内基底段)见单发/多发结节/肿块/气腔实变灶，边界模糊，大小约＊＊ mm×＊＊ mm，平扫 CT 值约＊＊ HU，增强后明显(轻中度、无)不均匀(均匀、环形)强化，CT 值约

＊＊ HU，可见空气支气管征。纵隔未见/见明显增大淋巴结，双侧胸腔未见明显积液，心包未见积液。

印象：右(左)肺上叶前段(上叶后段、上叶尖段、中叶内侧段、中叶外侧段、上叶上舌段、上叶下舌段、下叶背段、下叶前基底段、下叶内基底段、下叶外基底段、下叶后基底段、下叶前内基底段)单发/多发结节/肿块/气腔实变灶，肺淋巴瘤可能。

(郭久晴　孙艺雯　熊曾)

案例 038　肺癌筛查发现的肺结节

一、教学目标

掌握肺部的影像解剖知识、肺部基本病变、早期肺癌的影像学特征及肺结节的分类管理。运用影像分析方法和诊断原则，观察并分析疾病的影像表现。

二、病例展示

患者，女，62 岁。体检时发现肺内结节，体格检查未发现异常。有被动吸烟史，无肿瘤家族史。该患者的影像资料如图 38-1 所示：

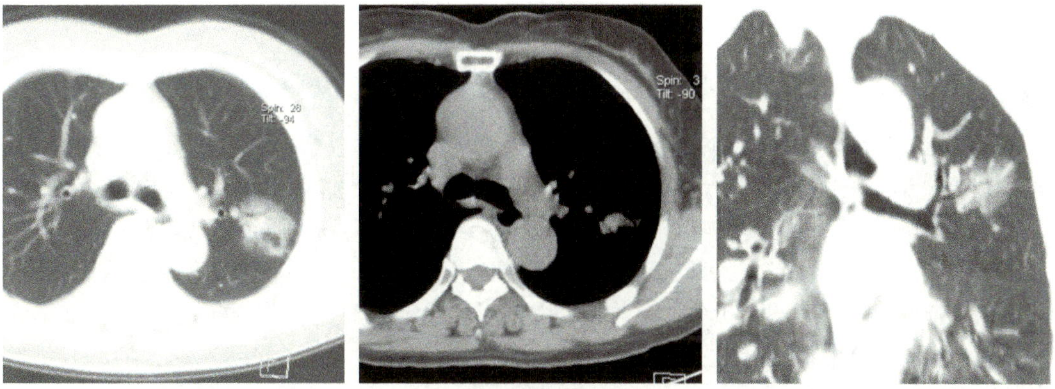

(a) 横断位肺窗平扫　(b) 横断位纵隔窗平扫　(c) 冠状位肺窗平扫

图 38-1　案例 038 影像学检查图片

三、问题及解答

问题 1　简述该患者的临床资料。

该患者为老年女性，体检发现肺结节，无明显症状体征。有被动吸烟，有肺癌的高危因素。

问题 2　询问患者的吸烟史、家族史有何意义？

主动吸烟者、被动吸烟者、有恶性肿瘤病史者以及具有肺癌家族史的人群，均属于肺癌的高危人群。

问题 3　指导医师结合重点、难点施教，并针对住院医师所描述的影像（图像）关键征象进行充分点评和规范性演示。

1. 检查部位　胸部。

2. 检查技术　肺部 CT 平扫三维成像。

患者姓名、性别、年龄、检查方法及检查部位核对无误，无明显呼吸及运动伪影，图像质量满足诊断要求。

3. 影像所见　左上叶尖后段混合磨玻璃结节，非实性部分呈磨玻璃样密度，实性成分可见支气管截断征，边界清晰，可见浅分叶征及邻近胸膜凹陷。纵隔未见明显增大淋巴结。气管、主支气管及各叶、段支气管通畅，双侧胸腔未见明显积液，心包未见积液。

4. 影像诊断　左上肺尖后段混合磨玻璃结节，周围型肺癌可能性大。

问题 4　该病例的主要影像征象、次要征象、重要的阴性征象分别有哪些？

1. 主要征象　孤立性部分实性结节。

2. 次要征象　实性成分可见支气管截断征，空泡征，浅分叶征及邻近胸膜凹陷。

3. 重要的阴性征象　同一肺叶及其他肺叶未见明显结节，纵隔未见明显增大淋巴结。气管、主支气管及各叶、段支气管通畅，双侧胸腔未见明显积液，心包未见积液。

问题 5　肺癌筛查人群包括哪些？肺癌筛查采用哪种技术？肺癌筛查频率是什么？

《中华医学会肺癌临床诊疗指南（2023 版）》推荐在≥45 岁人群中，对含有吸烟史（吸烟量≥20 包年）、二手烟或环境油烟吸入史、职业致癌物质暴露史、个人肿瘤史、一二级亲属肺癌家族史、慢性肺部疾病（COPD、肺结核和肺纤维化等）史等危险因素之一的人群进行肺癌筛查。目前全球发布的肺癌筛查指南均推荐低剂量肺部 CT（LDCT）用于肺癌筛查。建议肺癌筛查的间隔时间为 1 年，不推荐间隔时间>2 年的筛查模式。年度筛查结果正常的，建议每隔 1~2 年筛查 1 次。

问题 6　简述肺结节的分类。

肺结节是指影像学上表现为直径<3 cm 的局灶性、类圆形密度增高影。肺结节的分类如下：

1. 按数量分类　分为孤立性结节和多发性结节。肺内单个病灶称为孤立性结节，而 2 个及 2 个以上的病灶则称为多发性结节。

2. 按大小分类　肺结节直径小于 5 mm 者为微小结节，直径为 5~10 mm 者为小结节。

3. 按密度分类　分为实性结节、部分实性结节及非实性结节三类。非实性结节（non-solid nodule），又称纯磨玻璃结节（pGGN），指 CT 显示边界清晰或不清晰的肺内密度增高影，但其病变密度不足以掩盖支气管血管束。部分实性结节，又称为混合磨玻璃结节（mGGN），由非实性成分（磨玻璃影）和实性成分共同构成，超过 80%为恶性结节，主要病理类型为腺癌。

问题 7　如何精确判定经肺癌筛查发现的肺结节是良性还是恶性?

肺癌筛查发现的肺结节可以通过外观评估其恶性概率，包括结节大小、形态、边缘、密度、与支气管的关系及随访动态变化。

1. 结节大小　肺结节体积越大，其恶性概率越高；但结节大小需结合形态、密度及随访中的大小变化，才能为定性诊断提供价值。

2. 结节形态　观察结节形态比大小更为重要。大多数恶性肺结节呈圆形或类圆形，与恶性实性结节相比，恶性亚实性结节更易出现不规则形态。

3. 结节边缘　恶性肺结节常出现分叶征、短毛刺征、空泡征、胸膜凹陷征及血管集束征，提示恶性可能；良性非炎性结节多数边界清晰、边缘锐利，无分叶，周围可见纤维条索、胸膜增厚等；炎性肺结节边缘多模糊。

4. 结节密度　密度均匀的纯磨玻璃结节，尤其是直径<5 mm 者，常提示不典型腺瘤样增生；密度不均匀的混合磨玻璃结节，实性成分超过 50%，提示恶性可能性大。持续存在的磨玻璃结节多数为恶性或具有恶性倾向。密度高、实性成分多则恶性概率大，密度低则恶性概率低，需结合其他影像特征综合判断。

5. 与支气管的关系　若支气管被包埋且局部管壁增厚，或被包埋的支气管管腔是不规则的，则恶性可能性大。为准确评估结节内及周边与血管的关系，可通过 CT 增强扫描，分析≤1 mm 层厚的 CT 图像，结节血管征的出现有助于定性诊断。定期随访比较结节的外部结构和内部特征，对良恶性鉴别诊断至关重要，需保证每次检查的扫描方案、参数、图像显示、重建和测量方法一致，建议在软件辅助下观察。

6. 随访动态变化　定期随访对肺结节良恶性鉴别诊断尤为重要。随访中，若结节出现以下变化，多考虑为恶性：①直径增大，倍增时间符合肿瘤生长规律；②病灶稳定或增大，并出现实性成分；③病灶缩小，但实性成分出现或增加；④血管生成符合恶性肺结节规律；⑤出现分叶、短毛刺或胸膜凹陷征。若结节有以下变化，多考虑为良性：①短期内病灶大小、形态、边缘变化明显，无分叶或出现极深度分叶，边缘变光整或模糊；②密度均匀或减小；③在密度未增加的情况下病灶缩小或消失；④病灶迅速变大，倍增时间<15 天；⑤实性结节病灶 2 年以上稳定，但此特征不适用于磨玻璃结节，因原位腺癌和微浸润性腺癌的磨玻璃结节可长期稳定。

问题 8　阅片小结：LU-RADS 分类。

LU-RADS(lung imaging reporting and data system)分类是美国放射学院(ACR)制定的针对肺癌高危人群进行 LDCT 筛查的标准化影像报告与数据系统(表 38-1)。

表 38-1　LDCT 筛查的标准化影像报告与数据系统

级别	分类	影像表现	说明
1	未检出结节		进行常规筛查。恶性风险包括：间隔期肺癌，CT 无法显示的肺癌，漏诊的结节

续表38-1

<table>
<tr><th>级别</th><th>分类</th><th colspan="2">影像表现</th><th>说明</th></tr>
<tr><td rowspan="8">2</td><td rowspan="8">良性结节</td><td colspan="2">结节伴良性钙化：完全钙化，完整环形钙化，中心性钙化</td><td rowspan="8">年度复查</td></tr>
<tr><td colspan="2">实性结节：直径>5 mm，随访稳定>2 年</td></tr>
<tr><td colspan="2">亚实性结节(包括混合磨玻璃密度和纯磨玻璃密度结节)：直径>5 mm，随访稳定>5 年</td></tr>
<tr><td colspan="2">叶间裂结节伴良性征象(边缘光滑，椭圆形，凸透镜形，多边形)</td></tr>
<tr><td colspan="2">含脂错构瘤：CT 值-120~-40 HU</td></tr>
<tr><td colspan="2">球形肺不张：邻近胸膜，伴肺容积缩小，支气管牵拉</td></tr>
<tr><td colspan="2">活检为良性</td></tr>
<tr><td colspan="2">其他：直径<5 mm 的任何结节</td></tr>
<tr><td rowspan="2">3</td><td rowspan="2">未定性结节</td><td>3S</td><td>新发或稳定的小结节：直径 5~9 mm，实性结节随访<2 年，亚实性结节随访<5 年</td><td>3~6 个月随访。
降级：实性结节随访>2 年或亚实性结节随访>5 年稳定降至 2 级。
升级：当实性结节增大、亚实性结节密度增大，升级为 LU-RADS 4B/4C</td></tr>
<tr><td>3L</td><td>较大、有炎性征象的结节：基线或新发，直径>10 mm
炎性征象：新发，边缘模糊，含有磨玻璃密度，多发新发结节，成簇分布，多中心，树芽征，过去 3 个月有呼吸道感染史</td><td>6~12 周复查以排除一过性炎性病变。
升级：如果病灶没有吸收则重新分到 4 级。
PET/CT：不推荐(假阳性高)</td></tr>
<tr><td rowspan="2">4</td><td rowspan="2">可疑恶性</td><td>4A
(恶性风险低)</td><td>实性结节：直径>10 mm，伴良性征象，但不能归到 2 级</td><td>3~6 个月复查。
降级：随访稳定>2 年降为 2 级。
PET-CT：阴性预测值高。假阳性常见于肉芽肿性病变</td></tr>
<tr><td>4B
(可能为原位癌或微小浸润癌)</td><td>亚实性结节：持续存在，直径>10 mm，实性成分≤5 mm</td><td>建议多学科讨论和积极进行临床干预，不推荐进行 PET 和活检(假阴性率高)
升级：随访结节实性成分增大分到 4C 类</td></tr>
</table>

续表38-1

级别	分类	影像表现		说明
4	可疑恶性	4C（恶性可能）	病变持续：亚实性结节（直径>10 mm，实性成分>5 mm）短期随访无明显改善	建议多学科讨论和积极进行临床干预，应用 PET/CT 进行分期而不是诊断，PET、支气管镜检查和活检结果不一致时需要多学科讨论
			病变增大：实性结节或亚实性结节的实性部分增大	
			基线病变：实性结节，边界清，有分叶或毛刺，>10 mm，无炎性征象，无磨玻璃边缘	
5	CT 高度提示恶性	侵犯胸壁或纵隔		处理同 4C
6	组织学恶性			

问题 9　阅片小结：肺结节的下一步诊疗建议。

肺内结节按密度可分为三种类型：实性结节、部分实性结节和非实性结节。部分实性结节由非实性成分（磨玻璃影）与实性成分共同构成，其中超过 80% 为恶性结节，主要病理类型为腺癌。良性结节主要包括局灶性间质纤维化、机化性肺炎、炎症或出血。在恶性结节中，内部征象（如空泡征、空气支气管征）、边缘征象（如分叶征、毛刺征）以及邻近结构征象（如胸膜凹陷征与血管集束征）的出现概率较高，且实性成分越多，恶性的可能性越大。对于难以定性的病变，随访观察具有重要意义。若随访过程中发现肺内结节体积增大或实性成分增多，应建议进行活检或手术治疗。

四、报告模板

肺癌筛查发现的肺结节

双肺检查结果显示，未发现肺窗长径≤5 mm 的结节，但发现肺窗长径>5 mm 的结节有××个。其中，右肺下叶后基底段可见一实性结节（密度：纯磨玻璃结节、部分实性结节、实性结节、钙化结节）（SE/IM），大小约为 19 mm×15 mm（层面及大小），CT 值约为 −670 HU，体积为 540 mm^3。该部分实性结节中，实性成分的肺窗长径为 3 mm，CTR 为 0.16，距离胸膜 4 mm。未发现气管及支气管内结节，纵隔未见明显增大淋巴结，亦未见胸腔积液。

印象：右肺下叶后基底段部分实性结节（SE/IM），LU-RADS 4C 类，提示早期肺癌可能性较大。

（郭久晴　孙艺雯　熊曾）

案例 039　肺动静脉畸形

一、教学目标

熟练掌握肺部的影像解剖知识、肺部基本病变特征、肺部良恶性病变疾病谱系以及肺动静脉畸形的影像表现。运用影像分析方法和诊断原则，观察并分析疾病影像特征，培养针对肺内单发结节/肿块性病变的影像学鉴别诊断思维。

二、病例展示

患者，男，33 岁，体检发现右肺占位性病变 1 周。无咳嗽、咳痰、发热、盗汗及头痛表现。无家族遗传病史及类似疾病史。实验室检查：血常规、肝肾功能、凝血功能、肿瘤标志物均无异常。该患者的影像资料如图 39-1 所示：

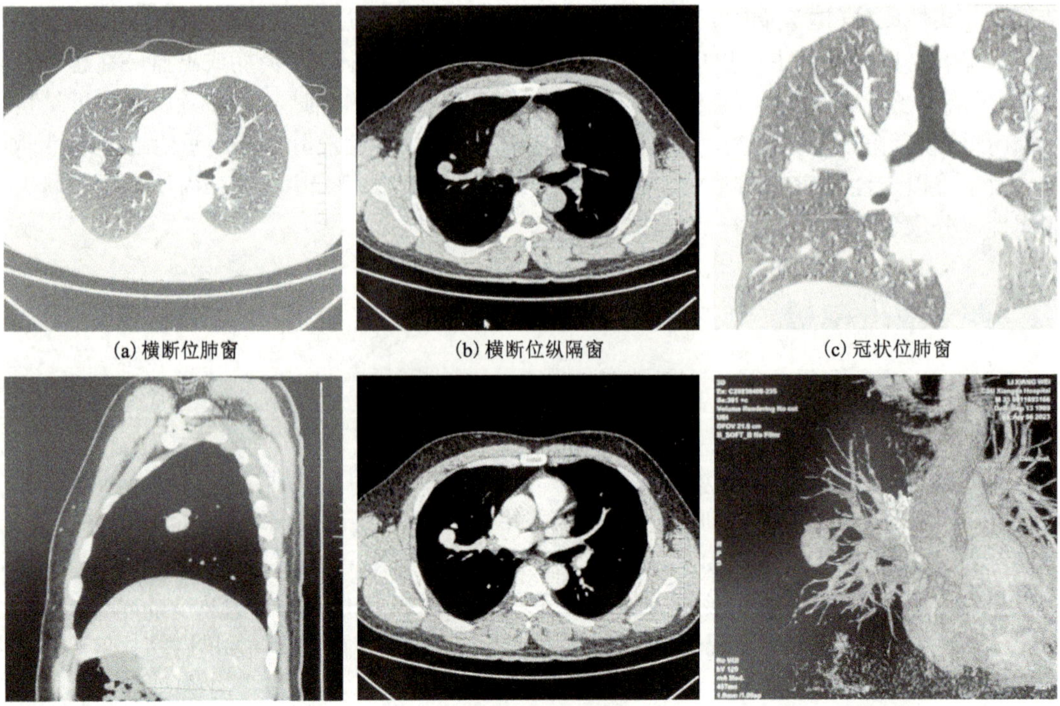

(a) 横断位肺窗　(b) 横断位纵隔窗　(c) 冠状位肺窗

(d) 矢状位纵隔窗增强　(e) 横断位纵隔窗增强　(f) 肺血管 VR

注：肺部 CT 平扫增强+肺结节靶重建三维成像。

图 39-1　案例 039 的影像学检查图片

三、问题及解答

问题 1　检查肿瘤标志物、进行结核相关检查的意义是什么?

肺内发现结节/肿块性病变时，最需鉴别的疾病包括肺癌、肺结核以及肺炎性病变。检查肿瘤标志物和进行结核相关检查，旨在为鉴别诊断提供有力依据。

问题 2　指导医师结合重点、难点施教，并针对住院医师所描述的影像(图像)关键征象进行充分点评和规范性演示。

1. 检查部位　胸部。

2. 检查技术　肺部 CT 平扫增强+肺结节靶重建三维成像。

患者姓名、性别、年龄、检查方法及检查部位核对无误，无明显呼吸及运动伪影，图像质量满足诊断要求。

3. 影像所见　右肺上叶后段见一类圆形密度增高灶，大小约 21 mm×19 mm，CT 值约 45 HU。所示病灶与粗大迂曲走行的右上肺动脉及右上肺静脉相连续，增强后强化程度与心室腔内血液的相当，肿块边界清晰，邻近肺组织受压推移。心脏及纵隔大血管、胸壁未见明显受累。纵隔未见明显增大淋巴结。气管、主支气管及各叶、段支气管通畅，双侧胸腔未见明显积液，心包未见积液。骨窗示胸廓诸骨未见明显骨质破坏。

4. 影像诊断　右肺上叶后段结节，考虑为肺动静脉畸形。

问题 3　该病例的病变定位在哪里?

该病例的病变位于右肺上叶后段。

问题 4　该病例的基本病变是什么?

该患者肺内病变为类球状病灶，经肺窗测得病变长径<3 cm，所以该病例的基本病变为结节。

问题 5　该病例的主要影像征象、重要的阴性征象分别有哪些?

1. 主要征象　单个结节病变，病灶与粗大迂曲走行的右上肺动脉及右上肺静脉相连接，增强后强化程度与心室腔内血液的相当。

2. 重要的阴性征象　病变与周边结构分界清晰，心脏、纵隔大血管及胸壁未见明显受累。同一肺叶及其他肺叶未见明显结节，纵隔未见明显增大淋巴结。气管、主支气管及各叶、段支气管通畅，双侧胸腔未见明显积液，心包未见积液。骨窗显示胸廓诸骨未见明显骨质破坏。扫描双侧肾上腺未见明显结节或肿块病变。

问题 6　分析归纳该病例的临床特点。

该患者为青年男性，33 岁，体检发现肺部结节，临床情况无特殊。

问题 7　分析归纳该病例的影像特点。

该病例显示右肺上叶后段存在结节。所示病灶与粗大且迂曲走行的右上肺动脉及右上肺静脉相连接，增强扫描后其强化程度与心室腔内血液相当，肿块边界部分较为清晰。病变与周边结构分界明确，其余部位未见明显异常。

问题 8　肺内单发结节/肿块的鉴别诊断有哪些？

肺内单发结节/肿块的鉴别诊断需综合考虑多方面因素。影像学诊断的首要任务是明确病变是否为上皮来源的支气管肺癌，即肺癌，其病理类型涵盖鳞癌、腺癌、小细胞未分化癌等。同时，需警惕肺内其他恶性病变，如转移瘤、淋巴瘤、肉瘤及肺母细胞瘤等。此外，还应与肺内良性病变相鉴别，包括：①炎性病变，如感染所致结核瘤、真菌感染、球形肺炎，以及非感染性炎性假瘤、肉芽肿性多血管炎、机化性肺炎、结节病、IgG4 相关性疾病等；②良性肿瘤，如错构瘤、硬化性血管瘤、炎性肌纤维母细胞瘤（属交界性肿瘤）等；③血管性病变，如肺动静脉畸形、肺梗死；④先天性疾病，如肺隔离症、肺囊肿、支气管闭锁；⑤外伤后改变，如肺内血肿、肺气囊；⑥其他病变，如球形肺不张、淀粉样变性等。

问题 9　阅片小结：该病变影像征象产生的可能机制。

肺动静脉畸形（pulmonary arteriovenous malformation，PAVM）的病理改变表现为肺部血管丛的血管间隔发育不良，导致肺毛细血管异常扩张或缺如，从而使动脉和静脉直接沟通，形成扩张的囊袋状或管柱状薄壁血管瘤。50%～85%的先天性肺动静脉畸形患者若伴有遗传性出血性毛细血管扩张症（Rendu-Osler-Weber 综合征），则可能出现全身多脏器的相应症状，如全身性脓肿或梗死（多见于脑部）、消化道出血等。少数患者可因外伤、肺癌或肺部慢性炎症等因素侵犯并破坏肺血管，引发继发性 PAVM。

问题 10　阅片小结：该患者下一步的诊疗建议。

本病例影像学诊断为肺动静脉畸形。肺动脉造影是诊断 PAVM 的金标准，能够清晰显示畸形血管的结构。然而，血管造影属于有创性检查，且存在遗漏来自体循环的供血动脉的风险。MRI 作为一种无创检查方法，适用于对含碘造影剂有禁忌证或无法进行增强 CT 检查的患者。相位对比电影序列和对比增强磁共振血管成像（CE-MRA）可提高诊断的准确性。个别较大瘤囊在 MRI 图像上可能表现为无至低信号的囊状结构，即血液流空效应。

治疗方面，经皮介入栓塞治疗已成为肺动静脉畸形的首选方法，其适用性取决于 PAVM 病灶的大小和供血血管的直径（通常>2～2.5 mm），但也可根据症状考虑用于稍小的 PAVM。治疗后需持续监测，以排除再通或新 PAVM 的形成，监测间隔时间视具体情况而定。对于某些特殊 PAVM 患者，外科手术仍具有独特的优势和应用价值。手术切除的主要指征包括栓塞治疗失败、栓塞后仍出现严重出血、胸膜内 PAVM 破裂以及不适合进行栓塞治疗的 PAVM。

四、报告模板

肺动静脉畸形

右肺上叶后段见一类圆形密度增高灶，大小约为 21 mm×19 mm，CT 值约为 45 HU。所示病灶与粗大且迂曲走行的右上肺动脉及右上肺静脉相连，增强扫描后其强化程度与心室腔内血液的相当，肿块边界清晰。病变与周边结构界限分明，心脏、纵隔大血管及胸壁未见明显受累。纵隔内未见明显增大的淋巴结。气管、主支气管及各叶、段支气管均通畅，双侧胸腔未见明显积液，心包亦未见积液。

（李莎　李娟　熊曾）

案例 040　肺隔离症

一、教学目标

熟练掌握肺部的影像解剖知识、肺部基本病变特征，熟悉肺隔离症的影像学特征。熟练掌握肺隔离症的影像学诊断方法，包括在平扫时如何通过影像学征象识别肺隔离症，并在此基础上进行增强 CT 检查。

二、病例展示

患者，男，42 岁，咳嗽、咳痰持续 2 个月，无发热症状，血 CEA 指标在正常范围内。该患者的影像资料如图 40-1 所示：

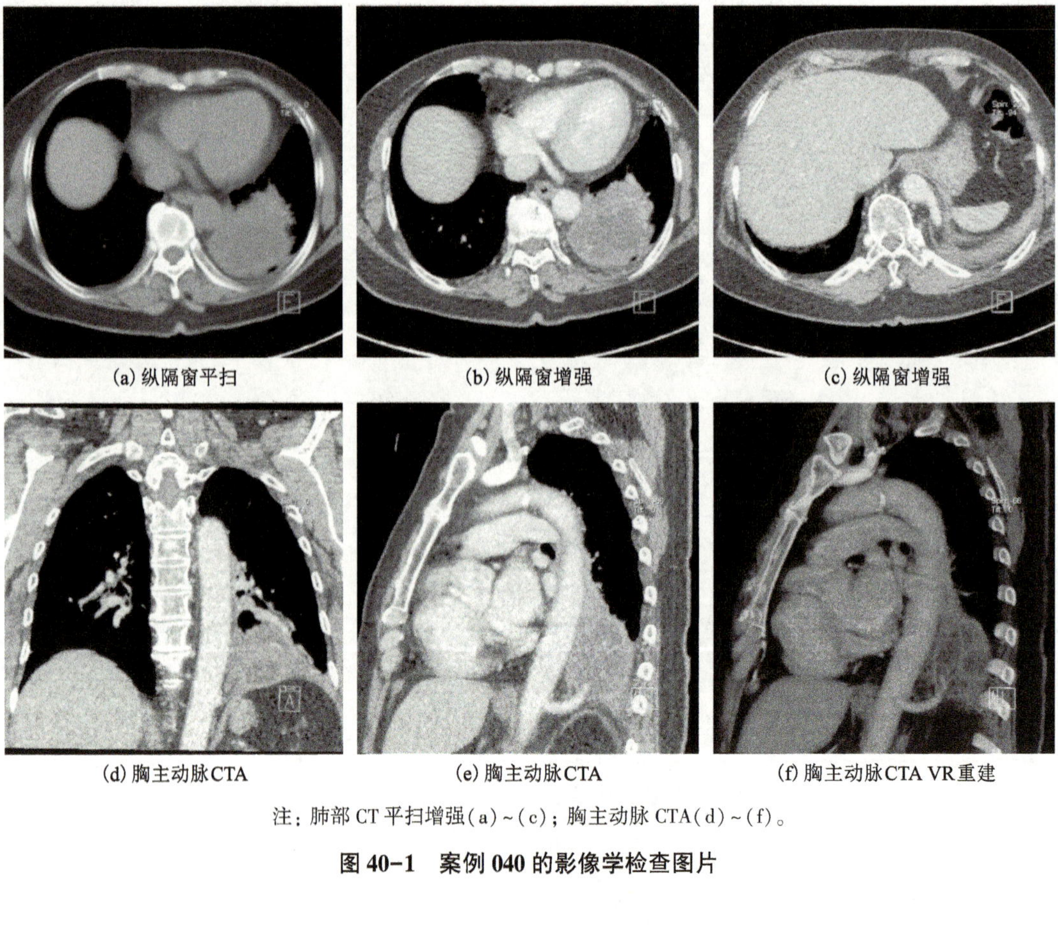

(a) 纵隔窗平扫　(b) 纵隔窗增强　(c) 纵隔窗增强

(d) 胸主动脉CTA　(e) 胸主动脉CTA　(f) 胸主动脉CTA VR重建

注：肺部 CT 平扫增强(a)~(c)；胸主动脉 CTA(d)~(f)。

图 40-1　案例 040 的影像学检查图片

三、问题及解答

问题 1　分析归纳该病例的临床特点。

该患者为青年男性，咳嗽、咳痰2个月，无发热，血 CEA 正常。

问题 2　指导医师结合重点、难点施教，并针对住院医师所描述的影像(图像)关键征象进行充分点评和规范性演示。

1. 检查部位　胸部。

2. 检查技术　肺部 CT 平扫增强、胸主动脉 CTA。

患者姓名、性别、年龄、检查方法及检查部位核对无误，无明显呼吸及运动伪影，图像质量满足诊断要求。

3. 影像所见　CT[图 40-1(a)~(d)]显示左下肺后基底段近膈面有不规则肿块，沿下肺韧带走行区域分布，肿块密度不均匀，边界清晰，边缘呈分叶状，不规则边缘强化，中心可见未强化液性密度区，血管重建[图 40-1(e)、(f)]可见肿块血供来自胸主动脉。

4. 影像诊断　左下肺后基底段肺隔离症(叶内型)。

问题 3　该病例的病变定位在哪里?

该病例的病变位于左下肺后基底段。

问题 4　该病例的基本病变是什么?

该病例肺内病变为类球状病灶，经肺窗测得病变长径>3 cm，所以该病例的基本病变为肿块。

问题 5　该病例的主要影像征象是什么?

该病例的主要影像征象为单发性肿块病变，沿下肺韧带走行区域分布，尖端指向后方。病变形态不规则，内部密度不均匀，呈现多囊状外观，且肿块血供源自体循环。

问题 6　该病例的影像学诊断是什么?

该病例影像学诊断是左下肺后基底段胸膜下肿块，考虑肺隔离症(叶内型)。

问题 7　阅片小结：肺隔离症的分型。

1. 叶内型　位于肺叶脏层胸膜内，65%位于左肺基底段，75%由主动脉供血，多为肺静脉引流，表现为均匀、边缘清晰的占位，单囊或多囊的含气或液体病变。

2. 叶外型　包裹在单独的胸膜内，90%发生在左肺底，无肺动脉或支气管支配，大多数由腹主动脉供血，体静脉引流(奇静脉或半奇静脉)，表现为边缘清晰肿块，可含囊液型区域。

3. 混合型　非常少见。

问题 8　阅片小结：该疾病的关键影像征象是什么？请对其可能的形成机制进行分析。

肺隔离症(pulmonary sequestration，PS)的关键影像学征象是可见体循环系统的血供。关于肺隔离症的形成机制，存在两种主要观点：先天性发育异常和后天性获得因素。目前，普遍认可的是先天性发育异常，即牵引学说。该学说认为，在胚胎期，原肠和肺芽周围的内脏血管与背主动脉之间的连接在肺组织分离过程中因某些因素影响而出现部分血管吸收障碍，无法正常闭锁，从而形成主动脉的异常分支。这些异常分支牵引部分胚胎肺组织与主体分离，导致其与正常的气管支气管树不相通或偶有相通，并受体循环动脉滋养，最终形成肺隔离症。尽管少数学者认为肺隔离症的发生与后天因素直接相关，属于获得性疾病，但目前尚缺乏充分的证据支持这一观点。

问题 9　阅片小结：该患者下一步的诊疗建议。

本病例影像学诊断为肺隔离症，肺隔离症在临床上缺乏特异性表现，诊断必须依赖影像学手段。常用的影像学技术包括 X 线和 CT。CT 增强扫描能够证实粗大血管影起源于降主动脉，并连接至肿块内。CT 血管造影不仅能够对肺隔离症进行定性诊断，还能更直观地显示供血动脉的起源及走行路径，这对临床治疗方案的选择，尤其是手术方案的制定，具有决定性意义。CT 血管造影已成为肺隔离症术前首选的检查方法，同时也是替代 DSA 的首选手段，被誉为肺隔离症诊断的金标准。

四、报告模板

肺隔离症

肺部 CT 平扫增强及胸主动脉 CTA：左下肺后基底段胸膜下可见一不规则软组织肿块，沿下肺韧带走行区域分布，肿块密度不均，边界清晰，边缘呈分叶状，不规则边缘强化，中心可见无强化液性密度区，可见肿块血供来自胸主动脉。心脏不大，纵隔未见明显增大淋巴结。气管、主支气管及各叶、段支气管通畅，双侧胸腔未见明显积液。

印象：左下肺肺隔离症(叶内型)。

(李莎　李娟　熊曾)

案例 041　肺曲霉病

一、教学目标

掌握肺炎的病因、基本病理变化，肺曲霉病的病理生理机制及其发展过程，以及肺曲霉病的影像诊断方法。运用影像分析技术和诊断原则，观察并分析疾病的影像表现，培养规范化的肺曲霉病影像报告书写能力。

二、病例展示

患者，男，60 岁，咯血 10 天，突发胸痛、呼吸困难 2 天。体格检查：右侧语颤减弱，右肺叩诊呈浊音，右肺呼吸音降低，双肺可闻及湿性啰音和痰鸣音，右侧伴有胸膜摩擦音。咯血颜色为暗红色，每次量约 120 mL。实验室检查：免疫荧光染色显示抗酸免疫荧光阴性，真菌免疫荧光阳性；分子检测 TB-DNA 阴性。辅助检查：(外院)肺部 CT 提示双肺感染性病变及肺部血管破裂，相关结核检查(具体项目不详)结果为阴性。该患者的影像资料如图 41-1 所示：

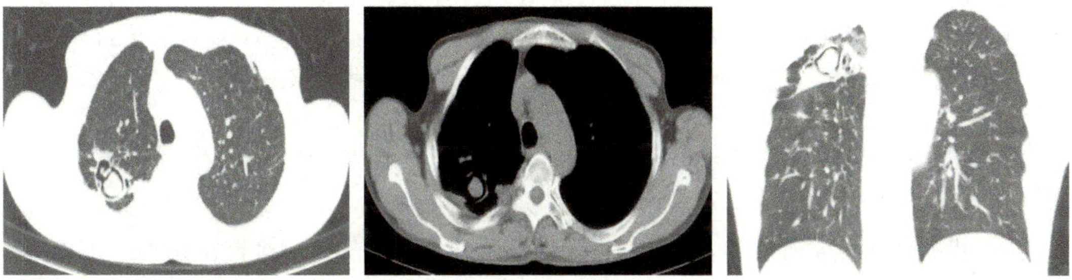

(a) 横断位肺窗　(b) 横断位纵膈窗　(c) 冠状位肺窗

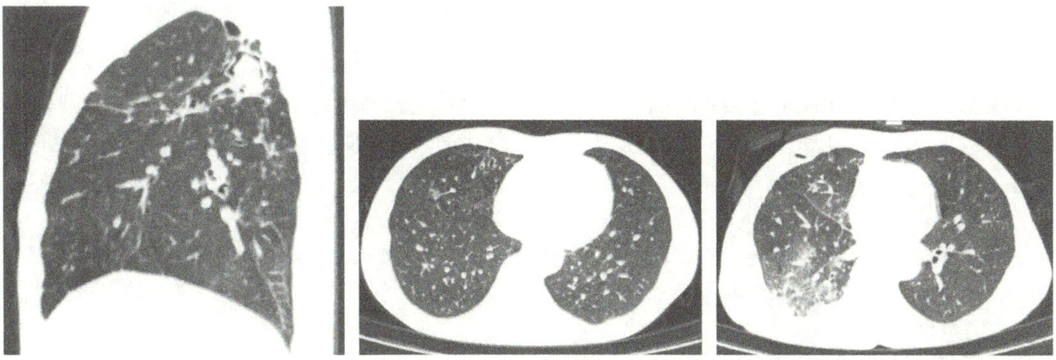

(d) 矢状位肺窗　(e) 横断位肺窗　(f) 治疗 3 周后横断位肺窗

注：肺部 CT 平扫+三维成像。

图 41-1　案例 041 的影像学检查图片

三、问题及解答

问题 1 请简述与影像学相关的咯血的诊断流程。

咯血的患者应首先进行病史询问及体格检查，重点分析咯血的病因，包括呼吸系统疾病、循环系统疾病、血液系统疾病、全身性因素以及外伤等。建议患者接受胸部影像学检查，首选胸部 X 线检查。若 X 线检查未发现异常但患者症状严重，或已发现病灶但需更精确地确定病变位置和范围以便医生更准确地评估病情和制定治疗方案，则可行胸部 CT 检查。此外，若患者临床症状较重或伴有其他症状，也可直接选择进行胸部 CT 检查。本例患者除咯血外，还伴有突发胸痛和呼吸困难，因此直接进行了胸部 CT 检查。

问题 2 临床上常见的咯血病因有哪些？

1. 呼吸系统疾病 肺结核、支气管扩张、肺癌、肺脓肿、慢性支气管炎、肺炎、肺真菌病、肺尘埃沉着病等，其临床表现主要有胸痛、呼吸困难、咳嗽、咳痰偶有血痰或咯血。

2. 心血管系统疾病 风湿性心脏病、二尖瓣狭窄、肺栓塞、肺动静脉瘘。

3. 全身性疾病及其他原因 血液病和其他急性传染病。

问题 3 进行结核相关检查的意义是什么？

中老年男性患者大量咯鲜血，并伴有突发性胸痛和呼吸困难等症状。体格检查发现右侧语颤减弱，右肺叩诊呈浊音，右肺呼吸音降低。胸部 CT 检查结果显示，双肺内存在多发性病灶及多种形态病变。首先需考虑该患者是否患有肺结核，并需进一步确认是否存在结核的伴随症状。本例患者进行结核相关检查，旨在为诊断提供可靠依据。

问题 4 进一步的详细检查包括哪些项目？针对本例患者的具体情况，应该进行哪些针对性的检查？

进一步的详细检查项目包括胸部 MDCTA、凝血功能、支气管镜检查、超声心动图、痰检查、G 实验（1，3-β-D 葡聚糖试验）、GM 实验（曲霉半乳甘露聚糖测定）及免疫疾病检查等。

针对本例患者的具体情况，应重点进行痰液、支气管灌洗液的涂片/培养，以明确是否存在细菌、真菌等病原体感染；同时，需完善 G 实验和 GM 实验，以筛查深部真菌感染，尤其是曲霉菌感染的可能；此外，还应关注白细胞、中性粒细胞计数等炎症指标，评估机体感染或炎症反应状态。

问题 5 指导医师结合重点、难点施教，并针对住院医师所描述的影像（图像）关键征象进行充分点评和规范性演示。

1. 检查部位 胸部。

2. 检查技术 肺部 CT 平扫+三维成像。

患者姓名、性别、年龄、检查方法及检查部位核对无误，无明显呼吸及运动伪影，图像质量满足诊断要求。

3. 胸部 CT 所示 双肺内见多发斑点状、结节状、小片状密度增高影，边界模糊。右肺上叶病灶内多发空洞影，较大者约为 30 mm×22 mm，其腔内见结节状软组织密度灶。病灶周围见多发磨玻璃样渗出病灶。右肺上叶前段及右肺中叶内侧段见局限性支气管扩张。右肺内支气管壁增厚，边界模糊。右肺胸膜侧可见到局限性肺气肿。心脏及纵隔大血管、胸壁未见明显受累。纵隔未见明显增大淋巴结。气管、主支气管及各叶、段支气管通畅，双侧胸腔未见明显积液，心包未见积液。

4. 影像诊断 右上肺厚壁空洞伴结节，考虑肺曲霉菌感染并曲菌球形成可能性大，建议结合实验室检查结果进行分析。

问题 6 该病例的病变定位在哪里？

该病例的病变位于双肺，病灶主要分布在右肺上叶。

问题 7 该病例最突出的基本病变是什么？

该病例的最突出的基本病变为空洞伴结节。

问题 8 分析归纳该病例的临床特点。

该患者为老年男性，咯血 10 天，突发胸痛、呼吸困难。

问题 9 该病例的主要影像征象、次要征象、重要的阴性征象分别有哪些？

1. 主要征象 空气新月征、悬球征、洞丝征、指套征、晕征。

2. 次要征象 结节、空洞、钙化。虽非真菌感染的特有表现，但在免疫抑制背景下，若发现带有晕征的结节或肿块，则高度提示可能为血管侵袭性肺真菌感染。常见致病真菌包括曲霉菌等。

3. 重要的阴性征象 病变与周边结构分界清晰。心脏及纵隔大血管、胸壁未见明显受累。纵隔未见明显增大淋巴结。气管、主支气管及各叶、段支气管通畅，双侧胸腔未见明显积液，心包未见积液。

问题 10 在肺曲霉病的疗效评估中，临床表现与影像学检查结果之间的关系是怎样的？

在评估肺曲霉病的抗真菌治疗效果时，应以临床表现为主要依据。进行规范治疗后，即使 CT 影像显示病情加重，但若临床症状有所减轻，仍应判定为治疗有效，并继续坚持治疗。此外，在病程中，若结节内新出现空洞和空气新月征，这可能与骨髓恢复及免疫重建有关，提示病情正在好转。

问题 11 请明确需要鉴别的疾病，并简要阐述其鉴别要点。

1. 癌性空洞 洞壁厚度不一，外缘呈分叶状、毛刺状；洞壁结节形态不规则，洞壁明显强化且强化不均匀；可有肺外转移表现。

2. 结核性空洞 发生于上叶尖后段及下叶背段。慢性纤维空洞，薄壁，光滑空洞多见，周围伴卫星灶；多为肺门侧偏心性空洞，肺门侧引流的支气管增厚，壁可有钙化，壁外缘可有纤维条索增粗、长毛刺或受牵拉导致空洞形态不规则。增强后空洞壁不强化或仅有少数纤维性包膜轻度强化。

问题 12　肺曲霉病主要的 CT 征象有哪些(掌握重要征象的英语专业术语)? 对应的病理基础分别是什么?

肺曲霉病主要的 CT 征象有空气新月征、悬球征、洞丝征、指套征、晕征。

1. 空气新月征(air crescent sign)　肺空洞或空腔内的曲霉球(球形软组织密度灶)与洞壁之间形成的新月形透亮间隙，亦可呈不光整块状。

2. 悬球征(hanging ball sign)　空洞内悬浮的结节。

3. 洞丝征(cavernous sign)　空洞内可见"菌丝"状结构。

4. 指套征(finger-in-glove sign)　是指扩张的支气管内填塞大量黏液栓而呈现管样或分支状结构，增强扫描时黏液栓不强化。但由于支气管常不与扫描平面平行，故圆形、椭圆形、蝌蚪状或葡萄串状的表现更为常见。若黏液排出则留有扩张的支气管，有些可逐渐恢复。

5. 晕征(halo sign)　肺曲霉病肺出血，结节周围的凝固性坏死，而结节中央的坏死区内包含曲霉菌丝。

问题 13　肺曲霉病的分型及影像表现是什么?

根据宿主免疫反应及疾病的具体表现形式，可将肺曲霉病分为以下几种类型：曲霉球、变应性支气管肺曲霉病、慢性坏死性肺曲霉病以及侵袭性肺曲霉病。

1. 曲霉球型　CT 表现为肺空洞或空腔内的球形软组织密度灶，亦可呈不光整团块状。球形病灶与壁之间见弧形空隙，称空气新月征或呈环形裂隙。球形病灶多可活动，变换体位时滚动至重力位。增强扫描球形病灶无强化。

2. 变应性支气管肺曲霉病(allergic bronchopulmonary aspergillosis，ABPA)　CT 表现为中心性支气管扩张，累及段及亚段支气管，外周部较少累及。指套征，是指扩张的支气管内填塞大量黏液栓而呈现管样或分支状结构，因其典型表现形似指套而得名。

3. 慢性坏死性肺曲霉病(chronic necrotizing pulmonary aspergillosis，CNPA)　CT 表现为肺实变伴空洞形成。洞内发现丝状、絮状、海绵状改变为本病的特征性表现。洞周出现新的实变、GGO 及胸腔积液提示病变处于进展期。

4. 侵袭性肺曲霉病(invasive pulmonary aspergillosis，IPA)　是一种由曲霉菌引发的疾病。根据曲霉菌主要侵袭的部位的不同，可将侵袭性肺曲霉病进一步细分为两类：①血管侵袭性肺曲霉病，其最具特征性的 CT 表现为晕征；②气道侵袭性肺曲霉病，其 CT 表现可能正常，也可能呈现出树芽征或者实变病灶。

问题 14　进行影像检查对于肺真菌感染有何意义?

肺真菌感染的诊断颇具挑战性。在影像学上，除了少数如真菌球等典型表现外，大多数肺真菌感染的单一病灶往往缺乏特异性征象。然而，从宏观视角看，"多灶、多形、多变"成为肺真菌感染的显著影像学特征。影像学检查主要用以明确病变范围并观察其动态变化，结合特定的背景等临床信息，进而提出肺真菌感染的可能性。无论是进行诊断还是评估治疗后的疗效，均需与临床情况紧密结合。

问题 15　阅片小结：肺曲霉病的影像诊断思路。

肺曲霉病的影像诊断思路主要包括以下几个方面：

1. 分析临床症状和体征　如咯血、咳嗽等，其中咯血是该病的特征性临床表现。

2. 选择 CT 扫描作为首选影像学检查方法　初步观察肺部是否存在异常表现。肺曲霉病的肺内病变通常分布于双上肺或全肺。CT 图像有空气新月征、悬球征、洞丝征、指套征和晕征等特征性表现。结合影像学特征与临床症状，综合分析是否与肺曲霉病相符。

3. 探讨临床与影像的关系　在 CT 图像上，肺内病灶呈现出吸收与复发的交替现象。

问题 16　阅片小结：该患者下一步的诊疗建议。

本病例经影像学诊断为曲霉菌感染。该病在治疗过程中病变波动较为显著，具体表现为 CT 影像上肺内病灶的吸收与复发交替出现。为明确诊断，临床上可采取以下实验室检查手段：真菌培养及组织病理学检查、G 实验、GM 实验、曲霉菌 PCR 检测。这些手段旨在辅助临床选择最优治疗方案，评估患者预后，从而最大化患者利益。

四、报告模板

肺曲霉病

右(左)肺上/下叶见厚壁空洞，空洞腔内见结节，结节与洞壁之间形成空气新月征，结节紧贴空洞近地壁，俯卧位时结节会随重力发生位置改变，空洞外壁模糊，周围见斑片状实变影及磨玻璃影，邻近支气管壁增厚并见多发树芽征，增强扫描空洞腔内结节未见明显强化，邻近血管走行自然，无中断及推压。气管、主支气管及各叶段支气管通畅。纵隔无移位；双肺门、纵隔未见肿大淋巴结。心包腔见/未见积液，左/右/双侧胸腔见/未见积液。

印象：右(左)肺上/下叶曲菌球。

（郑鹏　周俊杰）

案例 042　胸膜间皮瘤

一、教学目标

熟练掌握胸膜解剖知识及胸膜良恶性病变的影像特征。运用影像分析方法和诊断原则，细致观察并分析疾病的影像表现，逐步培养针对胸膜肿瘤性病变的影像学诊断思维。

二、病例展示

患者，男，54 岁，胸痛、气促 10 天，有石棉接触史，无吸烟史，家族史无特殊。体格检查：胸廓运动受限，叩诊呈浊音，呼吸音低。实验室检查：均为阴性。该患者的影像资料如图 42-1、图 42-2 所示：

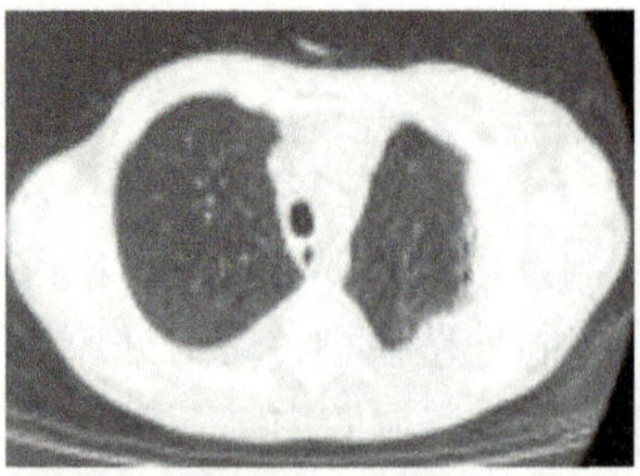

(a) 横断位肺窗

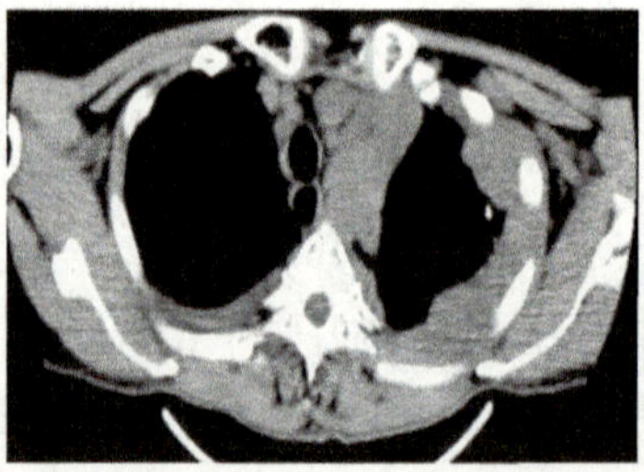

(b) 横断位纵隔窗平扫

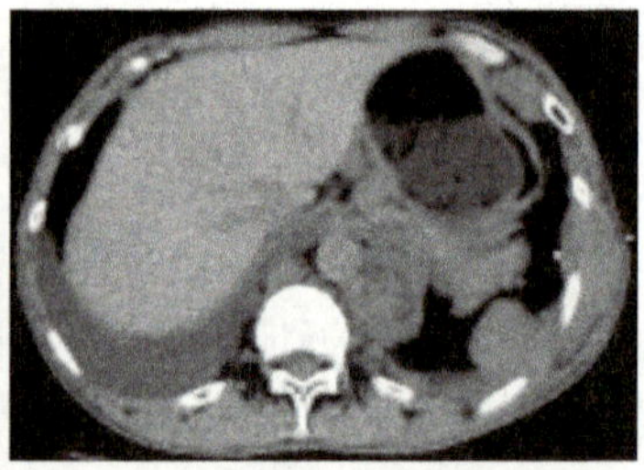

(c) 横断位纵隔窗平扫

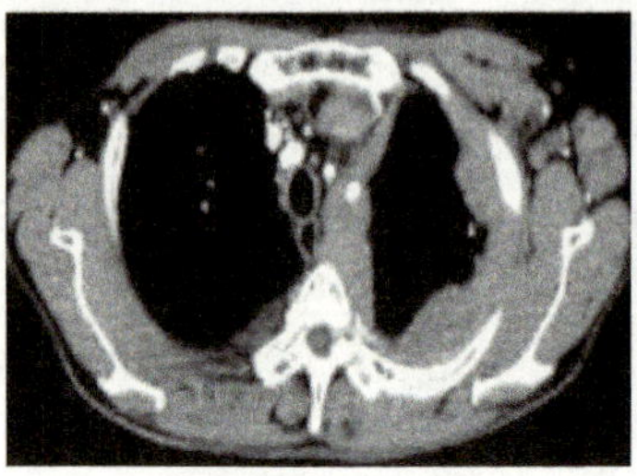

(d) 横断位纵隔窗增强

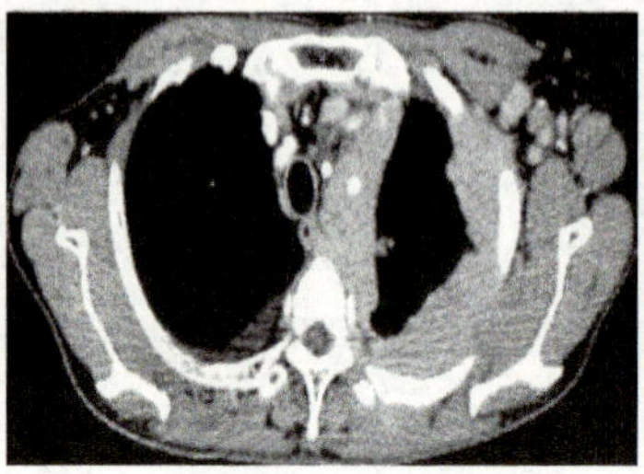

(e) 横断位纵隔窗增强

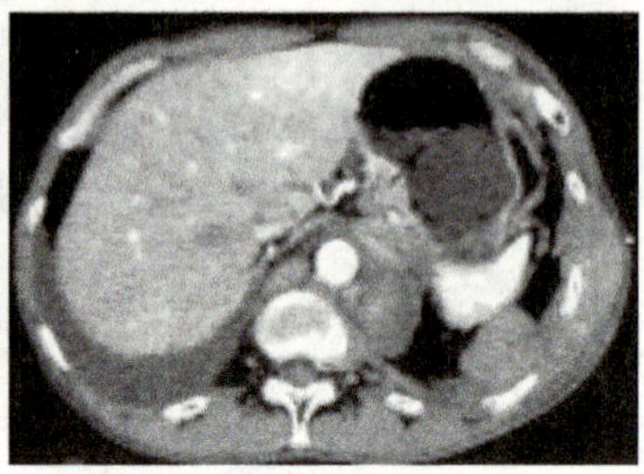

(f) 横断位纵隔窗增强

注：胸部 CT 平扫增强+三维成像。

图 42-1　案例 042 的影像学检查图片(1)

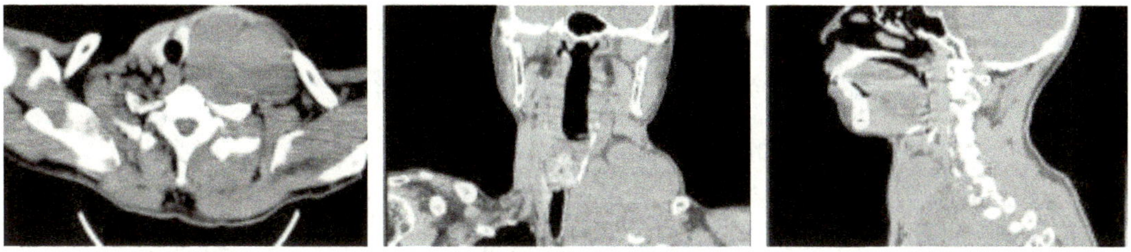

(a) 横断位纵隔窗平扫　(b) 冠状位纵隔窗平扫　(c) 矢状位纵隔窗平扫

注：颈部 CT 平扫+三维成像。

图 42-2　案例 042 的影像学检查图片(2)

三、问题及解答

问题 1　胸痛的类型及导致胸痛的病因有哪些？

胸痛的类型及导致胸痛的病因见表 42-1。

表 42-1　不同类型胸痛的特点及病因

胸痛类型	特点	病因
胸膜性胸痛	疼痛与咳嗽、呼吸有关，按压胸痛部位的胸壁不会使疼痛加重	胸膜炎、胸膜肿瘤、自发性气胸、血胸、支气管炎、肺癌等
胸壁性胸痛	咳嗽及运动可明显加重胸壁痛，按压疼痛部位可使疼痛明显加重	皮下蜂窝织炎、带状疱疹、肋间神经炎、肋软骨炎、肋骨骨折、多发性骨髓瘤等
纵隔性胸痛	纵隔内脏器痛	纵隔器官病变：气管、食管、心脏、胸腺、主动脉、淋巴结。 纵隔结构异常：纵隔炎、纵隔脓肿、纵隔气肿、纵隔肿瘤等

问题 2　指导医师结合重点、难点施教，并针对住院医师所描述的影像(图像)关键征象进行充分点评和规范性演示。

1. 检查技术　胸部 CT 平扫增强+三维成像、颈部 CT 平扫+三维成像。

患者姓名、性别、年龄、检查方法及检查部位核对无误，无明显呼吸及运动伪影，图像质量满足诊断要求。

2. 影像所见　左侧胸膜呈不规则结节状增厚，增强扫描呈现明显不均匀强化；前纵隔多发明显增大淋巴结，较大者约 63 mm×52 mm，左侧腋窝有肿大淋巴结，左侧肋骨旁可见多发软组织肿块，增强扫描呈现明显不均匀强化；右侧胸膜腔内见少量液性密度影。

左侧颈部及锁骨上下窝多发软组织肿块，部分融合改变，边界不清，增强扫描呈现明显不均匀强化，周围组织及气管受压移位。

3. 影像诊断 左侧胸膜不规则增厚，纵隔、左侧颈部及锁骨上下窝、左侧腋窝多发增大淋巴结，考虑恶性胸膜间皮瘤并淋巴结转移可能性大，右侧胸腔积液。

问题 3 胸膜由什么细胞构成？胸膜可分为哪两类？胸膜腔的定义是什么？

胸膜是由单层间皮细胞和疏松结缔组织构成的浆膜。

胸膜分为脏层胸膜和壁层胸膜。脏层胸膜覆盖在肺表面，并延伸至肺裂中(即叶间裂)。壁层胸膜则贴附于胸壁内面、膈肌上面和纵隔表面，包括胸膜顶、纵隔胸膜、肋胸膜和膈胸膜。

胸膜腔是由两层胸膜在肺门根部移行汇合包绕形成的空间，且两侧胸膜腔互不相通。

问题 4 胸膜病变是指什么？导致胸膜病变的原因有哪些？

胸膜病变是指起源于胸膜或累及胸膜的病理变化，分为原发性和继发性两大类。其主要包括由炎症、损伤、肿瘤、肺尘埃沉着病以及结缔组织病等引发的胸膜病变。

问题 5 胸膜间皮瘤起源于何种细胞？它是否为最常见的原发性胸膜恶性肿瘤？

胸膜间皮瘤起源于胸膜间皮细胞，属于最常见的原发性胸膜恶性肿瘤，其预后较差，患者生存率亦较低。

问题 6 间皮细胞的定义是什么？间皮细胞在人体中扮演何种角色？间皮瘤的形成原因是什么？

间皮细胞属于上皮细胞中的单层扁平上皮细胞，由中胚层发育而来，为覆盖于胸膜、腹膜和心包膜表面的一层保护膜。其功能在于分泌细胞外基质和玻尿酸类物质，从而起到润滑作用，确保器官与器官之间以及器官与胸膜和腹膜之间得到良好的保护，避免互相磨损和损伤。

间皮细胞具有显著的分化能力，当受到内外因素刺激时，间皮细胞前体会出现异常增殖，进而形成间皮瘤。值得注意的是，少数胸膜间皮瘤起源于心包膜。

问题 7 该病例主要的临床表现有哪些？

患者有石棉接触史，持续性胸痛，单侧胸腔固定呈“冰冻胸”，胸廓运动受限。

问题 8 该病例的主要影像征象有哪些？

1. 典型表现 单侧胸腔积液、不规则或结节样胸膜增厚(厚度>1 cm)及胸膜钙化。

2. 局限性 表现为类圆形、边缘光滑的胸膜软组织肿块，密度均匀，钙化及出血坏死少见，与胸膜呈锐角或钝角相交，增强扫描呈均匀强化。

3. 弥漫性 单侧胸膜呈弥漫性驼峰样增厚，多合并胸腔积液，可伴胸膜斑及钙化；肿块较大时可出现囊变、坏死，增强扫描呈不均匀强化。

4.“冰冻胸” 胸膜广泛增厚，肿瘤浸润导致纵隔及胸腔固定，患侧胸腔容积缩小，肋间隙不因胸腔积液增多而增宽。

通过以上分类描述，可系统归纳该病例的影像特征，并为临床诊断提供重要依据。

问题 9　导致胸膜局限性或弥漫性增厚的病变及其鉴别诊断包括哪些？

炎性病变（结核性胸膜炎、化脓性胸膜炎）、炎性纤维素沉着、肉芽组织增生、外伤出血机化、肿瘤性病变［孤立性纤维性肿瘤（多为良性）、神经鞘瘤（多为良性）、胸膜间皮瘤（恶性）、胸膜转移瘤（恶性）、侵袭性胸腺瘤（恶性）］。

问题 10　胸膜间皮瘤的病理学分型主要包括哪些类型？胸膜间皮瘤最敏感的标志物是哪一个？在免疫组化染色中，哪些指标的阳性率较高？

胸膜间皮瘤的病理学分型主要包括上皮型、纤维肉瘤型和混合型。

血清间皮素相关蛋白（soluble mesothelin related peptides，SMRP），又称可溶性间皮素，是胸膜间皮瘤最敏感的标志物。在 84%的患者中其水平会升高，而在其他肺或胸膜疾病中，仅有不到 2%的患者会出现升高。

在免疫组化检查中，间皮细胞（MC）、波形蛋白（vimentin）和上皮膜抗原（epithelial membrane antigen，EMA）的染色阳性率较高。

问题 11　阅片小结：该患者下一步的诊疗建议。

本病例初步诊断为胸膜间皮瘤，需通过进一步的病理检查来确诊并确定病理类型，同时涉及后续治疗方案的制定。结合病理结果，本病例最终确诊为胸膜间皮瘤。在临床工作中，通常需进行多项检查，以辅助临床选择最佳治疗方案，评估患者预后，确保患者利益最大化。

四、报告模板

胸膜间皮瘤

1. 征象描述　左/右/双侧胸膜不规则弥漫性增厚，较厚处约 * * mm，增强后（明显、轻中度）强化，邻近肋骨无/有明显骨质破坏征象。

2. 影像诊断　左/右/双侧胸膜不规则弥漫性增厚，考虑肿瘤性病变，胸膜间皮瘤/胸膜转移瘤/孤立性纤维性肿瘤/神经鞘瘤/侵袭性胸腺瘤可能性大/可能。

（周政伟　李勤　李盛祥）

案例 043　纵隔胸腺瘤

一、教学目标

掌握纵隔分区知识、常见病变类型、胸腺瘤的组织学分型和影像表现，以及良恶性胸腺占位的鉴别方法。

二、病例展示

患者，女，28 岁，行常规胸部 CT 检查发现纵隔占位 3 天。无咳嗽、咳痰症状，无吸烟史。无相关肿瘤家族史。体格检查：双肺呼吸音清晰，未闻及明显啰音。四肢肌力及神经反射均正常。实验室检查：血常规未见明显异常。该患者的影像资料如图 43-1 所示：

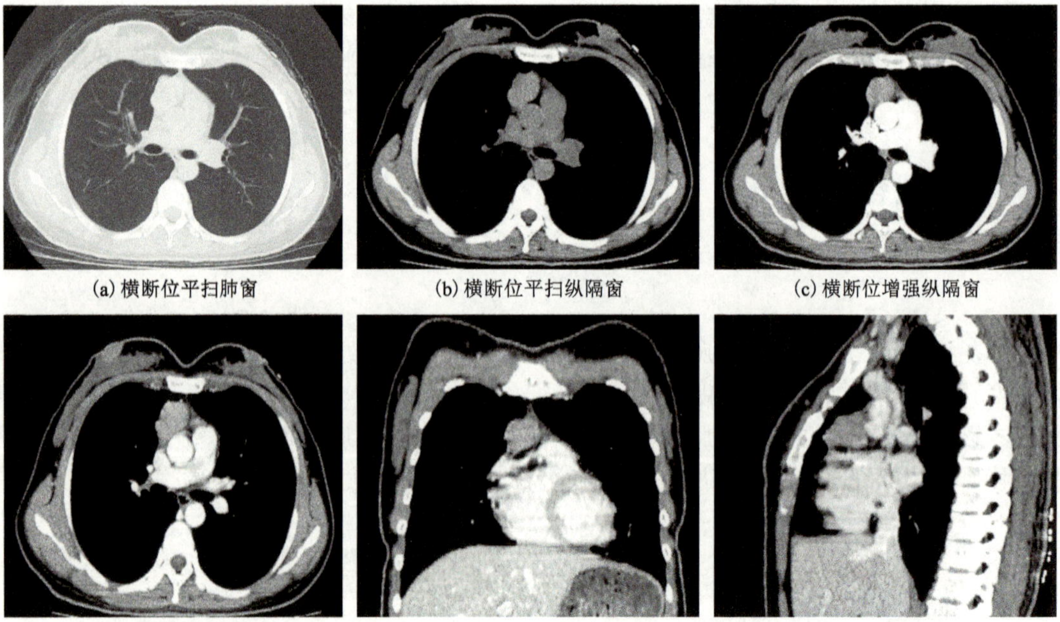

(a) 横断位平扫肺窗　(b) 横断位平扫纵隔窗　(c) 横断位增强纵隔窗

(d) 横断位增强纵隔窗　(e) 冠状位增强纵隔窗　(f) 矢状位增强纵隔窗

注：胸部 CT 平扫+增强+三维成像。

图 43-1　案例 043 的影像学检查图片

三、问题及解答

问题 1 常见纵隔占位可通过哪些检查方法发现？

可以通过胸部正侧位 X 线平片、CT 平扫+增强+三维成像、MRI 纵隔平扫+DWI+增强等检查发现。

问题 2 对于在胸部 CT 检查中偶然发现的纵隔占位，应如何处理？

纵隔囊肿大多起源于胸腺，一般为良性，无须进行进一步的评估。而对于发现的纵隔软组织或混合密度团块，则应进行胸部 CT/MR 增强检查，以便更准确地确定其成分及强化方式。

问题 3 纵隔如何分区？该病灶的定位在哪里？

纵隔的典型分区方法有三种，包括 ITMIG 2017 三分法、四分法和九分法，其中最常采用的是 ITMIG 2017 三分法。三分法纵隔分区的规则如下：

1. 前纵隔（血管前区） 前纵隔的前方为胸骨，后方被心包、主动脉和头臂血管所包绕，上至胸廓入口，下至膈面。其内包含胸腺、淋巴结、脂肪组织以及乳腺内血管。若甲状腺延伸至纵隔，亦被视为纵隔内结构。

2. 中纵隔（脏器区） 中纵隔前方为心包，后方经气管，下方是膈面。其内包含心脏和心包、升主动脉和横主动脉、上腔静脉（SVC）和下腔静脉（IVC）、头臂血管、肺血管等大血管、气管和主要支气管、淋巴结、膈神经、迷走神经和左返神经。

3. 后纵隔（椎体旁区） 后纵隔前方为气管和心包，解剖后界为脊柱。其内包含食管、降主动脉、奇静脉和半奇静脉、胸导管、迷走神经和内脏神经、淋巴结和脂肪。

该病变定位为前纵隔。

问题 4 纵隔各区常见占位性病变有哪些？

纵隔各区常见占位性病变见表 43-1。

表 43-1 纵隔各区常见占位性病变

	实性病变	囊变	脂肪	血管
前纵隔	胸腺瘤 淋巴瘤 生殖细胞肿瘤 甲状腺肿块	胸腺囊肿 胸腺瘤 心包囊肿 生殖细胞肿瘤 淋巴瘤	生殖细胞肿瘤 胸腺脂肪瘤 脂肪垫 先天性胸骨后膈疝	甲状腺 冠状动脉瘤 升主动脉瘤

续表43-1

	实性病变	囊变	脂肪	血管
中纵隔	淋巴瘤 前肠重复囊肿 主动脉弓异常 食管肿块	前肠重复囊肿（支气管囊肿、肠源性囊肿） 淋巴结坏死 心包隐窝	脂肪瘤 食管纤维血管息肉	主动脉弓异常 奇静脉
后纵隔	神经源性肿瘤 骨和骨髓肿瘤	神经管原肠囊肿 神经鞘瘤 胸脊膜突出	骨髓纤维化	降主动脉
多发病灶	感染 出血 肺癌	淋巴管瘤 纵隔炎	脂肪肉瘤	血管瘤

问题 5　该病例的主要影像征象、次要征象、重要的阴性征象是什么？

1. 主要征象　前纵隔有椭圆形软组织肿块，浅分叶，密度均匀，增强均匀强化。

2. 次要征象　邻近大血管轻度受压。

3. 重要的阴性征象　纵隔未见明显肿大淋巴结。

问题 6　前纵隔肿块的鉴别诊断有哪些？

1. 胸腺瘤　是前纵隔最常见的原发性肿瘤（约占 50%），多位于前纵隔中部偏上。典型表现为圆形或分叶状实性肿块，密度均匀，可伴坏死或钙化。良性病变边界清晰，周围脂肪间隙存在；恶性病变边界模糊，周围脂肪间隙消失，可伴胸腔或心包积液。增强扫描实性部分中等强化，坏死区无强化。病理分型中，A 型和 AB 型为良性，B1 型为低度恶性，B2 型为中度恶性，B3 型及胸腺癌为高度恶性且侵袭性强。

2. 胸内甲状腺肿　多见于前纵隔上部，常表现为颈胸征象，可随吞咽动作移动。CT 平扫密度较高，增强扫描明显持续强化，可伴钙化或囊变。部分患者可出现甲状腺功能亢进症状。病变常压迫气管及周围结构导致移位，但较少侵犯邻近组织。

3. 畸胎瘤　为前纵隔实性肿物，形态多为圆形或类圆形，边缘光滑。其密度不均匀，内含脂肪、钙化物、牙齿或骨骼；皮样囊肿呈液性密度，可见蛋壳样钙化。恶性畸胎瘤边界不清，可伴坏死及周围脂肪间隙消失。CT 及 MRI 检查对畸胎瘤的诊断具有高价值，多数可明确诊断。

4. 淋巴瘤　包括霍奇金及非霍奇金淋巴瘤，好发于前、中纵隔，常累及多个淋巴结并融合成分叶状肿块。病变可向纵隔双侧突出，压迫气管使其移位或变窄，并可浸润肺内、胸膜或心包引发积液。增强扫描病灶呈中等强化，但通常弱于胸腺瘤或胸内甲状腺肿。

问题 7　该病例的影像学诊断是什么？

该病例初步诊断为纵隔非侵袭性胸腺瘤。

问题 8　该病变的影像征象产生的可能机制是什么?

1. 定位分析　肿块位于升主动脉前方、心脏前上方，提示位于前纵隔；因占位效应，对邻近升主动脉稍有推压，无明显侵犯征象。

2. 定性分析　右前纵隔单发肿块，边缘清晰，与邻近结构分界清晰，提示病变包膜完整或无明显侵袭性生长；肿块强化较明显，提示血供较丰富。

问题 9　胸腺瘤的影像表现有哪些?

1. 低危胸腺瘤　表现为圆形或椭圆形肿块，边界清晰，密度均匀，可伴钙化或小片状坏死或囊变，增强扫描呈轻度均匀强化，周围脂肪间隙清晰。

2. 高危胸腺瘤　形态不规则，边缘模糊，密度不均，内见大片坏死、囊变及多发钙化。增强后强化不均，可侵犯邻近脏器、胸膜或心包，伴胸腔/心包积液、淋巴结肿大或远处转移。

3. A 型胸腺瘤　形态规则，边界清楚，包膜完整，瘤内分隔少见。增强扫描后呈现均匀强化，偶见小片状坏死或囊变。

4. AB 型胸腺瘤　瘤内多个强化结节，其间可见低密度分隔或细小血管影穿行，整体呈蜂窝状改变。

5. B、C 型胸腺瘤　B1、B2 型密度均匀，形态规则，强化程度较低；B3 型及 C 型形态不规则，边缘模糊，强化明显，内见坏死、囊变，可侵犯周围结构或出现远处转移；B2、B3 型常见钙化。

问题 10　阅片小结：纵隔非侵袭性及侵袭性胸腺瘤的鉴别要点是什么?

1. 非侵袭性胸腺瘤　前纵隔内有类圆形软组织肿块，多数密度均匀、边缘光滑、周围脂肪间隙清晰、增强后病灶均匀性强化，囊变部分呈低密度且无强化。

2. 侵袭性胸腺瘤　肿块较大，包膜不完整、呈分叶状；密度多不均匀，常伴斑点状钙化灶、囊变、坏死；周围脂肪间隙部分狭窄或消失，可伴有同侧胸膜种植转移及心包、大血管侵犯或推移；可出现胸腔或心包积液、心膈角和腹腔侵犯；增强强化不均匀。

问题 11　阅片小结：胸腺肿瘤的 WHO 分型，以及各分型与影像的关系。

1. 胸腺肿瘤的 WHO 分型

(1) A 型胸腺瘤：由梭形或卵圆形肿瘤上皮细胞构成，影像上多表现为边界清晰的类圆形或椭圆形肿块，密度均匀，强化均匀，少见坏死、囊变或钙化，包膜完整，周围脂肪间隙清晰，通常无侵袭性表现。

(2) AB 型胸腺瘤：同时具有 A 型和 B 型特征，影像上可见混合密度或信号，瘤内可出现多个强化结节与低密度分隔影交织，呈蜂窝状改变，边界相对清晰，但强化可不均匀。

(3) B 型胸腺瘤：由上皮样或树突样肿瘤上皮细胞构成，根据细胞比例及异型性分为 B1、B2、B3 型。B1、B2 型密度较均匀，形态规则，强化程度较低；B3 型形态不规则，边缘模糊，强化较明显，内可见坏死、囊变，可侵犯周围结构；B2、B3 型常见钙化。

(4) C 型胸腺瘤(胸腺癌)：细胞异型性明显，丧失胸腺特殊结构。影像上表现为形态不规则、密度不均的肿块，强化不均匀，常伴大片坏死、囊变及钙化，可侵犯胸膜、心包或大血管，并易发生纵隔淋巴结及远处器官(如肝、肺、肾上腺)转移，血行转移更常见。

2. 各分型与影像的关系

A、AB 型通常为非侵袭性，肿块较小(常<10 cm)，边界清晰；而 B、C 型多具侵袭性，若肿块直径>10 cm，形态不规则或呈分叶状，并伴有囊变、出血或钙化，或出现心包、大血管侵犯及远处转移，高度提示为 B 型或 C 型。C 型相较于 B 型更具侵袭性，远处转移是其重要特征。

问题 12　阅片小结：该患者下一步的诊疗建议。

本病例初步诊断为胸腺瘤，需进一步进行病理检查以确诊及确定病理类型；同时，为明确进一步的治疗方式，尚需进行 PET-CT 检查以辅助分期。

结合病理及 PET-CT 检查结果，最终诊断为胸腺瘤(前纵隔胸腺瘤，AB 型)。由于该诊断与基于 CT 的影像分期存在差异，因此在临床工作中，通常需综合多种检查手段，以协助临床选择最佳治疗方案，评估患者预后，从而使患者利益最大化。

四、报告模板

纵隔胸腺瘤

双肺支气管血管束增多，行 X 线检查发现纵隔有一肿块，大小约 * * mm× * * mm，肿块边界尚清(模糊)，边缘清晰，肿块内部密度均匀，平扫平均 CT 值约 * * HU，增强扫描后呈现均匀轻(中、重)度强化，强化后 CT 值约 * * HU，肿块与纵隔、肺门分界清晰。心脏及纵隔大血管未见明显受累，胸壁未见明显受累。余双肺各叶(右肺/左肺)未见明显异常。气管、主支气管及各叶、段支气管通畅。余纵隔内未见明显肿大淋巴结。双侧胸膜未见明显增厚，双侧胸腔未见明显积液。骨窗示胸廓诸骨未见明显骨质破坏。扫及双侧肾上腺未见明显结节、肿块病变。

印象：前纵隔占位性病变，考虑胸腺瘤，建议完善病理及 PET-CT 检查。

(屈骏　欧阳鹏程　欧晖)

案例 044　纵隔淋巴瘤

一、教学目标

掌握纵隔的影像解剖结构、纵隔良恶性病变的疾病谱、纵隔淋巴瘤的影像学特征、淋巴瘤的 Lugano 分期以及纵隔淋巴结的分组。运用影像分析方法和诊断原则，观察并分析疾病的影像表现，培养针对纵隔淋巴瘤的影像学诊断思路。

二、病例展示

患者，男，67 岁，胸骨后出现梗阻感 10 天。无吸烟史，无家族史。体格检查：双肺呼吸音清，未闻及明显啰音。实验室检查：肿瘤标志物、结核相关检查均为阴性，血常规检查未见明显异常。该患者的影像资料如图 44-1 所示：

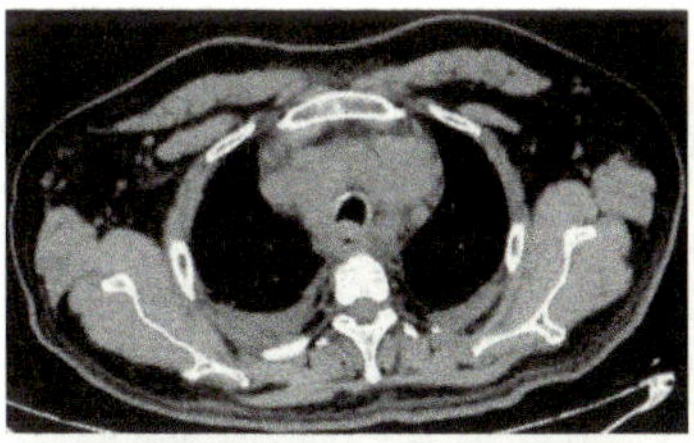
(a) 横断位平扫+增强纵隔窗

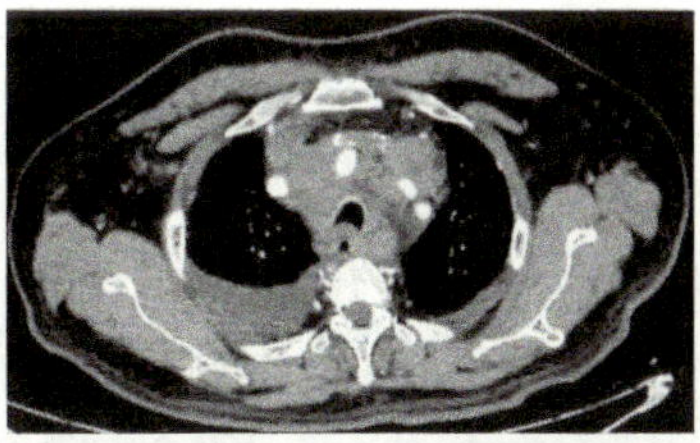
(b) 横断位平扫+增强纵隔窗

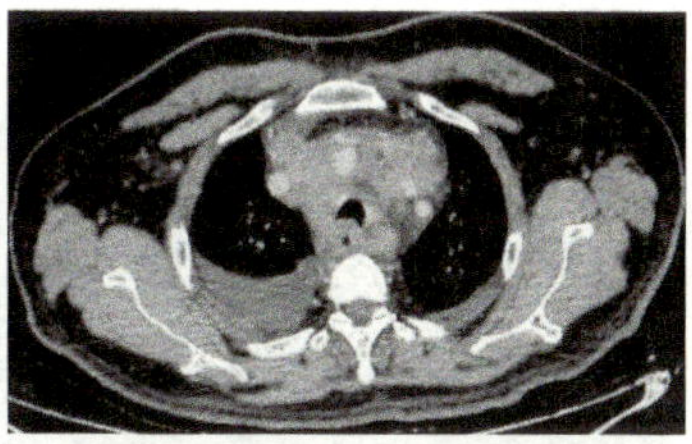
(c) 横断位平扫+增强纵隔窗

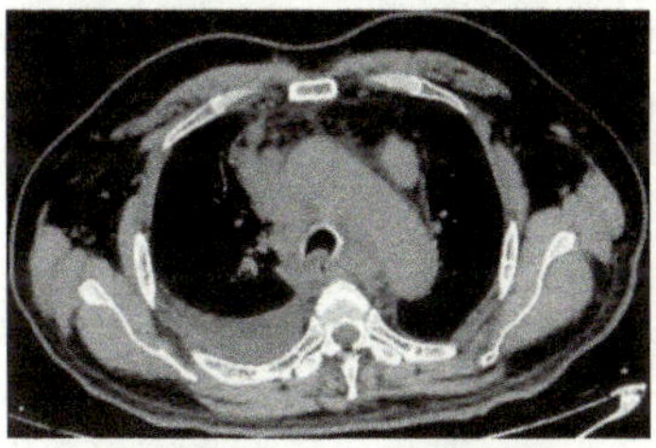
(d) 横断位平扫+增强纵隔窗

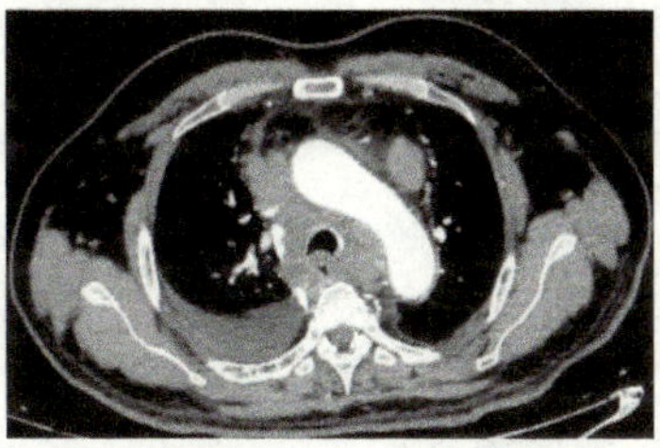
(e) 横断位平扫+增强纵隔窗

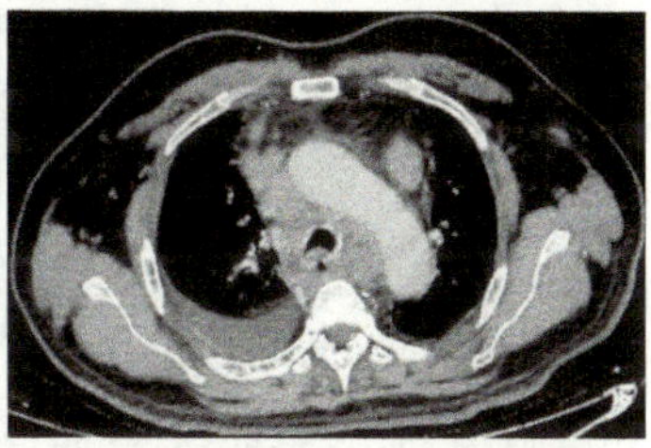
(f) 横断位平扫+增强纵隔窗

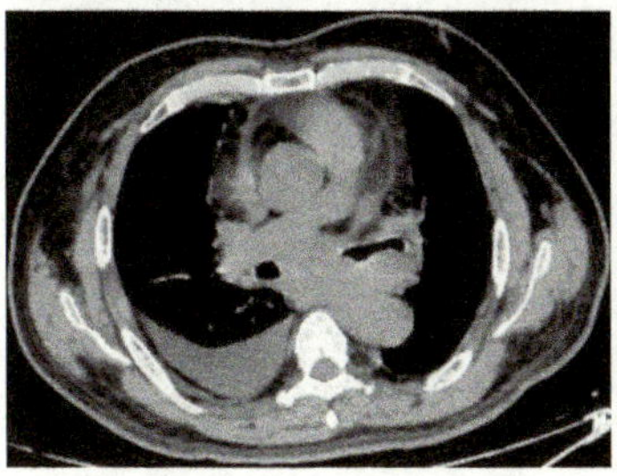
(g) 横断位平扫+增强纵隔窗

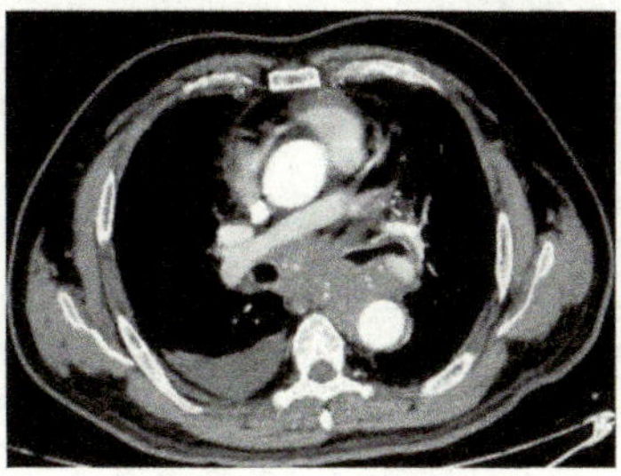
(h) 横断位平扫+增强纵隔窗

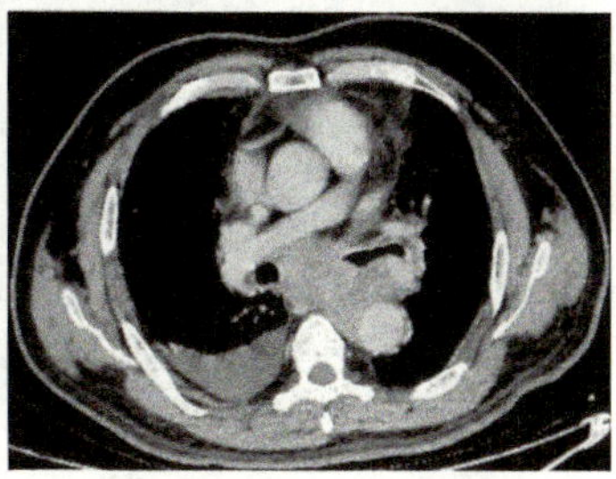
(i) 横断位平扫+增强纵隔窗

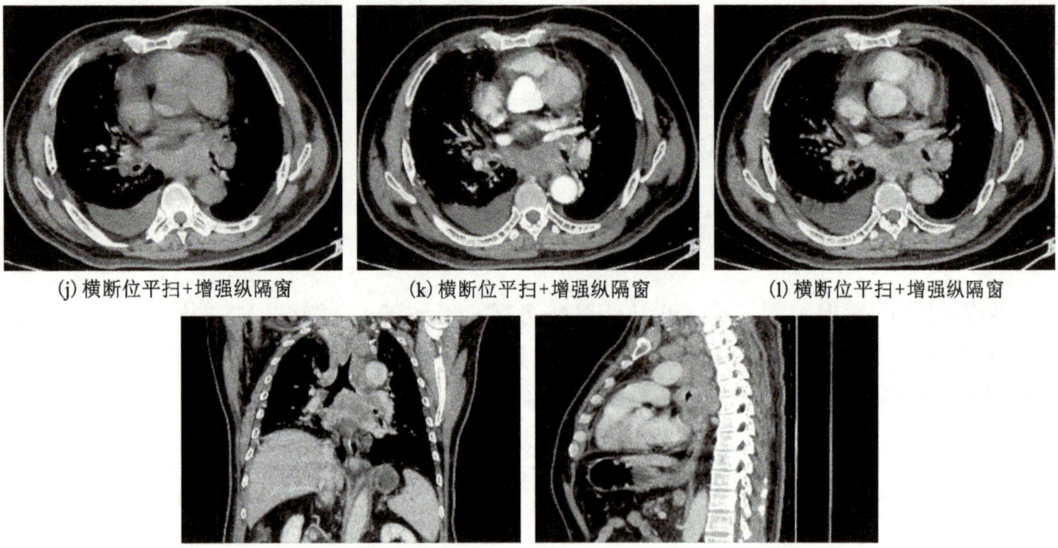

(j) 横断位平扫+增强纵隔窗　(k) 横断位平扫+增强纵隔窗　(l) 横断位平扫+增强纵隔窗

(m) 冠状位增强纵隔窗　(n) 矢状位增强纵隔窗

注：胸部 CT 平扫+增强+三维成像。

图 44-1　案例 044 的影像学检查图片

三、问题及解答

问题 1　胸骨后梗阻感的病因有哪些？

多种疾病可导致胸骨后出现梗阻感。根据其解剖部位的不同，这些疾病可分为三大类：①食管疾病；②纵隔疾病；③心血管疾病。在上述病因中，引发胸骨后梗阻感的常见病因依次为：①食管肿瘤、食管炎、贲门失弛缓症、胃溃疡等（约占 70%）；②淋巴瘤、纵隔型肺癌、纵隔淋巴结转移等（约占 20%）；③心肌缺血（约占 10%）。

问题 2　检查肿瘤标志物、进行结核相关检查的意义是什么？

纵隔内发现肿块病变，首先需鉴别的是肿瘤性病变与非肿瘤性病变。检查肿瘤标志物和进行结核相关检查，旨在为鉴别诊断提供可靠依据。

问题 3　指导医师结合重点、难点施教，并针对住院医师所描述的影像（图像）关键征象进行充分点评和规范性演示

1. 检查部位　胸部。

2. 检查技术　胸部 CT 平扫+增强+三维成像。

患者姓名、性别、年龄、检查方法及检查部位核对无误，无明显呼吸及运动伪影，图像质量满足诊断要求。

3. 影像所见　纵隔内可见多发肿大淋巴结，部分已融合，其中最大者位于气管隆嵴下方，最大层面的长径约为 55 mm。增强扫描显示病灶呈不均匀强化，且病灶与气管隆嵴的

分界不清晰。右肺动脉及右侧锁骨下动脉被包绕其中。右侧胸腔内可见少量积液。双侧胸膜未见明显增厚现象。骨窗影像显示胸廓各骨未见明显骨质破坏。扫描双侧肾上腺，未见明显结节或肿块病变。

4. 影像诊断 纵隔多发淋巴结肿大，性质待定，疑为转移瘤/淋巴瘤/其他，需结合临床，并进行进一步的病理及 PET-CT 检查。

问题 4 纵隔病变如何通过影像学进行定位？

纵隔的典型分区方法有三种，包括 ITMIG 2017 三分法、四分法和九分法，其中最常采用的是 ITMIG 2017 三分法。三分法的纵隔分区规则如下：

1. 前纵隔（血管前区） 前纵隔的前方为胸骨，后方被心包、主动脉和头臂血管所包绕，上至胸廓入口，下至膈面。其内包含胸腺、淋巴结、脂肪组织及乳腺内血管。若甲状腺延伸至纵隔，亦被视为纵隔内结构。

2. 中纵隔（脏器区） 中纵隔前方为心包，后方经气管，下方至膈面。其内容包括心脏和心包、升主动脉和横主动脉、上腔静脉（SVC）和下腔静脉（IVC）、头臂血管、肺血管等大血管，以及气管和主要支气管、淋巴结、膈神经、迷走神经和左返神经。

3. 后纵隔（椎体旁区） 后纵隔前方为气管和心包，解剖后界为脊柱。内含食管、降主动脉、奇静脉和半奇静脉、胸导管、迷走神经和内脏神经、淋巴结及脂肪。

问题 5 纵隔淋巴结如何通过影像学进行定位？

1. 1 区 锁骨上区淋巴结。锁骨上区为环状软骨下缘至锁骨、胸骨柄上缘之间的区域。

2. 2~4 区 上纵隔淋巴结。2R，右上气管旁淋巴结，指的是胸骨柄上缘至主动脉弓上缘的区域。2L，左上气管旁淋巴结，指的是胸骨柄上缘至无名静脉右下缘的区域。3A，血管前淋巴结，位置靠前，位于血管前方，在轴位 CT 图像上显示较为清晰。3P，气管后淋巴结，位置靠后，位于气管后缘与椎体前缘之间的区域。4R，右侧下气管旁淋巴结，指的是从无名静脉右下缘至奇静脉上缘，以及气管右缘至左缘之间的区域。4L，左下气管旁淋巴结，指的是从主动脉弓上缘至左侧主肺动脉上缘，以及气管左缘以左的区域。特别需要注意的是，4 区的 4R 和 4L 以气管左缘为界，仅报告同侧淋巴结转移，不报告对侧转移，以便争取手术机会。

3. 5~6 区 主动脉淋巴结。5 区，主肺动脉窗淋巴结，其范围位于肺动脉韧带左侧的“窗口”区域内，与 4L 区共同占据主肺动脉窗。6 区，主动脉旁淋巴结，指的是升主动脉、主动脉弓前外侧、主动脉弓上下缘之间的区域。

4. 7~9 区 下纵隔淋巴结。7 区，隆突下淋巴结，位于隆突以下 3 cm 范围内。8 区，食管旁淋巴结，上接 3P 区，自隆突下沿食管延伸至膈肌食管裂孔间的区域。9 区，肺韧带淋巴结，位于下肺韧带区域，即肺门部的纵隔胸膜向下反折延伸的区域。

5. 10 区 肺门淋巴结。

6. 11~14 区 叶间/段间/亚段/次亚段淋巴结。

问题6 该病例的主要影像征象、次要征象、重要的阴性征象分别有哪些？

1. 主要征象 纵隔多发肿大淋巴结，部分融合，包绕右肺动脉、右侧锁骨下动脉等血管，增强扫描呈不均匀强化。

2. 次要征象 右侧胸腔可见少量积液。

3. 重要的阴性征象 肿大淋巴结内未见钙化。气管、主支气管及各叶、段支气管通畅，双肺未见明显结节、肿块病变，无胸膜增厚。骨窗示胸廓诸骨未见明显骨质破坏。扫及双侧肾上腺未见明显结节、肿块病变。

问题7 分析归纳病例的临床特点。

该患者为老年男性，慢性病程，既往史、个人史及家族史无特殊。实验室检查无特殊。

问题8 分析归纳病例的影像特点。

该病例纵隔多发肿大淋巴结，部分融合，包绕右肺动脉、右侧锁骨下动脉等血管，呈血管漂浮征，淋巴结增强扫描呈现不均匀强化。双肺未见明显结节、肿块病变，无胸膜增厚，胸廓无骨质破坏，双侧肾上腺未见占位。

问题9 如何对纵隔肿块性病变进行影像学诊断及鉴别诊断？

该病例表现为纵隔多发肿大淋巴结，影像学诊断的核心任务是明确病变是否为淋巴瘤。在诊断流程中，首先需重点观察淋巴结受累的区域。具有重要诊断意义的征象包括淋巴结肿大且可融合成块；当肿块较大时，中心可能发生坏死，但钙化现象较为罕见。增强扫描可揭示肿块包绕邻近血管，呈现血管漂浮征，且肿块呈现轻中度强化。若肿块侵犯胸膜，则可能表现为胸腔积液。

本病例显示淋巴结肿大，部分融合成块，并出现血管漂浮征，增强扫描显示不均匀的轻中度强化。邻近气管、主支气管及各叶、段支气管未见明显肿物，双肺亦无显著结节或肿块病变。综合以上表现，该病变以纵隔淋巴结受累为主，应诊断为纵隔淋巴瘤。

问题10 纵隔肿块的鉴别诊断有哪些？

1. 淋巴瘤 影像学诊断的核心任务在于确定病变是否为淋巴瘤，其可分为原发性和继发性两大类，均具有较高恶性程度。病理类型涵盖霍奇金淋巴瘤（HL）和非霍奇金淋巴瘤（NHL）。其中，HL的结节硬化型以及NHL的弥漫大B细胞淋巴瘤较为常见。

2. 其他肿瘤性病变 胸腺瘤、生殖细胞瘤（畸胎瘤、卵黄囊瘤、精原细胞瘤）、神经内分泌肿瘤、纵隔型肺癌、神经源性肿瘤、转移瘤。

3. 非肿瘤性病变 淋巴结结核、胸内甲状腺肿大、结节病、Castleman病。

问题11 该病例的影像学诊断是什么？

该病例经影像学诊断为淋巴瘤。淋巴瘤是一种起源于淋巴造血系统的恶性肿瘤，可发生于全身各部位。其中，发生在纵隔的淋巴瘤主要集中在前中纵隔，而后纵隔的发病率相对较低。

问题 12 该病变影像征象产生的可能机制是什么?

病变主要位于前中纵隔，呈多发性。CT 显示纵隔多发淋巴结肿大，部分融合成块；肿块较大者中心可见坏死，未见钙化。淋巴瘤是一种以单一细胞增殖为主的疾病，包括淋巴结病变和结外病变，且结外病变起源于脏器的间质。因此，在病变早期，脏器内原有的血管解剖结构可能残留，尤其是非霍奇金淋巴瘤。当淋巴瘤邻近血管时，肿大的淋巴结对周围血管不是侵蚀浸润或破坏，而是表现为包埋或沿血管呈串珠状排列，或轻度推移血管。血管穿过病灶或病灶沿血管浸润时，血管本身无明显狭窄、包绕等浸润表现，血管似漂浮于这些融合成片的淋巴结中，呈现出血管漂浮征。淋巴瘤属于少血供肿瘤，增强扫描通常显示轻度强化。

问题 13 纵隔淋巴瘤的特征性 CT 征象是什么?

纵隔淋巴瘤的特征性 CT 征象为血管漂浮征(floating vessel sign)。淋巴瘤病变是淋巴结的病变和结外病变以单一细胞增殖为主的疾病，且结外病变起源于脏器的间质，因而脏器内原有的血管解剖结构在病变早期可残留，尤其是非霍奇金淋巴瘤。

问题 14 阅片小结：纵隔淋巴瘤的分期。

当前，大多数类型淋巴瘤的分期是依据 2014 年版的 Lugano 分期标准进行评估的(表 44-1)。

表 44-1 2014 年版淋巴瘤 Lugano 分期标准

局限期	
Ⅰ期	仅侵及单个淋巴结区域(Ⅰ)或侵及单个结外器官不伴有淋巴结受累(ⅠE)
Ⅱ期	侵及≥2 个淋巴结区域，但均在膈肌同侧(Ⅱ)可伴有同侧淋巴结引流区域的局限性结外器官受累(ⅡE)(例如：甲状腺受累伴颈部淋巴结受累，或纵隔淋巴结受累直接延伸至肺脏受累)
	Ⅱ期伴有大包块(bulky)
进展期	
Ⅲ期	侵及膈肌上下淋巴结区域(Ⅲ)或侵及膈上淋巴结+脾受累(ⅢS)
Ⅳ期	侵及淋巴结引流区域之外的结外器官(Ⅳ)

问题 15 阅片小结：该患者下一步的诊疗建议。

本病例经影像学诊断为纵隔淋巴瘤，需进一步通过病理检查来确诊。获取病理样本的主要方法包括经胸腔镜下淋巴结活检，而 PET-CT 检查则有助于对病变进行临床分期。

结合病理及 PET-CT 检查结果，本病例最终诊断为弥漫大 B 淋巴瘤(ⅢA 期)，IPI 评分为 3 分，属于中高危组。由于影像分期与病理分期可能存在差异，因此在临床工作中，通常需进行多项检查，以辅助临床选择最佳治疗方案，评估患者预后，从而最大化患者利益。

四、报告模板

纵隔淋巴瘤

前纵隔、中纵隔可见肿大淋巴结[锁骨上区(1)、右上气管旁(2R)、左上气管旁(2L)、血管前(3A)、气管后(3P)、右下气管旁(4R)、左下气管旁(4L)、主肺动脉窗(5)、主动脉弓旁/膈上(6)、隆突下(7)、食管旁(8)、肺韧带(9)、右肺门(10R)、左肺门(10L)、叶间/段间/亚段/次亚段淋巴结(11、12、13、14)]。最大病灶位于＊＊，经纵隔窗测量大小约＊＊ mm×＊＊ mm。平扫 CT 值约＊＊ HU，增强后明显(轻中度、无)不均匀(均匀、环形)强化，CT 值约＊＊ HU。淋巴结融合、其内可见血管漂浮征，累及邻近重要结构[肺、上腔静脉、主动脉、胸膜、胸壁、骨(胸骨、胸椎、肋骨)]，右侧(左侧)胸腔积液、心包积液。

印象：前纵隔及中纵隔占位性病变，淋巴瘤。

(肖哲　刘杰　唐康廉)

案例 045　纵隔型支气管囊肿

一、教学目标

掌握纵隔的影像解剖特点及其分区、纵隔型支气管囊肿的影像学特征及鉴别思路，了解纵隔囊性占位的疾病谱及主要影像学检查手段。深入理解支气管源性囊肿的分型、临床表现、发病机制及病理学特点。通过精准定位纵隔占位，运用多模态影像资料分析其囊性占位的特征，掌握影像分析技巧，提升对纵隔囊性占位影像表现的理解和诊断能力。

二、病例展示

患者，女，51 岁，咳嗽、咳痰 9 天。既往体健。体格检查：胸廓无畸形，双肺呼吸音清，未闻及干湿啰音，心率 92 次/min，律齐，无杂音。腹软，无压痛及反跳痛，肝脾肋下未扪及，肝背区无叩击痛，肠鸣音正常。实验室检查：白细胞计数及中性粒细胞比例升高，IL-6 水平升高，降钙素原（PCT）升高，C 反应蛋白（CRP）升高，其余指标未见异常。该患者的影像资料如图 45-1 所示：

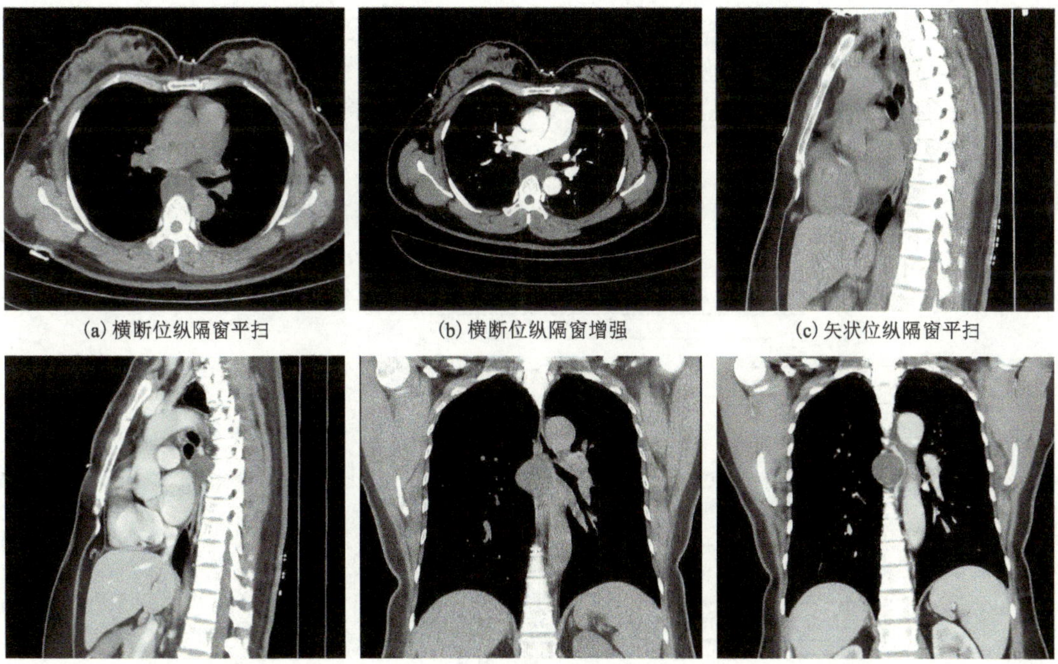

(a) 横断位纵隔窗平扫　(b) 横断位纵隔窗增强　(c) 矢状位纵隔窗平扫

(d) 矢状位纵隔窗增强　(e) 冠状位纵隔窗平扫　(f) 冠状位纵隔窗增强

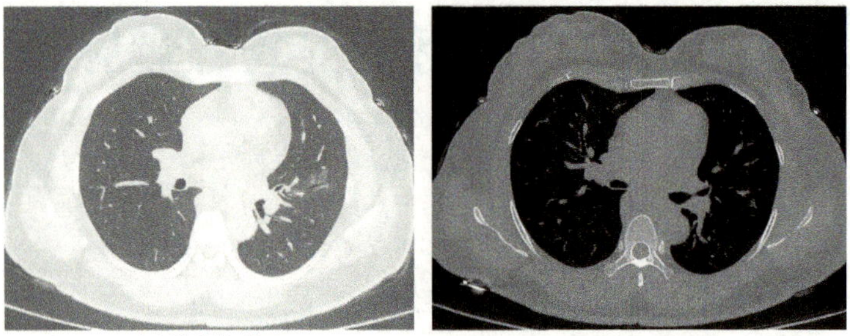

(g) 横断位肺窗　　(h) 横断位骨窗

注：胸部 CT 平扫增强+三维成像。

图 45-1　案例 045 的影像学检查图片

三、问题及解答

问题 1　该例患者的实验室检查结果提示什么？

患者白细胞计数及中性粒细胞比例、PCT、CRP、IL-6 等炎症指标均明显升高，提示患者可能存在细菌感染，结合患者的主诉为咳嗽、咳痰，提示患者存在肺部感染的可能性很大。

问题 2　简述急性咳嗽的诊断流程。

成人咳嗽通常按持续时间分为三类：急性咳嗽(<3 周)、亚急性咳嗽(3~8 周)和慢性咳嗽(>8 周)。急性咳嗽的常见病因包括普通感冒和急性气管-支气管炎。对于急性咳嗽患者，胸部 X 线检查通常无明显异常，或仅表现为肺纹理增加。急性咳嗽的诊疗流程如图 45-2 所示。

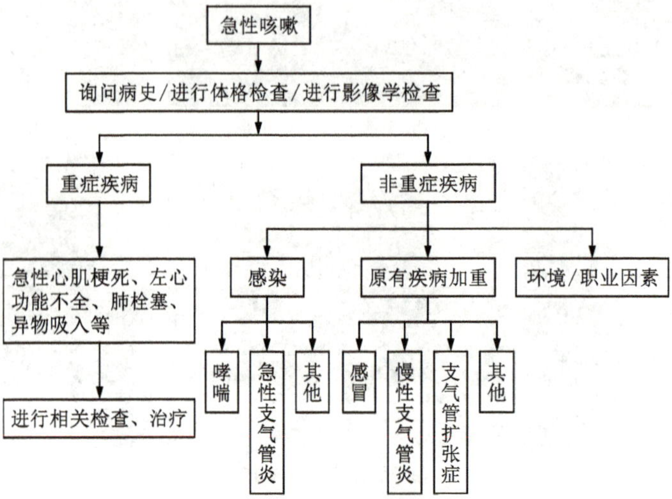

图 45-2　急性咳嗽的诊疗流程图

问题 3　对于在肺部 CT 检查中偶然发现的纵隔占位，我们应该做何处理？

纵隔囊肿大多起源于胸腺，一般为良性，通常无须进行进一步的评估。对于在纵隔中发现的软组织或混合密度团块，应进行胸部 CT/MR 增强检查，以更准确地确定其成分及强化特征。

问题 4　指导医师结合重点、难点施教，并针对住院医师所描述的影像(图像)关键征象进行充分点评和规范性演示。

1. 检查部位　胸部。

2. 检查技术　胸部 CT 平扫增强+重建三维成像。

患者姓名、性别、年龄、检查方法及检查部位核对无误，无明显呼吸及运动伪影，图像质量满足诊断要求。

3. 影像所见　中纵隔气管分叉水平下方可见一单发类圆形囊性低密度占位，大小约 35 mm(左右)×35 mm(上下)×23 mm(前后)，囊壁光滑菲薄、未见明显壁结节及钙化，囊内未见明显分隔，平扫病灶 CT 值约 6.2 HU，增强扫描 CT 值约 6.5 HU，囊内容物及囊壁均未见明显强化，病灶形态规则，边界清晰，紧贴左主支气管生长，未与支气管相通，气管、主支气管及各叶、段支气管通畅，奇静脉受压移位，邻近食管轻度受压，邻近骨质未见明显破坏，纵隔及双肺门未见明显肿大淋巴结。左上肺下舌段见少许斑片状密度增高影，余双肺未见明显异常。双侧胸膜未见明显增厚，胸腔未见明显积液，心包未见积液。

4. 影像诊断　①中纵隔气管分叉水平下方有囊性低密度占位，性质待定，考虑纵隔囊肿，为纵隔型支气管囊肿的可能性较大，建议完善 MRI 平扫+增强+DWI 检查。②左上肺下舌段可见少许炎症。

问题 5　纵隔的基本病变有哪些？该病例的纵隔改变有哪些？

纵隔的基本病变涵盖位置变化、形态变化、密度变化以及邻近结构的改变。

本病例呈现纵隔囊性占位性病变，伴随奇静脉及邻近食管受压，主要导致纵隔局部密度及邻近结构发生了显著改变。

问题 6　该病例的主要影像征象、次要征象、重要的阴性征象分别有哪些？

1. 主要征象　纵隔内单发形态规则边界清晰的囊性低密度占位，无强化。

2. 次要征象　病灶压迫奇静脉及邻近食管，贴左主支气管生长，但未与其相通。

3. 重要的阴性征象　纵隔及双侧肺门无肿大淋巴结，邻近骨质未见破坏。

问题 7　分析归纳病例的临床特点。

患者主要表现为肺部感染的临床症状，在检查过程中偶然发现存在纵隔囊性占位，但未出现与纵隔占位相关的临床症状。

问题 8　分析归纳该病例的影像特点。

该病例中纵隔气管分叉水平下方可见一单发形态规则、边界清晰的类圆形囊性低密度占位，囊壁光滑菲薄，未见明显壁结节、分隔及钙化，增强扫描后囊内容物及囊壁均未见明显强化，奇静脉受压移位，邻近食管轻度受压，邻近骨质未见明显破坏，气管、主支气管及各叶、段支气管通畅，纵隔及双肺门未见明显肿大淋巴结。

问题 9　纵隔内常见的囊性占位性病变有哪些？各自有什么特点？该如何鉴别？

纵隔囊性占位的鉴别诊断思路，应遵循“定位定性，结合临床下结论”的基本范式，即准确地进行定位，判断基本病变，并结合影像、临床及病理三方面进行综合诊断。

1. 纵隔支气管源性囊肿　常见于中纵隔(邻近气管或大支气管旁)，呈水样密度。部分因囊内出血或感染而表现为软组织密度，可随囊肿及胸腔压力变化而变形，囊壁较薄，约 1/3 的囊壁可出现轻度强化。

2. 食管重复囊肿　多发于后纵隔，壁厚且无强化，随呼吸及食管蠕动变化，食管造影显示为外压性改变。

3. 心包囊肿　常见于右侧心膈角区，宽基底与心包相连，囊壁薄且无强化。

4. 胸腺囊肿　好发于前纵隔上部的胸腺区，可为囊性或实性，囊壁无强化。

5. 淋巴管瘤　多见于中纵隔上部，常与颈部及腋部病灶相通，多包绕或压迫邻近组织，范围较广，沿间隙爬行生长，呈多房伴细分隔，囊壁及分隔轻微强化。

6. 囊性畸胎瘤　好发于前纵隔中下部，密度不均匀，可见脂肪、毛发等成分，囊壁呈轻度至中度强化。

纵隔常见囊性占位性病变的鉴别诊断见表 45-1。

表 45-1　纵隔常见囊性占位性病变的鉴别诊断

疾病	年龄	部位	密度	边缘形态	囊壁	强化
支气管源性囊肿	30~40 岁	中纵隔，邻近气管或大支气管旁(右侧较多)	水样密度，部分因为囊内出血或感染呈软组织密度	圆形，可随囊肿及胸腔压力变化而变形	单房，薄壁，光滑	1/3 囊壁可出现轻度强化
食管重复囊肿	儿童、中青年	后纵隔脊柱旁	低密度	圆形或类圆形，随呼吸及食管蠕动变化，食管造影显示为外压性改变	单房，厚壁	囊壁无强化
心包囊肿	青少年	右侧心膈角区近前胸壁(2/3)，左心膈角后区(1/3)	均匀的水样密度	类圆形，宽基底与心包相连	单房，薄壁，少见钙化	囊壁无强化
胸腺囊肿	儿童、青少年	前纵隔上部的胸腺区	囊性或实性，先天性密度均匀，获得性密度不均匀	圆形或类圆形	先天性：单房，薄壁。获得性：多房，厚壁，可见钙化	囊壁无强化

续表45-1

疾病	年龄	部位	密度	边缘形态	囊壁	强化
淋巴管瘤	婴幼儿	中纵隔上部，多与颈部及腋部病灶相通	水样密度	多包绕或压迫邻近组织，范围较广，沿间隙爬行生长	多房，薄壁，有分隔	囊壁及分隔轻度强化
囊性畸胎瘤	<30 岁	前纵隔中下部	密度不均匀，可见脂肪、毛发等	形态不规则，可呈分叶状	单房或多房，可伴弧形或蛋壳状钙化	囊壁轻度至中度强化

问题 10 病例的最终诊断是什么？

该病例为中纵隔囊性占位，考虑纵隔型支气管源性囊肿。

问题 11 简述该疾病的组织胚胎学特征、发病机制、临床特征及分型。

在正常情况下，胚胎发育至第 3~4 周时，内胚层逐渐形成的原始消化管分为前肠、中肠和后肠。前肠可以分化为喉气管憩室。到了胚胎第 4 周，喉气管憩室的末端进一步分为左、右分支，即肺芽。至胎儿第 24 周时，这些肺芽逐渐发育成支气管及其分支、终末肺泡，最终形成肺组织。

前肠囊肿主要包括支气管源性囊肿(BC)、食管囊肿及神经管原肠囊肿。BC 的发病机制尚不明确，目前临床上普遍接受“胚芽脱落移位假说”：在胚胎发育的第 3~6 周，胸腹腔尚未分隔，原始前肠向腹侧发出气管、支气管树胚芽。此时，各种非正常原因导致胚芽脱落、迁移，其内分泌物无法排出，便在迁移部位形成 BC。

若异常肺芽出现较早，且肺组织尚未充分形成，则会形成纵隔型支气管源性囊肿(MBC)；若异常肺芽出现较晚，且肺组织已充分发育，则形成肺内型 BC，亦称肺囊肿；若异常肺芽远离胸腔迁移至其他部位(如胃等)，则成为异位型 BC。

MBC 占 BC 的 7%，发病率较低，可发生于任何年龄和任何纵隔部位，多见于青中年男性，常分布于中纵隔，尤其是气管分叉附近。其起病隐匿，早期不易识别；随着年龄增长，病灶逐渐增大，可能因产生症状(如胸闷、胸痛、咯血)或合并感染而被发现，亦有可能终生无症状仅在体检时被偶然发现。Maier 分型将 MBC 分为五型：气管旁型、隆突下型、肺门型、食管旁型和其他部位型(如心包旁)。

问题 12 纵隔型支气管源性囊肿的典型和不典型影像表现分别有哪些？导致不典型影像表现的原因有哪些？

1. 典型影像表现 中纵隔(气管或大支气管旁)单发类圆形囊性低密度占位，囊壁薄、光滑，部分见钙化，病灶边界清晰，增强扫描后一般无强化，邻近组织可受压变形、移位，极少与支气管相通。

2. 不典型影像表现 发生于前纵隔或后纵隔的软组织密度肿块，增强扫描后囊内容物轻度强化，内部出现积气。

3. 不典型影像表现出现的原因 ①发病部位异常可能与胚芽脱落定植位置有关；②呈软组织密度，可能与囊内蛋白含量增多、感染、出血等因素有关，可通过增强扫描、MRI 检查进一步明确其性质；③增强扫描后囊内容物轻微强化可能与造影剂灌注后图像采集时机选择不当有关；④囊内出现气体，可能与囊肿与气道相通有关。

问题 13 该患者下一步的诊疗建议是什么？

本病例目前已完善胸部 CT 平扫增强及三维成像检查，明确了病变的部位、形态、边界、密度、强化情况及病灶周围的组织关系。为进一步判断囊腔内部成分和囊壁的组织结构，可补充进行 MRI 平扫、增强及 DWI 序列检查，其信号改变对推测病变内部成分具有显著提示作用，有助于提供更多诊断依据。

纵隔型支气管囊肿的治疗方案需根据囊肿大小综合评估。若囊肿较小，未对周围组织造成压迫，且未出现呼吸困难、气短等症状，可先行观察，定期复查；只要囊肿大小无明显变化，无须特殊处理。若囊肿较大或生长迅速，出现压迫症状、呼吸困难、气短等，则可采用胸腔镜手术进行治疗。术后需进行病理学检查以进一步确诊及排除恶性可能；若为恶性，则需进行进一步的治疗。

该病例因囊肿体积较大且对邻近组织产生压迫，故采用胸腔镜纵隔肿物切除术。术后病理报告显示为纵隔型支气管源性囊肿，与术前影像诊断相符。

四、报告模板

纵隔型支气管囊肿

前、中、后纵隔有圆形、类圆形、不规则囊性肿块(结节)，大小约＊＊ mm×＊＊ mm，单发(多发)，边界清楚，形态规则。平扫 CT 值约＊＊ HU，增强后(无/囊壁轻度)强化，CT 值约＊＊ HU。(食管/气管/血管/心脏等)受压。

印象：前/中/后纵隔囊性占位性病变：考虑纵隔囊肿，以支气管源性囊肿/心包囊肿/胸腺囊肿/神经管原肠囊肿可能性大/可能。

(何凌　周繁　李盛祥)

案例 046 冠状动脉粥样硬化性心脏病

一、教学目标

强化“血流动力学改变，结合临床下结论”的理念，构建循环系统影像学诊断的基本范式。巩固循环系统影像解剖知识及提升对基本病变的认知，规范运用循环系统影像学的基本术语。准确识别循环系统基本病变，形成以基本病变为核心的循环系统疾病影像学鉴别诊断思路。从病理学基础出发，理解循环系统疾病影像征象与病理之间的关联，掌握相关知识。巩固冠状动脉解剖、分段知识，熟悉 CAD-RADS 评分系统及冠状动脉粥样硬化性心脏病影像学特征。应用影像分析方法与诊断原则，细致观察并分析疾病影像表现，培养针对冠心病的影像学鉴别诊断能力，规范使用标准化的冠状动脉疾病影像学术语。

二、病例展示

患者，女，72 岁，胸痛 5 天。5 天前患者与他人争执后出现心前区疼痛，呈持续性胀痛并放射到背部。患者既往有高血压病史 2 年。体格检查无异常。实验室检查：N 末端脑钠肽前体 5322 pg/mL，肌酸激酶同工酶 42.6 U/L，高敏肌钙蛋白 T 4017 pg/mL。该患者的影像资料如图 46-1 所示：

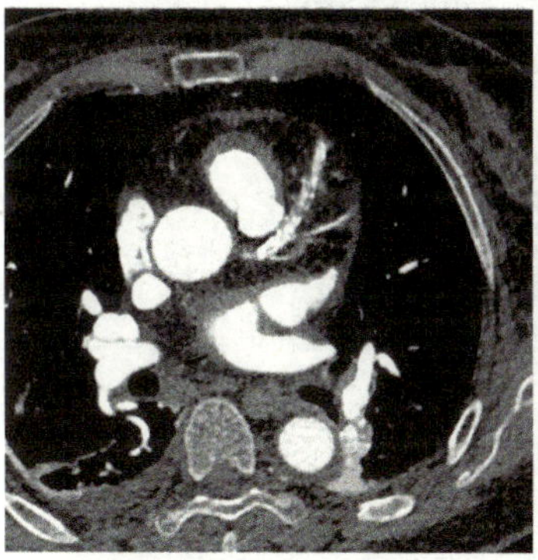

(a) CTA 冠脉增强+三维成像（双源）

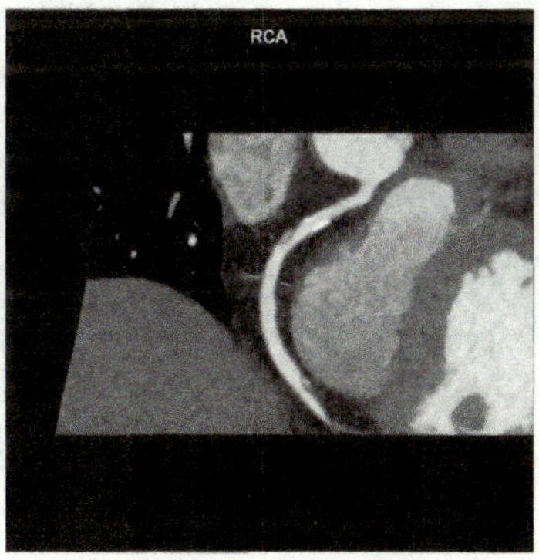

(b) CTA 冠脉增强+三维成像（双源）

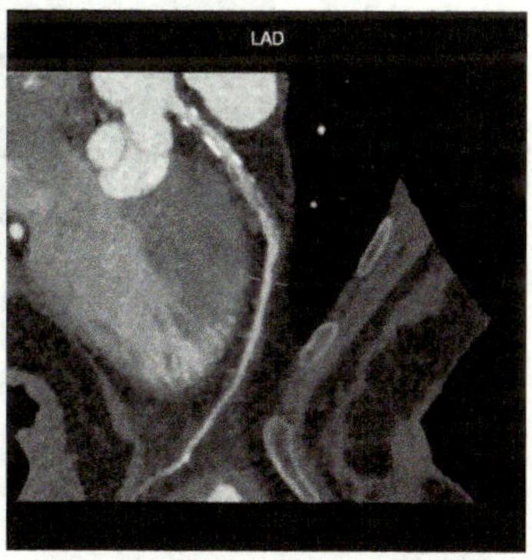

(c) CTA 冠脉增强+三维成像（双源）

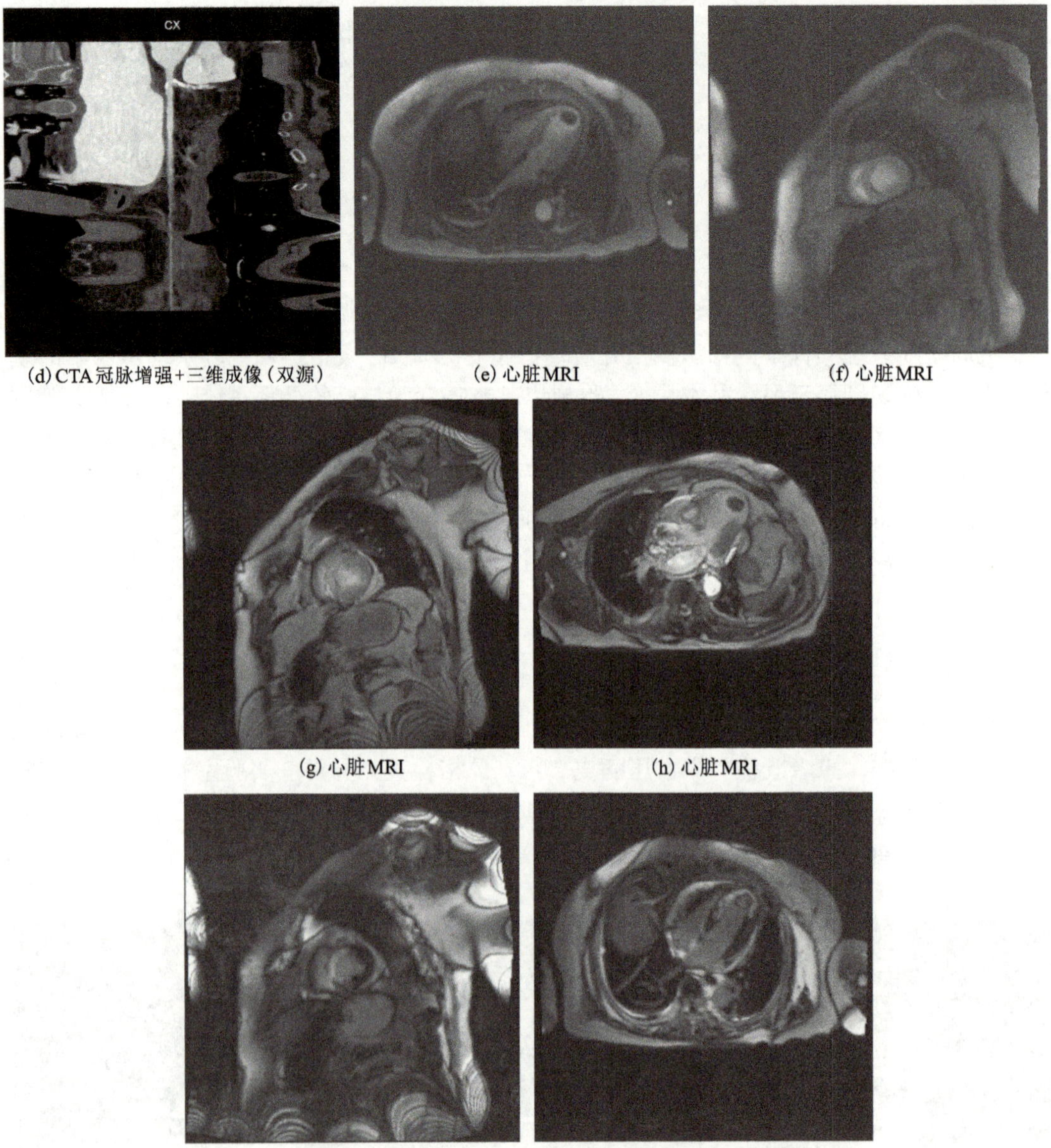

(d) CTA冠脉增强+三维成像（双源）　(e) 心脏MRI　(f) 心脏MRI

(g) 心脏MRI　(h) 心脏MRI

(i) 心脏MRI　(j) 心脏MRI

图 46-1　案例 046 的影像学检查图片

三、问题及解答

问题 1　该患者主诉、现病史、既往史、实验室检查结果的意义是什么？

该患者为老年女性，有高血压病史，为其危险因素。情绪激动为其发病诱因。患者出现心前区疼痛，呈持续性胀痛并放射到背部，为心肌梗死的典型表现。症状已持续 5 天，为急性病程。肌酸激酶同工酶、高敏肌钙蛋白 T 增多，为心肌损伤指标；N 末端脑钠肽前体增多，为心力衰竭指标。

问题 2　分析归纳该病例的影像特点。

1. CTA 冠状动脉增强加三维成像（双源）　冠状动脉为右优势型。左主干起源于左窦，右冠状动脉起源于右窦。左主干 LM 未见斑块及明显狭窄。

左前降支 LAD（6 段）管壁可见节段性混合斑块，管腔轻度狭窄约 49%；左前降支 LAD（7 段）管壁可见弥漫性混合斑块，管腔重度狭窄约 84%；左前降支 LAD（8 段）管壁可见局限性钙化斑块，管腔轻微狭窄约 16%。

第一对角支 D1（9 段）、第二对角支 D2（10 段）未见斑块及明显狭窄。左回旋支 LCX（11 段）管壁可见局限性混合斑块，管腔轻微狭窄约 21%；左回旋支 LCX（13 段）未见斑块及明显狭窄。

第一钝缘支 OM1（12 段）、第二钝缘支 OM2（14 段）未见斑块及明显狭窄。中间支 RI（17 段）未见斑块及明显狭窄。

右冠状动脉 RCA（1 段）管壁可见局限性钙化斑块，管腔轻微狭窄约 20%；右冠状动脉 RCA（2 段）管壁可见局限性混合斑块，管腔中度狭窄约 54%；右冠状动脉 RCA（3 段）管壁可见局限性非钙化斑块，管腔中度狭窄约 50%。右后降支 R-PDA（4 段）未见斑块及明显狭窄。

2. 心脏 MRI

T2WI 显示左室各壁心肌可见高信号。

心脏电影序列示：左室不大，室壁不厚，室壁运动欠协调，心尖部反向运动。

心肌灌注成像：间隔壁灌注缺损。心肌延迟强化成像显示：左室前壁、间隔壁及心尖部延迟强化，心尖部可见血栓。

问题 3　该病例的影像学诊断是什么？并发症有哪些？

1. CTA 冠脉增强加三维成像（双源）　冠状动脉硬化，诊断为 CAD-RADS 4A 类。

2. 心脏 MRI　左室前壁、间隔壁及心尖部急性心肌梗死，心尖部可见血栓并伴有室壁瘤形成。

3. 并发症　MI 引起的室间隔穿孔、Dressler 综合征（心肌梗死后心包炎）、梗死后二尖瓣反流、心腔内血栓、室壁瘤。

问题 4　三支冠状动脉各自的供血范围是什么？在该病例中，责任血管是哪一支？

前降支的供血范围为：前壁、前间壁和尖部。回旋支的供血范围为：侧壁和下侧壁。右冠状动脉的供血范围为：下间壁和下壁。

本病例的责任血管主要为前降支。

问题 5　概述 CAD-RADS 分类标准。

CAD-RADS 分类标准见表 46-1。

表 46-1　CAD-RADS 分类标准

CAD-RADS 分级	狭窄范围	描述
0	0%	无斑块或狭窄，血管正常
1	1%～24%	极小狭窄或仅见斑块（如钙化斑块），但未造成闭塞
2	25%～49%	轻度狭窄，多由混合斑块或局限性病变引起
3	50%～69%	中度狭窄，需预防心肌缺血
4A	70%～99%	严重狭窄（未达闭塞），需优先干预
4B	左主干>50%或三支血管≥70%	极高危病变，需紧急评估血运重建
5	100%	血管完全闭塞，需紧急处理
N	无法诊断	图像质量不佳或检查失败

问题 6　高危斑块的 CT 征象有哪些？

具有以下 2 个或 2 个以上不良斑块征象的，定义为高危斑块。

1. 低密度斑块　非钙化冠状动脉斑块 CT 值<30 HU。

2. 餐巾环征　邻近管腔的低密度斑块核心及其周围环绕的高密度环。

3. 正性重塑　病变段的最大血管直径与病变近端和远端参考血管平均直径的比值≥1.1 的情况。

4. 点状钙化　斑块内部任何切面直径均<3 mm，且占管腔<四分之一环径的钙化灶。

问题 7　急性心肌梗死的病理生理改变及其影像表现是什么？

1. 心肌坏死　冠状动脉血流阻塞导致心肌细胞缺血性坏死，这是心肌梗死的核心特征，也是心脏 MRI 诊断的关键。坏死心肌在延迟强化序列上因细胞外容积增大及对比剂排空延迟而呈现高信号，病变位于犯罪血管的供血区，坏死区多位于内膜下或透壁。

2. 心肌水肿　冠状动脉阻塞供血区心肌细胞因腺苷三磷酸耗竭而迅速出现细胞毒性水肿，T2 延长，在 T2WI 序列中呈现高信号。水肿病变位置与心肌坏死相似，但在梗死后的早期范围通常更大，且可迅速出现并逐渐消退。部分患者因慢性炎症等因素，病变区长期呈现 T2WI 高信号。

3. 心肌收缩功能障碍　其程度及演变受多种因素影响。透壁性梗死患者较非透壁性梗死患者更严重。梗死范围小、透壁程度轻且及时进行再灌注治疗的患者收缩功能恢复得较好又快；梗死严重者，尤其是微血管阻塞者，收缩功能恢复缓慢。

问题 8　急性心肌梗死的鉴别诊断有哪些？

1. 心肌炎　心肌炎患者通常较心肌梗死患者更为年轻。其心脏 MRI 表现特征包括 T2WI 高信号、早期强化高信号以及延迟强化高信号，且呈现非缺血性分布。在典型病例中，病变多位于心肌中层及心外膜下，呈片状或线状分布，可能伴随心肌收缩功能减弱和心包积液。

2. 应激性心肌病 又称心碎综合征、心尖球形综合征、Tako tsubo 心肌病等，主要见于绝经后妇女，对于其病因尚存在一定争议。典型的心脏 MRI 表现包括心尖部收缩活动减弱甚至消失，导致收缩期左心室长轴呈现烧瓶样改变；常见在乳头肌至心尖水平，T2WI 呈高信号，但通常无明显延迟强化。

问题 9 该患者下一步的诊疗建议是什么？

本病例影像学诊断为冠心病，需要结合冠状动脉造影检查来进行诊断，以辅助临床选择最佳的治疗方案，判断患者预后，使患者利益最大化。

四、报告模板

冠状动脉粥样硬化性心脏病

(一) 冠状动脉 CTA 结构化报告模板

1. 冠脉解剖

(1) 冠脉优势型：左/右优势或均衡型。

(2) 畸形和变异：冠脉起源、走行、终止是否异常，是否有冠脉扩张或动脉瘤。

(3) 心肌桥。

2. 钙化积分

3. 冠脉狭窄

(1) 左冠状动脉。

左主干：有/无狭窄。

左前降支：开口有/无狭窄，近、中、远段及主要分支有/无明显狭窄。

左回旋支：开口有/无狭窄，近、中、远段及主要分支有/无明显狭窄。

(2) 右冠状动脉：开口有/无狭窄，近、中、远段及主要分支有/无明显狭窄。

4. 其他 瓣膜、心包、心外、视野内其他异常情况。

印象：总钙化积分；冠脉异常情况；CAD-RADS 分类；处置建议；其他异常情况。

(二) 心脏 MRI 结构化报告模板

左室最大舒张末径：

基底段：前壁、前间隔、前侧壁、下壁、下间隔、下侧壁。

中央段：前壁、前间隔、前侧壁、下壁、下间隔、下侧壁。

心尖段：前壁、间隔壁、下壁、侧壁。

左心室射血分数/%：

舒张末期容积/mL：

收缩末期容积/mL：

每搏输出量/mL：

心输出量/(L·min^{-1})：
心肌质量/g：
T2WI 显示：
心脏电影序列示：
心肌灌注成像：
心肌延迟强化成像：
印象：

（曾牧　廖海燕　刘军）

案例 047　法洛四联症

一、教学目标

掌握循环系统的影像解剖、循环系统基本病变、先天性心脏病疾病谱、法洛四联症影像学特征。应用影像分析方法与诊断原则，观察分析疾病影像表现，培养法洛四联症的影像学鉴别诊断思路。

二、病例展示

患儿，女，2 岁，发现心脏杂音、口唇指趾端发绀 9 月余。体格检查：口唇、肢端中度发绀，中度杵状指趾。胸前区稍隆起，心浊音界稍大，胸骨左缘 3~4 肋间可闻及粗糙的 3/6 级收缩期吹风样杂音。实验室检查：血红蛋白 170 g/L，红细胞计数 5.95×10^{12}/L。该患者的影像资料如图 47-1 所示：

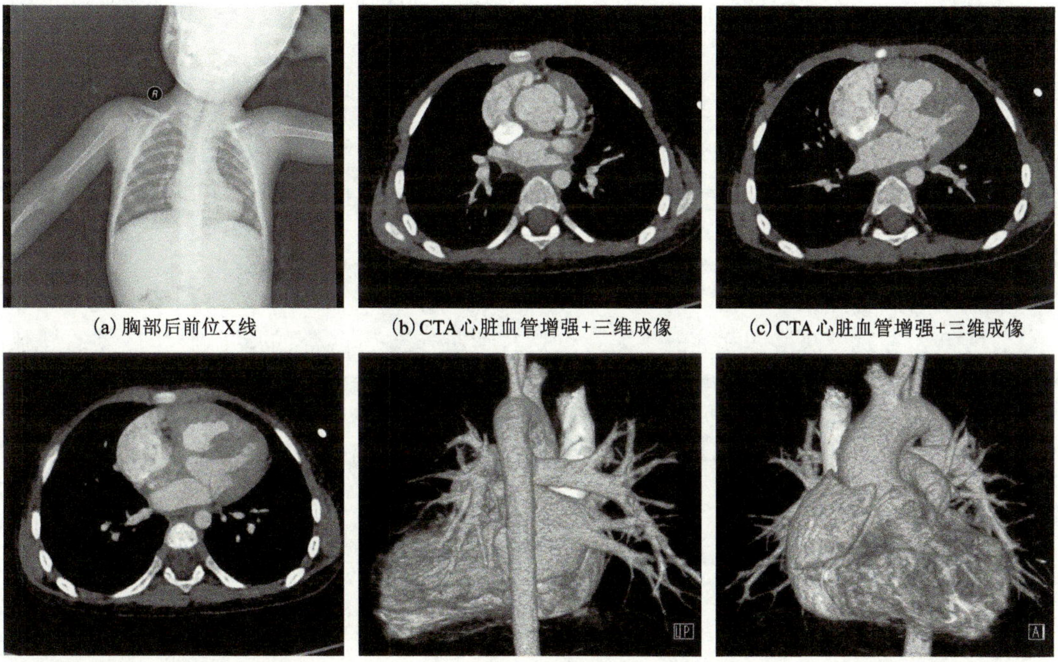

(a) 胸部后前位X线　(b) CTA心脏血管增强+三维成像　(c) CTA心脏血管增强+三维成像

(d) CTA心脏血管增强+三维成像　(e) 心脏VR重建　(f) 心脏VR重建

图 47-1　案例 047 的影像学检查图片

三、问题及解答

问题 1　了解该例患者主诉、体格检查及实验室检查结果的意义是什么？

口唇、肢端中度发绀，中度杵状指趾，血红蛋白、红细胞计数增多均为缺氧的表现，心浊音界稍大为心脏扩大的表现，胸骨左缘 3~4 肋间可闻及粗糙的 3/6 级收缩期吹风样杂音多为室间隔缺损。

问题 2　看到该影像图像后第一步是做什么？

核对患者信息和检查方法，确认图像质量符合要求。该患者姓名、性别、年龄以及检查方法和检查部位核对无误，无明显呼吸及运动伪影，图像质量满足诊断要求。检查部位为心脏，检查技术为胸部后前位 X 线、CTA 心脏血管增强+三维成像、心脏 VR 重建。

问题 3　肺循环异常的影像表现有哪些？该病例表现为什么？

肺循环异常包括肺血减少、肺淤血、肺血增多、肺动脉高压、肺静脉高压。该患者表现为肺血减少。

问题 4　分析归纳该病例的影像特点。

胸部正位片示双肺纹理模糊，肺血减少，心影稍大呈“靴形心”，肺动脉段凹陷，主动脉结突出，心尖圆隆上翘。

CT 示右室流出道狭窄(瓣下)，室间隔缺损，升主动脉稍增宽并骑跨于室间隔缺损上，右心室壁增厚。

问题 5　该病例的影像学诊断是什么？其血流动力学特点是什么？

该病例影像学诊断为法洛四联症。

血流动力学特点如下：

1. 右到左分流　法洛四联症的主要特点是右到左分流，即富氧的动脉血和贫氧的静脉血混合。这种血液混合导致全身器官和组织供氧不足，出现缺氧症状。

2. 心脏负荷增加　由于心脏需要克服反向分流的阻力，左心室负荷增加，工作压力增大，这可能导致左心室肥厚和扩张。右心室也需承受更大的负荷，这可导致右心室肥大和衰竭。

3. 左心室输血受阻　由于主动脉出口狭窄，左心室排血受阻，增加了左心室后负荷，导致左心室心肌肥厚和衰竭。

4. 全身循环受阻　由于主动脉瓣和肺动脉瓣狭窄，造成全身循环受阻，增加了心脏负荷，导致心力衰竭。

5. 氧合血流受损　右到左分流，造成氧合血流受损，进而影响机体组织的氧供需平衡，最终导致缺氧症状。

问题 6 法洛四联症的病理改变有哪些?

其病理改变包括肺动脉狭窄，室间隔缺损，主动脉骑跨，右心室肥厚。

问题 7 病变影像征象产生的可能机制是什么?

右室流出道狭窄，导致血液进入肺循环受阻，进而引起右心室压力增高，促使右心室代偿性肥厚。右室漏斗部或圆锥发育不良，源于胚胎第 4 周时动脉干未正常反向转动，导致主动脉持续位于肺动脉右侧，圆锥隔向前移位，未能与正常位置的窦部室间隔对拢，从而形成发育不全的漏斗部和嵴下型室间隔缺损。这种对拢不良的室间隔缺损在左心室会导致主动脉骑跨于室间隔缺损之上。

主动脉骑跨在室间隔缺损上方，能够同时接纳左右心室的血液，引发管腔扩张、管壁增厚，并使主动脉结突出。室间隔缺损导致左右两心室收缩压趋于一致，加之肺动脉狭窄进一步加剧右心室压力升高，促使心内发生右向左分流，最终导致两肺血流量减少，肺纹理模糊，肺动脉段凹陷。

心尖圆隆上翘，肺动脉段凹陷，主动脉结突出，呈现出典型的“靴形心”体征。

问题 8 法洛四联症的鉴别诊断有哪些?

1. 法洛三联症 由肺动脉狭窄、右心室肥大、圆孔未闭或者房间隔缺损三种征象构成。发绀出现较晚，杵状指(趾)较轻，蹲踞现象罕见或无。肺动脉瓣区第二音减弱或消失，胸骨左缘第二肋间听到粗糙的收缩期吹风样杂音，有收缩期震颤。

2. 肺动脉闭锁 患儿在出生后均有发绀，多数在婴儿期死亡。幸存者多并发有其他心内畸形。临床表现包括发绀、气促、呼吸困难、低氧血症。心导管造影示右心室出口呈盲端与肺动脉无直接交通。

问题 9 该患者下一步选择什么检查方法?

本病例的影像学诊断为法洛四联症，需要结合超声或心导管检查来判断心脏畸形及血流动力学改变，以辅助临床选择最佳的治疗方案，判断患者预后，使患者利益最大化。

四、报告模板

法洛四联症

(一)胸部正位 X 线

心影正常/增大，呈靴形，心胸比约＊＊，主动脉结稍大，肺动脉段凹陷，心尖圆隆上翘，双肺门血管细小，双肺未见明显主质病变，双膈正常。

(二)CT 心脏血管增强加三维成像

心房内脏正位，心房-大静脉连接正常，房室连接正常，房间隔连续，室间隔主动脉瓣下见约＊＊缺口。右室壁肥厚，左室发育尚可。主动脉增宽前移，骑跨右室约＊＊%，肺动脉瓣增厚/未见明显增厚，右室流出道狭窄(瓣上/瓣口/瓣下)，主肺动脉直径约＊＊，左肺动脉干直径约＊＊，右肺动脉干直径约＊＊。主动脉左弓左降，降主动脉直径约＊＊，M值约＊＊。主动脉弓与左肺动脉似见约＊＊的PDA/未见明显PDA。降主动脉近主动脉弓处见小侧支形成。

印象：先天性心脏病，法洛四联症。

(曾牧　廖海燕　刘军)

案例 048 肺栓塞

一、教学目标

了解肺栓塞的定义、病因及其流行病学特征；掌握肺动脉的解剖结构，识别肺栓塞的常见影像表现；掌握肺栓塞影像学诊断的关键要点及主要鉴别诊断方法；熟悉肺栓塞的临床特点及处理策略。运用影像分析方法与诊断原则，观察并分析疾病影像表现，培养针对肺栓塞的影像学诊断思维。

二、病例展示

患者，女，66 岁，突发胸痛伴咯血、呼吸困难 1 天。体格检查：双肺呼吸音清，左肺可闻及散在湿啰音。实验室检查：肿瘤标志物、结核相关检查均为阴性，血常规检查未见明显异常。D-二聚体升高。该患者的影像资料如图 48-1 所示：

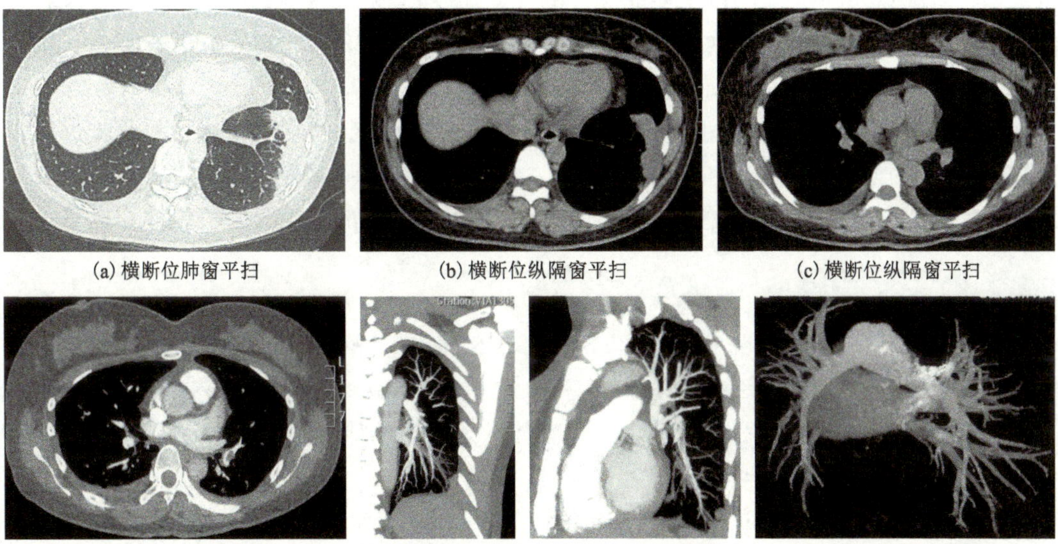

(a) 横断位肺窗平扫　(b) 横断位纵隔窗平扫　(c) 横断位纵隔窗平扫

(d) 横断位纵隔窗增强　(e) 肺动脉MPR重建（冠状位）　(f) 肺动脉MPR重建（斜矢状位）　(g) 肺动脉MIP图像

注：肺动脉 CT 平扫+增强三维重建。

图 48-1　案例 048 的影像学检查图片

三、问题及解答

问题 1 该患者的主诉是什么?

患者的主诉为突发胸痛伴咯血、呼吸困难 1 天。

问题 2 咯血的病因有哪些?肺部的血液供应情况是怎样的?

多种疾病可导致咯血。根据其解剖部位的不同,可将其分为四大类,即:①气管、支气管疾病;②肺部疾病;③心血管疾病;④全身性疾病。在上述病因中,导致大咯血的常见病因依次为:①支气管扩张(约占 30%);②肺癌(约占 20%);③肺结核(占 15%~20%)。

人体内存在两组血管系统,即肺循环和支气管循环。起始于右心室的肺动脉及其分支构成低压系统,为肺脏提供约 95%的血液。支气管动脉则发自主动脉,属于高压系统,向肺脏提供约 5%的血液,主要供应气道及其支撑结构。

问题 3 请简述与影像学相关的咯血的诊断流程。

咯血的诊断流程与影像学检查密切相关,主要包括以下几个步骤:①详细询问病史并进行体格检查——这是诊断流程中最基础的步骤。通过询问患者的病史和进行体格检查,可以初步判断可能的病因。②建议患者行胸部影像学检查,可选择胸部 X 线检查或胸部 CT 检查(包括 CTPA)。如发现异常,需进行相应处理;如无异常,则继续由呼吸专科医生接诊。

本例患者 CTPA 检查发现肺动脉充盈缺损,这可能是引起咯血的原因,因此需进一步关注肺动脉的异常,并制定相应的诊疗方案。影像学检查在咯血诊断中扮演着至关重要的角色,尤其是 CTPA 和 DSA 检查,对于明确诊断和治疗方案的制定具有决定性作用。

问题 4 D-二聚体升高有何临床意义?

D-二聚体正常数值在 0.5 mg/L 以下,若>0.5 mg/L,说明 D-二聚体升高。D-二聚体升高提示可能存在血栓或病理状态。

1. 血栓 D-二聚体水平升高可能意味着体内血管内纤维溶解活动增强,这提示患者体内形成血栓的风险较高。

2. 病理状态 若身体处于某种病理状态,如在恶性肿瘤、脑血栓、糖尿病等情况下,同样可能出现 D-二聚体水平升高的现象。

问题 5 看到影像图像后的第一步是做什么?

观察影像图像的首要步骤是核实患者信息、检查方法,以及确认图像质量是否达标。经确认,该患者的姓名、性别、年龄、检查方法及检查部位均无误,且图像中无明显呼吸及运动伪影,图像质量满足诊断要求。本病例的检查部位为胸部(肺动脉),采用的检查技术为 CT 肺动脉血管造影。

问题 6　该病例基本病变是什么？主要病变定位在哪里？

该病例的基本病变包括肺血管病变(如肺动脉充盈缺损)和肺部实变。

主要病变部位集中在左下肺动脉分支，尤其是左下肺外基底段。

问题 7　肺动脉的解剖结构如何？

主肺动脉与右室流出道相连，随后分为右肺动脉干和左肺动脉干。右肺动脉包括：右肺上叶动脉(尖段、后段及前段动脉)、右肺中叶动脉(内侧段、外侧段动脉)、右肺下叶动脉[上段动脉、基底干动脉(内、前、外、后基底段动脉)]。左肺动脉则包括：左肺上叶动脉[尖后段动脉、前段动脉、舌动脉干(上、下舌动脉)]、左肺下叶动脉[上段动脉、基底干动脉(内、前、外、后基底段动脉)]。

问题 8　该病例的主要影像征象、次要征象、重要的阴性征象分别有哪些？

1. 主要征象　肺动脉期左下肺动脉多发分支内见条状充盈缺损(filling defect)，与平扫对比，未见强化。

2. 次要征象　左肺下叶外基底段见片状高密度影，边界尚清，位于胸膜下。双侧胸腔少量积液。

3. 重要的阴性征象　肺动脉内低密度充盈缺损与周边结构分界清晰，主肺动脉未见明显增粗，肺动脉壁未见明显增厚、钙化。心腔内未见明显充盈缺损。纵隔未见明显增大淋巴结。肺内未见明显占位病变。气管、主支气管及各叶、段支气管通畅。

问题 9　归纳总结该病例的临床特点和影像特点。

1. 临床特点　该患者为老年女性，急性病程，既往史及个人史无特殊。实验室检查 D-二聚体升高。

2. 影像特点　肺动脉期左下肺动脉多发分支内见条状充盈缺损，增强扫描未见强化。病变与周边结构分界清晰，肺动脉外缘光滑，主肺动脉未见扩张，肺动脉壁未见明显增厚、钙化；心腔内未见明显充盈缺损，心包腔未见积液；纵隔未见明显增大淋巴结。左肺下叶胸膜下见实变影，边界欠清；双侧胸腔见少量积液。

问题 10　肺动脉充盈缺损的鉴别诊断有哪些？

1. 肺栓塞　肺栓塞是最常见的肺动脉充盈缺损原因之一，通常由血栓或其他物质阻塞肺动脉或其分支引起。

2. 肿瘤　肺动脉内的肿瘤或转移瘤也可能导致肺动脉充盈缺损。

3. 血管畸形　如动静脉畸形等血管异常也可能表现为肺动脉充盈缺损。

4. 血管炎症　某些血管炎症，如肺动脉炎，也可能导致肺动脉充盈缺损。

5. 其他原因　其他罕见的原因包括肺血栓性微栓子症、肺动脉狭窄等。

问题 11　该病例的影像学诊断是什么？

该病例的影像学诊断为左下肺动脉多发分支栓塞并伴有肺梗死。

问题 12　肺栓塞的定义是什么？其典型的三联征是什么？

肺栓塞，亦称肺栓塞，是指由内源性或外源性栓子阻塞肺动脉，导致肺循环受阻的一系列症状群。其典型表现为三联征，即呼吸困难、胸痛及咯血。

问题 13　简述肺栓塞时血流动力学的变化。

1. 对循环功能的影响　肺血管阻力和肺动脉压增高—肺动脉扩张，右心室后负荷增加—右心室扩大，心肌缺血。

2. 对肺及呼吸功能的影响　肺泡无效腔增加；通气功能障碍—呼吸困难；肺泡表面活性物质减少—肺萎陷；肺梗死。

问题 14　肺栓塞时主要的 CT 征象有哪些？形成相应征象的机制是什么？

1. 直接征象　肺动脉充盈缺损，包括中心性部分充盈缺损、偏心性或附壁性充盈缺损(栓子与管壁呈锐角)、骑跨型血栓、完全性充盈缺损(动脉截断，远端动脉分支内无造影剂)。

2. 间接征象　胸膜下斑片状高密度影(梗死、出血、不张)；肺动脉高压(中心肺动脉扩张、右心室增大)；马赛克灌注；胸腔积液。

问题 15　急性与慢性肺栓塞如何鉴别？

1. 急性肺栓塞　多表现为血管腔完全充盈血栓，内径常大于邻近血管；部分充盈时可呈现特征性“薄荷糖征”“轨道征”或偏心性充盈缺损，后者与管壁呈锐角相交。此时右心室显著扩大(右室内径/左室内径>1)，反映急性右心衰竭状态。血栓形态多不规则，与血管壁接触面局限，存在脱落风险。

2. 慢性肺栓塞　以血管腔完全充盈缺损为典型表现，其内径通常小于邻近血管；血栓附着处可见特征性“新月形”充盈缺损，与管壁呈钝角接触。血栓表面光滑但管腔强化不均匀，可伴网状、筛孔状充盈缺损。长期病变可诱发侧支循环形成及肺动脉主干增宽，右心室呈代偿性肥厚而非急性扩张。

问题 16　急性肺栓塞如何进行分级？

1. 根据临床表现进行分级

(1)低危急性肺栓塞：患者症状轻微，无血流动力学不稳定的表现。

(2)中危急性肺栓塞：患者可能有轻度的低血压或心动过速等症状，但未出现血流动力学不稳定。

(3)高危急性肺栓塞：患者出现明显的低血压、心动过速、休克等血流动力学不稳定的表现。

2. 根据影像学特征进行分级　Miller 分级系统根据肺动脉的受累程度将急性肺栓塞分为 5 个等级：

Ⅰ级：肺动脉主干及主要分支受累。

Ⅱ级：主要分支受累，但主干通畅。

Ⅲ级：次要分支受累。

Ⅳ级：小的肺动脉分支受累。

Ⅴ级：肺动脉内有血栓影像，但无明显的血流受阻。

问题 17　阅片小结：该患者下一步的诊疗建议。

本病例经影像学诊断为肺栓塞，结合病史、实验室检查结果及 CTPA 影像表现，基本可以确诊。为进一步确认，可进行肺血管造影、CT 肺灌注成像、MR 肺血管造影及 MR 肺灌注成像。此外，还需进行双下肢深静脉超声或 CT 血管成像检查，以评估是否存在下肢深静脉血栓。

四、报告模板

肺栓塞

主肺动脉、右肺动脉干、左肺动脉干、右肺上叶动脉(尖段、后段及前段动脉)、右肺中叶动脉(内侧段、外侧段动脉)、右肺下叶动脉[上段动脉、基底干动脉(内、前、外、后基底段动脉)]、左肺上叶动脉[尖后段动脉、前段动脉、舌动脉干(上、下舌动脉)]、左肺下叶动脉[上段动脉、基底干动脉(内、前、外、后基底段动脉)]内见条状/结节状充盈缺损，呈轨道征/环形征(薄荷糖征)/马蹄征/倒三角征，增强无强化/不均匀强化，病变与周边结构分界清晰，肺动脉外缘光滑，主肺动脉未见扩张，肺动脉壁未见明显增厚、钙化；心腔内未见明显充盈缺损，心包腔未见积液；纵隔未见明显增大淋巴结。左肺下叶胸膜下见实变影，边界欠清；双侧胸腔见少量积液。

印象：主肺动脉、右肺动脉干、左肺动脉干、右肺上叶动脉(尖段、后段及前段动脉)、右肺中叶动脉(内侧段、外侧段动脉)、右肺下叶动脉[上段动脉、基底干动脉(内、前、外、后基底段动脉)]、左肺上叶动脉[尖后段动脉、前段动脉、舌动脉干(上、下舌动脉)]、左肺下叶动脉[上段动脉、基底干动脉(内、前、外、后基底段动脉)]内见充盈缺损，考虑肺栓塞，血栓形成可能性大。

(陈珊珊　廖海燕　刘军)

案例 049　创伤性假性动脉瘤

一、教学目标

掌握主动脉的影像解剖、主动脉基本病变、钝性主动脉损伤机制、创伤性假性动脉瘤的影像学诊断，以及钝性主动脉损伤的治疗方法。培养全面评估钝性主动脉损伤的能力与意识，从临床视角把握钝性主动脉损伤的影像征象与临床表现之间的关系。

二、病例展示

患者，男，60 岁，车祸外伤导致全身多处疼痛 5 小时。体格检查：未进行。实验室检查：未进行。该患者的影像资料如图 49-1 所示：

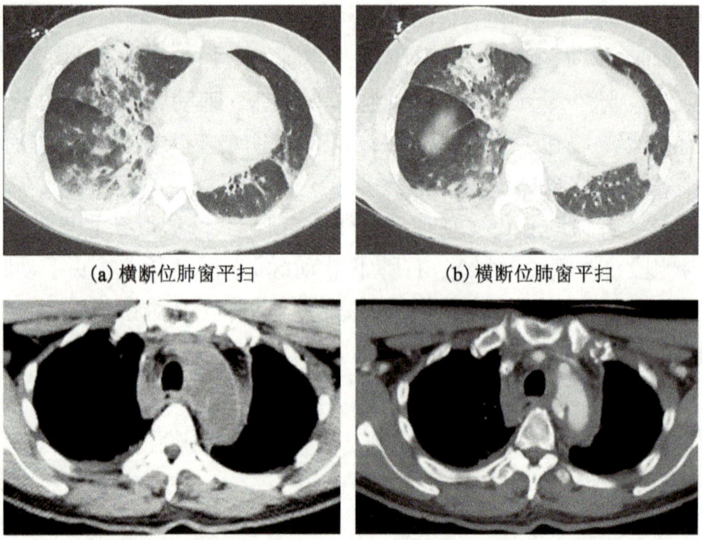

(a) 横断位肺窗平扫　(b) 横断位肺窗平扫

(c) 横断位纵隔窗平扫　(d) 横断位纵隔窗增强

注：主动脉全程 CTA 成像。

图 49-1　案例 049 的影像学检查图片

三、问题及解答

问题 1　如何从临床、检验及影像学角度全面评估一名车祸外伤患者的状态？

1. 临床指标　如生命体征（心率、血压等）、意识状态等。

2. 实验室检验指标　如全血细胞计数，提示失血和炎症状态；尿常规，评估肾脏功能和可能的泌尿系统损伤。

3. 影像学检查

(1)X 线：初步评估骨骼损伤和胸部情况。

(2)CT：详细评估颅脑、颈椎、胸部、腹部和骨盆的损伤。疑似血管损伤(如主动脉损伤)患者，采用 CTA 进行全部评估。

(3)MRI：对于软组织和脊髓损伤进行深入评估。

(4)超声：用于快速识别腹腔内出血。

问题 2　创伤性主动脉损伤的原因及其机制有哪些？

1. 钝性创伤　这是导致创伤性主动脉损伤的主要因素。当胸腔内心脏和主动脉突然快速减速时，常会导致创伤性胸主动脉破裂。解剖学上，心脏和大血管(如上腔静脉、下腔静脉、肺动脉、肺静脉、升主动脉和主动脉弓)在胸腔内具有移动性，与降主动脉不同。当突然减速时主动脉损伤通常发生在主动脉弓的末端附近，即主动脉峡，该区域位于主动脉移动部分与固定部分的交汇处，是剪切应力的集中点，可能导致不同程度的主动脉壁破坏，从内膜撕裂到完全破裂不等。

2. 穿透性创伤　则是指直接对主动脉造成的穿刺或撕裂伤害。这类伤害可分为高速损伤机制和低速损伤机制。腹主动脉创伤性损伤最常见的原因是穿透性创伤，钝性腹主动脉损伤较为罕见。腹主动脉相对固定于脊柱上，容易因相邻椎体骨折而受损，其中肾下段、肾上段以及胸主动脉损伤的延伸部分是最常见的受损部位。

问题 3　对于疑似钝性主动脉损伤的评估可用哪些方法？哪种方法为首选？

可通过胸部 X 线平片、B 超、CTA、DSA 等多种影像学检查手段进行评估。

CTA 为首选方案。

问题 4　对于怀疑为钝性主动脉损伤的患者，进行 CTA 检查需要评估哪些方面？

1. 主动脉全程的完整性及主动脉壁的变化　全面评估从主动脉弓上部至双侧髂总动脉的整个主动脉，包括胸主动脉和腹主动脉，注意有无内膜撕裂痕迹、壁内血肿(IMH)形成、主动脉壁增厚和不规则(创伤后，主动脉壁可能因为血肿形成、炎症反应而增厚，增厚的壁不规则且边界模糊)、钙斑内移或断裂、对比剂外溢(有破裂风险或已破裂)，这些都可能是创伤性损伤的表现。

2. 血流动力学的影响　评估损伤对血流的影响，观察有无血栓形成、血管狭窄或是阻塞，以及是否出现由于主动脉损伤引起的血流异常，如假性动脉瘤造成的血流分流现象。

3. 周围结构受累情况　检查周围器官、软组织、胸膜腔和心包腔是否受累，比如是否存在胸腔积液、心包积液或胸膜、心包血肿，这些都是判断主动脉损伤严重性和并发症的重要指标。

问题 5　指导医师结合重点、难点施教，并针对住院医师所描述的影像(图像)关键征象进行充分点评和规范性演示。

1. 检查技术　主动脉全程 CTA 成像。

患者姓名、性别、年龄、检查方法及检查部位核对无误，无明显呼吸及运动伪影，图像质量满足诊断要求。

2. 影像所见　主动脉弓峡部可见一囊状突出，通过瘤颈与主动脉弓相连，可见造影剂充填，周围未见明显造影剂渗出，主动脉弓旁脂肪间隙模糊，内见条片状稍高密度影填充。其余主动脉全程及双侧髂总动脉未见明显狭窄及扩张，未见明显移位内膜片影，未见明显真假双腔征象，腔内充盈均匀，未见明显充盈缺损，周围脂肪间隙清晰。冠状动脉起源正常，头臂干、左颈总动脉、左锁骨下动脉、腹腔干、肠系膜上动脉、双肾动脉及肠系膜下动脉显示清晰，无狭窄及扩张。扫及双肺实质内见多发斑片状、片状磨玻璃密度影及实变影，双侧胸膜腔内见弧形液性密度影；扫及肝脏、胰腺、脾脏及双肾形态密度未见明显异常。

3. 影像诊断　①创伤性假性动脉瘤，纵隔血肿；②肺挫伤，双侧胸腔积液、血。

问题 6　主动脉如何分段？该病例血管病变的定位在哪里？

主动脉通常被分为四段：

1. 升主动脉　从升主动脉的根部发出左右冠状动脉，负责为心脏提供血液。

2. 主动脉弓　在主动脉弓部分，有三个主要的分支血管发出，自右向左依次为头臂干、左颈总动脉和左锁骨下动脉。头臂干在右侧会再分为右颈总动脉和右锁骨下动脉。

3. 胸主动脉　这一段主动脉在胸腔内，没有主要的大分支，但会发出一些较小的动脉，如肋间后动脉、膈上动脉、支气管动脉、食管支、心包支、纵隔支等，负责为胸腔内器官和结构提供血液。

4. 降主动脉　腹主动脉沿途发出许多重要分支，为腹部脏器和下肢提供血液，如肾动脉、腹腔干、肠系膜上动脉、肠系膜下动脉，最终在第 4 腰椎体水平处分成左右髂总动脉。

该病例的血管病变定位在主动脉弓。

问题 7　主动脉结构分哪几层？对应主动脉的结构、主动脉病变有哪些？基于解剖基础，钝性主动脉损伤的影像表现有哪些？该病例的血管病变为哪种类型？

1. 主动脉结构　主动脉分为三层：内膜、中膜、外膜。

2. 主动脉病变　对于主动脉三层结构，主动脉病变包括以下几类：

(1)主动脉夹层：当主动脉内膜撕裂，高速的血液冲入中膜，会在中膜和外膜之间形成一个假腔，同时保留原有的真腔血流，这种情况称为主动脉夹层。

(2)主动脉瘤：主动脉某一部分异常扩张，当其直径超过正常值的 1.5 倍时定义为动脉瘤。常见的原因包括中膜退行性变，导致弹性纤维减少或断裂，使得主动脉壁变脆弱。主动脉瘤可能发生在主动脉的任何部位，包括胸主动脉瘤和腹主动脉瘤。

(3)壁内血肿(IMH)：与主动脉夹层相似，但内膜完整，血液积聚在中膜内，形成血肿。虽然没有形成真假腔，但同样可导致主动脉壁压力增加，有破裂的风险。

(4) 动脉硬化：主动脉内膜发生脂质沉积、炎症和纤维化，形成斑块，可导致血管狭窄，影响血流，也可能引发血栓形成。

(5) 钙化：主动脉壁特别是中膜中的弹性纤维逐渐被钙盐沉积所取代，导致血管壁变硬，失去弹性，影响血管功能。

(6) 动脉炎：主动脉壁的炎症，可能由自身免疫疾病、感染或其他系统性疾病引起，导致血管壁增厚、变脆弱，甚至形成动脉瘤。

(7) 穿透性动脉溃疡(PAU)：主动脉粥样硬化斑块表面的溃疡。

3. 影像表现　基于解剖基础，钝性主动脉损伤的影像表现有：轻微内膜损伤、内膜片分离、动脉夹层合并壁内血肿、血管闭塞、假性动脉瘤、血管横断伤及动静脉瘘。

4. 血管病变类型　该病例的血管病变为创伤性假性动脉瘤。

问题 8　该病例的主要影像征象、次要征象、重要的阴性征象分别有哪些？

1. 主要征象　血管造影看到造影剂从血管壁破损处溢出，进入假性动脉瘤腔内，形成一个“颈-体”结构，即连接动脉与假性动脉瘤腔的狭窄通道和扩张的假性动脉瘤腔。

2. 次要征象　主动脉周围异常：包括主动脉周围脂肪垫模糊、纵隔血肿或主动脉周围血肿，这些变化间接提示主动脉壁的破坏或出血。

3. 重要的阴性征象　分支血管通畅：在 CTA 检查中，观察到所有的主动脉主要分支血管(如冠状动脉、头臂动脉、肾动脉和腹腔干等)开口处血流通畅，没有被累及或受压迫，保持正常对比剂充盈，表明这些脏器血液供应未受严重影响。

脏器增强正常：脏器(如肾脏、肝脏、肠道)在增强扫描时能够正常强化，没有延迟强化或减弱的现象，表明这些器官的灌注良好。

心功能正常：心脏大小、形态、运动功能及瓣膜功能在影像学上均表现正常，无明显的心包积液或心脏压塞征象，提示心脏泵血功能未受影响。

神经系统功能正常：头部 CT 或 MRI 未显示急性脑梗死或脑水肿等与脑灌注不足相关的异常，提示脑部血流充足。

腹腔内无积液或肿胀：腹部 CT 未见游离液体积聚或脏器肿大，表明没有因脏器缺血而发生渗出或坏死。

问题 9　该患者的临床特点是什么？

该患者为老年男性，因急性车祸受伤。

问题 10　该病例的影像特点是什么？

该病例主动脉弓峡部可见一囊状突出，通过瘤颈与主动脉弓相连，造影剂充填明显，周围未见显著造影剂渗出。主动脉弓旁脂肪间隙模糊，内见条片状稍高密度影填充。其余主动脉全程及双侧髂总动脉未见明显狭窄、扩张、真假双腔征象及充盈缺损，各分支血管显示清晰、通畅。双肺实质内多发斑片状、片状磨玻璃密度影及实变影，双侧胸膜腔内见弧形液性密度影。肝脏、胰腺、脾脏及双肾形态密度未见明显异常。

问题 11　对于外伤患者，如何通过放射影像判断有无钝性胸主动脉损伤？

1. 提示主动脉损伤的胸部 X 线检查结果　①纵隔增宽>8 cm，该征象的阳性预测值仅为 5%，阴性预测值为 99%；②主动脉轮廓消失；③气管或食管向右偏移或移位。

2. 表明主动脉损伤的 CTA 发现　①主动脉周围血肿形成（最重要的间接征象）；②假性动脉瘤形成；③主动脉轮廓异常；④主动脉管径突变；⑤内膜片；⑥壁内血肿；⑦造影剂外渗；⑧造影剂的主动外渗表明有活动性出血，需要立即进行胸廓切开术。

问题 12　如何利用 CT 评估钝性胸主动脉损伤的严重程度？

1. 胸主动脉损伤的部位及程度评估　根据 CT 血管造影（CTA）参数，分析胸主动脉损伤的部位及程度。主要观察指标：①是否为开放性破裂；②内膜撕裂、壁间血肿、血栓范围及长度（在 Vancouver 分级中，内膜撕裂/壁间血肿/血栓<10 mm 属于Ⅰ级，内膜撕裂/壁间血肿/血栓>10 mm 归为Ⅱ级）；③假性动脉瘤直径及病变远端正常主动脉直径并计算比值。

2. 合并伤评估　根据合并伤的性质及程度，将合并伤分为两种情况。①需要急诊干预的合并伤：与主动脉无关的胸腔活动性出血、导致纵隔移位的胸腔血肿、存在脑疝可能的脑损伤、腹腔实质脏器破裂出血、腹膜后血肿导致的腹腔高压。②可观察或延期处理的合并伤：非出血性休克、不影响血流动力学稳定的胸腹伤、开放性骨折/椎骨骨折、气管/支气管/膈肌/食管破裂、控制不良的高血压。

问题 13　钝性胸主动脉损伤如何分级？

目前临床上应用最广泛的钝性胸主动脉损伤分级是由 Azizzadeh 等人在 2009 年提出的，并已被美国血管外科协会的临床实践指南所采纳。该分级系统共分为四级：Ⅰ级为内膜撕裂；Ⅱ级为壁间血肿；Ⅲ级为主动脉假性动脉瘤；Ⅳ级为主动脉破裂。Vancouver 分级在此基础上增加了更多细节（如损伤大小、稳定性等），从而能更有效地指导治疗。Vancouver 分级的具体内容如下：Ⅰ级为内膜撕裂、壁间血肿或血栓小于 10 mm；Ⅱ级为内膜撕裂、壁间血肿或血栓大于 10 mm；Ⅲ级为假性动脉瘤（无对比剂渗出）；Ⅳ级为对比剂外溢。

问题 14　简述钝性主动脉损伤的治疗建议。

根据当前指南，建议对Ⅱ~Ⅳ级的钝性主动脉损伤进行手术修复。特别是对于严重主动脉损伤（即Ⅲ~Ⅳ级），应立即手术修复。

问题 15　阅片小结：钝性主动脉损伤的影像表现。

钝性主动脉损伤的影像表现有：轻微内膜损伤、内膜片分离、动脉夹层合并壁内血肿、血管闭塞、假性动脉瘤、血管横断伤及动静脉瘘。

问题 16　阅片小结：创伤性假性动脉瘤的影像学表现。

1. 直接征象　在血管造影中，呈现典型的“颈–体”结构。

2. 间接征象　主动脉周围脂肪垫模糊，以及纵隔血肿或主动脉周围血肿。

3. 其他重要的阴性征象　未见血栓形成及血管壁钙化影。

四、报告模板

创伤性假性动脉瘤

升主动脉、主动脉弓、胸主动脉可见假性动脉瘤，测量大小约＊＊ mm×＊＊ mm，假性动脉瘤直径与正常管径比值为＊＊。增强后造影剂充填情况，瘤腔内有/无充盈缺损，有/无活动性造影剂渗出；主动脉周围情况；邻近结构有/无受压；分支血管充盈情况及供应脏器强化程度评估。全面评估纵隔内心脏及其他大血管、气管、食管、肺、胸廓骨性结构。

印象：创伤性假性动脉瘤。

（黄青　邹运利　李盛祥）

案例050　主动脉壁内血肿

一、教学目标

掌握主动脉疾病的基本病变分类，急性主动脉综合征的分类，以及主动脉壁内血肿的影像学特征。运用影像分析方法和诊断原则，观察并分析疾病的影像表现，培养针对主动脉疾病的影像学诊断思路。

二、病例展示

患者，男，54岁，胸背痛3小时。体格检查：体温36.5 ℃，脉搏72次/min，呼吸16次/min，血压172/108 mmHg，SPO_2 98%。急性面容，神志呈嗜睡状态，格拉斯哥昏迷评分(GCS)E3V5M6，总计14分，精神状态较差，自动体位，其余无异常。实验室检查：心电图显示窦性心律，左室面高电压，多导联ST段压低伴T波倒置；其余检查已完善，影像学检查尚缺。该患者的影像资料如图50-1所示：

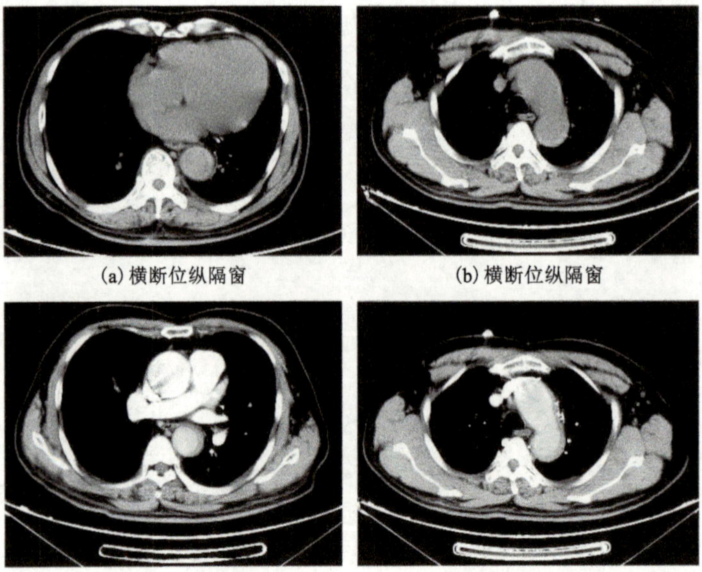

(a) 横断位纵隔窗　(b) 横断位纵隔窗

(c) 横断位纵隔窗增强　(d) 横断位纵隔窗增强

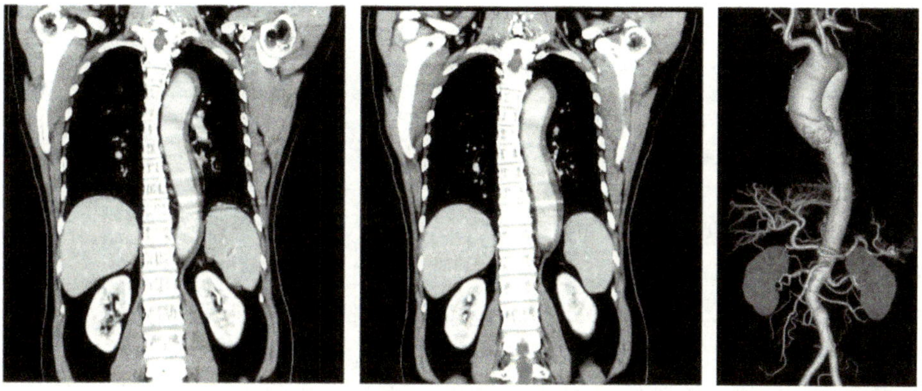

(e) 冠状位纵隔窗增强　(f) 冠状位纵隔窗增强　(g) 主动脉VR重建

注：肺部 CT 平扫增强+CTA 三维成像。

图 50-1　案例 050 的影像学检查图片

三、问题及解答

问题 1　胸痛的病因有哪些?

胸痛的成因错综复杂，主要可分为五大类别：①胸壁疾病，包括急性皮炎、肋软骨炎、肋骨骨折等；②心血管疾病，涵盖冠状动脉粥样硬化性心脏病、心肌病、急性心包炎、肺栓塞、主动脉夹层等；③呼吸系统疾病，如胸膜炎、自发性气胸、支气管炎等；④纵隔疾病，涉及纵隔炎、纵隔气肿、纵隔肿瘤等；⑤其他因素，如过度通气综合征、痛风、食管炎等。

问题 2　该患者的临床症状和体格检查结果有何意义?

患者胸背痛持续 3 小时，表现为突发急性症状。体格检查结果显示：血压显著升高，达 172/108 mmHg，呈现急性面容，神志处于嗜睡状态，GCS 14 分。GCS 通过睁眼反应(1~4 分)、言语反应(1~5 分)和运动反应(1~6 分)三者的分数总和来评估患者意识状态，得分越高，意识状态越佳。具体而言，GCS=15 分表示意识清楚，GCS=12~14 分属轻度意识障碍，GCS=9~11 分为中度意识障碍，GCS<8 分则判定为昏迷。该患者 GCS 为 14 分，属于轻度意识障碍。心电图检查显示窦性心律，左室面高电压，多导联 ST 段压低伴 T 波倒置。

问题 3　简述正常主动脉的解剖结构。

主动脉是全身最大的动脉，可分为四个主要解剖节段：①主动脉根部，包含主动脉瓣、主动脉瓣环及主动脉窦；②升主动脉，从主动脉根部延伸至右头臂动脉起始部；③主动脉弓，起始于右头臂动脉水平，远侧边界为动脉韧带的附着点，分为近端(从右头臂动脉至左锁骨下动脉远侧缘)和远端(从左锁骨下动脉远侧缘至动脉韧带附着处)；④降主动脉，从动脉韧带附着点延伸至髂动脉分叉处。降主动脉以膈肌主动脉裂孔为界，进一步分为胸主动脉和腹主动脉。腹主动脉的主要分支包括腹腔干、肠系膜上动脉、肾动脉和肠系膜下动脉。腹主动脉行至第4腰椎体下缘处，分为左、右髂总动脉。

问题4　指导医师结合重点、难点施教，并针对住院医师所描述的影像(图像)关键征象进行充分点评和规范性演示。

1. 检查部位　胸部。

2. 检查技术　胸腹盆部CTA+三维成像或全主动脉增强+三维成像。

3. 影像所见　横断位CT平扫示升主动脉弓、降主动脉壁增厚，周围见新月形或环形稍高密度影环绕，厚约＊＊mm×＊＊mm，增强呈相对低密度影，未见强化；主动脉最大直径＊＊mm，未见真假腔形成及内膜片影，未见明显充盈缺损；主动脉全程未见明显破裂口、血肿内血池及溃疡样突起；双侧胸腔及心包腔未见积液征象。

4. 影像诊断　主动脉壁内血肿。

问题5　简述主动脉疾病的分类。

依据2014年欧洲心脏病学会发布的《主动脉疾病诊断和治疗指南》，主动脉疾病的分类如下：①急性主动脉综合征(包括主动脉夹层、壁内血肿、穿透性溃疡、假性动脉瘤、主动脉瘤破裂、外伤性及医源性主动脉损伤)；②主动脉瘤；③主动脉先天性疾病(如遗传性胸主动脉瘤/夹层、二尖瓣畸形相关主动脉病、主动脉缩窄)；④主动脉粥样硬化病变(包括血栓栓塞、机化血栓、粥样硬化闭塞)；⑤主动脉炎(涵盖巨细胞动脉炎、大动脉炎)；⑥其他(如马方综合征、血管型埃勒斯-当洛综合征等遗传性结缔组织病)。

问题6　简述急性主动脉综合征的定义和分类。

急性主动脉综合征(AAS)是指在完整的主动脉壁上出现的破口，属于一种危及生命的严重疾病。其涵盖的类型包括主动脉夹层、壁内血肿(IMH)、穿透性动脉溃疡(PAU)、假性动脉瘤、(慢性)主动脉瘤破裂、外伤性主动脉损伤以及医源性主动脉夹层。

问题7　简述主动脉壁的组织分层。

主动脉壁由三层结构组成：薄的内膜、相对厚的中膜以及薄的外膜。内膜主要由嵌入结缔组织基质中的一层内皮细胞构成。中膜则由弹性薄片组成，这些薄片由平滑肌细胞、弹性纤维、胶原蛋白和多糖交替堆叠，超过50层。中膜为主动脉提供了必要的强度和扩张性，这是维持循环功能的关键特征。外膜由结缔组织、成纤维细胞、神经以及血管滋养管构成，血管滋养管为主动脉的外膜和中膜提供大部分营养。

问题8　主动脉异常时有哪些征象？

主动脉影像解剖意义上的异常涵盖管壁和管腔异常两类。管壁异常具体表现为增厚、夹层及破裂；管腔异常则包括扩张、狭窄、闭塞以及血栓形成。

问题9　主动脉疾病的影像学诊断思路是什么？

主动脉异常分为管壁异常和管腔异常：

1. 管壁异常　①增厚，见于粥样硬化斑块、壁内血肿、大动脉炎、主动脉周围炎。②撕裂(夹层)，内膜撕裂，破口及真假腔形成；③破裂，假性动脉瘤有明确的破口及对比剂外渗。

2. 管腔异常

(1)扩张：①主动脉瘤，升主动脉扩张>5 cm，降主动脉扩张>4 cm；②二瓣化主动脉，病因不明；③穿透性主动脉溃疡，主动脉粥样硬化斑块的溃疡突出内膜弹力膜进入中膜；④主动脉局限性夹层，管腔局限性膨凸，瘤体管壁外膜完整，可见内膜片或破口，多有外伤史。

(2)狭窄，大动脉炎、先天性主动脉缩窄。

(3)血栓：血栓栓塞性主动脉疾病、粥样硬化性主动脉闭塞等。

(4)闭塞：主动脉肿瘤。

问题 10　该病例的影像学诊断是什么?

该病例被诊断为主动脉壁内血肿。根据指南，主动脉壁内血肿是指在主动脉壁的中膜内出现血液，但无明显内膜裂口或通畅的假腔。血液可能源自滋养血管破裂导致的中膜出血，或由常规影像学检查难以发现的微小内膜撕裂所致。主动脉壁内血肿(IMH)可通过CTA、MRI或心脏彩超进行诊断，表现为圆形或新月形的主动脉壁增厚>5 mm，且无探及的血流。CT是诊断主动脉壁内血肿的最佳手段，其占急性主动脉综合征的10%~25%，其中降主动脉最常受累(60%~70%)，其次是升主动脉(30%)和主动脉弓(10%)。

主动脉壁内血肿依据主动脉夹层的两个常用解剖分类系统进行分型，即Debakey系统和Stanford系统。临床上常采用Stanford系统进行分型：Stanford A型，即夹层累及升主动脉，不论远端范围如何；Stanford B型，即夹层累及左锁骨下动脉开口远端的降主动脉。

问题 11　该病变影像征象产生的可能机制是什么?

目前普遍认为，主动脉壁内血肿的形成主要有两种经典机制。基于此，主动脉壁内血肿被划分为原发性和继发性两种类型。

1. 原发性主动脉壁内血肿　此类血肿是由主动脉管壁滋养血管破裂所致，表现为单纯的主动脉壁内血肿，其特点是主动脉内壁光滑，且不伴主动脉壁粥样硬化。

2. 继发性主动脉壁内血肿　此类血肿伴动脉粥样硬化性溃疡，多见于B型主动脉壁内血肿，A型少见。其形成机制为主动脉穿透性溃疡穿透内弹力膜，导致血液进入主动脉中层形成血肿，其主动脉内壁可见粗糙的粥样硬化斑块及钙化区域。

问题 12　主动脉壁内血肿的病理形态分型是什么?

1. 单纯主动脉壁内血肿　主动脉壁较为光滑，无钙化或粥样硬化斑块。

2. 主动脉壁内血肿合并溃疡样凸起　无钙化或粥样硬化斑块。

3. 主动脉壁内血肿合并血肿内局限性强化灶　无钙化或粥样硬化斑块。

4. 主动脉壁内血肿合并穿通性溃疡　主动脉可见钙化，并伴有不同程度的粥样硬化。

问题 13　简述主动脉壁内血肿的鉴别诊断。

主动脉壁内血肿需要与引起主动脉壁增厚的疾病进行鉴别：

1. 动脉粥样硬化　主动脉壁不规则增厚；内壁不光滑（充盈缺损、多发小溃疡）；钙化位于增厚的主动脉壁内。

2. 大动脉炎　坏死性、闭塞性、节段性、不明原因的全动脉炎；多见于中青年女性（20~40 岁），临床表现不同；累及主动脉及主要分支，包括冠状动脉和肺动脉；主动脉管壁环形增厚、钙化；活动期管壁可延迟强化；主动脉（胸/腹）及一级分支开口狭窄或扩张。

3. IgG4 相关主动脉（周围）炎　80%为多血管受累，髂动脉（35%），肾下腹主动脉（33%）最常受累；老年男性多见（需与粥样硬化相鉴别）。

4. 巨细胞动脉炎　慢性血管炎主要累及大中动脉，常累及颈外动脉分支；约 15%~80%病例累及主动脉，导致主动脉环扩张、升主动脉瘤、腹主动脉瘤；患病率随年龄增长而上升，少数在 50 岁以下确诊。在急性期，管壁弹性纤维被破坏并伴有炎细胞浸润；在慢性期，管壁进行性纤维化。

问题 14　主动脉壁内血肿的治疗原则是什么？

1. A 型主动脉壁内血肿　外科手术治疗适应证：①心包积液；②升主动脉溃疡；③合并升主动脉瘤；④进展为典型的主动脉夹层或主动脉瘤样扩张、破裂；⑤血肿厚度>10 mm。手术方式同 Stanford A 型 AD。

2. B 型主动脉壁内血肿　药物治疗是首选方案。治疗原则与 B 型夹层的大致相同。TEVAR 手术治疗适应证：①合并局限性强化血池和（或）溃疡样凸起表现，且复查提示病情加重；②持续或复发胸痛，药物控制无效；③近期出现胸腔或心包积液进行性增加，疑有破裂倾向者；④合并有主动脉夹层。

问题 15　壁内血肿的高风险影像特征主要包括哪些？

①溃疡样突起；②主动脉内径>50 mm（Stanford A 型），>45 mm（Stanford B 型）；③壁内血肿的厚度（最大血肿厚度>11 mm）；④壁内血池；⑤胸腔积液、心包积液、主动脉旁血肿。

问题 16　壁内血肿的转化结果有哪些？

①血肿完全消散；②血肿发展为主动脉夹层；③形成动脉瘤；④血肿破裂；⑤形成假性动脉瘤或主动脉破裂；⑥血肿持续存在。

问题 17　阅片小结：该患者下一步的诊疗建议。

主动脉壁内血肿的自然病程存在显著差异。不足 10%的主动脉壁内血肿能够自行消退，而 16%~47%的主动脉壁内血肿会因内膜破裂形成内膜撕裂口，进而发展为主动脉夹层。对于合并局限性强化血池和溃疡样凸起的壁内血肿病例，预后通常较差，且局限性强化血池的数量和大小、溃疡样凸起的深度和广度越大，并发症的发生风险也随之增加。

进一步的诊疗建议如下所述：

(1)对于需紧急修复的急性主动脉疾病患者，应由多学科团队共同确定最适宜的干预方案。

(2)对于无症状的长节段主动脉疾病患者，或需进行复杂开放/腔内主动脉修复的患者，以及存在多个合并症的患者，建议转诊至拥有丰富经验的外科医生的多学科主动脉团队的大型医疗中心，以获得最佳治疗方案。

四、报告模板

主动脉壁内血肿

壁内血肿是否存在：是/否。
分期：急性/亚急性/慢性。
Stanford 分型：A/B 型。
主动脉最大直径：
　　Stanford A 型(>50 mm/<50 mm)。
　　Stanford B 型(>45 mm/<45 mm)。
最大血肿厚度(>11 mm)。
局部增强表现：
　　血肿内血池：有/无。
　　溃疡样突起：有/无。
　　　　最大深度(>5~10 mm)。
　　　　最大直径(>10~20 mm)。
胸腔积液：
　　右侧：无/少量/中等量/大量。
　　左侧：无/少量/中等量/大量。
心包积液：无/少量/中等量/大量。
主动脉周围血肿：有/无。
印象：主动脉壁内血肿(Stanford 分型)。

(罗伟　廖志中)

案例 051　缩窄性心包炎

一、教学目标

熟练掌握心包的影像解剖、心包基本病变，认识缩窄性心包炎影像学诊断。应用影像分析方法与诊断原则，观察分析疾病影像表现，建立心包病变的影像学诊断思路，正确评估心包积液的分度。

二、病例展示

患者，男，55 岁，血糖升高 1 年，双下肢浮肿 1 月余，加重 6 天。体格检查：左侧语音震颤正常，右侧减弱；左下肺清音，右下肺浊音；左肺呼吸音粗糙，右下肺呼吸音消失。心前区无隆起，心率 89 次/min，律齐，心音正常；腹部膨隆，腹肌紧张，无压痛或反跳痛，未触及包块；双下肢重度凹陷性水肿，左下肢尤为明显，逐渐累及小腿、大腿及颜面部，伴活动后气促。实验室检查：快速随机血糖 14.5 mmol/L，血酮 0.3 mmol/L。该患者的影像资料如图 51-1 所示：

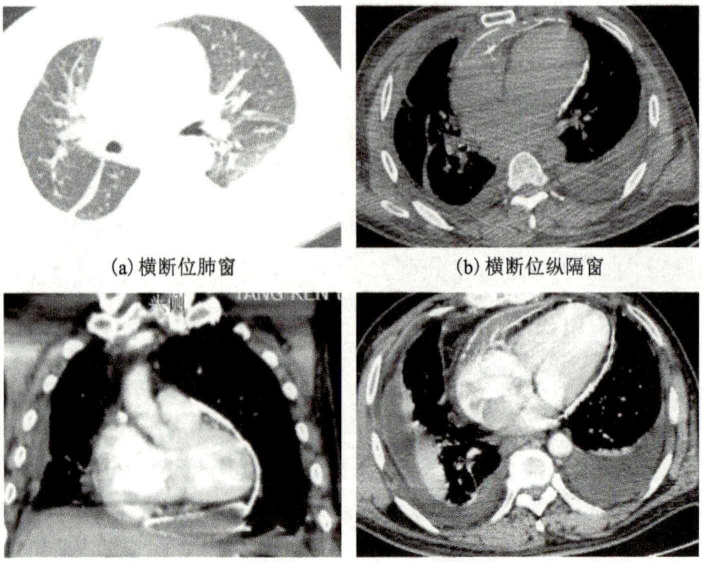

(a) 横断位肺窗　　(b) 横断位纵隔窗

(c) 冠状位纵隔窗增强　　(d) 横断位纵隔窗增强

注：肺部 CT 平扫增强+重建三维成像。

图 51-1　案例 051 的影像学检查图片

三、问题及解答

问题 1　该例患者的主诉是什么？

患者的主诉为发现血糖升高 1 年，双下肢浮肿 1 月余加重 6 天。根据患者的家族史以及快速随机血糖检测结果，患者被诊断为患有糖尿病。而患者双下肢浮肿，有可能是因为心功能出现异常，并发了慢性心力衰竭。

问题 2　患者双下肢浮肿，逐渐累及小腿、大腿及颜面部，伴活动后气促的临床表现有何意义？

患者出现下肢至颜面的浮肿和活动后气促，可能由以下原因引起：①右心衰竭导致毛细血管滤过压升高，液体外渗，引起水肿向上蔓延；②钠、水潴留，常见于右心衰竭；③血浆胶体渗透压降低，通常会导致下肢水肿，颜面较少受累；④毛细血管通透性增加或淋巴回流受阻。

问题 3　简述全身性水肿的原因。

1. 心源性水肿　主要由右心室功能不全引起。

2. 肾源性水肿　多种因素导致肾脏排泄水和钠的能力下降，进而引起钠、水潴留，细胞外液增多，毛细血管静水压升高，最终导致水肿。

3. 肝源性水肿　门静脉高压、低蛋白血症、肝淋巴回流障碍及继发性醛固酮增多等因素是形成水肿和腹腔积液的主要机制。

4. 营养不良性水肿　慢性消耗性疾病导致的长期营养缺乏、蛋白丢失性胃肠病、重度烧伤等引起的低蛋白血症或维生素 B_1 缺乏，均可导致水肿。

5. 其他原因导致的全身性水肿　包括黏液性水肿、经前期紧张综合征、药物性水肿、特发性水肿等。

问题 4　指导医师结合重点、难点施教，并针对住院医师所描述的影像(图像)关键征象进行充分点评和规范性演示。

1. 检查部位　胸部。

2. 检查技术　肺部 CT 平扫增强+重建三维成像。

患者姓名、性别、年龄、检查方法及检查部位核对无误，无明显呼吸及运动伪影，图像质量满足诊断要求。

3. 影像所见　双肺支气管血管束增粗，小叶间隔明显增厚，呈光滑对称增厚，双侧胸膜腔及叶间裂可见弧形液性密度影，较大截面尺寸约 * * mm× * * mm，双肺下叶部分膨胀不全，增强后呈较均匀明显强化。心脏增大，右房明显扩大，下腔静脉扩张，心包全层增厚并见大量钙化包裹心脏，脏壁两层心包间局部可见积液，较大截面尺寸约 * * mm× * * mm，积液无明显强化。纵隔内未见明显增大淋巴结。气管、主支气管及各叶、段支气管通畅。骨窗示胸廓诸骨未见明显骨质破坏。扫及双侧肾上腺未见明显结节、肿块病变。

4. 影像诊断 心包增厚、钙化合并心包腔积液，考虑缩窄性心包炎，继发双肺间质性水肿、双侧胸腔积液。

问题5 从肺窗图像中可以观察到什么征象？该病例的双肺小叶间隔增厚属于哪种类型？它有什么意义？

肺窗图像可以观察到平滑的小叶间隔增厚，肺小叶间隔由结缔组织组成，含有肺静脉和淋巴管，小叶间隔增厚时勾勒出次级肺小叶的多边形轮廓。小叶间隔增厚分为：①平滑的肺小叶间隔增厚；②结节状小叶间隔增厚；③不规则的小叶间隔增厚。该病例属于平滑的小叶间隔增厚，通常提示间质性病变或液体在肺间质内的异常积聚。

问题6 从纵隔窗的平扫及增强图像中能观察到哪些主要征象？该病例最主要的基本病变是什么？

纵隔窗示心包增厚合并蛋壳状钙化，心包腔少量积液，心脏增大，下腔静脉扩张，双侧胸腔积液，叶间裂积液，双肺下叶部分膨胀不全，肺小叶间隔增厚等。

该病例的基本病变为心包增厚、钙化伴心包腔积液。

问题7 该病例的主要影像征象、次要征象、重要的阴性征象分别有哪些？

1. 主要征象 心包蛋壳状钙化，心包积液。

2. 次要征象 双肺小叶间隔光滑增厚，胸腔及叶间裂积液征，双肺下叶膨胀不全，下腔静脉扩张，增强扫描液体密度无明显强化，双肺下叶膨胀不全区域明显均匀强化。

3. 重要的阴性征象 纵隔内未见明显增大淋巴结。气管、主支气管及各叶、段支气管通畅。

问题8 该病例的影像学诊断是什么？

心包增厚、钙化合并心包腔积液，考虑缩窄性心包炎，继发双肺间质性水肿、双侧胸腔积液。

问题9 缩窄性心包炎的形成原因有哪些？

1. 急性心包炎的后遗症 急性心包炎后可能会发生心包的炎症反应，导致心包增厚和纤维化，最终形成缩窄性心包炎。

2. 感染 尤其是结核性心包炎，是缩窄性心包炎常见的病因之一。

3. 心脏手术或损伤 心脏手术后或心脏损伤后可能会发生心包的炎症反应，导致心包纤维化和缩窄。

4. 自身免疫性疾病 如系统性红斑狼疮等自身免疫性疾病也可能引起心包炎症，最终导致缩窄性心包炎。

5. 肿瘤 心包肿瘤或邻近器官的肿瘤蔓延至心包，也可能引起心包炎症和纤维化。

6. 其他原因 包括放射治疗、某些药物不良反应、代谢性疾病等。需要注意的是，部分缩窄性心包炎患者的确切病因可能无法明确。

问题 10 缩窄性心包炎导致心功能受损的机制是什么?

1. 心包纤维化与增厚 心包在急性炎症后可能发生纤维化，形成坚硬的瘢痕组织。这种增厚的心包限制了心脏的正常扩张和收缩运动。

2. 心脏舒张受限 由于心包缩窄，心脏在舒张期无法充分扩张以充盈血液，导致心脏充盈受损和心排血量降低。

3. 心室间的依赖性增强 在缩窄性心包炎中，心室间的相互依赖性增强，一个心室的扩张受到另一个心室活动的限制，影响心脏的泵血效率。

4. 静脉压升高 心脏充盈受限导致回心血量减少，进而引起静脉压升高和全身静脉回流障碍。

5. 心包粘连 可能导致心脏某些部分固定，限制其正常运动。

6. 心脏充盈压上升 为克服心包缩窄，心脏需增加充盈压以填充心腔，长期如此会增加心脏负荷和心肌耗氧量。

7. 心包切除术后的心肌损伤 手术过程中可能对心肌造成损伤，导致心功能受损。

8. 心包缩窄的进展性 缩窄性心包炎是一种进展性疾病，若不及时治疗，心脏功能将逐渐下降，最终导致心力衰竭。

这些机制共同作用，最终损害心脏的泵血功能，影响全身血液循环，引发一系列临床症状和并发症。

问题 11 缩窄性心包炎的 X 线表现有哪些?

X 线平片检查显示，半数病例心影大小正常，另一半则呈现轻至中度增大。上纵隔影增宽。因心包增厚粘连，心影边缘显得不规则且变直，各弓分界模糊，心底部横径增宽，心影形态可呈三角形或多边形。心脏及大血管的搏动强度与心包增厚的部位和程度密切相关，增厚显著者搏动减弱。部分患者心影边缘可见内浓外淡的阴影，内侧为心房、室影，外侧则是心包下脂肪与增厚心包膜的组合影像。部分患者存在心包钙化，其形态多样，如蛋壳状、弧线状或珊瑚状，常见于房室沟、右心房及右心室表面。肺血变化取决于舒张充盈受限的部位，以左侧为主者可见左心房增大和肺静脉高压(肺淤血)征象，而右侧受限者肺血量正常或减少。此外，胸膜也可能出现增厚和粘连现象。

问题 12 缩窄性心包炎的 CT、MRI 征象有哪些?

1. 缩窄性心包炎的 CT 征象 主要征象是心包增厚，厚度>4 mm，可呈弥漫性，但各部位增厚的程度不均匀，亦可为局限性增厚，心包脏壁层分界不清，呈软组织密度，钙化处为高密度。体静脉压力升高，可见上、下腔静脉扩张，肝大及胸、腹腔积液。增强扫描可见扩张的左、右心房，而左、右心室则呈管状，室间隔僵直。

2. 缩窄性心包炎的 MRI 征象 心包不规则增厚，SE 序列 T1WI 多数呈中等信号，可见斑块状极低信号影(心包钙化)。左右心室腔缩小，心室缘及室间隔僵直并有轻度变形。此外，还可见下腔静脉和肝静脉扩张。GRE 序列的电影 MRI 示心室壁运动幅度降低，尤其在心舒张期可见变化幅度降低(舒张功能受限)。MRI 为鉴别缩窄性心包炎和限制型心肌病提供了最佳的影像学诊断手段。

问题 13　缩窄性心包炎有哪些治疗措施？

1. 药物治疗　在心包炎的急性期，可使用非甾体抗炎药、秋水仙碱或短期的皮质类固醇来控制炎症和症状。

2. 心包切除术（心包剥离术）　对于已经发展为缩窄性心包炎的患者，最主要的治疗方法是心包切除术。手术目的是切除增厚和纤维化的心包组织，以恢复心脏的正常舒张功能。

3. 对症治疗　包括限制钠盐摄入、使用利尿剂来控制水肿，以及在必要时补充蛋白质、维生素和血液制品。

问题 14　简述缩窄性心包炎的预后以及预防原则。

1. 预后　①手术治疗可改善：及时进行心包切除术可以显著改善预后，缓解症状，恢复正常的心脏功能。②未治疗的后果：如果不进行治疗，缩窄性心包炎可能导致心功能不全、肝硬化、肾功能不全等严重并发症，甚至死亡。③长期监测：手术治疗后，患者也需要长期随访，监测可能的复发或其他心脏问题。

2. 预防原则　①治疗原发性疾病：积极治疗可能导致心包炎的原发性疾病，如结核、化脓性感染等。②避免心包损伤：在进行心脏手术时，尽量减少心包的损伤，避免不必要的心包切开。③定期体检：定期进行心脏检查，包括心电图和超声心动图检查，以早期发现心包疾病。④健康生活方式：保持健康的生活方式，避免吸烟和过度饮酒，以降低心包疾病的风险。⑤遵医嘱：对于有心包疾病风险的患者，应严格遵循医生的指导，包括药物治疗和定期复查。

问题 15　阅片小结：肺水肿的影像征象。

1. 肺水肿的 X 线征象　肺血重分布、间质性肺水肿。间质性水肿表现为小叶间隔增厚，并出现特征性的 Kerley B 线和 Kerley A 线。肺泡性肺水肿的典型改变则是蝶翼征。慢性心力衰竭患者常伴有心脏增大，且可能存在胸腔积液。

2. 肺水肿的 CT 征象　肺淤血、支气管血管束增粗形成“袖套征”、小叶间隔和叶间裂增厚、肺泡性肺水肿呈现蝶翼征、心脏增大、双侧或单侧胸腔积液，以及可能出现纵隔淋巴结肿大和纵隔脂肪密度模糊增高。

问题 16　阅片小结：心包病变的病理生理机制。

心包病变的病理生理机制通常涉及心包的炎症、渗出、纤维化和钙化等过程。心包是包裹在心脏外的双层薄膜，正常情况下心包内含有少量液体以润滑心脏。心包病变可能导致心包的厚度和硬度发生变化，影响心脏的正常功能。

1. 炎症　心包炎症是心包病变中最常见的一种，可能由感染（如病毒、细菌）、自身免疫性疾病、尿毒症、肿瘤、心脏手术后或其他系统性疾病引起。

2. 渗出　心包炎症导致液体产生增多，液体积聚在心包腔内形成心包积液。心包积液可以急性发生，引起心脏压塞；也可慢性发生，导致心包缩窄。

3. 纤维化　长期或慢性心包炎症可导致心包纤维化，使心包变得肥厚、硬化，限制心脏的扩张，引起缩窄性心包炎。

4. 钙化　心包的慢性炎症有时会导致心包组织钙化，这常见于慢性缩窄性心包炎或某些代谢性疾病。

5. 心脏压塞　大量心包积液迅速积聚时，可能压迫心脏，影响其充盈和泵血功能，导致心脏压塞，表现为窦性心动过速、血压下降、脉压变小和静脉压明显升高，需紧急治疗。

缩窄性心包炎长期的慢性炎症导致心包纤维化，心包腔变窄，限制心脏舒张，引起循环障碍，表现为乏力、呼吸困难、尿少、颈静脉怒张、肝脏肿大、双下肢水肿、腹腔积液等。

心包病变的诊断通常需要结合临床症状、体格检查、心电图、胸部 X 线、超声心动图以及心脏 CT 或 MRI 等影像学检查。治疗方法的选择取决于心包病变的原因和严重程度，可能包括药物治疗、心包穿刺引流、心包切除术等

四、报告模板

(一) 影像所见

双肺支气管血管束明显增粗，小叶间隔显著增厚，呈光滑对称性增厚。双侧胸膜腔及叶间裂可见弧形液性密度影，较大截面尺寸约为＊＊ mm×＊＊ mm。双肺下叶部分区域膨胀不全，增强扫描后呈现较均匀且明显的强化。心脏体积增大，右心房显著扩大，下腔静脉扩张。心包全层可见明显钙化密度，包裹心脏，心包间隙内可见部分积液，较大截面尺寸约为＊＊ mm×＊＊ mm，积液无明显强化。纵隔内未见明显增大的淋巴结。气管、主支气管及各叶、段支气管均通畅。骨窗影像显示胸廓诸骨未见明显骨质破坏。双侧肾上腺扫描未见明显结节或肿块病变。

(二) 影像诊断

心包增厚、钙化合并心包腔积液，考虑缩窄性心包炎，继发双肺间质性水肿、双侧胸腔积液。

（姚冀　谢情　周俊杰）

第3章

消化系统

案例 052　肝脏局灶性结节性增生

一、教学目标

建立肝脏局灶性病变影像学诊断的基本范式，规范应用肝脏 Couinaud 分段法进行精准定位，构建清晰的肝脏局灶性病变影像学诊断思路，掌握肝脏特异性对比剂的成像原理及其临床应用，熟悉局灶性结节性增生的影像学特征及其鉴别诊断方法。

二、病例展示

患者，男，26 岁，体检发现肝脏占位性病变 1 月余。体格检查：未见明显异常。实验室检查：肝功能、肝炎指标及肿瘤标志物相关检查结果均为阴性，血常规未见显著异常。该患者的影像资料如图 52-1 所示：

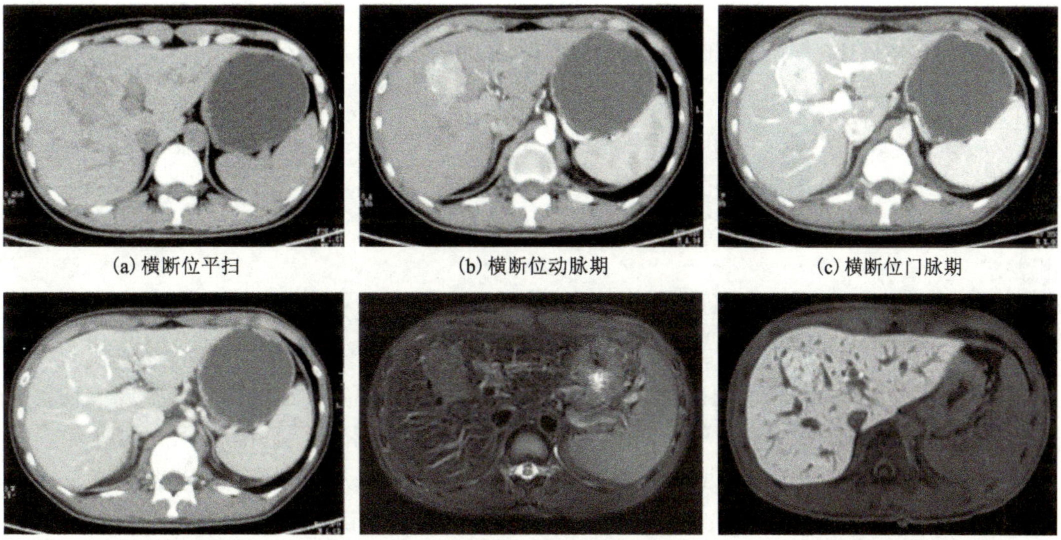

(a) 横断位平扫　(b) 横断位动脉期　(c) 横断位门脉期

(d) 横断位延迟期　(e) 横断位 T2WI 抑脂　(f) 增强横断位肝胆特异期

注：上腹部 CT 平扫+增强(a)～(d)；肝脏 MRI 平扫+增强(e)～(f)。

图 52-1　案例 052 的检查图片

三、问题及解答

问题 1　该患者的主诉是什么？

该患者为年轻男性，主诉为体检发现肝脏占位性病变 1 月余。肝功能、肝炎指标及肿瘤标志物相关检查结果均为阴性，血常规未见明显异常。初步考虑为肝脏良性肿瘤。

问题 2　偶然发现的肝脏肿块有哪些？

偶然发现的肝脏肿块可分为良性病变与恶性病变。

1. 良性病变　如肝囊肿、肝血管瘤、局灶性结节性增生、肝腺瘤、胆管囊腺瘤、肝脓肿等。

2. 恶性病变　如肝细胞癌、胆管癌、胆囊癌、转移性肝癌、肝肉瘤等。

问题 3　该患者检查肝炎指标的意义是什么？

当肝脏存在占位性病变时，须仔细排查患者是否有与肝癌发生密切相关的乙型或丙型肝炎。

问题 4　指导医师结合重点、难点施教，并针对住院医师所描述的影像关键征象给予充分点评和规范性演示。

1. 检查部位　上腹部。

2. 检查技术　上腹部 CT 平扫+增强；肝脏 MRI 平扫+增强（由于篇幅有限，仅提供 MRI 平扫轴位 T2WI 抑脂序列、增强轴位肝胆特异期图像）。

患者姓名、性别、年龄、检查方法及检查部位核对无误，无明显伪影，图像质量满足诊断要求。

3. CT 影像所见　上腹部 CT 平扫+增强示左肝内叶（Ⅳ段）见一软组织密度肿块，大小约 46 mm×35 mm。病变平扫呈密度略低于背景肝，CT 值约为 36 HU，增强后动脉期肿块明显强化，CT 值约 98 HU，门静脉期（门脉期）持续呈稍高密度，延迟期呈等密度。动脉期病灶中央见无强化的星状低密度影，门静脉期及延迟期低密度区逐渐强化。病灶边界清晰，边缘未见包膜，病灶内见增粗的供血动脉，起自肝固有动脉。门静脉未见扩张及充盈缺损。双侧肾上腺及所扫肺部未见明显结节、肿块。骨窗示诸骨未见明显骨质破坏。

4. CT 影像诊断　左肝内叶富血供占位，初步考虑肝脏局灶性结节性增生可能性大，建议行肝脏特异性对比剂 MRI 平扫+增强检查。

5. MRI 影像所见　肝脏特异性对比剂 MRI 平扫+增强示左肝内叶肿块，大小约 46 mm×35 mm。T2WI 呈等或略高信号，病灶内见星状高信号影。肝胆特异期病灶呈高信号，星状瘢痕呈低信号。

6. MRI 影像诊断　左肝内叶富血供占位，考虑为局灶性结节性增生。

问题 5　肝内病变如何通过影像学进行定位？该病例中病变的具体定位情况如何？

在 CT 影像上，肝脏的分叶是以胆囊窝与下腔静脉的连线为界，划分为肝左叶和肝右叶。肝左叶进一步以肝纵裂或肝圆韧带为界，分为内、外侧段。门静脉与下腔静脉之间向内突出的肝组织则称为尾叶。临床上依据肝血管的解剖结构，肝脏被细分为若干段。例如，Couinaud 分段法将肝脏分为 8 段：以肝中静脉为标志，纵向将肝脏分为左、右叶；肝右叶再以肝右静脉为界，分为前、后段；肝左叶则以肝左静脉为界，分为内、外侧段；横向于第一肝门水平，沿右和左门静脉主干，将肝右叶和肝左叶外侧段进一步分为上、下段。因此，肝脏的 8 个段分别为：尾叶（Ⅰ段）、左外叶上段（Ⅱ段）、左外叶下段（Ⅲ段）、左内叶（Ⅳ段）、右前叶下段（Ⅴ段）、右后叶下段（Ⅵ段）、右后叶上段（Ⅶ段）和右前叶上段（Ⅷ段）。本病例中，病变部位定位于左内叶（Ⅳ段）。

问题 6　肝脏增强分为哪几期？各期图像应如何判读？

肝脏增强检查分为 3 个主要阶段：动脉期、门静脉期和延迟期。动脉期进一步细分为动脉早期和动脉晚期。若采用 MRI 肝胆特异性对比剂进行增强检查，则无延迟期，而以平衡期替代，并需额外进行肝胆特异期（肝胆期）扫描。动脉早期，肝动脉显影，而门静脉尚未显影；动脉晚期，门静脉显影但其密度（信号）低于肝动脉，肝静脉仍未显影。门静脉期，门静脉和肝静脉均显影，肝实质强化达到峰值。肝胆特异期，肝细胞（即肝实质）显影呈高信号，而肝血管则呈低信号。

问题 7　肝脏常见的异常影像表现有哪些？本病例具体呈现了哪些异常影像特征？

1. 肝脏 CT 异常表现

（1）大小与形态异常：肝脏增大表现为肝缘变钝，肝叶形态饱满；萎缩则相反，可见肝叶缩小变形，肝裂及胆囊窝增宽。

（2）边缘与轮廓异常：肝硬化再生结节或占位性病变可使肝脏轮廓凹凸不平，肝缘角变钝，失去正常棱角而变圆，边缘呈锯齿状或波浪状改变。

（3）弥漫性病变：全肝或某一肝叶、肝段密度可减低、增高或呈混杂密度。

（4）局灶性病变：常见包括肝囊肿、脓肿、寄生虫和各种肿瘤等。平扫多数表现为单发或多发的圆形、类圆形或不规则形低密度肿块，少数表现为高密度。增强扫描后，囊肿或乏血供病变表现为不强化或轻度强化；脓肿表现为肿块边缘环状强化；海绵状血管瘤动脉期表现为边缘结节样强化，静脉期及延迟扫描对比剂逐渐向病灶中央扩展；肝癌大部分在动脉期表现为明显的不均匀非环形高强化，门静脉期强化程度迅速减低。

（5）肝血管异常：肝内血管可发生解剖学上的变异和病理性异常。CTA 具有类似 DSA 的诊断效果，能清晰显示肝脏血管的解剖变异及肿瘤的供血动脉。肿瘤侵犯血管表现为动脉血管边缘不规则及受压、移位、包绕；门静脉及肝静脉血栓或瘤栓显示为充盈缺损；动脉期出现门静脉或肝静脉显影则提示动静脉瘘。

2. 肝脏 MRI 异常表现　肝脏轮廓、大小及形态改变与 CT 相似；MRI 病变信号改变分为以下 5 个等级：

（1）等信号：与肝实质信号相同。

(2)低信号：与肝内流空血管信号相同。

(3)稍低信号：介于肝实质与流空血管信号之间。

(4)稍高信号：介于脂肪与肝实质信号之间。

(5)高信号：与脂肪信号相同。

3. 本病例异常影像表现 肝局灶性肿块样病变，CT 呈稍低密度，T2WI 呈等或稍高信号，显著强化。

问题 8 肝胆特异性对比剂的原理与意义？

1. 原理 肝胆特异性对比剂(钆塞酸二钠)通过跨细胞膜的载体介导转运，选择性被肝细胞吸收，从而呈现出特异性。静脉注入该对比剂 10~20 分钟后，肝实质信号强度达到高峰，同时胆管显现，此阶段称为肝胆特异期。正常肝细胞摄取造影剂后，信号增强；而病变细胞不摄取或少摄取造影剂，导致信号减弱。

2. 意义 ①提高肝脏微小病变的检测率；②通过判断病灶内是否存在肝细胞及其功能，有助于鉴别诊断；③评估胆道系统状况；④双通道排泄机制，安全性和耐受性更佳。

问题 9 该病例的主要影像征象、次要征象、重要的阴性征象分别有哪些？

1. 主要征象 CT 平扫呈稍低密度，MRI T1WI 呈等或稍低信号肿块，动脉期明显强化，肝胆期均匀高信号。

2. 次要征象 形态规则，边界清晰，病灶呈持续性较均匀高强化，中央见星状瘢痕，星状瘢痕延迟期强化。肝胆期病灶呈高信号。

3. 重要的阴性征象 肝实质无肝硬化背景，门静脉未见明显增粗及充盈缺损，肝门区及腹膜后未见明显增大淋巴结。

问题 10 分析归纳该病例的临床特点。

该患者为青年男性，体检发现肝脏占位性病变 1 月余。无肝炎病史，肿瘤标志物无异常。

问题 11 分析归纳该病例的影像特点。

该病例表现为肝内单发实性肿块，CT 平扫显示其密度及信号与肝脏相似。增强扫描呈现“快进慢出”的强化特征，肝胆期表现为高信号。中央瘢痕在 T2WI 上呈现高信号，并伴有延迟强化。

问题 12 肝脏动脉期高强化病灶包括哪些类型？如何鉴别？

肝脏动脉期高强化病灶包括：肝细胞癌、肝腺瘤、局灶性结节性增生、血管瘤、富血供转移、结节性再生性增生、血管肉瘤、肝动脉—门静脉分流，以及 THAD/THID 等。动脉期高强化描述的是由于丰富的动脉血液供应，动脉期强化显著高于肝实质的病灶。相对于正常肝实质，一些富血供病灶在门静脉期及更后期影像中表现为对比剂廓清，从而呈现低度强化或几乎同等程度的强化。

肝细胞癌的“快进快出”是这种强化模式的典型表现，通常伴有乙肝病史和肝硬化背景；肝腺瘤也可能表现为这种强化模式。在这两种病例中，较大病灶通常呈现不均匀强化，称为马赛克样强化。局灶性结节性增生通常在动脉期呈现显著强化（高于肝腺瘤），但在门静脉期通常表现为等或稍高强化，其典型特征是肝脏特异性对比剂在肝胆期呈现高信号。

迅速填充的血管瘤在动脉期即呈现强化，并持续强化至随后的门静脉期与平衡期（基本与肝血管的强化平行），其 T2WI 的“灯泡征”也有一定的提示作用。表现为早期强化的富血供转移瘤包括一些来自神经内分泌肿瘤、乳腺癌、肾细胞癌、甲状腺癌、嗜铬细胞瘤和黑色素瘤的转移，其原发病史至关重要。结节性再生性增生通常发生在布-加综合征中，这些结节在动脉期显著强化并持续到门静脉期，时常存在类似局灶性结节性增生的中心瘢痕。

问题 13　有中央“瘢痕”的肝脏局灶性病变有哪些？如何鉴别？

有中央“瘢痕”的肝脏病灶包括：局灶性结节性增生、不典型血管瘤、肝细胞癌、转移瘤、肝腺瘤、肝内胆管癌以及纤维板层样肝细胞癌等。①一般而言，腺瘤、肝细胞癌和转移瘤的中央“瘢痕”在延迟期基本不出现强化。②纤维板层样肝细胞癌和肝内胆管癌的中央“瘢痕”多为纤维性结构，其 T2WI 表现为低信号，若延迟时间足够长（通常超过 10 分钟），最终会出现强化。③局灶性结节性增生和不典型血管瘤的中央“瘢痕”，在注入对比剂后的几分钟内就会出现强化，T2WI 呈现稍高信号。

问题 14　该病例影像学诊断是什么？

该病例影像学诊断为左肝内叶（Ⅳ段）局灶性结节性增生。

问题 15　该病例影像征象产生的可能机制是什么？

局灶性结节性增生（focal nodular hyperplasia，FNH）是肝细胞再生性增生反应，在平扫时其密度和信号均接近正常肝实质。FNH 内的肝细胞具备正常肝细胞的功能，在 MRI 肝胆期，FNH 中增生的肝细胞能够摄取对比剂，呈现出相对等或高信号。FNH 的中央瘢痕主要由增生的纤维结缔组织构成，其中包含大小不等的血管和分支，大血管常呈扭曲畸形，因此在 T2WI 上表现为高信号，并在延迟期可出现强化。

FNH 的病理实质是纤维组织增生，将肝细胞分隔成结节状改变。纤维结缔组织内含有畸形厚壁动脉血管，但无伴随的胆管及门静脉分支，这一特征导致其在动脉期呈现高强化，并表现出“快进慢出”的动态增强特点。

问题 16　FNH 主要观察的影像征象有哪些？其对应的病理基础分别是什么？

1. 中央瘢痕（central scar）　FNH 的中央瘢痕为增生的纤维结缔组织，内有大小不等的血管和分支，大血管扭曲畸形。故 T2WI 呈高信号瘢痕（T2 hyperintense scar），延迟可强化。

2. 动脉期高强化（arterial phase hyperenhancement）且“快进慢出”特征　FNH 的病理实质为纤维组织增生分隔肝细胞呈结节状改变，纤维结缔组织内含畸形厚壁动脉血管，无伴随胆管及门静脉分支。

3. 平扫密度与信号接近正常肝实质 肝脏局限性结节性增生并不是真正的肿瘤，而是肝细胞再生性增生反应，因此其平扫密度与信号接近正常肝实质，相对不易被发现，称为隐匿性病灶（stealth lesion）。

4. 肝胆期摄取特异性对比剂 FNH内的肝细胞具备正常肝细胞的功能，因此能够通过跨细胞膜的载体介导转运吸收钆塞酸二钠。在肝胆特异期（hepatobiliary phase），其摄取情况可以呈现4种典型信号：均匀高信号（homogeneous hyperintensity）、不均匀高信号（heterogeneous hyperintensity）、均匀等信号（homogeneous isointensity）以及外周环形高信号（peripheral ring uptake）。由于中央瘢痕不含肝细胞特异性膜转运蛋白，对比剂无法被摄取，因此在肝胆期表现为典型的中央瘢痕低信号（central scar typically hypointense on the HBP）。有时，瘢痕周围肝细胞的膜转运蛋白表达较低，导致在肝胆特异期观察到的瘢痕低信号范围大于增强扫描所见。

问题17 阅片小结：肝局灶性病变的影像学诊断思路。

（1）在阅片过程中，应有序、全面地评价肝脏，尽可能检出肝内所有明确和可疑的病灶。需要注意的是，左肝外叶与胃、脾脏交界面最常被忽视，易导致病灶遗漏；同时应观察肝脏是否存在弥漫性病变，如肝硬化、肝炎、肝肿大等。

（2）准确描述局灶性病变的部位（分段）、数目、大小、形态，良恶性病变均可多发或单发，但对于恶性病变，如肝细胞癌，其部位、数目和大小将决定肿瘤分期以及治疗方法的选择。

（3）局灶性病变良恶性鉴别：①观察病变的形态、轮廓、密度及信号特点。肝良性病变通常表现为均质、边界清晰，MRI信号接近水的信号，如囊肿、坏死结节、血管瘤等。特别需要注意的是，血管瘤的CT密度与血管腔密度相近。FNH的实质信号和密度与肝脏相似，CT平扫不易发现，但在MRI上因中央瘢痕或包膜的存在，较CT更为敏感。肝常见恶性病变的实质多呈稍低密度，信号介于肝实质和水之间，呈稍高信号。病灶较小时，通常与良性病变相似，表现为圆形或类圆形、边界清晰的结节或肿块；当肿瘤较大时，由于各方向生长速率不同，肿瘤内部供血不足导致出血、坏死等原因，常表现为形态不规则、边界不清、密度或信号不均匀。②观察病变的增强特点。肝良性病变通常表现为：不强化，如肝囊肿、坏死结节、寄生虫病；充填样结节状明显强化，如血管瘤；显著持续性较均匀强化，如FNH、炎症型肝细胞腺瘤；边缘环形持续性强化，如肝脓肿。肝恶性病变通常表现为：动脉期高强化、门静脉或延迟期廓清，如肝细胞癌、肝内胆管癌（边缘高强化，门静脉期或延迟期边缘廓清）、转移瘤等；渐进性充填式强化，如肝内胆管癌、纤维板层样肝癌、转移瘤等；假包膜延迟强化，如肝细胞癌、肝腺瘤等。③肝内局灶性病变各自具有特征性的影像表现，有助于鉴别诊断。例如，肝血管瘤在T2WI压脂序列上呈现“灯泡征”；肝脓肿增强后表现为“双环征”“三环征”及“破衣烂衫征”；肝细胞癌、肝细胞腺瘤、血管平滑肌脂肪瘤内含脂质或脂肪；肝内胆管癌、转移瘤常见包膜皱缩等。④仔细查阅病史资料，鉴别诊断需密切结合临床及实验室检查。肝细胞癌好发于肝炎、肝硬化患者，常有AFP异常升高；肝内胆管癌常继发于胆石症、胆管炎，可见CA19-9异常升高；有肝外原发肿瘤病史者，需首先排除肝转移瘤的可能；肝细胞腺瘤常好发于肥胖、长期服用避孕药的患者；肝脓肿较常见于糖尿病患者，常有明显全身症状，炎症指标升高。

（4）仔细评价肝胆管、血管及淋巴结情况。肝脏恶性肿瘤常累及血管、胆管，并发生淋巴结转移，影响临床分期和继发其他病变。例如，肝细胞癌常合并门静脉癌栓，分期可能直接从Ⅰ或Ⅱ期上升至Ⅲa 期；肝内胆管癌则常继发胆管梗阻、扩张，尤其是肝门区胆管癌可能导致肝叶或全肝胆管梗阻，从而引发严重的并发症。胆管癌淋巴结转移较肝细胞癌更常见，且早期就可发生淋巴结转移。

（5）存在高风险因素的情况下，如果 CT、MRI 无法明确结节的性质，如肝硬化背景下或有原发肠道肿瘤病史的患者出现肝内可疑结节，建议行肝特异性造影剂 MRI 增强检查或依据指南定期复查。

问题 18　阅片小结：FNH 的鉴别诊断。

FNH 的鉴别诊断包括：肝腺瘤、肝血管瘤、纤维板层样肝癌、富血供转移瘤、肝细胞癌等。鉴别要点详见表 52-1：

表 52-1　FNH 的鉴别诊断

	FNH	肝腺瘤	肝血管瘤	纤维板层样肝癌	富血供转移瘤	大的良性再生结节	肝细胞癌
年龄	青年	青年	中青年	中青年	老年	青年	中老年
性别	女>男	女>男	女>男	男>女	男>女	女>男	男>女
重要病史		口服避孕药			肝外原发恶性肿瘤		乙肝、肝硬化
均匀性	是	易出血、坏死	否	多钙化	否	是	易出血、坏死
反相位信号减低	无	有	无	无	无	无	少
瘢痕	有	可有	少(大病灶)	有	可有	少(大病灶)	有
早期强化	明显	中等	边缘结节状血管样强化	中等	中等	明显	中等
延迟有无廓清	无	有	无		有	无	有
肝胆期强化	有	无	无	无	无	有	无

问题 19　阅片小结：患者下一步的诊疗建议。

本病例影像学诊断为局灶性结节性增生（FNH），建议定期随诊或进行病理检查以确诊。病理检查的主要方法包括超声或 CT 引导下的穿刺活检。结合病理结果，本病例最终确诊为肝脏局灶性结节性增生。对于无高风险因素的年轻患者，若肝脏偶发肿瘤且影像学考虑为良性肿瘤或肿瘤性病变，原则上应以随访观察为主。

四、报告模板

肝脏局灶性结节(高度怀疑 FNH)MRI 结构化报告模板

(一)主要病变

1. 部位 左肝(Ⅱ段、Ⅲ段、Ⅳ段),右肝(Ⅴ段、Ⅵ段、Ⅶ段、Ⅷ段)、肝尾状叶(Ⅰ段)。

2. 基本病变 (多发、单发)肿块(结节),最大者大小约＊＊mm×＊＊mm×＊＊mm。

3. 信号及强化特征 T1WI 序列呈(等、稍低、稍高)信号,T2WI 序列呈(等、稍低、稍高)信号,压脂序列病灶内(见、未见)信号减低,DWI 序列呈(等、稍高)信号。增强后动脉期明显(不均匀、均匀)强化,门静脉期持续强化,延迟期(见、未见)中央星状瘢痕强化。

4. 形态特征(可复选) 呈(圆形、类圆形、不规则),边缘(清楚、不清楚),未见明确包膜。

5. 肝、血管、淋巴结及腹腔其他脏器评估

(二)诊断意见

肝(Ⅰ段、Ⅱ段、Ⅲ段、Ⅳ段、Ⅴ段、Ⅵ段、Ⅶ段、Ⅷ段)占位性病变,肝 FNH(肝 FNH 可能性大、肝 FNH 可能、性质待定)。

(付维东　娄托　李达　周文明)

案例053　肝细胞癌

一、教学目标

建立肝脏占位性病变影像学诊断的基本范式，规范应用肝脏影像学定位及定性的基础术语，构建肝细胞癌的影像学诊断思路，正确遵循国内外肝细胞癌诊断指南。掌握肝脏的影像分段，精准判断肝脏动态增强扫描各时相的特征，明确动脉期高强化和廓清的定义及评估要点，了解肝硬化结节向肝癌的演变过程，区分再生结节、异型增生结节及肝细胞癌的差异，鉴别肝脏“快进快出”占位，并熟练掌握肝细胞癌的 LI-RADS 分级标准。

二、病例展示

患者，男，69 岁，体检发现肝占位性病变 2 周。既往有乙肝病史，但未接受正规治疗。体格检查：神志清晰，面色晦暗，皮肤及巩膜无黄染，未见肝掌。腹部膨隆，肝肋下缘可触及 1 cm。移动性浊音阴性，肠鸣音 4 次/min。实验室检查：三系减低、肝功能受损、乙肝小三阳、甲胎蛋白水平升高。该患者的影像资料如图 53-1 所示：

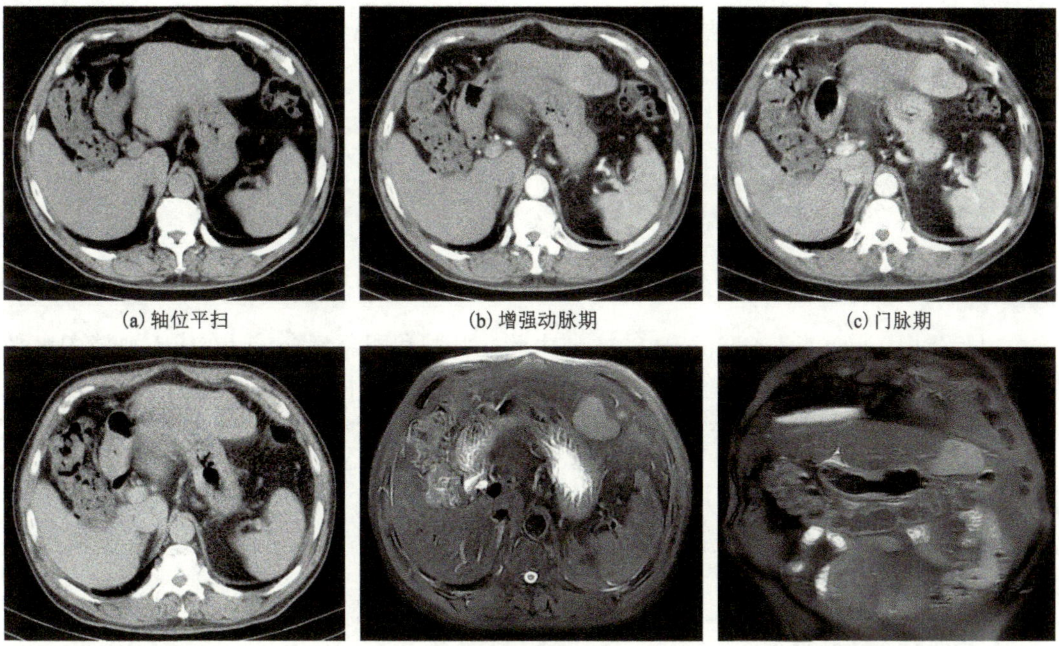

(a) 轴位平扫　(b) 增强动脉期　(c) 门脉期

(d) 平衡期　(e) 轴位抑脂T2WI　(f) 冠状位抑脂T2WI

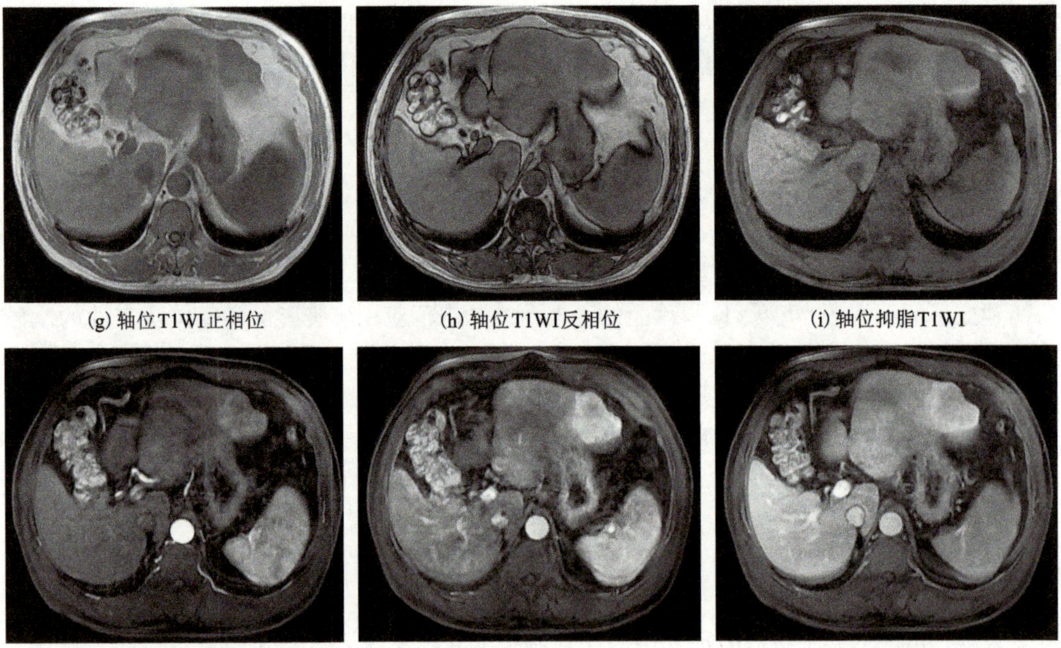

(g) 轴位T1WI正相位　(h) 轴位T1WI反相位　(i) 轴位抑脂T1WI

(j) 增强动脉期　(k) 门脉期　(l) 平衡期

注：肝脏 CT 平扫+增强(a)~(d)；肝脏 MRI 平扫+增强(e)~(l)。

图 53-1　案例 053 的影像学检查图片

三、问题及解答

问题 1　请对该例患者的病史进行归纳总结。

该患者为老年男性，因体检发现肝占位性病变 2 周就诊。既往有乙肝病史，体格检查提示慢性病容，肝脏可疑增大。

问题 2　请简述甲胎蛋白升高的临床意义。

甲胎蛋白(alpha fetoprotein，AFP)主要由胎儿肝脏和卵黄囊合成，在成人血清中水平极低(<20 ng/mL)。其水平升高强烈提示原发性肝细胞癌(hepatic cell carcinoma，HCC)，尤其在慢性肝病患者中具有较高的特异性。此外，AFP 升高也可见于生殖细胞肿瘤(如睾丸癌、卵巢癌)、活动性肝炎、肝硬化等情况，某些消化道肿瘤(如胃癌)偶见轻度升高。

问题 3　指导医师结合重点、难点施教，并针对住院医师所描述的影像(图像)关键征象进行充分点评和规范性演示。

1. 检查部位　肝脏。

2. 检查技术　肝脏 CT 平扫+增强；肝脏 MRI 平扫+增强。

患者姓名、性别、年龄、检查方法及检查部位核对无误，无明显呼吸及运动伪影，图像质量满足诊断要求。

3. 影像所见　肝脏左、右叶比例失衡，轮廓不规则，肝裂增宽，肝实质信号分布不均，提示存在肝硬化背景。肝 S3 段可见一单发类圆形肿块，直径约为 35 mm，边界清晰。CT 平扫显示低密度；MRI 检查中，T1WI 正相位呈现低信号，反相位未见明显信号减低（提示无脂肪成分），抑脂 T2WI 表现为不均匀高信号。动态增强扫描结果显示，动脉期肿块显著强化，门静脉期及平衡期出现廓清（washout）现象，肿块周边可见包膜样强化。肝门区及腹膜后未见明显肿大淋巴结，门静脉主干及其主要分支未见明确充盈缺损，无明显腹腔积液，脾脏增大伴脾静脉迂曲。

4. 影像诊断　肝 S3 段肿块，性质待定，初步考虑 LR-5，高度怀疑肝细胞癌（HCC）。

问题 4　肝内病变应如何通过影像学进行定位？

肝脏的 Couinaud 分段法根据其功能解剖结构将其划分为 8 个独立的段，每个段均拥有独立的血液供应和胆汁引流系统。具体而言，肝脏被肝中静脉分为左叶和右叶，肝左静脉进一步将左叶细分为内侧叶（S4）和外侧叶（S2、S3），而肝右静脉则将右叶划分为前叶（S5、S8）和后叶（S6、S7）。尾状叶（S1）位于后方，通过肝静脉直接与下腔静脉相连，独立于肝总静脉。门静脉则将肝脏分为上、下两部分，其左右支分别发出的上、下分支进入各段的中心。这种分段方法不仅有助于更精确地描述肝脏病变的位置，还在确定治疗方案，尤其是肝切除和影像学描述中具有重要的意义。

问题 5　如何判断动态增强不同时相的图像？

动脉期是指肝动脉强化最明显的时期，动脉早期门静脉无强化，动脉晚期肝动脉强化达到峰值，门静脉出现强化，但肝静脉无强化；门静脉期图像上门静脉和肝静脉完全强化，肝实质强化达到峰值；平衡期图像上门静脉强化程度低于门静脉期，肝实质强化程度也低于门静脉期。

问题 6　该病例的主要影像征象、次要征象、重要的阴性征象分别有哪些？

1. 主要征象　肝 S3 段单发实性肿块，动脉期显著强化，门静脉期及平衡期廓清（“快进快出”特征）。

2. 次要征象　肝硬化背景（轮廓不规则、肝裂增宽），脾大，食管胃底静脉曲张。

3. 重要的阴性征象　门静脉及肝静脉未见明确充盈缺损，肝门区及腹膜后未见明显肿大淋巴结，无腹腔积液。

问题 7　分析归纳该病例的临床特点。

该患者为老年男性，有慢性乙肝病史，AFP 升高。

问题 8　分析归纳该病例的影像特点。

该病例单发占位性病变，有肝硬化背景，增强扫描显示“快进快出”特征，并伴有包膜样强化。

问题 9　如何判断动脉期的高强化及廓清现象？

首先，应在动脉晚期评估病灶是否呈现动脉期高强化。高强化是指病变区域的强化程度超过周围肝实质，具体可分为边缘型和非边缘型。廓清是指细胞外间隙期肿块部分或全部相较于周围肝组织的强化程度有所降低。若使用细胞外间隙对比剂，应在门静脉期或平衡期进行评估；若使用细胞特异性对比剂，则应在门静脉期评估。其具体表现为，在早期呈现明显强化（无论是高强化还是等强化），而在门静脉期和（或）平衡期则表现为低密度或低信号。

问题 10　肝内"快进快出"占位的常见鉴别诊断有哪些？

其鉴别诊断包括肝细胞癌、肝腺瘤、肝血管平滑肌脂肪瘤、肝局灶结节样增生、富血供转移瘤。

问题 11　该病例的影像学诊断是什么？

该病例显示肝 S3 段单发肿块，结合肝硬化背景、动脉期显著强化、快速廓清及包膜样强化等特征，LI-RADS 分类初步考虑为 LR-5，高度怀疑为 HCC，建议结合临床资料进行进一步诊断。

问题 12　肝硬化结节向肝癌演变的进程及其在影像学上呈现"快进快出"特征的病理基础是什么？

从肝硬化再生结节，向低级别不典型增生结节、高级别不典型增生结节直至早期肝癌、进展期肝癌发展，是一个连续的、多阶段的病理过程。它伴随着细胞及细胞核异型性的增加、细胞密度的增加、结构趋于紊乱，以及门静脉血供减少、异常动脉血供逐渐增加的过程。在演变过程中，异常动脉新生血管的形成以及门静脉和非肿瘤性肝动脉的消失，构成了肝癌动脉期高强化的病理基础。廓清可能跟门静脉系统血供缺失、病灶固有的密度或信号减低、静脉引流更早，以及周围肝实质逐渐强化有关。

问题 13　LI-RADS 分类的主要征象和适用范围是什么？

肝脏影像报告和数据系统（liver imaging reporting and data system，LI-RADS）是由美国放射学会发布的，专门针对肝细胞癌高风险人群的诊断系统。其主要征象包括肿块大小、动脉期非环形高强化、廓清、包膜样强化和超阈值生长。该系统主要适用于肝硬化和 HBV（+）但无肝硬化的患者评估，因为这类患者患 HCC 的风险显著增加。

然而，LI-RADS 并不适用于以下情况：<18 岁的患者；遗传性肝纤维化所致肝硬化，这类患者的肝硬化可能由遗传性疾病引起，其肝硬化和 HCC 的风险评估较为复杂，不适合使用 LI-RADS 进行评估；血管疾病所致肝硬化（如布-加综合征等血管性疾病引起的肝硬化），由于这些疾病可能导致肝脏结构异常，使一些增生结节容易被误判为 HCC，因此也不适合使用 LI-RADS 进行评估。

问题14 阅片小结：肝脏“快进快出”强化模式的常见病变及其影像诊断思路。

“快进快出”是肝脏占位性病变在影像学上的一种典型特征，尤其在动态增强CT或MRI扫描中表现显著。这种强化模式通常表现为动脉期占位性病变明显强化，而在门静脉期或延迟期则迅速减弱，甚至低于周围肝组织。这种影像表现对于原发性肝癌的诊断具有较高的特异性和敏感性。在鉴别诊断过程中，除了考虑原发性肝癌外，还需注意以下几种可能性：

1. 肝腺瘤（hepatocellular adenoma，HCA） 通常在影像学上表现为动脉期中等度强化，门静脉期及延迟期则呈等密度或低密度，有时可见延迟强化的“假包膜”，周围可能有“透明环”。

2. 肝血管平滑肌脂肪瘤（hepatic angiomyolipoma，HAML） 特别是上皮样型HAML，在影像学上可能缺乏典型特征，部分病灶增强扫描可呈现“快进快出”，与无肝炎、肝硬化病史的HCC影像表现相似。

3. 肝脏局灶性结节性增生（FNH） 在增强扫描中，FNH通常表现为动脉期明显强化，但与HCC不同的是，FNH在延迟期通常呈现中心瘢痕的渐进性强化或等密度/信号。

4. 肝转移瘤 在影像学上可能表现为多发性占位，增强扫描模式与原发肿瘤有关，可能与HCC相似，但转移瘤的分布、大小和形态可能更加多样。

问题15 阅片小结：该患者目前是否能够进行肝癌的临床诊断？

该病例经影像学诊断为肝细胞癌。依据2024版国内肝癌诊疗指南，该患者病灶直径超过2 cm，并呈现出典型的影像学特征，已满足临床诊断标准。

四、报告模板

肝细胞癌

（一）影像学评估

1. 肝脏整体形态、大小及密度/信号 描述肝脏的整体形态、大小及密度/信号是否正常。

2. 肝脏占位性病变

（1）描述病变的数量、大小、位置和形态。

（2）描述病变的边缘特征（如清晰、模糊、不规则等），以及生长方式（如呈膨胀性、浸润性）。

3. 病变内部特征 描述病变内部的密度或信号特征（如均匀、不均匀、坏死、出血等）。

4. 增强模式

（1）描述病变在动脉期、门静脉期和延迟期的增强特征。

（2）特别指出是否存在“快进快出”现象。

5. 血管关系 描述病变与肝脏血管的关系，是否有血管侵犯或血栓形成。

6. 周围组织　描述病变周围肝实质的情况，是否有肝硬化或其他病变。

7. 淋巴结　描述是否存在肿大的淋巴结。

8. 远处转移　描述是否有远处转移的迹象。

（二）LI-RADS 分类

根据 LI-RADS 对病变进行分类。

（三）诊断意见

（1）综合影像表现和临床资料，提出初步诊断意见。

（2）建议进一步检查或治疗（如活检、手术、介入治疗等）。

（吴静　廖海燕　刘军）

案例 054　肝内胆管癌

一、教学目标

掌握肝脏的影像解剖知识、Couinaud 分段法、肝脏局灶性病变的疾病谱系，以及肝内胆管癌的影像表现与鉴别诊断要点。熟练应用影像分析方法与诊断原则，精确描述肝内胆管癌的影像特征，构建清晰的诊断思路，并熟练掌握 TNM 分期标准。

二、病例展示

患者，男，54 岁，因右侧季肋区至右侧后背间歇性刺痛 2 天入院。2 个月前体检腹部彩超首次提示右肝实性占位，未予处理，此后无明显症状，至 2 天前突发上述疼痛，无发热、黄疸等伴随症状。体格检查：患者呈慢性病容，皮肤及黏膜未见黄染，无肝掌及蜘蛛痣。腹壁柔软，紧张度适中，肝、脾及胆囊在肋下均未触及，Murphy 征呈阴性。肝区及肾区无叩击痛，移动性浊音阴性，肠鸣音减弱。既往史无特殊。实验室检查：白细胞计数为 11.64×10^{9}/L，甲胎蛋白(AFP)浓度为 31.83 ng/mL，癌胚抗原(CEA)水平为 6.35 ng/mL，糖类抗原 19-9(CA19-9)值为 195.14 U/mL，糖类抗原 125(CA125)含量为 255.20 U/mL。该患者的影像资料如图 54-1 所示：

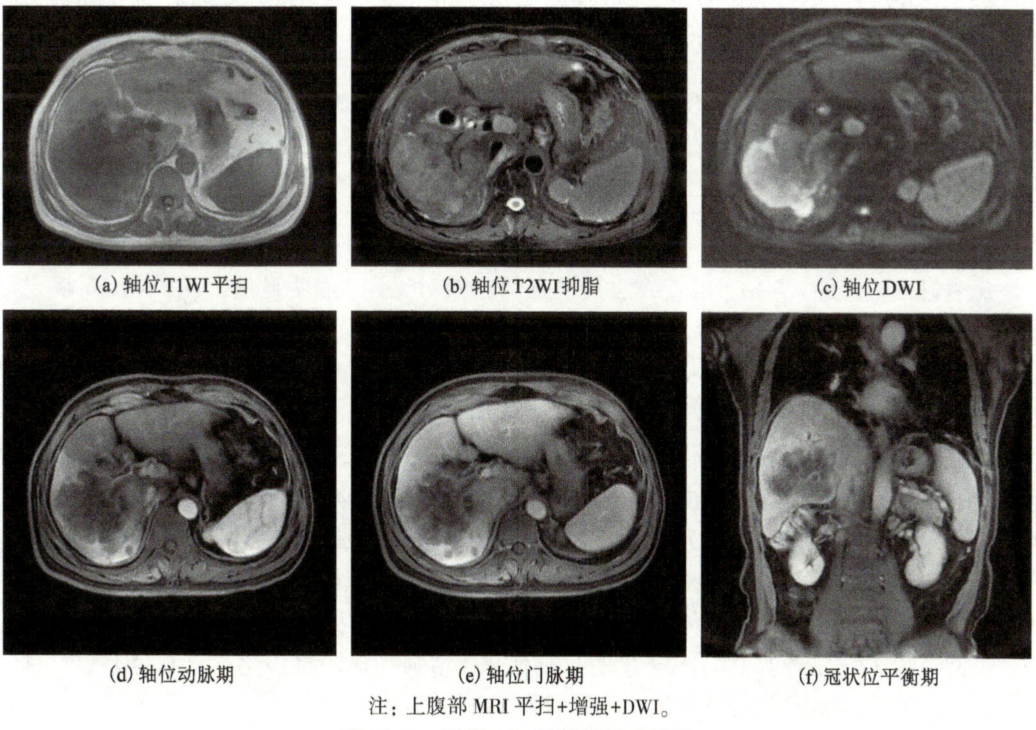

(a) 轴位T1WI平扫　(b) 轴位T2WI抑脂　(c) 轴位DWI

(d) 轴位动脉期　(e) 轴位门脉期　(f) 冠状位平衡期

注：上腹部 MRI 平扫+增强+DWI。

图 54-1　案例 054 的影像检查图片

三、问题及解答

问题 1　该患者右侧肋骨至右侧后背间歇性刺痛的可能原因有哪些?

常见的病因包括:①肋间神经痛,多由病毒感染、创伤等因素引发肋间神经炎症,导致沿肋间神经分布区域的刺痛,疼痛常呈间歇性发作;②带状疱疹前期;③胸膜炎,炎症刺激胸膜,呼吸时胸膜摩擦,可引发间歇性刺痛;④肝胆疾病,如胆囊炎、胆结石或肿瘤等,疼痛可能放射至右侧背部和肋骨处,表现为间歇性刺痛;⑤胸椎小关节紊乱,胸椎关节错位或紊乱,刺激周围神经,引发相应部位的疼痛。

本病例经 B 超检查发现右肝实性占位,需首先考虑:①肿瘤侵犯肝被膜或膈肌导致的局部刺激性疼痛;②肿瘤压迫肋间神经或胸椎旁结构引起的放射痛。

问题 2　肿瘤标志物检查的意义是什么?

肿瘤标志物检查的意义主要体现在以下几个方面:①肿瘤筛查,对于无症状人群,检测某些肿瘤标志物可作为早期筛查的重要手段之一;②辅助诊断,肿瘤标志物水平升高可能提示存在某种肿瘤,但不可单独依赖其确诊,需结合临床症状和影像学检查等进行综合判断;③监测治疗效果,在肿瘤治疗过程中,定期检测肿瘤标志物有助于评估治疗的有效性;④复发监测,对于已接受治疗的肿瘤患者,定期复查肿瘤标志物有助于早期发现肿瘤的复发或转移;⑤判断预后,特定肿瘤标志物的水平与肿瘤的恶性程度及预后密切相关。

需要注意的是,肿瘤标志物检测并非肿瘤诊断的“金标准”,仅作为一种辅助手段。此外,某些非肿瘤性疾病同样可能导致肿瘤标志物水平升高。因此,在解读肿瘤标志物检测结果时,必须结合具体临床情况进行全面分析。

问题 3　指导医师结合重点、难点施教,并针对住院医师所描述的影像(MRI 图像)关键征象进行充分点评和规范性演示。

1. 检查部位　上腹部。

2. 检查技术　上腹部 MRI 平扫+增强+DWI。

患者姓名、性别、年龄、检查方法及检查部位核对无误,无明显伪影,图像质量满足诊断要求。

3. 影像所见　肝脏大小形态正常,肝右叶(累及第Ⅴ、Ⅵ、Ⅶ、Ⅷ段)见一肿块影,大小约 84 mm×79 mm,呈分叶状,边界欠清,邻近肝包膜皱缩,肿块内信号不均匀,平扫呈稍长 T1、稍长 T2 信号,DWI 示外周高信号、中央较低信号。增强扫描动脉期病变外周环形强化,门静脉期及延迟期向中心缓慢充填样轻度强化,强化不均匀。肿块边缘肝实质内可见多发结节,较大者直径约为 17 mm,DWI 呈高信号,增强扫描呈环形强化。肿块周围肝内胆管扩张。门静脉右后支充盈缺损并轻度强化。胆囊壁增厚,胆囊内见多发类圆形及颗粒状低信号影,较大者长径约为 24 mm。肝门区、腹膜后及右心膈角区见多发肿大淋巴结,较大者约 37 mm×23 mm,DWI 呈明显高信号,增强扫描明显强化。双侧肾上腺未见明显异常;脾脏及胰腺未见明显异常。未见腹腔积液。

4. 影像诊断　①肝右叶肿块伴周围多发结节，性质待定，考虑肝内胆管癌并多发子灶可能性大，门静脉右支癌栓形成，肝门区及腹膜后、右心膈角区多发淋巴结转移可能。②胆囊多发结石并胆囊炎。

问题 4　上腹部 MRI 增强检查前需要做哪些准备？

①确认患者无 MRI 检查禁忌证及钆对比剂使用禁忌证，并详细询问过敏史；②患者检查前至少需禁食禁水 4 小时；③去除患者身上的金属异物，确保患者安全后，方可进入扫描室；④扫描过程中患者需多次屏气，因此在检查开始前应充分解释并指导患者进行呼吸训练；⑤如需进行呼吸触发序列扫描，需将呼吸垫用腹带固定于腹部呼吸运动最显著处，并与呼吸门控连接；⑥使用腹部线圈，确保线圈中心与患者剑突对齐，并戴耳塞或耳机以保护听力。

问题 5　该病例的主要影像征象、次要征象、重要的阴性征象分别有哪些？

1. 主要征象　肝右叶见巨大分叶状肿块，动脉期表现为外周环形强化（peripheral enhancement），延迟期则呈现中央强化（central delayed enhancement），在 DWI 影像上可见“靶征”（target sign）。

2. 次要征象　肿块信号及强化不均，周围多发子灶，门静脉右支充盈缺损，肝包膜皱缩（capsular retraction），肝内胆管扩张，多发淋巴结肿大。

3. 重要的阴性征象　无肝硬化背景，无腹腔积液，胰腺、脾脏及双肾未见异常。

问题 6　分析归纳该病例的临床特点。

该患者为中老年男性，慢性病程急性发作，既往史及个人史无特殊，炎症指标、肿瘤标志物升高。

问题 7　分析归纳该病例的影像特点。

该病例肝右叶巨大分叶状不均质肿块，大小约 84 mm×79 mm，累及右肝Ⅴ、Ⅵ、Ⅶ、Ⅷ段，以肝Ⅵ、Ⅶ段为主。DWI 呈外高内低，强化不均，病灶外周动脉期环形强化，中央延迟强化。病灶周围多发子灶，门静脉右支癌栓，肝包膜皱缩，肝内胆管扩张。多发区域淋巴结、远处淋巴结转移。无肝硬化背景，胰腺、脾脏及双肾未见异常，未见腹腔积液。

问题 8　边缘强化的肝局灶性病变常见的有哪些？如何进行鉴别？

常见的边缘强化的肝局灶性病变有肝脓肿、肝内胆管癌、血管瘤、转移瘤、坏死性肿瘤、热消融部位（治疗后前几个月）等。海绵状血管瘤的典型特征为动脉期边缘结节样显著强化，呈向心性填充。肝内胆管癌及部分转移瘤其特征为早期呈边缘强化，延迟期则呈边缘廓清。中心坏死肿瘤通常表现为由强化存活组织构成的不规则厚壁，缺乏进行性或延迟的中心强化。脓肿的边缘强化倾向于更薄且更规则，结合临床病史有助于鉴别诊断。热消融部位因周围充血，导致持续数月的边缘环形强化。

1. 肝脓肿　边缘强化通常较薄且规则，伴脓腔低密度或低信号，临床常有感染病史（如发热、白细胞增多）。本病例无明显感染证据，不支持此诊断。

2. 肝内胆管瘤 动脉期表现为外周环形强化，延迟期则出现中央缓慢充填样强化，伴肝包膜皱缩、胆管扩张及子灶。本病例影像特征符合此诊断。

3. 海绵状血管瘤 典型表现为动脉期边缘结节样明显强化，呈向心性充填，门静脉期则呈均匀强化。本病例无此特征，故可排除。

4. 转移瘤 常见多发性病灶，边缘强化后廓清明显，常有肝外原发肿瘤史。本病例虽有淋巴结转移，但单发大肿块及胆管扩张不支持转移瘤。

5. 坏死性肿瘤 如坏死性肝细胞癌，边缘由存活组织构成不规则厚壁强化，中心坏死区无延迟强化。本病例中心有延迟强化，不符合此特征。

6. 热消融部位(治疗后前几个月) 消融后周围充血可致边缘环形强化，持续数月，但病史通常有近期消融治疗。本病例无相关治疗史，故可排除。

问题 9 该病例的主要影像学诊断是什么?

该病例主要影像学诊断为肝右叶肝内胆管癌并多发子灶，伴门静脉右支癌栓，以及肝门区、腹膜后及右心膈角区多发淋巴结转移。

问题 10 该病变影像征象产生的可能机制是什么?

本病例肿瘤形态不规则，呈分叶状，边界欠清晰，为肿瘤生长速度快，向周边肝组织侵犯和浸润所致。肿瘤内富含纤维组织，T2WI 序列信号通常偏低，其信号强度取决于肿瘤细胞的密集程度和血管性纤维基质成分的比例。由于病灶周边的肿瘤细胞密集，弥散明显受限，而中央区域以疏松的纤维间质为主，弥散受限较少，在 DWI 图像上表现为外高内低的特征。增强扫描显示，肿瘤在动脉期边缘强化，内部逐渐延迟强化，呈现向心性充填的趋势。肿瘤内的纤维组织是延迟强化的病理基础，对比剂在纤维组织内弥散缓慢。肿瘤的占位效应压迫门静脉并包绕血管，导致相应的肝功能障碍和肝叶萎缩。肿瘤内含有促纤维增生性基质，在生长过程中牵拉邻近肝包膜，导致其皱缩。肝内胆管与肝动脉、门静脉一同走行于 Glisson 鞘内，胆管肿瘤容易侵犯这些邻近结构。

问题 11 肝内胆管癌主要观察的影像征象有哪些，对应的病理基础分别是什么?

1. DWI“靶征(target sign)” 肝内胆管癌的肿瘤外周瘤细胞密集性高，细胞外水分少，扩散受限明显；而中心以疏松纤维基质为主，细胞外间隙大，扩散受限不明显。DWI 表现为外高内低，呈“靶征”样改变，是体积较小肿块型肝内胆管癌的典型影像表现。

2. 肿块型肝内胆管癌强化特征 增强动脉期病灶周边强化，门静脉或延迟期周边廓清及中央延迟强化。①肿瘤细胞主要位于外周，其灌注(perfusion)增加导致了动脉期的外周强化；②肿瘤外周高密集性使得细胞外容积较小，出现静脉期或延迟期的廓清现象；③肿瘤中心血管数量较少以及纤维基质的存在，细胞外间隙大，使肿瘤中心在延迟期呈现渐进性充填样轻度强化。

3. 肝叶萎缩(atrophy)、肝包膜皱缩(capsular retraction) 肿块占位效应压迫门静脉和包绕血管，导致相应的肝功能障碍和肝叶萎缩。肿瘤内含促纤维增生性基质，肿瘤生长过程中牵拉邻近肝包膜，导致皱缩。肝内胆管、肝动脉、门静脉及其各级分支的分布和走向大体一致，三者同为 Glisson 鞘所包裹。这一解剖结构基础也是肝内胆管癌容易侵犯血管、沿肝内胆管浸润、受累肝叶萎缩以及动态强化的原因。

4. **"云雾征"**　含纤维基质较多的胆管癌在使用肝细胞特异性对比剂时，因对比剂流出慢，在肝胆特异期可表现为中央云雾状高信号。出现此征象时，DCE-MRI 检查对肝内胆管癌的诊断灵敏度较高。

问题 12　阅片小结：胆管癌分型、分类及临床意义。

胆管癌在形态学上可分为肿块型、导管周围浸润型和导管内生长型，其中肿块型占比高达 85%。根据发病部位，可分为肝内胆管癌和肝外胆管癌。肝外胆管癌进一步细分为肝门区胆管癌（范围从左右肝管至胆囊管入口）和远端胆管癌（范围从胆囊管入口至壶腹部）。

不同类型的胆管癌在生物学行为上存在显著差异，相应的临床治疗结果也各不相同。导管内生长型恶性程度较低，预后最佳；肿块型若未侵犯胆管且无淋巴结转移，根治率较高，预后较好；然而，导管周围浸润型及肿块合并导管周围浸润型肿瘤对神经、血管及淋巴管的侵犯发生率较高，常累及肝门部，根治率较低，术后生存率也相对较低。

问题 13　阅片小结：肝内胆管癌的影像学诊断思路。

（1）在阅片过程中，需有序且全面地评估肝脏，尽可能检出肝内所有明确及可疑的病灶。特别需要注意的是，左肝外叶与胃、脾脏的交界面最容易被忽视，这极易导致病灶的遗漏。此外，还应仔细观察肝脏是否存在弥漫性病变，如肝硬化、肝炎引起的肝肿大等。

（2）判断病变的良恶性，肝内恶性病变通常表现为稍低密度或 T2WI 稍高信号，且密度或信号混杂。当肿瘤较大时，常伴有出血、坏死等现象。肝内最常见的恶性肿瘤包括肝细胞癌、肝内胆管癌及转移瘤。肝细胞癌患者一般有慢性肝病史或肝硬化背景，AFP 水平升高，其典型影像学征象包括动脉期高强化、非边缘的廓清、假包膜延迟强化及含脂质等。肝内胆管癌则通常表现为增强动脉期病灶周边强化（轻度或明显强化）、门静脉期周边廓清及延迟期中央延迟强化，CA19-9 水平升高。肝转移瘤患者多有肝外原发肿瘤病史，且常为多发。当原发肿瘤病史不明确，且肝内单发转移瘤的影像表现与肝内胆管癌相似时，建议进行病理检查以明确诊断。

（3）准确描述肿瘤的部位、数目、大小、形态及其范围，因为这些因素将直接影响肿瘤的分期和治疗方案的选择。对于可手术切除的肝内胆管癌，特别是位于肝门区的病例，若出现肝内胆道扩张，通过增强 CT 三维重建或磁共振胰胆管成像（magnetic resonance cholangio pancreatography，MRCP）检查，可以精确描绘胆道梗阻平面及肿瘤侵犯胆道的具体范围。这将为临床制定恰当的手术方案提供关键依据。

（4）仔细评估肝胆管、血管及淋巴结状况至关重要。胆管癌常侵犯血管、胆管，并发生淋巴结转移，这不仅影响临床分期，还可引发其他病变。肝内胆管癌常继发胆管梗阻和扩张，特别是肝门区胆管癌可导致肝叶或全肝胆管梗阻，进而引发严重并发症。相较于肝细胞癌，胆管癌的淋巴结转移更为常见，且早期即可发生区域淋巴结转移，甚至远处转移，严重影响预后。

问题 14 阅片小结：肝内胆管癌的 TNM 分期和临床分期。

1. TNM 分期

原发肿瘤 T 分期：

Tis：原位癌。

T1a：单个病灶无血管侵犯，≤5 cm。

T1b：单个病灶无血管侵犯，>5 cm。

T2：病灶浸润血管；或多发病灶，伴或不伴血管侵犯。

T3：穿透腹膜，未侵及局部肝外结构。

T4：直接侵及局部肝外组织。

区域淋巴结侵犯 N 分期：

N0：无区域淋巴结转移。

N1：有区域淋巴结转移。

远处转移 M 分期：

M0：无远处转移。

M1：有远处转移。

2. 临床分期

0 期：Tis、N0、M0。

ⅠA 期：T1a、N0、M0。

ⅠB 期：T1b、N0、M0。

Ⅱ期：T2、N0、M0。

ⅢA 期：T3、N0、M0。

ⅢB 期：T4、N0、M0/任何 T、N1、M0。

Ⅳ期：任何 T、任何 N、M1。

问题 15 阅片小结：该患者下一步的诊疗建议。

本病例影像学诊断为肝内胆管癌，建议进一步进行病理检查以明确诊断。病理检查通常通过 CT 或 B 超引导下的穿刺活检进行。PET-CT 检查有助于病变的临床分期。

该病例最终经 PET-CT 和病理检查确诊为肝内胆管癌（cT2N1M1，Ⅳ期）。需要注意的是，影像学分期与病理分期可能存在差异，因此，在临床工作中通常需进行多种检查，以辅助临床选择最佳治疗方案，评估患者预后，从而最大化患者的利益。

四、报告模板

肝局灶性结节（高度怀疑肝内胆管癌）MRI 结构化报告模板

（一）主要病变

1. 部位 左肝（Ⅱ段、Ⅲ段、Ⅳ段），右肝（Ⅴ段、Ⅵ段、Ⅶ段、Ⅷ段），肝尾状叶

（Ⅰ段）。

2. 数目　1 个、2 个、多个（3 个及以上）、弥漫多发。

3. 基本病变　肿块（结节），最大者大小约 ＊＊ mm×＊＊ mm×＊＊ mm。

4. 信号及强化特征　信号（不均匀、均匀），平扫 T1WI 序列呈（稍低、低）信号，T2WI 序列呈（稍低、等、稍高、高）信号，压脂序列病灶内未见信号减低，DWI 序列呈（高、稍高）信号。增强扫描动脉期呈（明显、中度、轻度）（不均匀、均匀）强化，门静脉期及平衡期肿块内部呈渐进性充填样强化，平衡期未见边缘廓清。

5. 形态特征（可复选）　形态（不规则、圆形、类圆形），边缘（不清楚、清楚），未见明确包膜，肝包膜皱缩，肝内胆管扩张。生长方式（膨胀性、浸润性）。

6. 肝内转移灶（可复选）　（无、门静脉、肝静脉）癌栓、区域淋巴结转移（胆总管、肝动脉、胰十二指肠前、胰十二指肠后、肠系膜上动脉周围淋巴结）。

7. 重要结构受累（可复选）　无、胆囊、胰腺、胃、肠管、右肾、腹膜、膈肌、非区域淋巴结。

（二）诊断意见

肝（Ⅰ段、Ⅱ段、Ⅲ段、Ⅳ段、Ⅴ段、Ⅵ段、Ⅶ段、Ⅷ段）占位性病变，肝内胆管癌（肝内胆管癌可能性大、肝内胆管癌可能、性质待定）。

（娄托　李达　周文明）

案例 055　肝血管平滑肌脂肪瘤

一、教学目标

掌握肝血管平滑肌脂肪瘤的临床特征、影像表现以及常见的鉴别诊断方法。准确识别肝血管平滑肌脂肪瘤的影像征象，构建正确的诊断思路。

二、病例展示

患者，女，45 岁，体检发现肝占位性病变 2 天。既往史：无肝炎、肿瘤病史，无口服避孕药史。体格检查：腹部平软，无腹壁静脉曲张，无胃肠型及蠕动波，全腹无压痛及腹肌紧张，未触及腹部包块。实验室检查：血常规、肝功能、生化检查均正常，AFP、CEA、CA19-9 等肿瘤标志物均为阴性。该患者的影像资料如图 55-1 所示：

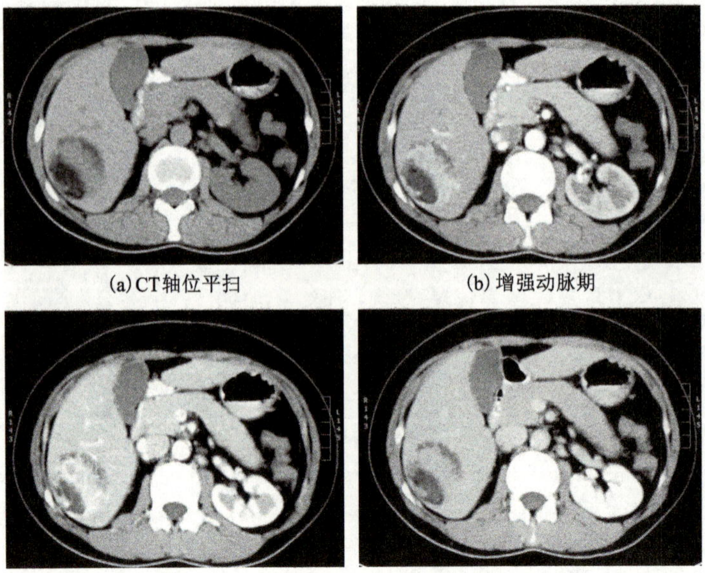

(a) CT 轴位平扫　(b) 增强动脉期

(c) 门脉期　(d) 平衡期

注：肝脏 CT 平扫+增强。

图 55-1　案例 055 的影像学检查图片

三、问题及解答

问题 1　请对该患者的病史进行归纳总结。

患者为中年女性，因体检偶然发现肝占位性病变入院，无明显临床症状。既往无肝炎等相关病史，实验室检查无异常。

问题 2　简述肝脏超声在体检中的优势。

肝脏超声在体检中具有无创、无辐射和实时成像的独特优势，能够精准检测肝脏的大小、形态及是否存在占位性病变。借助彩色多普勒技术，还能进一步评估肝脏的血流状况。其便携性和高成本效益，使其成为肝病初步筛查的理想选择。

问题 3　指导医师结合重点、难点施教，并针对住院医师所描述的影像（图像）关键征象进行充分点评和规范性演示。

1. 检查部位　肝脏。

2. 检查技术　肝脏 CT 平扫+增强。

患者姓名、性别、年龄、检查方法及检查部位核对无误，无明显呼吸及运动伪影，图像质量满足诊断要求。

3. 影像所见　肝 S6 段可见一个 56 mm×45 mm 混杂密度肿块，边界清晰，内部含有脂肪密度成分（CT 值为-50 HU）。动脉期病灶显著不均匀强化，脂肪成分未见强化，邻近肝静脉提前显影；门静脉期强化程度无明显减退，仍高于肝实质；平衡期可见点状持续强化灶。无肝硬化背景，胆囊、胰腺、脾脏均正常，腹腔内未见淋巴结增大。

问题 4　该病例的主要影像征象、次要征象、重要的阴性征象分别有哪些？

1. 主要征象　单发富血供肿块，含脂肪密度（CT 值<-30 HU），动脉期不均匀强化伴引流静脉早显，门静脉期强化无明显减退。

2. 次要征象　平衡期点状持续强化灶（血管影）。

3. 重要的阴性征象　无肝硬化背景，无脾大，无腹腔淋巴结肿大。

问题 5　分析归纳该病例的临床特点。

该患者为中年女性，无明显临床症状与体征。

问题 6　分析归纳病例的影像特点。

该病例影像特点为肝 S6 段单发富血供肿块，含脂肪密度，动脉期见引流静脉早显，门静脉期强化无明显减退，平衡期见点状血管影。

问题 7　肝内含脂占位的常见鉴别诊断有哪些？

肝内含脂占位常见的鉴别诊断包括肝血管平滑肌脂肪瘤（hepatic angiomyolipoma，

HAML)、肝腺瘤、局灶性脂肪肝、Glisson 囊的伪脂肪瘤、肝转移瘤及脂肪肉瘤。

问题 8 该病例的影像学诊断是什么？

该病例影像学诊断为肝 S6 段血管平滑肌脂肪瘤。

问题 9 肝血管平滑肌脂肪瘤的特异性征象包括哪些？

1. 脂肪成分 HAML 常包含脂肪组织，在 CT 和 MRI 上表现为低密度和高信号区域。CT 上，脂肪成分呈现 CT 值<-30 HU 的低密度区。MRI 上，T1WI 和 T2WI 均显示高信号，脂肪抑制序列则表现为低信号。在 T1WI 同相位和反相位成像中，HAML 的脂肪成分呈现出“勾边效应”，即富含脂肪组织的边缘会出现黑线。

2. 血管成分 HAML 具有丰富的血管供应，在 CT 和 MRI 增强扫描中可见明显的血管影像。动脉期可见显著的均匀或不均匀强化，延迟期强化程度可能减退，呈现“快进快出”的变化。在动脉晚期，HAML 可见引流静脉，即肿瘤周边静脉提前显影，并汇入门静脉或肝静脉。在非动脉期，HAML 内可见持续强化的血管影，表现为点状或条状强化的“中心血管”影像。

3. 假包膜征 相较于 HAML，HCC 更常见“假包膜”征，但 HAML 的“假包膜”征在 T2WI 上表现为稍高信号影，并在增强扫描的门静脉期和延迟期持续强化。这种假包膜由炎性细胞浸润及扩张的小胆管构成，与 HCC 的纤维性假包膜有所区别。

问题 10 肝血管平滑肌脂肪瘤常见的鉴别诊断及其鉴别要点包括哪些？

1. 与肝细胞癌(HCC)的鉴别

(1)HAML 通常在中青年女性中更常见；而 HCC 好发于有肝炎、肝硬化背景的中老年男性，AFP 和异常凝血酶原常为阳性。

(2)HAML 的影像表现可能呈现“快进快出”的强化方式，这种表现在 HCC 中也常见，需要细致鉴别。HAML 的血管通常发育较完整，壁较厚，动脉晚期可见引流静脉显示；而 HCC 的血管发育较差，管壁较薄，对比剂在门静脉期通常不显影。

(3)HAML 的假包膜由炎性细胞浸润及扩张的小胆管形成，表现为 T2WI 高信号；而 HCC 的假包膜含有纤维成分，表现为 T2WI 低信号。

2. 与肝腺瘤的鉴别

(1)肝腺瘤通常与口服避孕药史、肥胖、代谢综合征等因素有关，MRI 增强扫描后，动脉期呈现明显强化，延迟期信号减弱。体积较大的肝腺瘤常见出血或坏死。

(2)肝腺瘤多为细胞内脂肪成分(脂肪变性所致)，而 HAML 的脂肪主要为成熟脂肪细胞，MRI 可以区分这两种脂肪的成分。

3. 与肝脏局灶性结节性增生(FNH)的鉴别

(1)FNH 多在门静脉期和延迟期呈等或稍高信号，肝胆期呈高信号或环形高信号；而 HAML 在肝胆期呈低信号。

(2)FNH 中心瘢痕是其特征性表现，表现为 T1WI 低信号、T2WI 高信号，增强扫描在延迟期呈现持续强化。

问题11　肝血管平滑肌脂肪瘤的主要易感人群有哪些?

肝血管平滑肌脂肪瘤通常在中年女性中较为常见，但也可能出现在男性和其他年龄段的人群中。

问题12　肝血管平滑肌脂肪瘤的大体病理分型是什么?

根据脂肪含量，肝脏血管平滑肌脂肪瘤在组织学上可以被分类为4种亚型：混合型(含有不同比例的脂肪)、脂质型(脂肪含量超过70%)、肌质型(脂肪含量少于10%)和血管型。

问题13　肝血管平滑肌脂肪瘤在影像学检查中是否一定会显现脂肪成分?

肝血管平滑肌脂肪瘤在影像学检查中不一定会显现脂肪成分。例如，乏脂型HAML(如肌质型)脂肪含量少于10%，在CT或MRI检查中可能不显示脂肪成分，需靠血管特征及病理确诊。

问题14　肝血管平滑肌脂肪瘤会恶变吗?

肝血管平滑肌脂肪瘤一般不会恶变，仅有部分类上皮型HAML可能会恶变。

问题15　肝血管平滑肌脂肪瘤与结节性硬化症有什么关系?

5%~10%的结节性硬化症患者可能伴有肝血管平滑肌脂肪瘤。

问题16　病理诊断肝血管平滑肌脂肪瘤时，最重要的免疫组化标志物是什么?

最重要的免疫组化标志物是HMB-45。

四、报告模板

肝血管平滑肌脂肪瘤

(一)主要病变

1. 肿瘤大小和位置

(1)描述肿瘤的大小(例如：56 mm×45 mm)。

(2)描述肿瘤的位置(例如：位于肝S6段)。

2. 肿瘤边界　描述肿瘤边界是否清晰(例如：肿瘤边界清晰)。

3. 肿瘤内脂肪成分　描述肿瘤内是否存在脂肪成分，以及脂肪成分的分布(例如：肿瘤内可见脂肪成分，表现为T1加权反相位成像上的信号丢失)。

4. 动态增强特征　描述动脉期、门静脉期、平衡期和肝胆期的增强特征(例如：动脉期肿瘤显著增强，门静脉期强化无明显减退，仍高于肝实质，平衡期见点状持续强化)。

5. 早期排空静脉　描述是否存在早期排空静脉及其位置(例如：动脉期可见早期排空

静脉，引流至肝静脉）。

6. 肿瘤内血管 描述肿瘤内血管的情况（例如：肿瘤内可见血管）。

7. 肿瘤包膜 描述肿瘤包膜的存在与否及其特征（例如：未见明确的肿瘤包膜）。

8. 弥散加权成像（DWI） 描述肿瘤在DWI上的表现（例如：DWI上肿瘤呈等信号）。

9. 其他影像学特征 描述其他可能有助于诊断的特征（例如：肿瘤内未见明确的坏死或出血区域）。

（二）影像学诊断

根据影像学特征，考虑为肝血管平滑肌脂肪瘤（HAML）。

建议：完善进一步影像学检查（如有必要）；定期随访（如3个月、6个月或1年）。

（吴静　廖海燕　刘军）

案例 056　肝脓肿

一、教学目标

建立肝脏局灶性病变影像学诊断的基本范式，规范应用肝脏 Couinaud 分段法进行精准定位，构建肝脏局灶性病变的影像学诊断思路，掌握肝脓肿的影像学特征及其鉴别诊断方法。

二、病例展示

患者，男，44 岁，畏寒发热伴头痛不适 9 天。患者 9 天前无明显诱因出现畏寒、发热（最高体温为 38.5 ℃），伴头晕、头痛及食欲减退。自服抗感染药物 4 天后症状无明显缓解，遂至当地卫生院输液抗感染治疗 5 天，发热及头痛稍缓解，但仍持续不适，血常规提示炎症指标升高后转诊至我院。体格检查：体温 37.8 ℃，神志清楚，皮肤黏膜无黄染，腹部平软，右上腹轻压痛，无反跳痛，肝脾未触及，Murphy 征阴性，肠鸣音正常。实验室检查：白细胞计数 13.02×10^9/L，中性粒细胞百分比 79.2%。该患者的影像资料如图 56-1 所示：

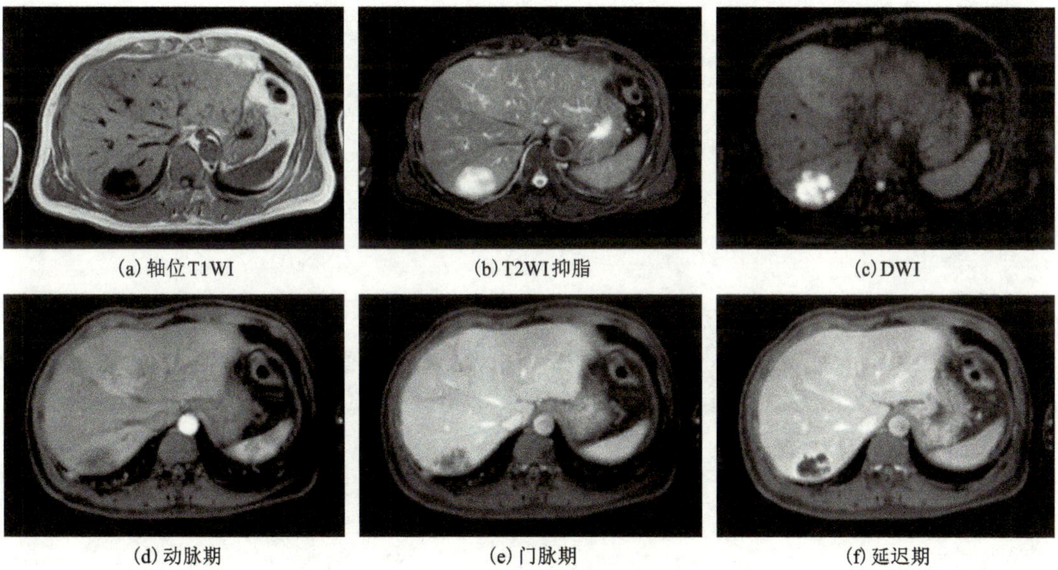

(a) 轴位 T1WI　(b) T2WI 抑脂　(c) DWI

(d) 动脉期　(e) 门脉期　(f) 延迟期

注：上腹部 MRI 平扫+增强+DWI。

图 56-1　案例 056 的影像检查图片

三、问题及解答

问题1 发热有哪些病因？分析本病例发热的可能原因是什么？

发热的病因可分为感染性和非感染性两大类。

(1)最常见的是感染性发热，主要由各种病原体引起，包括细菌、病毒、衣原体、支原体、立克次体、螺旋体、真菌和寄生虫。

(2)非感染性发热则涵盖多种情况：①无菌性坏死物吸收，如源于细胞坏死、组织蛋白分解及组织坏死产物的吸收；②抗原抗体反应，如风湿热、血清病、药物热和结缔组织病；③内分泌与代谢性疾病，如甲状腺功能亢进(甲亢)和重度脱水；④皮肤散热减少，见于广泛性皮炎和鱼鳞癣；⑤体温调节中枢功能失常，如中暑、日射病和重度安眠药中毒；⑥自主神经功能紊乱，常见于精神紧张、剧烈运动、经前期及妊娠期。

本例患者畏寒、发热伴头痛，白细胞计数增多及中性粒细胞比例升高，抗感染治疗后部分缓解，提示可能为感染导致的发热。

问题2 如何进行发热病史的采集？

1. 询问病因与诱因 是否存在受凉、劳累或外伤等情况。

2. 了解主要症状特点 包括热度、病程长短、持续时间、间隔时间、症状规律、加重和缓解的因素。

3. 询问伴随症状 是否出现畏寒、寒战、咳嗽、结膜充血、脾脏肿大、淋巴结肿大、出血、关节肿痛等现象。

4. 掌握诊疗经过 发病后是否曾到医院就诊，相关检查结果、是否接受治疗及治疗效果如何。

5. 了解一般状况 发病以来的饮食、睡眠、大小便及体重变化情况。

6. 收集相关病史 包括食物过敏史和传染病接触史。

问题3 白细胞计数增多通常出现在哪些情形中？请分析本病例中白细胞计数增多的可能原因。

白细胞计数增多通常出现在以下情形中：①生理性增多，如在运动、疼痛、情绪波动、妊娠、分娩等状态下，白细胞计数可能轻度增多。②病理性增多的原因较为复杂，最常见的是细菌及病毒感染，此外还包括风湿性关节炎、风湿热、急性失血、恶性肿瘤、白血病、药物反应、急性中毒等。

该患者白细胞计数显著增多，并伴有中性粒细胞比例上升。临床表现包括发热和畏寒症状。现病史显示，抗感染治疗已取得一定疗效，这提示病情可能由感染引起。

问题4 指导医师结合重点、难点施教，并针对住院医师所描述的影像(图像)关键征象进行充分点评和规范性演示。

1. 检查部位 上腹部。

2. 检查技术 上腹部MRI平扫+增强+DWI。

患者姓名、性别、年龄、检查方法及检查部位核对无误，无明显呼吸及运动伪影，图像质量满足诊断要求。

3. 影像所见 肝脏大小及形态正常，边缘光滑。肝Ⅶ段邻近包膜下可见一大小约46 mm×33 mm的病灶，T1WI呈低信号、T2WI呈高信号，内部有分隔，壁厚约为6 mm（表现为稍长T1、稍长T2信号），DWI显示内部高信号。增强扫描显示壁及分隔持续强化，内部无强化，周边动脉期呈一过性强化，门静脉期呈等信号。肝内外胆管未见扩张，门静脉、肝静脉无明显变异，无异常扩张、狭窄及充盈缺损。肝门区及腹膜后未见肿大淋巴结，腹腔内未见积液。

4. 影像诊断 肝Ⅶ段占位，肝脓肿可能性大，建议穿刺引流及抗感染治疗后复查。

问题5 该病例的主要影像征象、次要征象、重要的阴性征象分别有哪些？

1. 主要征象 肝Ⅶ段囊性肿块（T1WI低信号、T2WI高信号），壁厚均匀（6 mm），增强持续强化，DWI内部高信号。

2. 次要征象 内见分隔强化，肿块周边环绕T2WI稍高信号、动脉期一过性强化。

3. 重要的阴性征象 无肝硬化病史，病变周边未见明确胆管扩张及包膜皱缩，未发现胆系结石或胆道梗阻现象，门静脉及肝静脉均未见异常，肝门及腹膜后淋巴结无增大，无腹腔积液、胸腔积液及邻近胸膜反应。

问题6 分析归纳该病例的临床特点。

该患者为中年男性，急性起病，畏寒发热伴头痛，发热程度为中热，短期抗感染治疗有好转。血常规示白细胞计数增多、中性粒细胞比例增高。

问题7 分析归纳该病例的影像特点。

肝Ⅶ段见一囊性肿块，大小约为46 mm×33 mm，囊壁厚且均匀。囊壁及其分隔呈现明显且持续的强化，病变内部扩散受限。肿块周边环绕T2WI稍高信号，动脉期可见一过性强化。病变周边未发现明确的胆管扩张、包膜皱缩，且无肝硬化背景。未见胆系结石或胆道梗阻，门静脉及肝静脉均未见异常。此外，肝门及腹膜后淋巴结无增大，无腹腔积液、胸腔积液及邻近胸膜反应。

问题8 肝脏边缘强化的局灶性病变有哪些？如何鉴别？

肝脏边缘强化的病灶包括肝脓肿（liver abscess）、肝内胆管癌（intrahepatic cholangiocarcinoma，ICC）、肝血管瘤（hepatic hemangioma，HH）、肝转移瘤（liver metastases）、坏死性肿瘤以及热消融部位（治疗后前几个月）等。海绵状血管瘤的典型表现为早期边缘强化，呈现不连续、结节状和向心性特征。肝内胆管癌和部分转移瘤在早期也表现为边缘强化，但在延迟期则出现边缘廓清现象。中心坏死肿瘤通常表现为由强化的存活组织构成的不规则厚壁，且无进行性或延迟中心强化的特征。脓肿的边缘强化倾向于更薄、更规则，结合临床病史有助于鉴别诊断。热消融部位由于周围充血，可持续数月的边缘环形强化现象。

问题 9　该病例的影像学诊断是什么？

该病例影像学诊断为肝Ⅶ段肝脓肿。

问题 10　该病变影像征象产生的可能机制是什么？

本病例病变内部在 T2WI 上呈现片状高信号，DWI 显示扩散受限，提示内部可能为肝组织液化坏死形成的脓腔，其中含有大量黏稠脓液，导致水分子扩散受限。肿块壁主要由大量肉芽组织构成，病变内的分隔为残存的肝组织或增生的纤维肉芽组织，这些组织富含新生血管，在增强扫描中表现为持续性明显强化。病灶周边的肝实质因炎症充血水肿，平扫时呈现稍长 T1、稍长 T2 信号，由于动脉充血，动脉期出现一过性强化，门静脉期信号恢复正常。

问题 11　简述肝脓肿的分类。

肝脓肿是指肝内感染后脓液在肝脏内形成的局限性积聚，这一过程不仅破坏肝实质，还损害肝间质。根据致病微生物的种类，肝脓肿可分为细菌性肝脓肿、阿米巴肝脓肿、真菌性肝脓肿和结核性肝脓肿等类型，其中以细菌性肝脓肿最为常见。在细菌性肝脓肿中，约 2/3 的病例由大肠埃希菌引起，其次为金黄色葡萄球菌、粪链球菌和变形杆菌。

问题 12　简述肝脓肿病理学演变过程。

肝脓肿病理学演变过程如下：

1. 炎症期　肝组织局部细胞发生病变，炎症细胞浸润，出现充血及炎性渗出。

2. 肝脓肿早期　局部肝细胞开始坏死，部分肝组织溶解、液化，形成小脓包。

3. 成脓期　炎性组织溶解坏死，形成脓腔，腔内充满脓液，脓肿壁由增生的纤维肉芽组织和炎性充血水肿带构成。

4. 纤维肉芽性肝脓肿期　进入慢性阶段或逐渐吸收好转，增生的肉芽组织逐渐增多。

问题 13　肝脓肿主要观察的影像学征象有哪些？其对应的病理基础分别是什么？

1. 肝脓肿的典型征象　包括“靶环征”，具体分为单环征（single ring sign）、双环征（double ring sign）和三环征（triple ring sign）。其中最典型的为三环征：由最内层的坏死组织、中间层的纤维肉芽组织以及最外层的炎性水肿带构成。

2. 肝脓肿的不典型征象

（1）花瓣征（petal sign）：病灶呈多房性且房室较大，分隔及脓肿壁在增强后形似花瓣。

（2）簇状征（cluster sign）：表现为多个细小脓肿聚集或散在分布，常见于肝脓肿形成的初期。

（3）延迟强化征（delayed enhancement sign）：在延迟期，脓肿壁或病灶内分隔显著强化，部分病灶周围的水肿带强化现象消失。

（4）肝段强化征（segmental enhancement sign）：在增强扫描动脉期，病灶周边正常肝实质出现环形或楔形高密度影，边界模糊；门静脉期，该区域恢复正常或稍高密度；延迟期，其密度则与正常肝实质一致。这种现象是炎性细胞浸润导致脓肿周围门静脉狭窄、门静脉血流减少，进而引起肝动脉代偿性增加，或肝脓肿在形成过程中出现动脉门静脉异常交通，导致动脉血流增加所致。

问题 14　阅片小结：细菌性肝脓肿感染途径。

1. 胆源性感染　胆系结石、急性胆囊炎、肝胆恶性肿瘤、肝胆侵入性操作等，导致细菌逆行至肝脏引起继发性肝内感染。

2. 门静脉感染　腹腔内感染（如急性阑尾炎、腹腔内手术、肠瘘等所致的腹膜炎）及肠道感染，导致细菌经门静脉及其分支进入肝脏引起感染。

3. 血流播散感染　当体内存在肺部感染、感染性心内膜炎等时，细菌可经肝动脉进入肝脏，引发肝脓肿。

4. 直接蔓延肝脏感染　当肝脏因外伤（如车祸或刀刺伤等）出现破损时，细菌可直接通过破损处侵入肝脏。

5. 隐源性感染　结肠黏膜屏障受损可能导致隐源性肝脓肿，尤其是在肺炎克雷伯菌阳性的患者中更为常见（因此，隐源性肝脓肿患者需考虑行结肠镜检查）。

问题 15　阅片小结：肝脓肿与肝内胆管癌的影像学鉴别要点。

（1）胆管癌通常表现为单靶，当出现双靶或三靶时，常规考虑为肝脓肿。
（2）胆管癌的强化环大多不完整，而脓肿的强化环则多较为完整。
（3）分隔互相连接的情况常见于肝脓肿。
（4）包膜凹陷征在胆管癌中更为常见。
（5）肿块内部 DWI 高信号多见于肝脓肿。
（6）向心性渐进性充填式强化及边缘廓清现象常见于胆管癌。

问题 16　阅片小结：该患者下一步的诊疗建议。

本病例影像学诊断为肝脓肿。建议进行超声引导下穿刺引流，留取脓液进行细菌培养、药敏试验及病理检查，以明确病原体及病理类型，指导精准治疗。

本病例经超声引导下穿刺引流出大量脓液，患者经抗感染治疗后康复出院。

四、报告模板

肝局灶性结节（高度怀疑肝脓肿）MRI 结构化报告模板

（一）主要病变

1. 部位　左肝（Ⅱ段、Ⅲ段、Ⅳ段），右肝（Ⅴ段、Ⅵ段、Ⅶ段、Ⅷ段），肝尾状叶（Ⅰ段）。

2. 数目　1 个、2 个、多个（3 个及以上）、弥漫多发。

3. 基本病变　呈（圆形、类圆形），大小约＊＊mm×＊＊mm×＊＊mm。

4. 信号及强化特征　信号（不均匀、均匀），平扫 T1WI 序列呈（稍低、低）信号，T2WI

序列呈(稍高、高)信号。壁及分隔呈(稍长、长)T1 信号、(稍长、等)T2 信号。DWI 序列病灶内部呈(高、稍高)信号。增强扫描动脉期壁(分隔)呈(轻度、中度、明显)均匀强化,周边肝实质见片状高强化;门静脉期及延迟期壁(分隔)呈持续性(中度、明显)均匀强化,壁(分隔)厚薄(均匀、不均匀),周边肝实质呈等信号;病灶内部无强化。

5. 形态特征(可复选) 边缘(清楚、不清楚),见“靶环征”(单环、双环、三环)、“花瓣征”或“簇状征”。

6. 重要结构改变(可复选) 无、胆囊、胰腺、胃、肠管、腹膜、膈肌、淋巴结。

7. 不可测量病灶 肝包膜下积液、腹腔积液。

(二)主要伴随发现

印象:肝(Ⅰ段、Ⅱ段、Ⅲ段、Ⅳ段、Ⅴ段、Ⅵ段、Ⅶ段、Ⅷ段)占位性病变,肝脓肿(肝脓肿可能性大、肝脓肿可能、性质待定)。

(付维东　娄托　李达　周文明)

案例 057　胆囊癌

一、教学目标

了解胆囊癌的流行病学特点，建立胆囊癌的影像学诊断思路，掌握胆囊癌的影像解剖、影像学特征、常见鉴别诊断、转移途径及 TNM 分期标准。

二、病例展示

患者，女，41 岁，因上腹部疼痛不适 3 年余，加重并伴有胀痛 10 小时入院。患者 3 年来反复出现上腹部隐痛，常于进食油腻食物后发作，无黄疸及发热症状。既往彩超检查提示存在胆囊结石，但未进行相应处理。近 10 小时，上腹痛症状加重，表现为持续性胀痛，伴有恶心，但无呕吐，因此前来就诊。家族中无肿瘤病史。专科检查：上腹部压痛（以剑突下为主），墨菲征阴性，移动性浊音阴性，肠鸣音可，余无特殊。实验室检查：癌胚抗原（CEA）1.44 ng/mL（参考值：0～5 ng/mL）、糖类抗原 125（CA125） 38.90 U/mL（参考值：0～30.2 U/mL）、糖类抗原 19-9（CA19-9） 32.64 U/mL（参考值：0～37.0 U/mL）。该患者的影像资料如图 57-1 所示：

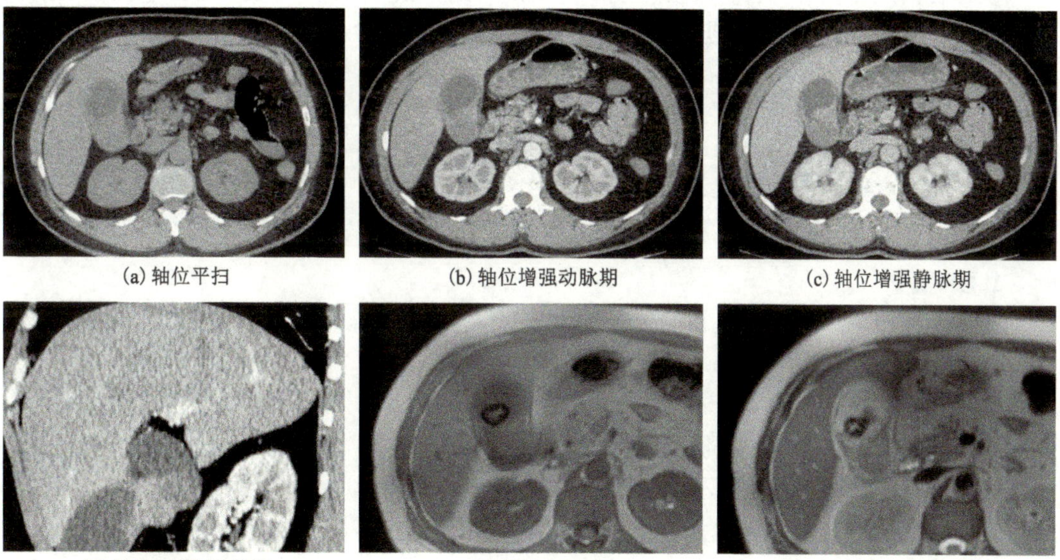

(a) 轴位平扫　(b) 轴位增强动脉期　(c) 轴位增强静脉期

(d) 矢状位增强动脉期　(e) 轴位 T1WI　(f) 轴位 T2WI

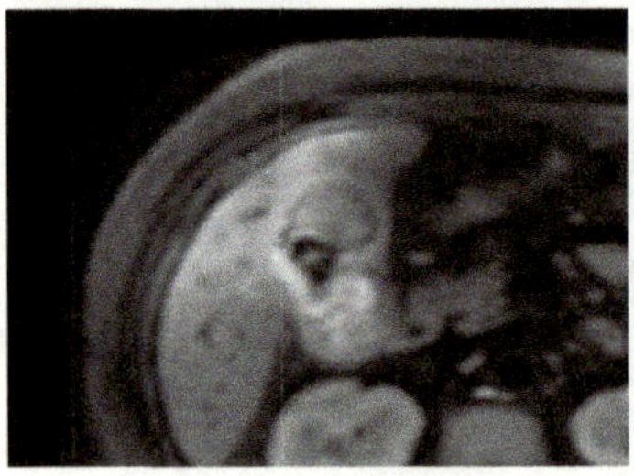
(g) 轴位DWI

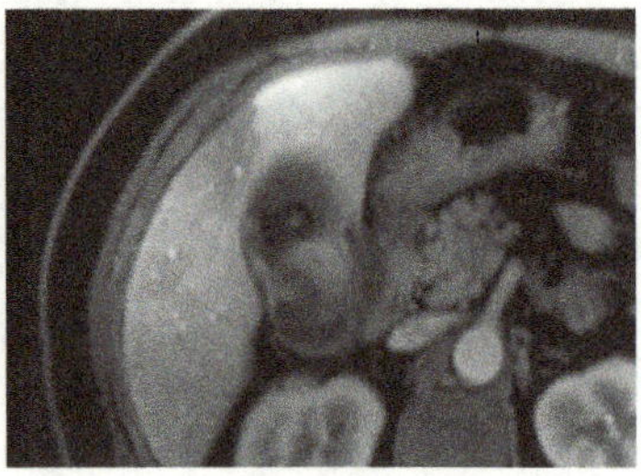
(h) 轴位增强动脉期

注：上腹部 CT 平扫+增强(a)~(d)；上腹部 MRI 平扫+增强+DWI(e)~(h)。

图 57-1　案例 057 的影像学检查图片

三、问题及解答

问题 1　该例患者的主诉是什么？初步诊断是什么？

该患者主诉为上腹部隐痛 3 年余，加重并伴有胀痛 10 小时。既往彩超检查显示胆囊结石，初步诊断为胆囊结石合并急性胆囊炎。鉴于患者有胆囊结石病史且 CA125 轻度升高，属于胆囊癌高风险人群，需高度警惕胆囊癌的可能性。此外，还需排查胰腺炎、消化道溃疡等其他可能导致上腹痛的病因。

问题 2　该患者下一步该做什么检查？

该患者需进一步完成 CT 检查(包括平扫和增强扫描)、MRI 检查(涵盖平扫、增强扫描、DWI 及 MRCP)，必要时进行胃镜检查，以及相关的实验室检查。

问题 3　排查肿瘤标志物的意义是什么？

排查肿瘤标志物的意义在于筛查肿瘤、辅助诊断及评估预后。

问题 4　该病例的病变怎么定位？影像征象有哪些？胆囊的英文是什么？

1. CT 征象

定位：胆囊体部向腔内生长的软组织肿块。

形态：不规则。

大小：32 mm×65 mm×42 mm。

密度：不均匀，内可见片状低密度影。

边界：不清，邻近胆囊壁不均匀性增厚。

强化：不均匀渐进性强化，动脉期、门静脉期、延迟期 CT 值分别约 64 HU、79 HU、78 HU。

与周围的关系：邻近肝实质增强扫描动脉期可见异常灌注改变。

其他重要征象：胆囊旁可见一肿大淋巴结，短径约为 10 mm，明显强化。

2. MRI 征象

定位：胆囊体部向腔内生长的软组织肿块。

形态：不规则。

大小：32 mm×65 mm×42 mm。

信号：T1WI 呈等、稍高信号影，T2WI 呈不均匀稍高信号影，DWI 呈高信号影。

边界：不清，邻近胆囊壁不均匀性增厚。

强化：不均匀，呈渐进性强化。

与周围的关系：邻近肝实质增强扫描动脉期可见异常灌注改变。

其他重要征象：胆囊腔内可见数枚结石；胆囊旁可见一肿大淋巴结，短径约为 10 mm，明显环形强化。

3. 胆囊的英文　Gallbladder。

问题 5　对于胆囊腔内的占位性病变，应考虑哪些鉴别诊断？

其鉴别诊断包括胆囊肿瘤性病变（涵盖良性及恶性、原发及继发）、胆囊增生性病变（如胆囊息肉、腺肌症等）、胆囊炎性病变（如急性胆囊炎、慢性胆囊炎、黄色肉芽肿性胆囊炎等）、邻近组织器官肿瘤侵犯胆囊（如肝脏、胆管或横结肠肿瘤等）、非典型感染（如结核性、登革出血热等）。

问题 6　该病例的影像学诊断是什么？

该病例影像学诊断为胆囊体部胆囊癌（腔内型），并伴有周围淋巴结转移和肝浸润可能（拟 T3N1M0），同时存在胆囊多发结石及急性胆囊炎。影像表现为：胆囊腔内可见软组织肿块，呈不均匀渐进性强化（动脉期 CT 值为 64 HU，门静脉期 CT 值为 79 HU，延迟期 CT 值为 78 HU）；DWI 显示弥散受限；邻近肝实质异常灌注提示肝浸润；胆囊旁淋巴结增大（短径为 10 mm）并伴有坏死。结合患者具有胆囊癌的高危因素（多发胆囊结石）及肿瘤标志物升高，进一步支持胆囊癌的诊断。胆囊癌是一种起源于胆囊黏膜上皮细胞的恶性肿瘤，在影像上可见胆囊壁黏膜线中断，按发病部位可分为胆囊底部癌、体部癌、颈部癌及胆囊管癌。

问题 7　胆囊癌的影像学分型和影像征象有哪些？

1. 胆囊癌影像分型　肿块型、胆囊壁增厚型、腔内结节型。

2. CT 表现

（1）肿块型：最常见，胆囊被软组织肿块充填或替代，呈不均匀渐进性强化（纤维间质延迟保留对比剂），常伴坏死及邻近器官侵犯（如肝内低密度区）。

（2）胆囊壁增厚型：胆囊壁局限性或弥漫性不规则增厚（>1 cm），黏膜中断、破坏，壁僵硬，增强后较明显强化。

（3）腔内结节型：肿瘤由胆囊壁凸入胆囊腔内；单发或多发，呈菜花状或乳头状，结节基底部囊壁浸润增厚，与囊壁呈钝角，增强扫描明显强化。

3. MRI 表现　肿瘤组织在 T1WI 呈等或低信号，T2WI 呈稍高信号，DWI 弥散受限，增强扫描示明显强化；胆囊壁局限或弥漫性不规则增厚；MRCP 可显示对胆道的侵犯。

问题 8　胆囊癌的鉴别诊断有哪些？

1. 肿块型

（1）需要与转移瘤相鉴别：胆囊转移瘤少见，需结合原发肿瘤史，强化模式依原发灶而异。

（2）需要与淋巴瘤相鉴别：可见胆囊壁增厚均匀，黏膜完整。

（3）需要与囊周脓肿相鉴别：囊周脓肿急性起病，胆囊壁中断，可见“气泡征”。

2. 胆囊壁增厚型

（1）需要与黄色肉芽肿性胆囊炎（xanthogranulomatous cholecystitis，XGC）相鉴别：胆囊黏膜线的连续性及增厚的壁内低密度结节（即“夹心饼干征”，代表黄色肉芽肿或胆囊壁脓肿）是诊断 XGC 的典型影像特征，而胆囊癌很少能见到壁内结节。XGC 与胆囊癌均可表现为胆囊壁的增厚，其中 XGC 胆囊壁增厚多表现为弥漫增厚，而胆囊癌则最常表现为局部增厚并形成局限性肿块。MRI 同反相位可见信号差，提示胆囊壁含脂质成分。

（2）需要与胆囊腺肌症（gallbladder adenomyomatosis，GBA）相鉴别：增厚的胆囊壁之中的 RAS 窦可以很好地提供重要的诊断依据。

3. 腔内结节型

（1）需要与胆囊腺瘤鉴别：良性胆囊腺瘤主要表现为病灶呈菜花状，呈带蒂、窄基底或附着于胆囊壁上（“壁上球”），并伴“桑葚征”，邻近胆囊黏膜无异常，增强扫描时呈均匀强化。合并恶变的腺瘤直径更大（>10 mm），出现更多的分叶，形态不规则，呈菜花状，“桑葚征”减少，供血动脉增粗迂曲，强化更明显，胆囊壁增厚，甚至侵犯胆囊壁或邻近结构（肝脏等）。

（2）需要与胆囊胆固醇息肉鉴别：胆囊胆固醇息肉 CT 平扫时常因病灶较小、病灶与胆汁密度差异小而较难发现。CT 增强时，病灶动脉期强化不明显，门静脉期轻度强化。胆囊胆固醇息肉具有良性腺瘤类似的特点，如带蒂及“桑葚征”，邻近胆囊黏膜无异常。

（3）需要与胆囊炎性息肉鉴别：胆囊炎性息肉表现为明显均匀强化，邻近胆囊壁无增厚。

问题 9　胆囊癌的肿瘤标志物有哪些？其意义是什么？

1. 肿瘤标志物　血清 CA19-9 和（或）CEA 升高是最常用的诊断胆囊癌的肿瘤标志物，CA19-9 和 CEA 的联合检测可明显提高胆囊癌的检出率，此外还有 CA125、CA72-4、CA15-3 等。

2. 肿瘤标志物的意义

（1）CA19-9 是一种低聚糖肿瘤相关抗原，其水平与细胞增殖能力密切相关。在正常人血清中，CA19-9 的含量极低，主要与胃肠道肿瘤相关，尤其在胰腺癌、胆管癌、胆囊癌、结直肠癌和胃癌等患者中，其表达显著升高。通常情况下，肿瘤体积越大，CA19-9 浓度越高，并随着肿瘤进展逐渐上升。以往研究表明，合并梗阻性黄疸时，CA19-9 的诊断特异性较低。在慢性胰腺炎、胆石症、肝炎、胆管炎及肝硬化等良性疾病中，CA19-9 也会有一定程度的增高，但多为短暂性，且其浓度通常低于 120 U/mL，需加以鉴别。

（2）CEA 是一种具有人类胚胎抗原特性的酸性糖蛋白，在人体发育成熟后其表达逐渐降低。CEA 在多种肿瘤中高表达，临床上常用于诊断肠癌、胃癌等消化系统恶性肿瘤。研究还显示，CEA 对胆囊癌具有一定的诊断价值，且其水平与胆囊癌和胆管癌的预后呈显著负相关。

(3) CA125 是一种来源于体腔(心包、胸膜和腹膜)及苗勒管(输卵管、子宫内膜和宫颈内膜)上皮细胞的大型跨膜糖蛋白，主要用于卵巢癌的辅助诊断。此外，在肺癌、胰腺癌、结肠癌、食管癌、胃癌、肝癌、乳腺癌等以及其他妇科肿瘤中，CA125 也有一定的阳性率。在某些良性疾病如子宫内膜异位症、慢性盆腔炎、腹膜炎、卵巢囊肿、胰腺炎、肝炎、肝硬化等，以及妊娠前 3 个月和月经周期中的特定时间，CA125 也有不同程度地升高。

问题 10 胆囊的影像学检查方法有哪些？

1. 超声检查 为胆囊疾病初步筛查及动态随访观察的首选方法。

2. 内镜超声 能够精确显示胆囊腔内肿块、浸润囊壁的结构及深度，以及肝脏和胆道受侵犯的情况。在内镜超声引导下进行的细胞学穿刺病理活检，可以有效鉴别病变性质。

3. 多层螺旋 CT 检查 诊断准确率高，能够清晰显示胆囊壁受侵犯的程度、毗邻器官是否受累以及淋巴结的转移情况。

4. MRI 检查 同样具有高诊断准确率，尤其在分期评估中具有优势。MRCP 能够清晰展示胰胆管的解剖关系，对胆管梗阻的显示灵敏度高达 91%～100%，准确度超过 90%。DWI 序列可提高诊断的敏感性，而 DCE-MRI 则能明确肿瘤的大小、肝脏侵犯程度、血管侵犯情况、腹腔淋巴结转移及远处转移等详细信息。

5. 正电子发射型计算机断层显像(PET)检查 对胆囊癌具有高灵敏度，能够早期发现病变，检出最大径≤1.0 cm 的转移淋巴结和病灶。当 CT 或 MRI 检查发现可疑情况时，建议进行 PET-CT 检查。医生需根据患者的具体病情，选择恰当的影像学检查方法，或联合应用多种方法，以进一步提升诊断的准确性。

问题 11 阅片小结：胆囊癌的危险因素、可能相关因素和影像学检查作用。

1. 胆囊癌的高相关危险因素 ①胆囊结石：胆囊结石的直径和数目与胆囊癌的发生呈正相关；胆固醇和混合胆固醇类胆囊结石的危险度更高。②胆囊慢性炎症：胆囊慢性炎症若伴有黏膜腺体内的不均匀钙化或点状钙化，则被认为是癌前病变；胆囊壁钙化可形成瓷性胆囊，其中约 25%的瓷性胆囊与胆囊癌的发生高度相关。③胆囊息肉样病变：具有恶变倾向的胆囊息肉具备以下特征。直径≥10 mm；合并胆囊结石及胆囊炎；单发息肉或无蒂息肉，且息肉生长速度快(6 个月生长速度>3 mm)；腺瘤样息肉。④“保胆取石”术后胆囊：“保胆取石”术后，导致结石形成的危险因素和胆囊炎症仍未消除。

2. 胆囊癌的可能相关因素 ①先天性胰胆管汇合异常：约 10%的胆囊癌患者伴有胰胆管汇合变异；胰液逆流入胆囊导致的长期慢性炎症，反复刺激黏膜再生和修复，最终引发胆囊恶变。②胆囊腺肌症：约 6%的胆囊腺肌症患者并发胆囊癌。③肥胖与糖尿病：肥胖易引发代谢综合征；同时，糖尿病作为胆囊结石形成的危险因素，与结石共同作用，加速胆囊癌的发生。④年龄和性别：胆囊癌发病率随年龄增长而上升；女性发病率是男性的 2～6 倍，可能与雌激素促进胆汁淤积和结石形成有关。⑤遗传学和基因突变：有胆囊癌或胆囊结石家族史的人群，发病风险显著增加。⑥吸烟：吸烟是胆囊癌的独立危险因素，其风险与吸烟剂量和吸烟时间呈线性正相关。

3. 早期胆囊癌 早期胆囊癌影像学征象缺乏特异性，致使早期诊断困难，出现明显症状时常为晚期，因此加强高危人群的筛查尤为重要。通过定期体检、了解病因、积极防治胆石症、胆道炎症等疾病，可降低胆囊癌的发病率。

问题 12 阅片小结：胆囊癌的影像学诊断思路。

胆囊病变影像学诊断的核心任务是判断病变的良恶性。首先，需重点观察病变的位置、形态、大小、密度、边缘及其强化特征，以及病变与胆囊壁的相互关系（例如，胆囊癌会侵犯胆囊壁，导致胆囊黏膜层完整性受损）。其次，评估间接征象，包括是否侵犯周围结构、是否存在淋巴结转移及远处器官转移等情况。最后，结合临床实验室检查结果和临床表现，以得出准确的影像学诊断。

问题 13 阅片小结：胆囊的解剖、位置、毗邻关系、胆囊壁分层。

1. 大体解剖 胆囊近似梨形，分为底部、体部、颈部及胆囊管四部分。

2. 胆囊位置 借助韧带组织附着于肝脏Ⅳb 段和Ⅴ段交界段间隙脏面的胆囊窝内。

3. 胆囊毗邻关系 ①底部指向前下方，贴近十二指肠和横结肠，与前腹壁相贴。②体部呈漏斗状，紧贴在肝脏的胆囊窝内。③颈部在胆囊窝的最深处，连接胆囊管，其左侧为胃小弯，下方有十二指肠和胰腺等器官。④胆囊管与肝总管汇合成胆总管。

4. 胆囊壁分层 胆囊壁由黏膜层（包括上皮和固有层）、平滑肌层、结缔组织层（浆膜下层）及浆膜层四层组成，正常厚度为 1～3 mm。胆囊壁按增厚程度分级为：轻度增厚，3～7 mm；中度增厚，8～10 mm；重度增厚，11～16 mm。

5. 胆囊壁解剖特点 囊壁缺乏黏膜肌层，固有肌层较薄；同时因肝脏面的胆囊壁无浆膜层，故只存在稀疏的结缔组织，且与 Glission 鞘密切相连。

问题 14 阅片小结：胆囊癌的转移途径。

1. 肝脏转移 肝脏是胆囊癌常见的侵犯转移部位，主要有两种转移途径。①局部浸润：胆囊壁缺乏黏膜肌层，固有肌层较薄；同时因肝脏面的胆囊床无浆膜，胆囊与肝实质间只存在稀疏的结缔组织，所以一旦胆囊肿瘤细胞侵及黏膜层，就会很快突破薄弱的固有肌层到达浆膜下层，从而直接浸润转移至肝内。②血行转移：胆囊与肝脏之间的小静脉经胆囊床直接汇入肝实质，或汇合后再进入肝实质最后汇入门静脉末梢，这些静脉可以灌注Ⅳa、Ⅴ、Ⅵa 肝段的胆囊周围部分肝实质。因此，胆囊癌可以通过血行转移至上述肝段内。

2. 淋巴结转移 62.5%～73.0%的胆囊癌转移途径为经淋巴结转移，其转移路径如下：①胆囊癌的淋巴转移通常首先累及胆囊三角及沿胆总管分布的淋巴结。②可沿胆囊管周围（如胆囊管淋巴结、哨兵淋巴结）及胆总管周围淋巴结扩散至胰十二指肠、腹腔动脉、肠系膜上动脉淋巴结，进而转移至脾门、脾动脉周围、胰体下缘淋巴结，以及腹主动脉和下腔静脉周围的淋巴结（视为远处淋巴结转移，分期 M1）。③晚期则可进一步转移至纵隔和锁骨上淋巴结。

3. 其他途径 主要包括胆管侵犯转移、侵犯邻近脏器、腹腔种植、远处转移。①胆管侵犯转移：一种情况是胆囊癌通过胆囊床直接侵犯肝内胆管，另一种情况是胆囊癌直接浸润肝外胆管。②侵犯邻近脏器：胆囊管、胆囊体及胆囊底的大部分为游离缘，当肿瘤细胞向外侵袭并突破胆囊壁后，可直接浸润并转移至横结肠、十二指肠、网膜及腹壁。③腹腔播散：胆囊的腹膜面暴露于腹膜腔，肿瘤细胞可脱落至腹膜腔内，形成腹腔种植性转移，最常见的种植转移部位包括腹膜、网膜、肠系膜及盆腔等。④远处转移：肿瘤细胞可经淋巴和静脉回流途径转移至左锁骨上淋巴结、肺、骨、脑等脏器组织。

问题 15　阅片小结：胆囊癌的影像学淋巴结转移评估。

从影像学角度判定是否存在淋巴结转移，常根据以下几个方面进行评估：

(1)淋巴结的最短径≥5 mm。

(2)淋巴结增强扫描有强化。

(3)淋巴结呈融合、分叶或毛刺状。

(4)淋巴结内部出现坏死。

问题 16　阅片小结：胆囊癌 TNM 分期的 MRI 诊断标准。

胆囊癌 TNM 分期的 MRI 诊断标准见表 57-1。

表 57-1

肿瘤分期	MRI 诊断标准
T 分期	
T1	大体形态：息肉或结节样病灶，局部黏膜正常或增厚，不伴或伴肌层受侵 T2WI：肌层低信号存在或肿瘤基底部低信号消失 增强扫描：动脉期黏膜层强化且未见明显增厚，或存在增厚的壁强化且保留外面不强化的低信号
T2	大体形态：明显结节灶，浆膜面光滑完整 T2WI：病变累及浆膜下层，肌层低信号完全消失 T1WI 反相位：浆膜面低信号带无中断，胆囊与邻近结构存在脂肪间隙 增强扫描：门静脉期增厚的壁全层均匀或不均匀强化；延迟期浆膜下强化
T3	大体形态：病灶突破浆膜层，浆膜面不完整 T1WI 反相位：胆囊与邻近结构脂肪间隙消失，低信号带中断；直接侵犯肝脏和(或)侵犯肝外 1 个相邻脏器或组织，如胃、十二指肠、结肠、胰腺、大网膜或肝外胆管
T4	肿瘤侵犯门静脉主干或肝动脉，累及 2 个或 2 个以上肝外组织和器官
N 分期	
Nx	无法评估区域淋巴结情况
N0	无区域淋巴结转移证据
N1	1 至 3 枚区域淋巴结转移(包括沿胆囊管、胆总管、肝动脉及门静脉分布的淋巴结)
N2	超过 3 枚区域淋巴结转移(包括沿胆囊管、胆总管、肝动脉及门静脉分布的淋巴结)
M 分期	
M0	无远处转移
M1	有远处转移(包括主动脉旁、腔静脉旁、肠系膜上动脉和周围淋巴结等，也包括肝、腹膜或肺等远处器官)

问题 17　阅片小结：该患者的下一步诊疗建议。

本病例影像学诊断为胆囊癌，需要进一步完善 PET-CT 检查以有助于病变的临床分期。能做手术者，尽早行根治性切除手术；无法手术者，可在超声或 CT 引导下穿刺活检以明确病理类型。影像分期可能与病理分期存在差异，因此在临床工作中通常需要进行多种检查，以辅助临床选择最佳的治疗方案，判断患者预后，使患者利益最大化。

四、报告模板

胆囊癌

1. 影像所见

(1)胆囊充盈情况：良好/不佳。

(2)肿瘤发生的部位：胆囊底/胆囊体/胆囊颈/胆囊管。

(3)病变形态：肿块型、胆囊壁增厚型、腔内结节型。

(4)肿瘤大小：* * mm×* * mm×* * mm。

(5)CT 平扫时密度/MRI 平扫时信号：信号(密度)均匀或不均匀。

(6)增强扫描：轻中度/显著强化，均匀/不均匀渐进性强化；CT 需描述动脉期、门静脉期、延迟期 CT 值。

(7)T 分期评估：

T1：肿瘤侵犯胆囊壁固有层伴(不伴)侵犯肌层。

T2：肿瘤侵犯肌层周围结缔组织，但未超出浆膜层(未进入肝脏)。

T3：肿瘤穿透浆膜层，或直接侵犯肝脏和(或)1 个邻近器官或结构。

T4：侵犯门静脉或肝动脉主干，或侵犯 2 个或 2 个以上的肝外组织或器官。

(8)N 分期评估：

N0：无区域淋巴结增大。

N1：1~3 枚区域淋巴结增大。

N2：4 枚及以上区域淋巴结增大。

(9)M 分期评估：

M0：无远处转移。

M1：有远处转移。

(10)其他异常征象。

2. 影像学印象　胆囊底/胆囊体/胆囊颈/胆囊管部胆囊癌(肿块型/胆囊壁增厚型/腔内结节型)，分期影像拟 T_N_M。

(陆瑶　王阳　张静　方向军)

案例 058　急性胰腺炎

一、教学目标

掌握急性胰腺炎的诊断标准及修订版亚特兰大(Atlanta)分级；熟悉间质水肿性与坏死性胰腺炎的影像表现、局部并发症及其标准化术语。运用五步读片法，精确分析胰腺炎的 CT 影像特征，识别胰腺坏死及其扩散途径，构建科学的影像诊断思路。

二、病例展示

患者，男，20 岁，上腹痛并黄疸 9 天。9 天前进食“菠萝蜜”后出现上腹持续性绞痛，程度剧烈，有放射痛，与体位无关。体格检查：上腹压痛明显，肌紧张。实验室检查：总胆红素 141.22 μmol/L，直接胆红素 124.34 μmol/L，谷丙转氨酶 131.7 U/L，谷草转氨酶 119.4 U/L，血清淀粉酶 1595 U/L，血清脂肪酶 2192 U/L。该患者的影像资料如图 58-1 所示：

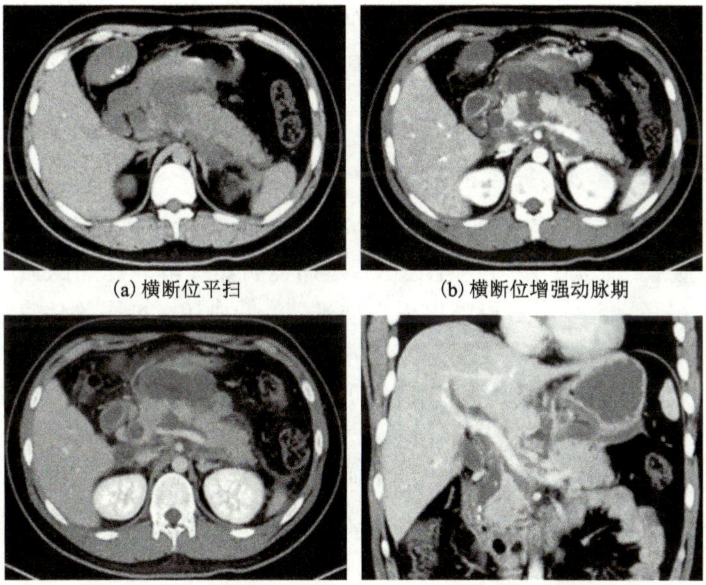

(a) 横断位平扫　(b) 横断位增强动脉期

(c) 横断位增强静脉期　(d) 冠状位增强静脉期

注：腹部 CT 平扫增强+冠状位三维成像。

图 58-1　案例 058 的影像学检查图片

三、问题及解答

问题 1 常见的急腹症有哪些?

常见的急腹症包括:急性阑尾炎、胆囊炎、胆石症、急性胰腺炎、肠梗阻、消化性溃疡穿孔、异位妊娠、腹主动脉瘤破裂、肾结石、胃肠道感染(如肠炎)、急性肠系膜缺血等。

问题 2 该患者的实验室检查提示什么问题?

该患者血清淀粉酶 1595 U/L(参考值:10~160 U/L)、脂肪酶 2192 U/L(参考值:0~190 U/L),均显著升高,提示急性胰腺炎;总胆红素(141.22 μmol/L)和直接胆红素(124.34 μmol/L)以及 ALT/AST 水平升高,提示伴有黄疸及肝功能异常,可能与并发症或病因相关。

问题 3 急性胰腺炎的定义和诊断标准是什么?

1. 急性胰腺炎的定义 急性胰腺炎(acute pancreatitis, AP)是指因胰酶异常激活,对胰腺自身及周围器官产生消化作用,从而引发的以胰腺局部炎症反应为主要特征,甚至可能导致器官功能障碍的一种急腹症。

2. 急性胰腺炎的诊断标准 ①患者出现上腹部持续性疼痛;②血清淀粉酶和(或)脂肪酶浓度超过正常上限值的 3 倍;③腹部影像学检查结果符合急性胰腺炎的影像学特征。若上述 3 项标准中满足任意 2 项,即可诊断为急性胰腺炎。

本例患者上腹持续性剧痛、酶学超正常值 3 倍、CT 示胰腺肿大及坏死,符合急性胰腺炎的诊断。

问题 4 急性胰腺炎的症状与体征是什么?

急性胰腺炎的典型症状表现为急性发作的持续性上腹部剧烈疼痛,常放射至背部、胸部或侧翼,伴随腹胀、恶心、呕吐,且呕吐后疼痛无明显缓解。疼痛的强度和位置与病情严重程度无直接关联。部分患者可能出现心动过速、低血压、少尿等休克症状,严重脱水和老年患者还可能出现精神状态改变。体征方面,轻症患者仅表现为腹部轻压痛,重症患者则可出现腹膜刺激征(包括肌紧张、压痛、反跳痛),偶见腰肋部皮下瘀斑(Grey-Turner 征)和脐周皮下瘀斑(Cullen 征)。

本例患者在进食后出现绞痛,且疼痛放射至其他部位,情况与此相符。体征表现为上腹部压痛和肌肉紧张,严重病例可观察到腹膜刺激征。本例表现出压痛及肌肉紧张,提示可能为中重度。

问题 5 急性胰腺炎的病因是什么?

(1)在我国,胆石症是急性胰腺炎的主要病因,其次为高甘油三酯血症及过度饮酒。高甘油三酯血症性和酒精性急性胰腺炎更常见于年轻男性患者,而老年患者则以胆源性急性胰腺炎为主。

(2)在国外，胆石症(40%~70%)和酒精(25%~35%)分别是急性胰腺炎的第一和第二位原因。

(3)较为罕见的原因包括药物、内镜逆行胰胆管造影术后、高钙血症、感染、遗传、自身免疫疾病和创伤等。

(4)需特别注意：①约 20%的患者病因不明，被归类为特发性急性胰腺炎；②对于年龄超过 40 岁且尚未明确病因的患者，胰腺肿瘤应被视为急性胰腺炎的潜在原因。

此例中，年轻患者发病与高脂饮食(如菠萝蜜)密切相关，需结合影像学检查及临床表现，以明确具体病因。

问题 6　急性胰腺炎的严重程度(修订版 Atlanta 分级)是如何分类的?

急性胰腺炎严重程度分为三类：

1. 轻症急性胰腺炎(mild acute pancreatitis，MAP)　无器官功能障碍，无局部或全身并发症。此类患者占 80%~85%，通常在 1~2 周内恢复，病死率极低。

2. 中重症急性胰腺炎(moderately severe acute pancreatitis，MSAP)　出现一过性(≤48 小时)的器官功能障碍和(或)局部并发症。早期病死率较低，但若坏死组织合并感染，则病死率显著增加。

3. 重症急性胰腺炎(severe acute pancreatitis，SAP)　存在持续性(>48 小时)的器官功能障碍。此类患者占 5%~10%，病死率较高。

本例患者有胰腺坏死及胰周积液，暂无持续器官衰竭，初步考虑为中重症急性胰腺炎(MSAP)。

问题 7　临床怀疑急性胰腺炎患者的最佳 CT 检查时间是什么时候?

在急性胰腺炎发病早期，影像学检查并非必要，大多数情况下通过腹痛和胰酶升高即可确诊。若过早进行影像学检查，如起病 24 小时内，CT 往往难以准确区分胰腺水肿与真正的胰腺坏死，影像学结果可能会低估或高估坏死灶。修订版亚特兰大共识推荐，AP 最理想的初次增强 CT 检查时间为发病后 72 小时或以上(3~5 天)。

以下情况可考虑早期进行影像学检查：①急性胰腺炎诊断不明确；②临床怀疑 SAP，需寻找确诊依据；③临床病情恶化或经保守治疗效果不佳。

影像学检查的临床意义包括：①寻找病因；②确定病情严重程度；③检出各种并发症；④发现胰腺坏死的早期征象。

本例在发病 9 天后进行 CT 检查，符合推荐时机(72 小时后)，能够准确评估坏死及并发症情况。

问题 8　胰腺的具体位置及其标准大小是怎样的?

胰腺狭长，位于腹膜后间隙的肾旁前间隙，属于腹膜外位器官，深藏于腹上区和左季肋区，横跨 1、2 腰椎前方。胰腺分为胰头、胰颈、胰体、胰尾四部分，其中胰头与胰颈以肠系膜上静脉右缘为界，胰头位于右侧，胰颈居前，钩突位于后方，而胰体与胰尾之间无明显分界。正常情况下，胰头直径约为 3 cm，胰体约为 2.5 cm，胰尾和胰颈则各为 2 cm。

问题 9 胰腺的毗邻结构有哪些？

胰腺的毗邻关系如下：胰腺位于脾动脉下方和脾静脉前方。胰头被十二指肠包绕，其后方有右肾静脉汇入下腔静脉，钩突返折至肠系膜上静脉后方。胰颈后方则见肠系膜上静脉和肝门静脉起始部通过。胰体位于肠系膜上动脉起始部前方，而胰尾则位于胃底和胃体后方。胰体与胰尾交界部的后方是左肾上腺。在影像学检查中，需特别关注毗邻结构的受侵情况，如本例中脾静脉变扁的现象。

问题 10 急性胰腺炎的影像检查方法有哪些？

(1)修订版亚特兰大共识推荐将增强 CT 检查作为 AP 患者的"一线"影像学检查技术。CT 能够清晰显示胰腺本身及胰周的变化，对于胰腺炎的临床分型、并发症的了解、治疗情况的评估及预后的判断具有重要作用。减影 CT 和灌注 CT 相比常规 CT，能更早发现坏死。

(2)MRI 适用于造影剂过敏、肾功能不全、年轻或妊娠的患者。其在检查胰腺水肿方面的灵敏度优于 CT，也可用于评估局部是否存在并发症，并能更准确地检测胆总管结石和胰管破裂。然而，MRI 在诊断积聚液体中气泡的灵敏度方面相对较差。

(3) 超声是 AP 的主要筛查方法。超声与内镜逆行胰胆管造影(endoscopic retrograde cholangiopancreatography，ERCP)联合括约肌切开术和取石术在胆源性胰腺炎的治疗中发挥重要作用。但需要注意的是，部分患者因肠管胀气可能会影响胰腺的观察。X 线平片在诊断中的价值较为有限。

问题 11 急性胰腺炎的分型和影像表现是怎样的？

急性胰腺炎主要分为两大类：间质水肿性胰腺炎(interstitial edematous pancreatitis，IEP)和坏死性胰腺炎(necrotizing pancreatitis，NP)。IEP 的影像表现包括：局限性或弥漫性胰腺水肿、均匀的胰腺实质强化、胰周脂肪模糊不清或呈条索状(胰周炎症)。NP 则分为三个亚型：①胰腺坏死型(约占 5%)，增强 CT 显示胰腺实质内出现局灶性或弥漫性的非强化病灶；②胰周坏死型(约占 20%)，胰腺本身弥漫性强化，胰腺外周组织内出现混杂性坏死性积液(包含固体和液性成分)；③混合型(约占 75%)，同时存在胰腺实质内部的局灶性或弥漫性非强化区，以及胰周混杂性坏死性积液。

本例影像学具体表现为胰腺肿大，胰颈部出现低强化区(CT 值约为 30 HU)，胰周存在混杂积液，属于坏死性胰腺炎的混合型。

问题 12 急性胰腺炎的局部并发症有哪些？

急性胰腺炎的局部并发症包括急性胰周液体积聚(acute peripancreatic collection，APFC)、急性坏死性积聚(acute necrotic collection，ANC)、胰腺假性囊肿(pancreatic pseudocyst，PP)及包裹性坏死(walledoff necrosis，WON)，具体见表 58-1。

表 58-1　急性胰腺炎的局部并发症

位置	发病时间	局部并发症	特征
与 IEP 对应（均位于胰周）	≤4 周	APFC	均匀液体，无壁或仅部分壁，局限在胰周正常筋膜间平面，常自发消退
	>4 周	PP	少见，圆形或卵圆形，包裹性均质液体，CT 值<20 HU，无或仅微量坏死
与 NP 对应［胰腺内和（或）外］	≤4 周	ANC	包含液体和坏死物，非均质，无壁或仅部分壁；起病 1 周内 CT 上可呈现密度均匀，与 APFC 鉴别困难；在区分液体和固体坏死碎片方面，MRI 优于 CT
	>4 周	WON	大部分坏死性积聚被完全包裹，可有分隔或钙化

其他并发症还包括消化道出血、腹腔出血、胆道梗阻、肠梗阻、肠瘘、肠坏死等。

本病例发病已 9 天，胰周出现混杂积液且仅部分包裹，属于 ANC。

问题 13　该病例的主要影像征象、次要征象、重要的阴性征象分别有哪些？

1. 主要征象　胰腺稍弥漫性肿胀，胰颈部无强化低密度区（CT 值约为 30 HU，坏死<30%）。小网膜囊、双肾旁前间隙混杂积液（CT 值为 15~25 HU，ANC）。

2. 次要征象　主胰管局部可疑受累，脾静脉变扁，胃后壁水肿，双肾周筋膜增厚，胆总管及胆囊内结石。

3. 重要的阴性征象　胰周无积气及出血，腹腔无游离气体，动静脉无血栓。

问题 14　急性胰腺炎相关积液扩散的常见部位有哪些？

急性胰腺炎常见的积液区域包括横结肠系膜区、小肠系膜根部、右侧肾旁前间隙以及左侧肾旁前间隙等。急性胰腺炎的主要扩散途径有两种：①沿同一解剖间隙或相通间隙扩散；②胰酶破坏筋膜或病灶直接通过筋膜薄弱处跨筋膜扩散。

可扩散至腹膜后间隙（如肾旁前间隙、筋膜间平面、肾周筋膜、肾旁后间隙）、腹膜下间隙（如小肠系膜、横结肠系膜、网膜和部分韧带）、腹腔（如小网膜囊、腹盆腔）以及腹壁。本病例中，积液分布于小网膜囊及肾旁前间隙。

问题 15　CT/MR 严重指数（CT/MRI severity index，CTSI/MRSI）是怎样的？修订版 CT 严重指数（modified computed tomography severity index scoring criteria，MCTSI）是怎样的？

1. CT/MR 严重指数　CTSI/MRSI 评分标准见表 58-2。

表 58-2 CT/MR 严重程度指数(CTSI/MRSI)评分标准

指标		评分/分
AP 严重程度分级	A 级：正常胰腺	0
	B 级：胰腺肿大(水肿)	1
	C 级：B 级+胰腺周围炎症	2
AP 严重程度分级	D 级：C 级+单区液体积聚	3
	E 级：多区液体积聚或积气	4
胰腺坏死程度(胰腺坏死面积%)	0%	0
	<30%	2
	30%~50%	4
	>50%	6

注：CTSI/MRSI 总分=AP 严重程度分级+胰腺坏死程度(0~10 分)。其中，0~3 分为轻度；4~6 分为中度；7~10 分为重度。

2. 修订版 CT 严重指数 MCTSI 的评分标准见表 58-3。

表 58-3 修订版 CT 严重指数(MCTSI)的评分标准

特征		评分/分
胰腺炎症反应	正常胰腺	0
	胰腺和(或)胰周炎性改变	2
	单发或多个积液区或胰周脂肪坏死	4
胰腺坏死	无胰腺坏死	0
	坏死范围≤30%	2
	坏死范围>30%	4
胰外并发症	无	0
	胸腔积液、腹腔积液、胃流出道梗阻、脾静脉或门静脉血栓形成、坏死性结肠炎等	2

注：MCTSI 评分为胰腺炎症反应、胰腺坏死与胰外并发症评分之和。MCTSI=0~3 分，为轻度；MCTSI=4~6 分，为中度；MCTSI=7~10 分，为重度。

本例 MCTSI 评分：胰腺炎症反应为 4 分(多区积液)，坏死为 2 分(<30%)，胰外为 0 分，总分为 6 分，属于中度。

问题 16 急性胆源性胰腺炎的诊断标准是什么?

急性胆源性胰腺炎的诊断标准需同时满足以下 3 个指标。①发病 72 小时内任意时间点的谷丙转氨酶、谷草转氨酶或总胆红素超过正常值；②存在导致胆总管下端发生梗阻或可能发生梗阻的影像表现之一(如胆道微小结石或泥沙样结石、胆总管囊肿、十二指肠憩室等)；③排除其他潜在病因。

问题 17 影像学如何诊断感染性胰腺坏死?

(1)在增强 CT 扫描中，若观察到胰腺或胰腺周围脂肪组织内出现气体生成，即所谓的气泡征，这被视为感染性胰腺坏死(infected pancreatic necrosis，IPN)的直接证据。

(2)IPN 多继发于急性坏死性胰腺炎(acute necrotizing pancreatitis，ANP)和包裹性坏死(WON)，通常出现在病程的第 2~4 周，很少见于第 1 周。

(3)影像学检查能够评估感染的范围及其严重程度。

(4)在诊断过程中，需排除肠瘘、自发性消化道引流、既往穿刺引流病史等因素，以避免假阳性结果。

(5)值得注意的是，仅有约 40%的患者会出现气体形成，因此需紧密结合临床表现和实验室检查结果进行综合判断。

本例中未观察到气泡征，暂不支持感染性胰腺坏死的诊断。

问题 18 什么是胰管中断综合征(disconnected pancreatic duct syndrome，DPDS)?

(1)胰腺坏死长径>2 cm。

(2)在坏死区的远端存在存活的胰腺组织。

(3)在 ERCP 检查中，造影剂外渗，可见主胰管破裂或完全中断。

ERCP 是诊断 DPDS 的金标准，但由于其有创性，且难以对上游胰管进行造影，也无法有效区分中断的胰管与严重狭窄的胰管，因此在临床应用中存在局限。临床上，更常采用增强 CT 作为初步诊断手段，随后通过 MRCP、促胰液素-磁共振胰胆管成像以及引流液淀粉酶测定等方法替代 ERCP，以判断胰管是否中断。研究表明，20%~40%的坏死性胰腺炎(NP)可伴随胰管部分或完全中断，而胰腺包裹性坏死(WON)合并 DPDS 的比例最高。

问题 19 急性胰腺炎的血源性并发症有哪些?

基于急性胰腺炎胰腺不同部位实质的炎症和坏死，脾静脉、肠系膜上静脉和门静脉均可能出现血栓形成。胃周侧支循环的建立可能是重症急性胰腺炎(SAP)发生隐匿性脾静脉血栓的一个细微征象。此外，脾动脉、胃十二指肠动脉、胰十二指肠动脉等部位也可能形成假性动脉瘤，这在 NP 中较为常见。假性动脉瘤通常源于 ANC 或 WON 对邻近血管的侵蚀，或 PP 破入邻近血管结构，主要见于疾病后期。此类患者的典型临床表现包括消化道出血和腹膜腔内出血。

本例中，脾静脉呈现扁平状态，但未发现血栓形成，因此目前尚未出现血源性并发症。

问题 20 阅片小结：急性胰腺炎的鉴别诊断。

急性胰腺炎需与以下疾病进行鉴别：

1. 自身免疫性胰腺炎 患者血清 IgG 或 IgG4 水平升高，激素治疗有效。典型表现包括胰腺弥漫性或局限性肿大，胰腺裂隙消失，胰周无或仅有轻度渗出。CT 平扫显示均匀等或低密度影，增强扫描早期呈现不均匀低强化，后期则渐进性均匀高强化，胰周缘可见低密度环形包膜，即腊肠征或胶囊征，具有较高特征性。主胰管不规则狭窄或出现导管穿通征，肝内外胆管管壁增厚且管腔狭窄。

2. 胰腺癌 患者血清 CA19-9 水平升高，伴有进行性梗阻性黄疸。多表现为浸润性肿块，低增强，动脉期显著，延迟强化，但始终低于胰腺实质。胰周脂肪间隙模糊不清。胰管中断，上游胰管扩张，上游胰腺实质萎缩。胆管和主胰管扩张，呈现双管征。常见周围淋巴结转移，侵犯邻近血管，甚至发生远处转移。胰腺癌一般较易与胰腺炎鉴别，但需警惕以胰腺炎为首发症状的胰腺癌，避免漏诊。

问题 21 阅片小结：慢性胰腺炎的 CT 表现。

21% 的首发急性胰腺炎会发展为复发性急性胰腺炎，而慢性胰腺炎（chronic pancreatitis，CP）通常为急性胰腺炎迁延不愈或反复发作所致。CP 的 CT 表现如下：①胰腺可正常、肿大或缩小，具体取决于纤维化、萎缩及炎症的严重程度。②胰管扩张，内径超过 5 mm，粗细不均，呈串珠状，部分病例可能伴有胆总管扩张。③胰管结石及沿胰管分布的实质内钙化，此为特征性改变。④多数病例合并胰内或胰外假性囊肿。⑤胰周炎性反应，较为常见。胰周筋膜增厚表现为胰周有多条粗细不等、方向各异的纤维索条影；增厚的左肾前筋膜与腹膜、侧椎筋膜粘连，呈条状带影。⑥少数病例胰局部肿大形成肿块，该肿块无特异性，与癌肿难以鉴别。

本例处于急性期，未见胰管扩张及钙化，暂无慢性表现。

问题 22 阅片小结：该患者的下一步诊疗建议如下。

本病例初步诊断为胆源性急性坏死性胰腺炎（ANP），并伴有双侧肾旁前间隙及小网膜囊急性坏死性积液（ANC）。需进一步通过磁共振胆胰管成像（MRCP）明确是否合并胆道胰腺段狭窄（DPDS）。若合并 DPDS，治疗应以通畅引流和抑制胰腺分泌为主，必要时辅以内镜和外科手术治疗。

在早期治疗阶段，需进行液体治疗、镇痛与营养支持，并针对病因及早期并发症进行治疗。对于 ANC，建议先采取经皮置管引流，4 周后再行清创手术。后期若发生 IPN，通常需进行微创清创手术。

急诊内镜逆行胆胰管造影（ERCP）仅适用于急性胰腺炎（AP）合并胆管炎及持续胆道梗阻的患者。对于轻度急性胰腺炎（MAP）患者，建议在出院前进行胆囊切除手术；而对于中度重症急性胰腺炎（MSAP）及重症急性胰腺炎（SAP）患者，建议在发病后 1～3 个月内实施胆囊切除手术。

四、报告模板

胰腺炎

1. 影像所见

全腹部 CT 平扫+增强三维成像见表 58-4。

表 58-4　全腹部 CT 平扫+增强三维成像

<table>
<tr><td colspan="2">胰腺</td><td colspan="2">胰周积液</td></tr>
<tr><td>增大</td><td>局限性/弥漫性</td><td>积液分类</td><td>APFC/ANC/WON/PP</td></tr>
<tr><td>强化</td><td>均匀/不均匀</td><td>部位</td><td>横结肠系膜区/小肠系膜根部/
左(右)肾旁前间隙</td></tr>
<tr><td>坏死程度</td><td>0/1%~30%/30%~50%/>50%</td><td>安置支架</td><td>无/塑料支架/金属支架/
腔内附着(位置)</td></tr>
<tr><td>坏死部位</td><td>胰头/胰颈/胰体/胰尾</td><td>积液内气体</td><td>有/无</td></tr>
<tr><td>胰内积液</td><td>无/有 部位和大小</td><td>出血</td><td>有/无</td></tr>
<tr><td>主胰管中断</td><td>怀疑/不怀疑
上游残存腺体大小(cm)</td><td>腹腔积液</td><td>有/无</td></tr>
<tr><td>主胰管</td><td>无扩张/扩张(cm)/
缩窄(cm)/结石(cm)</td><td colspan="2">上腹部血管结构</td></tr>
<tr><td>实性/囊性肿块</td><td>无/有(描述)</td><td>血栓形成</td><td>脾静脉/肠系膜上静脉/门静脉/无</td></tr>
<tr><td>胰腺分裂</td><td>无/有 部位和大小</td><td>胃周侧支循环</td><td>有/无</td></tr>
<tr><td colspan="2" rowspan="2"></td><td>假性动脉瘤</td><td>脾动脉/胃十二指肠动脉/无</td></tr>
<tr><td colspan="2">其他：胃后壁水肿增厚，胆总管下段多发类圆形高密度影，肝内外胆管轻度扩张。胆囊内多发类圆形高密度灶。小肠、结肠未见明显积气、扩张，未见宽大气-液平面，肠壁未见增厚，未见异常强化中断。腹腔内未见游离气体。腹膜后未见明显肿大的淋巴结。腹盆腔未见积液征象</td></tr>
</table>

注：APFC 为急性胰周液体积聚；ANC 为急性坏死性积聚；WON 为包裹性坏死；PP 为胰腺假性囊肿。

2. 影像诊断　急性坏死性胰腺炎(混合型，中度，MCTSI 6 分)并小网膜囊、双肾旁前间隙急性坏死性积聚；胆总管下段多发结石并肝内外胆管轻度扩张；胆囊多发结石，建议进一步完善 MRCP 检查。

(刘芳　贺亚琼　刘鹏)

案例059　胰腺癌

一、教学目标

掌握胰腺癌的影像学特征、乏血供病变的鉴别要点以及可切除性评估标准。通过五步读片法，精准分析胰腺癌的CT影像特征，评估肿瘤侵犯程度及分期。

二、病例展示

患者，男，55岁，腹痛伴尿黄、眼黄20余天。无皮疹、全身皮肤瘙痒，无陶土样大便，1个月来体重减轻4 kg。既往体健，无吸烟、饮酒史；否认家族肿瘤病史。体格检查：上腹部轻压痛，无反跳痛。未触及腹部包块，肝脾肋下未触及，肝区无叩击痛，腹部移动性浊音阴性，双肾区无叩击痛。实验室检查：CEA 7.22 ng/mL，CA19-9 687.20 U/mL，CA125 147.76 U/mL，余阴性。结核相关检查阴性，白细胞计数 14.49×10^9/L，中性粒细胞计数 12.54×10^9/L，中性粒细胞百分比86.6%。该患者的影像资料如图59-1所示：

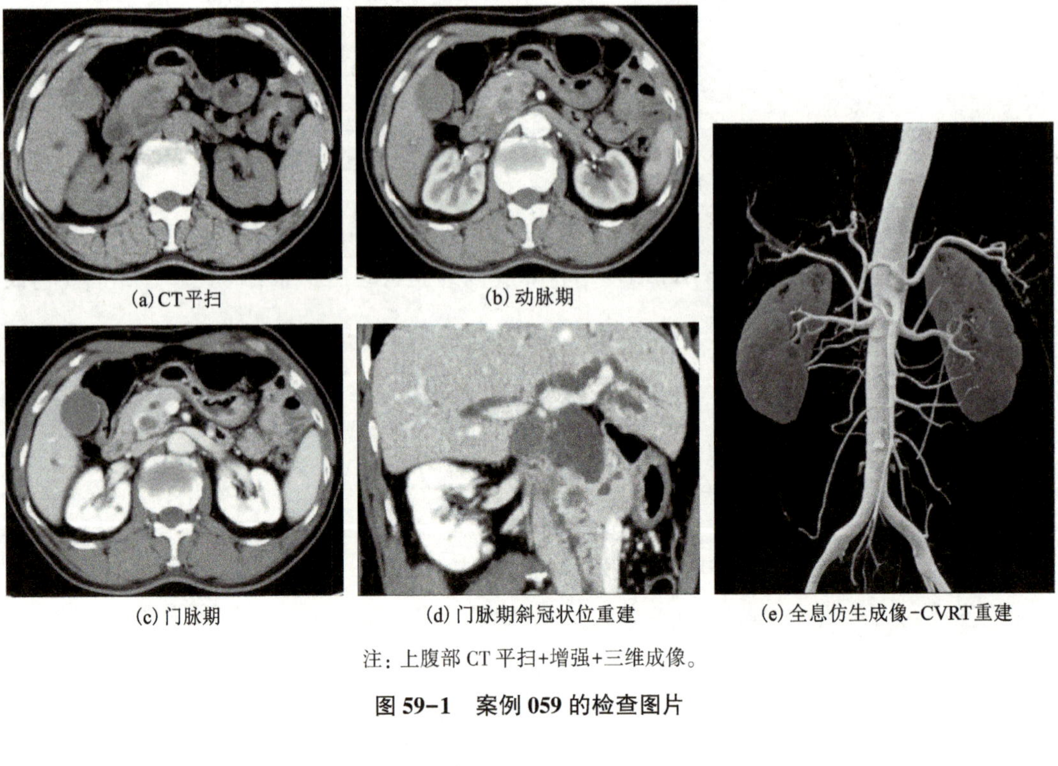

(a) CT平扫　(b) 动脉期　(c) 门脉期　(d) 门脉期斜冠状位重建　(e) 全息仿生成像-CVRT重建

注：上腹部CT平扫+增强+三维成像。

图59-1　案例059的检查图片

三、问题及解答

问题1 黄疸如何分类?

依病因学，黄疸可分为四类：

1. 溶血性黄疸 凡能引起溶血的疾病均可产生溶血性黄疸。其特征为血清总胆红素升高，以非结合胆红素为主，结合胆红素基本正常。

2. 肝细胞性黄疸 任何导致肝细胞广泛损害的疾病均可引发黄疸，如病毒性肝炎、肝硬化、钩端螺旋体病、败血症、中毒性肝炎等。此类黄疸中，结合与非结合胆红素均增加，尿胆红素呈阳性，尿胆原可升高。

3. 胆汁淤积性黄疸(亦称梗阻性黄疸) 分为肝内胆汁淤积和肝外胆汁淤积。肝内胆汁淤积见于肝内泥沙样结石、癌栓、寄生虫病、毛细胆管型病毒性肝炎、药物性胆汁淤积、原发性胆汁性肝硬化等；肝外胆汁淤积则由胆总管狭窄、结石、炎症水肿、蛔虫及肿瘤等阻塞引起。此类黄疸表现为血清胆红素增加，尿胆红素阳性，尿胆原及粪胆素减少(不完全阻塞时)或缺如(完全阻塞时)。

4. 先天性非溶血性黄疸 为肝细胞对胆红素的摄取、结合和排泄缺陷所致，临床较为罕见。

本例中，患者出现尿黄、眼黄症状，虽未提供总胆红素数据，但CA19-9升高且影像学检查提示胆管扩张，符合梗阻性黄疸的诊断。

问题2 梗阻性黄疸的病因有哪些?

梗阻性黄疸是由胆道内或其邻近部位的良、恶性病变阻碍胆汁流入十二指肠，导致胆道内压力升高，使胆汁逆流进入肝细胞和毛细胆管，进而渗入血窦和窦周，引起血中结合胆红素水平升高所致的黄疸。

良性病因主要包括：①胆管结石或胆囊结石，结石阻塞胆管，导致胆汁无法排入十二指肠；②慢性胰腺炎，胰头部形成假性肿瘤，从外部压迫胆管；③胆管因发炎或手术后狭窄；④其他罕见情况，如胆道出血形成的血块阻塞胆管，或肝吸虫、误入胆道的蠕虫等。

恶性病因主要包括：①胆管或胆囊的恶性肿瘤(胆管癌)；②胰腺头部癌；③十二指肠乳头癌；④肝癌栓子阻塞胆管(胆管瘤栓)，即所谓的黄疸型肝癌；⑤癌症患者胆管旁肿大的淋巴结压迫胆管，导致胆管阻塞。

问题3 影像学在梗阻性黄疸病因诊断中具有怎样的价值?

(1)判断是否为梗阻性黄疸。

(2)明确梗阻部位，包括肝门区胆道梗阻、胆总管和肝总管梗阻、壶腹部梗阻。

(3)鉴别梗阻原因，如肿瘤、炎症或结石。

问题4 CA19-9增高有何意义?

CA19-9是一种糖类蛋白，从分子结构来看，属于糖脂结构，并非肿瘤特异性抗原。

几乎在人体各个器官和组织的上皮中都能检测到 CA19-9 的表达，包括消化系统的食管腺上皮、胃肠道上皮、胰腺导管上皮，泌尿系统的前列腺上皮、子宫内膜腺上皮、输卵管上皮，呼吸系统的支气管上皮、肺泡上皮，以及内分泌系统的甲状腺上皮、卵巢表面上皮等。因此，绝大多数正常人的血清中均可检测到 CA19-9。

血清中 CA19-9 升高主要见于以下两种情况：①进入血液循环的总量增加；②从血中代谢清除的减少。作为糖类抗原的一种，CA19-9 水平显著升高多见于胰腺癌；此外，肝胆系癌、胃癌、结直肠癌也会出现 CA19-9 水平上升。低浓度或一过性 CA19-9 升高则可能出现在慢性胰腺炎、胆石症、肝硬化、肾功能不全、糖尿病等疾病中。良性疾病，如胰腺炎、肝炎、胆道炎症及梗阻性疾病，同样可能导致 CA19-9 升高。在恶性疾病发生时，CA19-9 升高的机制与良性疾病相似，但肿瘤缺氧引起的细胞增生更快，产生的 CA19-9 更多，且细胞破坏更严重，因此释放入血的 CA19-9 总量会更大。CA19-9 对胰腺癌具有较高的诊断价值，是目前报道的对胰腺癌敏感性最高的标志物，通过检测其含量，可辅助判断胰腺癌的发生。CA19-9 在胰腺癌中的主要作用是评估患者的术后复发情况及对术后放疗、化疗的疗效。本例中，CA19-9 水平为 687.20 U/mL(正常值<37 U/mL)，结合胰头肿块的存在，高度提示胰腺癌的可能性。

问题 5　胰腺占位 CT 需评估哪些内容？

CT 作为胰腺癌分期的主要检查手段，应用广泛且验证效果显著。其评估内容包括：①肿瘤的大小及具体位置；②血管受累情况(如肠系膜上动脉)；③邻近器官的侵犯程度；④淋巴结及远处转移情况；⑤动脉的变异情况。本例中，需特别关注胰头肿块与血管的接触程度。

问题 6　该病例的主要影像征象、次要征象、重要的阴性征象分别有哪些？

1. 主要征象　胰头低密度肿块(平扫 CT 值约 25 HU)，边界不清，增强后呈渐进性低强化(动脉期 40 HU、门静脉期 50 HU，均低于胰腺的 80 HU)。

2. 次要征象　双管征(胆总管和主胰管扩张)、胆囊增大，胰周脂肪消失。

3. 重要的阴性征象　腹腔干、肠系膜上动脉、门静脉未见包绕，无明显肿大淋巴结，无腹膜及肝转移。

问题 7　胰腺癌扩散途径是什么？

1. 局部侵犯　在胰头癌中，肿瘤通常通过神经鞘侵犯胰周组织，主要累及腹膜后脂肪，随后侵犯腹膜后静脉和神经。晚期可直接蔓延至邻近器官、腹膜和肠系膜。胰体尾癌的侵犯范围更为广泛。

2. 淋巴道转移　需区分区域淋巴结与区域外淋巴结。

3. 血行转移　以肝转移最为常见。

4. 种植转移　典型表现为腹膜呈饼状增厚，部分病例可见血性腹腔积液。

本例胰头癌目前主要表现为局部侵犯(胰周脂肪消失)，尚未发现明确的淋巴或血行转移迹象。

问题8　在无远处转移的情况下，胰腺癌的可切除性主要受哪些因素影响？

1. 关键血管结构的受累程度　根据美国国立综合癌症网络（National Comprehensive Cancer Network，NCCN）的定义，评估关键血管结构的受累程度。

2. 邻近结构的侵犯　包括横结肠、肠系膜根部及神经周围的侵犯情况。

3. 局部或区域外淋巴结的受累情况

问题9　胰腺乏血供病变的鉴别诊断有哪些？

需与胰腺癌进行鉴别诊断的胰腺乏血供病变主要包括假乳头状肿瘤、肿块性胰腺炎、自身免疫性胰腺炎、淋巴瘤以及沟槽状胰腺炎等。

问题10　胰腺乏血供病变的影像学诊断要点有哪些？

1. 瘤体　胰腺局部增大并形成肿块，边缘毛糙，这是胰腺癌的主要和直接表现。胰腺原本光滑的外形因局部隆起而中断，肿块可能呈分叶状。肿块密度通常为等密度，若肿瘤较大，其内部可能因液化坏死而呈现低密度。由于胰腺癌乏血供，CT增强扫描时表现为低强化。

2. 胰腺　胰头癌导致胰头部增大，而胰体尾部萎缩；胰钩突部癌则表现为正常钩突部的三角形形态消失，变为球形。胰管扩张：胰管阻塞导致远端主胰管扩张，甚至形成潴留性囊肿。

3. 胆总管扩张　胰头癌常早期侵犯胆总管下端，引起胆总管阻塞，导致梗阻性黄疸，胆总管、胆囊及肝内胆管均可扩张。胰管及胆总管扩张形成的双管征是诊断胰头癌较为可靠的征象。

4. 肿瘤侵犯胰腺周围血管　与胰腺毗邻的肠系膜上动脉、肠系膜上静脉、脾动脉、下腔静脉、门静脉、腹腔干及腹主动脉受累，周围脂肪间隙消失，肿块包绕血管，导致血管形态不规则、变细，血管内可能有癌栓形成甚至完全阻塞，并继发侧支循环形成。

5. 肿块侵犯周围脏器　CT显示局部肠管管壁增厚、僵硬，引起消化道梗阻和近端肠管扩张。胃窦部受累时，可见胃与胰腺之间的脂肪间隙消失，胃壁局限性增厚或肿块突入胃腔。

6. 肿瘤转移　胰腺癌侵犯大网膜，导致大网膜浑浊、增厚，形成饼状大网膜。胰腺癌可经门静脉转移至肝脏，或经血行转移至远处其他脏器、骨骼；胰腺周围淋巴结肿大，最常见于腹腔干和肠系膜上动脉根部周围，其次是下腔静脉、腹主动脉旁、肝门区及胃周淋巴结。

本例胰头肿块乏血供，有双管征、主胰管截断征，支持胰腺癌诊断；无腊肠征（排除自身免疫性胰腺炎），无富血供（排除神经内分泌肿瘤）。

问题11　分析归纳胰腺癌的鉴别诊断。

胰腺癌的鉴别诊断见表59-1。

表 59-1　胰腺癌的鉴别诊断

特征	胰腺癌	肿块型胰腺炎
导管穿透征	消失	存在
分支胰管状态	邻近分支导管狭窄闭塞	肿块上游分支导管扩张
双管征	存在	通常无
主胰管截断征	常见	无
胰腺导管与胰腺实质比	>0. 34	<0. 34
导管扩张	明显的上游扩张	轻度扩张
胰腺实质萎缩	存在	轻微
钙化	边缘散在，并向周边移位	散在钙化
血管包裹	存在，尤其是胰周动脉	无
肠系膜上动脉与上静脉比值	>1.0	<1.0
特征	**胰腺癌**	**沟槽状胰腺炎**
十二指肠沟受累	少见	
延迟强化	均匀低强化	通常是斑片状或不均匀强化
囊肿	少见	常见
血管受累	常见	一般不受累
与胆总管关系	受侵和梗阻	受压移位但很少梗阻
特征	**胰腺癌**	**自身免疫性胰腺炎**
胰腺实质受累	局灶性，较少为弥漫性	弥漫性、局灶性或者多发
胰腺形态	非腊肠样	腊肠样
包壳样边缘	无	有
胰管扩张	扩张(>4 mm)	通常不扩张(<4 mm)
胰管外观	导管穿透征消失	导管穿透征可能存在
主胰管特征	截断征	多发性狭窄或狭窄区伴有跳跃性改变及较长的狭窄段(>3 cm)
血管受累	有	无
胰腺萎缩	上游胰腺实质萎缩	一般无胰腺萎缩(治疗后可存在)
胆道受累	胰腺肿块可能导致胆道扩张或胆道转移	可类似原发性硬化性胆管炎，增强扫描胆管强化
胰腺外受累	转移：肝脏或肺部病变、淋巴结转移、胰腺周围或腹膜转移	可能提示诊断：胆管狭窄、肾脏病变、腹膜后软组织病变类似腹膜后纤维化；还可能累及前列腺、肺部以及唾液腺或泪腺
淋巴结肿大	有	无

续表 59-1

特征	胰腺癌	自身免疫性胰腺炎
免疫球蛋白 G4(IgG4)水平	通常正常	升高
CA19-9 水平	升高	正常
对类固醇治疗的反应	无	有
特征	胰腺癌	神经内分泌肿瘤
血供	乏血供	典型的为富血供
高信号	T2WI 常为等/低信号	T2WI 常为高信号
肿块数目	常单发	可能多发
肿块边界	通常边界不清且具有侵袭性	通常边界清晰
囊变和钙化	囊变和钙化少见	可伴有囊变、钙化， 壁为厚壁且强化明显
出血	少见	常见
胰管梗阻	常见	典型病变无
胆管梗阻	为胰头部胰腺癌时可能存在	通常无
血管包裹	周围血管包裹	少见
胰腺萎缩	存在	罕见
肝脏转移表现	乏血供	富血供
与激素产生的关系	不相关	可能相关

问题 12 该病例的初步诊断是什么？

该病例初步诊断为胰腺癌并继发胰胆管扩张、胆囊增大，暂无远处转移；肝内胆管炎及胆管周围炎；肝动脉起源异常。

问题 13 胰腺癌的 CT 表现特征有哪些，其相应的病理学基础分别是什么？

1. 等/低密度肿块 肿瘤主要由异型细胞构成，形成不规则且有时不完整的管状或腺样结构，伴有丰富的纤维间质。

2. 低强化 胰腺癌在病理上表现为致密的纤维硬化性病变，质地较硬。部分患者可合并脂肪坏死、囊性病变等，属于乏血供肿瘤。正常胰腺组织血供丰富，在增强 CT 图像上，强化不明显的癌肿组织与强化明显的胰腺实质形成鲜明对比，尤其在动脉期，两者的密度差异尤为显著。延迟扫描时，肿瘤可呈现缓慢强化。

3. 双管征 胰头部胰腺癌导致胆总管和主胰管阻塞及包埋，引发胆总管和胰管双管性狭窄，进而导致双管同时扩张。

4. 远端实质萎缩 胰腺癌具有“围管性浸润”的生物学特性，早期易浸润胰腺导管，导致其狭窄或闭塞，进而引起远端胰管扩张和胰腺组织纤维化，最终形成远端胰腺实质萎缩。

5. 胰周低脂肪层密度消失 由于胰腺本身缺乏包膜，肿瘤极易侵犯周围脂肪组织，导致正常胰周低密度脂肪层消失。

6. 胰腺周围血管侵犯 胰腺血管和淋巴管丰富且无包膜，肿瘤易累及周围较大血管（如肠系膜上动静脉、脾脏动静脉、腹腔干、肝固有动脉等），表现为血管增粗或被肿瘤包绕、压迫移位，管壁浸润，管腔狭窄或闭塞。增强扫描可显示腔内低密度瘤栓。

7. 肿大淋巴结 约50%的胰腺癌沿肝动脉、肠系膜上动脉、腹腔动脉右侧、腹主动脉和下腔静脉之间的淋巴结转移；胰头钩突癌发生肠系膜上动脉周围淋巴结转移的概率高达65%，而位于体、尾部的肿瘤较易发生脾动脉和腹腔动脉周围以及腹主动脉两侧的淋巴结转移。

8. 腹膜种植 表现为腹膜、网膜的脂肪间隙消失，被多发结节影取代，相应腹膜增厚；当大网膜弥漫性浸润时，可出现大网膜密度增高，密布大小不等的软组织密度结节，呈网膜饼征；腹膜种植多伴有腹腔积液。

本例呈现低密度肿块（纤维间质丰富）、渐进性低强化（乏血供）、双管征（胆胰管压迫）符合胰腺癌特征。

问题 14 胰腺癌的生长方式是什么？

胰导管腺癌存在两种截然不同的生长方式：一种是在导管内形成乳头状肿瘤，另一种是向导管外发展成球状结构。其中，向外生长的肿瘤更容易发生转移，且恶性程度更高。决定肿瘤采取何种生长方式的关键因素是细胞张力和导管直径。模拟研究显示，肿瘤的生长方向主要受管腔直径影响。以17 μm为界，在较粗的导管中，肿瘤倾向于向管腔内生长；而在直径小于17 μm的导管中，肿瘤则更易向管外生长。外生型胰腺癌能够更有效地募集肿瘤相关成纤维细胞，因而更易发生转移。

本例中，胰头肿块呈现向外生长的特征（边界不清），符合外生型恶性肿瘤的表现。

问题 15 胰十二指肠切除术的切除范围有哪些？

胰十二指肠切除术是治疗胰头和壶腹周围肿瘤的标准术式，属于极具代表性且技术挑战性高的手术之一。该手术难度大，技术要求严格，术后并发症较多。由于存在不同的重建方式，术后影像表现也各有其特定特征。胰十二指肠切除术主要分为两部分：

1. 切除范围 包括胰头、十二指肠、空肠近端、胆管下端、胆囊、远端胃（或保留幽门）及区域淋巴结。

2. 重建 涉及胰肠、胆肠、胃肠吻合。

问题 16 该患者的临床最终诊断是什么？

本病例初步诊断为胰腺导管腺癌，需进一步进行病理检查以确诊及确定病理类型。此外，因涉及后续治疗方式的选择，需进行PET-CT检查以辅助分期。

结合病理检查结果，最终诊断为胰腺低分化导管腺癌（T2N0M0）。此诊断与基于CT的影像分期存在差异，因此，在临床工作中通常需综合多种检查手段，以辅助临床选择最佳治疗方案，评估患者预后，从而最大化患者利益。

四、报告模板

胰腺癌

(一)影像所见

1. 原发性胰腺肿块

(1)部位：胰头/钩突/胰颈/胰尾。

(2)大小：＊＊ mm×＊＊ mm。

(3)密度及强化：

(4)胰管突然狭窄和上游扩张：有/无。

(5)胆管突然狭窄和上游扩张：有/无。

(6)胰腺萎缩：有/无。

2. 动脉(需评估肠系膜上动脉、腹腔干、肝总动脉，每支动脉分别进行评估)

(1)肠系膜上动脉：有/无受累(若受累，需评估以下内容)。

①实性肿块与血管直接接触程度：≤180°或>180°。

②实性肿块边界模糊，与血管接触面呈云雾状或条状高密度影：≤180°或>180°。

③局部血管狭窄或轮廓不规则：有/无。侵犯肠系膜上动脉第一分支：有/无。

(2)腹腔干：有/无受累(若受累，需评估以下内容)。

①实性肿块与血管直接接触程度：≤180°或>180°。

②实性肿块边界模糊，与血管接触面呈云雾状或条状高密度影：≤180°或>180°。

③局部血管狭窄或轮廓不规则：有/无。

(3)肝总动脉：有/无受累(若受累，需评估以下内容)。

①实性肿块与血管直接接触程度：≤180°或>180°。

②实性肿块边界模糊，与血管接触面呈云雾状或条状高密度影：≤180°或>180°。

③局部血管狭窄或轮廓不规则：有/无。

④侵犯肝总动脉分叉部或肝左、右动脉。

⑤侵犯腹主动脉：有/无。

⑥动脉变异：有/无(若有变异，需详细描述变异情况，及评估变异血管有无受累)。

3. 静脉(肠系膜上静脉、门静脉、下腔静脉)

(1)肠系膜上静脉：有/无受累(若受累，需评估以下内容)。

①实性肿块与血管直接接触程度：≤180°或>180°。

②实性肿块边界模糊，与血管接触面呈云雾状或条状高密度影：≤180°或>180°。

③局部血管狭窄或轮廓不规则：有/无。

④侵犯肠系膜上静脉第一分支：有/无。

(2)门静脉：有/无受累(若受累，需评估以下内容)。

①实性肿块与血管直接接触程度：≤180°或>180°。

②实性肿块边界模糊，与血管接触面呈云雾状或条状高密度影：≤180°或>180°。

③局部血管狭窄或轮廓不规则：有/无。

(3)侵犯下腔静脉：有/无。

①静脉内瘤栓：有/无。

②静脉侧支循环：有/无(若有需描述)。

4. 侵犯邻近器官

5. 淋巴结

6. 其他腹部结构(包括神经侵犯情况)

(二)影像诊断

胰腺癌(部位、可切除性、TNM 分期)，血管受累情况如上所述。

(谭显政　肖斌　刘鹏)

案例 060　胰腺浆液性囊腺瘤

一、教学目标

强化“定位定性，结合临床下结论”原则，构建胰腺疾病影像学诊断范式。巩固胰腺影像解剖及病变知识，规范使用定位定性术语。识别胰腺基本病变，建立腹部疾病影像学鉴别诊断思路。理解腹部疾病影像征象与病理的关系，掌握胰腺影像解剖、浆液性囊腺瘤特征、良恶性囊性病变的鉴别及恶变征象。通过影像分析，准确识别胰腺囊性病变 CT 及 MRI 特征，构建浆液性囊腺瘤诊断及鉴别诊断思路，提升诊断效率与准确性。

二、病例展示

患者，女，55 岁，体检腹部 CT 提示胰腺占位，既往体健，无明显不适，无吸烟史，无胰腺炎病史。体格检查：无明显异常。实验室检查：肿瘤标志物检查均为阴性，血常规未见明显异常。该患者的影像资料如图 60-1 所示：

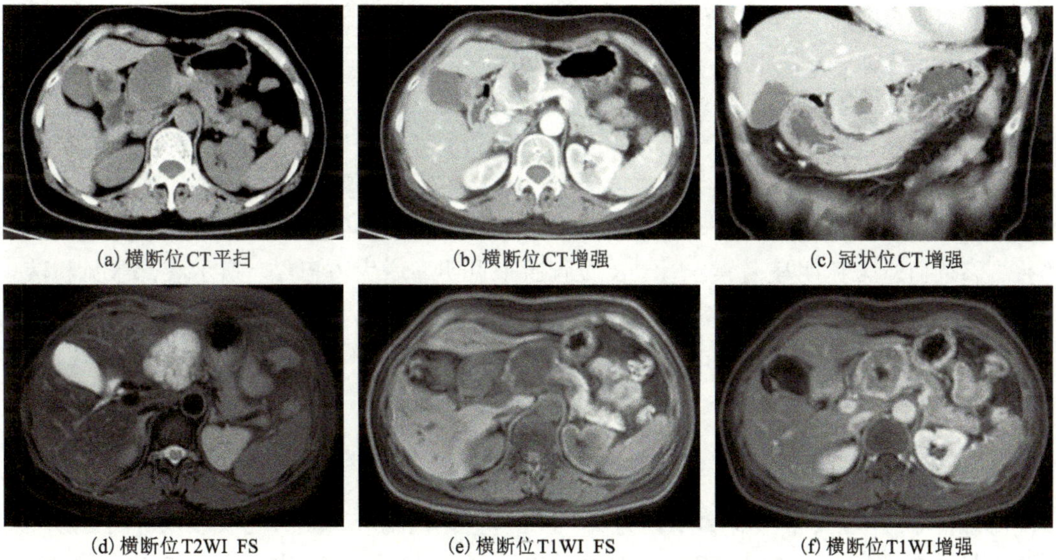

(a) 横断位CT平扫　(b) 横断位CT增强　(c) 冠状位CT增强

(d) 横断位T2WI FS　(e) 横断位T1WI FS　(f) 横断位T1WI增强

注：胰腺 CT 平扫及增强(a)～(c)；MRI 平扫及增强(d)～(f)。

图 60-1　案例 060 的影像学检查图片

三、问题及解答

问题 1　询问患者是否有胰腺炎病史有何意义？

在胰腺囊性病变的常见鉴别诊断思路中，浆液性囊腺瘤需要与假性囊肿进行区分。假性囊肿的诊断与胰腺炎病史密切相关，通常继发于胰腺炎。其影像学特征表现为囊壁薄且均匀，无壁结节，增强扫描时囊壁光滑锐利，呈均匀强化，囊内液体无强化且无分隔。本例中患者无胰腺炎病史，疑为浆液性囊腺瘤。

问题 2　检查肿瘤标志物的意义？

胰腺囊性肿瘤由良性向恶性转变时，可能会出现 CA19-9 和 CEA 的升高，这一现象提示恶性变的可能性，需引起高度警惕。此外，CA19-9、CA125、CEA 等肿瘤标志物的升高，也需关注是否存在其他原发性胃肠道及胆道肿瘤。神经元特异性烯醇化酶水平在神经内分泌分化的胰腺肿瘤中亦可能呈现升高趋势。

问题 3　指导医师结合重点、难点施教，并针对住院医师所描述的影像(图像)关键征象进行充分点评和规范性演示。

1. 检查部位　胰腺。

2. 检查技术　胰腺 CT 平扫+增强、胰腺 MRI 平扫+增强。

患者姓名、性别、年龄、检查方法及检查部位核对无误，无明显呼吸及运动伪影，图像质量满足诊断要求。

3. 影像所见　胰颈部见一囊性占位，CT 显示呈低密度，MRI 显示 T1WI 呈低信号及 T2WI 呈高信号，呈多房蜂窝状，其内可见厚薄均匀的纤维分隔及液性密度/信号，测量其大小约 54 mm×48 mm。病变平扫 CT 值约 24 HU，增强扫描示囊壁及分隔中度强化，其内液性成分未见明显强化。病变与周边结构分界清晰，未见与主胰管相通，主胰管未见明显扩张，邻近血管未见明显受累，周围及腹膜后未见明显增大淋巴结，所示腹部未见积液。扫及余腹部各脏器未见明显异常密度/信号及异常强化。

4. 影像诊断　胰颈部囊性占位，性质待定，考虑胰腺浆液性囊腺瘤可能性大，建议定期随访复查。

问题 4　胰腺病变如何进行影像学定位？该病例的病变定位情况如何？

胰腺位于腹膜后，横跨中线，分为头、颈、体、尾四部分。胰头与胰颈以肝门静脉/肠系膜上静脉右缘为界，胰颈与胰体则以肠系膜上动脉右缘为界，胰体与胰尾之间无明显分界。

该病例的病变位于胰颈部。

问题5　该病例的主要影像征象、次要征象、重要的阴性征象分别有哪些？

1. 主要征象　胰颈部单个囊性病变，多房囊性，其内可见厚薄均匀的纤维分隔及液性密度/信号。

2. 次要征象　增强后囊壁及分隔呈中度强化，其内液性成分未见明显强化。

3. 重要的阴性征象　病变与周边结构界限分明，未发现与主胰管相通，胰管未见扩张，邻近血管未明显受累，周围未检出明显增大的淋巴结，所示腹部区域未见积液。其余腹部脏器扫描结果显示，未见异常密度/信号，亦无异常强化现象。

问题6　分析归纳病例的临床特点。

该患者为中老年女性，无明显不适，否认有胰腺炎病史，个人史无特殊，体格检查及实验室检查无特殊。

问题7　分析归纳病例的影像特点。

该病例表现为胰颈部囊性占位，形态呈多房蜂窝状，内部可见厚薄均匀的纤维分隔及液性密度/信号，测量其大小约为54 mm×48 mm。病变在平扫CT中的值约为24 HU，增强扫描后分隔呈现中度强化，而囊壁及其内液性成分未见明显强化。病变与周边结构分界清晰，未发现与主胰管相通，且主胰管未见扩张。邻近血管未明显受累，周围亦未见明显增大的淋巴结。

问题8　超声内镜是否适用于所有检出胰腺囊性肿瘤的患者？

对于用影像学检查方法无法确定性质的胰腺囊性肿瘤术（pancreatic cystic neoplasm，PCN），以及当超声内镜引导细针穿刺抽吸术（endoscopic ultrasound-guided fine needle aspiration，EUS-FNA）、超声内镜引导细针穿刺活检术（endoscopic ultrasound-guided fine needle biopsy，EUS-FNB）可能改变治疗策略时，建议进行EUS-FNA/FNB。若影像学检查提示存在以下高危征象：肿瘤最大径≥3 cm、壁结节>5 mm、囊壁增厚或强化、主胰管扩张>5 mm、胰管截断伴远侧胰腺萎缩、淋巴结肿大、CA19-9升高、肿瘤增长速度≥5 mm/2年等，建议进一步行EUS评估。EUS联合其他影像学检查可提升PCN的诊断准确率。

本例未见高危征象（如壁结节、主胰管扩张等），目前无须行EUS，建议定期随访。

问题9　阅片小结：胰腺囊性肿瘤（PCN）的常见诊断及鉴别诊断及主要影像学表现。

胰腺囊性肿瘤是胰腺中常见的一类肿瘤，它们可以是良性的（如浆液性囊性肿瘤）或是潜在恶性的（如黏液性囊性肿瘤）。PCN主要包括以下几种类型：

1. 黏液性囊性肿瘤（mucinous cystic neoplasms，MCN）　MCN是一种潜在恶性的肿瘤，其病理特点为含有大量黏液，通常仅见于女性。MCN有发展为黏液性囊腺癌的倾向，因此被视为恶性的前体病变。影像学表现：可表现为单房或多房囊肿，有时可见壁结节或钙化，囊壁内可能含有黏液性分隔。肿瘤部分可能轻度增强。MRI平扫T1WI显示低信号，T2WI显示高信号，尤其是T2WI显示黏液成分时，黏液层可能缓慢强化。

2. 胰腺导管内乳头状黏液性肿瘤(intraductal papillary mucinous neoplasms，IPMN) IPMN是胰腺黏液性肿瘤的一种，其特征为导管内乳头状黏液细胞增生，并可能延伸至胰管系统。它们可以是散发性的，也可能与遗传性胰腺癌综合征(如家族性腺瘤性息肉病)有关。IPMN分为主胰管型、分支胰管型和混合型。影像学表现：其为与胰管系统相连的囊性病变，有时可观察到实性成分或壁结节，实性成分有时可强化。MRI T1WI显示低信号，T2WI显示高信号，实性成分或壁结节可能会有增强。

3. 实性假乳头状肿瘤(solid pseudopapillary neoplasms，SPN) SPN是一种低度恶性的胰腺肿瘤，常见于年轻人，且预后较好。组织学上，它们具有复杂的血管结构，类似于假乳头(与真正的乳头状结构不同)。影像表现：通常可见厚度不一的囊性和实性成分，可能有出血或囊变，实性部分常有明显增强。MRI T1WI显示异质信号，可能包含出血区域，T2WI显示混合信号强度，可能有囊性区域，实性部分通常有明显的强化。

4. 囊性神经内分泌肿瘤 囊性神经内分泌肿瘤是较为少见的胰腺肿瘤，来源于胰腺内的神经细胞。这些肿瘤可以是功能性的，可产生激素或调节身体其他系统的物质；也可以是非功能性的。影像学表现：可见囊性成分，有时包含实性部分，MRI T1WI显示低信号，T2WI囊性区域呈高信号，实性部分动脉期明显强化。

这些不同类型的PCN在影像学特征、生物学行为和治疗方法上均存在差异。准确诊断PCN的类型对于制定适当的治疗策略至关重要，因为某些类型PCN具有恶性转化的潜力，而某些类型则可能是良性的。

问题10 阅片小结：该患者下一步的诊疗建议。

本病例影像学诊断为胰腺颈部囊性占位，高度怀疑为浆液性囊腺瘤，目前暂未发现明显恶变征象，建议定期随访复查；若随访复查中发现恶变迹象，则需进一步行病理检查以确诊，主要方法包括超声引导下穿刺活检和(或)外科手术。

手术病理结果显示，本病例最终被诊断为胰腺浆液性囊腺瘤(微囊型)。胰腺囊性病变，如黏液性囊腺瘤，属于交界性肿瘤，常呈现动态进展过程。因此，在临床工作中通常需进行随访观察，以辅助选择最佳治疗方案，评估患者预后，从而最大化患者利益。

四、报告模板

胰腺囊性病变(高度怀疑胰腺浆液性囊腺瘤)

(一)主要病变

1. 部位 胰腺头/颈/体/尾部。

2. 基本病变 囊性肿块(占位)，测量大小约＊＊mm×＊＊mm。

3. 强化特征 平扫CT值约＊＊HU，增强后明显(轻中度、无)不均匀(均匀、环形)强化，CT值约＊＊HU。

4. 形态特征(可复选) 囊肿数量、无/有分隔、无/有增强的囊壁和壁结节。

5. 与主胰管的关系 与主胰管相通：是/否。

（二）主要伴随发现

1. 周围有/无肿大的淋巴结
2. 周围邻近血管有/无受累
3. 是否伴随钙化，如伴有，钙化形态如何

（三）影像学诊断

胰腺（部位）占位性病变，性质待定，考虑为胰腺囊性病变（浆液性囊腺瘤可能性较大）。

（谢安　贺亚琼　刘鹏）

案例 061　脾梗死

一、教学目标

建立脾梗死影像学诊断的基本范式，准确识别脾脏的基本病变，构建脾梗死的影像学诊断思路。掌握脾脏的影像解剖、基本病变、脾梗死的影像学特征及其病因分类。通过影像分析，精确识别脾梗死的特征，形成脾梗死影像学诊断与鉴别诊断的系统性思路。

二、病例展示

患者，男，46 岁，上腹部疼痛 2 小时。患者自诉 2 小时前无明显诱因突发腹痛，从睡眠中被痛醒，疼痛位于上腹部，为阵发性绞痛，伴左侧后腰部疼痛及恶心呕吐，无其他明显伴随症状。未经处理，至急诊科就诊。既往史：患有高脂血症，无其他特殊疾病史。家族史：无家族肿瘤病史。体格检查：腹部柔软，左上腹有轻微压痛，无反跳痛。实验室检查：凝血功能方面，国际标准化比值为 0. 77，凝血酶原时间为 8. 9 s。该患者的影像资料如图 61-1 所示：

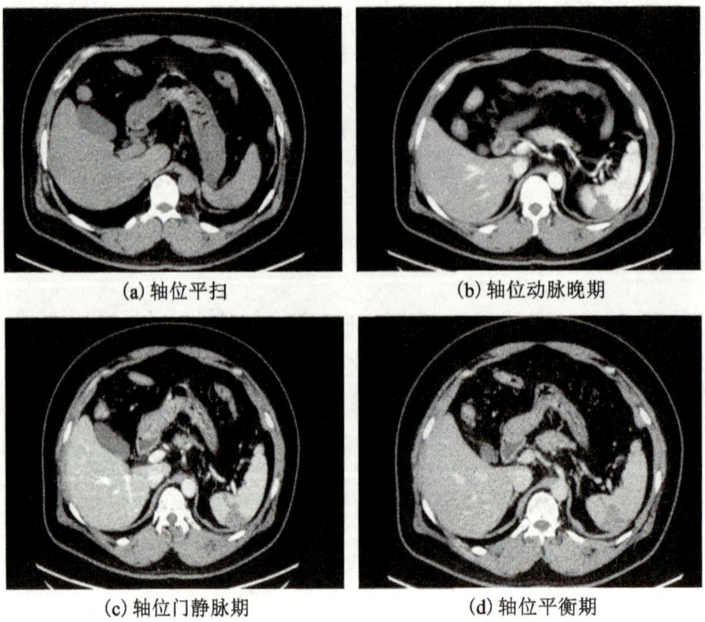

(a) 轴位平扫　(b) 轴位动脉晚期　(c) 轴位门静脉期　(d) 轴位平衡期

注：上腹部 CT 平扫+增强。

图 61-1　案例 061 的影像学检查图片

三、问题及解答

问题 1　脾梗死的主要临床表现包括哪些？在急腹症的诊断中，通常需要考虑哪些疾病？

脾梗死的主要临床表现可能包括无症状、左上腹疼痛、左侧胸腔积液、发热等症状。急腹症的常见类型有：①急性胰腺炎；②急性胆囊炎；③胆管结石；④消化道炎症；⑤消化道穿孔；⑥肠梗阻；⑦急性阑尾炎；⑧肠系膜血管急性缺血；⑨泌尿系统急症（如结石、梗死等）；⑩异位妊娠及蒂扭转等。

问题 2　询问该患者的家族史对诊断有何影响？

无肿瘤家族史降低了脾内肿瘤栓塞的可能性，但脾梗死多与血栓形成（如是否与高血脂相关）或心源性栓子有关，家族史的影响有限。本例需关注高脂血症病史。

问题 3　脾梗死的定义是什么？

脾梗死的定义为脾动脉或其分支阻塞，导致相应供血区域的脾组织发生缺血性坏死。

问题 4　看到影像图像后第一步该做什么？

看到影像图像后第一步是核对患者信息、检查方法是否正确，图像质量是否符合要求，检查部位是否正确。具体包括核对患者姓名、性别、年龄、检查方法及检查部位，确认图像无明显伪影，质量满足诊断要求。

问题 5　脾梗死的影像学特征有哪些？

1. MRI 表现　①平扫：梗死区信号因梗死时间而不同，急性和亚急性梗死区在 T1WI 和 T2WI 上分别为低信号和高信号；而慢性期由于梗死区有瘢痕组织和钙化形成，在 MRI 各序列上均呈较低信号改变。②增强：病灶无强化。

2. CT 表现　①平扫：显示脾实质内尖端朝向脾门，为边界清楚的楔形低密度影。②增强：低密度区无强化，与周围正常强化脾实质对比明显。

问题 6　如何通过影像学诊断脾梗死？

①核对患者信息及图像质量；②仔细观察脾脏的形态及密度，寻找是否存在楔形低密度区；③进行增强扫描，确认病灶区域无强化现象；④结合临床表现，如患者是否存在左上腹痛等症状。本例中，CT 图像显示脾脏后份存在楔形无强化区，结合患者症状，诊断为脾梗死。

问题 7　脾梗死的鉴别诊断有哪些？

1. 脾囊肿　圆形/椭圆形，均匀低密度（0~20 HU），无强化。

2. 脾脓肿　不规则低密度，囊壁强化，可有气泡。

3. 脾破裂出血　高密度（50~70 HU），若为活动性出血可能存在对比剂外溢。

问题 8 针对该病例的合理治疗方案是什么?

根据影像学显示的是小范围梗死及临床表现出的轻微症状，首选保守治疗：包括止痛和抗凝措施(尤其针对高血脂相关的血栓)。若病情出现加重迹象或出现并发症(如脓肿)，则需考虑手术治疗。

四、报告模板

脾梗死

(一)影像所见

1. 主要病变

(1)部位：脾脏(上缘/下缘/前份/后份/脾门/副脾)。

(2)基本病变：脾实质内楔形低密度灶，大小约＊＊ mm×＊＊ mm，尖端指向脾门。

(3)强化特征：

①平扫：CT 值约＊＊ HU(建议范围：20~30 HU，反映缺血性坏死)。

②增强后：无强化(动脉期 CT 值约＊＊ HU，静脉期 CT 值约＊＊ HU，与正常脾组织强化对比明显)。

③形态特征：楔形，边界清晰/模糊，单发/多发。

2. 伴随发现

(1)脾血管情况：

①脾动脉：通畅/狭窄/闭塞(若异常，描述栓子的位置)。

②脾静脉：通畅/受压/栓子(若异常，描述程度)。

(2)脾周情况：

①有无积液：无/有(若有，描述范围及提供 CT 值)。

②有无脾周脂肪模糊：无/有。

(3)脾脏大小：正常/增大(若异常，提供测量值)。

(4)邻近器官：无异常/受累(若受累，描述详情，如胰腺、胃等)。

(5)腹膜后淋巴结：无/有肿大(若有，描述大小及位置)。

(二)影像诊断

脾梗死(单发/多发，位于＊＊部位)，建议结合临床病史及实验室检查结果明确病因(如血栓性疾病、心源性栓子等)。

建议：短期内进行 CT 复查，以观察病灶的演变情况(如液化或瘢痕形成)。若怀疑存在血管性病因，建议进一步进行脾动脉 CTA 或超声检查。临床需密切关注可能出现的并发症(如脾脓肿、脾破裂)。

(杨盼　陈程　容鹏飞)

案例 062 胃癌

一、教学目标

建立胃肠道疾病影像学诊断的基本范式，规范应用胃肠道影像学定位及定性的基础术语，准确识别胃基本病变中的结节/肿块，构建胃单发结节/肿块性病变的影像学诊断思路，掌握胃肠道的影像解剖、基本病变、胃良恶性病变疾病谱、胃癌影像学特征、胃癌的 TNM 分期标准及淋巴引流分组。通过影像分析，精确识别胃癌的 CT 特征，评估 TNM 分期，并形成系统的诊断思路。

二、病例展示

患者，男，64 岁，自诉约 1 个多月前无明显诱因出现上腹部持续性腹胀，进食后症状加剧，并伴有嗳气，嗳气后症状可略微缓解。体格检查：腹部平坦柔软，上腹部无压痛及反跳痛，肝脾未触及，墨菲征呈阴性。实验室检查发现：CA19-9 指标为 45.26 U/mL（升高），其余检查项目的指标均在正常范围内。该患者的影像资料如图 62-1 所示：

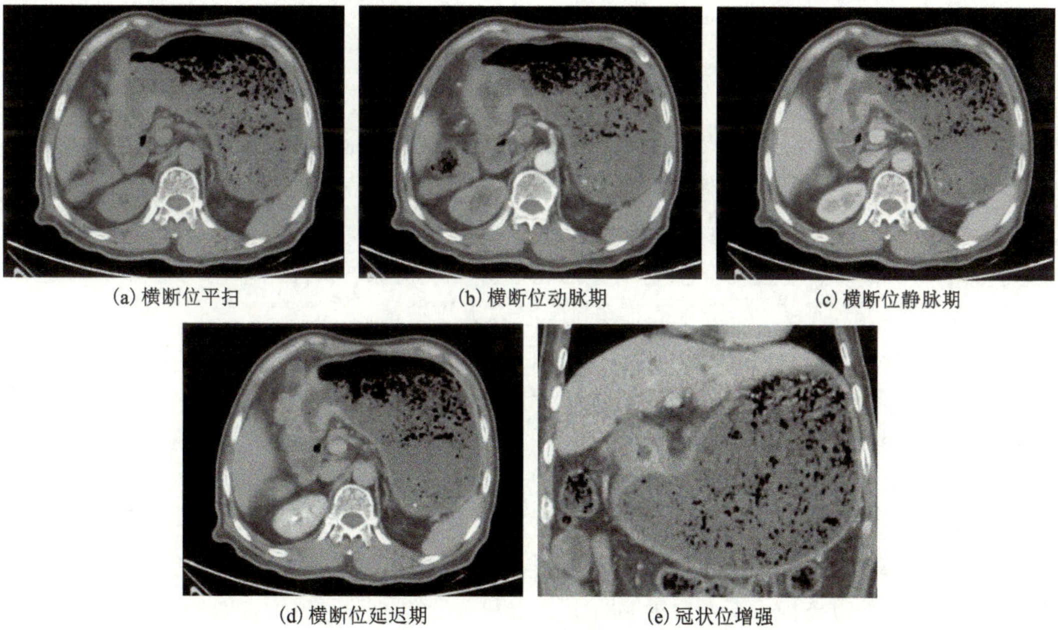

(a) 横断位平扫　(b) 横断位动脉期　(c) 横断位静脉期

(d) 横断位延迟期　(e) 冠状位增强

注：上腹部 CT 平扫增强+重建三维成像。

图 62-1　案例 062 的影像学检查图片

三、问题及解答

问题 1　进食后腹痛通常应考虑是由哪些疾病引起的？

进食后腹痛常见以下几种情况：

1. 胃溃疡　进食后胃酸分泌增多，刺激溃疡面引起疼痛。

2. 胆囊结石伴急性胆囊炎　多见于进食油腻食物后，胆囊收缩导致结石嵌顿，引起胆绞痛。

3. 胃癌　肿瘤侵及胃壁或引起局部梗阻，进食后可加重腹胀或疼痛，需结合影像学进一步鉴别。

问题 2　请简述 CA19-9 升高的临床意义。

CA19-9 是一种肿瘤标志物，其特异性较低，通常用于胰腺癌、胃肠道肿瘤等疾病的辅助诊断。其水平升高可能提示存在肝脏、胆囊、胰腺或胃肠道肿瘤的风险，但需结合影像学检查（如 CT、MRI）及影像引导下的穿刺活检以明确病理诊断。在胃癌患者中，CA19-9 轻度升高较为常见，但并不作为特异性诊断指标。

问题 3　指导医师结合重点、难点施教，并针对住院医师所描述的影像（图像）关键征象进行充分点评和规范性演示。

1. 检查部位　上腹部。

2. 检查技术　上腹部 CT 平扫增强+重建三维成像。

患者姓名、性别、年龄、检查方法及检查部位核对无误，无明显呼吸及运动伪影，图像质量满足诊断要求。

3. 影像所见　胃腔充盈，腔内可见多发内容物。胃窦部局部胃壁不规则增厚，最厚处约 24 mm，黏膜线欠连续。增强扫描显示明显不均匀强化，周围脂肪间隙稍显模糊，可见多发增大淋巴结影，其中最大者短径约 13 mm。肝脏形态和大小正常，肝实质内多发囊状低密度影，边界清晰，增强扫描未见明显强化。脾脏、胰腺、双肾均未见明显异常。上腹部肠管无明显梗阻扩张及气-液平面征象，腹腔内无积液征。

4. 影像诊断　①胃窦部局部胃壁呈现不规则增厚，周围伴有多发增大淋巴结，此表现符合胃癌及周围淋巴结转移的特征，建议结合内镜及病理检查以进一步确诊；同时观察到胃腔内存在内容物潴留现象。②考虑存在肝脏多发囊肿的可能性。

问题 4　胃部病变如何进行影像学定位？简述该病例的病变定位情况。

胃位于人体腹部的“中上偏左”区域，上连食管，下接十二指肠。从解剖学上看，胃由“底、体、窦”三部分构成，其入口为“贲门”，出口为“幽门”。

该病例的病变位于胃窦部。

问题5 胃癌X线气钡双重对比造影的基本表现有哪些？该病例的基本病变特征是什么？

消化道造影通常难以发现早期胃癌，但当胃黏膜出现局部僵硬表现，或癌症病灶较深且凹陷时，情况有所不同。到了进展期，胃造影中可见以下特征：

1. 肿块型　肿瘤表面凹凸不平，X线下呈现分叶状或菜花状的充盈缺损，切线位显示肿块宽基底，全部或部分位于胃轮廓内，且部分胃壁僵硬。

2. 溃疡型　X线表现为较大的溃疡龛影，呈多角状或不规则形状。切线位显示龛影局部或部分位于胃轮廓内，称为腔内龛影。癌肿周围常伴有结节状或纤维状隆起，出现指压征或新月征，龛影周围黏膜皱襞中断消失，局部胃壁僵硬、粗糙，无蠕动波通过。

3. 浸润型　表现为全胃或大部分胃受侵犯，X线造影显示胃腔缩小，边缘不规则，扩张受限，蠕动消失，胃壁呈皮革样改变，故也被称为皮革胃。

本病例CT表现为胃窦部局部增厚伴不均匀强化，为肿块性或溃疡性的可能性较大。

问题6 该病例的主要影像征象、次要征象、重要的阴性征象分别有哪些？

1. 主要征象　胃窦部局部不规则增厚。

2. 次要征象　黏膜线欠连续，增强扫描呈明显不均匀强化，周围脂肪间隙稍模糊，可见多发增大淋巴结影。

3. 重要的阴性征象　无明显胃肠道梗阻、穿孔及出血等。

问题7 分析归纳病例的临床特点。

该患者为中老年男性，出现上腹部持续性胀痛1月余，CA19-9指标升至35.26 U/mL，其余指标均在正常范围内。

问题8 分析归纳病例的影像特点。

胃窦部局部胃壁不规则增厚，黏膜线欠连续，增强扫描呈明显不均匀强化，周围脂肪间隙稍模糊，可见多发增大淋巴结影。

问题9 如何通过影像学手段对胃孤立性结节/肿块性病变进行精确诊断及鉴别诊断？

1. 胃间质瘤　多发生于胃体部，其次为胃底部，胃窦部少见，密度不均，常伴坏死、囊变，轻至明显强化，多为恶性，CD117和(或)CD34阳性。

2. 胃神经鞘瘤　多发生于胃体部，其次是胃底、胃窦、幽门及贲门，平扫呈低密度，伴坏死，呈渐进性强化，良性，S-100蛋白弥漫性强阳性，GFAP阳性，部分病灶表达nestin。

3. 胃平滑肌瘤　多发生于胃底和胃体部，胃窦少见，密度均匀，偶见钙化，轻度强化，强化程度与肌肉相近，良性 *DESMIN* 和SMA阳性。

4. 胃血管球瘤　绝大部分位于胃窦部，密度均匀，出血、囊变少见，偶见钙化，强化明显，偶尔为填充式强化，SMA为阳性，偶有D34阳性。

5. 胃异位胰腺　多发生在距幽门6 cm以内的胃窦部大弯侧，典型者可见“中心脐凹征”或“中央导管征”，良性，少见溃疡。

问题 10　胃单发肿块的鉴别诊断有哪些？

影像学诊断的核心任务是明确病变是否为上皮来源的胃癌，其病理类型涵盖鳞癌、腺癌、小细胞未分化癌等。

此外，胃部还可能存在其他恶性病变，如转移瘤、淋巴瘤、肉瘤等。

胃部良性病变，主要包括以下几类：

1. 炎性病变　感染。

2. 良性肿瘤　息肉、神经鞘瘤、平滑肌瘤。

3. 血管性病变　胃肠道血管畸形。

4. 先天性疾病　贲门失弛缓症。

5. 其他疾病　胃幽门黏膜脱垂、胃扭转。

问题 11　该病例的影像学诊断结果是什么？

胃窦部胃癌伴周围淋巴结转移，建议结合内镜检查及病理分析以明确诊断。

问题 12　该病变影像征象产生的可能机制是什么？

癌肿沿胃壁浸润导致胃壁增厚，主要是癌肿沿胃壁深层浸润所致。增厚的胃壁可能呈现局限性或弥漫性。根据癌肿浸润深度的不同，浆膜面可能光滑或不光滑，但黏膜面均表现出不同程度的凹凸不平，这是胃癌的显著特征之一。在平扫时，胃癌病灶的密度与正常胃壁相近。然而，在黏液腺癌的情况下，由于病灶内含有大量黏液样物质，可能表现为弥漫性的低密度。印戒细胞癌有时在肿瘤内部可见弥漫性的点状钙化。

问题 13　胃癌主要的 CT 征象有哪些？

胃癌(gastric cancer)起源于黏膜及黏膜下上皮，主要表现为胃部结节(nodule)或肿块(mass)，影像学诊断依赖于重要征象的显示与识别。胃壁僵硬受累是最有诊断价值的征象，直接征象包括肿块和胃壁局限性增厚；胃周脂肪模糊受侵，是重要的间接征象。已报道的较有意义的影像学征象为，有强化的结节与肿块常提示为胃癌，是简便易行的判别指标。

问题 14　阅片小结：胃肠道影像基本病变。

1. 龛影　胃肠道壁上的溃烂或凹陷达一定程度后被钡剂充填，切线位影像上会形成一个突出的影像。

2. 憩室　是胃肠道黏膜经过管壁的薄弱区向外膨出所形成的袋状空腔，憩室内及附近的黏膜通常保持正常，这与龛影不同。

3. 充盈缺损　肿物从胃肠道壁向腔内生长，占据一定空间，肿物区不能被钡剂充盈，造成器官的充盈缺损。须从多轴位观察或加压观察。

4. 黏膜皱襞改变　包括黏膜破坏、平台征、增宽、迂曲、纠集等。

5. 管腔狭窄或扩张

问题 15　阅片小结：胃癌的影像学诊断思路。

上腹部胃部结节/肿块性病变的影像学诊断，其核心任务是明确病变的良恶性，尤其是排除胃癌的可能性。首先，需重点观察病变与胃周组织的关系，识别是否存在恶性受累的征象。其次，测量病变的尺寸，并判断其基本类型，如蕈伞型、溃疡型或浸润型。对于伴有浸润征象的肿块以及显示强化征象的结节，应高度怀疑为胃癌。在缺乏增强图像的情况下，上消化道造影中若出现胃壁僵硬且无蠕动波，则其可作为重要的替代诊断依据。

问题 16　阅片小结：胃癌的影像征象及其对应的病理基础。

1. 胃壁增厚　局限或弥漫性，黏膜面凹凸不平。

2. 腔内肿块　表面不光滑，分叶、结节或菜花状，表面可有溃疡。

3. 溃疡　腔内溃疡形成凹陷，边缘不规则、底部不光滑，周边胃壁增厚向胃腔突出。

4. 胃腔狭窄及胃壁僵硬　在胃壁增厚基础上出现胃腔狭窄，且呈非对称性狭窄；胃壁僵硬且不规则。

5. 胃壁异常强化　癌肿病灶较正常胃壁明显强化。

问题 17　阅片小结：胃癌的 TNM 分期、手术切缘及淋巴结清扫范围。

（一）胃癌的 TNM 分期

1. T 分期

Tx：原发癌灶无法评估。

T0：无原发癌灶的证据。

Tis 原位癌：胃黏膜上皮内癌灶，未侵及黏膜固有层。

T1：癌灶侵犯胃黏膜固有层、黏膜肌层或黏膜下肌层。

　　T1a：癌灶侵犯固有层或黏膜肌层。

　　T1b：癌灶侵犯黏膜下层。

T2：癌灶侵犯固有肌层。

T3：癌灶穿透浆膜下结缔组织，尚未侵犯脏腹膜或邻近结构。

T4：癌灶侵犯浆膜（脏腹膜）或邻近结构。

　　T4a：癌灶侵犯浆膜（脏腹膜）。

　　T4b：癌灶侵犯邻近结构。

2. N 分期

Nx：区域淋巴结无法评估。

N0：区域淋巴结无癌转移。

N1：区域淋巴结 1~2 枚有癌转移。

N2：区域淋巴结 3~6 枚有癌转移。

N3：区域淋巴结 7 枚或 7 枚以上有癌转移。

　　N3a：区域淋巴结 7~15 枚有癌转移。

　　N3b：以上区域淋巴结 16 枚或 16 枚以上有癌转移。

3. M 分期

M0：区域淋巴结以外无远处转移。

M1：区域淋巴结以外有远处转移。

（二）胃手术切缘分 3 类

R0 切除：胃切缘显微镜下未见癌细胞。

R1 切除：胃切缘显微镜下可见癌细胞。

R2 切除：胃切缘肉眼可见癌灶。

（三）淋巴结清扫范围

D0 清扫：清扫范围不包括所有 JGCA 的 2014 版《胃癌处理规约》中所列的第 1 站淋巴结。

D1 清扫：清扫第 1 站所有淋巴结。

D2 清扫：清扫第 1、第 2 站所有淋巴结。

D3 清扫：清扫第 1、第 2、第 3 站所有淋巴结。

有时由于各种原因可能会出现比 D0、D1、D2、D3 范围大一点或小一点的情况，用 D0+、D1+/-、D2+/-、D3+/-来表示。

问题 18　阅片小结：该患者下一步的诊疗建议。

本病例影像学诊断为胃癌，需要进一步进行病理检查以确诊及确定病理类型。病理检查方法包括经胃镜下活检及 CT 引导下经皮穿刺淋巴结活检。PET-CT 检查可用于评估病变的临床分期。

结合病理结果及 PET-CT 检查，本病例最终被诊断为胃癌（腺癌，T3N2M0 期）。影像分期可能与病理分期存在差异，因此临床工作中通常需要进行多种检查，以辅助临床选择最佳的治疗方案，判断患者预后，从而使患者利益最大化。

四、报告模板

胃癌

（一）影像所见

1. 胃腔充盈情况　良好/欠佳/不良。

2. 肿瘤发生部位　胃贲门部/胃底/胃体/胃窦部，胃小弯/胃大弯；胃贲门部肿瘤无/有侵袭食管（若有，描述侵袭食管的范围）。

3. 病变形态　圆形/类圆形/不规则，结节/肿块。

4. 肿瘤大小　* * cm× * * cm× * * cm

5. CT 平扫　等/稍低/稍高密度，密度均匀/不均匀（有/无出血、坏死），肿瘤实质区 CT 值 * * HU。

6. CT 增强扫描　轻中度/显著强化，均匀/不均匀强化，动脉期 CT 值 * * HU，静脉期 CT 值 * * HU，无/有肿瘤溃疡形成。

7. T 分期评估

□ 肿瘤侵犯胃黏膜固有层、黏膜肌层或黏膜下肌层。

□ 肿瘤侵犯胃壁固有肌层。

□ 肿瘤穿透浆膜下结缔组织，但未侵犯脏腹膜或邻近结构。

□ 肿瘤侵犯浆膜(脏腹膜)或邻近结构。

8. N 分期评估

□ 无区域淋巴结肿大。

□ 有区域淋巴结肿大：□1~2 枚　□3~6 枚　□≥7 枚。

□ 不能确定。

9. M 分期评估

□ 无远处转移。

□ 有远处转移。

□ 远隔(非区域)淋巴结转移；□其他脏器转移情况。

(二)影像诊断

胃贲门部/胃底/胃体/胃窦部胃癌，T＊＊N＊＊M＊＊。

(邓玮　彭琛　刘琼　张帅　王健　吴涛)

案例 063　小肠淋巴瘤

一、教学目标

建立小肠肿瘤影像学诊断的基本范式，规范应用小肠肿瘤影像学评估的专业术语，熟练掌握小肠良恶性肿瘤的典型影像征象，构建小肠肿瘤影像学诊断与鉴别诊断的清晰思路。深入了解小肠的解剖结构、生理特性及组织学特征，掌握小肠血供的独特特点，熟悉小肠良恶性肿瘤的疾病谱系以及小肠肿瘤的典型影像学特征。

二、病例展示

患者，男，71 岁，8 个月前偶然发现右侧下腹部有一大小为 1~2 cm 的包块，无明显触痛，可自行消退，近期自觉包块增大且不能消失遂来医院就诊。体格检查：右下腹可扪及 2 cm×3 cm 大小肿物，边界清楚，活动度可，无红肿，稍有压痛，无反跳痛。实验室检查：肿瘤标志物（CEA、CA19-9、AFP）及炎症相关指标（CRP、白细胞计数）均为阴性。该患者的影像资料如图 63-1 所示：

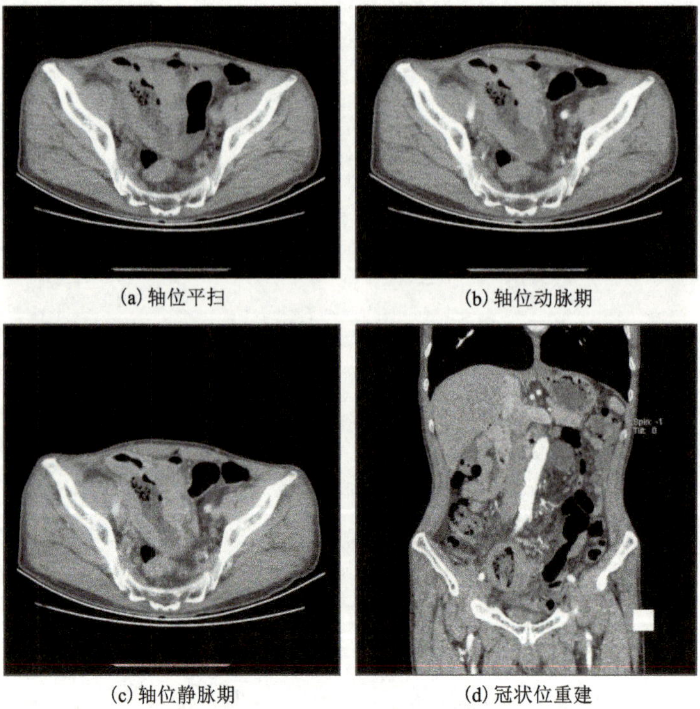

(a) 轴位平扫　(b) 轴位动脉期

(c) 轴位静脉期　(d) 冠状位重建

注：全腹部 CT 平扫+增强+三维重建。

图 63-1　案例 063 的影像学检查图片

三、问题及解答

问题 1　右下腹肿物需要考虑哪些疾病？

腹部肿物包括来自腹壁、腹腔及腹膜后器官与组织的各类病变。其成因包括肿瘤、炎症、外伤、畸形、囊性变及异物等因素，这些因素可引发局部肿大、增生、膨胀、粘连或移位，进而形成团块状结构。针对右下腹肿物，需重点考虑以下几类情况：①阑尾疾病，如阑尾周围脓肿、阑尾类癌、阑尾黏液囊肿等；②回盲部病变，常见于回盲部结核、克罗恩病、盲肠癌及回肠肿瘤等；③其他因素，如腹壁软组织肿瘤、肠系膜肿瘤等。

问题 2　检测肿瘤标志物和炎症相关指标有何意义？

右下腹部发现肿物，需鉴别其性质是肿瘤性、感染性还是炎症性病变。肿瘤标志物(如 CEA、CA19-9)升高提示可能为恶性肿瘤，但阴性结果并不能完全排除恶性的可能；炎症指标(如 CRP、白细胞计数)升高提示可能存在感染或炎症性肠病。

本病例中，上述指标均正常，提示病变可能为非活动性炎症或肿瘤。

问题 3　指导医师结合重点、难点施教，并针对住院医师所描述的影像(图像)关键征象进行充分点评和规范性演示。

1. 检查部位　全腹部。

2. 检查技术　全腹部 CT 平扫+增强+三维重建。

患者姓名、性别、年龄、检查方法及检查部位核对无误，图像质量满足诊断要求。

3. 影像所见　右下腹部回肠远段肠壁呈现对称性增厚，最厚处达 22 mm，受累肠段长度约为 89 mm。病变肠段的肠壁显示为均匀等密度，无明显出血、坏死或钙化灶，增强扫描显示轻至中度均匀强化。病变肠段的肠腔呈现“动脉瘤样扩张”，浆膜面连续且光滑，肠管周围脂肪间隙清晰可见。病变肠段周围分布有多个淋巴结，其中最大者的短径约为 6 mm，增强扫描呈现中度且较均匀的强化。未见腹腔积液迹象，腹膜后亦未见肿大淋巴结。

4. 影像诊断　回肠远段占位，考虑为淋巴瘤，建议结合组织病理学检查结果做诊断。

问题 4　小肠肠壁组织学特征是什么？

小肠肠壁由四层结构构成，从内至外依次为：黏膜层(包含小肠绒毛、腺体及淋巴组织)，在影像上呈现为黏膜皱襞；黏膜下层(富含强弹力纤维和结缔组织，并分布有淋巴结和派尔集合淋巴结，小肠的淋巴液由此流入肠壁、邻近血管弓和肠系膜上动脉主干等三处淋巴结，最终汇入乳糜池)，肿瘤(如淋巴瘤)常源于此层；固有肌层(分为内层的环状肌和外层的纵行肌，两层之间存在肌间神经丛，其可调控这两层平滑肌的活动)，其被破坏可导致肠张力下降(如“动脉瘤样扩张”)；浆膜层即脏腹膜，在影像上表现为外边界。

问题 5　小肠的动脉血供有哪些？

十二指肠的主要供血源自腹腔干和肠系膜上动脉。腹腔干负责供应十二指肠的第一段，其分支包括十二指肠上动脉和胃十二指肠动脉，它们共同供应第二段；胰十二指肠上动脉则供应十二指肠的前两段直至十二指肠乳头处。从肠系膜上动脉发出的胰十二指肠下动脉，负责供应十二指肠乳头之后的其他两段。

空肠和回肠的血液供应则由肠系膜上动脉提供。

问题 6　如何通过影像学定位肠道病变？该病例的病变定位情况如何？

应结合 CT、MRI 薄层扫描及三维重建技术，从多角度观察，以明确病变的来源、位置及范围。准确的定位对后续的定性诊断至关重要，包括区分病变是源自胃肠道还是其他器官累及胃肠道，以及确定病变是位于结肠还是小肠。由于结肠具有特征性的结肠袋结构，连接小肠与结肠的回盲部位置固定，且盲肠和阑尾的组织结构特点鲜明，因此在扫描中即使不使用对比剂，也能有效区分结肠与小肠病变。小肠中的十二指肠位置和形态固定，定位相对容易；而区分空肠和回肠，则需要结合腹腔位置及细致观察肠壁形态来判断。空肠通常位于左中上腹部，黏膜皱襞丰富，黏膜面呈毛刷状或锯齿状改变；回肠多位于右中下腹部，黏膜面相对较光滑。

对于肿瘤性病变，内生性、肠壁浸润生长或主体位于肠壁的外生性肿瘤定位较为简单。然而，若肿瘤外生性生长显著，通过模糊或变形的肿瘤边缘和相邻结构的界面难以判断其来源时，需借助供血血管进行判断。肿瘤内或肿瘤周围常有供血动脉或引流静脉穿行或环绕，增强扫描发现与肿瘤相邻的明显强化的肿瘤血管有助于确定肿瘤的起源。例如，盆段肠管病变，需鉴别是否源自子宫附件时，可以通过寻找病变的供血动脉是来自肠系膜上、下动脉，还是髂内动脉、卵巢动脉来判断。

对于感染、炎症性肠病及缺血性肠病，需通过 CT 增强、CTE 或 MRE 检查，明确受累肠段的位置、范围，以及并发症所在肠段的位置。缺血性肠病血管病变的位置和性质判断，则需要借助 CTA 检查。

本病例的病变位于右下腹部肠壁内，定位为回肠远段。

问题 7　胃肠道 CT 检查基本病变的影像学征象包括哪些？

1. 管壁增厚　通常将胃壁厚度超过 10 mm、小肠壁厚度超过 5 mm 视为异常；大肠壁厚度超过 5 mm 为可疑增厚，超过 10 mm 则可确定为异常增厚。

2. 软组织肿块

（1）肿块形态：良性肿瘤通常具有光滑的边界，而恶性肿瘤则多呈现分叶状、不规则形态且边界锐利，还可向外浸润并形成腔外肿块，有时表面可见不规则溃疡。

（2）肿块内部结构：内部可见脂肪、出血、钙化等成分。

（3）肿块发生部位：小肠腺癌多见于十二指肠及空肠近段，淋巴瘤主要累及回肠区，结肠则是胃肠道间质瘤较少发生的部位。

3. 增强扫描

（1）感染性疾病：肠壁增厚在增强扫描中可表现为均匀或不均匀强化，出现“双环征”

或“靶征”。

(2)肿瘤性疾病：增强扫描有助于确定肿瘤的性质及其范围。

(3)血管性疾病：在强化早期，缺血肠段可能无或仅有轻微强化；而在强化末期，受累肠段可能出现延迟强化。

4. 胃肠道周围及系膜、网膜的改变

5. 邻近脏器浸润、淋巴结转移及远处转移

问题8 该病例的主要影像征象、次要征象、重要的阴性征象分别有哪些？

1. 主要征象 回肠远段肠壁长节段对称性增厚(22 mm)，增强扫描呈中度均匀强化。

2. 次要征象 病变肠段肠腔呈“动脉瘤样扩张”，病变肠段周围多发淋巴结。

3. 重要的阴性征象 病变内未见出血、坏死及钙化，肠腔无狭窄，未见肿瘤血管，腹膜后未见肿大淋巴结，未见腹腔积液。

问题9 分析归纳该例患者的临床特点。

该患者为老年男性，慢性病程，发现右下腹部包块逐渐增大，实验室检查无异常。

问题10 分析归纳该例患者的影像学特点。

该病例回肠远段肠壁呈现长节段对称性增厚(22 mm)，形成软组织肿块。增强扫描显示病变段肠壁呈现轻中度均匀强化，无明显出血、坏死及钙化迹象。病变肠段肠腔呈现“动脉瘤样扩张”，浆膜面连续且光滑，肠管周围脂肪间隙清晰可见。病变肠段周围分布多个淋巴结，增强扫描亦显示中度均匀强化。腹膜后未发现肿大淋巴结，且未见腹腔积液征象。

问题11 小肠肠壁增厚性病变的鉴别诊断有哪些？

影像学的首要任务是确定病变性质：肿瘤性病变、感染性病变、炎症性肠病、风湿性疾病等。

1. 小肠常见肿瘤性病变 腺癌、间质瘤、淋巴瘤、神经内分泌肿瘤等。

2. 小肠感染性疾病 肠结核、肠耶尔森菌感染、难辨梭菌感染、巨细胞病毒肠炎、EB病毒肠炎、阿米巴肠炎等。

3. 炎症性肠病 克罗恩病、溃疡性结肠炎等。

4. 风湿性疾病 肠白塞病、系统性红斑狼疮、血管炎等。

5. 其他 缺血性肠病、药物性肠炎。

问题12 该病例的影像学诊断是什么？

回肠远段小肠淋巴瘤，分期为T2N0M0(肿瘤侵犯固有肌层，无明确淋巴结或远处转移)，建议行内镜及病理检查。

问题13 该病变影像征象产生的可能机制是什么？

该病变位于回肠末段，沿肠壁弥漫浸润生长，形成软组织肿块。由于回肠末段肠壁淋巴组织丰富，淋巴组织位于黏膜层并延伸至黏膜下层，导致肿瘤主要累及肠壁黏膜及黏膜下，表现为黏膜下浸润形成息肉或结节状肿块，或黏膜下弥漫浸润使肠壁增厚。肿瘤质地较为柔软，肿瘤细胞常以相对有序和可控的方式增殖，这在一定程度上减少了对周围血管的过度破坏和挤压。此外，肿瘤的新生血管通常能够满足其血供需求，因此肿瘤相对均质，出血坏死现象较为少见。

肿瘤主要引起自主神经丛和肌层组织的弥漫性破坏，而较少或不引起结缔组织反应，导致病变小肠壁张力减弱和顺应性下降，易引发肠管扩张，表现为“动脉瘤样”改变。

问题 14　小肠淋巴瘤主要的 CT 征象有哪些（掌握重要征象的英语专业术语）？

小肠淋巴瘤临床表现多样，主要侵犯黏膜下层，通过黏膜下浸润形成息肉或结节状肿块，或导致黏膜下弥漫性浸润，使肠壁增厚。根据肿瘤的生长方式和形态特征，淋巴瘤的影像表现可分为以下五种类型：

1. 肠壁增厚型　肿瘤沿肠壁浸润生长，导致肠管壁出现较长节段、对称性环形增厚。平扫时呈均匀等密度，增强扫描呈较均匀轻至中度强化，常伴腹膜后淋巴结肿大。肿瘤可能破坏肠壁内神经丛，引起肠蠕动消失，尽管肠壁明显增厚，但病变肠段管腔无狭窄，甚至出现显著增宽，呈现“动脉瘤样扩张（aneurysmal ectasia）”。

2. 肠壁肿块型　表现为单个或多发、大小不一的黏膜/黏膜下息肉状（polypoid）或结节状（nodular）肿块，密度均匀，增强扫描呈较均匀的轻至中度强化。较大的肠壁肿块可引发肠套叠（intussusception）或肠梗阻（ileus）。

3. 腔外生长型　肿瘤侵犯肠壁浆膜层，向外生长并穿透肠壁。较大的病灶因缺乏间质支持，可能导致肠壁缺血（ischemia）、坏死（necrosis）和穿孔（perforation），并可累及邻近肠段，与邻近肠袢形成瘘管。

4. 肠系膜及淋巴结累及型　肿瘤穿透肠壁后沿肠系膜浸润、蔓延，表现为肠系膜脂肪浑浊、密度升高，系膜增厚及条索状影；肠系膜和腹膜后淋巴结肿大，肿大淋巴结密度均匀，增强扫描呈轻至中度强化。多发、增大的淋巴结可包绕肠系膜血管，排列成串状，呈现“三明治”征。

5. 混合表现型　小肠淋巴瘤常为多节段病变，上述影像表现可两种或多种形式混合存在。

问题 15　阅片小结：小肠的影像解剖。

小肠上端起自幽门，下端连接盲肠，分为十二指肠、空肠和回肠三部分，通过肠系膜附着于后腹壁，因而活动度较大。十二指肠呈 C 形，全长约 25 cm。成人空肠和回肠总长约 5 m（范围 3~7 m），其中近侧 2/5 为空肠，远侧 3/5 为回肠。小肠壁厚度<3 mm，肠腔直径<3 cm，壁厚均匀，肠壁呈现中等均质强化。

小肠按 Cole 分组如下：

1. 第一组　十二指肠。

2. 第二组　上部空肠，范围自十二指肠空肠曲向左延伸至胃大弯下方或后方的左上腹部小肠。

3. 第三组　下部空肠，位于左侧髂窝，紧邻第二组下方，二者无明显分界。

4. 第四组 上部回肠，由 3~4 个垂直肠曲组成，位于腹部中央，稍偏脐部右下方。

5. 第五组 中部回肠，位于右腹部，紧邻升结肠右侧，走向与第四组相似，多为垂直肠曲。

6. 第六组 下部回肠，位于盆腔，常在正中线右侧，方向不定。

问题 16 阅片小结：小肠肿瘤性病变的诊断思路。

首先，需明确病变的来源，包括内生性、肠壁浸润生长或主体位于肠壁的外生性病变，其定位需准确。对于外生性生长的肿瘤性病变，需仔细观察病变与肠壁的交角、供血动脉和引流静脉，以判断其起源。

其次，观察病变的范围和分布特点：多节段或长节段肠壁病变需鉴别炎症性肠病、缺血性肠病、感染性肠病及淋巴瘤等；而其他小肠肿瘤性病变相对局限，累及范围较小，且与邻近正常肠壁分界清晰，但肠壁显著增厚，呈结节或肿块样改变。

再者，需判断肿瘤的良恶性并做出初步诊断。小肠恶性肿瘤较良性肿瘤更为常见，发病部位从十二指肠至回肠不等，其中腺癌发病率有所下降，而间质瘤和淋巴瘤的发病率则呈上升趋势。对于有原发肿瘤病史的患者，首先需排除转移瘤的可能性。富血供病变常见于神经内分泌肿瘤、间质瘤和血管瘤；"动脉瘤样扩张"多见于淋巴瘤，需与间质瘤的坏死囊腔相鉴别；间质瘤常伴有粗大病理血管和动静脉瘘；神经内分泌瘤常见钙化，还可见肠壁和肠系膜纤维瘢痕收缩；腺癌则常见肠梗阻、肩征和苹果核征。

最后，观察是否合并并发症，并仔细评估肿瘤与周围组织器官的关系，包括系膜、腹膜后淋巴结转移及远处转移的情况。

问题 17 阅片小结：小肠常见恶性肿瘤的鉴别。

小肠常见恶性肿瘤的鉴别见表 63-1。

表 63-1 小肠常见恶性肿瘤的鉴别

名称	年龄/岁	性别差异	病史	临床表现	影像征象	强化特征
腺癌	60~70	无明显性别差异	非特异性，消化道出血，消瘦	腹痛、肠梗阻	小肠梗阻、肩征、苹果核征、肠套叠、软组织肿块或环状浸润、局部浸润、淋巴结肿大、远处转移	不均匀强化（40%有出血、坏死或溃疡）
神经内分泌肿瘤	60~70	无明显性别差异	无症状或出现类癌综合征（脸红、出汗、支气管痉挛、腹泻、腹痛）	类癌综合征（5%）	肠系膜肿块、钙化、"轮辐样"改变，肠系膜血管受浸润导致肠袢缺血	原发灶及转移灶均明显强化
淋巴瘤	>50 或 <10	男性常见	慢性贫血、体重减轻	腹痛、腹泻	5 种模式（见问题 16）	乏血供，轻至中度均匀强化

续表63-1

名称	年龄/岁	性别差异	病史	临床表现	影像征象	强化特征
间质瘤	50~60	男性常见	非特异性	出血和腹痛，其程度与肿瘤大小有关	粗大肿瘤血管，肠壁内肿块，外生性，内部可见钙化、坏死、出血，黏膜下肿块与肠壁呈锐角，富血供，肝转移	实性部分明显强化。肿瘤较大时，坏死囊变常见，强化不均

问题 18　阅片小结：该患者下一步的诊疗建议。

本病例影像学诊断为回肠末段淋巴瘤，需进一步行病理检查以确诊。获取病理样本的主要方法包括肠镜下或腹腔镜下活检。PET-CT 是大多数淋巴瘤分期与再分期、疗效评估及预后预测的首选检查手段。然而，在疾病缓解后的长期随访阶段，不建议行 PET-CT 检查。

四、报告模板

小肠肿块样病变(高度怀疑淋巴瘤)

(一)主要病变

1. 部位　小肠(局限性、节段性、弥漫性)肠壁增厚，累及(第 1 组小肠、第 2 组小肠、第 3 组小肠、第 4 组小肠、第 5 组小肠、第 6 组小肠、回盲部)。

2. 基本病变　病变最严重肠管位于＊＊，累及长度约＊＊ mm；最厚处肠壁约＊＊ mm。肠壁(不均匀、均匀)增厚，肠腔(正常、变窄、增宽)，最狭窄处内径约＊＊ mm；近端肠道(无、轻度、中度、重度)扩张。

3. 强化特征　平扫肠壁呈(等、稍低、稍高、高、混杂)密度。平扫 CT 值约＊＊ HU，增强后(无、轻度、中度、明显)(不均匀、分层样、均匀)强化，CT 值约＊＊ HU。

4. 形态特征(可复选)　病变表现以(肠壁增厚、肿块、腔外生长)为主；呈大小不一、黏膜/黏膜下息肉状或结节状肿块；肿瘤侵犯肠壁浆膜层，向外生长；肠腔呈“动脉瘤样扩张”。

5. 伴发征象(可复选)　无、肠系膜、腹膜后淋巴结肿大，最大淋巴结位于＊＊，短径约＊＊ mm；肠系膜脂肪浑浊、密度升高，系膜增厚；肿大的淋巴结包绕肠系膜血管排列成串状，呈“三明治”征。

6. 并发症(可复选)　瘘管、窦道、穿孔、肠梗阻、肠套叠、腹腔积液、其他。

7. 转移灶　无、肝脏、胆囊、脾脏、胰腺、胃、结肠、直肠、左(右)肾。

（二）主要伴随发现

印象：小肠（第 1 组小肠、第 2 组小肠、第 3 组小肠、第 4 组小肠、第 5 组小肠、第 6 组小肠、回盲部）占位性病变，小肠淋巴瘤（小肠淋巴瘤可能性大，可能为小肠淋巴瘤，性质待定）。

（李军　李达　周文明）

案例 064　克罗恩病

一、教学目标

建立小肠疾病影像学诊断的基本范式，掌握小肠 CTE、MRE 检查适应证，正确识别克罗恩病影像学征象，正确识别并评估克罗恩病常见并发症(如肠瘘、脓肿、肠梗阻)，建立小肠病变的影像学诊断思路。熟练掌握小肠的影像解剖、小肠基本病变、克罗恩病影像学特征、克罗恩病炎症活动期的影像学改变，以及克罗恩病常见并发症。

二、病例展示

患者，男，22 岁，5 天前无明显诱因开始出现上腹部阵发性腹痛。伴大便不成形，色黄，量中等，每天 1~2 次，无黏液脓血便，无里急后重，有食欲缺乏。体格检查：未触及腹部包块，腹壁柔软，有右下腹轻度压痛，无反跳痛。实验室检查：降钙素原 0.109 ng/mL。该患者的影像资料如图 64-1 所示：

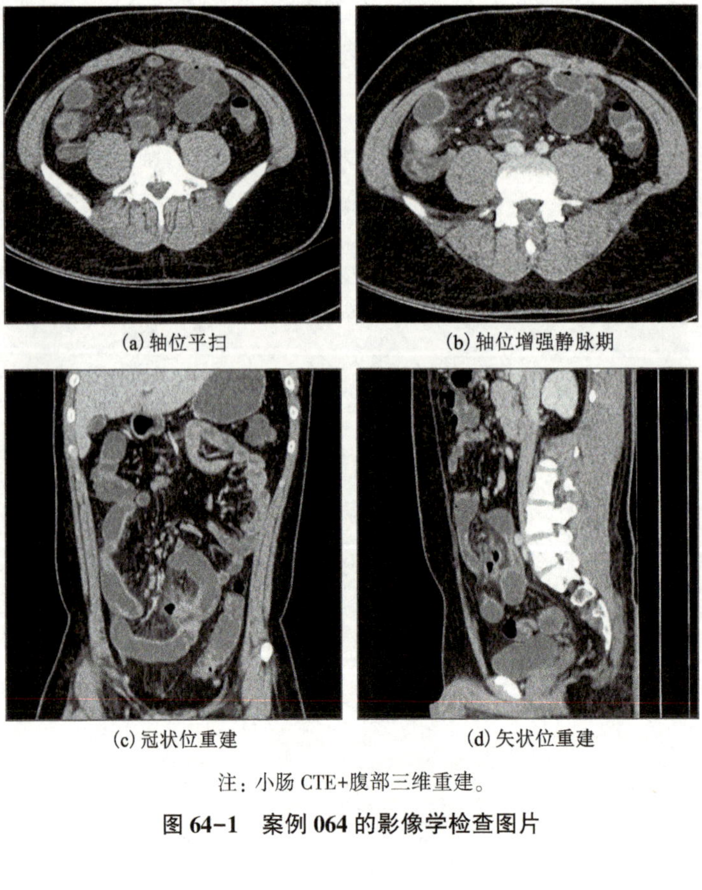

(a) 轴位平扫　(b) 轴位增强静脉期

(c) 冠状位重建　(d) 矢状位重建

注：小肠 CTE+腹部三维重建。

图 64-1　案例 064 的影像学检查图片

三、问题及解答

问题 1　腹痛有哪些分型？如何对腹痛进行定位？

1. 按病因及病变性质分类　①炎症性腹痛；②脏器穿孔性腹痛；③梗阻性腹痛；④出血性腹痛；⑤缺血性腹痛；⑥炎症性肠病相关腹痛。

2. 腹痛定位方法　急性腹痛分为弥漫性和局限性两类：①弥漫性腹痛伴有压痛、反跳痛，提示为腹膜炎，常见原因为穿孔或炎症；②局限性腹痛应考虑所在部位的脏器疾病。

问题 2　腹痛伴随大便不成形通常与哪些疾病有关？

腹痛伴随大便不成形常见于以下疾病：①感染性肠炎（例如细菌性痢疾）；②炎症性肠病（例如克罗恩病）；③缺血性肠病；④肠道肿瘤；⑤放射性肠炎。

问题 3　降钙素原升高的临床意义是什么？

降钙素原（PCT）是临床评估细菌感染的关键生化指标，其应用包括：①评估细菌感染的严重程度，当 PCT≥2 ng/mL 时，需警惕脓毒血症的可能性；②作为启用或停用抗菌药物的重要参考依据；③评估抗感染治疗的疗效，例如在治疗脓毒血症时，若临床抗感染措施有效，PCT 数值可在 24 小时内下降 50%；④鉴别病毒与细菌感染，病毒感染者的 PCT 浓度通常较低，而细菌感染者，尤其是革兰氏阴性杆菌感染者，PCT 浓度往往显著升高。

本病例 PCT 值为 0.109 ng/mL，属于正常范围，提示患者无严重细菌感染。

问题 4　指导医师结合重点、难点施教，并针对住院医师所描述的影像（图像）关键征象进行充分点评和规范性演示。

1. 检查部位　腹部。

2. 检查技术　小肠 CTE+腹部三维重建。

患者姓名、性别、年龄、检查方法及检查部位核对无误，无明显呼吸及运动伪影，小肠充盈佳，图像质量满足诊断要求。

3. 影像所见　回肠中下段至末端（第 5、第 6 组）呈现节段性肠壁增厚，尤以系膜侧最为显著，最厚处达 9 mm。增强扫描显示明显的分层状及透壁样强化。第 6 组小肠病变段肠腔狭窄，上游肠管扩张 3～4 cm。局部系膜血管增生，可见“梳样征”，系膜内多发淋巴结，最大者约 9 mm×7 mm，未见明确脂肪堆积。在第 6 组小肠系膜内发现包裹性积气、积液，其壁厚，范围约 49 mm×25 mm，与肠腔相连，周围脂肪间隙见多发条片状渗出影。所示结肠未见明显异常。腹膜后未见肿大淋巴结，亦无腹腔积液。

4. 影像诊断　回肠中下段至末端克罗恩病（炎症活动期），伴肠腔狭窄、肠瘘、肠周脓肿形成，建议进一步完善内镜及病理检查。

问题 5　什么是小肠 CTE 检查？检查前需要做哪些肠道准备？

小肠 CTE 检查是指小肠 CT 造影，该检查通过规范的肠道准备后进行肠道增强 CT 扫描。检查前的肠道准备包括以下几个方面：

1. 禁食 扫描前禁食8小时，并口服泻药，但可饮水。

2. 充盈肠道 扫描前1小时，每隔15分钟口服400~500 mL 2.5%等渗甘露醇溶液，共4次，总量为1600~2000 mL；最后一次口服2.5%等渗甘露醇溶液后10~15分钟上机扫描，有助于捕获左上腹空肠充盈相。

问题6 应该如何选择CTE或MRE检查？

1. 符合以下条件之一者首选CTE检查 ①首次行横断面肠道成像检查；②适用于任何年龄，推荐用于年龄超过35岁的患者；③若出现腹腔脓肿或复杂性肠道穿透性病变，则可能需要进行后续的医疗干预；④出现急性腹部症状；⑤排除或评估其他小肠疾病；⑥存在MRE检查禁忌证、对钆对比剂过敏或具有幽闭恐惧症。

2. 符合以下条件之一者首选MRE检查 ①曾行CTE检查；②适用于任何年龄段的患者；③无急性腹部症状的患者，或为评价疗效而进行检查；④存在肛瘘或肛周脓肿；⑤孕妇（不注射对比剂）；⑥对碘对比剂过敏。

问题7 用CTE观察小肠病变的最佳时相是哪一期？为什么？

最佳时相为静脉期，即注射对比剂后的65~70秒。因为在这一时期，小肠壁的强化达到峰值。

问题8 如何应用小肠CTE检查评估肠壁增厚性病变？该病例中肠壁的基础病变是什么？

1. 肠壁改变 ①病变范围：局限性（<5 cm）、节段性（6~30 cm）、弥漫性（>30 cm）。②肠壁增厚方式：对称性、非对称性。③肠壁强化方式：分层强化（靶征）、均匀强化（透壁强化）。④肠壁增厚程度：轻度（3~4 mm）、中度（5~9 mm）、重度（≥10 mm）。

2. 肠腔狭窄 ①可能狭窄，管腔比正常肠腔小50%，且伴上游肠管无扩张（<3 cm）；②狭窄伴轻度扩张（3~4 cm）；③狭窄伴中、重度扩张（>4 cm）。

3. 肠周异常 ①血管狭窄或闭塞；②直小血管增多、增粗（“梳样征”）；③脂肪增生；④肠系膜渗出；⑤淋巴结增大。

本病例肠壁基本病变：回肠肠壁多节段、中度及非对称性增厚；分层强化和透壁样强化同时存在。

问题9 该病例的主要影像征象、次要征象、重要的阴性征象分别有哪些？

1. 主要征象 第5、第6组小肠节段性增厚，尤以系膜侧为著，增厚肠壁呈分层状及透壁样强化。

2. 次要征象 肠系膜“梳样征”，瘘管、脓肿形成，肠腔狭窄。

3. 重要的阴性征象 系膜、腹膜后未见肿大淋巴结，未见腹腔积液。

问题10 分析归纳病例的临床特点。

该患者为青年男性，呈现阵发性腹痛，大便不成形，但无黏液脓血便。既往史及个人史均无特殊。

问题 11　分析归纳病例的影像特点。

该病例第 5、第 6 组小肠节段性增厚，尤以系膜侧为著，增厚肠壁呈分层状及透壁样强化，肠系膜"梳样征"，瘘管、脓肿形成，肠腔狭窄。无腹腔及腹膜后淋巴结肿大，无腹腔积液。

问题 12　小肠病变的鉴别诊断有哪些？

影像学首要任务是确定病变性质：肿瘤性病变、感染性病变、炎症性肠病、风湿性疾病等。

1. 小肠常见肿瘤性病变　腺癌、间质瘤、淋巴瘤、神经内分泌肿瘤等。

2. 小肠感染性疾病　肠结核、肠耶尔森菌感染、难辨梭菌感染、巨细胞病毒肠炎、EB 病毒肠炎、阿米巴肠炎等。

3. 炎症性肠病　克罗恩病、溃疡性结肠炎等。

4. 风湿性疾病　肠白塞病、系统性红斑狼疮、血管炎等。

5. 其他　缺血性肠病、药物性肠炎。

问题 13　该病例的影像学诊断是什么？

该病例的影像学诊断提示小肠克罗恩病的可能性较大，处于炎症活动期。病变肠段出现肠腔狭窄，并伴有上游肠腔的轻度扩张。此外，病变肠段还可见肠瘘形成及肠周脓肿。

问题 14　该病变影像征象产生的可能机制是什么？

该病例第 5、第 6 组小肠出现节段性肠壁增厚，增厚部位以系膜侧最为显著。增强扫描显示肠壁呈现明显的分层状和透壁样强化。分层强化提示黏膜下存在水肿，属于炎症活动期的典型改变；而透壁样强化则通常提示病变处于缓解期或肠壁已发生纤维化，肠壁全层显著强化。无论是肠壁水肿还是纤维化，均易导致病变段肠腔狭窄，进而引起上游肠管的扩张。病变区域的系膜直小血管增多、增粗，呈现"梳样征"。系膜内可见多个淋巴结，多呈长椭圆形，在炎症活动期及缓解期均可见。第 6 组小肠系膜内出现肠瘘和脓肿，由于克罗恩病常累及肠壁全层，容易导致肠壁穿孔及瘘管形成，继而发生周围系膜炎症，形成炎性肿块或脓肿。

问题 15　克罗恩病主要观察的 CT、MRI 征象有哪些？其对应的病理基础分别是什么？

1. 病变的分布特点　节段性(segmental)分布，全消化道均可受累，以回肠末端常见，仅累及回肠末端而盲肠较少受累是其特点。肠系膜侧肠壁病变往往较对侧更为严重，其系膜侧肠壁内纤维瘢痕收缩，导致肠系膜对侧缘肠壁呈囊袋状突出，称为"假憩室征"。

2. 肠壁增厚、肠腔狭窄　在肠腔适当充盈条件下，观察病变肠壁厚度变化，从而判断其与邻近肠壁相比是否有增厚。判断标准：轻度增厚，病变肠壁厚度为 3～5 mm；中度增厚，病变肠壁厚度为 5～9 mm；重度增厚，病变肠壁厚度>10 mm。

疑肠腔狭窄：若同一检查多序列均显示肠腔变窄，且肠腔直径比邻近肠管的小 50%，但近段肠腔直径<3 cm，则需通过多次检查或多种影像学手段进一步排除。此外，近段肠

腔轻度扩张定义为近段肠腔直径为 3~4 cm；近端肠腔中重度扩张则指近端肠腔直径>4 cm。

3. 强化特点 病变肠壁强化程度高于或等于邻近正常肠壁。系膜侧肠壁强化较游离缘更明显，这与炎症最早且最常累及肠系膜侧肠壁有关。强化模式：分层强化（多为活动期炎性水肿）、透壁强化（多为缓解期或纤维化），但炎性水肿和纤维化两者的肠壁强化表现可重叠，并且同一患者或同一病变肠段亦可出现多种强化方式。

4. 肠系膜改变

（1）肠周炎性渗出：肠系膜 T2WI 脂肪抑制序列信号增强或 CT 密度增加，边缘模糊。

（2）肠系膜淋巴结肿大：多为长椭圆形，短径>1.5 cm，活动期和缓解期均可见。

（3）梳样征：供应肠壁的直小血管增多、增粗。

（4）肠系膜脂肪增生或爬行脂肪：增生的肠系膜脂肪组织从肠系膜附着处延伸并覆盖肠管表面，导致肠-肠系膜角消失。在 CTE 或 MRE 上表现为病变肠段肠系膜侧周围脂肪间隙增宽，周围组织脏器可呈现受压推移改变。

5. 并发症

（1）肠梗阻（ileus）：病变段肠管以上扩张，出现气-液平面。

（2）瘘管（fistula）：可见肠外瘘管，瘘管内或可见积气或积液，瘘管可明显强化。

（3）腹腔炎性肿块或脓肿（abscess）：混合稍高密度或信号肿块，边缘模糊，常与肠瘘相伴出现。

（4）肠系膜静脉血栓（mesenteric vein thrombosis）：CT 平扫呈稍高密度，增强扫描呈管腔内充盈缺损（急性血栓）；病变肠系膜静脉管腔狭窄，周围静脉侧支循环开放，静脉曲张（慢性血栓）。

问题 16 阅片小结：小肠的影像解剖。

小肠上端起自幽门，下端连接盲肠，分为十二指肠、空肠和回肠三部分，通过肠系膜附着于后腹壁，因而活动度较大。十二指肠呈 C 形，全长约 25 cm。成人空肠和回肠总长约 5 m（范围 3~7 m），其中近侧 2/5 为空肠，远侧 3/5 为回肠。小肠壁厚度<3 mm，肠腔直径<3 cm，壁厚均匀，肠壁呈现中等均质强化。

小肠按 Cole 分组如下：

1. 第一组 十二指肠。

2. 第二组 上部空肠，范围自十二指肠空肠曲向左延伸至胃大弯下方或后方的左上腹部小肠。

3. 第三组 下部空肠，位于左侧髂窝，紧邻第二组下方，二者无明显分界。

4. 第四组 上部回肠，由 3~4 个垂直肠曲组成，位于腹部中央，稍偏脐部右下方。

5. 第五组 中部回肠，位于右腹部，紧邻升结肠右侧，走向与第四组相似，多为垂直肠曲。

6. 第六组 下部回肠，位于盆腔，常在正中线右侧，方向不定。

问题 17 阅片小结：克罗恩病常见的肠外表现。

1. 关节病变 如外周关节炎、脊柱关节炎等，表现为关节疼痛、肿胀和活动受限。

2. 皮肤病变 常见症状包括结节性红斑、坏疽性脓皮病等，皮肤上可能出现红斑、结节和溃疡。

3. 眼部病变 如虹膜炎、葡萄膜炎等，可能导致视力下降、眼睛疼痛和畏光。

4. 肝胆系统疾病 例如原发性硬化性胆管炎、脂肪肝等，表现为黄疸、右上腹疼痛等症状。

5. 肾脏结石 由于肠道吸收障碍等原因，容易形成肾结石。

问题 18 阅片小结：克罗恩病的影像学诊断思路。

首先，通过 CTE 或 MRE 检查，尽可能检出所有可疑的肠道病变，详细描述其位置、范围及数量。对于女性患者，需特别注意鉴别右侧附件结构与回盲部结构。接着，评估肠壁的增厚程度、增厚范围及增厚方式，并分析其强化特点，以初步排除恶性肿瘤性病变，并判断克罗恩病是否处于炎症活动期。此外，评估肠腔的狭窄程度，并尽可能确定狭窄的性质。进一步，评价肠周淋巴结的大小、形态及强化方式，这有助于明确病变的良恶性，并鉴别肠结核。最后，评估肠周系膜的血管增生、纤维脂肪增生及静脉血栓情况，以寻找并发症的证据，如瘘管、脓肿等。

问题 19 阅片小结：该患者下一步的诊疗建议。

本病例影像学诊断为克罗恩病，需要行肠镜、病理检查以进一步明确诊断。取病理样本的方法主要为内镜下活检。克罗恩病常合并肛瘘，需要结合临床症状，酌情行肛管 MRI 检查进行评估。

本病例结合患者临床表现、肠镜及病理结果，临床最终诊断为克罗恩病。此外，因克罗恩病的诊断缺乏金标准，故一般需要结合临床表现、实验室检查、影像学检查、内镜及病理组织学检查进行综合判断。

四、报告模板

克罗恩病

（一）报告描述

1. 口服 2.5%等渗甘露醇溶液，胃肠道充盈 □ 良好、□ 一般、□ 较差。

2. 胃肠道多发节段性肠壁增厚，累及 □ 胃、□ 第 1 组小肠、□ 第 2 组小肠、□ 第 3 组小肠、□ 第 4 组小肠、□ 第 5 组小肠、□ 第 6 组小肠、□ 回盲部、□ 升结肠、□ 横结肠、□ 降结肠、□ 乙状结肠、□ 直肠、□ 肛管。

3. 病变最严重肠管 位于＊＊，累及长度约＊＊mm；最厚处肠壁约＊＊mm。

4. 肠壁增厚 □ 以肠系膜侧增厚为主、□ 均匀增厚。

5. 肠腔变窄 □ 可见、□ 未见；最狭窄处内径约＊＊mm。

6. 肠道狭窄 □ 可疑、□ 有，伴近段肠道轻度扩张；□ 有，伴近段肠道中重度扩张。

7. 肠系膜对侧壁假憩室样突出 □ 可见、□ 未见。

8. 肠黏膜面假息肉样增生 □ 可见、□ 未见。

9. 肠黏膜溃疡 □ 可见、□ 未见。

10. 平扫肠壁呈 □ 等密度、□ 稍低密度、□ 稍高密度、□ 其他 * * 。

11. 多期增强肠壁呈 □ 持续高强化、□ 持续等强化、□ 渐进高强化、□ 其他 * * 。

12. 增强动脉期呈 □ 分层强化、□ 透壁强化、□ 其他 * * 。

13. 增强静脉期呈 □ 分层强化、□ 透壁强化、□ 其他 * * 。

14. 肠周脂肪间隙 □ 清晰、□ 不清晰。

15. 肠周水肿 □ 可见、□ 未见。

16. 肠周积液 □ 可见、□ 未见。

17. 肠周或肠系膜根部增大淋巴结 □ 可见、□ 未见。

18. 淋巴结钙化 □ 可见、□ 未见。

19. 肠周脂肪间隙增宽(爬行脂肪) □ 可见、□ 未见。

20. 梳样征 □ 可见、□ 未见。

21. 并发症 □ 瘘管、□ 窦道、□ 脓肿、□ 炎性肿块、□ 穿孔、□ 膀胱受累、□ 其他 * * 。

22. 其他 * * 。

(二) 诊断

1. 腹盆腔 □ 多发、□ 单发节段性肠壁增厚,以 * * 肠段病变最为严重,考虑克罗恩病(□ 活动期、□ 缓解期)。

2. 病变肠段肠腔狭窄 □ 伴、□ 不伴近端肠管 □ 轻度、□ 中重度扩张。

3. 病变肠段 □ 肠瘘、□ 肠周脓肿、□肠周炎性肿块形成。

(李达 卢叶 方妞 周文明)

案例 065　溃疡性结肠炎

一、教学目标

构建溃疡性结肠炎(ulcerative colitis，UC)影像学诊断的基础范式，规范化使用 UC 影像学评估的专业术语，精准把握 UC 的典型影像学征象，确立 UC 影像学诊断及其鉴别诊断的逻辑思路。熟练掌握结肠的解剖结构、生理功能及组织学特性，深入理解结肠血供的独特特点，以及炎症性肠病的标志性影像学特征。

二、病例展示

患者，女，56 岁，反复腹泻 30 余年，再发伴恶心、呕吐 10 余天。患者 30 年前开始出现腹泻，每日 3 次，最多可达 20 次，粪便呈黄色稀水样。2 个月前，肠镜检查怀疑为 UC，治疗后症状减轻。但 10 天前，患者又出现恶心、呕吐，呕吐物主要为胃内容物，偶有咖啡色液体，无喷射性呕吐。体格检查：腹部柔软，左下腹存在轻度压痛，无反跳痛。实验室检查：大便常规+隐血试验显示颜色为黄褐色，隐血试验阳性；血常规检查显示白细胞计数为 14.76×10^9/L(升高)，中性粒细胞计数为 13.17×10^9/L(升高)；CRP 水平为 45 mg/L(升高)，ESR 为 50 mm/h(升高)。该患者的影像资料如图 65-1 所示：

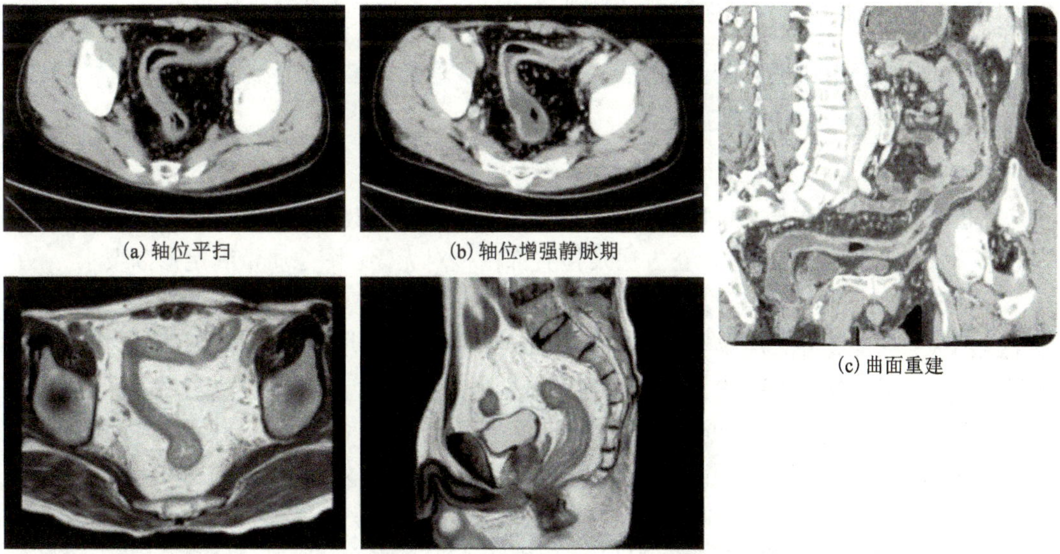

(a) 轴位平扫　(b) 轴位增强静脉期　(c) 曲面重建　(d) 轴位 T2WI　(e) 矢状位 T2WI

注：全腹部 CT 平扫+增强+三维重建(a)～(c)；盆腔 MRI 平扫(d)～(e)。

图 65-1　案例 065 的影像学检查图片

三、问题及解答

问题1　恶心与呕吐的常见病因有哪些？

引发恶心与呕吐的病因繁多，根据发病机制可将其大致分为以下四类。

1. 反射性呕吐　多见于消化系统、呼吸系统、泌尿系统及循环系统的疾病，以及急性中毒。

2. 中枢性呕吐　主要由中枢神经系统疾病、药物毒性反应、代谢障碍、体内毒素刺激或放射性损害引起。

3. 前庭障碍性呕吐　常见于梅尼埃病和晕动病。

4. 神经官能症性呕吐

问题2　白细胞计数参考值是多少？中性粒细胞增多有何临床意义？

1. 白细胞计数参考值　成人(3.5～9.5)×10^9/L，出生时(9～30)×10^9/L，1周后降至(5～21)×10^3/L。

2. 中性粒细胞增多的临床意义

(1)急性感染：尤以化脓性球菌感染最为常见，需注意的是，在某些极重度感染情况下，白细胞总数反而可能减少。

(2)炎症性疾病(如UC活动期)。

(3)组织损伤或急性大出血。

(4)急性中毒。

(5)白血病、骨髓增殖性疾病及恶性肿瘤。

问题3　指导医师结合重点、难点施教，并针对住院医师所描述的影像(图像)关键征象进行充分点评和规范性演示。

1. 检查部位　全腹部、盆腔。

2. 检查技术　全腹部CT平扫+增强+三维重建，盆腔MRI平扫。

患者姓名、性别、年龄、检查方法及检查部位核对无误，图像质量满足诊断要求。

3. CT检查所见　直肠至降结肠肠壁呈现连续性环形增厚，最厚处达8 mm，结肠袋变浅甚至消失，局部肠腔轻度狭窄，肠管呈现“铅管”样外观。增强扫描显示黏膜呈不均匀线状强化，肌层呈现轻中度强化，而黏膜下层未见强化，而是呈现分层改变；乙状结肠及降结肠肠段黏膜面呈现锯齿状凹凸不平，黏膜下层可见散在气泡征；降结肠肠壁浆膜面粗糙，周围系膜血管增生，呈“齿梳”样改变。乙状结肠系膜内发现淋巴结(短径约10 mm)，腹膜后未见明显肿大淋巴结，腹腔内亦未见积液。

4. MRI检查所见　直肠至降结肠肠壁呈连续性环形较均匀增厚，T2WI黏膜下水肿高信号，黏膜及肌层呈明显分层样改变。余同CT检查。

5. 影像诊断　直肠至降结肠UC(活动期可能)，建议结合肠镜及病理学检查进行诊断。

问题 4　结直肠病变的影像学检查方法有哪些？

1. X 线造影检查　分为单对比造影和双对比造影，其中结肠气钡双重对比造影检查是目前最佳的 X 线检查方法，能够直观地显示肠黏膜变化、病变范围及肠道功能变化。

2. MSCT、CTE　具备扫描速度快、空间和密度分辨率高、后处理能力强大等优势，能够有效评估肠壁、黏膜及肠管周围改变，做出准确的定位和定性诊断，并评估病情严重程度，从而指导治疗。

3. CT 结肠成像（CT colonography，CTC）　基于 SCT 采集的容积数据，应用计算机图像后处理技术模仿光学内镜获取三维图像，从而可多方位、多角度观察肠壁、肠腔及肠周病变。

4. MRI、MRE　具有安全、无辐射等优势，能提供良好的软组织对比度，能客观显示病变，能对肿瘤性病变进行准确的分期诊断，能辅助诊断炎症性肠病（IBD）等。其在临床决策和疗效观察方面发挥了重要作用，尤其适用于年轻及儿童患者的长期随访。

5. 经腹肠管超声（transabdominal bowel US，TBUS）　具有无辐射、操作简单、易重复等优势，可用于 IBD 的辅助诊断、活动性评估及长期随访，尤其适合作为小儿 UC 患者的首选检查方法。

问题 5　如何通过影像学定位肠道病变？该病例的病变定位情况如何？

应结合 CT、MRI 薄层扫描及三维重建技术，从多角度观察，以明确病变的来源、位置及范围。准确的定位对后续的定性诊断至关重要，包括区分病变是源自胃肠道还是其他器官累及胃肠道，以及确定病变是位于结肠还是小肠。由于结肠具有特征性的结肠袋结构，连接小肠与结肠的回盲部位置固定，且盲肠和阑尾的组织结构特点鲜明，因此在扫描中即使不使用对比剂，也能有效区分结肠与小肠病变。小肠中的十二指肠位置和形态固定，定位相对容易；而区分空肠和回肠，则需要结合腹腔位置及细致观察肠壁形态来判断。空肠通常位于左中上腹部，黏膜皱襞丰富，黏膜面呈毛刷状或锯齿状改变；回肠多位于右中下腹部，黏膜面相对较光滑。

对于肿瘤性病变，内生性、肠壁浸润生长或主体位于肠壁的外生性肿瘤定位较为简单。然而，若肿瘤外生性生长显著，通过模糊或变形的肿瘤边缘和相邻结构的界面难以判断其来源时，需借助供血血管进行判断。肿瘤内或肿瘤周围常有供血动脉或引流静脉穿行或环绕，增强扫描发现与肿瘤相邻的明显强化的肿瘤血管有助于确定肿瘤的起源。例如，盆段肠管病变，需鉴别是否源自子宫附件时，可以通过寻找病变的供血动脉是来自肠系膜上、下动脉，还是髂内动脉、卵巢动脉来判断。

对于感染、炎症性肠病及缺血性肠病，需通过 CT 增强、CTE 或 MRE 检查，明确受累肠段的位置、范围，以及并发症所在肠段的位置。缺血性肠病血管病变的位置和性质判断，则需要借助 CTA 检查。

本病例的病变位于结、直肠肠壁，范围为直肠、乙状结肠及降结肠肠段连续受累。

问题 6　胃肠道 CT 检查中基本病变的影像学征象包括哪些？

1. 管壁增厚　通常将胃壁厚度超过 10 mm、小肠壁厚度超过 5 mm 视为异常；大肠壁厚度超过 5 mm 为可疑增厚，超过 10 mm 则可确定为异常增厚。

2. 软组织肿块

(1)肿块形态：良性肿瘤通常具有光滑的边界，而恶性肿瘤则多呈现分叶状、不规则形态且边界锐利，还可向外浸润并形成腔外肿块，有时表面可见不规则溃疡。

(2)肿块内部结构：内部可见脂肪、出血、钙化等成分。

(3)肿块发生部位：小肠腺癌多见于十二指肠及空肠近段，淋巴瘤主要累及回肠区，结肠则是胃肠道间质瘤较少发生的部位。

3. 增强扫描

(1)感染性疾病：肠壁增厚在增强扫描中可表现为均匀或不均匀强化，出现“双环征”或“靶征”。

(2)肿瘤性疾病：增强扫描有助于确定肿瘤的性质及其范围。

(3)血管性疾病：在强化早期，缺血肠段可能无或仅有轻微强化；而在强化末期，受累肠段可能出现延迟强化。

4. 胃肠道周围及系膜、网膜的改变

5. 邻近脏器浸润、淋巴结转移及远处转移

问题 7　该病例的主要影像征象、次要征象、重要的阴性征象分别有哪些？

1. 主要征象　直肠、乙状结肠、降结肠壁呈连续性环形增厚，黏膜呈锯齿状凹凸不平，肠壁分层强化。

2. 次要征象　黏膜下气泡征，结肠袋消失，肠腔“铅管”样狭窄，肠周系膜周围血管增生、肠系膜内淋巴结增大。

3. 重要的阴性征象　腹膜后未见肿大淋巴结，未见腹腔积液征象。

问题 8　分析归纳该病例的临床特点。

该患者为老年女性，反复腹泻 30 年，病程为活动与缓解期交替出现的慢性过程，腹泻加重伴恶心、呕吐，大便隐血阳性。

问题 9　分析归纳该病例的影像特点。

该病例直肠、乙状结肠、降结肠壁呈连续弥漫性肠壁增厚，黏膜面凹凸不平，黏膜下水肿及气泡征，结肠袋消失，部分节段管腔呈“铅管”样狭窄，肠壁分层强化，肠周系膜血管增生，肠系膜内淋巴结增大。

问题 10　结肠肠壁增厚性病变的鉴别诊断有哪些？

1. 炎症性肠病　如结肠型克罗恩病、UC。

2. 缺血性肠病　涵盖急性缺血性肠病、慢性缺血性肠病及休克肠等。

3. 结肠感染性病变　涉及细菌、病毒、寄生虫、真菌感染及肠结核。

4. 肿瘤性病变　包括结肠癌、淋巴瘤等。

5. 放射性肠炎

6. 风湿免疫性肠病　如血管炎。

问题 11　该病例的影像学诊断是什么？

该病例的影像学诊断为 UC 的可能性大。

问题 12　该病变影像征象产生的可能机制是什么？

本病例病变连续累及直肠、乙状结肠及降结肠，表现为肠壁轻度增厚、肠壁分层强化、黏膜下水肿及气泡征。UC 的发病特点为自直肠起始，向近端逆行蔓延，导致黏膜及黏膜下层充血水肿、炎细胞浸润，进而引起肠壁连续性、均匀对称轻度增厚。黏膜下气泡征的形成则是隐窝脓肿和黏膜面溃疡在肠黏膜下产生小圆形气泡所致。

在 UC 的炎症活动期或重症患者中，炎症可波及浆膜及系膜，导致系膜血管反应性增生，呈现齿梳样改变。肠壁分层强化在横截面扫描中表现为靶征，其中内层由充血增厚的黏膜构成，且明显强化；黏膜下层水肿形成中间较宽的低密度层；外层则为强化的浆膜。在本病例中，系膜血管增生呈齿梳样改变及肠壁分层强化，提示病变处于活动期。

此外，结肠袋消失和肠腔呈铅管样狭窄的现象，是由于 UC 重症患者的病变肠管发生了纤维化，同时溃疡愈合后形成的瘢痕导致肠管缩短变形，牵拉结肠袋使其变浅或消失，使得肠壁变得僵硬，呈现铅管样改变。肠系膜淋巴结增大，是炎症刺激所致的反应性增生，增大的淋巴结沿肠系膜血管走行方向分布，无融合倾向，直径多小于 10 mm。

问题 13　UC 如何分型？

UC 采用蒙特利尔分型评估病变范围（表 65-1），有助于进行治疗策略的制定、治疗方案的选择和疾病的评估。

表 65-1　UC 病变范围的蒙特利尔分型

分型	分布	结肠镜下所见炎性病变累及的最大范围
E1	直肠	局限于直肠，未达乙状结肠
E2	左半结肠	累及左半结肠（脾曲远端）
E3	广泛结肠	广泛病变，累及脾曲近端乃至全结肠

问题 14　UC 的主要影像学征象有哪些（掌握重要征象的英语专业术语），对应的病理基础分别是什么？

UC 发病为自直肠开始，向近端逆行发展，可累及全结肠，呈连续肠段的肠壁弥漫性轻度增厚。

（1）黏膜面多发小溃疡（ulcer）和小息肉（polyp）是 UC 气钡双重对比造影检查的重要特异征象。

（2）CT 扫描后的三维图像重建对 UC 的肠壁增厚、肠管缩短、肠腔狭窄、结肠袋（haustrum of colon）变浅或消失等病理形态改变的显示更清楚：①UC 患者 CT 主要表现为肠壁增厚以及管腔狭窄，典型的表现为靶征或者晕征。这种征象由三层结构组成：内层为强化的软组织影，对应黏膜层、黏膜固有层及增生的黏膜肌层；外层软组织影的强化较前减弱，对应固有肌层；中间层密度减低，属于水肿或者脂肪变性的黏膜下层。在慢性或重度 UC 中，病变段肠管会发生纤维化，同时溃疡愈合瘢痕会造成肠管缩短变形，牵拉结肠袋致其变浅或消失，肠壁变得僵硬，表现为铅管样狭窄。②UC 肠壁固有肌层、浆膜层较少有炎症累及，因此，均匀、对称以及浆膜面光滑的增厚肠壁是诊断 UC 较为重要的征象之一。③肠系膜和直肠周围间隙可出现直小血管增生、脂肪浸润及纤维化，肠系膜及腹膜后淋巴结可增大。④中毒性巨结肠(toxic megacolon)的患者进行 CT 检查时常见肠壁增厚、穿孔(perforation)和积气(pneumatosis)等改变。

问题 15　阅片小结：结肠解剖、生理功能及血供特点。

1. 结肠解剖　结肠位于盲肠与直肠之间，是连接两者的一段大肠，整体呈 M 形，环绕空肠和回肠，分为升结肠、横结肠、降结肠和乙状结肠四个部分。

2. 生理功能　结肠的主要生理功能包括吸收水分、维生素和无机盐，并将食物残渣转化为粪便，最终排出体外。

3. 血供　结肠的血供源自肠系膜上动脉的回结肠动脉、右结肠动脉和中结肠动脉，以及肠系膜下动脉的左结肠动脉和乙状结肠动脉。结肠的静脉系统基本与动脉相伴行：结肠脾曲以上的静脉血通过回结肠静脉、右结肠静脉和中结肠静脉汇入肠系膜上静脉，而脾曲以下的静脉血则经左结肠静脉和乙状结肠静脉汇入肠系膜下静脉，最终所有结肠静脉血汇入肝门静脉。

问题 16　阅片小结：UC 常见的肠外表现。

UC 常见的肠外表现涵盖多个方面，包括关节损害(如外周关节炎、脊柱关节炎等)、皮肤黏膜表现(如口腔溃疡、结节性红斑和坏疽性脓皮病)、眼部病变(如虹膜炎、巩膜炎、葡萄膜炎等)、肝胆疾病(如脂肪肝、原发性硬化性胆管炎、胆石症等)以及血栓栓塞性疾病等。

问题 17　阅片小结：UC 诊断标准。

UC 的诊断缺乏金标准，需在排除其他原因所致结肠炎的基础上，结合临床表现、实验室检查、内镜及病理组织学检查结果进行综合判断。在排除感染性和其他非感染性结肠炎的前提下，UC 的诊断可依据以下要点进行：

(1)具备典型临床表现者，可初步疑诊，并安排进行进一步的检查。

(2)同时具备典型结肠镜特征者，可进行临床拟诊。

(3)若再加上活体组织检查或手术切除标本的病理组织学检查提示 UC 的特征性改变，则可确诊。

(4)对于初发病例，若临床表现、结肠镜检查和活检组织学改变不典型，则暂不确诊 UC，而应密切随访。此外，需在一定时间(3~6 个月)后进行内镜及病理组织学的复查。

问题 18　阅片小结：UC 影像学诊断思路。

首先需确定病变位置，明确病变肠段是否为从直肠开始逆向发展，以及是否为连续的长节段受累。评估肠壁增厚及其强化方式，测量肠壁增厚的程度，判断是否呈现对称性、环形增厚，有无分层强化和靶征，据此可鉴别肿瘤性病变。在 CT 或 MR 增强图像下，尝试评估黏膜改变，观察是否存在黏膜面呈锯齿状凹凸不平和黏膜下气泡征。评价肠腔形态是否发生改变，如结肠袋是否消失，肠腔是否出现狭窄或明显扩张，以排除继发中毒性巨结肠的可能性。细致查看肠周改变及淋巴结状况。

UC 的影像学检查旨在明确病变位置、范围及并发症，但最终诊断仍需结合临床表现、实验室检查、肠镜及病理组织学检查结果。

问题 19 阅片小结：该患者下一步的诊疗建议。

本病例影像学诊断疑为 UC，该病例临床表现典型，肠镜检查也认为 UC 的可能性大。为进一步确诊应进行病理检查，取病理样本的方法主要包括内镜下活体组织检查或手术切除标本。

本病例最终诊断为 UC。UC 诊断缺乏金标准，须在排除其他原因所致结肠炎的基础上，结合临床表现、实验室检查、内镜及病理组织学检查结果进行综合判断。影像学检查可以辅助临床明确诊断，同时其在 UC 的病情评估、治疗决策、效果评价及随访中发挥着重要的作用。

四、报告模板

溃疡性结肠炎

(一)报告描述

1. 口服 2.5%等渗甘露醇溶液，胃肠道充盈 □ 良好、□ 一般、□ 较差。

2. 胃肠道多发节段性肠壁增厚，累及 □ 胃、□ 第 1 组小肠、□ 第 2 组小肠、□ 第 3 组小肠、□ 第 4 组小肠、□ 第 5 组小肠、□ 第 6 组小肠、□ 回盲部、□ 升结肠、□ 横结肠、□ 降结肠、□ 乙状结肠、□ 直肠、□ 肛管。

3. 病变最严重肠管 位于＊＊，累及长度约＊＊ mm；最厚处肠壁约＊＊mm。

4. 肠壁增厚 □ 以肠系膜侧增厚为主、□ 均匀增厚。

5. 肠腔变窄 □ 可见、□ 未见；最狭窄处内径约＊＊ mm。

6. 肠道狭窄 □ 可疑、□ 有，伴近段肠道轻度扩张；□ 有，伴近段肠道中重度扩张。

7. 肠系膜对侧壁假憩室样突出 □ 可见、□ 未见。

8. 肠黏膜面假息肉样增生 □ 可见、□ 未见。

9. 肠黏膜溃疡 □ 可见、□ 未见。

10. 平扫肠壁呈 □ 等密度、□ 稍低密度、□ 稍高密度、□ 其他＊＊。

11. 多期增强肠壁呈 □ 持续高强化、□ 持续等强化、□ 渐进高强化、□ 其他＊＊。

12. 增强动脉期呈 □ 分层强化、□ 透壁强化、□ 其他＊＊。

13. 增强静脉期呈 □ 分层强化、□ 透壁强化、□ 其他＊＊。

14. 肠周脂肪间隙 □ 清晰、□ 不清晰。

15. 肠周水肿 □ 可见、□ 未见。

16. 肠周积液 □ 可见、□ 未见。

17. 肠周或肠系膜根部增大淋巴结 □ 可见、□ 未见。

18. 淋巴结钙化 □ 可见、□ 未见。

19. 肠周脂肪间隙增宽(爬行脂肪) □ 可见、□ 未见。

20. 梳样征 □ 可见、□ 未见。

21. 并发症 □ 瘘管、□ 窦道、□ 脓肿、□ 炎性肿块、□ 穿孔、□ 膀胱受累、□ 其他＊＊。

22. 其他 ＊＊。

(二)诊断

1. 腹盆腔 □ 多发、□ 单发节段性肠壁增厚，以＊＊肠段病变最为严重，考虑克罗恩病(□ 活动期、□ 缓解期)。

2. 病变肠段肠腔狭窄 □ 伴、□ 不伴近端肠管 □ 轻度、□ 中重度扩张。

3. 病变肠段 □ 肠瘘、□ 肠周脓肿、□肠周炎性肿块形成。

(李军　李达　周文明)

案例 066　直肠癌

一、教学目标

建立直肠癌影像学诊断的基本范式，规范应用直肠癌 TNM 分期诊断的影像学专业术语，精准掌握直肠癌 TNM 分期临床关键问题的影像识别与分析，结合临床诊疗需求进行全面评估，掌握直肠及其周围结构的影像解剖、直肠癌影像学评估及 TNM 分期知识。

二、病例展示

患者，男，66 岁，诉 4 个月前无明显诱因出现大便习惯改变，表现为大便次数增多，大便变稀、不成形；伴便血，颜色鲜红；伴里急后重。患者有高血压病史 10 余年，血压最高达 170/80 mmHg。体格检查：直肠指检触及质硬肿块，指套表面带有血液。实验室检查：肿瘤标志物 CA19-9 167.87 U/mL，血小板计数 90×10^9/L，余为阴性。该患者的影像资料如图 66-1 所示：

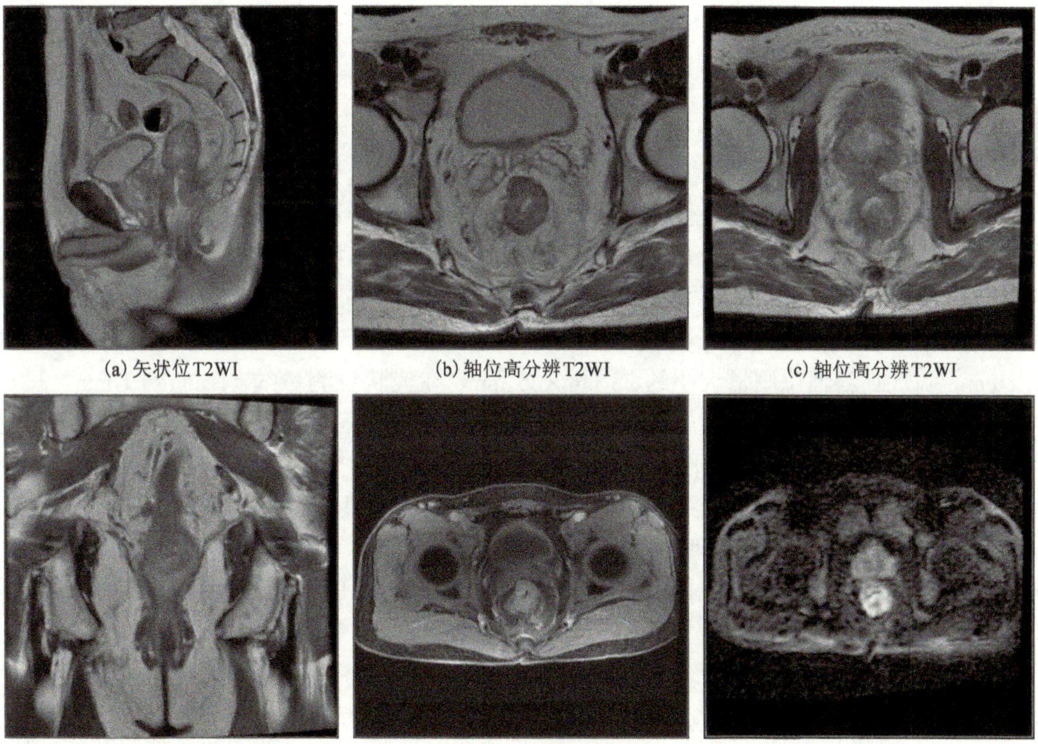

(a) 矢状位T2WI　(b) 轴位高分辨T2WI　(c) 轴位高分辨T2WI

(d) 冠状位高分辨T2WI　(e) T1WI增强　(f) DWI

注：直肠 MRI 平扫+增强+DWI。

图 66-1　案例 066 的影像学检查图片

三、问题及解答

问题 1　进行直肠指检的目的和意义是什么？

直肠指检对于多种疾病的早期发现、诊断和病情评估具有重要意义，是一种不可或缺的临床检查手段。进行直肠指检具有以下目的和意义：

1. 筛查肛肠疾病　①直肠癌：可触及直肠内的肿块，肿块质地坚硬、表面不光滑、活动度差。早期发现直肠癌对于提高治疗效果和生存率至关重要。②直肠息肉：能触及息肉的大小、位置和形态。③内痔、外痔、肛裂等：判断痔疮的位置、大小和病情严重程度，以及肛裂的裂口情况。

2. 检查男性生殖系统　①前列腺疾病：可以了解前列腺的大小、质地及有无结节、压痛等，有助于诊断前列腺炎、前列腺增生和前列腺癌。②精囊疾病：对于精囊的病变有一定的提示作用。

3. 检查女性生殖系统　子宫后倾、子宫颈肿瘤：可触及子宫的位置和形态，发现子宫颈的异常。

4. 了解盆腔情况　①盆腔脓肿：可触及直肠前壁的波动感。②盆腔占位性病变：对盆腔内的肿物有初步的探查作用。

问题 2　指导医师结合重点、难点施教，并针对住院医师所描述的影像(图像)关键征象进行充分点评和规范性演示。

1. 检查部位　直肠。

2. 检查技术　直肠 MRI 平扫+增强+DWI。

患者姓名、性别、年龄、检查方法及检查部位核对无误，图像质量满足诊断要求。

3. 影像所见　直肠下段肠壁明显增厚，局部呈现肿块样改变，黏膜面凹凸不平，肠腔狭窄。肿块在 T1WI 上呈稍低信号，在 T2WI 上呈高信号，信号欠均匀，内见小片状 T2 高信号，增强扫描病灶呈明显不均匀强化。病灶累及直肠全周，以右侧壁、后壁为主；受累肠管长度约 4.0 cm，病灶下缘距离肛缘约 4.5 cm，距离肛直肠环(anorectal ring，ARG)约 2.2 cm。病灶在斜轴位测量大小约 28 mm×25 mm，在矢状位测量约 41 mm×19 mm。病灶位于腹膜反折以下，腹膜反折未见受累。右后壁病灶突破固有肌层向直肠系膜内突出约 1.7 cm，邻近直肠系膜筋膜受侵。肠管右侧见不规则增粗血管，内见肿瘤信号；系膜内见 4~5 个增大淋巴结，大者短径约 7 mm，呈圆形，边缘稍模糊，DWI 显示扩散受限；未见侧方、腹股沟区淋巴结肿大。盆腔内无积液。

4. 影像诊断　直肠下段低位直肠癌，MRT3cN2aM0，MRF(+)，EMVI(+)，建议结合病理学检查结果进行诊断。

问题 3　直肠 MRI 检查的规范化扫描方案是什么？

直肠 MRI 检查方案主要针对直肠癌术前 TNM 评估和术后疗效检测。直肠 MRI 检查的规范化扫描方案如下：

1. 检查前处置　建议在盆腔 MRI 扫描前排空肠道，不常规推荐过度充盈直肠，不常规推荐注射东莨菪碱或山莨菪碱抑制肠道蠕动。

2. 磁场强度及线圈要求　磁场强度最低要求为 1.5 T，体线圈优于直肠内线圈。

3. 推荐 MRI 方案　非脂肪抑制、高分辨率 T2 加权像（扫描层厚 1～3 mm），包括矢状位、垂直于肿瘤轴和平行于肿瘤轴的斜位成像；DWI 轴位成像，可增加包括矢状位、冠状位及轴位增强扫描成像。

问题 4　直肠肿瘤性病变如何进行影像学定位？该病例的病变定位在哪？

参照肿瘤下缘至肛直肠环的距离进行定位：直肠上段 10～15 cm，直肠中段 5～10 cm，直肠下段<5 cm；同时需要标注肿瘤下缘至肛缘的距离。

该病例病灶主要位于直肠下段，累及中段。

问题 5　该病例的主要影像征象、次要征象、重要的阴性征象分别有哪些？

1. 主要征象　直肠下段肿块，侵犯直肠系膜筋膜。

2. 次要征象　肠腔狭窄、直肠系膜见多个增大淋巴结以及壁外血管不规则增粗和充盈缺损。

3. 重要的阴性征象　直肠邻近组织器官未见明显受侵及异常，侧方及腹股沟区无肿大淋巴结，无盆腔积液。

问题 6　分析归纳该病例的临床特点。

老年男性患者，排便习惯及粪便性状发生改变，便血，直肠指检触及质硬肿块，指套表面带有血液，肿瘤标志物 CA19-9 升高，有比较典型的直肠癌临床症状和体征。

问题 7　分析归纳该病例的影像特点。

直肠下段肿块，肿块不规则，表现为明显不均匀强化，扩散受限。病变肠段肠腔狭窄，肿块突破肌外膜层，侵犯直肠系膜筋膜，未累及腹膜反折。系膜内见多个淋巴结，呈圆形，边缘稍模糊，扩散受限。肠管右侧壁外血管不规则增粗，出现充盈缺损。侧方及腹股沟区无肿大淋巴结，无盆腔积液。

问题 8　直肠占位性病变的鉴别诊断有哪些？

直肠占位性病变以直肠癌最为常见，进展期直肠癌多为 Borrmann 2 型、Borrmann 3 型癌，出现典型的“苹果核征”时诊断多无争议，而对于小的、不典型的直肠占位性病变进行鉴别诊断时应注意以下几种疾病。

1. 黏膜下肿瘤　常见的有恶性淋巴瘤、间质瘤、神经内分泌肿瘤及平滑肌瘤。黏膜下肿瘤的隆起边缘较平缓，黏膜光滑。当出现溃疡时，溃疡范围相对癌肿小，肠壁相对柔软。

2. 良性肿瘤或肿瘤性病变　如肠息肉及腺瘤，多表现为黏膜隆起，呈圆形，边缘光滑，基底部与肠壁呈钝角或带蒂。

3. 炎症或感染性病变　肠结核、克罗恩病、溃疡性结肠炎、急性缺血性肠炎等。

4. 常见恶性肿瘤　腺癌、黏液腺癌等。

问题 9　该病例的影像学诊断是什么？

该病例的影像学诊断为低位直肠癌，mrT3cN2aM0，MRF(+)，EMVI(+)[T3c，突破固有肌层 17 mm；N2a，系膜内有 4~5 枚增大淋巴结；M0，无远处转移；MRF(+)，与筋膜间距<1 mm；EMVI(+)，血管内有肿瘤信号]。治疗直肠癌前进行 MRI 检查，最主要的目的是进行 TNM 分期诊断。

问题 10　直肠癌分型及主要的影像学征象包括哪些？对应的病理基础是什么？

不同时期和类型的直肠癌在影像学上的表现各异。

1. 直肠癌的 CT 表现　CT 密度与肿瘤大小密切相关，小型肿瘤密度均匀，而大型肿瘤密度多不均匀，若瘤内出现坏死或含有黏液成分，则表现为更低密度的区域。

(1)早期直肠癌的 CT 表现。早期直肠癌病灶通常呈扁平、无蒂状，且具有完整的轮廓。少数恶性息肉可能带有蒂，但通常较短且粗。恶性息肉头部形态不规则，或呈现分叶状。若 CT 切线位扫描到恶性息肉底部，可观察到肠壁向腔面凹入，这一现象被称为“腔壁凹陷征”，研究表明此征象是肿瘤内纤维增生牵拉肠壁所致。

(2)中、晚期直肠癌的 CT 表现。①溃疡型：肿瘤形成较深的溃疡，边缘隆起，底部不平，病理上表现为板样病灶，CT 图像显示肠壁局限性不规则增厚，呈现软组织肿块影，肿块表面可见不同大小的凹陷样改变。②肿块型：肿瘤向肠腔内生长，形成菜花状或息肉状肿块影，边缘清晰，形态不规则，导致肠腔出现偏心性狭窄。③浸润型：肿瘤沿肠壁浸润生长，使肠壁呈环形规则或不规则增厚、变硬，肠腔出现向心性狭窄，严重时可引发肠道闭塞。肿瘤浸润至黏膜下层，并伴有明显的纤维增生反应，这类病变在 CT 上难以与炎症性狭窄进行区分。

2. 直肠癌的 MRI 表现　MRI 因其出色的软组织对比度，能够清晰显示肠壁各层结构，从而更准确地评估直肠癌的浸润深度。同时，MRI 也能清晰显示直肠系膜筋膜，这是评估能否进行 R0 切除的重要解剖结构。基于此，NCCN 指南明确推荐将 MRI 作为对直肠癌进行分期诊断的重要手段。

问题 11　什么是 TNM 分期(掌握直肠癌 TNM 分期重要的英语专业术语)？

TNM 分期是一种用于评估恶性肿瘤严重程度和扩散范围的系统。目前，直肠癌的 TNM 分期参考的是美国癌症联合委员会(American Joint Committee on Cancer，AJCC)/国际抗癌联盟(Union for International Cancer Control，UICC)结直肠癌 TNM 分期系统(2017 年第 8 版)。

1. T(tumor)　代表原发肿瘤的情况，描述肿瘤的大小、位置、浸润深度以及对周围组织的侵犯程度。

2. N(node)　指区域淋巴结的转移情况，反映肿瘤细胞是否扩散到附近的淋巴结，以及转移淋巴结的数量和位置。

3. M(metastasis)　代表远处转移，即肿瘤细胞是否转移到身体其他部位，如肺、肝、骨等。

4. 直肠系膜筋膜(mesorectal fascia，MRF)　指紧贴在无腹膜覆盖的直肠系膜表面的脏层筋膜。结肠系膜和直肠系膜的脏层筋膜是相互延续的。临床上将直肠系膜的脏层筋膜称为直肠系膜筋膜。手术中完整地保留直肠系膜筋膜，对于减少肿瘤的局部复发、提高患者的生存率和生存质量至关重要。

5. 壁外血管侵犯(extramural vascular invasion，EMVI) 指肿瘤细胞突破直肠肌壁层，侵犯到周围的血管。

问题12 直肠癌怎样进行T分期？如何用MRI鉴别T2、T3期肿瘤？

1. T分期

Tis：特指原位癌，黏膜内癌(侵犯固有层，未侵透黏膜肌层)。

T1：肿瘤侵犯至黏膜下层(因肿瘤小且局限，MRI无法对其进行评价)。

T2：肿瘤侵犯固有肌层，但未穿透肌外膜。

T3：肿瘤突破固有肌层外膜到达直肠旁组织(T3a：肿瘤突破肌层<5 mm。T3b：肿瘤突破肌层5~10 mm。T3c：肿瘤突破肌层>10 mm。)。

T4a：肿瘤穿透腹膜脏层(上段直肠)。

T4b：肿瘤侵犯毗邻脏器。

2. 用MRI鉴别T2、T3期肿瘤

T3、T4和(或)N+的可切除直肠癌患者，指南推荐术前行新辅助治疗，而T2N0M0期肿瘤可直接手术治疗。因此用MRI鉴别T2、T3期肿瘤对于临床制定治疗决策有重要指导意义。当T2期肿瘤表现为肿块完全局限于肌层内，直肠壁外膜光整，直肠低信号的外膜层走行连续且完整；或T3期肿瘤表现为肿块完全侵透肌外膜，周围脂肪层见明显肿块时，进行两者的鉴别没有困难。然而，当肿瘤轻微穿透直肠外膜或刚刚侵犯周围组织时，两者的鉴别将是一个挑战，我们需要在多个方向的高分辨率图像上反复寻找证据。同时避开一些陷阱，如突向直肠肌外膜的癌肿通常是宽基底的，不要把肠壁周围的血管和纤维索条结构误认成癌肿。当鉴别T3与T4期肿瘤存在困难时，可以借鉴以上方法。

问题13 如何通过MRI来判断直肠癌的淋巴结转移？

当直肠周围系膜淋巴结的短径>9 mm时，用MRI诊断淋巴结转移的准确率较高。对于较小的淋巴结，我们需要综合考虑其大小、形态和信号特点进行判断。疑为淋巴结转移的特征包括：呈圆形、边缘不规则或呈毛刺状、内部信号不均匀。具体而言，短径在5~9 mm且具备两个可疑特征的淋巴结，或短径<5 mm但具备三个可疑特征的淋巴结，均可判定为N+。

问题14 直肠癌MRF、EMVI的阴阳性如何判断？

①当肿瘤本身、转移性淋巴结、癌结节及阳性壁外血管与MRF的距离≤1 mm时，判定为MRF(+)；②阳性的壁外血管通常位于肿瘤侧，若血管管腔增粗、流空信号消失，且血管内出现肿瘤样信号或血管外轮廓不规则，则判定为EMVI(+)。

问题15 阅片小结：直肠的影像解剖。

直肠是位于盆腔下部的一段消化管，全长10~15 cm。它起始于第3骶椎前方的乙状结肠，沿骶骨和尾骨前面下行，穿过盆膈后移行至肛管。在矢状面上，直肠形成两个弯曲：直肠骶曲向后凸出，与骶骨盆面弯曲一致，距肛门 7~9 cm；直肠会阴曲绕过尾骨尖向前凸出，距肛门 3~5 cm。

问题 16　阅片小结：直肠癌临床关键问题的影像学评价。

超低位直肠癌的 MRI 检查及诊断：肿瘤下缘距齿状线<2 cm 或距肛缘<5 cm 的直肠癌被定义为超低位直肠癌。在进行 MRI 检查时，应采用与肛管平行的高分辨率 T2WI 斜冠状成像，以准确评估肿瘤与括约肌复合体的关系。MRI 技术特别适用于评估远端全直肠系膜切除术(total mesorectal excision，TME)平面的安全性。在超低位直肠癌的分期过程中，传统的 T1~T4 期系统在肛门直肠环上方的应用存在不足，应基于肿瘤的径向范围及括约肌间平面的安全性进行综合评估，以指导手术计划的制订。截至目前，关于采用何种评价或分期系统尚未形成广泛共识。众多影像学及外科专家认为，使用清晰、精确的语言描述肿瘤与内括约肌、括约肌间隙和外括约肌之间的解剖关系，有助于有效传达关键信息。

问题 17　阅片小结：直肠癌的 TNM 分期。

1. 原发肿瘤(T)

Tx：原发肿瘤无法评价。

T0：无原发肿瘤证据。

Tis：(原位癌)黏膜内癌(侵犯固有层，未侵透黏膜肌层)。

T1：肿瘤侵犯黏膜下层。

T2：肿瘤侵犯固有肌层。

T3：肿瘤侵透固有肌层达结直肠周围组织。

T4：肿瘤侵犯脏腹膜，或侵犯、粘连邻近器官或结构。

T4a：肿瘤侵透脏腹膜(包括大体肠管通过肿瘤穿孔及肿瘤通过炎性区域连续浸润脏腹膜表面)。

T4b：肿瘤直接侵犯或粘连邻近器官或结构。

2. 区域淋巴结(N)

Nx：区域淋巴结无法评价。

N0：无区域淋巴结转移。

N1：有 1~3 枚区域淋巴结转移(淋巴结内肿瘤≥0.2 mm)，或存在任何数量的肿瘤结节并且所有可辨识的淋巴结均无转移。

N1a：有 1 枚区域淋巴结转移。

N1b：有 2~3 枚区域淋巴结转移。

N1c：无区域淋巴结转移，但有肿瘤结节存在于以下部位，如浆膜下、肠系膜或无腹膜覆盖的结肠周或直肠周/直肠系膜组织。

N2：有 4 枚或 4 枚以上区域淋巴结转移。

N2a：4~6 枚区域淋巴结转移。

N2b：7 枚或以上区域淋巴结转移。

3. 远处转移(M)

M0：无远处转移。

M1：转移至1个或更多的远处部位或器官，或腹膜转移被证实。

M1a：转移至1个部位或器官，无腹膜转移。

M1b：转移至2个或更多部位或器官，无腹膜转移。

M1c：远处转移累及腹膜(腹膜播散)，无论是否合并其他器官转移。

问题18 阅片小结：该患者下一步的诊疗建议。

本病例影像学诊断为低位直肠癌，需要进一步行肠镜及病理检查以确诊，取病理样本的方法主要为肠镜下活检。胸部CT平扫+全腹部CT平扫及增强扫描是评价直肠癌远处转移的首选检查方法。肝脏转移瘤在CT增强扫描不能确诊时，推荐行上腹MRI平扫及增强扫描，必要时可使用肝细胞特异性对比剂(如Gd-EOB-DTPA)进行增强MRI，以此作为进一步诊断的方法。PET-CT检查可推荐作为直肠癌临床分期及评价治疗效果的备选方法，有助于发现或确定其他影像方法漏诊或疑诊的远处转移病灶。

结合肠镜和病理检查结果，本病例最终被诊断为直肠中分化腺癌(T3cN2aM0，ⅢB期)。影像分期可能与病理分期存在差异，因此临床工作中通常需要进行多种检查，以辅助临床选择最佳的治疗方案，判断患者预后，从而使患者利益最大化。

四、报告模板

直肠癌MRI结构式报告模板

姓名：	性别：	年龄：	影像号：
检查项目：	检查时间：	临床诊断：	

肿瘤T分期

病变定位

腹膜反折　[ ] 腹膜反折以上未受累

[ ]腹膜反折以下未受累

[ ]跨腹膜反折未受累

[ ]腹膜反折受累

参照肿瘤下缘至肛直肠环的距离进行定位

[ ]上段直肠癌：10~15 cm

[ ]中段直肠癌：5~10 cm

[ ]下段直肠癌：<5 cm

肿瘤下缘距肛直肠环的距离为[ ] cm

大小测量

肿块型　斜轴位测量：[ ] mm ×[ ] mm　矢状位测量(纵径)：[ ] mm

肠壁浸润型　斜轴位测量肠壁最厚：[ ] mm　矢状位测量(纵径)：[ ] mm

病变环绕肠周径　<1/4周；1/4~<1/2周；1/2~<3/4周；3/4~1周

肿瘤浸润程度描述 T 分期

T1：肿瘤侵犯至黏膜下层

T2：肿瘤侵犯固有肌层，但未穿透肌外膜

T3：肿瘤突破固有肌层外膜，到达直肠周围系膜脂肪内[ ]mm

T3a：肿瘤突破肌层<5 mm

T3b：肿瘤突破肌层 5~10 mm

T3c：肿瘤突破肌层>10 mm

T4a：肿瘤侵透腹膜或浆膜(上段直肠)

T4b：肿瘤侵犯毗邻脏器

备注：淋巴结 N 分期(需综合评价淋巴结边缘、形态和内部信号特征)

[ ] 直肠上动脉周围淋巴结	可疑淋巴结数量： 枚	最大短径： mm
[ ] 直肠系膜筋膜内淋巴结	可疑淋巴结数量： 枚	最大短径： mm
[ ] 髂内血管旁淋巴结	可疑淋巴结数量： 枚	最大短径： mm

侧方淋巴结

[ ] 闭孔动脉旁淋巴结	可疑淋巴结数量： 枚	最大短径： mm
[ ] 髂内血管旁淋巴结	可疑淋巴结数量： 枚	最大短径： mm

备注：M 分期

[ ] 腹股沟 LN	可疑淋巴结数量： 枚	最大短径： mm

备注：直肠系膜筋膜(MRF)状态

[ ] 阳性：前、后、左、右，导致 MRF 阳性的原因包括肿瘤、淋巴结、癌结节、EMVI

[ ] 阴性

备注：直肠壁外血管侵犯（EMVI）

[ ] 有：前、后、左、右　部位：上段、中段、下段

[ ] 无

备注：其他异常征象 [ ] 提示黏液腺癌可能

诊断意见：mrT　N　M，MRF[ ]，EMVI[ ]

（李军　李达　周文明）

案例 067　食管癌

一、教学目标

构建食管病变的影像学诊断框架，准确评估食管癌的 TNM 分期。熟练掌握食管影像解剖学、食管基本病变特征、食管良恶性病变的疾病谱系、食管癌的影像表现、食管癌 TNM 分期标准以及食管癌纵隔淋巴结分区知识。

二、病例展示

患者，男，55 岁，吞咽困难 5 月，咳嗽、咳痰 1 周。无咽喉肿痛，无胸痛胸闷，无肝炎、结核、手术、外伤等病史。无家族性遗传病史。体格检查：双肺可闻及少许湿啰音。实验室检查无特殊。该患者的影像资料如图 67-1 所示：

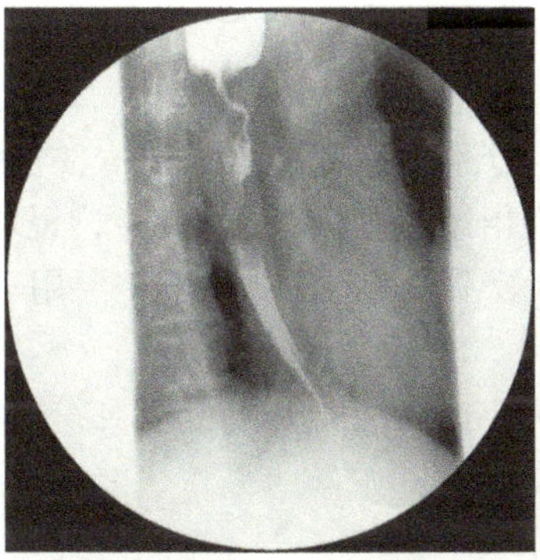

(a) 右前斜位食管造影

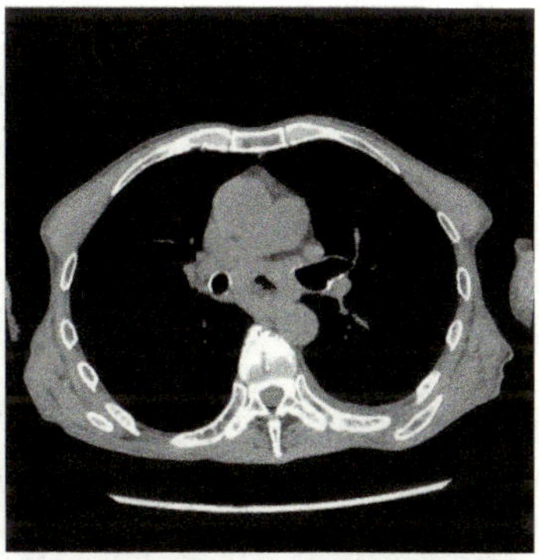

(b) 横断位食管 CT 平扫图像（纵隔窗）

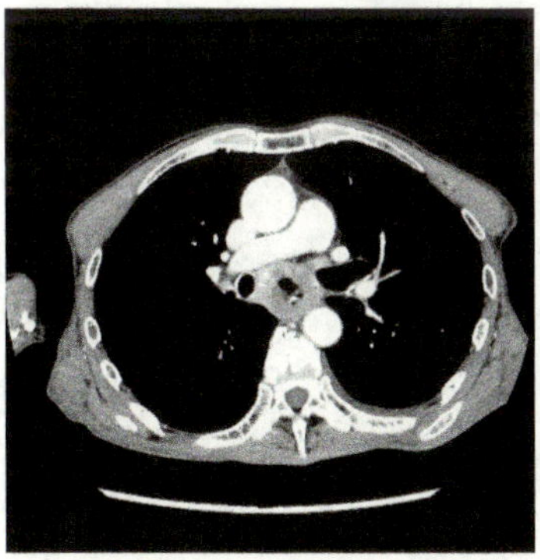

(c) 横断位食管 CT 增强动脉期图像

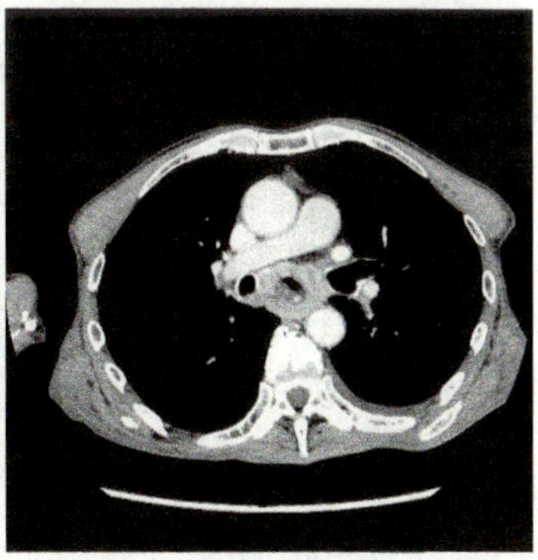

(d) 横断位食管 CT 增强静脉期图像

图 67-1　案例 067 的影像学检查图片

三、问题及解答

问题 1　分析归纳该病例的临床特点。

该患者为老年男性，吞咽困难 5 个月，此为食管癌的典型临床表现。既往史、个人史及家族史均无特殊。实验室检查结果也无异常。近期患者出现咳嗽、咳痰症状，持续约 1 周，疑似肺部感染，同时需高度警惕食管气管瘘的可能性。

问题 2　分析归纳该病例的影像特点。

食管造影显示，该患者食管胸中段管腔显著狭窄，管壁僵硬，黏膜破坏且中断，钡剂通过受阻，其上段食管出现扩张。CT 检查发现，食管胸中段明显不规则增厚，已突破外膜层，并疑似侵犯左、右主支气管；同时，纵隔及上腹部多发淋巴结肿大。

问题 3　食管癌影像学检查方法包括哪些？简要介绍这些方法的价值。

食管癌影像学检查方法包括食管造影、CT、MRI、超声内镜和 PET-CT。其中，食管造影操作简便易行，患者体验安全舒适，能够清晰显示食管黏膜病变，并评估食管活动度。此外，食管碘水造影是诊断食管瘘的有效手段。X 线造影检查的不足在于无法评估肿瘤侵犯深度、淋巴结转移及远处转移等情况。

CT、MRI、超声内镜和 PET-CT 则是评估食管癌术前分期的重要工具。增强 CT 作为术前分期和可切除性评估的常规方法，其组织分辨率有限，无法显示食管壁的组织层次，因此在食管癌 T 分期方面的整体准确率不高。相比之下，MRI 和超声内镜均能清晰显示食管壁各层结构，是无创评估食管癌 T 分期的有效手段。PET-CT 则主要用于评估食管癌的远处转移。

尽管 CT、MRI、超声内镜和 PET-CT 均可用于评估淋巴结转移（N 分期），但它们的准确率均不理想。

问题 4　该患者下一步需完善哪些检查？

根据患者的临床表现以及食管造影和增强 CT 的结果，该患者初步诊断为食管癌。下一步应进行胃镜检查以明确诊断，并获取病理类型、分化程度等食管癌术前分期信息。有条件的情况下，可同步进行超声内镜检查，以明确肿瘤侵犯深度，协助准确判断 T 分期。

此外，还应完善 MRI、PET-CT 等影像学检查。MRI 能够清晰显示食管壁各层结构，在 T 分期方面优于 CT；PET-CT 则是诊断远处转移的有效手段，在 M 分期方面具有独特优势。术前准确分期有助于指导后续治疗并判断预后。

问题 5　指导医师结合重点、难点施教，并针对住院医师所描述的影像（图像）关键征象进行充分点评和规范性演示。

患者姓名、性别、年龄、检查方法及检查部位核对无误，检查图像无明显呼吸及运动伪影，图像质量满足诊断要求。

1. 图 67-1(a)

(1)检查部位：食管。

(2)检查技术：食管造影。

(3)影像所见：食管胸中段(气管分叉平面以下)管腔偏心性狭窄，长度约 79 mm，管壁僵硬，黏膜破坏、中断，钡剂通过受阻，其以上食管扩张。余段食管钡剂通过顺利，黏膜线完整连续，未见明显破坏征象。贲门开放自然。

(4)影像诊断：胸中段食管癌，建议完善内镜、胸部 CT 增强等检查。

2. 图 67-1(b)、图 67-1(d)

(1)检查部位：胸部(食管)。

(2)检查技术：CT 平扫+增强。

(3)影像所见：食管胸中段(奇静脉弓至下肺静脉间)管壁显著不规则增厚，最厚处约 2 cm，病变累及长度约 8 cm。平扫显示病变呈等密度(CT 值 38 HU)，密度不均匀，增强后表现为中度强化(动脉期 CT 值 63 HU，静脉期 CT 值 75 HU)。肿瘤已突破食管外膜，且与左、右主支气管分界模糊，食管与主动脉间的脂肪间隙尚存。纵隔及贲门旁可见多发淋巴结肿大；双肺弥漫性囊泡状透光区，未见明显结节及肿块。各叶、段支气管通畅，双侧胸膜无增厚，双侧胸腔无积液。

(4)影像诊断：食管胸中段癌，T4bN2M0，建议进行 MRI、病理检查及 PET-CT 以进一步评估。

问题 6　食管正常影像表现有哪些?

在正位吞钡充盈像上，食管大体位于中线，轮廓光滑且整齐，管壁张缩自如。在双对比或低张双对比像中，食管被充气扩张，黏膜面均匀涂钡，能够显示出连贯、匀整且纤细的腔壁线。食管的黏膜皱襞表现为 3~5 条纤细、纵行且相互平行的条纹状影像，与胃小弯的纵行皱襞相延续。

在 CT 图像上，充分扩张的食管壁厚度通常小于 3 mm，若大于 5 mm 则视为异常。CT 扫描时，约 1/3 的病人胃食管结合部管壁稍厚，应注意避免误判为病变。在 CT 横断面图像上，静脉韧带裂是识别胃食管结合部的重要标志。

在 MRI 的 T2WI 及其抑脂序列中，可清晰显示食管的 3 层结构：等信号的黏膜层、高信号的黏膜下层和低信号的肌层。因此，对于食管癌 T 分期的判断，MRI 优于 CT。

问题 7　食管癌如何通过影像学进行定位? 食管胃交界部癌的定义是什么?

食管癌的定位术语包括：颈段食管、胸上段食管、胸中段食管、胸下段食管(含腹段食管)。颈段食管：位于下咽至胸廓入口(胸骨上切迹)水平。胸上段食管：从胸廓入口延伸至奇静脉弓下缘(即肺门水平之上)。胸中段食管：自奇静脉弓下缘至下肺静脉下缘(即肺门水平之间)。胸下段食管：从下肺静脉下缘至食管胃交界部(即肺门水平之下)。临床诊断需综合多种影像学与内镜学检查结果，依据病变中心位置所在的食管分段进行判定。

食管胃交界部是指食管末端与胃起始的交界处，相当于贲门切迹或腹膜返折水平，或食管括约肌下缘，其解剖范围涵盖胸下段食管、食管胃交界线及胃近端 5 cm 区域，与组织学上的鳞柱交界并不完全一致。

食管胃交界部癌是指肿瘤中心位于胸下段食管、食管胃交界线及胃近端 5 cm 范围内。

临床诊疗常根据 Siewert 分型，将病变中心位于食管胃交界线(又称鳞柱交界线、Z 线或 EGJ 线)上下 5 cm 范围内分为：

Siewert Ⅰ型：肿瘤中心位于食管胃交界线以上 1~5 cm 范围内。

Siewert Ⅱ型：肿瘤中心位于食管胃交界线以上 1 cm 至以下 2 cm 范围内。

Siewert Ⅲ型：肿瘤中心位于食管胃交界线以下 2~5 cm 范围内。

若肿瘤累及食管胃交界部，肿瘤中心在食管胃交界部食管侧者或在胃侧 2 cm 之内者(Siewert Ⅰ型和Ⅱ型)，遵照食管癌分期原则；肿瘤中心在近端胃 2 cm 之外(Siewert Ⅲ型)或肿瘤中心虽在近端胃 2 cm 之内但未累及食管胃交界部者，遵循胃癌分期原则。

问题 8　该病例的主要影像征象、次要征象、重要的阴性征象分别有哪些？

1. 主要征象　管腔轮廓不规则，伴腔内充盈缺损及不对称狭窄，边缘呈虫蚀状；正常黏膜皱襞消失，黏膜破坏、中断，病变区管壁僵硬，扩张受限，蠕动消失；钡剂通过受阻，病变区以上食管扩张。CT 的主要征象是食管壁不均匀增厚，增强后病变段食管异常强化，肿瘤坏死区无强化；食管肿瘤侵及左主支气管；纵隔见多发淋巴结肿大。

2. 次要征象　支气管炎、肺气肿征象。

3. 重要的阴性征象　食管肿瘤未侵及主动脉；肿瘤未侵犯贲门；肿瘤坏死未穿透食管壁，未见食管气管瘘、食管纵隔瘘；双肺及肝脏、肾上腺等脏器未见转移灶；未见胸腔积液及腹腔积液。

问题 9　肿瘤侵犯主动脉及气管的 CT 与 MRI 诊断标准是什么？

CT 主要通过“三角法”和“夹角法”来判断食管癌是否侵犯胸主动脉。其中，“三角法”的评价标准是食管、主动脉和脊柱之间的三角脂肪间隙消失；“夹角法”则以肿块与主动脉之间的脂肪间隙消失，且肿块与主动脉接触的主动脉壁弧度所对应的夹角>90°为侵犯标准，<45°为未侵犯，45°~90°则为可疑受累。此外，CT 在评价是否侵犯气管壁时，以食管与气管、支气管之间的脂肪间隙消失，且管壁受压变扁，或管腔内出现肿块作为判断依据。

胸主动脉内膜在常规 T1WI 及 T2WI 上呈现稍高信号，中膜(即肌层)在常规 T1WI 及 T2WI 上呈现低信号，外膜在增强 T1WI 及 T2WI 上呈现稍高信号。评价标准主要依据食管与胸主动脉之间的脂肪间隙消失，且胸主动脉外膜连续性中断和(或)中膜(即肌层)低信号环出现软组织信号作为诊断依据。在 MRI 图像上，气管、支气管壁内膜(对应于黏膜和黏膜下组织)在常规 T1WI 及 T2WI 上呈现稍高信号，外膜(由软骨环、软骨间膜和外膜组成)在常规 T1WI 及 T2WI 上呈现低信号。以气管或支气管外膜和(或)内膜连续性中断为诊断标准，在 T2WI、DWI 及增强 T1WI 序列中可直接进行评估。

问题 10　食管癌的病理类型及病理组织学类型有哪些？

1. 早期或表浅食管癌建议采用巴黎分型(相当于早期或表浅食管癌的日本大体分型，即 0 型)

(1)隆起型(0~Ⅰ)：可进一步分为有蒂隆起型(0~Ip)和无蒂隆起型(0~Is)。

(2)表浅型(0~Ⅱ)：细分为表浅隆起型(0~Ⅱa)、表浅平坦型(0~Ⅱb)和表浅凹陷型

(0~Ⅱc)。同时具备表浅隆起和表浅凹陷特征的病灶，根据表浅隆起/表浅凹陷的比例，分为表浅凹陷+表浅隆起型(0~Ⅱc+Ⅱa 型)和表浅隆起+表浅凹陷型(0~Ⅱa+Ⅱc 型)。

(3)凹陷(溃疡)型(0~Ⅲ)：凹陷与表浅凹陷结合的病灶，根据凹陷/表浅凹陷的比例，分为表浅凹陷+凹陷型(0~Ⅱc+Ⅲ型)和凹陷+表浅凹陷型(0~Ⅲ+Ⅱc 型)。

2. 进展期食管癌推荐采用国内分型

(1)髓质型：此类型以食管壁显著增厚为特征，边缘呈现坡状隆起。

(2)蕈伞型：肿瘤边缘隆起，呈唇状或蘑菇样外翻，表面可能伴有浅表溃疡。

(3)溃疡型：较为罕见，亦可见于早期或表浅癌。中央有明显溃疡，通常伴有边缘隆起(与 Borrmann 分型的 2 型或 3 型相对应)。

(4)缩窄型：以管腔明显狭窄为特点，患者吞咽困难症状尤为显著。

(5)腔内型：较为罕见，亦可见于早期或表浅癌。病变呈蘑菇样或大息肉样，并伴有细蒂。

食管癌的病理组织学类型包括鳞癌、腺癌、腺鳞癌、腺样囊性癌、黏液表皮样癌、神经内分泌肿瘤、未分化癌等，其中以鳞癌最为常见。

问题 11　食管癌的鉴别诊断有哪些？

1. 早期食管癌与食管静脉曲张的鉴别　早期食管癌在食管钡餐造影时，可表现为黏膜皱襞增粗、迂曲，这与早期食管静脉曲张的表现相似。然而，食管静脉曲张患者通常有肝硬化和门静脉高压病史，食管壁较为柔软，且无黏膜中断及小龛影，这些特征在连续摄影中表现得更为清晰。此外，两者在内镜下的表现也有显著差异。

2. 缩窄型食管癌与食管结核的鉴别　缩窄型食管癌在食管钡餐检查中，表现为向心性管腔狭窄，边缘较为光整，与正常段食管无明显分界，这与食管炎性狭窄(如食管结核)相似，且两者的黏膜皱襞显示均较为困难。通常情况下，食管结核的管腔狭窄长度较缩窄型食管癌更长，主要区别在于食管结核的管壁扩张度在一定条件下仍可变化，尤其在低张状态下，而缩窄型食管癌的管壁则显得僵硬。结合临床资料和内镜检查，有助于明确诊断。

3. 腔内型食管癌的鉴别诊断　腔内型食管癌还需与食管癌肉瘤、食管肉瘤及食管息肉样病变进行鉴别。

问题 12　简述食管的解剖结构、外来压迹及其生理性狭窄。

食管(esophagus)是一种前后扁平的肌性管状器官，是消化系统中最为狭窄的部分，长度约为 25 cm。其上端在第 6 颈椎体下缘平面与咽部相连，下端则约在第 11 胸椎体高度与胃的贲门相接。

右前斜位吞钡检查是观察食管的常用方法，在此位置下，食管前缘可见 3 个压迹，从上至下依次为主动脉弓压迹、左主支气管压迹和左心房压迹。

正常情况下，在右前斜位的食管充盈影像中，其管腔呈现出 4 处生理性狭窄，具体如下。①食管入口处：位于梨状窝，在第 5 颈椎下缘平面向中心汇合，形成长约 1 cm 的轻度狭窄段。②主动脉压迹处：相当于第 4~5 胸椎平面，位于食管的左前缘，其压迹深度随年龄增长而加深。③左主支气管压迹处：左侧主支气管斜向跨越食管左前方，形成的管腔狭窄。④膈食管裂孔处：位于食管穿过横膈裂孔的位置，吸气时横膈下降，使管腔更为狭窄。

临床上，这些生理性狭窄往往是食管异物滞留和食管癌的易发部位。

问题 13　食管癌的高风险人群包括哪些？

食管癌的高风险人群包括年龄在 40 岁及以上，来自食管肿瘤高发地区，或有食管肿瘤家族史者，以及具备以下食管癌高危因素的人群：吸烟、重度饮酒、患有头颈部或呼吸道鳞癌、偏好高温及腌制食物、口腔卫生状况不佳等。此外，患有巴雷特食管（Barrett esophagus，BE）的人群也属于高危人群。

问题 14　何为巴雷特食管？其影像表现包括哪些？

巴雷特食管是指食管下段的正常复层鳞状上皮被单层柱状上皮所替代的食管病变，其长度通常超过胃食管连接点 3 cm 或更长。该病被视为食管癌的癌前病变。患者主要集中在两个年龄高峰段，分别为 0~15 岁和 40~80 岁，且男性占多数。其临床症状主要由反流性食管炎及其并发症（如食管炎、溃疡、溃疡穿孔、出血、食管狭窄、腺癌）引起，常见表现包括胸骨后疼痛、吞咽梗阻感、贫血、体重下降和呕血等。然而，有 20%~40%的巴雷特食管患者并无明显临床症状。

双对比造影时可显示以下特征：①食管下端黏膜面呈现网格状、鹅卵石样或绒毛状改变。②单发的消化性溃疡，溃疡呈椭圆形，其长轴与食管纵轴一致，直径约 1 cm，切面突出于腔外，具有较宽广的口部或狭颈，邻近黏膜纹正常或伴有周围水肿。③胃食管反流及反流性食管炎的改变。④食管黏膜炎症或溃疡愈合后引起的瘢痕狭窄，狭窄呈向心性，轮廓规则，与正常段交界清晰。⑤假性憩室的形成。⑥食管轻度狭窄并伴有下方小疝囊时，两者间可出现浅的切迹样表现。

问题 15　简述早期食管癌的 X 线表现及分型。

1. 食管钡餐检查黏膜相上可显示　①黏膜皱襞改变：局部皱襞增粗、中断和迂曲。②小的充盈缺损：在增粗或中断的黏膜面出现小的充盈缺损，表现为边缘毛糙的局限性隆起性充盈缺损，边缘不规则。③小的龛影：较少见，表现为增粗或中断的黏膜皱襞表面出现大小不等的小龛影，直径为 0.2~0.4 cm，单发或多发，伴有局部食管轻度痉挛。④管壁局限性僵直：表现为食管壁局限性舒张度降低，呈僵直现象。⑤功能性改变：表现为钡剂在病变部位流速减慢，呈现钡剂滞留或伴有痉挛性收缩现象。

2. 双对比相上可显示　①环征或半环征：病变正面投影为食管腔内孤立锐利的钡环影，直径为 1.0~2.5 cm。切线位呈自一侧管壁向腔内突出的半环征，边缘不规则。②平盘、棒状隆起：病变在正面呈类圆形，表面平坦，伴有细条纹的盘状广基隆起。切线位显示一侧管壁向腔内的棒状突起。③结节、细颗粒状阴影：病灶正面像为管腔内浅淡的钡染区中见单发或多发的结节颗粒状透亮影，边缘模糊。④偏侧性管壁局限凹陷、增厚或双边征、缺口征：切线位为病变区管壁局限性凹陷，管壁白线变致密或轮廓线呈双边征或锯齿状缺口，长 1~2 cm。⑤钡剂滞留及长条状龛影：病灶正面像见管腔内地图样大小不一、浓淡不同的钡剂涂布影。切线位呈轮廓线中断，伴长条状龛影。

根据上述早期食管癌的 X 线表现和病理特征，可分为隆起型、表浅型、凹陷（溃疡）型。

问题 16　简述中晚期食管癌的 X 线表现及分型。

中晚期食管癌的 X 线影像学特征显著，主要表现为以下方面。①管腔形态改变：食管轮廓不规则，可见局限性或弥漫性狭窄，狭窄段多不对称，边缘呈虫蚀样改变，局部管腔扩张受限。②黏膜结构破坏：正常黏膜皱襞消失，代之以黏膜中断、紊乱或完全破坏，局部可见不规则结节状充盈缺损，表面凹凸不平。③管壁运动异常：病变段管壁僵硬，蠕动波消失，扩张性显著降低。④钡剂动力学改变：钡剂通过狭窄段受阻或排空延迟，严重者可出现完全性梗阻，梗阻端以上食管呈不同程度扩张。⑤腔外侵犯征象：肿瘤向腔外生长时，可见纵隔内软组织肿块影，边界多不清晰。

根据 X 线表现结合病理形态学特征，中晚期食管癌可分为髓质型、蕈伞型、溃疡型、缩窄型、腔内型。

问题 17　概述 UICC/AJCC 第 8 版食管癌 TNM 分期中的区域淋巴结分站情况

1R（右侧颈部气管旁）：右侧锁骨上区气管周围至右肺尖部区域。

1L（左侧颈部气管旁）：左侧锁骨上区气管周围至左肺尖部区域。

2R（右侧上段气管旁）：头臂动脉下缘与气管交汇处至右肺尖部区域。

2L（左侧上段气管旁）：主动脉弓上缘至左肺尖部区域。

4R（右侧下段气管旁）：头臂动脉下缘与气管交汇处至奇静脉上缘区域。

4L（左侧下段气管旁）：主动脉弓上缘至隆突水平区域。

7（隆突下）：气管隆突下区域。

8U（胸上段食管旁）：肺尖部至气管分叉区域。

8M（胸中段食管旁）：气管分叉至下肺静脉下缘区域。

9R（右侧下肺韧带）：右侧下肺韧带内。

9L（左侧下肺韧带）：左侧下肺韧带内。

15（膈肌）：膈肌顶至膈肌脚区域。

16（贲门旁）：紧邻食管胃交界部区域。

17（胃左动脉）：沿胃左动脉走行区域。

18（肝总动脉）：紧邻肝总动脉近端区域。

19（脾动脉）：紧邻脾动脉近端区域。

20（腹腔）：腹腔动脉根部区域。

颈部Ⅵ区及Ⅶ区淋巴结参照头颈部肿瘤区域淋巴结分站标准。

四、报告模板

食管癌 CT 报告模板

(一) 影像表现

1. 肿瘤部位及范围

肿瘤部位：□ 食管颈段 □ 食管胸段 □ 食管腹段。

病变形态：圆形/类圆形/不规则形，结节/肿块；肿瘤范围：长约 * * cm，最厚约 * * cm。肿瘤侵犯贲门：无/有贲门侵犯。

2. CT 平扫 等/稍低/稍高密度，密度均匀/不均匀，CT 值为 * * HU。

3. CT 增强扫描 轻/中度/显著强化，均匀/不均匀强化，动脉期 CT 值为 * * HU，静脉期 CT 值为 * * HU。

4. 关于 T 分期描述

□ 肿瘤侵犯黏膜固有层或黏膜肌层。

□ 肿瘤侵犯黏膜下层。

□ 肿瘤侵犯食管固有肌层。

□ 肿瘤侵犯食管外膜。

□ 无/□ 有邻近组织侵犯：□ 胸膜 □ 心包 □ 奇静脉 □ 膈肌 □ 腹膜 □ 主动脉 □ 椎体 □ 气管。

5. 关于 N 分期描述

□ 无区域淋巴结肿大。

□ 有区域淋巴结肿大：□ 1~2 枚 □ 3~6 枚 □ ≥7 枚。

□ 不能确定。

6. 关于 M 分期描述

□ 无远处转移；□ 有远处转移：________。

(二) 影像诊断

颈段/胸段/腹段食管癌，T ___ N ___ M ___。

食管癌 MRI 报告模板(初诊)

(一) 检查项目

食管 MRI 平扫+动态增强。

1. 病变位置 肿瘤中心位于：

□ 颈段食管：食管入口至胸骨切迹水平(距门齿 15~20 cm)。

□ 下咽部受侵 □ 肿瘤上缘距离食管入口>1 cm。

肿瘤上缘对应第____椎体平面水平。

☐ 胸上段食管：上起胸骨切迹水平，下至奇静脉弓水平(距门齿 20~25 cm)。

肿瘤上缘对应第____椎体平面水平。

☐ 胸中段食管：上起奇静脉弓水平，下至下肺静脉水平(距门齿 25~30 cm)。

☐ 胸下段食管：上起下肺静脉水平，下至胃(包括食管胃结合部)(距门齿 30~42 cm)。

2. 大小测量

肿块型：横断面测量为____ mm×____ mm；矢状面测量(纵径)____ mm。

管壁浸润型：横断面测量管壁最厚为____ mm；矢状面测量(纵径)____ mm。

病变环绕管周径：☐ <1/4 周；☐ 1/4~<1/2 周；☐ 1/2~<3/4 周；☐ 3/4~<1 周。

3. 大体形态　☐ 髓质型　☐ 蕈伞型　☐ 缩窄型　☐ 溃疡型　☐ 腔内型。

4. 病变所在方位　☐ 前壁　☐ 后壁　☐ 左侧壁　☐ 右侧壁。

(二)肿瘤分期

1. T 分期(肿瘤浸润程度)

☐ T1：侵犯黏膜固有层、黏膜肌层或黏膜下层。

　☐ T1a：侵犯黏膜固有层或黏膜肌层。

　☐ T1b：侵犯黏膜下层。

☐ T2：侵犯食管固有肌层。

☐ T3：侵犯食管深肌层外纤维、脂肪组织。

☐ T4：侵犯食管周围结构。

　☐ T4a：侵犯　☐ 胸膜　☐ 心包膜　☐ 奇静脉　☐ 膈肌　☐ 腹膜。

　☐ T4b：侵犯　☐ 主动脉弓　☐ 降主动脉　☐ 气管　☐ 左主支气管　☐ 椎体　☐ 迷走锁骨下动脉　☐ 其他：______。

2. N 分期

Nx：无法评估。

N1：1~2 枚区域淋巴结转移。

N2：3~6 枚区域淋巴结转移。

N3：≥7 枚区域淋巴结转移。

3. 区域淋巴结分区

☐ 右上气管旁(2R)可疑淋巴结数量：____枚；最大短径：____ mm。

☐ 左上气管旁(2L)可疑淋巴结数量：____枚；最大短径：____ mm。

☐ 右下气管旁(4R)可疑淋巴结数量：____枚；最大短径：____ mm。

☐ 左下气管旁(4L)可疑淋巴结数量：____枚；最大短径：____ mm。

☐ 隆突下(7)可疑淋巴结数量：____枚；最大短径：____ mm。

☐ 上 ☐ 中 ☐ 下胸段食管旁(8)可疑淋巴结数量：____枚；最大短径：____ mm。

☐ 贲门旁(16)　☐ 胃左(17)可疑淋巴结数量：____枚；最大短径：____ mm。

☐ 扫描范围内肝总动脉(18)、脾动脉(19)、腹腔干(20)可疑淋巴结数量：____枚；最大短径：____ mm。

4. 非区域淋巴结分区

☐ 左 ☐ 右锁骨上(1)可疑淋巴结数量：____枚；最大短径：____ mm。

☐ 左 ☐ 右肺门(10)可疑淋巴结数量：____枚；最大短径：____ mm。

☐ 主肺动脉窗(5)可疑淋巴结数量：____枚；最大短径：____ mm。

5. 备注

其他异常征象：☐ 食管瘘 ☐ 食管瘘高风险 ☐ 其他：______。

诊断意见：mrT ___ N ___ M ___。

(周建波　曾步高　龙雨熙　周伏强)

案例068　肠系膜血管栓塞

一、教学目标

掌握肠系膜血管的基础解剖知识，深入了解肠系膜血管血栓的分类、病因及其各自的临床特征，熟悉肠系膜动静脉血栓的影像表现及鉴别诊断的思路。

二、病例展示

患者，男，76岁，自述11小时前无明显诱因出现中上腹持续性锐痛，伴有恶心、呕吐，呕吐物为胃内容物及咖啡样物质，非喷射性，共呕吐2次，并解黑便，大便稀软。患者无畏寒、发热，无胸闷、气促，无头晕、心悸等不适症状，既往有房颤病史。体格检查：腹部平坦，无明显静脉曲张或胃肠蠕动波。腹肌软，中上腹有压痛和反跳痛，未发现肿块或波动感。肝、胆囊、脾、肾脏均未触及，无压痛。Murphy征阴性。叩诊鼓音，肝浊音界正常，移动性浊音阴性，无叩击痛。肠鸣音减弱。实验室检查：临检检验显示D-二聚体2.1 mg/L(升高)。血常规检查结果为白细胞计数 11.91×10^9/L(升高)，中性粒细胞百分比88.10%(升高)，血小板计数 77.00×10^9/L(降低)。生化检验结果显示肌酸激酶同工酶35 U/L(升高)，乳酸脱氢酶283 U/L(升高)，乳酸5.2 mmol/L(升高)。该患者的影像资料如图68-1所示：

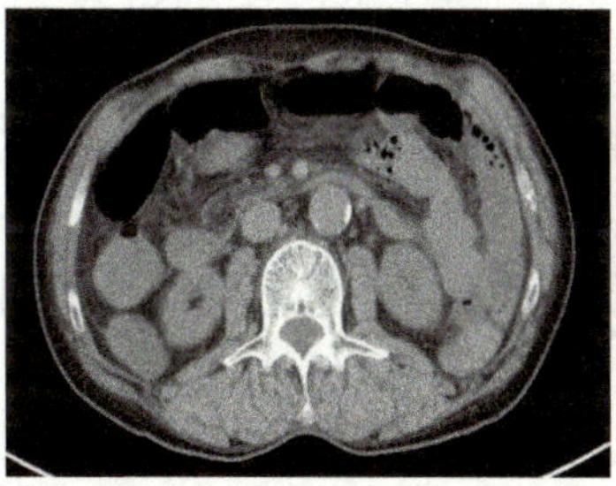

(a) 横断位平扫

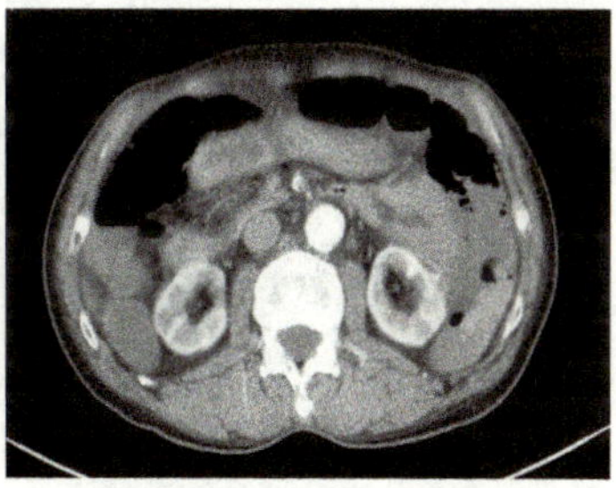

(b) 横断位动脉期增强

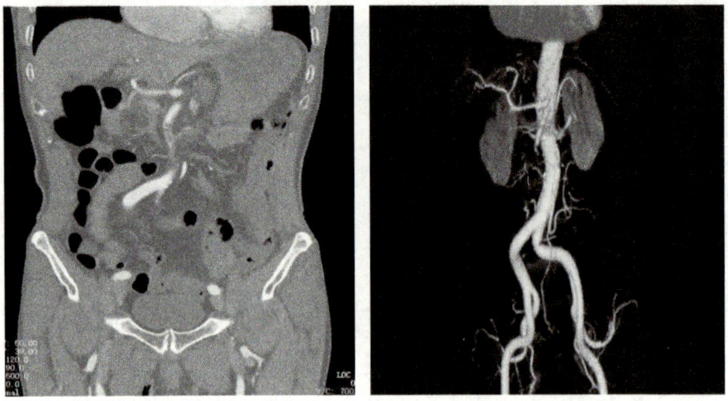

(c) 增强动脉期冠状位重建　　(d) 三维VR图像

注：肠系膜上动脉 CTA+三维重建。

图 68-1　案例 068 的影像学检查图片

三、问题及解答

问题 1　常见的急腹症有哪些？

常见的急腹症按病因及病变性质分类如下：

1. 外伤性急腹症　包括实质脏器和空腔脏器的损伤，如钝性伤或穿透伤。

2. 炎症性腹痛　涵盖腹膜炎、阑尾炎、胆囊炎、憩室炎、消化性溃疡、胃肠炎、胰腺炎、肝炎、肝脓肿、脾脓肿、肾盂肾炎等。

3. 脏器穿孔　涉及胃、肠、胆囊的穿孔。

4. 梗阻性腹痛　包括胆道结石、泌尿系结石、肠梗阻、幽门梗阻、胆道蛔虫、胃石症等。

5. 出血性腹痛　如肝脾破裂、肝癌自发性破裂、异位妊娠破裂、主动脉夹层或动脉瘤破裂、胃肠道异物、子宫内膜异位症等。

6. 缺血性腹痛　包括肠系膜动脉栓塞、肠系膜静脉或门静脉血栓形成、缺血性结肠炎、脾梗死、肾梗死、脏器扭转（如卵巢囊肿蒂扭转、急性胃扭转、急性胆囊扭转）等。

7. 功能紊乱性或其他疾病　如功能性消化不良、腹壁外伤、痛经、急性胃扩张、子宫腺肌症等。

问题 2　该病例的房颤病史及 D-二聚体升高有何意义？

房颤发生时，心房会丧失收缩力，失去排血功能，导致左心房（尤其是左心耳）内的血流缓慢，形成血栓。血栓脱落可能会引发外周动脉的栓塞。

D-二聚体是急性血管栓塞的早期标志物。D-二聚体水平升高表明体内存在高凝状态和继发性纤维蛋白溶解亢进。D-二聚体浓度的测定对于血栓性疾病的诊断、疗效评估和预后判断具有重要意义。D-二聚体升高主要见于继发性纤维蛋白溶解功能亢进的情况，如高凝状态、弥散性血管内凝血、肾脏疾病、器官移植排斥反应、溶栓治疗、心肌梗死、脑梗死、肺栓塞、静脉血栓形成、手术、肿瘤、感染，以及组织坏死等，均可导致D-二聚体水平升高。

本病例结合房颤及实验室检查结果，高度怀疑为肠系膜动脉栓塞。

问题3 指导医师结合重点、难点施教，并针对住院医师所描述的影像（图像）关键征象进行充分点评和规范性演示。

1. 检查部位　全腹部。

2. 检查技术　全腹部CT平扫增强+肠系膜上动脉CTA+三维重建。

患者姓名、性别、年龄、检查方法及检查部位核对无误，无明显呼吸及运动伪影，图像质量满足诊断要求。

3. 影像所见　全腹部CT平扫显示肠系膜上动脉密度增高，肠系膜根部脂肪间隙模糊。增强扫描后，肠系膜上动脉内可见充盈缺损。腹盆腔内肠管未见扩张，管壁未见增厚，增强后肠管壁亦未见异常强化。肝脏、胆囊、胰腺、脾脏及双肾形态和大小均未见异常，增强扫描亦未见明确异常强化。肝内外胆管未见扩张，管内未见异常密度影及强化影。膀胱充盈良好，内未见明显异常密度影。腹腔内未见积液，腹膜后亦未见肿大淋巴结。

4. 肠系膜血管成像　肠系膜上动脉开口于腹主动脉，肠系膜上动脉中远段见多处低密度充盈缺损，相应管腔不规则狭窄、局部管腔闭塞，病变以远肠系膜上动脉分支稀疏，管腔充盈不佳，肠系膜脂肪间隙显示欠清晰，肠管管壁未见明显水肿或积气征象。腹主动脉管壁毛糙，见多处钙化斑块及混合性斑块形成，余所见腹主动脉、腹腔干、双肾动脉及其分支未见明显异常。

5. 影像诊断　①肠系膜上动脉多处栓塞并管腔不同程度狭窄、局部闭塞；②腹主动脉呈粥样硬化性改变。

问题4 该病例的主要影像征象、次要征象、重要的阴性征象分别有哪些？

1. 主要征象　平扫肠系膜上动脉密度增高，CTA示肠系膜上动脉内充盈缺损，增强未见强化。

2. 次要征象　肠系膜根部脂肪间隙模糊。

3. 重要的阴性征象　腹腔内肠管未见扩张，管壁未见增厚，肠壁及门静脉未见积气征象；增强扫描肠管强化正常；腹腔内余大动脉及静脉未见充盈缺损；腹腔未见积液。

问题5 简述急性肠系膜缺血（acute mesenteric ischemia，AMI）的分类。

1. 急性肠系膜动脉栓塞（acute mesenteric artery embolism，AMAE）　AMAE大约占AMI的50%（其中65%为急性肠系膜上动脉栓塞）。肠系膜动脉栓塞多起源于左心房，常与心律失常（如房颤等）相关，也可由心内膜炎引发的心脏瓣膜功能障碍或菌栓脱落引起。栓子通常存在于正常解剖狭窄处，大多数位于距肠系膜上动脉（superior mesenteric artery，SMA）起始位置3～10 cm的区域。超过20%的肠系膜上动脉栓塞与其他内脏动脉系统栓塞并发，如脾动脉或肾动脉栓塞。因此，在该类疾病中，若CT血管造影显示这些器官发生了变化，常提示肠系膜上动脉近端血管栓塞。

2. 急性肠系膜血栓形成(acute mesenteric arterial thrombosis，AMAT) 肠系膜上动脉的血栓形成(约占 AMI 病例的 25%)通常与慢性动脉粥样硬化病史相关。这些患者中许多具有与慢性肠系膜缺血一致的表现，包括餐后腹痛、体重减轻或“进食恐惧”等。因此，在评估疑诊为 AMI 的患者时，系统的病史采集十分重要。血栓形成通常发生在内脏动脉的起源段。此外，肠系膜上动脉中的潜在斑块通常可在多年后进展为严重的狭窄，并导致侧支循环的形成。肠系膜上动脉的血栓形成也可能由血管炎、肠系膜血管内膜剥离或动脉瘤引起。

3. 急性非闭塞性肠系膜缺血(acute non-occlusive mesenteric ischemia，ANOMI) ANOMI 发生在约 20%的 AMI 患者中，通常是与内脏血流量相关的肠系膜上动脉血管收缩的结果。受损的肠系膜上动脉血管常累及近端结肠及回肠动脉。ANOMI 患者多数合并有严重的并发症，例如感染性休克引起的心力衰竭等。低血容量和使用血管收缩药物同样可能会导致 ANOMI 的发生。

4. 肠系膜静脉血栓形成(mesenteric venous thrombosis，MVT) MVT 占肠系膜缺血病例的 10%以下。血栓的形成可归结于 Virchow 三联征，即血流缓慢、血液高凝状态和血管内膜完整性被破坏。血液高凝可能是由于遗传性疾病，如凝血酶原突变、蛋白 S 缺乏、抗凝血酶缺乏症等。此外，研究表明，纤维蛋白溶解停止[抗组织纤溶酶原激活剂(tPA)的产生]亦为高凝状态的重要危险因素。而恶性肿瘤、部分血液病和口服避孕药等，也可导致血栓形成。

问题 6　简述栓塞与血栓的关系。

血栓与栓塞的区别在于，血栓是在病变部位的基础上形成的，而栓塞则是由于远处的血栓脱落，导致在远离病变的部位出现血栓栓塞的情况。血栓发展到一定程度，可能形成栓塞。一旦怀疑为栓塞，除了对栓塞处的血管进行评估，还需追溯栓塞的来源。因此，尽管血栓与栓塞的治疗方法大体相似，但明确其病理原因和病因同样至关重要。

问题 7　简述肠系膜血管的血供范围。

肠系膜上动脉的分支包括胰十二指肠下动脉、空肠动脉、回肠动脉、中结肠动脉、右结肠动脉和回结肠动脉，这些分支共同为小肠、右半结肠以及大部分横结肠提供血液供应。肠系膜下动脉的分支则包括左结肠动脉、乙状结肠动脉和直肠上动脉，它们负责为降结肠、乙状结肠及直肠上段供应血液。

问题 8　简述肠系膜缺血性病变的影像学观察要点。

1. 肠壁 ①有无增厚；②肠壁密度有无减低，增强有无强化减低；③肠壁有无积气。

2. 肠腔 ①有无扩张；②肠腔内密度有无增高。

3. 血管 ①管壁有无钙化；②肠系膜上动脉、肠系膜上静脉及门静脉管壁有无增厚、积气；管腔有无扩张、充盈缺损及内膜片内移。

4. 肠管周围 肠系膜脂肪间隙清晰或模糊。

5. 其他 腹部脏器内有无楔形不强化区；有无腹腔积液。

问题 9 分析归纳病例的临床特点。

该患者为老年男性，无明显诱因出现持续腹痛，既往有房颤史，实验室检查 D-二聚体水平升高，大小便正常，体重无明显变化。

问题 10 分析归纳病例的影像特点。

该病例平扫肠系膜上动脉密度增高，增强扫描肠系膜上动脉见充盈缺损，肠管强化正常，肠腔内充盈缺损未见强化；肠系膜根部脂肪间隙模糊；腹腔内肠管未见扩张、管壁未见增厚、肠壁及门静脉未见积气征象；腹腔未见积液。

问题 11 该病例的影像学诊断是什么？

该病例的影像学诊断为：肠系膜上动脉栓塞。患者表现出典型的肠系膜栓塞三联征。①急性剧烈的腹部疼痛；②易引发器质性心脏病，如房颤；③胃肠道排空症状，包括恶心、呕吐、腹泻等。结合 D-二聚体及乳酸水平升高，CTA 显示肠系膜上动脉充盈缺损及闭塞，且无原发性粥样硬化狭窄基础，完全符合栓塞的临床特征。

问题 12 肠系膜血管栓塞诊断的金标准是什么？首选检查方法是什么？

影像学检查是确诊肠系膜血管栓塞的主要手段。诊断的金标准为 DSA 检查，然而，DSA 属于有创性检查，空间定位能力较差，且费用高昂。MRI 虽无辐射，但扫描时间较长，不适合用于急症患者的检查，且患者配合度较低。多层螺旋 CT 增强扫描则成为肠系膜栓塞诊断的首选方法。该方法采用容积扫描技术，具备较高的空间分辨率和密度分辨率，并通过 MIP、VR、CPR、MPR 等图像的三维重建，能够多角度、立体地观察血管病变范围，清晰展示栓塞血管的长度及继发的肠管变化。此外，该方法可准确评估血管腔的狭窄程度、血管壁钙化及栓子形态，对肠系膜血管栓塞的诊断符合率高达 100%。

问题 13 肠系膜血管栓塞有哪些高危因素？

1. 原发性血液高凝状态和血栓性疾病 原发性血液高凝状态常累及静脉，常见于下肢深静脉栓塞及肺栓塞。此外，房颤会导致心房丧失收缩力，失去排血功能，使得心房内血流缓慢淤滞，从而容易形成血栓。血栓脱落可能引发肠系膜栓塞。

2. 骨髓增生性肿瘤 内脏静脉血栓形成（如肝静脉、门静脉、肠系膜静脉、脾静脉血栓）患者常合并骨髓增生性肿瘤（如真性红细胞增多症、原发性血小板增多症、原发性骨髓纤维化），以及红细胞增多症、红细胞功能障碍、血小板增多症、血小板异常、白细胞增多、白细胞活化等疾病。

3. 恶性肿瘤 肝细胞癌发生门静脉癌栓的概率为 13%~44%。胰头癌常引发肠系膜上静脉及门静脉栓塞。CT 有助于术前评估是否需要切除静脉。

4. 炎症 炎症与凝血系统相互影响。炎症性肠病患者静脉栓塞发病率（多为下肢深静脉栓塞和肺栓塞）是正常人的 3~4 倍，但较少引起肠系膜静脉栓塞。胰腺炎常导致门静脉系统（尤其是脾静脉）形成血栓，血栓发病率与疾病严重程度呈正相关。与胆源性胰腺炎相比，酒精性胰腺炎更易引发血栓，肠梗死较少见。结肠憩室炎较少引起肠系膜静脉栓塞，最常累及肠系膜下静脉。阑尾炎因及时治疗通常不引起肠系膜静脉栓塞。

5. 近期手术 手术时凝血机制激活及病人制动等因素增加了血栓形成概率。但术后血栓常无症状，确切发病率难以统计。

6. 门静脉高压 肝硬化常合并凝血异常。肝功能失代偿常同时合并凝血功能障碍、高凝状态和纤溶亢进。肝病所致高凝状态可能与肝血流减少、慢性肝炎所致血管病变及抗凝蛋白分泌减少有关。

7. 口服避孕药 口服避孕药有促血栓形成作用，在肠系膜静脉血栓中有5%~6%由此引起。妊娠期间口服避孕药可加重高凝状态。

8. 妊娠 妊娠女性静脉血栓形成概率是未妊娠女性的4~5倍，但妊娠合并肠系膜静脉血栓的概率较低。

9. 化疗 化疗会增加血栓形成概率，最常见的为下肢深静脉血管栓塞。

10. 创伤 在因腹部闭合性损伤行开腹手术的患者中，约5%出现了肠道及肠系膜损伤。创伤可直接导致肠系膜血管撕裂，引发腹腔积血和小肠缺血。影像上表现为肠系膜静脉中断、血管轮廓不规整(呈串珠状)、造影剂外溢至肠系膜。

11. 减压病及寄生虫感染 所致肠系膜静脉栓塞较为罕见。

问题14　原发性肠系膜血管栓塞的鉴别诊断包括哪些?

原发性肠系膜血管栓塞的鉴别诊断包括：①自发性孤立性肠系膜上动脉夹层(假腔血栓化)；②肠系膜上动脉附壁血栓(动脉粥样硬化)；③肠系膜上动脉血管炎(表现为血管壁环形增厚，CTA显示多发微动脉瘤呈串珠状)；④肠系膜上静脉癌栓，癌栓呈现不均匀轻、中度强化，血管壁亦见强化，而血栓在增强后无强化表现。

问题15　肠系膜动脉栓塞与静脉血栓形成的临床及影像表现有何不同?

1. 起病速度 肠系膜动脉栓塞起病急骤，而肠系膜静脉血栓形成则起病较为缓慢。

2. 临床症状严重程度 肠系膜动脉栓塞的临床症状较为严重；肠系膜静脉血栓形成初期症状较轻，但随着病情发展，后期症状会逐渐加重。

3. 肠管壁增厚情况 肠系膜动脉栓塞可导致肠壁增厚，甚至出现“薄纸状”改变；而肠系膜静脉血栓形成后肠管壁增厚更为明显。

问题16　阅片小结：肠系膜缺血后肠道损伤的耐受时间。

在肠系膜缺血达75%的条件下，肠道耐受时间是12小时；但在肠系膜血管完全栓塞的情况下，6小时内即可出现不可逆损伤。

问题17　阅片小结：肠系膜血管栓塞的主要病因。

AMAE的病因包括：血管栓塞(最常见于有房颤和室颤病史的)、动脉粥样硬化、肠系膜动脉夹层动脉瘤、特发性或术后胆固醇性栓塞、血管内支架植入以及胃肠道出血后的肠系膜血管栓塞治疗等。而MVT的病因则涉及肝硬化、门静脉高压、血液高凝状态、创伤、急性胰腺炎等(其中95%的病例累及肠系膜上静脉，仅有4%~6%累及肠系膜下静脉)。

问题 18　阅片小结：肠系膜血管栓塞的直接影像征象、间接影像征象。

1. 直接影像征象　①平扫有时可显示肠系膜血管内有略高密度栓子，密度较正常血管高；②增强扫描肠壁全程不增强，提示肠坏死，特异性约 96%；③CTA 示肠系膜血管内充盈缺损。

2. 间接影像征象　①受累肠壁的改变。AMAE 早期肠壁缺血可呈薄纸样改变；随着病程进展，肠壁水肿增厚，增强扫描肠壁呈不同程度强化减弱或无强化，因缺血时间及程度不一，可同时出现在同一层面内。MVT 导致肠壁淤血、水肿增厚明显、密度升高，周边脂肪间隙模糊且密度升高。增强扫描强化特征不一：早期动脉供血正常而静脉回流受阻，导致肠壁强化明显且持久，即使在延迟期仍可见强化；随着肠壁淤血的进展，强化可降低，坏死时不强化。②肠梗阻征象，表现为肠管扩张积气积液。③肝脏门静脉期强化不均匀，为 MVT 门静脉血流量下降血供不均匀所致，常伴有门静脉内的血栓形成。④血管"缆绳征"，肠系膜血管呈扇形排列、增粗，边缘略显毛糙。这是由肠管牵拉、增厚肠系膜的挤压及血管本身充血水肿所致。⑤肠系膜水肿及腹腔积液，可见于多种疾病，反映了血液、淋巴循环障碍。较常发生于 MVT，表现为肠系膜密度升高与周边脂肪间隙界限模糊，腹腔积液发生在病程中后期，常伴肠壁的坏死，表现为腹腔内的游离液体。⑥肠壁、肠系膜和门静脉积气，是由于肠腔内大量积气，产生高压气体经坏死肠管黏膜进入肠壁间及血管内，并随血流达门静脉，从而出现此征象。

四、报告模板

肠系膜血管成像正常的报告模板

1. 诊断描述　肠系膜血管成像：肠系膜上动脉开口于腹主动脉，分支走行自然，管腔通畅，未见明显低密度充盈缺损影。肠系膜上动脉与腹主动脉夹角在正常范围内；所见腹主动脉、腹腔干、双肾动脉及其分支均未见明显异常。肠系膜上静脉开口自然，主干及其属支显示良好，管腔通畅，未见明显充盈缺损影。

2. 结论　肠系膜 CTA 及 CTV 检查未见明显异常。

肠系膜上动脉栓塞的报告模板

1. 诊断描述　肠系膜血管成像：肠系膜上动脉开口于腹主动脉，肠系膜上动脉中远段平扫呈相对高密度，CTA 见多处充盈缺损，相应管腔不规则狭窄、局部管腔闭塞，病变以远肠系膜上动脉分支稀疏，管腔充盈不佳，肠系膜脂肪间隙显示欠清晰，肠管管壁未见明显水肿或积气征象；所见腹主动脉、腹腔干、双肾动脉及其分支未见明显异常（所见腹主动脉管壁毛糙，见多处钙化斑块及混合性斑块形成）。

2. 结论　①肠系膜上动脉多处栓塞并管腔不同程度狭窄、局部闭塞；②腹主动脉粥样硬化性改变。

（姚岚　龚建辉　聂晓　周伏强）

案例 069　肠扭转

一、教学目标

掌握肠扭转及其相关急腹症的影像学特点与鉴别诊断。熟练掌握腹部肠道解剖特点、肠扭转的影像表现及鉴别诊断。

二、病例展示

患者，男，45 岁，腹痛 15 小时余。家属代述，患者 15 小时前突发中上腹绞痛，呈持续性并阵发性加剧，无恶心、呕吐，无胸闷、气促，无腹泻、便秘，无头晕、心悸等不适。患者一般情况良好，无相关病史。体格检查：腹部平坦，呼吸正常，无异常体征。中上腹压痛明显，但无反跳痛及肿块。肝、脾、胆囊及肾脏均未触及异常。实验室检查，白细胞计数 12.5×10^9/L（升高），中性粒细胞 85%（升高），乳酸 3.8 mmol/L（升高），结核相关检查为阴性。一般健康状况：良好；无传染病史、手术外伤史；无输血史；无过敏史。该患者的影像资料如图 69-1 所示：

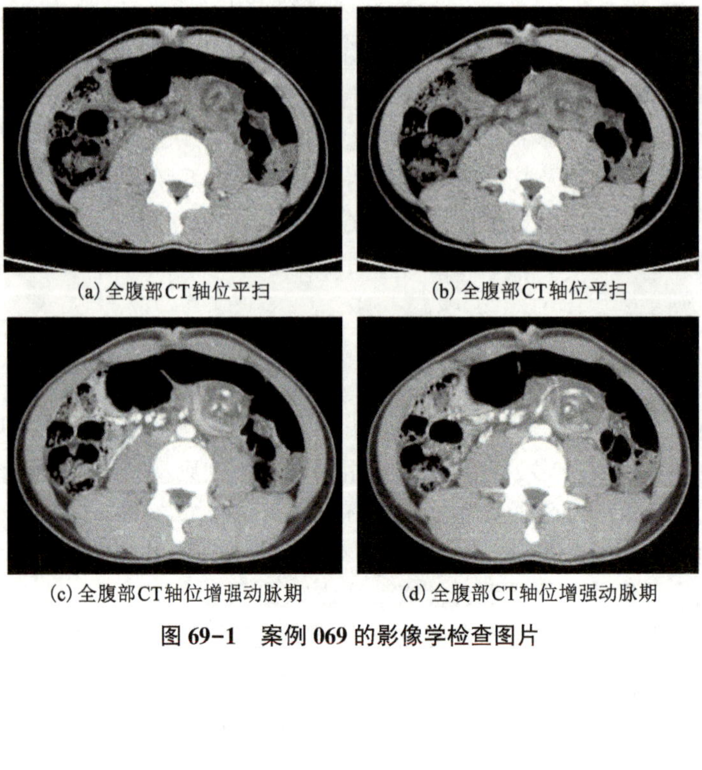

(a) 全腹部CT轴位平扫　(b) 全腹部CT轴位平扫

(c) 全腹部CT轴位增强动脉期　(d) 全腹部CT轴位增强动脉期

图 69-1　案例 069 的影像学检查图片

三、问题及解答

问题 1　中上腹部疼痛可能提示哪些疾病？这些疾病的临床表现有何区别？

1. 消化性溃疡　主要表现为上腹部疼痛，其中胃溃疡的疼痛多位于中上腹部稍偏高处，或剑突下及剑突下偏左处。十二指肠溃疡的疼痛则多见于中上腹部或脐上方及脐上偏右处。胃或十二指肠后壁溃疡，尤其是穿透性溃疡，其疼痛可放射至背部。疼痛性质多样，常表现为持续性钝痛、隐痛、胀痛、烧灼样痛或饥饿痛等。急性发作时，疼痛可剧烈如绞拧或刀割样。当溃疡穿透至浆膜层或发生穿孔时，会出现持续性剧痛。消化性溃疡的疼痛与进餐有一定关联：胃溃疡疼痛多在餐后 1 小时内发生，1~2 小时后逐渐缓解，呈现“进餐—疼痛—缓解”的规律；而十二指肠溃疡疼痛多发生在两餐之间，呈现“疼痛—进餐—缓解”的规律，又称空腹痛，夜间也可能出现疼痛。

2. 胰腺炎　急性胰腺炎常在暴饮暴食或饮酒后发病，表现为上腹偏左侧的持续性剧烈疼痛，可放射至肩部。恶心、呕吐后腹痛不缓解。胰腺投影区可能伴有腹膜炎，出现腹胀，表现为麻痹性肠梗阻。血或尿淀粉酶显著升高，血脂肪酶升高更具有诊断价值。增强 CT 检查可见胰腺弥漫性肿大、密度不均，胰腺坏死时呈现皂泡征，胰周积液，可确诊。

3. 胆石症　主要症状为胆绞痛，典型发作多在饱餐、进食油腻食物后或睡眠中体位改变时，因胆囊强力收缩引发绞痛。疼痛位于右上腹或上腹部，呈阵发性或持续疼痛阵发性加剧，可放射至右肩胛部和背部。

4. 肠梗阻　小肠急性梗阻的首发症状为突发剧烈的腹部绞痛，伴随肠鸣，疼痛部位常在脐周，间歇期无疼痛。腹痛时立即出现恶心呕吐，呕吐后腹痛可减轻。高位梗阻呕吐出现早且频繁，无明显腹胀；低位梗阻呕吐出现晚或无呕吐，腹胀明显。梗阻发生后，经肛门排气排便停止。腹部视诊可见蠕动波或扩张的肠袢，听诊肠鸣音活跃，有高调肠鸣音及气过水声。腹部立位片显示小肠扩张充气并见明显的液气平面，即可确诊。若腹痛加剧且呈持续性，并出现腹膜炎体征，提示可能发生肠坏死或肠穿孔。肠扭转表现为急性机械性肠梗阻，根据发生部位，临床表现各有特点。

5. 小肠扭转　急性小肠扭转多见于青壮年，常由饱食后剧烈活动等诱发，儿童患者则常与先天性肠旋转不良有关。表现为突然发作的剧烈腹部绞痛，多在脐周围，常为持续性疼痛阵发性加重，腹痛常放射至腰背部。患者往往不敢平躺仰卧，喜取胸膝位或蜷曲侧卧位。呕吐频繁，腹胀不显著或某一部位特别明显，可能没有高亢的肠鸣音。腹部有时可触及压痛的扩张肠袢。病程稍晚，极易发生休克。

6. 心血管疾病　如主动脉夹层（突发撕裂样胸背痛）、心肌梗死（伴胸闷、心电图异常）等，尤其在老年患者或高危人群中。

问题 2　简述如何鉴别空肠和回肠。

空肠和回肠的鉴别见表 69-1。

表 69-1　空肠和回肠的鉴别

名称	位置	管径	管壁	淋巴滤泡	黏膜环状襞	血供
空肠	近侧 2/5	较粗	较厚	孤立淋巴滤泡	高而密	丰富
回肠	远侧 3/5	较细	较薄	集合淋巴滤泡	低而疏	不丰富

问题 3　患者的手术史在急腹症诊断中有何意义？

有无手术史对于急腹症患者的诊断至关重要，因为多数肠梗阻的病因正是术后引发的粘连性肠梗阻。

问题 4　影像检查方法在胃肠道疾病诊断中的优点与缺点是什么？

1. X 线平片　优点：主要是筛查急腹症，如有无消化道穿孔、肠梗阻、泌尿系结石，另外辐射少，价格便宜。缺点：不能精准诊断，尤其是病因诊断，对于细微病灶容易漏诊等。

2. 消化道造影　优点：能动态观察胃肠道形态功能学表现。缺点：不能观察细微结构及腔外结构，如肿瘤向腔外累及的范围等。

3. CT　优点：能精准诊断大部分急腹症，尤其是 CT 增强及 CTA 的应用。缺点：辐射剂量大，价格贵，过敏体质、肾功能不全者慎做增强。

4. MRI　优点：在胃肠道的疾病诊断中其是 CT 的补充，对于炎性病变诊断率较高，但是对于消化道穿孔等诊断容易漏诊。缺点：由于没有薄层扫描容易漏诊，对气体及钙化的鉴别存在困难，另外成像时间较长。

5. DSA　优点：在诊断出血性疾病及血栓性病变的基础上，还可以进行治疗，如溶栓、止血等。缺点：应用范围较窄。

6. 核素检查　优点：对于微出血病灶的检出率明显高于 DSA。缺点同 DSA。

问题 5　指导医师结合重点、难点施教，并针对住院医师所描述的影像(图像)关键征象进行充分点评和规范性演示。

1. 检查部位　腹部。

2. 检查技术　全腹部 CT 平扫+增强扫描。

患者姓名、性别、年龄、检查方法及检查部位核对无误，无明显呼吸及运动伪影，图像质量满足诊断要求。

3. 影像所见　全腹部 CT 平扫+增强扫描显示：下腹部近肠系膜根部肠管呈现旋涡样改变(以肠系膜上动脉为轴，扭转角度达 360°)，邻近左前方可见明显增粗的血管影。近端肠管未见明显宽大的液气平面，增强动脉期图像显示肠管包绕肠系膜及血管旋转，血管内未见充盈缺损影。

肝脏大小形态正常，实质内未见明显异常密度灶及异常强化灶。门静脉未见增粗，其内亦无充盈缺损影。肝内外胆管未见明显扩张，管内未见异常密度灶及异常强化灶。

胰腺大小形态正常，实质内未见明显异常密度灶及异常强化灶。脾脏大小形态正常，实质内未见明显异常密度灶及异常强化灶。双侧肾脏大小形态正常，实质内未见明显异常密度灶及异常强化灶。双侧肾盂、肾盏内未见异常密度灶及积液征象。

双侧输尿管全程未见扩张及异常密度灶。未见膈下游离气体影，阑尾大小正常，周围脂肪间隙清晰。腹腔内未见积液，肝门区、腹膜、盆腔及腹膜后未见增大淋巴结。

4. 影像诊断 小肠扭转。

问题6 肠扭转的定义及分型是什么？

小肠扭转(small bowel volvulus，SBV)是指小肠袢沿其肠系膜纵轴顺时针或逆时针方向扭转超过180°，导致扭转肠袢的两端及肠系膜血管受压，进而引起肠管完全或部分闭塞和血运障碍，最终形成闭袢性绞窄性肠梗阻，属于一种严重的急腹症。

分型：肠扭转可分为原发性肠扭转和继发性肠扭转。原发性肠扭转较为少见，据文献报道，其病因可能与便秘或禁食后大量饮食有关，通常无明显特征性表现；继发性肠扭转则继发于术后粘连、先天性解剖异常以及肿瘤，其中术后粘连为主要致病因素。

问题7 肠扭转发生的解剖学基础有哪些？

从解剖学角度来看，脏器扭转必须具备两个基本条件：一是腹膜内位脏器，二是形成“C”型肠袢。这些条件决定了肠扭转好发于小肠和乙状结肠，其次是过于游离的盲肠和横结肠等部位。主要原因包括先天解剖异常、肠系膜过长以及乙状结肠冗长等。

问题8 肠扭转的临床表现有哪些显著特征？

1. 小肠扭转的临床特点 ①持续性剧烈腹痛，多为突发性，常伴有被动体位；②早期患者主诉与体征不符，即主诉腹痛严重而体征轻微；③早期出现频繁性呕吐，但量少；④早期辅助检查阳性率较低；⑤患者多具有中下腹部手术史、长期腹股沟疝或既往有腹部感染；⑥保守治疗效果不佳，病情进展迅速；⑦腹腔积液、腹块或肠型的出现较一般小肠梗阻更早。

2. 乙状结肠扭转的临床特点 ①通常以突发左下腹疼痛为首发症状；②早期即可出现全腹膨隆；③腹部肠型或腹壁不对称现象出现较早；④呕吐症状出现较晚；⑤患者既往常有间歇性腹部胀痛及便秘史；⑥影像表现以结肠高度扩张充气为特点，左侧腹部常见弓背向上的“C”型结肠袢。

问题9 该病例的主要影像征象、次要征象、重要的阴性征象分别有哪些？

1. 主要征象 旋涡征(whirl sign)、鸟喙征或鸟嘴征(beak sign)。

2. 次要征象 肠管靶环征、肠壁水肿、肠壁强化减弱和腹腔积液。

3. 重要的阴性征象 无套叠同心圆征、无宽大液气平面、无肠壁坏死。

问题10 分析归纳该病例的临床特点。

该患者为中年男性，腹痛已持续超过15小时，表现为左侧中上腹的持续性绞痛，并伴有阵发性加剧。患者目前无恶心、呕吐症状，亦无胸闷、气促表现，且无腹泻或便秘情况。但患者的腹痛进行性加重，尚未出现缓解迹象。

问题 11　分析归纳病例的影像特点。

小肠肠袢及其系膜、血管以肠系膜上动脉根部为中心轴盘绕聚集形成旋涡状团块，旋转角度超过 180°，增强动脉期见肠系膜分支血管呈旋涡状改变。

问题 12　肠扭转的鉴别诊断有哪些？

1. 肠套叠　肠套叠是指肠管的一部分及其相应的肠系膜套入邻近的肠腔内。此病在小儿中较为常见，约占 95%，而在成人中较为少见，成人肠套叠多由肿瘤性病变引起。回结型及回盲型肠套叠是最常见的类型。常见的 CT 影像表现包括同心圆征、彗星尾征、肾形征、血管卷入征、脂肪征和靶环征等。值得注意的是，靶环征亦可见于肠扭转，导致两者在影像学上有相似之处。然而，肠套叠继发肠扭转时，可以观察到套叠征象，而肠扭转在此基础上还可见旋涡征象。

2. 肠梗阻　肠梗阻是急腹症中最常见的疾病之一，其病因多样，主要是由术后粘连引起，因此询问是否有临床手术病史尤为重要。肠梗阻的 X 线立位平片主要表现为宽大的液气平面或阶梯状小液气平面，但在立位平片上很难鉴别肠扭转与肠梗阻。CT 诊断显示小肠肠管扩张内径>2. 5 cm，结肠扩张内径>6 cm，并伴有宽大液气平面，CT 能够发现肠梗阻的原因及梗阻的部位。

3. 先天性肠旋转不良　X 线检查显示，由中肠扭转、粘连索带、盲肠位置异常等肠外因素造成的十二指肠梗阻，常表现为高位梗阻。钡剂灌肠的目的是显示盲肠位置异常；在 CT 检查中，肠系膜上动、静脉位置互换征是肠旋转不良的特征性表现。中肠扭转表现为小肠肠袢及系膜以肠系膜上动脉根部为轴心盘绕聚集，形成旋涡征，这是肠旋转不良伴扭转的特征性表现；未被卷入旋涡的近端肠袢因充气、积液而扩张，紧邻旋涡缘的部分呈鸟嘴样，称为鸟喙征。

问题 13　肠扭转的 CT 征象包括哪些？其对应的病理基础分别是什么？

1. 旋涡征　旋涡征是 SBV 的 CT 特征性表现之一，涵盖肠管旋涡、肠系膜旋涡及以肠系膜血管为主的旋涡三种形式。具体表现为小肠肠袢及其系膜、血管以肠系膜上动脉根部为中心轴盘绕聚集，形成旋涡状团块。团块内可见受压肠腔内的高密度对比剂，其间可见环状脂肪密度的系膜，以及增强后强化的高密度肠系膜上静脉环绕其中。

2. 肠管靶环征　表现为肠壁黏膜下层水肿增厚，横断面上呈现分层征象。

3. 鸟嘴征　表现为紧邻旋涡缘的肠管呈鸟嘴样变尖，与未被卷入旋涡团的充气、充液的近端肠管存在明显的分界线。

4. 其他征象　包括肠管壁强化减弱、肠壁水肿、腹腔积液。

问题 14　肠扭转、肠梗阻、肠套叠三者之间的关系是怎样的？

肠扭转是指肠袢沿系膜轴旋转超过 180°，进而引发闭袢性肠梗阻；肠梗阻则是肠内容物通过受阻，其成因包括扭转、粘连等因素；肠套叠则是某段肠管套入邻近肠腔内，常继发于扭转或梗阻。这三者之间存在相互关联：扭转可导致梗阻，而套叠则可能伴随扭转，如图 69-2 所示。

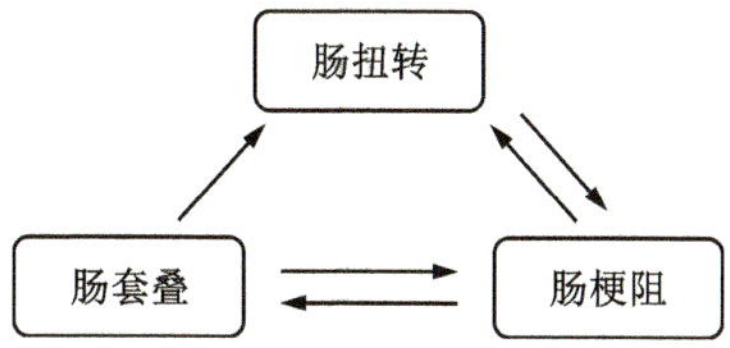

图 69-2　肠扭转、肠梗阻、肠套叠的相互关系

本病例表现为单纯的肠扭转，未观察到肠套叠现象。

问题 15　肠扭转是否会自动缓解？

肠扭转在绝大多数情况下需通过手术治疗，然而在临床实践中，也存在少数病例能够自行缓解的情况。

问题 16　肠扭转是否属于危急值范围？该如何处理？

肠扭转属于危急值范围。在确诊肠扭转后，应在 10 分钟内通知临床医生，并告知肠扭转的检查结果。同时，需在危急值记录本上详细记录，并做好后续追踪记录，包括是否进行手术治疗、转院或采取保守治疗等措施。

四、报告模板

肠扭转

（一）影像所见

左上腹部（四分法）可见肠管包绕血管，呈旋涡状团块改变，并伴有肠系膜旋转征象。团块内受压肠腔间可见环状脂肪密度的系膜，以及增强后强化的高密度肠系膜上静脉环绕其中。邻近肠管受压变形，近端肠管显著扩张，积气积液，呈现宽大液气平面。肝脏大小形态正常，实质内未见明显异常密度灶及异常强化灶。门静脉无增粗，其内未见充盈缺损影。肝内外胆管未见明显扩张，亦无异常密度灶及异常强化灶。胰腺、脾脏大小形态正常，实质内未见明显异常密度灶及异常强化灶。双侧肾脏大小形态正常，实质内未见明显异常密度灶及异常强化灶。双侧肾盂、肾盏及双侧输尿管，全程未见扩张及异常密度灶。阑尾大小正常，周围脂肪间隙清晰。未见膈下游离气体影，无腹腔积液，肝门区、腹膜、盆腔及腹膜后未见增大淋巴结。

（二）影像诊断

肠扭转并继发肠梗阻。

（刘亮　曹望　周伏强）

第4章

泌尿生殖系统

案例 070　肾血管平滑肌脂肪瘤

一、教学目标

掌握肾血管平滑肌脂肪瘤的分类、影像表现及鉴别诊断。

二、病例展示

患者，女，40 岁，体检发现肾脏占位性病变 3 年余。既往史及家族史无特殊。体格检查：双肾区未触及肿块，无叩击痛；双侧输尿管走行区及膀胱区无压痛。实验室检查：血常规及尿常规检查结果未见明显异常。该患者的影像资料如图 70-1 所示：

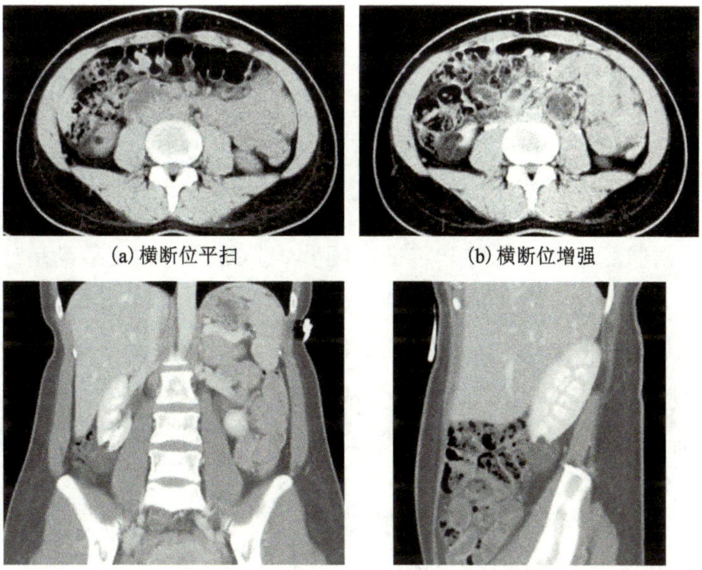

(a) 横断位平扫　(b) 横断位增强　(c) 冠状位增强　(d) 矢状位增强

注：泌尿系统 CT 平扫+增强三维成像。

图 70-1　案例 070 的影像学检查图片

三、问题及解答

问题 1　该病例的主要影像征象包括哪些？

主要影像征象：右肾下极存在单个占位性病变，肿块主要由脂肪密度构成，可见劈裂征。增强扫描显示其内部有增粗的血管影。

问题 2　该病变影像征象的产生机制是什么？

肾血管平滑肌脂肪瘤是一种源于间充质的肿瘤，主要由脂肪、平滑肌和血管三种基本成分构成，其影像表现与这三种成分的占比密切相关。在本病例中，脂肪成分含量较高，因此 CT 平扫显示密度较低，呈现出明显的脂肪密度特征。“劈裂征”是指肿瘤与正常肾脏实质的交界清晰，形态平直，呈三角形，尖端指向肾门方向。其病理基础可能是由于肿瘤组织分化程度较高，对肾实质的浸润能力较弱，更易向肾小叶间等阻力相对较低的组织方向生长。

问题 3　腹膜后常见含脂肪成分肿瘤有哪些？

腹膜后常见含脂肪成分的肿瘤主要包括以下几种：肾血管平滑肌脂肪瘤（renal angiomyolipoma，RAML）、肾癌（renal cell carcinoma，RCC）、脂肪肉瘤（liposarcoma）、畸胎瘤（teratoma）以及肾上腺髓样脂肪瘤（adrenal myelolipoma）。

问题 4　简述肾血管平滑肌脂肪瘤的分类。

1. 临床分类　伴结节硬化型：常见于青少年，多为双侧多发。不伴结节硬化型：多见于中年女性，多为单侧。

2. 病理分类　经典型：由成熟的脂肪组织、平滑肌以及厚壁血管构成。上皮样：具有恶性潜能，特征是在经典 RAML 基础上以上皮样细胞增生为主。

3. 影像分类　富脂型、乏脂型。

问题 5　肾血管平滑肌脂肪瘤的影像学特征有哪些？其对应的病理基础是什么？

平扫时，影像学显示含有脂肪密度，其病理基础在于肾血管平滑肌脂肪瘤主要由脂肪、平滑肌和血管三种基本成分构成。

“劈裂征”表现为肿瘤与正常肾脏实质交界清晰、形态平直，呈三角形，尖端指向肾门方向。其病理基础可能是肿瘤组织分化程度较高，对肾实质的浸润能力较低，易于向肾小叶间等阻力相对较低的组织方向生长。

“皮质掀起征”的形成原因可能是良性肿瘤缓慢向外生长，推挤肾皮质所致；而肾癌这类恶性肿瘤则常呈侵袭性生长，直接破坏肾实质。

上皮样 RAML 在 T1WI 和 T2WI 图像上呈现稍低信号，具有一定特征性。这种影像特点可能与其病理组成相关，包括肿瘤内上皮样细胞排列密集、含水量较少、常缺乏脂肪成分以及富含平滑肌成分。

问题 6　富脂型 RAML 与腹膜后脂肪肉瘤如何鉴别？

腹膜后脂肪肉瘤是最常见的原发性腹膜后恶性肿瘤，其内部常含有脂肪成分，最常见于肾周脂肪囊。当肿瘤体积较大且与肾脏分界不清时，需与 RAML 进行鉴别。RAML 可见典型的“劈裂征”及“皮质掀起征”，其内部血管穿行明显，实性成分分布较为松散；而脂肪肉瘤通常不具备这些征象。

问题 7　阅片小结：乏脂型 RAML 与肾透明细胞癌如何鉴别？

肾透明细胞癌多见于老年人，典型临床表现为“肾癌三联征”，包括血尿、腰痛及腹部肿块；CT 平扫呈软组织密度，常伴有坏死，可见钙化，增强表现为“快进快出”强化；MRI 平扫示 T1WI 呈稍低信号，T2WI 呈稍高信号。乏脂型 RAML 常见于中年女性，多无临床症状，极少数合并破裂出血；CT 平扫呈稍高密度，一般无坏死、钙化，可见“劈裂征”及“皮质掀起征”，表现为“快进快出”或持续强化特点；MRI 平扫示 T1WI 及 T2WI 呈稍低信号。

问题 8　阅片小结：结节性硬化症的临床表现及常见累及器官有哪些？

结节性硬化症是一种遗传性神经皮肤病，多见于儿童。典型临床表现为三联征：包括癫痫、智力低下、面部血管纤维瘤。结节性硬化症可累及全身多个组织器官，主要包括脑、心、肾、肺、皮脂腺、视网膜等，以脑部最为常见。

问题 9　阅片小结：结节性硬化症的临床诊断标准是什么？

结节性硬化症的临床特征见表 70-1。

表 70-1　结节性硬化症的临床特征

主要临床特征(11 个)	次要临床特征(7 个)
室管膜下结节	“斑斓”样皮肤损害
皮质发育不良	牙釉质呈点状凹陷
室管膜下巨细胞型星形细胞瘤	口内纤维瘤
面部血管纤维瘤或头部血管纤维斑块	视网膜色素脱失斑
“鲨鱼皮”样斑	多发性肾囊肿
色素脱失斑	非肾脏错构瘤
指(趾)甲周纤维瘤	硬化性骨病
多发性视网膜错构瘤	
心脏横纹肌瘤	
淋巴管平滑肌瘤病	
血管平滑肌脂肪瘤	

明确诊断：2 个主要特征；或 1 个主要特征与≥2 个次要特征。

可疑诊断：1 个主要特征；或≥2 个次要特征。

注：仅有肾血管平滑肌脂肪瘤和淋巴管肌瘤病 2 个主要特征，无其他特征时不能确诊为结节性硬化症。

问题 10　阅片小结：针对 RAML 患者，下一步检查建议是什么？

典型的 RAML 可以通过 CT 确诊。但需注意，若患者出现双肾多发情况，则需进一步进行其他部位的检查，以确认是否合并结节性硬化症。

乏脂型 RAML 在 CT 诊断中有时较为困难，建议患者进行 MRI 检查以辅助诊断，必要时可进行活检，以明确其良恶性。

四、报告模板

肾血管平滑肌脂肪瘤

（一）影像所见

泌尿系统CT平扫+增强三维成像：右肾下极可见低密度肿块，以脂肪密度为主，大小约＊＊mm×＊＊mm，肿块边界清晰，可见劈裂征、皮质掀起征，平扫平均CT值约＊＊HU。增强扫描示脂肪成分无强化，软组织成分明显强化，其内可见增粗血管影。余双肾内未见异常密度灶及强化灶，双侧肾盂、肾盏及输尿管未见扩张，未见异常密度灶。膀胱壁无增厚，膀胱内未见异常密度灶及强化灶。腹膜后未见肿大淋巴结，腹盆腔未见积液。

（二）影像诊断

右肾下极血管平滑肌脂肪瘤。

（颜彬　刘鹏）

案例 071　肾透明细胞癌

一、教学目标

掌握肾脏病变的影像定位方法；熟悉肾透明细胞癌的影像特征及其鉴别诊断手段及肾癌的 TNM 分期规范；掌握常见肾癌病理类型的影像特征表现。

二、病例展示

患者，女，65 岁，存在右肾内占位性病变 10 余年，无明显腰痛症状，无肉眼血尿表现，亦无尿频、尿急、尿痛等泌尿系统不适。既往有糖尿病病史，血糖控制尚可。患者否认存在肿瘤家族史及家族遗传病史。体格检查：双肾区未见局限性隆起或肿块，无叩击痛。实验室检查：肌酐值为 60.40 μmol/L，尿素氮浓度为 4.62 mmol/L，估算肾小球滤过率为 91.95 mL/(min · 1.73 m^2)，均在正常范围内。该患者的影像资料如图 71-1 所示：

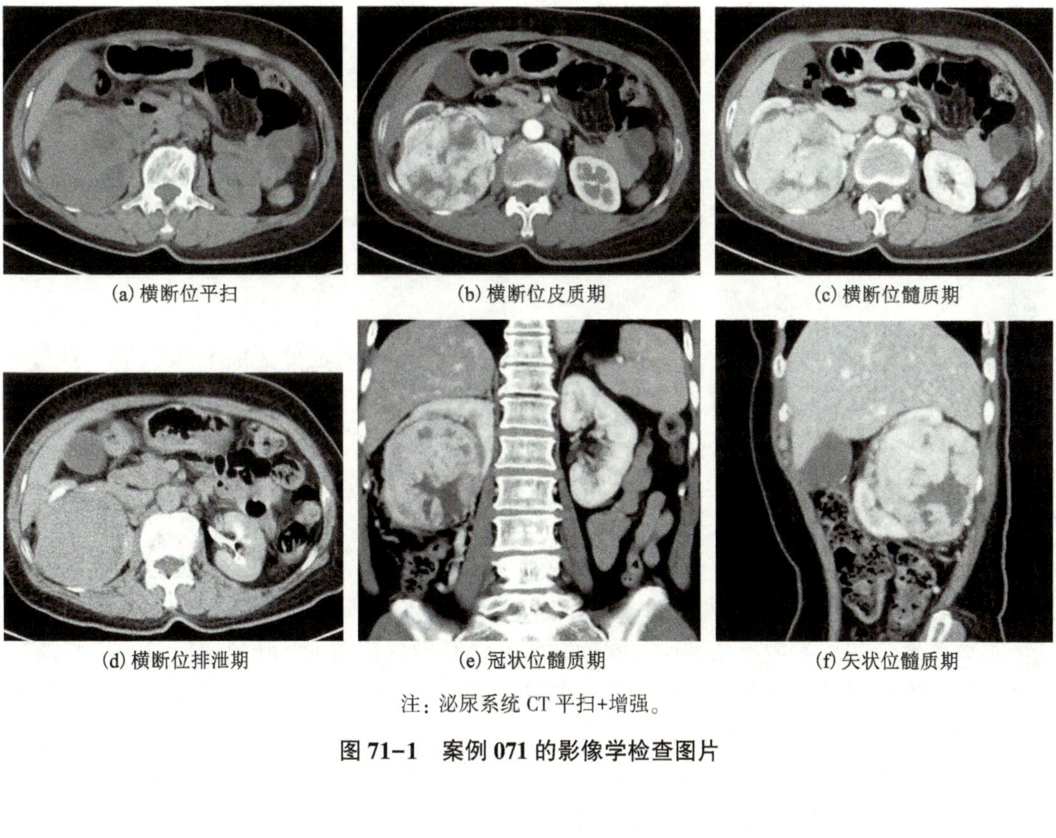

(a) 横断位平扫　(b) 横断位皮质期　(c) 横断位髓质期

(d) 横断位排泄期　(e) 冠状位髓质期　(f) 矢状位髓质期

注：泌尿系统 CT 平扫+增强。

图 71-1　案例 071 的影像学检查图片

三、问题及解答

问题 1 肉眼血尿的常见病因包括哪些？

1. 肉眼血尿 是指 1 L 尿液中含 1 mL 以上的血液时，肉眼可辨，呈血样或洗肉水样。当患者因血尿就诊时，首先需判断是否为真性血尿。

2. 假性血尿 包括由食物、药物、染料引起的尿色异常，以及血红蛋白尿、肌红蛋白尿，或由月经及妇科疾病引起的尿液污染。

3. 真性血尿 可由多种疾病引起：①泌尿系统疾病；②泌尿系统邻近器官疾病；③全身性疾病；④功能性血尿或运动性血尿。

在上述病因中，最常见的是泌尿系统疾病，如各种肾炎、肾病、尿路感染、泌尿系统结石、外伤、结核、肿瘤、多囊肾、尿路憩室、息肉、血管畸形及先天畸形等。

问题 2 简述肾脏的基本解剖。

肾脏由肾实质和肾集合系统组成。①肾实质：分为浅层的肾皮质和深部的肾髓质。肾皮质血管丰富，其深入肾髓质的部分称为肾柱；肾髓质主要由肾锥体构成，肾锥体的底部朝向皮质，尖端圆钝，朝向肾窦，称为肾乳头。②肾集合系统：数个肾小盏汇合成一个肾大盏，肾大盏进一步汇合形成肾盂；肾盂从肾门处出肾，向下弯曲并逐渐变细，最终移行为输尿管。

问题 3 简述肾门和肾窦的基本解剖？

肾门是肾脏的一个重要结构，其中有肾动脉、肾静脉、肾盂、神经和淋巴管等进出。肾门的外侧缘呈隆凸状，而内侧缘的中部则凹陷。从肾门延伸进入肾实质的凹陷部分被称为肾窦，其内包含肾动脉的分支、肾静脉的属支、肾小盏、肾大盏、肾盂以及脂肪组织。

问题 4 概述肾脏的血液供应情况。

肾脏由肾动脉供血，肾动脉起源于腹主动脉，并在肾门附近分为前干和后干。肾动脉在肾实质内的分支遵循特定的节段分布，共分为 5 个段，即上段动脉、上前段动脉、下前段动脉、下段动脉和后段动脉。

问题 5 患者的既往史和家族史有何意义？

1. 预测家族中遗传性疾病的发病概率 通过婚前体检和健康体检，参检者可以判断自己是否适合结婚、生育，或是否需要采取避孕、绝育、胚胎移植等措施。

2. 肿瘤遗传疾病方面 几乎所有晚期肿瘤都伴有染色体畸变，肿瘤形成过程中涉及肿瘤基因及肿瘤抑制基因的参与。例如，白血病、淋巴瘤、黑色素瘤等肿瘤具有典型的细胞遗传学改变特征，体检时应特别关注。

3. 高血压、糖尿病、高脂血症等疾病 随着人们生活水平的提高，这些疾病的发生率逐渐上升，并且它们也具有一定的遗传倾向。

问题 6　简述血肌酐的原理和临床意义。

1. 原理　血中的肌酐(creatinine，Cr)由外源性和内生性两类组成。机体每 20 g 肌肉每天代谢产生 1 mg Cr，产生速率为 1 mg/min，每天 Cr 的生成量相对恒定。血中 Cr 主要由肾小球滤过排出体外，肾小管基本不重吸收且排泌量也较少。在外源性 Cr 摄入量稳定的情况下，血中的 Cr 浓度取决于肾小球滤过能力。当肾实质受损，肾小球滤过率(glomerular filtration rate，GFR)降低到临界点后(下降至正常人的 1/3 时)，Cr 浓度会明显上升，因此测定血 Cr 浓度可作为 GFR 受损的指标。全血 Cr 为 88.4~176.8 μmol/L；血清或血浆 Cr，男性为 53~106 μmol/L，女性为 44~97 μmol/L。其敏感性较血尿素氮(blood urea nitrogen，BUN)好，但并非早期诊断指标。

2. 临床意义

(1)血 Cr 增高见于各种原因引起的肾小球滤过功能减退：①急性肾衰竭，血 Cr 明显升高，为器质性损害的指标，可伴少尿或非少尿。②慢性肾衰竭，血 Cr 升高程度与病变严重性一致。肾衰竭代偿期，血 Cr<178 μmol/L；肾衰竭失代偿期，血 Cr>178 μmol/L；肾衰竭期，血 Cr 明显升高，血 Cr>445 μmol/L。

(2)鉴别肾前性和肾实质性少尿：①器质性肾衰竭，血 Cr>200 μmol/L；②肾前性少尿，如心力衰竭、脱水、肝肾综合征、肾病综合征等所致的有效血容量下降，使肾血流量减少，血 Cr 上升，但通常≤200 μmol/L。

(3)BUN/Cr 的意义：①器质性肾衰竭，BUN 与 Cr 同时增高，因此 BUN/Cr≤10∶1；②肾前性少尿，肾外因素所致的氮质血症，BUN 可较快上升，但血 Cr 不升高，此时 BUN/Cr 常>10∶1。

(4)老年人、肌肉消瘦者 Cr 可能偏低，因此一旦血 Cr 上升，就要警惕肾功能减退。应进一步进行内生肌酐清除率(creatinine clearance rate，CCR)检测。

(5)当血肌酐明显升高时，肾小管分泌的肌酐增加，导致 CCR 超过实际的 GFR。此时可用西咪替丁抑制肾小管对肌酐的分泌。

问题 7　对比剂注射后急性肾损伤的定义是什么？

对比剂注射后急性肾损伤是指对比剂注射后 48 小时内发生的急性肾损伤。根据美国放射学院(American College of Radiology，ACR)指南，其定义为 48 小时内血 Cr 升高≥0.3 mg/dL(26.5 μmol/L)，或血 Cr 升高到过去 7 天内基线水平的 1.5 倍以上。而欧洲泌尿生殖放射学会(European Society of Urogenital Radiology，ESUR)指南在血肌酐测量的时间方面略有差异，即碘对比剂使用后 48~72 小时内，血肌酐升高≥0.3 mg/dL(26.5 μmol/L)或超出基线水平的 1.5 倍以上。目前，ESUR 指南提出的定义更为常用。

问题 8　看到影像图像的第一步应做什么？

看到影像图像时应核对患者信息、检查方法，以及判断图像质量是否符合要求。

问题 9　如何对肾脏病变进行影像学定位，该病例的病变定位是什么？

每个肾段动脉所分布的一定区域的肾组织，称为肾段。基于 5 条肾段动脉，每个肾脏被划分为5个肾段，即上段、上前段、下前段、下段和后段。该病例的病变位于右肾，累及范围涵盖上前段、下前段及后段。

问题10　该病例的主要影像征象、次要征象、重要的阴性征象分别有哪些？

1. 主要征象　单个肿块病变，该肿块病变的特征有分叶征，密度不均匀，增强扫描示不均匀明显强化、呈“快进快出”表现。

2. 次要征象　无。

3. 重要的阴性征象　边界清晰，肾盂、邻近脏器、腹膜、血管未见受累，肾静脉及下腔静脉未见癌栓形成，肾周脂肪间隙清晰，腹膜后未见肿大淋巴结，扫描野范围内未见骨质破坏征象。

问题11　简述肾脏实性占位的生长方式及其常见病变。该病例的病变属于何种生长方式？

1. 膨胀性生长　呈类圆形或球形生长，边界清晰，突出于肾脏轮廓，导致肾脏轮廓改变。常见于大多数肾细胞癌、血管平滑肌脂肪瘤、嗜酸细胞腺瘤，以及少部分转移瘤和淋巴瘤。

2. 浸润性生长　肿瘤浸润肾实质，边界模糊，肾脏轮廓基本保留。常见于移行细胞癌、浸润性肾细胞癌、转移瘤、髓样癌、集合管癌和淋巴瘤。

该病例的病变属于膨胀性生长方式。

问题12　该病变影像征象的病理基础是什么？

肾细胞癌是最常见的肾恶性肿瘤，其肿瘤起源于肾小管上皮细胞。透明细胞癌作为肾细胞癌中最普遍的病理类型，具有丰富的血供。在对比剂从皮质流向髓质并最终通过肾盂排出的过程中，动脉期肿瘤的强化程度与皮质基本一致。然而，在髓质期，肿瘤内的对比剂并未表现出髓质延迟现象，反而强化程度下降，呈现出“快进快出”的特征。

问题13　简述肾癌的TNM分期。

肾癌的TNM分期见表71-1。

表71-1　肾癌的TNM分期

分期		标准
原发肿瘤（T）	Tx	无法评估
	T0	无原发肿瘤
	T1	肿瘤最大直径≤7 cm，且局限于肾内
	T1a	肿瘤最大直径≤4 cm
	T1b	4 cm<肿瘤最大直径≤7 cm
	T2	肿瘤最大直径>7 cm，且局限于肾内
	T2a	7 cm<肿瘤最大直径≤10 cm
	T2b	肿瘤最大直径>10 cm

续表71-1

分期		标准
原发肿瘤(T)	T3	侵及肾段静脉或肾静脉或下腔静脉，或侵及肾周组织，但未侵及同侧肾上腺，未超过肾周筋膜
	T3a	侵及肾段静脉分支或肾静脉，或肾周(窦)脂肪，或肾盂肾盏
	T3b	侵及膈下的下腔静脉
	T3c	侵及膈上的下腔静脉或下腔静脉壁
	T4	侵透肾周筋膜(包括侵犯同侧肾上腺)
区域淋巴结(N)	Nx	无法评估
	N0	无转移
	N1	有转移
远处转移(M)	M0	无远处转移
	M1	有远处转移

注：此表参照美国癌症联合委员会第 8 版癌症分期。

问题 14　请基于 TNM 分期进行肾癌临床分期。

肾癌的临床分期见表 71-2。

表 71-2　肾癌的临床分期

分期	肿瘤情况			诊疗方案
Ⅰ期	T1	N0	M0	保留肾单位手术
Ⅱ期	T2	N0	M0	肾癌根治术
Ⅲ期	T3	N0/N1	M0	肾癌根治术/区域淋巴结清扫/癌栓取出术
	T1/T2	N1	M0	
Ⅳ期	T4	任何 N	M0	综合治疗
	任何 T	任何 N	M1	

问题 15　该病例的初步诊断是什么？诊断特点是什么？

该病例的初步诊断是肾透明细胞癌(clear cell renal cellcarcinoma，CCRCC)。

诊断特点：平扫时表现为等或稍低密度，常伴随出血、坏死及囊变，导致密度分布不均匀；血供丰富，其强化特点为“快进快出”，强化峰值多出现在皮质期，且强化程度高于或等同于周围肾皮质，而在髓质期，强化程度则显著降低。

问题 16 阅片小结：该病变的鉴别诊断有哪些？

1. 良性病变

（1）密度较高的血管平滑肌脂肪瘤（renal angiomyolipoma，AML）：是一种富含血供的肿瘤。在典型病例中，肿瘤含有脂肪密度，易于识别。然而，乏脂型病例的鉴别较为困难。平扫时，AML 呈现较高密度，钙化现象较为罕见。增强扫描后，AML 通常表现为持续性显著强化，但动脉期的强化程度低于透明细胞癌。在 T2WI 影像上，AML 显示为低或稍低信号，且弥散受限，而透明细胞癌则弥散不受限。

（2）嗜酸性细胞腺瘤（renal oncocytoma）：平扫呈等密度或稍低密度；具有富血供、高强化、快进快出的特点，可出现中心瘢痕和轮辐状强化。大的嗜酸细胞腺瘤多有瘢痕，且瘢痕强化的特点是随延迟扫描而变小。

（3）炎性假瘤（inflammatory pseudotumour，IPT）：肿瘤常位于肾髓质及肾盂处，平扫表现为等或稍高密度的实质肿块，肿块密度多较均匀，少数可出现囊变，很少发生钙化。增强后呈轻度持续性或延迟性强化，边界与周围肾实质分界不清。

（4）黄色肉芽肿性肾盂肾炎（xanthogranulomatous pyelonephritis，XGP）：晚期黄色肉芽肿性肾盂肾炎可表现为浸润生长的不均质肿块，其特点为肾盂、肾盏扩大，多伴发结石，肾实质内可见不规则增强的脓腔，同时存在不规则的实性炎性肉芽肿块，有增强现象。临床病史与实验室检查结果对明确诊断至关重要。

2. 恶性病变

（1）嫌色细胞癌（chromophobe renal cell carcinoma，CRCC）：中心多位于肾髓质，呈膨胀性生长，有包膜，内部密度均匀，囊变、坏死、出血少见。平扫时呈等密度，增强扫描强化程度低于透明细胞癌、高于乳头状癌；肿瘤中央可见星状瘢痕及轮辐状强化，肿瘤越大星状瘢痕发生率越高。星状瘢痕及高钙化率是其特征。

（2）乳头状肾细胞癌（papillary renal cell carcinoma，PRCC）：易出现囊变、坏死，且常见大片囊变，少数见钙化。平扫密度不均匀，增强多呈不均匀的轻中度强化，强化程度明显低于肾实质，随时间延长强化减低不明显或缓慢减低。

（3）淋巴瘤（primary renal lymphoma，PRL）：沿组织间隙浸润生长，占位效应不明显；病灶虽包绕血管，但很少侵犯血管，很少引起癌栓，也很少引起肾盂积水。平扫呈等或稍低密度；病灶乏血供，动脉期多呈轻度均匀强化，因间质纤维成分相对多而出现对比剂滞留，静脉期呈延迟强化。

（4）肾盂癌（renal pelvic carcinoma，RPC）：肾透明细胞癌伴有明显肾盂侵犯时还需与向肾实质侵犯的肾盂癌鉴别。肾透明细胞癌血供较肾盂癌丰富，肿块增强明显，容易侵犯肾静脉和下腔静脉。肾盂癌位于肾窦区，多不造成肾轮廓的改变，无瘤内坏死，囊性变。

（5）转移瘤：有其他器官原发肿瘤病史，以肺癌、乳腺癌多见，单发或多发。平扫密度不一，血供不一，强化不及透明细胞癌。

问题 17 针对该患者，提出合理建议。

本病例初步诊断为肾透明细胞癌，需进一步行病理检查及其他影像学检查，以确定病理类型及临床分期。结合病理结果及全身其他部位影像学检查，最终确诊为肾透明细胞癌

（T1bN0Mx），与基于泌尿系统 CT 的影像学分期结果相吻合。

四、报告模板

肾透明细胞癌

（一）影像所见

1. 泌尿系统 CT 平扫+增强 平扫显示右肾内可见一类圆形软组织密度实性肿块，突向肾窦，呈浅分叶状，大小约为＊＊ cm×＊＊ cm，密度不均匀，其内可见斑片状低密度影，肿瘤边界较模糊，累及右肾前上段、前下段及后段；增强检查皮质期，肿瘤明显不均匀强化，部分区域密度可超过肾皮质，坏死区无强化；肾髓质期，周围肾实质强化，肿块强化减弱；排泄期肿块呈相对低密度，突入肾窦内，使肾盂受压。肿块由肾动脉供血。邻近脏器及血管未见明显受累征象，肾周脂肪间隙模糊，腹膜后（包括肾门、下腔静脉旁、腹主动脉旁）未见明显肿大淋巴结。左肾大小、形态及位置未见异常；左肾内未见异常密度灶及异常强化灶；左肾盂肾盏无扩张；左肾周间隙清晰。双输尿管不扩张，双输尿管区未见异常密度灶。膀胱充盈良好，膀胱壁不增厚，膀胱内未见异常密度灶及异常强化灶。前列腺、精囊腺大小、形态及密度未见异常，增强后未见明显异常强化。盆腔未见明显肿大淋巴结。腹腔及盆腔未见积液。

2. 计算机体层成像尿路造影（computed tomography urography，CTU） 双肾盂肾盏内见对比剂影，右肾盂肾盏受压推挤改变，左肾盂肾盏内未见充盈缺损；双输尿管见间断对比剂影，其内未见充盈缺损；膀胱内可见对比剂影，其内未见充盈缺损。

（二）影像诊断

右肾富血供肿块，考虑肾透明细胞癌可能性大，累及＊＊（脏器、血管名称），腹膜后（肾门、下腔静脉旁、腹主动脉旁）多发淋巴结转移，建议进一步完善病理检查。

（宾锋利　刘鹏）

案例 072　囊性肾癌

一、教学目标

掌握肾脏囊实性病变的定义及其常见类型，熟悉肾脏囊实性病变的鉴别诊断方法，了解肾脏囊实性病变的 Bosniak 分级标准。应用 Bosniak 分级方法，观察和分析肾脏囊实性病变的影像特征，将囊性肾肿块依据其恶性风险分为不同类别（Ⅰ、Ⅱ、ⅡF、Ⅲ、Ⅳ），以便临床医生准确评估肿块性质，并决定是否需要进行进一步的诊断或治疗。

二、病例展示

患者，女，50 岁，体检发现右肾占位性病变 1 月。患者于 1 月前在外院体检时发现右肾内占位性病变，无腰背部疼痛，不伴发热，无畏寒，无肉眼血尿，无尿频、尿急、尿痛。体格检查：双肾无局限性隆起，双肾区无叩痛，无血管杂音。

实验室检查：尿沉渣定量检测、尿红细胞位相分析（采用图像分析法）均在正常范围。尿液分析：尿潜血、尿培养，以及肾功能及电解质水平均属正常范围。该患者的影像资料详情如图 72-1 所示：

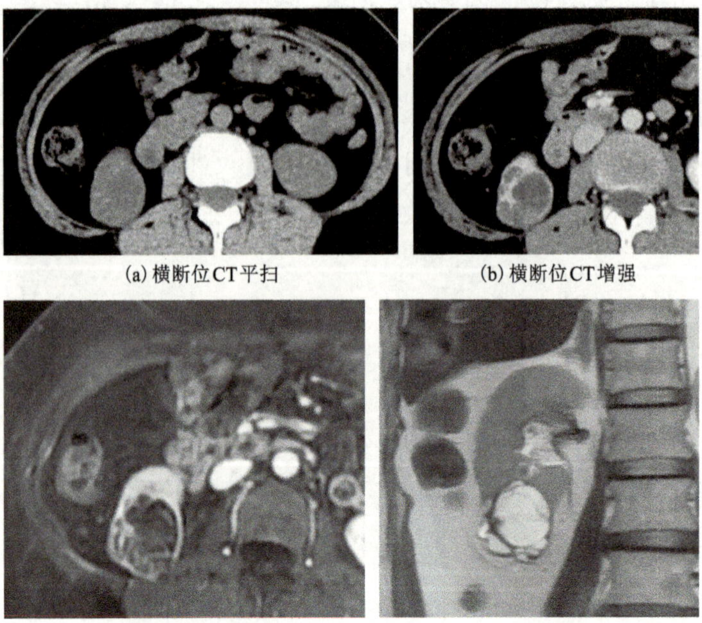

(a) 横断位CT平扫　(b) 横断位CT增强

(c) 横断位MRI增强　(d) 冠状位T2WI

注：双肾 CT 平扫+增强、双肾 MRI 平扫+增强。

图 72-1　案例 072 的影像学检查图片

三、问题及解答

问题 1　肾脏肿瘤的常见临床表现是什么？

1. 血尿　血尿是肾肿瘤患者常见的症状之一，可以是肉眼可见的全血尿，也可能是只能在显微镜下见到的血尿。血尿多为间歇性，并且通常无痛。

2. 腹痛或腰部疼痛　肿瘤累及肾盂时，可能出现腰部疼痛。肿瘤较大时，可能会感到腹部或腰部的钝痛或隐痛，偶尔疼痛可能加剧。

3. 腹部肿块　腹部肿块在成人肾肿瘤中可能出现较晚，而在幼儿肾胚胎瘤中则常为首发症状。肿块可能在腹部或腰部被触及，体积较大时可导致腹部外形改变。

4. 体重减轻、乏力、贫血　随着肿瘤的进展，患者可能会出现不明原因的体重下降、乏力或贫血。

5. 高血压　肾脏肿瘤可能导致血压升高，这可能与肿瘤压迫周围组织或影响肾脏功能有关。

6. 副瘤综合征　肾细胞癌患者可能出现副瘤综合征，包括高血压、红细胞沉降率增快、红细胞增多症、肝功能异常、高钙血症、高血糖、神经肌肉病变等。

7. 转移性症状　肾癌可能转移到肺、骨、肝等部位，转移灶可能引起相应症状，如骨痛、咳嗽、咯血等。

8. 其他症状　包括但不限于低热、红细胞计数增多、高钙血症等全身症状，以及肾区叩击痛、症状性精索静脉曲张等。

值得注意的是，许多肾脏肿瘤在早期可能没有明显症状。随着健康体检的普及，许多肾细胞癌是在无症状时通过影像学检查发现的。因此，定期体检对于早期发现和治疗肾肿瘤非常重要。

问题 2　简述肾脏的解剖结构。

肾脏位于脊柱两侧，腹膜后间隙内。双肾呈豆状，外缘光滑，内缘中部稍内凹，此处为肾门所在，整体呈“八”字形对称分布于脊柱两侧，右肾位置略低。肾的长轴自内上斜向外下，成人肾脏的长径为 12~13 cm，宽径为 5~6 cm。左肾通常位于第 11 胸椎椎体下缘至第 2~3 腰椎椎间盘之间；右肾则位于第 12 胸椎椎体上缘至第 3 腰椎椎体上缘之间。双肾实质密度均匀，且双侧一致。每侧肾脏有 2~4 个肾大盏和 6~14 个肾小盏。肾盂多呈边缘光滑的喇叭状，少数呈分支状或壶腹状，其位置存在较大变异，完全位于肾门之外者称为肾外型肾盂。

问题 3　泌尿系统疾病常见的影像学检查方法包括哪些？判断病变性质为囊性或实性的最佳检查手段是什么？

1. 超声检查　超声检查是一种无创且无辐射的影像学技术，适用于初步评估肾脏病变，包括囊性肿块。该技术有助于明确肿块的性质，如实质性、囊性或混合性。

2. 对比增强超声　使用微泡对比剂的超声检查可以提供有关肾脏血管性病变的更多

信息，有助于区分良性和恶性病变。

3. X 线平片 常规摄取仰卧位的前后位和水平侧位，是泌尿系结石的首选检查方法，但该方法易受肠道内气体和粪石的干扰。

4. 尿路造影 ①排泄性尿路造影(静脉肾盂造影)：不仅能显示尿路形态，还能了解双肾的排泄功能。②逆行尿路造影：用于检查尿路梗阻性病变，能明确梗阻部位，有时还能判断病因。

5. CT 是泌尿系影像学检查最主要且常用的方法，可以提供高分辨率的图像。这不仅有助于对病变的范围、数量和性质进行判断，还有助于对病变进行鉴别诊断。

6. MRI 是泌尿系统 CT 和超声检查的重要补充方法，常有助于病变的定性诊断，平扫能够确定病变的组织学特性(如脂肪、出血、钙化等)。

7. PET-CT 可以提供关于肿瘤代谢活性的信息，有助于区分良性和恶性病变，尤其是在肿瘤的良恶性难以通过解剖成像确定时。

判断病变是囊性还是实性的最佳检查方法是 B 超，因其无创、无辐射、简单、经济；其次是 MRI，其敏感性强，但价格相对昂贵。

问题 4 什么是肾脏囊实性病变？

肾脏囊实性病变是指在肾脏内形成的含有液体的囊状结构的病变。这些囊状结构可以是单个或多个，且大小不一。2019 版 Bosniak 分级系统明确了肾脏囊实性病变的概念，即病灶内以液体成分为主，实性成分占比小于 25%的肾脏病变。同时，需排除感染性、炎性、血管性疾病、外伤后病变及实性肿瘤伴坏死，肾癌相关综合征时的“肾脏囊实性病变”也不适用于 Bosniak 分级。

此外，建议“囊肿”这一概念仅适用于 Bosniak Ⅰ级病变，即单纯囊肿。对于Ⅱ~Ⅳ级病变，建议使用“囊实性病变”(cystic mass)，因为囊实性病变可同时涵盖良性和恶性的病理诊断，而“囊肿”则特指良性病理诊断。

肾脏囊实性病变可以是先天性的，也可以是后天获得的。常见病因包括：一般囊肿，如单纯性肾囊肿、复杂性肾囊肿；继发因素，如锂肾病、获得性肾囊肿；肿瘤相关因素，如囊性肾癌；遗传因素，如多囊肾、结节性硬化症等。其他较少见的囊实性病变包括肾盂肾盏囊肿、肾淋巴血管瘤、肾门和肾周围假囊肿等。

肾脏囊实性病变的临床表现和治疗取决于病变的类型和严重程度。一些病变可能无症状，而其他病变可能导致疼痛、高血压、肾功能不全或其他并发症。

问题 5 影像学上表现为囊实性病变的主要肾脏病变有哪些类型？

1. 局灶性病变 如囊性肾细胞癌、混合上皮和间质瘤、囊性肾瘤等，这些病变难以区分，但对切除后的随访有不同含义。

2. 多灶性病变 可以分为获得性和遗传性。获得性病变(如肾小球囊肿病、锂诱导的肾毒性、获得性肾囊肿病、多囊性肾发育不良、局部囊性肾疾病)通常具有明显的成像和临床特征，可以明确诊断。遗传性疾病(如常染色体显性多囊性肾病、von Hippel-Lindau 病、结节性硬化症等)通常容易识别，并对患者管理有各种影响。

问题 6　请表述肾脏囊性病变 Bosniak 分级 2019 版及其临床意义是什么？

1. Bosniak Ⅰ　轮廓分明，薄(≤2 mm)且光滑的囊壁；均匀的液体密度(-9～20 HU)；无分隔或钙化；囊壁可见强化。

2. Bosniak Ⅱ　有六种类型，均具有薄壁(≤2 mm)且轮廓分明。

(1)囊性肿块，薄(≤2 mm)且有少数(1～3 个)分隔；分隔和囊壁可能出现强化；可能有任何类型的钙化。

(2)平扫 CT 显示均匀高密度(≥70 HU)肿块。

(3)肾脏增强扫描时，CT 值>20 HU 的均质且没有强化的肿块。可能有任何类型的钙化。

(4)平扫 CT 均质，CT 值为-9～20 HU 的病灶。

(5)皮髓质期 CT 值为 21～30 HU 的均质肿块。

(6)均匀的低密度病灶，太小而难以定性。

3. Bosniak ⅡF　有两种类型。

(1)囊性肿块伴有许多(≥4 个)光滑(≤2 mm)的薄壁分隔，分隔可强化。

(2)囊性肿块具有光滑的轻微增厚(3 mm)增强的壁，或光滑的轻微增厚的分隔(3 mm)可伴强化。

4. Bosniak Ⅲ　一个或多个可强化的厚壁(≥4 mm)或分隔；可强化的不规则(≤3 mm)的壁或分隔。

5. Bosniak Ⅳ　一个或多个强化的壁结节(≥4 mm)。

2019 版 Bosniak 分级的临床意义(对肾癌综合征患者不适用)如下：

1. Bosniak Ⅰ　无须随访。

2. Bosniak Ⅱ　①适用于 Bosniak Ⅱ级病变中确定为良性囊性病变的情况(如伴少、薄分隔的囊性病变)；②适用于 Bosniak Ⅱ级病变中很可能但不能完全确定为良性的囊性病变(如由于病灶过小而无法定性的低密度病变)；良性肾囊性病变，无须随访。

3. Bosniak ⅡF　需影像学随访，随访周期为 6 个月或 12 个月，随访需满 5 年。

4. Bosniak Ⅲ　病变中等概率为恶性，无法明确时建议泌尿外科会诊。

5. Bosniak Ⅳ　病变绝大多数为恶性，无法明确时建议泌尿外科会诊。

问题 7　指导医师结合重点、难点施教，并针对住院医师所描述影像(图像)关键征象给予充分点评和规范性展示。

1. 检查部位　双肾。

2. 检查技术　双肾 CT 平扫+增强；双肾 MRI 平扫+增强。

患者姓名、性别、年龄、检查方法及检查部位核对无误，无明显呼吸及运动伪影，图像质量满足诊断要求。

3. 影像所见　右肾下极见一囊性肿块，大小约 36 mm×31 mm，伴有多个分隔，部分分隔为厚壁，未见明显钙化，增强后囊壁及分隔明显强化。排泄期右肾下盏充盈欠佳，右侧肾窦未见明显受侵；双肾静脉管壁光滑，管腔通畅，未见明显充盈缺损；双肾动脉走行规则，未见明显扩张、狭窄及受侵；扫及双侧肾上腺未见明显结节、肿块病变。腹膜后、右肾门未见明显肿大的淋巴结，腹腔未见明显积液。骨窗显示上腹部诸骨未见明显骨质破坏。

4. 影像诊断 右肾下极囊性占位，累及右肾下盏，Bosniak Ⅲ级。

问题 8 囊性肾癌的病理基础是什么？

囊性肾癌是一个临床或影像学概念。目前，学术界普遍认为，它泛指在手术中或影像学检查中发现肿瘤中出现囊性改变的肾癌，而非一种病理学分型。界定囊性肾癌的一个标准是，肾癌的囊性成分不少于75%。病理学上，此类肾癌多为透明细胞癌。

其发病机制主要包括以下几种情况：

(1)肾癌生长迅速，肿瘤血供不足，导致内部出血和坏死，进而形成囊性改变。此型较为常见，囊壁较厚且不均匀，通常为单囊。

(2)肿瘤起源于近曲小管上皮细胞，以囊肿形式生长，逐渐形成囊腔不通且大小不一的多房性肿块，即多房囊性肾癌。囊壁或间隔内可见小灶状癌细胞组织。

(3)肾癌起源于囊肿壁上的上皮细胞，结节常位于肿瘤基底部。

(4)肾癌引起肾小管或血管阻塞，形成囊肿，将肿瘤包绕在内。

问题 9 囊性肾癌的预后如何？有什么诊治进展？

目前认识到囊性肾细胞癌是惰性的，局部复发或转移的可能性非常低。虽然手术切除仍然是无明显合并症的 Bosniak Ⅳ型肿块的标准治疗方法，但对于 Bosniak Ⅲ型肿块甚至一些 Bosniak Ⅳ型带有小结节的肿块正转向主动监测。越来越多的证据表明，主动监测囊性肾肿块是安全的。在随访期间，大约有一半的 Bosniak Ⅲ型和Ⅳ型(使用原始分类)肿块被降级为较低的级别，主动监测更适用于预期寿命有限和有手术合并症的老年患者。这种方法需要确保患者能够充分理解避免治疗的风险和益处。对于不考虑主动监测的高危手术患者，热消融是一种安全的选择。由于难以取得肿瘤细胞，通常避免进行活检。

问题 10 本病例的初步诊断是什么？鉴别诊断有哪些？

本病例的初步诊断是肾脏囊性病变，Bosniak 分级Ⅲ级。

鉴别诊断包括：

(1)多房囊性肾瘤：非遗传性囊性病变，多房囊腔间互不交通，伴完整的纤维分隔，增强扫描囊壁和分隔可有强化。恶性可能：囊壁和分隔不均匀增厚时要考虑恶性可能。单凭影像难以鉴别。

(2)肾囊肿：单纯性肾囊肿容易鉴别，当肾囊肿合并感染、出血甚至钙化时，囊壁增厚，囊内密度增高，且增强后可以强化，其影像表现复杂，鉴别诊断困难。对于复杂肾囊肿而言，定期随访非常重要，当囊肿体积增大、囊壁和分隔增厚、增多时，要考虑恶性可能。

(3)肾结核和肾脓肿：早期肾结核可见肾乳头浅层及黏膜表面的结核结节或结核性肉芽肿发生干酪样坏死，坏死物由肾乳头排出形成细小空洞。进展期肾结核可见干酪样空洞继续进展扩大，相互融合，形成较大空洞，累及肾盂、肾盏，形成多个空洞或肾盂积脓。晚期病变钙化，严重时病变肾钙化广泛，肾功能丧失，称为“肾自截”。CT 表现为肾实质内的低密度囊样空腔，增强后病灶无强化，延时扫描可见对比剂进入，常形成向地面一侧的高密度液平面。典型的肾脓肿囊腔内可见气-液平面，多数伴有渗出表现；如肾筋膜增厚，脂肪间隙模糊且密度增高。

问题 11　多房囊性肾瘤的影像及临床表现是什么？

多房囊性肾瘤是一种罕见的良性肿瘤，主要发生于 4 岁以下的男孩或 40~60 岁的女性。儿童患者通常表现为无痛性腹部肿块，而成人患者则可能表现为腹痛或血尿，但也可能无明显症状。在横切面上，囊性肾瘤的典型特征是边界清晰的多囊性肿块，间隔呈现不同程度的增强。与单纯囊肿相比，肿块内容物在 CT 扫描上显示出相似或略高的密度，而在 T1 加权 MRI 上则呈现更高的信号强度。病变常累及肾盂或输尿管近端。由于其纤维成分的存在，病灶的间隔和被膜在 T1 和 T2 加权 MRI 图像上均表现为低信号。尽管如此，囊性肾瘤的影像表现可能与多种良性和恶性肾脏病变相似，如复杂肾囊肿和囊性肾细胞癌。由于囊性肾瘤与囊性肾细胞癌难以区分，许多病例最终选择手术治疗。

问题 12　常染色体显性遗传多囊肾病(autosomal dominant polycystic kidney disease, ADPKD)的影像学特征是什么？

1. 双侧肾脏受累　ADPKD 的特征之一是双侧肾脏都会出现多个囊肿。

2. 多个囊肿　肾脏内会出现多个大小不等的囊肿，这些囊肿可以随着时间增长而增大。

3. 囊肿分布　囊肿可以在肾脏的皮质和髓质中出现，但在皮质更为常见。

4. 肾脏大小　随着囊肿的增多和增大，肾脏的体积可能会增大。

5. 囊肿内容物　囊肿内通常充满液体，但也可能含有血液(如果发生出血)或感染的迹象。

6. 囊肿壁　囊肿的壁通常是薄的，但在某些情况下，囊肿壁可能增厚或出现钙化。

7. 无沟通性　ADPKD 中的囊肿通常不与集合系统沟通。

8. 肾脏功能　随着疾病的进展，肾脏功能可能会受损，这可以通过影像学检查间接反映，如通过肾脏的血流量和排泄功能评估。

问题 13　ADPKD 和髓质海绵肾(medullary spongy kidney, MSK)如何鉴别？

ADPKD 和 MSK 是两种不同的肾脏疾病，它们在临床表现、病因、遗传特点以及影像学特征上有明显区别。

1. 病因和遗传特点

(1) ADPKD：是一种遗传性疾病，主要由 *PKD1* 或 *PKD2* 基因的突变引起，表现为肾脏内外多个囊肿的形成，通常为双侧性。

(2) MSK：病因尚不完全清楚，可能与多种基因有关，但并非传统意义上的遗传病。它是一种先天性疾病，表现为肾髓质集合管扩张。

2. 临床表现

(1) ADPKD：患者可能出现高血压、肾功能减退、腹痛、血尿等症状，并有可能发展为终末期肾病。

(2) MSK：通常症状较轻或无症状，可能表现为肾绞痛、尿路感染或血尿，肾功能损害进展较慢。

3. 影像学特征

（1）ADPKD：影像学检查（如超声、CT、MRI）显示双肾有多个大小不等的囊肿，囊肿可以出现在肾脏的皮质和髓质。

（2）MSK：影像学上表现为肾髓质区域的集合管扩张，形成类似海绵状的囊性改变，囊肿通常较小且局限于髓质。

4. 囊肿分布

（1）ADPKD：囊肿可以遍布整个肾脏，包括皮质和髓质。

（2）MSK：囊肿主要局限于肾髓质区域。

5. 肾功能损害

（1）ADPKD：肾功能损害通常与囊肿的大小和数量相关，且可能随时间进展。

（2）MSK：肾功能损害通常较轻，且进展缓慢。

问题 14　怎样区分肾盂旁囊肿和肾积水？

肾盂旁囊肿位于肾窦内，增强扫描无强化；排泄期可见肾盂肾盏对比剂充盈，但病变内没有对比剂进入，尿路造影显示肾盂肾盏受压变形。而肾积水在排泄期可见对比剂进入扩张的肾盂，造影显示为扩张的肾盂肾盏。

四、报告模板

肾囊性病变

（一）主要病变

1. 部位　右（左）肾上极（中部、下极）

2. 基本病变及强化特征　囊性病变，大小约＊＊ mm×＊＊ mm；囊内呈高/低密度，CT 值约＊＊ HU，有/无钙化，囊壁厚约＊＊ mm，无/有分隔，分隔（1～3 个或≥4 个），分隔厚度约＊＊ mm，分隔和囊壁有/无增强；有/无壁结节，壁结节大小约＊＊ mm。

3. 转移灶　有/无，淋巴结、胰腺、肝脏、骨、血管癌栓。

4. 重要结构受累　肾盂、肾盏、输尿管、肝脏、胰腺、肾上腺、肾静脉、骨。

5. 不可测量病灶　腹腔积液。

（二）主要诊断

影像诊断：右（左）肾上极（中部、下极）囊性病变，Bosniak（Ⅰ、Ⅱ、ⅡF、Ⅲ、Ⅳ）级。

（李丹　刘鹏）

案例 073　肾盂癌

一、教学目标

建立泌尿生殖影像学诊断的基本思路。准确识别肾脏及肾盂的解剖与病理生理基础。掌握肾盂基本病变、肾盂良恶性病变的疾病谱、肾盂癌的影像学特征、肾盂癌的 TNM 分期，以及肾盂癌的治疗原则。

二、病例展示

患者，男，66 岁，间断性左侧腰腹部疼痛 6 年余，再发加重伴肉眼全程血尿 2 月余。有前列腺增生病史，否认肿瘤家族史及家族遗传病史。体格检查：双肾区无局限性隆起、无肿块、无叩击痛。该患者的影像资料如图 73-1 所示：

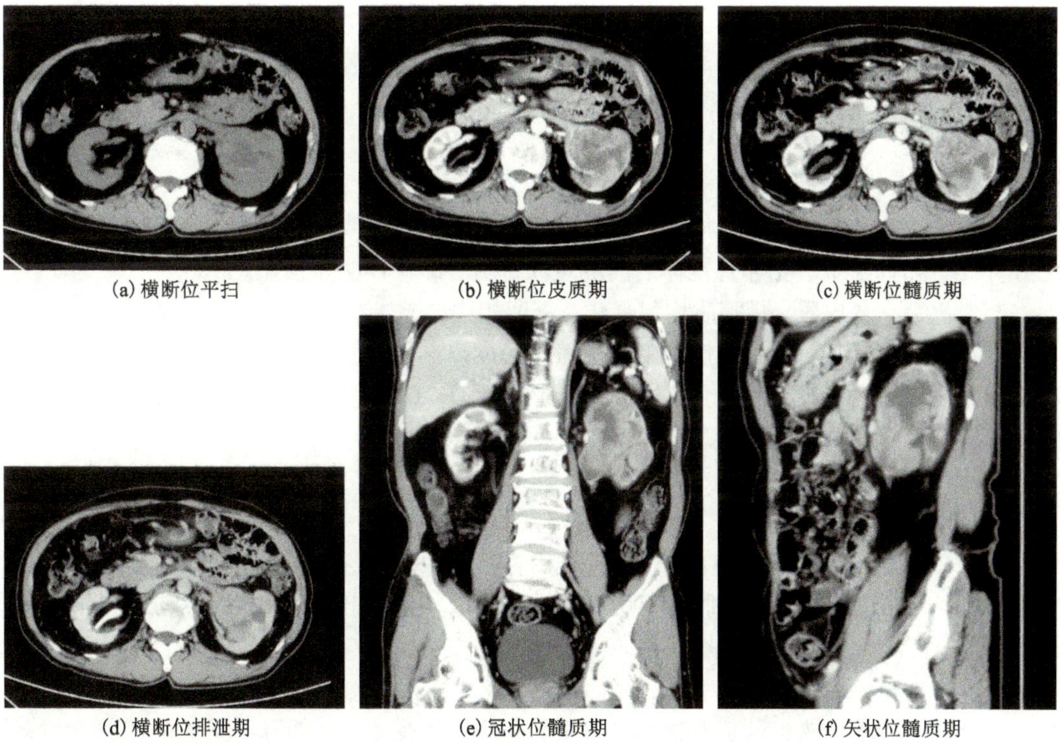

(a) 横断位平扫　(b) 横断位皮质期　(c) 横断位髓质期

(d) 横断位排泄期　(e) 冠状位髓质期　(f) 矢状位髓质期

注：泌尿系统 CT 平扫+增强。

图 73-1　案例 073 的影像学检查图片

三、问题及解答

问题 1　当检查申请单上的简要病史显示为血尿时，应重点关注的影像检查部位有哪些？

初始血尿，提示病变位于前尿道；终末血尿，提示病变位于膀胱颈、三角区或后尿道的前列腺和精囊；若为全程血尿，则提示病变位于肾脏或输尿管。

问题 2　对该患者的临床资料，可能的疾病谱有哪些？

针对该患者的临床资料，可能的疾病谱包括以下几类：①泌尿系统疾病；②泌尿系统邻近器官疾病；③全身性疾病；④功能性血尿或运动性血尿。在上述病因中，最常见的是泌尿系统疾病，具体包括各种肾炎、肾病、尿路感染、泌尿系统结石、外伤、结核、肿瘤、多囊肾、尿路憩室、息肉、血管畸形以及先天畸形等。

问题 3　影像学方法如何选择？

1. 超声　价值有限，能区别结石和肿瘤。

2. X 线　平片价值有限，静脉肾盂造影检查可发现肾盂内不规则充盈缺损。

3. CT　可发现肾盂实性肿瘤，评估肿块与邻近结构的关系及有无转移等，明确肿块血供和肿瘤分期。

4. MRI　在明确肿瘤定位、定性及分期的基础上，可提供进一步的成分分析。

问题 4　肾脏增强扫描分期是什么？

肾脏增强扫描分为 3 期：

1. 皮质期　肾动脉和肾皮质显著强化，而肾髓质强化不明显，仍呈较低密度，可清晰区分肾皮质和肾髓质。相邻肾锥体之间的皮质部分，即肾柱明显强化。

2. 实质期　肾皮质、肾髓质均匀强化，密度相同。

3. 排泄期　肾实质强化程度降低，肾髓质密度略高于肾皮质，肾盂、肾盏及输尿管内可见对比剂填充，勾勒出肾盂、肾盏及输尿管的形态，CTU 可以显示出肾、输尿管和膀胱的铸型形态。

问题 5　该病例的主要影像征象、次要征象、重要的阴性征象分别有哪些？

1. 主要征象　肾脏体积略有增大，肾盂内存在肿块病变，该病变特征性地填充了整个肾盂，密度分布不均，且可见肿块已侵犯至肾实质。增强扫描显示肿块不均匀且明显强化，排泄期肾盂内可见充盈缺损现象。

2. 次要征象　病灶内可见坏死，无钙化。

3. 重要的阴性征象　邻近脏器、腹膜及血管均未见受累，肾静脉与下腔静脉均未发现癌栓形成，肾周脂肪间隙清晰可见，腹膜后未见肿大淋巴结，扫描范围内亦未见骨质破坏迹象。

问题 6　肾盂良性病变有哪些？

1. 炎症　急性炎症可导致肾脏体积增大，肾实质强化程度弥漫性降低，肾周筋膜增厚，周围渗出等；慢性炎症可见不规则瘢痕、肾盂肾盏变形及弥漫性萎缩等。肾盂壁可见弥漫性增厚，也可见均匀强化。

2. 结核　可有全身症状，如低热、乏力、消瘦等。钙化多见，晚期可见“肾自截”。

3. 结石/血肿　平扫一般为高密度，边界光整，增强扫描未见强化。

问题 7　肾盂癌与肾癌的鉴别要点有哪些？

局限在肾盂内的肾盂癌与肾癌的鉴别相对简单，CT 图像上表现较为直观，只需定位准确即可；而肾实质浸润型肾盂癌与累及肾盂的肾细胞癌的鉴别则相对复杂。肾细胞癌累及肾实质时，边界通常较为清晰，并伴有假包膜形成。此外，肾细胞癌具有明显的占位效应，肾盏一般无异常表现。最常见的透明细胞癌在影像上多呈现“快进快出”的动态变化。

问题 8　该患者诊断为肾盂癌，对于下一步诊疗有何建议？

本病例初步诊断为肾盂癌，需进一步行病理检查以确诊，并辅以 MRI 及 PET-CT 等影像检查以明确分期。

问题 9　简述肾盂的影像解剖。

肾盂由输尿管上端的扩大部分构成，并通过肾门进入肾窦。在肾窦内，肾盂向肾实质延伸，形成 2~3 个大盏和 8~12 个小盏。每个小盏负责收集 1~2 个肾乳头排出的尿液。位于肾窦外的肾盂部分被称为肾外肾盂，而位于肾窦内的则称为肾内肾盂。肾外肾盂的容量相对较大，而肾内肾盂的容量较小，总体容量范围为 5~10 mL。通常情况下，肾盂处于排空状态。然而，当出现尿路梗阻或进行肾盂造影加压注药时，肾盂会被充盈。此外，大量饮水和利尿药物的使用也可导致肾盂充盈。膀胱过度充盈会使输尿管输送尿液受阻，进而引起肾盂充盈。

问题 10　简述肾盂癌分型及其 CT 表现和鉴别诊断。

1. 分型

(1) 盂内肿块型（Ⅰ型）：表现为肾盂或肾盏内软组织肿物，可伴肾积水，肾脏轮廓多正常，肾窦脂肪多清晰。

(2) 实质浸润型（Ⅱ型）：表现为肾实质受侵，周围肾窦脂肪消失，肾脏外形尚保持正常或稍外隆。

(3) 管壁增厚型（Ⅲ型）：表现为肾盂或肾盏壁增厚或扁平状肿物，常伴有明显肾积水。

2. 鉴别

盂内肿块型肾盂癌较易诊断，误诊率低，但可能因病灶微小而漏诊。此型主要需与阴性结石和血块进行鉴别。阴性结石的 CT 值较高，为 80~120 HU，短时间复查时，位置可能移动或因结石排出而消失；血块则边缘不规整，无强化表现，通常在数日内排出，其充盈缺损的形态、位置、密度及大小会随时间而变化。

管壁增厚型肾盂癌主要需与炎症引起的肾盂壁增厚相鉴别。炎症引起的肾盂壁增厚较为均匀，累及范围相对较长；而管壁增厚型肾盂癌的肾盂壁增厚不规则，部分病例鉴别存在难度。

实质浸润型肾盂癌主要需与肾细胞癌进行鉴别，鉴别要点包括：①强化特点，肾细胞癌多表现为“快进快出”型强化，而前者累及的肾实质呈持续性强化减低，两者差异显著；②前者肾盂(盏)内多数存在异常软组织影或局部肾窦脂肪模糊，后者肾盂肾盏多无异常；③前者受累实质无明显占位效应，后者则有明显占位效应；④前者受累实质边界不清，无假包膜，后者边界多数清晰，存在假包膜。

问题 11　简述肾盂癌的病理类型。

肾盂癌中，超过 90% 为尿路上皮癌，其次是鳞癌，而腺癌较为罕见。尿路上皮癌(urothelial carcinoma，UC)是指尿路覆盖上皮(包括肾盂、输尿管、膀胱及部分后尿道和前列腺大导管内覆盖上皮)发生恶变所引起的上皮癌。传统上常称为移行上皮细胞癌，但在 1998 年，世界卫生组织和国际泌尿病理学会提倡使用 UC 来替代移行上皮细胞癌。UC 能更准确地定位上皮的来源器官，而移行上皮细胞癌则主要基于病理形态描述，且常见于鼻窦腔、女性生殖系统及肛直肠部位的肿瘤。过去按尿路部位分别称为肾盂癌、输尿管癌、膀胱癌等，目前标准定义为肾盂 UC 和输尿管 UC(两者统称为上尿路 UC，即 UTUC)，以及膀胱 UC。这种分类既能方便定位肿瘤来源的器官或部位，也强调了 UC 作为一个整体的存在，特别是后者对理解 UC 的发生和发展具有重要意义。

问题 12　阅片小结：UTUC 的 TNM 分期。

1. T——原发肿瘤

Tx：原发肿瘤无法评估。

T0：无原发肿瘤证据。

Ta：非浸润性乳头状癌。

Tis：原位癌。

T1：肿瘤侵犯黏膜下结缔组织。

T2：肿瘤侵犯肌层。

T3：(输尿管)肿瘤浸润超过肌层，侵及输尿管旁脂肪。

T4：肿瘤侵及邻近器官或穿透肾脏及肾周脂肪。

2. N——区域淋巴结

Nx：区域淋巴结无法评估。

N0：无区域淋巴结转移。

N1：单个淋巴结转移，最大径<2 cm。

N2：单个淋巴结转移，最大径≥2 cm，或多个淋巴结转移。

3. M——远处转移

M0：无远处转移。

M1：有远处转移。

UTUC 的 TNM 分期见表 73-1。

表 73-1 UTUC 的 TNM 分期

	N0	N1	N2	M1
T1	Ⅰ	Ⅳ	Ⅳ	Ⅳ
T2	Ⅱ	Ⅳ	Ⅳ	Ⅳ
T3	Ⅲ	Ⅳ	Ⅳ	Ⅳ
T4	Ⅳ	Ⅳ	Ⅳ	Ⅳ

四、报告模板

肾盂癌

（一）影像所见

1. 泌尿系统 CT 平扫+增强 平扫显示左/右肾盂内可见一类圆形略低密度实性肿块，呈浅分叶状，大小约为 * * mm× * * mm，密度不均匀/均匀，内可见斑片状低密度影。肿瘤边界较清晰/模糊，未累及/累及邻近肾实质。增强检查皮质期，肿瘤呈轻至中度不均匀强化，密度低于肾皮质，坏死区无强化；肾实质期，周围肾实质强化，肿块密度较前稍增加；排泄期肿块呈相对低密度，突入盂内，导致肾盂内呈现充盈缺损改变。肿块由肾动脉供血。病变有/无累及输尿管，邻近脏器及血管未见明显受累征象（累及 * * 、肾静脉、下腔静脉）。肾周脂肪间隙清晰/模糊，腹膜后（肾门、下腔静脉旁、腹主动脉旁）未见明显肿大淋巴结。

左/右肾大小、形态及位置未见异常；肾内未见异常密度灶及异常强化灶；肾盂肾盏无扩张；肾周间隙清晰。双侧输尿管未见扩张，双侧输尿管区未见异常密度灶。膀胱充盈良好，膀胱壁无增厚，膀胱内未见异常密度灶及异常强化灶。盆腔未见明显肿大淋巴结。腹腔及盆腔未见积液。

2. CTU 双肾盂肾盏内见对比剂影，左/右肾盂充盈缺损，左/右肾盂肾盏内未见充盈缺损；双侧输尿管见间断对比剂影，其内未见充盈缺损；膀胱内对比剂影，其内未见充盈缺损。

（二）影像诊断

左/右肾盂肿块，高度怀疑为肾盂癌，累及 * * （脏器、血管名称），腹膜后（肾门、下腔静脉旁、腹主动脉旁）多发淋巴结转移。建议进一步进行病理检查及 PET-CT 扫描以明确诊断。

（刘宇 刘鹏）

案例 074　泌尿系结核

一、教学目标

掌握泌尿系统的解剖知识；掌握泌尿系结核的基本病变及鉴别诊断；掌握 CTU 后处理操作技能。

二、病例展示

患者，男，66 岁，进行性排尿困难伴尿频尿急 8 月余。既往史、家族史无异常。体格检查：双肾区未见肿块，无叩击痛，未闻及血管杂音。输尿管走行区无压痛，膀胱耻骨上区未见局限性隆起，膀胱区无充盈，无压痛。外生殖器正常。右侧附睾触及结节感，输精管呈条索状串珠样改变。实验室检查：血浆 D-二聚体测定(D-Dimer，采用比浊法)，定量纤维蛋白原为 4.67 g/L(升高)，D-二聚体定量为 0.76 mg/L(升高)。尿沉渣定量及尿红细胞位相(通过图像分析仪法)检查，结合尿液分析，结果显示：尿浊度为混浊(升高)；尿潜血为 3+(升高)；尿白细胞酯酶为 3+(升高)；尿蛋白为 2+(升高)；红细胞总数为 2895.9 个/μL(升高)；白细胞总数为 9288.2 个/μL(升高)；透明管型数量为 1.13/LPF(升高)；上皮细胞数量为 25.2 个/μL(升高)，其中鳞状上皮细胞数量为 9.3 个/μL(升高)；细菌数量为 1592.2 个/μL(升高)。该患者的影像资料如图 74-1 所示：

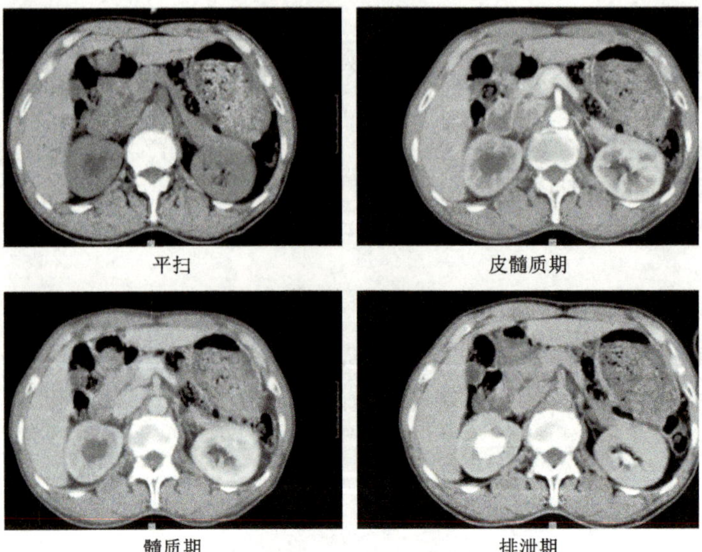

(a) 横断位肾上盏层面图像

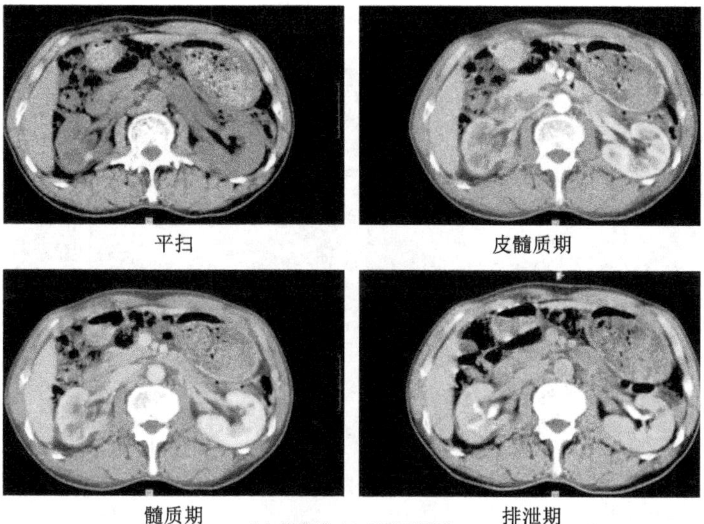

(b) 横断位肾盂层面图像

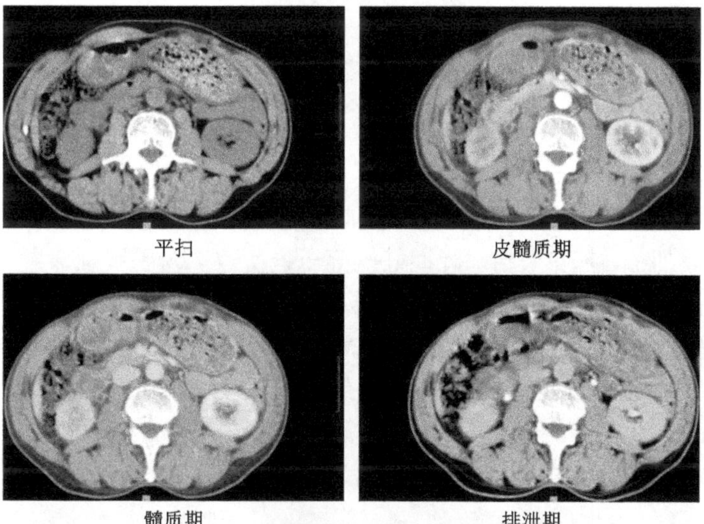

(c) 横断位输尿管上段层面图像

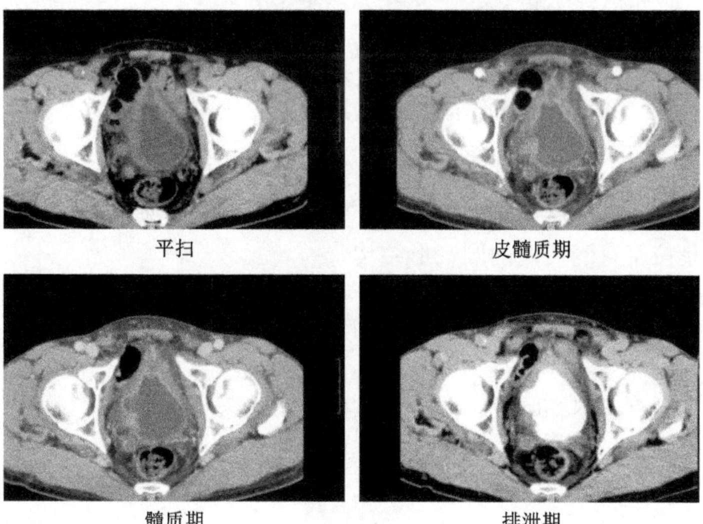

(d) 横断位膀胱层面图像

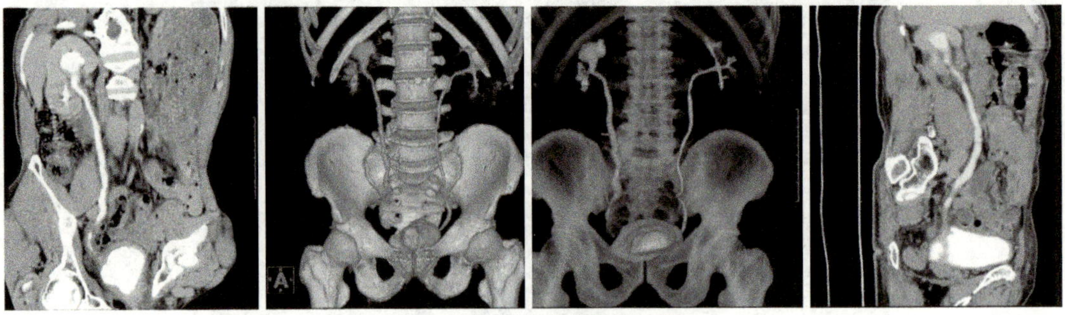

(e) CTU重建及输尿管曲面重建图像

图 74-1　案例 074 的影像学检查图片

三、问题及解答

问题 1　排尿困难常见于哪些疾病，其发生机制是什么？

排尿困难可分为阻塞性和功能性两大类。

1. 阻塞性排尿困难

(1) 膀胱颈部病变：①膀胱颈部阻塞，可能由结石、肿瘤、血块、异物等引起。②膀胱颈部受压，为子宫肌瘤、卵巢囊肿、晚期妊娠等压迫所致。③膀胱颈部器质性狭窄，常见于炎症、先天或后天获得性狭窄等导致尿液排出受阻。

(2) 后尿道疾患：由前列腺肥大、前列腺癌、前列腺急性炎症、出血、积脓、纤维化等压迫后尿道，或后尿道本身的炎症、水肿、结石、肿瘤、异物等引起。

(3) 前尿道疾患：见于前尿道狭窄、结石、肿瘤、异物或先天畸形等。

2. 功能性排尿困难

(1) 神经受损。

(2) 膀胱平滑肌和括约肌病变。

(3) 精神因素等。

问题 2　简述肾的基本解剖构成及膀胱三角的定义。

肾脏由两部分构成：肾实质和集合系统。肾内的集合系统进一步分为肾盂和肾盏。肾实质包括皮质和髓质，其中皮质深入髓质的部分称为肾柱；髓质突向收集腔的部分称为肾乳头，肾锥体则是位于肾髓质内的圆锥形结构。

膀胱三角(trigone of bladder)：膀胱三角位于膀胱底的内面，是两输尿管口(ureter)与尿道内口(urethra)之间的三角区域。该区域黏膜光滑无皱襞，是肿瘤和结核的高发部位。

问题 3　简述常见尿沉渣中细胞及管型的形成机制及临床意义，可列表说明。

常见尿沉渣中细胞及管型的形成机制及临床意义见表 74-1。

表 74-1　常见尿沉渣中细胞及管型的形成机制及临床意义

尿沉渣中细胞及管型	形成机制	临床提示
红细胞	一般为下尿路来源	可能与肾小球病、肾乳头坏死、肾盂肾炎、膀胱炎、尿路肿瘤、尿路结石有关
异形红细胞	由红细胞通过受损的小球毛细血管管壁形成，一般为上尿路来源	提示肾小球病
白细胞		见于膀胱炎、肾盂肾炎、急性间质性肾炎
透明管型	在肾小管流速缓慢时，由远端肾小管中的 Tamm-Horsfall 黏蛋白聚集形成	普通人或肾前性急性肾损伤
红细胞管型	由于肾小球受损，红细胞进入肾小管与 Tamm-Horsfall 黏蛋白共同形成管型	提示肾小球病
上皮细胞管型	由脱落的上皮细胞与 Tamm-Horsfall 黏蛋白在远端肾小管形成	常见于(但不仅仅见于)急性肾小管坏死
白细胞管型	由白细胞进入肾小管与 Tamm-Horsfall 黏蛋白共同形成管型	见于急性间质性肾炎、渗出性肾小球肾炎、严重的肾盂肾炎等
粗颗粒管型 蜡样管型	由细胞成分管型进一步分解而成	非特异，但其中棕黄颗粒管型可能提示急性肾小管坏死

问题 4　简要阐述 CTU 检查的重要性及其目的，并说明其优势与适应证有哪些？

1. CTU 检查的重要性　CTU 检查已逐步取代静脉肾盂造影和 MR 泌尿系(MRU)检查，成为血尿患者和结石患者的主要检查手段。

2. CTU 检查的目的　①检查肾盏、肾盂、输尿管及膀胱的位置、形状和大小。②评估肾脏的排泄及代谢功能。③探查泌尿系统是否存在结石、肿瘤及积水阻塞等情况。

3. CTU 检查的优势　①扫描时间短(扫描范围自肾上极至耻骨联合平面，扫描时间仅需 6~10 秒)。②图像分辨率高(层厚 1 mm，层间距 1 mm)。③可进行多方位观察。④无须肠道准备和腹部加压。

4. CTU 检查的适应证　①诊断泌尿系统疾病，如感染、肿瘤、先天畸形和积水等。②评估尿路结石，包括定位、数量、大小及尿路梗阻情况。③探查不明原因的血尿和脓尿。④了解腹膜后肿物与泌尿系统的关系。⑤适用于尿路狭窄无法插入导管或进行膀胱镜检查的患者。

问题 5　请根据以上临床和影像资料，提出您的初步诊断。

首先考虑泌尿系统感染性病变，结核可能性大。

问题 6　泌尿系结核有哪些临床特点？

泌尿系结核是由结核杆菌引发的慢性、进行性且具有破坏性的疾病，通常继发于肺结核。最常见的感染途径为血行传播。病变主要侵犯肾脏，亦可累及输尿管和膀胱，且多为单侧性。该病可发生于任何年龄段，免疫功能低下者患病风险更高，男性发病率高于女性。早期阶段通常无明显临床症状，但随着病情进展，可出现尿频、尿痛、尿急等膀胱刺激征，甚至出现脓血尿。

问题 7　请从病理生理角度阐述泌尿系结核的发展过程。

结核杆菌随血流侵入肾脏（肾皮质），此时可能无明显临床症状，且有一定自愈倾向，此阶段称为病理性肾结核。当机体免疫力低下时，结核杆菌会蔓延至肾髓质（肾乳头），形成结核病灶，病灶中心发生干酪样坏死，导致肾盏和肾盂结构破坏。坏死物质通过肾盂排出，形成空洞，此时称为临床肾结核。空洞内的结核杆菌可向下播散，引发输尿管和膀胱结核，导致管壁增厚，干酪样坏死，溃疡形成及纤维化。晚期，输尿管狭窄甚至闭塞，含菌尿液无法进入膀胱，从而使膀胱病变有所缓解，但患肾功能丧失，甚至出现全肾钙化，这一状态称为肾自截（autonephrectomy）。

问题 8　阐述泌尿系结核各期影像特点。

1. 早期　仅为累及皮质的结核肉芽肿，大小不等，范围为1~2 cm。平扫时难以发现，增强扫描可见稍低密度影，可能无强化或仅轻度强化，与肾脏其他炎症不易鉴别，需结合临床及实验室检查进行诊断。

2. 进展期　肾髓质发生破坏，肾实质出现多发干酪样坏死。坏死物质排出后可形成溃疡性空洞，这些空洞可与肾盂肾盏相通。平扫时患肾体积可能增大，肾实质内可见单发或多发、大小不等的囊性低密度灶，边缘欠光滑。增强扫描时，病灶边缘可见强化，典型者围绕肾盂呈“花瓣样”表现，常伴有钙化（见于超过50%的肾结核病例），钙化形态多样，可呈无定形、斑点状、曲线状、三角形或环状。累及肾盂肾盏时，肾盂肾盏壁增厚并强化，出现狭窄，可伴有非均一性的肾积水；病变还可能累及肾周，形成肾周积脓。

3. 晚期（肾自截）　肾实质积水严重，导致肾实质全部萎缩，形态不规则，弥漫性钙化形成，即肾自截。此时，肾功能完全丧失。

问题 9　该患者可以补充哪些实验室检查？

1. 尿沉淀涂片抗酸染色　阳性率为80%~90%。

2. 结核菌素试验

3. 尿结核杆菌培养　被视为金标准，培养周期需6~8周。此外，尿结核分枝杆菌DNA检测（PCR-TB-DNA）亦为常用方法，但此项技术现已被GeneXpert等核酸扩增技术部分取代。

问题 10　肾结核在影像学上需与哪些肾脏疾病进行鉴别，其鉴别要点包括哪些？

肾结核在影像学上的鉴别诊断见表74-2。

表 74-2　肾结核在影像学上的鉴别诊断

肾结核（renal tuberculosis）	黄色肉芽肿型肾盂肾炎（xanthogranulomatous pyelonephritis，XGP）	髓质海绵肾（medullary spongy kidney，MSK）	慢性肾盂肾炎（chronic pyeloenphritits，CPN）	多囊肾（polycystic kidney disease，PKD）
增强扫描早期可见稍低密度影；进展期边缘出现强化，典型病例围绕肾盂呈现“花瓣样”分布，并可能伴有钙化；晚期则表现为肾自截	鹿角形结石，在增强扫描中呈现“熊掌征”	肾锥体内可见多发致密影，分布呈散在、簇状、花瓣状或扇形排列。此外，尚可见多发扩张的集合管所形成的囊状低密度影	肾皮质局部呈现变薄现象，肾脏表面凹凸不平；增强扫描结果显示，肾盂壁增厚并伴有强化，同时存在轻度扩张及积水现象	增强扫描显示囊肿无明显强化，而囊肿之间的正常肾组织则呈现强化现象

问题 11　阅片小结：膀胱结核在影像上需与哪些膀胱疾病进行鉴别，鉴别要点是什么？

膀胱结核在影像上需与膀胱炎和膀胱癌进行鉴别，鉴别要点如下：

1. 膀胱炎　常伴有尿道炎，统称为下尿路感染。多种泌尿系统疾病都可引发膀胱炎，且泌尿系统外的疾病（如生殖器官炎症、胃肠道疾病和神经系统损害等）也可能导致膀胱感染。CT 检查显示膀胱壁呈弥漫性增厚，CT 平扫时多数病灶表现为均匀等密度改变；增强扫描后，病灶呈现较均匀一致的轻度强化。

2. 膀胱癌　在 CT 平扫中表现为膀胱壁增厚且僵直，扩张受限；膀胱内可见软组织肿块，多呈乳头状突起，表面不够光滑，内部可能出现液化坏死或斑点状钙化。当病变累及膀胱外膜时，影像模糊，CT 增强扫描显示明显强化（通常高于膀胱壁）。

问题 12　阅片小结：什么是顶针膀胱，其形成机制是怎样的？

膀胱壁出现严重的纤维化及挛缩，导致膀胱形态不规则且容量显著减小，最终呈现出类似顶针的形状，即顶针膀胱。

四、报告模板

（一）肾结核

1. 平扫　右/左肾实质内可见低密度灶，边界不规则。

2. 增强扫描　显示对比剂早期进入，部分/全部肾盂肾盏扩张，呈囊样低密度影，CT 值约＊＊HU，肾盂壁明显增厚（进展期）。肾脏体积缩小，形态不规则，伴有弥漫性钙化（晚期）。

（二）输尿管结核

1. 平扫　右输尿管边缘毛糙、僵直，管腔狭窄与扩张并存，以下 1/3 段尤为明显，可见长段钙化。

2. 增强扫描 管壁均匀强化，多病灶呈现"串珠样"特征。

(三) 膀胱结核

1. 平扫 膀胱壁不均匀或均匀增厚，外形轮廓不光整。(结核性肉芽肿)表现为边界不清、密度不均的软组织结节或肿块影，中央可见明显坏死；(晚期)膀胱容积显著缩小，膀胱壁明显增厚，可见条形钙化。

2. 增强扫描 结核性肉芽肿可出现中度强化，增厚的膀胱壁内膜呈线样强化。CTU 显示充盈缺损影像。

(彭勃 罗京 刘鹏)

案例 075　膀胱癌

一、教学目标

强化“定位定性，结合临床下结论”的理念，构建泌尿疾病影像学诊断的基本范式。巩固膀胱影像解剖知识，深化对膀胱肿瘤性病变的认知，规范应用泌尿系影像学定位及定性的专业术语。准确识别膀胱肿瘤性病变，建立泌尿系统疾病的影像学鉴别诊断思路。深入理解泌尿系统疾病影像征象与其相应病理学基础的联系。掌握膀胱癌 TNM 分期及膀胱癌 VI-RADS 分级标准。

二、病例展示

患者，男，48 岁，发现无痛性肉眼血尿 10 余天。家族史：其父亲因“肠癌”去世，哥哥因“膀胱肿瘤”去世。体格检查：无明显异常。实验室检查：尿潜血为 4+，尿蛋白为 2+。该患者的影像资料如图 75-1 所示：

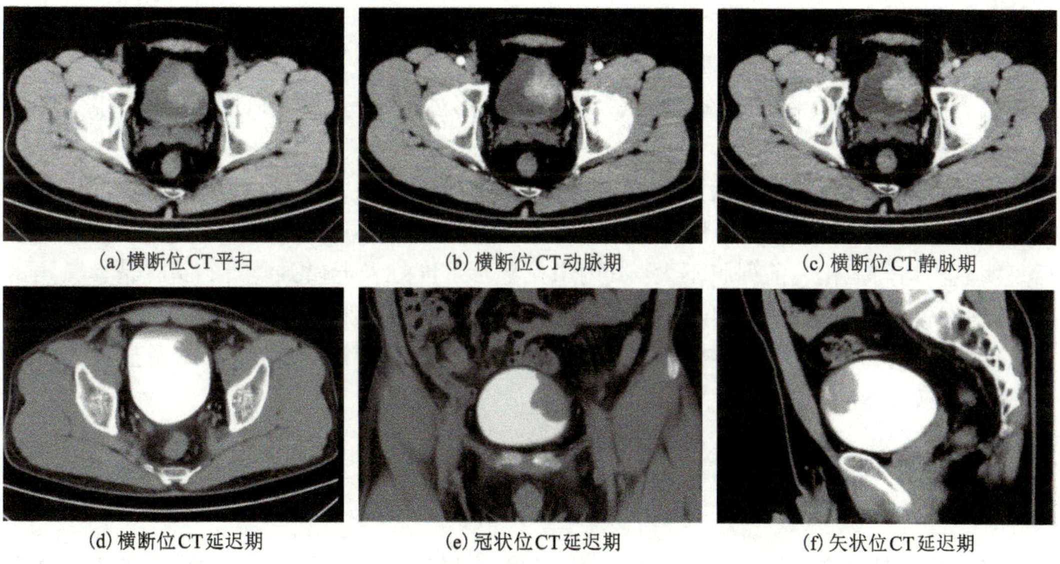

(a) 横断位CT平扫　(b) 横断位CT动脉期　(c) 横断位CT静脉期

(d) 横断位CT延迟期　(e) 冠状位CT延迟期　(f) 矢状位CT延迟期

注：泌尿系统 CT 平扫+增强。

图 75-1　案例 075 的影像学检查图片

三、问题及解答

问题 1　该患者的主诉是什么？

患者的主诉为发现无痛性肉眼血尿 10 余天。所谓肉眼血尿，是指尿液外观呈现洗肉水样或含有血凝块，通常情况下，若每升尿液中含有 1 mL 以上的血液，尿液便会呈现红色。

问题 2　初始血尿、终末血尿及全程血尿分别代表的病变部位在哪里？

如果血尿仅在排尿开始时出现，称为初始血尿，通常病变多位于尿道；若血尿在排尿即将结束时出现，称为终末血尿，病变多见于膀胱三角区、膀胱颈部或后尿道；若在整个排尿过程中均出现血尿，则出血部位多位于膀胱、输尿管或肾脏。

问题 3　患者的家族史、职业史有何意义？

有恶性肿瘤病史或膀胱癌家族史的人群属于膀胱癌的高危群体。此外，职业暴露也是膀胱癌的一个明确危险因素，如长期接触油漆、染料、金属及石油产品等物质。

问题 4　指导医师结合重点、难点施教，并针对住院医师所描述的影像(图像)关键征象进行充分点评和规范性演示。

1. 检查部位　泌尿系统。

2. 检查技术　泌尿系统 CT 平扫+增强。

患者姓名、性别、年龄、检查方法及检查部位核对无误，无明显呼吸及运动伪影，图像质量满足诊断要求。

3. 影像所见　膀胱左侧壁见一菜花状软组织肿块影，突向腔内生长，大小约 39 mm×32 mm×28 mm，边缘欠清晰，病灶以宽基底与膀胱相连，邻近膀胱壁稍增厚、毛糙，增强后呈明显不均匀强化。前列腺不大，其内未见异常密度灶及异常强化灶，膀胱精囊三角清晰。直肠-乙状结肠肠壁未见明显增厚。双侧肾脏对称，大小及形态正常，未见局灶性异常密度灶及异常强化灶，盆腔双侧输尿管走行区未见明显异常，盆腔未见明显肿大淋巴结，盆腔未见积液。

4. 影像诊断　膀胱左侧壁肿块，考虑膀胱癌可能性大。

问题 5　膀胱肿瘤性病变主要包括哪几种组织类型？

膀胱肿瘤具有多种组织类型，主要分为上皮性和非上皮性两大类。上皮性肿瘤在膀胱肿瘤中占比为 95%，且绝大多数为恶性，即通常所说的膀胱癌。相比之下，非上皮性肿瘤罕见，涵盖平滑肌瘤、嗜铬细胞瘤及淋巴瘤等类型。

问题 6　膀胱癌的病理类型有哪些，其好发部位及好发人群是什么？

膀胱癌主要为移行细胞癌，少数为鳞状细胞癌和腺癌。移行细胞癌通常呈乳头状生长，故称为乳头状癌，其从膀胱壁突向腔内，并常侵犯肌层。部分移行细胞癌、鳞状细胞癌和腺癌则呈浸润性生长，导致膀胱壁局限性增厚。膀胱癌好发于三角区和两侧壁，可发生于任何年龄，包括儿童。发病率随着年龄增长而增加，高发年龄段为 50~70 岁，男性发病率是女性的 3~4 倍。易发人群包括吸烟者、有遗传因素者、膀胱慢性感染及异物刺激者等。

问题 7　该病例的主要影像征象、次要征象、重要的阴性征象分别有哪些?

1. 主要征象　表现为单个肿块病变，基底宽阔，与膀胱壁紧密相连。

2. 次要征象　局部膀胱壁轻微增厚并伴有凹陷，增强扫描显示不均匀且显著强化。

3. 重要的阴性征象　病变与周边组织及结构界限分明，盆腔内未见肿大淋巴结，亦无积液现象。

问题 8　分析归纳病例的临床特点。

该患者为中年男性，无痛性肉眼血尿 10 余天，既往史及个人史无特殊，家族史中其父因“肠癌”去世，哥哥因“膀胱肿瘤”去世。实验室检查尿潜血为 4+，尿蛋白为 2+。

问题 9　分析归纳病例的影像特点。

该病例膀胱左侧壁肿块，大小约 39 mm×32 mm，病灶以宽基底与膀胱壁相连，邻近膀胱壁稍增厚、毛糙，增强后明显不均匀强化。盆腔未见明显肿大淋巴结及积液。

问题 10　膀胱癌的鉴别诊断有哪些?

1. 腺性膀胱炎　为好发于膀胱三角区及膀胱颈部的膀胱增厚性病变。其 CT 呈中等密度，增强扫描示轻度或无强化；在 MRI 检查中，T1WI 呈等信号，T2WI 呈高信号，DWI 呈稍高信号，ADC 呈等或低信号。

2. 膀胱平滑肌瘤　CT 呈等密度且与盆底肌肉密度/信号基本一致是其特征性表现。在 MRI 检查中，T1WI 呈等信号，T2WI 呈等或稍高信号，脂肪抑制序列呈等信号。增强扫描以轻中度强化为主。

3. 膀胱内翻性乳头状瘤　好发于膀胱三角区及颈部，肿瘤一般带蒂或宽基底与膀胱壁相连，多呈乳头状，一般在 4 cm 以内。增强扫描示病变呈中–高度强化，邻近膀胱壁及壁外结构无受侵改变。

4. 膀胱副神经节瘤　患者多具有高血压、头疼、心悸、间歇性无痛血尿，常见于膀胱前、后壁和膀胱顶壁，多为单发。CT 平扫呈软组织样改变，密度均匀，边缘光滑，增强扫描示明显强化；在 MRI 检查中，T1WI 呈等或低信号(如有出血则病变内可见高信号)，T2WI 可见稍高信号或高信号，弥散受限。

问题 11　该病例影像学诊断是什么?

该病例影像学诊断为膀胱癌。

问题 12　阅片小结：简述膀胱癌的 TNM 分期。

膀胱癌的 TNM 分期见表 75-1。

表 75-1　膀胱癌的 TNM 分期

分期	描述	分期	描述
Ta	非浸润性乳头状癌	N	区域淋巴结
Tis	原位癌	Nx	区域淋巴结无法评估
T1	肿瘤侵及上皮下结缔组织	N0	无区域淋巴结转移
T2	肿瘤侵犯肌层	N1	真骨盆区（髂内、闭孔、髂外、骶前）单个淋巴结转移
T2a	肿瘤侵犯浅肌层（内 1/2）	N2	真骨盆区（髂内、闭孔、髂外、骶前）多个淋巴结转移
T2b	肿瘤侵犯深肌层（外 1/2）	N3	髂总淋巴结转移
T3	肿瘤侵犯膀胱周围组织	M	远处转移
T3a	显微镜下发现肿瘤侵犯膀胱周围组织	Mx	远处转移无法评估
T3b	肉眼可见肿瘤侵犯膀胱周围组织	M0	无远处转移
T4	肿瘤侵犯前列腺、子宫、阴道、盆壁、腹壁	M1	有远处转移
T4a	肿瘤侵犯前列腺、精囊、子宫或阴道		
T4b	肿瘤侵犯盆壁或腹壁		

问题 13　阅片小结：简述膀胱癌的 VI-RADS 分级。

通过对 T2WI、DWI 和 DCE-MRI 的分类评估，判断肿瘤对肌层的浸润情况，进而进行 VI-RADS 评分，以获得肌层受侵的总体风险。其中，T2WI 作为基础序列，而 DWI（第一序列）和 DCE-MRI（第二序列，尤其在 DWI 图像不理想时特别适用）为主要序列，详见表 75-2。

表 75-2　膀胱癌的 VI-RADS 分级

评分	膀胱壁 T2WI 表现
1 分	不间断的低信号线，代表固有肌层的完整性（病变<1 cm，例如带蒂或不带蒂的外生性肿瘤，和（或）增厚的膀胱壁内层）
2 分	不间断的低信号线，代表固有肌层的完整性（病变≥1 cm，例如带蒂的外生性肿瘤和（或）高信号增厚的膀胱壁内层，或有高信号增厚壁内层的宽基底肿瘤）
3 分	缺乏 2 分特征的无蒂的外生性肿瘤，或没有高信号增厚膀胱壁内层的宽基底肿瘤，但低信号固有肌层未见明显破坏
4 分	低信号线中断，表明中等信号的肿瘤组织延伸至固有肌层
5 分	中等信号的肿瘤扩展到膀胱外脂肪，代表整个膀胱壁和膀胱外组织的受侵

续表 75-2

评分	膀胱壁 DCE 表现
1 分	固有肌层没有早期增强(病灶对应于 T2WI 表现为 1 分的特征)
2 分	不间断的低信号线，代表固有肌层的完整性(病变≥1 cm，例如带蒂的外生性肿瘤和(或)高信号增厚的膀胱壁内层，或有高信号增厚壁内层的宽基底肿瘤)
3 分	缺乏 2 分表现(病灶对应于 T2WI 表现为 3 分的特征)，但低信号固有肌层没有破坏
4 分	肿瘤早期增强局灶性延伸至固有肌层
5 分	肿瘤早期增强延伸至整个膀胱壁和膀胱外脂肪

评分	膀胱壁 DWI 和 ADC 表现
1 分	固有肌层在 DWI 呈现中等连续信号(病变<1 cm，DWI 高信号，ADC 低信号，带或无蒂和(或)DWI 低信号增厚的膀胱壁内层)
2 分	固有肌层在 DWI 呈现中等连续信号(病变>1 cm，DWI 高信号，ADC 低信号，DWI 低信号带蒂和(或)低信号增厚壁内层，或宽基底肿瘤伴有 DWI 低或中等信号的增厚壁内层)
3 分	缺乏 2 分的特征(病变对应于 T2WI 3 分的特征)，但低信号固有肌层没有明显破坏
4 分	DWI 高信号和 ADC 低信号的肿瘤局部延伸至固有肌层
5 分	DWI 高信号和 ADC 低信号肿瘤延伸至整个膀胱壁和膀胱外脂肪

T2WI	DCE-MRI	DWI	VI-RADS 评分
1 分	1 分	1 分	1 分(极不可能的固有肌层受侵)
2 分	2 分	2 分	2 分(不太可能的固有肌层受侵)
3 分	2 分	2 分	2 分(不太可能的固有肌层受侵)
3 分	3 分	和(或)3 分	3 分(模棱两可的固有肌层受侵)
3 分	4 分	和(或)4 分	4 分(可能的固有肌层受侵)
4 分	4 分	和(或)4 分	4 分(可能的固有肌层受侵)
4 分	5 分	和(或)5 分	5 分(极可能侵入固有肌层和膀胱以外)
5 分	5 分	和(或)5 分	5 分(极可能侵入固有肌层和膀胱以外)
5 分	4 分	和(或)4 分	4 分(可能的固有肌层受侵)

问题 14　阅片小结：该患者下一步的诊疗建议。

本病例经影像学诊断为膀胱癌，需进一步通过病理检查以确诊。获取病理样本的主要方法为内镜活检。综合病理结果与影像学检查，本病例最终确诊为膀胱癌。由于影像分期与病理分期可能存在差异，临床工作中通常需进行多项检查，以辅助选择最佳治疗方案，评估患者预后，确保患者利益最大化。

四、报告模板

膀胱癌

(一)病变部位及范围

1. 数量 单发/多发。

2. 部位 颈部＊＊枚；三角区＊＊枚；前壁＊＊枚；后壁＊＊枚；顶部＊＊枚；左侧壁＊＊枚；右侧壁＊＊枚。

3. 病变大小 ＊＊ mm×＊＊ mm×＊＊ mm。

4. 与膀胱壁的夹角 锐角/钝角。

5. 膀胱壁舒张受限 是/否。

6. 带蒂情况 无蒂；居中；扭曲。

(二)病变的外侵情况

1. 浸润深度 T1(黏膜及黏膜下层)；T2(肌层)T2a T2b；T3(侵犯肌层)；T4(邻近器官)侵犯部位。

2. Ⅵ-RADS 评分

(三)区域淋巴结情况

1. 可疑淋巴结 无/有/不能确定。

2. 可疑淋巴结个数 1 枚；≥2 枚；不能确定。

3. 位置 闭孔(左/右)；髂外(左/右)；骶前(左/右)；髂总血管旁(左/右)。

(四)其他

1. 其他淋巴结 无/有；位置：腹主动脉旁、腹股沟(左/右)。

2. 出血 是/否。

3. 腹腔积液 是/否。

4. 其他病变

(李靖翊　李泽达　刘鹏)

案例 076　输尿管囊肿

一、教学目标

建立泌尿系统先天性发育异常影像学诊断的基本范式，巩固泌尿系统影像解剖知识，正确识别输尿管基本病变，规范使用泌尿系统影像学定位及定性的基本术语。正确评估泌尿系统先天性发育异常，掌握输尿管囊肿的影像学特征，建立输尿管扩张性疾病的影像学诊断思路。

二、病例展示

患者，男，52 岁，体检时 B 超发现右侧输尿管末端囊肿 3 天，无特殊不适。该患者的影像资料如图 76-1 所示：

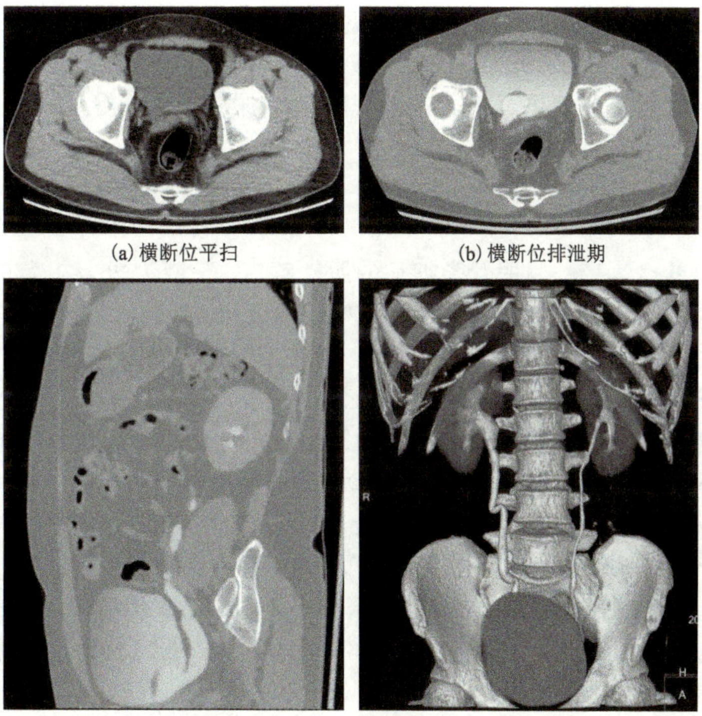

(a) 横断位平扫　(b) 横断位排泄期

(c) 斜矢状位排泄期曲面重建　(d) VR 重建

注：CTU 泌尿系造影。

图 76-1　案例 076 的影像学检查图片

三、问题及解答

问题1 输尿管囊肿的概念是什么?

输尿管囊肿，也称输尿管膨出，是指输尿管末端以囊性形态向膀胱内突出。其结构特征为：外层由膀胱黏膜构成，中层为三角区浅肌层的薄层肌肉及胶原组织，内层则为输尿管黏膜。

问题2 指导医师结合重点、难点施教，并针对住院医师所描述的影像(图像)关键征象进行充分点评和规范性演示。

1. 检查部位 肾脏+输尿管+膀胱。

2. 检查技术 CTU 泌尿系造影。

患者姓名、性别、年龄、检查方法及检查部位核对无误，无明显呼吸及运动伪影，图像质量满足诊断要求。

3. 影像所见 膀胱右后壁(约输尿管内口处)隐约见一薄壁囊状低密度灶向腔内突入，大小约 20 mm×25 mm，CT 值约 10 HU，排泄期其内可见对比剂充填，与右侧扩张的输尿管相连，呈蛇头征，并可见液-液平面，囊壁呈环形透亮影改变；膀胱充盈可，壁不厚，余腔内未见明显异常密度灶及异常强化灶。右肾盂、右侧输尿管中下段轻度积水扩张，以右侧输尿管下段明显，内径约 19 mm。

4. 影像诊断 膀胱右后壁囊性灶，考虑右侧输尿管囊肿，继发右侧输尿管及右肾积水。

问题3 输尿管的解剖结构是怎样的?输尿管的具体分段及其生理性狭窄部位有哪些?

1. 输尿管的解剖结构 输尿管为细长的肌性管道，长度为 25～30 cm，管径为 0.5～0.7 cm。输尿管上端起始于肾盂，沿腰大肌表面下行，跨越髂总动脉(或髂外动脉)及静脉，进入盆腔，沿盆腔壁继续下降，经过骶髂关节前上方，在坐骨棘处转折向内，斜行穿过膀胱壁，最终开口于膀胱。

2. 解剖学分段及三个狭窄 根据输尿管的走行位置，可将其分为三部分：输尿管腹部、输尿管盆部和输尿管膀胱壁内部。输尿管在腹膜后沿腰大肌表面下行，跨越髂动脉前的部分称为输尿管腹段，也称上段输尿管；位于盆腔内的部分称为输尿管盆段，也称中段输尿管；输尿管末端斜穿膀胱壁进入膀胱三角区的部分称为输尿管膀胱壁间段，也称输尿管下段。输尿管存在三个狭窄部位：第一狭窄位于肾盂与输尿管移行处；第二狭窄位于输尿管越过小骨盆入口处，相当于髂总动脉和髂外动脉位置；第三狭窄位于膀胱壁间段。这三个狭窄部位均为结石易滞留的区域。

3. 影像学分段 为了便于影像学上对输尿管结石、肿瘤、狭窄位置的描述，通常将输尿管分为三段：①上段输尿管，从肾盂输尿管连接处延伸至骶髂关节上缘；②中段输尿管，从骶髂关节上缘至骶髂关节下缘；③下段输尿管，从骶髂关节下缘开始，穿过盆腔，最终终止于膀胱。

问题 4　输尿管影像的基本病变有哪些？该病例的基本病变有哪些？

1. 输尿管影像的基本病变

(1)输尿管数目、位置、形态变异。

(2)输尿管管径异常：如输尿管扩张和狭窄。

(3)输尿管管腔内占位性病变：如结石、血块、肿瘤、输尿管息肉、输尿管结核、输尿管内子宫内膜异位症等。

(4)输尿管壁增厚。

2. 该病例的基本病变　该病例的基本病变表现为输尿管形态变异(注：成人单纯性输尿管囊肿可能与后天因素相关，如炎症和创伤可能导致输尿管开口狭窄，进而使输尿管逐渐向膀胱内脱垂，形成输尿管囊肿。当囊肿体积巨大时，可引发排尿困难、尿流中断及尿潴留等症状)。

问题 5　该病例的主要影像征象、次要征象、重要的阴性征象分别有哪些？

1. 主要征象　膀胱右后壁(约输尿管内口处)隐约见一薄壁囊状低密度灶向腔内突入，大小约 20 mm×25 mm，CT 值约 10 HU，排泄期其内可见对比剂充填，与右侧扩张的输尿管相连，呈蛇头征，并可见液-液平面，囊壁呈环形透亮影改变。

2. 次要征象　右肾盂、右侧输尿管扩张积液。

3. 重要的阴性征象　膀胱充盈可，壁未见增厚，余腔内未见明显异常密度灶及异常强化灶。

问题 6　分析归纳病例的影像特点？

该病例显示，膀胱右后壁存在一囊肿，大小约为 20 mm×25 mm，与右侧扩张的输尿管相连，呈现蛇头征。增强扫描结果显示，囊内有对比剂进入。右侧肾盂及输尿管出现扩张积液现象。

问题 7　此病变的影像学特殊征象是什么？

此病变的影像学特殊征象是蛇头征(cobra head sign)。在排泄性尿路造影中，病侧输尿管膀胱入口处出现一囊肿，即扩张、膨出的末段输尿管；该囊肿与扩张的输尿管相连，形似伸入膀胱的蛇影，囊肿部分即为“蛇头”，因此得名“蛇头征”。

问题 8　输尿管囊肿的临床分型有哪些？

根据输尿管口位置与囊肿的关系，可分为以下两类：

1. 单纯型输尿管囊肿　输尿管开口部正常或接近正常，囊肿完全位于膀胱内。较小的囊肿可能导致输尿管轻度梗阻，但不阻塞膀胱颈部，因此患侧肾脏仅受到轻度损害或基本无影响。此类囊肿多见于成人，且通常体积较小。

2. 异位型输尿管囊肿　输尿管开口位于膀胱颈、尿道或肾盂等其他部位，多见于儿童。此类囊肿一般较大，并常伴有其他泌尿系统先天发育异常，如重复肾和重复输尿管畸形。

问题 9　该病例影像学诊断是什么？

该病例影像学诊断为输尿管囊肿。

问题 10　阅片小结：输尿管扩张性疾病的影像学诊断及鉴别诊断。

输尿管扩张(积水)主要以梗阻性扩张积水为常见类型，梗阻层面常可发现梗阻病因：

1. 输尿管内钙化影　提示输尿管结石。

2. 输尿管管壁增厚、软组织肿块　通常为输尿管肿瘤。

3. 输尿管周围软组织肿块　可能为邻近炎症或肿瘤。

4. 先天性发育异常

(1)输尿管囊肿：膀胱三角区可见边缘光滑的充盈缺损，呈“蛇头”状，可确定是否为单侧性或双侧性重复畸形。

(2)巨输尿管：输尿管下端呈漏斗状或鸟嘴状，上方输尿管扩张。

(3)下腔静脉后输尿管：输尿管上段明显扩张，在腰3~4水平向上内反折走行，呈“S”形改变，与下腔静脉交叉至其后方，并沿脊柱前面下降。

(4)重复输尿管畸形：可见两组输尿管。

(5)肾盂输尿管连接部梗阻：肾盂积水严重，肾盏光滑，肾实质变薄，但肾外形仍保持正常。肾盂输尿管连接处梗阻呈漏斗状，但可能被极度扩大的肾盂掩盖。

问题 11　阅片小结：输尿管囊肿的鉴别诊断。

1. 膀胱内肿瘤　指膀胱壁向腔内突出的结节或肿块，通常以宽基底附着于膀胱壁。膀胱内恶性肿瘤多表现为不规则的充盈缺损。

2. 输尿管下段憩室　通常由输尿管壁的先天性异常或炎症等因素，导致输尿管壁局部膨出形成。CTU检查可显示憩室呈囊袋状突起，形态似纺锤状，有蒂与输尿管相连。

3. 先天性巨输尿管　输尿管末端近膀胱入口处存在一段功能性狭窄段，该平面以上的输尿管显著扩张，并呈上行渐进性发展，导致肾盂肾盏扩张。

4. 膀胱憩室　通过CT或MRI检查，可见膀胱内局限性囊状影突出至腔外，腔内充满尿液或对比剂，其密度或信号变化与膀胱内尿液相同。

问题 12　阅片小结：该病变的可能发生机制是什么？

(1)在胚胎发育至12~30 mm阶段，上皮组织向下生长形成一瓣膜。正常情况下，瓣膜会在后续发育过程中被吸收，形成输尿管口。若瓣膜未能吸收，则会导致输尿管下端出现狭窄。

(2)输尿管下端的肌性纤维层薄弱，加上输尿管本身的狭窄，会进一步加剧问题。

(3)输尿管膀胱壁间段过长、过度倾斜或过于弯曲，也可能引发病变。

(4)输尿管口周围的炎症、外伤等因素可导致瘢痕形成，进而引起狭窄。输尿管口不同程度的梗阻，加上尿流持续冲击，最终可能形成囊肿。

问题 13　阅片小结：输尿管囊肿的解剖与病理基础。

输尿管囊肿的形成是由于输尿管口先天性狭窄或功能性挛缩，以及输尿管壁发育不全。这导致输尿管下端各层组织形成囊肿，突入膀胱内。因此，囊肿的外层由膀胱黏膜构成，内层则为输尿管黏膜，两者之间仅由一层薄薄的纤维及结缔组织分隔。

问题 14　阅片小结：输尿管囊肿的检查方法有哪些？

1. B 超　是首选的诊断手段，其超声检查特征表现为输尿管开口部位的囊性改变，且随输尿管的蠕动节律呈现周期性的增大和缩小。该方法能够发现膀胱内的囊性占位性病变以及同侧输尿管的扩张。

2. 静脉尿路造影　是最主要的诊断手段，典型表现为“蛇头征”。

3. CTU　在诊断输尿管囊肿方面 CTU 具有重要价值。平扫时，囊肿呈现类圆形或椭圆形低密度影，边缘光滑，位于膀胱轮廓线以内，常以左或右侧输尿管口为中心分布。囊内密度均匀，与膀胱内尿液密度相同，囊壁厚度均匀一致，呈环形。当囊肿充满对比剂时，由于囊内囊外对比剂浓度相同，囊肿壁会呈现环形透亮带，膀胱内可出现“蛇头”样或“光晕”征改变。

4. MRI　能够清晰显示双肾、输尿管、囊肿及囊壁厚度，同时可清楚显示囊肿的分型和开口。然而，如果囊肿内液体与其周围液体呈相同信号，确诊较为困难，且 MRI 检查费用较高。

5. 膀胱镜检查　可以发现输尿管口附近的球形或椭圆形囊肿，表面光滑，具有清晰的血管纹理及节律性收缩。若观察到囊肿表面存在狭窄的输尿管口，即可确诊。

问题 15　阅片小结：本患者的下一步诊疗建议。

输尿管囊肿若无临床症状且上尿路未发生改变，可暂不进行手术治疗。对于反复出现腰痛、上尿路感染以及伴有上尿路结石的患者，手术原则在于引流尿液，防止反流。术式的选择应根据膀胱镜检查结果进行参考。

四、报告模板

输尿管囊肿

(一) 主要病变

1. 部位　右(左)输尿管末端。

2. 基本病变　一个(多个)薄壁囊状低密度灶向腔内突入，大小约 * * mm× * * mm。

3. 强化特征　CT 值约 * * HU，排泄期其内有(无)对比剂充填。

4. 形态特征　有(无)与右(左)侧扩张的输尿管相连，是(否)呈蛇头征，囊壁是(否)呈环形透亮影改变。

5. 重要结构　右(左)肾盂、输尿管中下段(是/否)(轻/中/重)轻度积水扩张，双侧肾盂肾盏及右(左)侧输尿管是(否)见明显阳性结石及扩张积液。

(二)主要伴随发现

扫描检查各器官是否存在病变，是否存在盆腹腔积液，盆腹腔及腹膜后是否有肿大淋巴结。

印象：右(左)侧输尿管结构改变，输尿管囊肿。

(朱湘玉　冷文洁　容鹏飞)

案例 077　肾上腺腺瘤

一、教学目标

建立肾上腺疾病影像学诊断的基本范式，规范使用肾上腺影像学定位及定性的基本术语，正确识别肾上腺基本病变的影像表现，熟悉肾上腺腺瘤的发病机制及临床表现，掌握肾上腺腺瘤的影像诊断及鉴别诊断。建立肾上腺占位影像学诊断思路。

二、病例展示

患者，女，49 岁，血压升高 6 年，发现低钾 2 天。既往高血压病史 6 年，最高血压达 180 mmHg；否认吸烟及酗酒史。体格检查：贫血貌，眼睑略显苍白，口唇无发绀；其余未见异常。实验室检查：尿量 4000 mL/24 h；24 小时尿钾 79.2 mmol/24 h（参考值：25～125 mmol/24 h）；24 小时尿钠 287.2 mmol/24 h（参考值：130～260 mmol/24 h）；尿 24 小时游离皮质醇定量 622.40 μg/24 h（参考值：20.90～292.30 μg/24 h）；血钾 2.92 mmol/L（参考值：3.5～5.5 mmol/L）；血浆肾素活性（卧位）0.12 ng/（mL·h）[参考值：0.15～2.33 ng/（mL·h）]；血管紧张素Ⅱ测定（卧位）77.12 pg/mL（参考值：25～60 pg/mL）；醛固酮检测（发光法，卧位）428.9 pg/mL（参考值：30～160 pg/mL）；血浆肾素活性（立位）0.21 ng/（mL·h）[参考值：0.1～6.56 ng/（mL·h）]；血管紧张素Ⅱ测定（立位）79.64 pg/mL（参考值：50～120 pg/mL）；醛固酮检测（发光法，立位）184.7 pg/mL（参考值：70～300 pg/mL）。该患者的影像资料如图 77-1 所示：

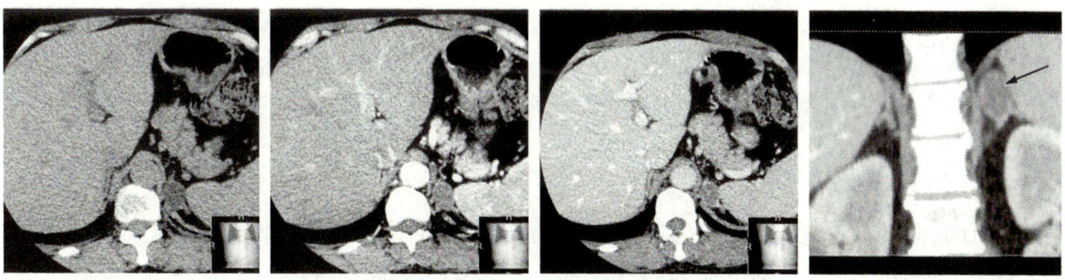

(a) 横断位平扫　(b) 横断面增强（动脉期）　(c) 横断面增强（静脉期）　(d) 冠状位增强（静脉期）

注：肾上腺 CT 平扫+增强+三维重建成像。

图 77-1　案例 077 的影像学检查图片

三、问题及解答

问题 1 该患者的临床特点是什么？病因有哪些？

该患者为中年女性，既往有 6 年高血压病史，近期出现低钾血症，既往史及个人史无特殊。高血压的病因复杂多样，主要包括以下因素：①遗传因素，约 60%的高血压患者有家族史，目前认为是由多基因遗传引起；②精神和环境因素，如长期精神紧张、激动、焦虑、噪声或视觉刺激等；③年龄因素，发病率随年龄增长而增加；④生活习惯因素，如不合理膳食结构、大量饮酒、吸烟等均可导致血压升高；⑤药物影响，如避孕药、激素、消炎止痛药等；⑥其他疾病影响，如原发性醛固酮增多症、肥胖、糖尿病、甲状腺疾病、肾动脉狭窄、肾脏实质损害及其他神经内分泌肿瘤等。

造成低钾血症的主要原因：①摄入不足；②转移性低钾血症，常见于周期性麻痹、碱中毒、甲亢或接受胰岛素治疗的患者；③丢失过多，如原发性醛固酮增多症、肾上腺皮质癌、库欣综合征、使用利尿剂、摄入甘草及其衍生物等导致钾经肾脏丢失；④呕吐、腹泻也可导致钾随胃肠道丢失。

问题 2 该患者的实验室检查异常提示什么？

实验室检查结果显示，患者存在多尿、24 小时尿钠升高、低钾血症等。醛固酮（卧位）及血管紧张素Ⅱ（卧位）水平升高，而血浆肾素活性（卧位）浓度降低；醛固酮（立位）及血管紧张素Ⅱ（立位）水平升高，但血浆肾素活性（立位）未见明显升高。此外，尿游离皮质醇水平亦升高。结合患者的临床症状与实验室检查结果，提示患者血浆肾素浓度降低、醛固酮水平增高，醛固酮与肾素比值（ARR）≥3.7，同时伴有高血压和低钾血症。据此，首先需考虑是否存在原发性醛固酮增多症。

问题 3 应建议该患者进一步做什么检查？

醛固酮激素由肾上腺球状带细胞分泌，主要调节电解质和水盐代谢。当醛固酮水平升高时，常导致水钠潴留，进而引发高血压、低钾血症等临床表现。因此，建议患者进一步进行肾上腺 CT 平扫+增强检查，或选择肾上腺 MRI 平扫+增强检查。

问题 4 简述肾上腺的解剖生理功能。

肾上腺是人体内重要的内分泌器官。在显微镜下，肾上腺组织由外向内依次分为被膜、皮质和髓质。肾上腺的皮质和髓质在发生、结构和功能上均存在显著差异，实际上它们是两种不同的内分泌腺。皮质起源于体腔上皮（中胚层），而髓质则与交感神经系统相似，来源于神经冠（外胚层）。在胎儿期，皮质和髓质相互靠近，共同形成肾上腺。肾上腺皮质较厚，位于表层，约占成人肾上腺体积的 90%。皮质的外层呈鲜黄色，内层则为红棕色，而髓质为灰色。

肾上腺皮质由外向内进一步细分为球状带、束状带和网状带。球状带细胞主要负责分泌盐皮质激素（主要是醛固酮），调节电解质和水盐代谢；束状带细胞分泌糖皮质激素（主要是皮质醇)，调节糖、脂肪和蛋白质的代谢；网状带细胞则分泌性激素。

肾上腺髓质主要由交感神经细胞和嗜铬细胞构成，分泌去甲肾上腺素和肾上腺素。去甲肾上腺素主要作用于心肌，使心跳加快、加强；而肾上腺素的主要作用是引起小动脉平滑肌收缩，从而使血压升高。

问题 5　肾上腺的影像学检查有哪些，各有何优势？

CT、MRI 和超声均可用于发现肾上腺病变，其中 CT 是目前诊断肾上腺疾病最佳的影像检查方法。CT 检查肾上腺病变的优点主要包括：①空间分辨率高，对于发现肾上腺结节、增生和萎缩明显优于其他影像学技术；②密度分辨率高，能显示病变内的脂肪、液体、钙化等成分，有助于病变的定性诊断；③增强检查具有优势，可以显示病变强化程度随时间变化的特征和对比剂的廓清速度，有助于定性诊断。然而，CT 检查也存在以下局限性：①难以判断较大肾上腺区肿块的起源；②无法发现体积较小的功能性肾上腺腺瘤；③不能识别形态学无明显变化的肾上腺增生和萎缩；④对非功能性肾上腺肿瘤的定性诊断较为困难。

MRI 的空间分辨率低于 CT，难以发现较小的肾上腺肿块及轻度的肾上腺增生，但其软组织分辨率高，能显示肿块的组织特征，有利于定性诊断。例如，MRI 能区分富含脂类物质的肾上腺腺瘤与不含脂类的肾上腺转移瘤。

超声检查因无创伤、无辐射、经济简便且可重复等优点，成为许多疾病的首选诊断手段，但由于肾上腺位于腹膜后，对医师操作要求较高，因此肾上腺超声检查的应用远不及 CT 普遍。

超声、CT 和 MRI 在检查肾上腺疾病方面各有优缺点，且同一成像技术的不同检查方法在诊断效能上也存在显著差异。因此，在进行肾上腺疾病影像学检查时，除了根据相关临床资料选择合适的成像技术外，还应特别注重选择适宜的检查方法。

问题 6　肾上腺如何进行影像学定位？该病例的病变如何定位？

肾上腺是腹膜后位器官，位于双侧肾脏的内上方，左右各一，相当于腰 1 椎体与第 11 肋水平，左侧略低于右侧。正常肾上腺高 4. 0 ~ 6. 0 cm，宽 2. 0 ~ 3. 0 cm，厚 0. 2 ~ 0. 8 cm。右侧肾上腺呈三角形，部分位于下腔静脉后方，膈肌脚前方，肝右叶内侧；左侧肾上腺呈半月形，位于主动脉外侧，胰腺尾部后上方。肾上腺表面有一层包膜，周围为脂肪组织。因此影像图像上应先找到肾脏位置，之后在肾脏内上方寻找肾上腺。该病例定位为左侧肾上腺内侧支。

问题 7　肾上腺的正常影像表现有哪些？

1. X 线平片　不能显示正常肾上腺，故不作赘述。

2. CT 表现　平扫时正常肾上腺呈软组织密度影，不能区分皮质和髓质。肾上腺形态各异，右侧肾上腺常呈斜线状、倒“V”形或倒“Y”形；左侧肾上腺多为倒“V”形、倒“Y”形或三角状。肾上腺边缘多平直，也可轻度外凸或内凹，表面光滑，无外突结节。临床工作中，通常用肾上腺侧支平均厚度(正常范围为 3 ~ 5 mm)和最大横断面积(150 mm^2 左右)来估计肾上腺大小。增强扫描时正常肾上腺早期均匀强化，廓清迅速，不能分辨皮质和髓质。

3. MRI 表现 在梯度回波 T1WI 和快速自旋回波 T2WI 上，肾上腺信号强度类似正常肝实质，明显低于周围脂肪；在 T1WI 或 T2WI 脂肪抑制图像上，肾上腺信号强度显著高于被抑制的周围脂肪组织，呈相对高信号，但仍不能区分皮质和髓质。Gd-DTPA 增强检查显示正常肾上腺呈均匀强化。

问题 8 肾上腺基本病变的影像表现如何？该病例的基本病变属于哪一类？

1. X 线平片 平片可显示肾上腺区钙化，常见于肾上腺结核、囊肿壁钙化、某些肾上腺肿瘤。

2. CT 表现 CT 异常表现包括肾上腺结节、弥漫增大和萎缩。双侧肾上腺结节常见于肾上腺转移瘤和肾上腺结节性增生，但也见于肾上腺结核（干酪化期）、皮质腺瘤和嗜铬细胞瘤等。良性功能性肿瘤一般较小，如表现为原发性醛固酮增多症的腺瘤直径多<2 cm，表现为库欣综合征的腺瘤多<3 cm。肾上腺非功能性肿瘤和恶性肿瘤一般较大，如肾上腺皮质癌被发现时直径多>6 cm。均匀强化的低密度结节常为皮质腺瘤；无强化的低密度结节为肾上腺囊肿；混杂密度肿块，内含脂性低密度灶，是肾上腺髓样脂肪瘤的特征表现；不均匀强化的混杂密度肿块，中心有不规则坏死、囊变区，常见于肾上腺肿瘤，如肾上腺嗜铬细胞瘤、皮质癌、神经母细胞瘤、转移瘤等，也可能是肾上腺结核（干酪化期）。双侧肾上腺弥漫性增大，即侧支平均厚度>5 mm，横断面积>150 mm^2，密度和外形正常，常为肾上腺增生表现；双侧肾上腺萎缩，常为垂体功能低下或特发性肾上腺萎缩所致，也可见于 Cushing 腺瘤同侧肾上腺的残部和对侧肾上腺。

3. MRI 表现 MRI 对肾上腺大小、形态改变的判断与 CT 相似。肿块的信号强度及增强表现可反映其性质。水样均匀 T1WI 低信号、T2WI 高信号且无强化的结节，见于肾上腺囊肿；T1WI 和 T2WI 上信号强度类似于肝实质，且在化学位移反相位上，与同相位相比，信号强度明显下降者为皮质腺瘤；混杂信号肿块，内有可被抑制的脂肪性高信号灶，提示肾上腺髓样脂肪瘤；混杂信号肿块，呈不均匀强化，可见于多种肿瘤，包括肾上腺嗜铬细胞瘤、转移瘤、皮质癌和神经母细胞瘤等，也可见于肾上腺结核（干酪化期）。

问题 9 指导医师结合重点、难点施教，并针对住院医师所描述的影像（图像）关键征象进行充分点评和规范性演示。

1. 检查部位 肾上腺。

2. 检查技术 肾上腺 CT 平扫+增强+三维重建成像。

患者姓名、性别、年龄、检查方法及检查部位核对无误，无明显呼吸及运动伪影，图像质量满足诊断要求。

3. 影像所见 左侧肾上腺内侧支见一类圆形低密度结节，边缘清晰，密度尚均匀，大小约 24 mm×16 mm×24 mm，平扫 CT 值约-9 HU；增强扫描呈中度强化，动脉期 CT 值约 37 HU、静脉期 CT 值约 45 HU；右侧肾上腺形态、大小及密度未见明显异常。

4. 影像诊断 左侧肾上腺内侧支占位，考虑肾上腺腺瘤可能性大，建议结合内分泌相关检查综合考虑。

问题 10　分析归纳肾上腺腺瘤的影像特点。

肾上腺腺瘤多为单发，偶见多发，通常呈类圆形，边缘光滑。典型的 CT 平扫表现为低密度结节，密度较为均匀，CT 值多<10 HU，内含脂质成分，增强扫描时呈现不同程度的强化。通过肾上腺灌注 CT 计算绝对廓清率和相对廓清率，可有效鉴别肾上腺占位。

1. 绝对廓清率(APW)的计算公式　$APW=(E-D)/(E-U)\times100\%$。其中，$E$ 代表增强扫描静脉期(60~70 秒)病灶的 CT 值；D 代表增强扫描延迟期(10~15 分钟)病灶的 CT 值；U 代表平扫时病灶的 CT 值。

2. 相对廓清率(RPW)的计算公式　$RPW=(E-D)/E\times100\%$。

若 APW>60%或 RPW>40%，则考虑为肾上腺腺瘤；若 APW<60%或 RPW<40%，则需考虑恶性肿瘤的可能性，并进一步进行检查。

问题 11　肾上腺腺瘤的鉴别诊断有哪些？

肾上腺腺瘤是肾上腺最常见的肿瘤，无功能性者多通过体检发现。Cushing 腺瘤通常表现为皮质醇增多症；Conn 腺瘤主要症状则为高血压和低血钾。肾上腺腺瘤好发于中青年女性，峰值年龄为 30~50 岁。

1. 功能性肾上腺占位的鉴别诊断

(1) Conn 腺瘤：主要表现为周期性瘫痪和低血钾。常含有脂质成分，平扫 CT 值较低，增强后可呈现不同程度强化，绝对廓清率>60%，相对廓清率>40%。

(2) Cushing 腺瘤：常见症状包括向心性肥胖、多血质面容、月经减少、毛发增多及皮肤紫纹等。

(3) 嗜铬细胞瘤：起源于肾上腺髓质，若起源于肾上腺以外部位，则称为副神经节瘤。可见于任何年龄，峰值期为 20~50 岁，临床表现为儿茶酚胺一过性升高引起的阵发性高血压、间歇性头痛、出汗、心悸等症状。嗜铬细胞瘤也称为“10%肿瘤”，即 10%为多发，10%为恶性，10%为双侧，10%发生于肾上腺外，10%为家族性，10%为无功能性肿瘤。双侧多见于综合征患者，包括冯 · 希佩尔-林道(von Hippel-Lindau，VHL)综合征、多发内分泌瘤 2 型、多发性神经纤维瘤病、结节性硬化症、脑颜面血管瘤病。CT 平扫密度均匀(瘤体较小)或不均匀(瘤体较大)，边界清晰，可伴出血、囊变；少数肿瘤的中心或边缘可见点状或弧线状钙化。CT 增强扫描示实性成分动脉期显著强化，静脉期、延迟期持续强化，坏死、囊变区未见强化。

(4) 肾上腺皮质癌：可出现性征异常、高皮质醇血症等内分泌症状。CT 平扫常为巨大分叶状肿物，直径通常大于 6 cm，密度不均匀，瘤内常有出血坏死，部分可见细小或粗大钙化，多位于肿瘤中心。CT 增强可见肿瘤实质部分动脉期迅速强化，延迟期持续强化，呈“渐进式强化”，这与肿瘤血供丰富、体积巨大、瘤巢之间存在大量血窦样间质成分有关。功能性皮质癌可伴有对侧肾上腺萎缩，并可侵犯肾静脉和下腔静脉形成瘤栓。

2. 无功能性肾上腺占位的鉴别诊断

(1) 肾上腺转移瘤：肾上腺是转移瘤的好发部位之一，多发生在肾上腺髓质。常见转移至肾上腺的肿瘤有肺癌、结直肠癌、乳腺癌、肾癌和肝癌。转移瘤内不含脂质，瘤体较大时可有出血、坏死和囊变，导致肿块内密度不均，一般无钙化。CT 增强呈不规则环状或结节状强化。

(2)髓样脂肪瘤：多无临床症状，边界清晰，肿块内含脂肪密度，密度不均匀，增强后肿块内软组织成分可见强化。

(3)肾上腺囊肿：多无临床症状，边界清晰，病灶呈均匀水样密度，囊壁薄，可伴有弧线状钙化。增强后病灶强化不明显，仅囊壁可见轻度强化。

(4)肾上腺淋巴瘤：单侧、双侧均可发病，体积较大，常大于6 cm，绝大多数为高级别肿瘤，以弥漫大B细胞淋巴瘤最为常见。CT平扫时，肿瘤密度多均匀，其内钙化、出血、囊变少见；常伴腹膜后淋巴结增大，治疗后可出现坏死。

问题12　该病例影像学诊断是什么？

该病例影像学诊断为左侧肾上腺内侧支腺瘤。

问题13　该病变影像征象产生的可能机制是什么？

肾上腺腺瘤肉眼观察常呈黄色或棕黄色，具有完整的包膜；镜下观察通常由不同比例的透明细胞和致密细胞构成，部分病例可完全由致密细胞组成。细胞排列呈条索状、巢团状或腺泡状，细胞核可出现轻度异型，但无核分裂现象，内部含有丰富的成熟脂肪组织。肿瘤细胞之间可见丰富的血窦样血管，部分区域可见纤维组织增生。因此，肾上腺腺瘤在CT平扫上密度通常低于10 HU，MRI反相位信号减低，T2WI信号近似肝脏，边缘光滑，分界清晰，增强扫描表现为均匀强化，呈“快进快出”强化。

问题14　阅片小结：肾上腺腺瘤的影像学诊断思路。

肾上腺腺瘤的影像学诊断思路如图77-2所示。

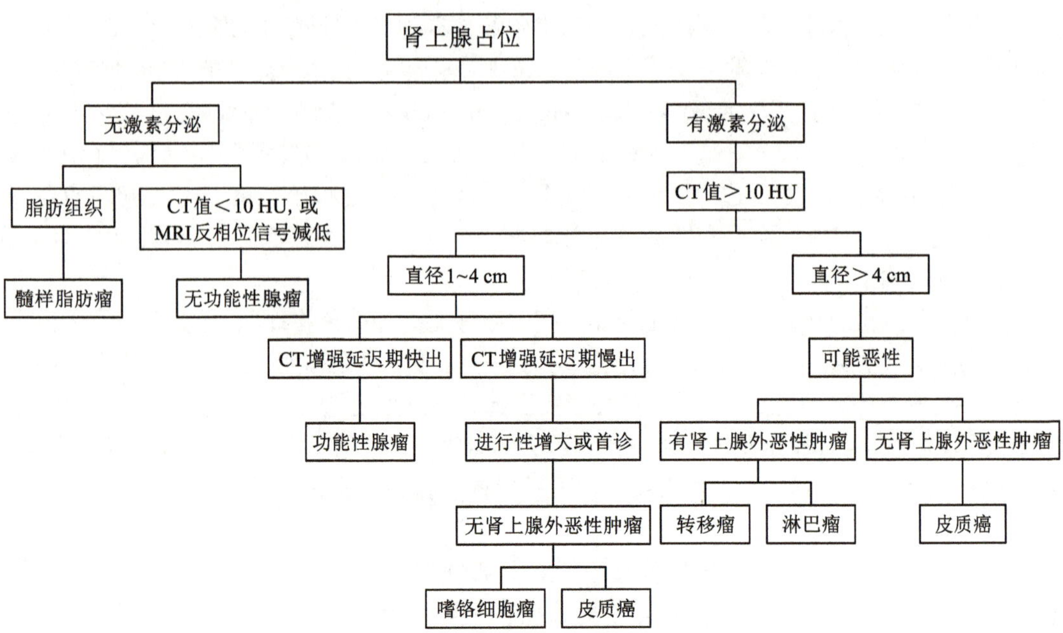

图77-2　肾上腺腺瘤的影像学诊断思路

四、报告模板

肾上腺腺瘤

(一)主要病变

1. 部位　右(左)侧肾上腺内侧支/外侧支/体部。

2. 基本病变　结节/肿块，单发/多发，大小约＊＊ mm×＊＊ mm×＊＊ mm。

3. 形态特征(可复选)　类圆形/不规则，边缘光滑/欠清晰，与邻近结构分界清晰/不清晰。

4. 平扫及强化特征　平扫CT值约＊＊ HU，密度均匀/不均匀，伴/不伴出血、囊变、坏死、钙化等；增强后轻度(中度、显著、无)强化，强化不均匀(均匀、环形)，CT值约＊＊ HU。

(二)次要病变

扫描各层面器官，评估是否存在病变；检查腹腔内是否有积液；观察腹腔及腹膜后是否有肿大淋巴结。

印象：右侧(或左侧)肾上腺(内侧支、外侧支、体部)存在占位性病变，初步考虑为肾上腺腺瘤(肾上腺腺瘤的可能性较大，或考虑为肾上腺腺瘤，具体性质待进一步确定)。

(刘欢　方向军)

案例 078　嗜铬细胞瘤

一、教学目标

建立肾上腺病变影像学诊断的基本范式，规范使用腹膜后占位定位及定性的基本术语，正确识别肾上腺基本病变。建立肾上腺占位性病变的影像学诊断思路，正确评估病变累及范围。

二、病例展示

患者，女，65 岁。自述 10 余年前因反复出现口干、多饮、烦渴等症状，在当地医院就诊，诊断为 2 型糖尿病，接受降糖等对症治疗后出院。出院后规律服用“阿卡波糖 50 mg，Tid”，但血糖控制不佳。10 余天前体检时发现腹部肿块(具体资料不详)。既往史：患有“冠心病”30 余年，目前规律服用氯吡格雷和阿托伐他汀，但近年来血压控制不佳；确诊“糖尿病”10 余年，规律服用阿卡波糖，血糖控制较差。无肿瘤病史。血压 162/120 mmHg。实验室检查：血皮质醇 22.16 μg/dL，血醛固酮(立位)95.0 pg/mL，血管紧张素Ⅱ(立位)107 pg/mL(升高)，血浆肾素活性(立位)1.20 ng/(mL · h)；尿 17-羟皮质类固醇 21.38 mg/24 h(升高)，尿 17-酮皮质类固醇 44.43 mg/24 h(升高)，17-酮类固醇(17-KS) 44.4 mg/24 h(升高)，17-羟皮质类固醇(17-OH) 21.4 mg/24 h(升高)，尿香草扁桃酸(VMA) 12.7 mg/24 h(升高)。该患者的影像资料如图 78-1 所示：

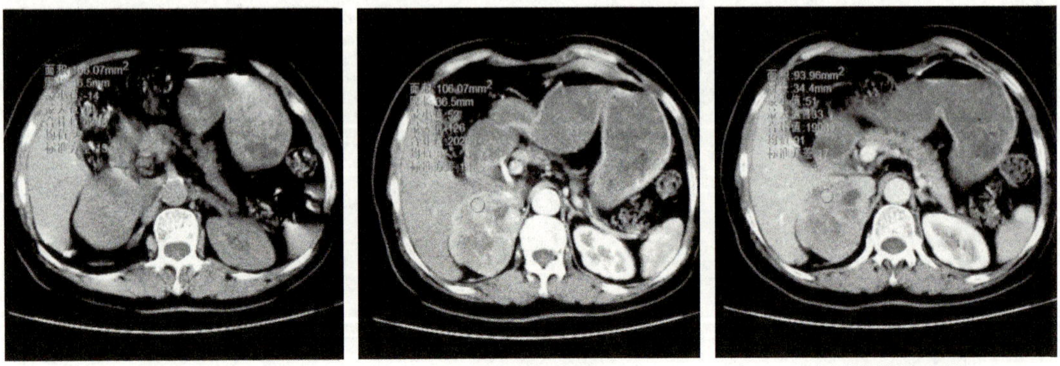

(a) 横断位CT平扫　(b) 横断位动脉期　(c) 横断位静脉期

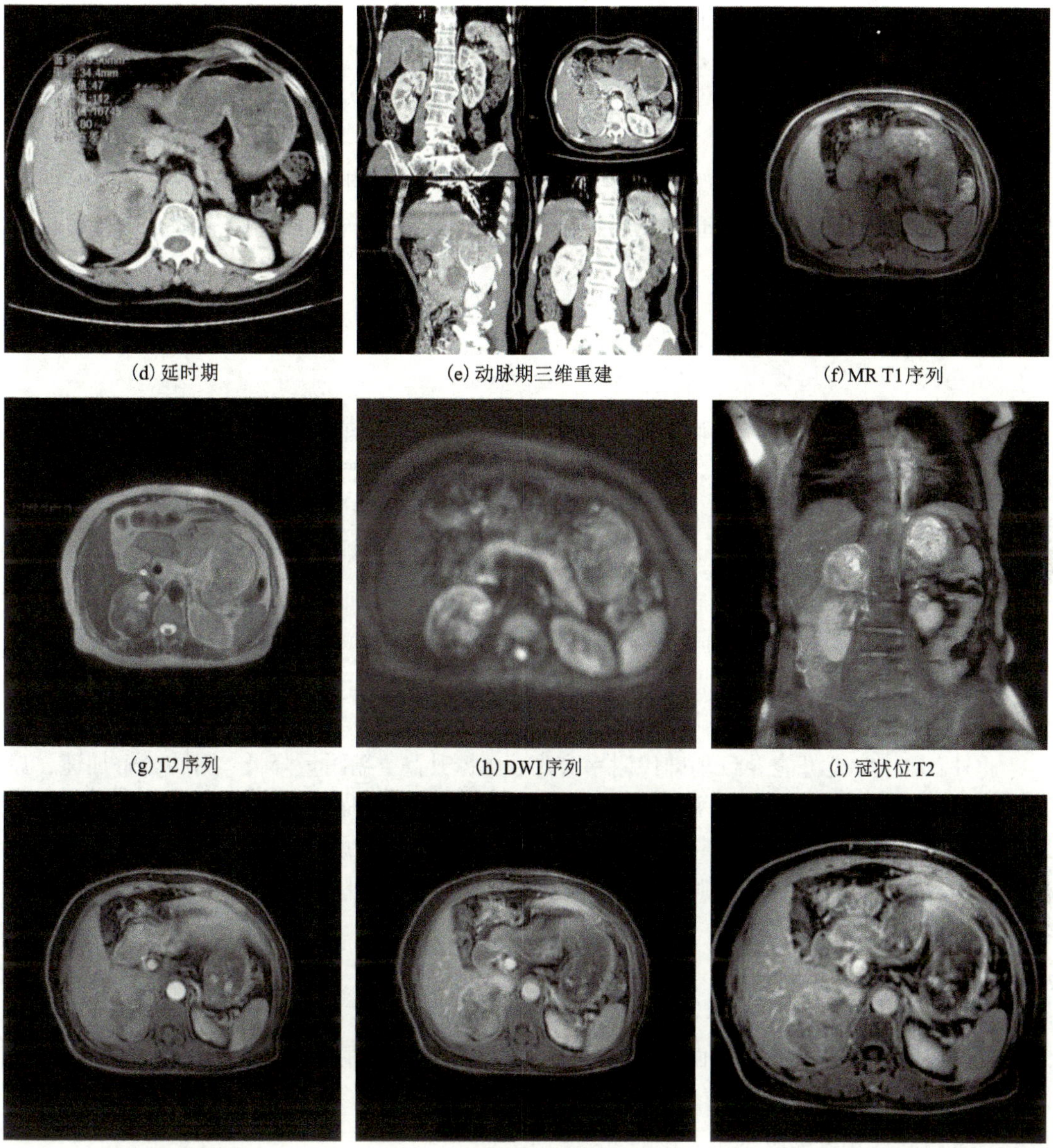

(d) 延时期　(e) 动脉期三维重建　(f) MR T1序列

(g) T2序列　(h) DWI序列　(i) 冠状位T2

(j) T1序列动脉期　(k) T1序列静脉期　(l) T1序列延时期

注：肾上腺 CT 平扫+增强+三维重建成像。

图 78-1　案例 078 的影像学检查图

三、问题及解答

问题 1　简述与影像学相关的血压升高诊断流程。

首先，对于血压升高的患者，应详细询问病史并进行心血管相关的体格检查。重点询问是否存在血压增高病史，以及是否服用与血压增高相关的药物。如果患者有高血压病史，需了解其是否接受治疗及规律服药，以及血压控制的具体情况。如果患者正在服用相关药物，建议停药后重新测量血压，以观察是否恢复正常。如果患者未服用相关药物或血压长期控制不佳，建议进行与内分泌相关的影像学检查，可选择肾上腺 CT(或 MRI)平扫、增强及三维检查。若检查发现异常，需进行相应处理；若未发现异常，则继续在心血管专科就诊。

本例患者在 CT 体检中发现肾上腺结节，且有血压持续升高病史。近年来及住院期间虽服用降血压药物，但血压一直控制不佳。因此，需进一步关注肾上腺病变，并制定相应的诊疗方案。

问题 2 关于嗜铬细胞瘤(pheochromocytoma，PHEO)的主要临床特点有哪些？家族史有何意义？可能出现哪些相关内分泌症状？

PHEO 是一种起源于肾上腺髓质神经嵴细胞的神经内分泌肿瘤，因细胞能被铬盐染色而得名。目前，大多数学者将 PHEO 特指为肾上腺 PHEO，而将肾上腺外或异位的 PHEO 统称为副神经节瘤(paraganglioma，PGL)，其常见部位包括腹主动脉旁、后纵隔、颈总动脉旁或膀胱壁等。嗜铬细胞瘤(PHEO)也被称为“10%肿瘤”，即 10%位于肾上腺之外，10%为双侧，10%为多发，10%为恶性，10%为家族性，10%见于儿童，10%为术后复发。

临床上，该疾病可持续或间断地释放大量儿茶酚胺，导致持续性或阵发性高血压以及多个器官功能及代谢紊乱，患者常出现“心悸、头痛、出汗”三联征。由于该疾病可能与遗传因素相关，因此有家族史的患者患病风险较高。

此外，PHEO 还可能导致基础代谢率升高；血糖升高、糖耐量降低；脂肪分解加速，游离脂肪酸浓度增高；电解质异常，如低钾、高钙；消化系统症状，如肠蠕动减慢、张力减弱，进而出现便秘、肠扩张，甚至肠出血、坏死，还可能引起胆汁潴留；少数患者在左或右侧中上腹部可触及肿块，触及肿块可能诱发高血压；外周血白细胞和红细胞计数增多，血细胞重新分布等。

问题 3 与该肿瘤相关的内分泌指标检测具体包括哪些？其临床意义是什么？

1. 血、尿儿茶酚胺 患者血尿中的去甲肾上腺素和肾上腺素水平增高，通常超过正常高限的 2 倍。需排除假阳性情况，如摄入咖啡、可乐、左旋多巴等药物的影响，这些因素可能导致内源性儿茶酚胺水平升高。

2. 尿 VMA、MN、NMN 儿茶酚胺的代谢产物香草扁桃酸(VMA)、甲氧基肾上腺素(MN)、甲氧基去甲肾上腺素(NMN)均升高，其中 MN 和 NMN 的敏感性和特异性最高，而尿 VMA 升高则高度提示肿瘤来源于肾上腺髓质。

3. 胰高血糖素激发试验 对于持续性高血压患者，无须进行此药理试验；阵发性高血压患者在发作间歇期可进行此试验。注射胰高血糖素 1 mg 后 1~3 分钟内，若血浆儿茶酚胺水平增加 3 倍以上或去甲肾上腺素浓度升至超过 2000 pg/mL，且血压升高，则为阳性反应。

问题 4　指导医师结合重点、难点施教，并针对住院医师所描述的影像(图像)关键征象进行充分点评和规范性演示。

1. 检查部位　肾上腺。

2. 检查技术　肾上腺 CT 平扫+增强+三维重建成像。

患者姓名、性别、年龄、检查方法及检查部位核对无误，无明显呼吸及运动伪影，图像质量满足诊断要求。

3. CT 影像所见　右侧肾上腺见类椭圆形软组织肿块影，大小约 75. 4 mm×57 mm×47. 7 mm，平扫 CT 值约 27 HU，密度不均，病灶内见小片状低密度灶，边界尚清，未见明确钙化灶及脂肪密度灶。增强后明显不均匀强化，其内可见迂曲供血动脉影，动脉期 CT 值约 87 HU，静脉期 CT 值约 91 HU，延迟期 80 HU，其内部囊变坏死区未见明确强化，肿块增强边界清晰，病变与周边结构分界清晰，与肝右叶、肾脏、腹膜及后腹壁、下腔静脉分界清晰，未见明显受累征象。腹腔及腹膜后未见明确肿大淋巴结影，腹腔未见明确积液征象。扫及双肾、肝脏、胰腺及脾脏未见明确异常密度灶及异常强化灶。

4. CT 影像诊断　右侧肾上腺占位性病变，考虑嗜铬细胞瘤。

5. MRI 影像所见　右侧肾上腺见类椭圆形软组织肿块信号影，大小约 75. 4 mm×57 mm×47. 7 mm，信号不均，T1 以等信号为主，T2 呈等、高信号，DWI 呈高信号。病灶内见小片状短 T1、短 T2 信号影，DWI 呈等信号；病灶内还可见多发小囊状长 T1、长 T2 信号，DWI 呈低信号，边界尚清，病灶内未见明确钙化灶及脂肪信号灶。增强后示明显不均匀强化，肿块实性部分呈明显强化，其内小出血及囊变坏死区未见明显强化，肿块增强边界清晰，病变与周边结构分界清晰，与肝右叶、肾脏、腹膜及后腹壁、下腔静脉分界清晰，未见明显受累征象。腹腔及腹膜后未见明确肿大淋巴结影，腹腔未见明确积液征象。扫及双肾、肝脏、胰腺及脾脏未见明确异常信号灶及异常强化灶。

6. MRI 影像诊断　右侧肾上腺占位性病变，考虑嗜铬细胞瘤。

问题 5　肾上腺占位如何通过影像学进行定位？该病例的病变定位应使用哪些术语？

肾上腺占位的定位需与腹膜后占位相鉴别。若病变与肾上腺分界不清晰，并呈现“器官包埋征”的特征，应首先考虑病变源自肾上腺，其次考虑腹膜后肿瘤侵犯肾上腺的可能性。

肾上腺病变来源的定位术语包括：右肾上腺内侧支、右肾上腺外侧支、右肾上腺体部、左肾上腺内侧支、左肾上腺外侧支、左肾上腺体部。

问题 6　肾上腺常见占位有哪些？

1. 肾上腺腺瘤　根据是否伴有临床症状，可分为功能性腺瘤和无功能性腺瘤。

2. 肾上腺嗜铬细胞瘤　临床上常表现为持续或间断释放大量儿茶酚胺，导致持续性或阵发性高血压，以及多个器官的功能和代谢紊乱。

3. 肾上腺皮质癌　这是一种起源于肾上腺皮质的罕见恶性肿瘤，根据肿瘤是否具有内分泌功能，可分为功能性和无功能性肾上腺皮质癌，其中以功能性肾上腺皮质癌较为常见。

4. 肾上腺髓样脂肪瘤　这是一种少见的肾上腺良性无功能性肿瘤，主要由脂肪组织和骨髓组织按不同比例混合构成，约 20%的病例会发生钙化。

5. 肾上腺转移瘤　由其他部位的肿瘤转移至肾上腺，常见的原发肿瘤包括肺癌、乳腺癌等。

6. 其他罕见的肾上腺疾病　如淋巴瘤、恶性黑色素瘤等。

对于肾上腺的基本病变，医师通常会综合临床症状、实验室检查以及影像学检查(如超声、CT、MRI 等)来制定诊断和治疗方案。如果出现相关症状或存在疑问，建议及时就医并接受专业检查。

问题 7　该病例的主要影像征象、次要征象、重要的阴性征象分别有哪些?

1. 主要征象　单发较大软组织密度肿块，呈类椭圆形，内部密度不均，可见坏死囊变，肿块边界清晰，增强后示明显持续性强化，廓清速度慢。

2. 次要征象　病灶内可见多发迂曲动脉供血血管影。

3. 重要的阴性征象　病变内未见明确钙化及脂肪密度灶；与周边结构分界清晰，同侧肾脏、下腔静脉未见明显受累。对侧肾上腺未见明确占位性病变，腹腔及腹膜后未见明显增大淋巴结，腹腔未见明确积液征象。扫及肝脏、胰腺、脾脏及双肾未见明确转移征象。

问题 8　分析归纳病例的临床特点。

该患者为老年女性，慢性病程，血压升高。近年来，包括住院期间，其血压、血糖状况一直未能得到有效控制。既往病史显示，患者伴有糖尿病和冠心病，但家族史中未见肿瘤病史记录。实验室检查结果显示，尿 VMA 水平显著升高。

问题 9　分析归纳病例的影像特点。

该病例右侧肾上腺呈现单发类椭圆形软组织肿块影，大小约为 75. 4 mm×57 mm×47. 7 mm，平扫 CT 值约为 27 HU，密度(信号)不均匀。病灶内可见囊变坏死低密度灶(表现为长 T1、长 T2 信号，DWI 呈低信号)，未见明确钙化灶及脂肪密度(信号)灶。MRI 显示病灶内存在小片状出血灶，增强后呈现明显不均匀渐进性强化，强化廓清缓慢，病灶内可见迂曲供动脉影，囊变坏死区未见明确强化。肿块边界清晰，病变与周边结构分界明确，包括与肝右叶、肾脏、腹膜及后腹壁、下腔静脉的分界均清晰，未见明显受累征象。腹腔及腹膜后未见明确肿大淋巴结影，腹腔亦未见明确积液征象。扫及双肾、肝脏、胰腺及脾脏，均未见明确异常密度(信号)灶及异常强化灶。

问题 10　肾上腺常见肿块的鉴别诊断有哪些?

影像学诊断的核心任务是确定病变是否源自肾上腺。肾上腺常见占位如下：

1. 功能性　①皮质来源：腺瘤、皮质癌(醛固酮症、皮质醇症、特征异常)。②髓质来源：嗜铬细胞瘤(持续性、阵发性高血压)。

2. 无功能性　①皮质来源：腺瘤、癌、囊肿、髓样脂肪瘤。②髓质来源：神经母细胞瘤、节细胞神经瘤、间质细胞瘤。③其他：转移瘤、淋巴瘤、神经鞘瘤等。

问题 11　如何对该肾上腺占位性病变进行影像学诊断及鉴别诊断？

该病例为肾上腺占位性病变，影像学诊断的主要任务是确定病变是否源于肾上腺。诊断流程首先需重点观察病变与肾上腺结构的关系，包括正常肾上腺结构是否存在、肾上腺是否受压推挤或呈包埋改变，这些需在薄层三维重建图像上细致观察。其次，测量病变大小，评估病变密度是否均匀，检查有无囊变、坏死、钙化、出血等情况，并分析增强强化程度及方式。

该占位性病变的特点如下：与正常肾上腺分界不清，正常肾上腺结构消失，局部位于肿块内，呈包埋改变，提示病变起源于肾上腺。形态学上呈分叶状，以实性部分为主，内部可见囊变、坏死及出血。增强扫描显示肿块明显持续性强化，廓清较慢，密度不均匀，中央低密度区为坏死、囊变且无强化，边缘清晰。临床上，患者有高血压病史，血压控制不佳，生化检查显示血尿儿茶酚胺激素升高、尿 VMA 升高，考虑病变起源于肾上腺髓质。因此，该占位高度提示为肾上腺嗜铬细胞瘤。

1. 肾上腺皮质腺癌（adrenal cortical carcinoma，ACC）　该病年龄分布呈双相性，儿童早期和中年（10 岁、50 岁）发病率最高。影像表现为体积大、形态不规则。ACC 恶性程度高，生长迅速，各向生长速度不一致，腹膜后空间较大，肿瘤常生长至较大尺寸，绝大部分直径超过 6 cm；形态不规则，囊变、坏死常见，内含大量细胞碎屑、水和出血的混合物，少数含有脂质，形成豆腐渣样结构。这些坏死组织很少液化，因此多数瘤体内仅有小片囊变区。ACC 为上皮来源的恶性肿瘤，以膨胀性生长为主，肿瘤边缘包膜由肾上腺包膜扩展形成的瘢痕组织，肿瘤中央退变，坏死不明显，大量纤维胶原增生导致瘢痕化。局部浸润、腹膜后淋巴结转移、肺、肝、骨等远处转移较常见。

2. 肾上腺腺瘤（adrenal adenoma）　该病是最常见的肾上腺病变，多无症状，如有症状常表现为 Conn 综合征或库欣综合征，实验室检查醛固酮、皮质醇等激素升高；发病率随年龄增长而增加，高峰年龄为 60～69 岁。在影像学表现上，病变多小于 4 cm；肾上腺轮廓正常，可见“挂果征”；病灶边缘光滑、清晰，呈圆形或类圆形，密度/信号均匀，平扫 CT 值多小于 10 HU（含丰富脂质）（70%）；化学位移成像同反相位图像信号差减低（程度超过 16.5%），病灶早期快速强化，快速廓清。

3. 肾上腺转移瘤（adrenal metastasis）　肾上腺是继肺、肝、骨之后血行转移最常见的部位。最常见的原发肿瘤为黑色素瘤（50%），其次是肺癌和乳腺癌（30%～40%），以及肾癌和胃肠道恶性肿瘤（10%～20%）。临床症状多无症状，较大病变可导致肾上腺功能不全；双侧多见，也可单发，大小不等，形态不规则，内部密度/信号不均匀，强化方式及程度与原发肿瘤相关，肝脏、肾脏转移瘤常为富血供。在原发恶性肿瘤基础上出现的双侧肾上腺占位，应首先考虑转移瘤。

问题 12　该病例影像学诊断是什么？

该病例影像学诊断为右侧肾上腺嗜铬细胞瘤。

问题 13　该病变影像征象产生的可能机制是什么？

病变位于右侧肾上腺，呈单发状态。CT 显示右侧肾上腺存在较大类圆形或椭圆形肿块，病灶密度因陈旧性出血和坏死而呈现不均匀分布，内部可见单发或多发低密度区，甚至出现囊性表现。由于肿瘤起源于肾上腺髓质，血供丰富，增强扫描时通常表现为明显不均匀且持续性强化，其内部的低密度区则无强化现象。

问题 14 肾上腺嗜铬细胞瘤在 CT/MRI 影像中主要观察的征象有哪些，其对应的病理基础分别是什么？

肾上腺嗜铬细胞瘤起源于肾上腺髓质，主要表现为肾上腺肿块，其影像学诊断依赖于重要征象的显示与识别。若肾上腺正常结构消失，则提示起源于肾上腺。常表现为肾上腺类圆形或椭圆形肿块(也可为不规则形)，密度均匀或不均匀，其内常见囊变和坏死。

肾上腺嗜铬细胞瘤主要观察的 CT、MRI 征象及其对应的病理基础如下：

1. 肿块的形态与边缘、密度(信号)特征 良性嗜铬细胞瘤通常体积较小，生长缓慢，密度(信号)相对均匀，因此常表现为类圆形或类椭圆形；恶性嗜铬细胞瘤由于生长速度快，肿瘤内部血供丰富且分布不均，因此肿瘤各个方向生长速度不同，常呈不规则形或分叶状改变，容易出血、囊变坏死，从而导致密度(信号)不均，突破包膜致使边缘模糊，累及邻近血管及脏器。

2. 肿块的内部特征

(1)出血：常见于体积较大的病变或恶性嗜铬细胞瘤，其发生机制可能包括创伤导致的瘤内压力升高、肿瘤迅速生长引起的供血紊乱、降压药物使用导致的血管扩张和间质出血等。

(2)T2WI 序列明显高信号：一方面由于病灶内富含水分和血窦，呈现明显的高信号；另一方面与细胞胞质丰富密切相关，细胞周围夹杂纤维及毛细血管，造成信号明显升高。此外，病灶内成分复杂及间隙狭窄，导致水分子自由扩散运动受限，也是 DWI 呈高信号的主要原因。

3. 强化特征 一方面由于肾上腺嗜铬细胞瘤起源于肾上腺髓质，髓质血供明显高于皮质；另一方面由于肿瘤内含有丰富的毛细血管网和血窦，以及部分含较多纤维化成分，因此肿瘤呈现明显持续强化，廓清速度慢。

问题 15 阅片小结：良、恶性嗜铬细胞瘤的影像鉴别。

1. 良性嗜铬细胞瘤 形态多较为规则，呈类圆形，边界较为清晰，多数密度不均匀。

2. 恶性嗜铬细胞瘤 形态不规则，边界模糊，常伴有出血、囊变坏死，且常见邻近结构的侵犯及远处转移。目前，绝大多数学者认为，只有在影像学上观察到淋巴结及远处脏器发生转移时，方可确定其为恶性。

四、报告模板

肾上腺嗜铬细胞瘤

(一) 主要病变

1. 部位　右(左)肾上腺(内侧支、外侧支、体部)。
2. 形态　类圆形、类椭圆形或不规则形，包膜是否完整。
3. 大小　肿块(结节)，软组织窗测量大小约＊＊ mm×＊＊ mm×＊＊ mm。
4. 密度(信号)　均匀或不均匀。
5. 内部　是否囊变、坏死，有无钙化、出血、脂肪等。
6. 边界　分界清晰或不清晰。
7. 强化特征　平扫 CT 值约＊＊ HU，增强后明显(轻中度、无)不均匀(均匀、环形)强化，动脉期 CT 值约＊＊ HU，静脉期 CT 值约＊＊ HU。
8. 腹膜后及腹腔淋巴结　有无肿大淋巴结，淋巴结形态、密度、强化特点。
9. 重要结构受累(可复选)　有无对邻近脏器(肾脏、肝脏或脾脏、下腔静脉或腹主动脉、腰大肌、腰椎)的侵犯，有无突破腹膜结构累及腹腔或腹腔脏器，有无血管受累。
10. 转移　有无所示腹腔及腹膜后脏器的转移(如肝脏、对侧肾上腺、肾脏、脾脏等)。

(二) 主要伴随发现

印象：对侧肾上腺有无病变，所示双肾、肝脏、脾脏、胰腺、胆囊有无病变。

(周克阳　黄亮　方向军)

案例 079　肾上腺皮质癌

一、教学目标

构建肾上腺疾病影像学诊断的基本框架，准确识别肾上腺基本病变的影像特征。掌握肾上腺良恶性病变的疾病谱，能够依据肾上腺病变的不同影像表现，结合临床症状和实验室检查结果进行精准诊断。

二、病例展示

患者，男，39 岁，胸闷持续半月余，近 5 个月体重增加 15 kg。患者有 20 年吸烟史，每天约 20 支。家族史：无遗传病史可询。体格检查：双肾区无局限性隆起，无叩击痛。实验室检查：醛固酮（卧位）610. 3 pg/mL（参考值：30. 0 ~ 160. 0 pg/mL），醛固酮（立位）616. 1 pg/mL（参考值：70. 0 ~ 300. 0 pg/mL）；血管紧张素Ⅱ（卧位）86 pg/mL（参考值：25 ~ 60 pg/mL），血管紧张素Ⅱ（立位）115 pg/mL（参考值：50 ~ 120 pg/mL）；尿液 17–羟皮质类固醇 27. 6 mg/24 h（参考值：2 ~ 10 mg/24 h）；尿 VMA 3. 4 mg/24 h（参考值：2. 0 ~ 10. 0 mg/24 h）；血常规未见明显异常。该患者的影像资料如图 79–1 所示：

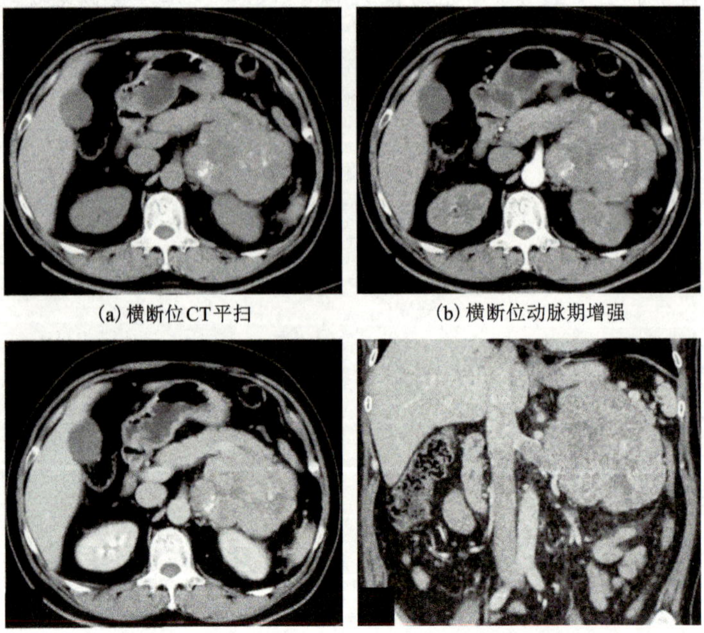

(a) 横断位CT平扫　(b) 横断位动脉期增强

(c) 横断位门脉期增强　(d) 延时期冠状位重建

注：肾上腺 CT 平扫+增强+三维重建成像。

图 79–1　案例 079 的影像学检查图片

三、问题及解答

问题 1　该例患者的主诉是什么？病因有哪些？

该患者的主诉为：胸闷持续半月余，近 5 个月体重增加 15 kg。

导致短期内体重显著增加的疾病包括：

1. 库欣综合征(Cushing syndrome)　会导致向心性肥胖，典型症状包括满月脸、多血质、紫纹、痤疮，四肢相对较瘦，常伴发糖代谢异常、高血压、骨质疏松等。

2. 甲状腺功能减退症　常表现为基础代谢率显著降低、体重增加、黏液性水肿等。

3. 下丘脑/垂体性肥胖　主要表现为面、颈及躯干部位肥胖，患者皮肤细嫩、手指尖细，常伴有智力下降等症状。

4. 胰岛性肥胖　是由胰岛素分泌过多、脂肪合成过度导致的肥胖，常见于 2 型糖尿病早期、胰岛 β 细胞瘤、功能性自发性低血糖症等。

5. 性腺功能减退症　如女性多囊卵巢综合征、男性勃起功能障碍和不育等，均可引起肥胖。

6. 常染色体遗传性疾病　部分常染色体遗传性疾病以肥胖为主要表现，如 Laurence-Moon-Biedl 综合征、Prader-Willi 综合征等。

问题 2　该例患者的实验室检查异常提示了哪些问题？库欣综合征的病因主要有哪些？

本病例患者醛固酮(卧位及立位)均升高，表明肾上腺皮质受累；血管紧张素Ⅱ(卧位)轻度升高，其临床意义尚不明确；尿 VMA 处于正常范围，提示肾上腺髓质未受累；尿液中 17-羟皮质类固醇升高，提示可能存在肾上腺皮质功能亢进，如库欣综合征、肾上腺皮质瘤及双侧肾上腺增生等疾病，其中肾上腺皮质肿瘤导致的升高最为显著。尿 VMA 水平不高，提示肾上腺髓质来源肿瘤的可能性较小。

库欣综合征典型病例表现为向心性肥胖、满月脸、多血质、紫纹等。重型病例(如异位 ACTH 综合征)主要特征为体重减轻、高血压、水肿、低血钾性碱中毒等，病情严重，进展迅速。早期病例以高血压为主，向心性肥胖可能不够典型，全身情况较好，尿游离皮质醇明显增高。

库欣综合征为不同病因所致肾上腺皮质长期分泌过量皮质醇而产生的一组症候群。其中最常见(70%～85%)的病因为垂体促肾上腺皮质激素(adrenocortico tropic hormone，ACTH)分泌亢进这种临床类型称为库欣病(Cushing disease)。

1. ACTH 依赖性库欣综合征　①垂体性库欣病：指垂体前叶病变导致 ACTH 分泌过多，伴肾上腺皮质增生。②异位 ACTH 综合征：系垂体以外肿瘤分泌大量 ACTH，伴肾上腺皮质增生，常见肿瘤包括肺小细胞癌、胸腺瘤、神经内分泌肿瘤、甲状腺髓样癌、嗜铬细胞瘤等。

2. 非 ACTH 依赖性库欣综合征　为肾上腺皮质腺瘤或肾上腺皮质癌所致，由肿瘤自主分泌皮质醇，从而反馈性抑制垂体 ACTH 分泌，造成非肿瘤部位肾上腺萎缩。

问题3　指导医师结合重点、难点施教，并针对住院医师所描述的影像(图像)关键征象进行充分点评和规范性演示。

1. 检查部位　肾上腺。

2. 检查技术　肾上腺CT平扫+增强+三维重建成像。

患者姓名、性别、年龄、检查方法及检查部位核对无误，无明显呼吸及运动伪影，图像质量满足诊断要求。

3. 影像所见　左肾上腺区见不规则形肿块，大小约114 mm×95 mm×138 mm，平扫密度不均匀，病灶中心见多发散在分布小点状和结节状钙化，病变中心区见不规则低密度坏死区，增强扫描不强化；平扫实性成分CT值约43 HU，增强扫描示渐进性强化，动脉期CT值约50 HU，门静脉期CT值约78 HU，延迟期CT值约80 HU，病灶大部分边界清楚，邻近胰尾及脾静脉受压前移，病灶与左肾上腺外侧支分界不清，病灶内可见一肾上腺中动脉伸入(现有图像证据不足)；左肾静脉局部与肿块分界不清，左肾静脉及邻近近下腔静脉段增粗，内可见充盈缺损；左肾动脉未见明显异常，左肾前间隙脂肪间隙模糊，肿块似与肾脏分界不清，肾前筋膜增厚。

4. 影像诊断　左肾上腺恶性肿瘤继发左肾静脉及下腔静脉癌栓，结合生化检查考虑肾上腺皮质癌。

问题4　该病例的主要影像征象、次要征象分别有哪些?

1. 主要征象　左肾上腺区见不规则巨大肿块，肿块与左肾上腺外侧支分界不清，肿块内见坏死和钙化；不均匀渐进性强化；左侧肾腺静脉及邻近下腔静脉内见铸型充盈缺损(考虑癌栓)。

2. 次要征象　肿块边界模糊，对侧肾上腺及左侧肾上腺内侧支萎缩。

问题5　分析归纳病例的临床特点。

该患者为中年男性，为亚急性病程。体重呈渐进性显著增加。既往史及个人史均无特殊。实验室检查结果显示肾上腺皮质相关激素代谢物异常升高，符合非ACTH依赖性库欣综合征的诊断。

问题6　分析归纳病例的影像特点。

1. CT平扫　巨大分叶状肿物(直径>6 cm)；密度不均匀，肿块内见不规则坏死区，肿块实质区见多发散在分布小点状和结节状钙化，病灶与左肾上腺外侧支分界不清。

2. CT增强　肿瘤实质部分动脉期迅速强化，延迟期持续强化，呈“渐进式”，这与肿瘤血供丰富、体积巨大、瘤巢之间存在大量血窦样间质成分有关。肿块邻近左肾静脉和下腔静脉内铸型充盈缺损，轻度强化，提示恶性肿瘤继发邻近静脉癌栓形成。

问题7　肾上腺的常见疾病有哪些?

1. 肾上腺非肿瘤性病变　包括肾上腺增生、肾上腺囊肿、肾上腺血肿、肾上腺结核、IgG4病。

2. 肾上腺良性肿瘤　包括功能性和非功能性肾上腺腺瘤、髓脂瘤、脂肪瘤、血管瘤、神经鞘瘤、神经节瘤、良性嗜铬细胞瘤、囊性淋巴管瘤、畸胎瘤。

3. 肾上腺恶性肿瘤　包括转移瘤、恶性嗜铬细胞瘤、肾上腺皮质癌、肾上腺淋巴瘤、神经母细胞瘤。

问题 8　如何对本病例中肾上腺肿块性病变进行影像学诊断和鉴别诊断？

1. 嗜铬细胞瘤　起源于肾上腺髓质，尿 VMA 水平可升高。其典型临床表现为阵发性高血压、头痛、心悸和多汗，症状常在发作数分钟后缓解。主要发生部位(90%)为肾上腺髓质；肾上腺外的嗜铬细胞瘤称为副神经节瘤，常见于腹主动脉旁、后纵隔、颈总动脉旁或膀胱壁。该病可发生于任何年龄，峰值期为 20～50 岁。仅当出现淋巴结及远处脏器转移时，方可确诊为恶性；若发现瘤体内坏死、细胞核异型、瘤细胞浸润包膜和血管，则提示可能具有恶性生物学行为。恶性嗜铬细胞瘤形态多不规则，实性成分较多，瘤内坏死区不规则，边界模糊，侵犯包膜及周围器官。

嗜铬细胞瘤的 CT 平扫表现：一侧肾上腺区较大圆形或椭圆形肿块，偶为双侧性，直径常为 3.0～5.0 cm，但也可较大，超过 10 cm，密度不均匀；少数肿瘤(10%)的中心或边缘可见点状或弧线状钙化；部分肿瘤可发生脂肪变性。增强扫描显示：实性成分在动脉期显著强化，静脉期和延迟期持续强化，坏死和囊变区无强化。MRI 平扫表现：T1WI 为等或稍低信号，类似于肌肉；T2WI 因富含水分和血窦而呈明显高信号，肿瘤较大时，信号不均匀，增强后显著强化。

2. 肾上腺淋巴瘤　好发于双侧(70%)，有原发性和继发性之分，后者多见。肿瘤多表现为类圆形，可有分叶，肿瘤较小时，可表现为肾上腺弥漫性增大，一般无明显坏死、囊变、钙化。常伴腹膜后淋巴结增大，治疗后可出现坏死。CT 平扫示肿瘤密度多较均匀，增强扫描示轻至中度强化。T2WI 呈中等高信号，稍低于脂肪；T1WI 呈略低信号。

3. 肾上腺神经母细胞瘤　起源于原始神经嵴细胞，大约 60%的患者年龄<2 岁。肿瘤多较大，瘤内常有出血、坏死及无定形的粗糙钙化(50%)。平扫肿瘤密度、信号不均匀(为其特征性)，增强扫描示明显不均匀强化；肿瘤较少侵犯血管，但可包绕血管、侵犯脊柱旁肌肉和神经孔。T1WI 肿瘤信号略低于肝脏和肾髓质，T2WI 肿瘤信号高于肝脏，与肾脏信号近似，DWI 常呈弥散受限表现。

4. 肾上腺转移瘤　以双侧转移多见，常见原发肿瘤有肺癌、乳腺癌、肾癌和黑色素瘤，多见于老年男性；多数肾上腺转移瘤>2 cm，常有坏死，边缘不规则，并侵犯周围结构。肿瘤密度、信号不均匀，T2WI 肿块实质信号强度近似脾脏信号，增强扫描示肿瘤明显不均匀强化，部分呈不规则厚壁环状强化(为其特点)。

问题 9　该病例的影像学诊断是什么？

该病例的影像学诊断为左肾上腺恶性肿瘤，伴发左肾静脉及下腔静脉癌栓形成。结合生化检查结果，初步考虑为肾上腺皮质癌。

问题 10　阅片小结：该病变涉及肾静脉及下腔静脉内癌栓的形成机制。

肿瘤起源于左侧肾上腺外侧支，向下蔓延至肾周脂肪囊及左侧肾前筋膜，并侵犯左侧肾上腺静脉。由于左肾上腺静脉汇入左肾静脉，肿瘤沿左肾上腺静脉腔内生长，进而侵犯左肾静脉，最终沿左肾静脉扩展至下腔静脉内，形成铸型癌栓。

问题 11　阅片小结：肾上腺皮质癌主要观察的 CT 和 MRI 征象有哪些？对应的病理基础分别是什么？

肾上腺皮质癌多见于 5 岁以下儿童及 47~55 岁成人，女性发病率高于男性，左侧发病率高于右侧。

1. CT 平扫显示　肿瘤呈巨大分叶状（通常直径超过 6 cm），密度不均匀，瘤内常伴有出血和坏死，中央区域常见小点状和结节状钙化（约 30%）。肿瘤可能侵犯下腔静脉及邻近器官，最常见的转移部位包括肝、肺、骨和腹膜后淋巴结。CT 增强扫描显示：肿瘤实质部分在动脉期迅速强化，延迟期持续强化，呈现“渐进式”特点，这与肿瘤血供丰富、体积巨大以及瘤巢间大量血窦样间质成分有关。

2. MRI 表现　肿瘤呈现不均匀长 T1、长 T2 信号，脂肪抑制 T1WI 高信号提示肿瘤内出血。MRI 可评估肿瘤的局部蔓延和转移情况，在 T1WI、T2WI 及对比增强扫描中，肾上腺皮质腺癌表现出侵袭性和浸润性。MRI 还能发现左肾静脉、下腔静脉及右心房癌栓形成。肾上腺皮质腺癌的化学位移成像显示，部分肿块局部信号强度减低，提示含有脂质成分，这一影像学特征反映了肿瘤起源于肾上腺皮质。肿瘤实性部分在 DWI 及 ADC 上可见弥散受限。

问题 12　阅片小结：该患者的下一步诊疗建议。

本病例依据 CT 图像诊断为肾上腺恶性肿瘤，建议完善肿瘤的供血动脉及引流静脉重建，以便为外科切除提供更加详细的信息。此外，需进一步进行肾上腺 MRI 平扫及增强扫描，以深入分析肿瘤内成分及其侵犯范围。为确诊，还需行病理检查，获取病理组织的主要方法包括 CT 引导下经皮穿刺活检。PET-CT 检查有助于病变的临床分期。综合病理结果，本病例最终诊断为肾上腺皮质癌。

四、报告模板

肾上腺皮质恶性肿瘤

（一）主要病变

1. 部位　右/左侧肾上腺内侧支/外侧支/体部。

2. 基本病变　结节/肿块，单发/多发，大小约＊＊ mm×＊＊ mm×＊＊ mm。

3. 形态特征（可复选）　形态呈类圆形/不规则，边缘光滑/欠清晰，与邻近结构分界清晰/不清晰。

4. CT 平扫及强化特征　平扫 CT 值约＊＊ HU，密度均匀/不均匀，伴/不伴出血、囊变、坏死、钙化等；增强后轻度（中度、显著、无）强化，强化不均匀（均匀、环形），各期 CT 值约＊＊ HU。

(二) 次要病变

与邻近结构/器官关系：推压/侵犯左肾筋膜、肾上腺静脉、肾静脉、胰腺。扫及层面各器官有无病变；有无腹腔积液；腹腔积腹膜后有无肿大淋巴结。

印象：右(左)肾上腺(内侧支、外侧支、体部)占位性病变，肾上腺恶性肿瘤(肾上腺皮质癌可能性大，转移瘤可能)。

(陈志华　曾春毅　方向军)

案例 080　前列腺癌

一、教学目标

建立前列腺疾病影像学诊断的基本范式，规范应用前列腺影像学定位及定性的基础术语，准确识别前列腺 MRI 异常信号，构建前列腺病变的影像学诊断思路，掌握前列腺癌 PI-RADS 评分及 TNM 分期。

二、病例展示

患者，男，71 岁，尿急、尿频伴排尿困难 1 年。否认“高血压、糖尿病、冠心病”等慢性病史，否认“肝炎、结核、伤寒”等传染病史及接触史。家族中无特殊遗传病史及类似疾病史。体格检查：肛门括约肌紧张度可，前列腺增生明显，中央沟变浅，质韧，无压痛，未扪及明显结节，指套退出无血迹。实验室检查：总前列腺特异性抗原：41 ng/mL（正常参考值：0~4 ng/mL）。该患者的影像资料如图 80-1 所示：

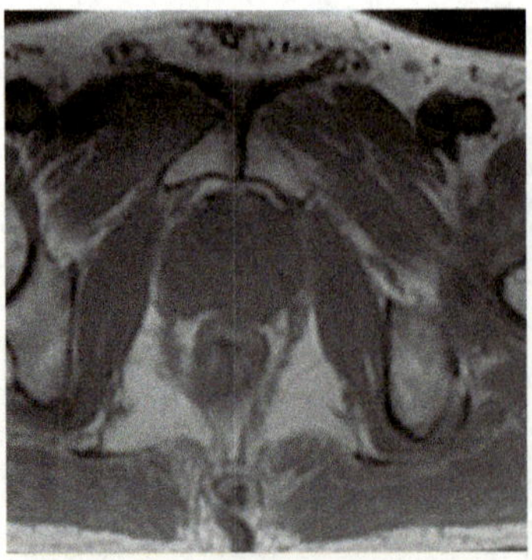

(a) 横断位 T1WI

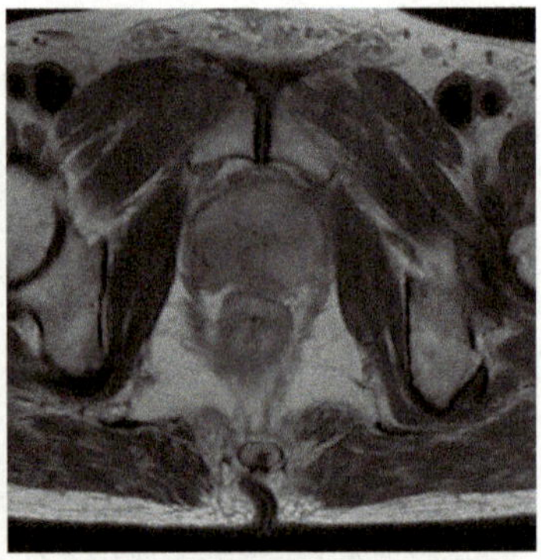

(b) 横断位 T2WI

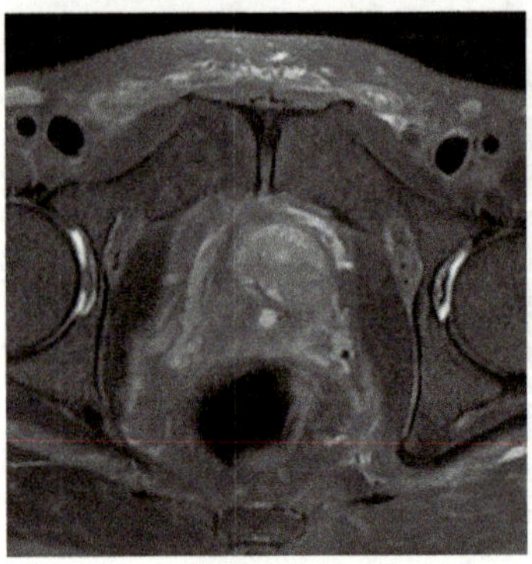

(c) 横断位 STIR

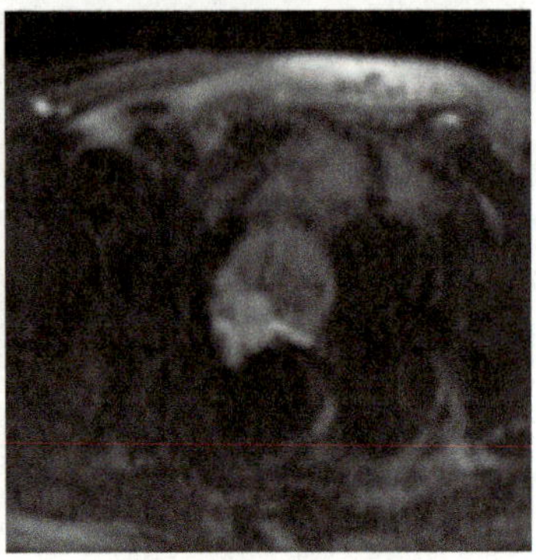

(d) 横断位 DWI

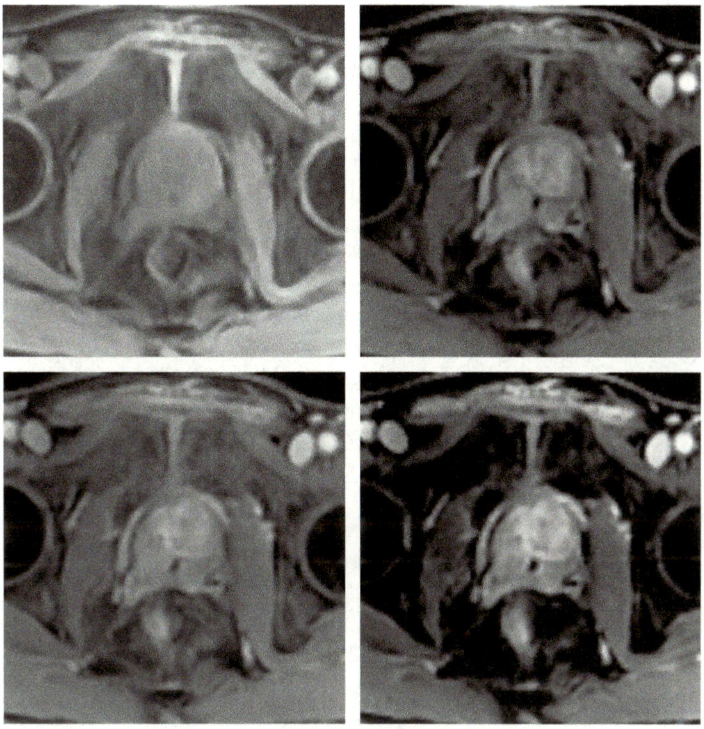

(e)MRI动态增强

注：前列腺 MRI 平扫+增强+DWI。

图 80-1　案例 080 的影像学检查图片

三、问题及解答

问题 1　简述与影像学相关的尿急、尿频伴排尿困难的诊断流程。

首先，对患者进行详细的病史询问和体格检查，以全面了解症状的具体情况，包括症状的持续时间、伴随症状等。然后，根据初步评估的结果选择以下影像学检查以进一步明确诊断。

1. X 线检查　用于发现尿路结石等病变。

2. 泌尿系统 B 超　通过超声波检查肾脏、膀胱和前列腺等结构，评估是否存在异常。

3. 静脉肾盂造影　有助于了解肾脏和尿路的形态及功能，尤其适用于评估尿路梗阻。

4. CT/MRI 检查　有助于发现肿瘤等病变。针对前列腺病变，需进一步完善 MRI 检查，以提出相应的诊疗方案。

问题 2　患者的家族史有何意义？

有前列腺增生病史者属于前列腺癌的高风险群体。

问题 3 相关实验室检查的意义是什么？

总前列腺特异性抗原(total prostate-specific antigen，t-PSA)增高在临床上具有显著意义，主要体现在以下几个方面：

1. 前列腺癌筛查 t-PSA 是前列腺癌筛查的关键指标之一。当 t-PSA 水平升高时，可能提示前列腺癌风险增加。尤其是当 t-PSA>10 ng/mL 时，前列腺癌可能性显著上升。

2. 良性前列腺增生的区分 t-PSA 的升高也可见于良性前列腺增生、前列腺炎等其他前列腺疾病。因此，需结合其他指标，如游离前列腺特异性抗原、游离/总前列腺特异性抗原比等进行综合评估，以区分前列腺癌与良性前列腺增生。

3. 前列腺癌风险分层 t-PSA 水平有助于医师对前列腺癌进行风险分层，从而决定是否需要进行进一步检查，如前列腺穿刺活检。

4. 治疗效果评估 在前列腺癌治疗过程中，t-PSA 水平的变化能够反映治疗效果，t-PSA 的降低通常表明治疗效果良好。

5. 预后评估 t-PSA 水平及其变化趋势亦可作为前列腺癌预后评估的参考依据。

综上所述，t-PSA 增高是一个重要的临床信号，提示可能需要进行进一步检查和评估，以确定是否存在前列腺疾病，尤其是前列腺癌。然而，t-PSA 的升高并非特异性指标，仍需结合其他临床信息和检测结果进行综合判断。

问题 4 指导医师结合重点、难点施教，并针对住院医师所描述的影像(图像)关键征象进行充分点评和规范性演示。

1. 检查部位 前列腺。

2. 检查技术 前列腺 MRI 平扫+增强+DWI。

患者姓名、性别、年龄、检查方法及检查部位核对无误，无明显运动伪影，图像质量满足诊断要求。

3. 影像所见 前列腺体积增大，大小约 49 mm×47 mm×40 mm，外形轮廓欠规则，并向前方压迫膀胱后部。前列腺外周带右后方及中央腺体右后方见片状异常信号灶，范围约 35 mm×24 mm，呈短 T2、等/稍长 T1 信号；DWI 序列上述区呈明亮高信号改变(ADC 值降低)；增强扫描呈明显不均匀强化，右后部前列腺包膜不完整，与右侧精囊腺分界不清。余前列腺中央腺体见多发类圆形异常信号灶，较大者大小约 26 mm×19 mm，呈混杂 T2、等 T1 信号；增强扫描示部分强化，部分未见明显强化，边界清晰。前列腺后部正中可见一结节状类圆形稍长 T1、长 T2 信号灶，范围约 6 mm×5 mm，边界清晰；增强扫描未见明显强化。左侧精囊腺未见明显异常信号，直肠壁未见明显增厚；膀胱充盈欠佳，未见明显异常信号灶及异常强化灶；盆腔内未见明显积液征象及肿大淋巴结影；骨盆诸骨内未见明显异常信号灶。

4. 影像诊断 ①前列腺右侧外周带占位侵犯右侧精囊腺及前列腺右侧筋膜，考虑前列腺癌可能性大，拟 PI-RADS 5 分。②余前列腺增生并多发结节，拟 PI-RADS 3 分。③前列腺后部正中区精阜囊肿。

问题 5　在 MRI 检查中，前列腺内异常信号灶的定位术语有哪些？该病例的病变定位情况如何？

MRI 检查前列腺内异常信号灶的定位术语包括：外周带、移行带、中央带及前纤维肌性间质。

该病例的病变位于外周带（偏右后方）。

问题 6　前列腺常见病变有哪些？

前列腺影像学中的基本病变主要包括以下几种类型，这些病变可以通过不同的 MRI 序列进行识别和区分。

1. **前列腺增生（benign prostatic hyperplasia，BPH）**　通常发生在移行带，在 MRI 上表现为 T2 加权成像等信号或稍高信号，边界清晰，可能有包膜。

2. **前列腺癌（prostate cancer）**　最常见于外周带，在 MRI 上通常表现为 T2 加权成像低信号，弥散加权成像（DWI）可能呈现高信号，表观扩散系数（ADC）图呈现低信号。

3. **前列腺炎（prostatitis）**　在 MRI 上可能显示前列腺体积增大，信号不均匀，在 T2 加权成像上可能呈现低信号，与前列腺癌的信号特点相似，需要结合临床症状及其他检查结果进行鉴别。

4. **前列腺囊肿（prostatic cysts）**　在 MRI 上表现为圆形或椭圆形的液体信号，通常在 T2 加权成像上呈现高信号，边界清晰。

5. **前列腺结石（prostatic calculi）**　在 MRI 上表现为小的信号丢失区域，通常在 T1 和 T2 加权成像上都呈现低信号。

6. **前列腺出血（prostatic hemorrhage）**　可能由活检或其他创伤引起，在 MRI 上表现为 T1 加权成像高信号。

7. **前列腺的血管病变（vascular lesions）**　如血管瘤，可在 MRI 上呈现特定的信号特征。

这些基本病变的识别对于前列腺疾病的诊断和治疗至关重要。MRI 作为一种非侵入性的影像学检查手段，提供了丰富的前列腺病变信息。

问题 7　该病例的主要影像征象、次要征象、重要的阴性征象分别有哪些？

1. **主要征象**　单发异常信号灶，DWI 呈明显高信号，增强呈快进快出强化特点。

2. **次要征象**　病灶信号不均匀，增强强化不均匀，边缘不清楚，局部包膜不完整，与右侧精囊腺分界不清。

3. **重要的阴性征象**　邻近直肠壁及膀胱壁未见受累，周围筋膜未见增厚，盆腔未见明显增大淋巴结，骨盆骨质信号未见异常。

问题 8　分析归纳病例的临床特点。

该患者为老年男性，尿急、尿频伴排尿困难 1 年，前列腺增生明显，实验室检查示 t-PSA 41 ng/mL（显著升高）。

问题 9　分析归纳病例的影像特点。

该患者前列腺体积增大，大小约 49 mm×47 mm×40 mm，外形轮廓欠规则，并向前方压迫膀胱后部，前列腺外周带右后方及中央腺体右后方见片状异常信号影，范围约 35 mm×24 mm，呈短 T2、等/稍长 T1 信号影，DWI 序列上述区呈明亮高信号改变(ADC 值降低)，增强扫描呈明显不均匀强化，右后部前列腺包膜不完整，与右侧精囊腺分界不清；余前列腺中央腺体见多发类圆形异常信号影，较大者大小约 26 mm×19 mm，呈混杂 T2 等 T1 信号影，增强扫描部分强化，部分未见明显强化，边界清晰；前列腺后部正中可见一结节状类圆形稍长 T1 长 T2 信号灶，范围约 6 mm×5 mm，边界清晰，增强扫描未见明显强化；左侧精囊腺未见明显异常信号，直肠壁未见明显增厚；膀胱充盈欠佳，未见明确异常信号灶及异常强化灶；盆腔内未见明确积液征象及肿大淋巴结影；骨盆诸骨内未见明确异常信号灶。

问题 10　如何对前列腺 MRI 异常信号灶进行影像学诊断及鉴别诊断?

该病例为前列腺异常信号病变，影像学诊断的核心任务是确定病变是否为前列腺癌。因此需对 T2 加权成像(T2WI)、弥散加权成像(DWI)、动态对比增强(DCE-MRI)等不同 MRI 序列进行综合分析，识别异常信号灶的形态、边界、信号强度等特征。若前列腺包膜不完整、包膜中断、边界不清，周围脂肪间隙模糊，或存在前列腺周围肿块，则需高度警惕。前列腺癌在 T2WI 上通常表现为低信号灶，在 DWI 上表现为高信号，ADC 图上则表现为低信号，且增强扫描时强化不均匀，呈现快进快出的强化特点。根据前列腺影像报告和数据系统(PI-RADS)对 MRI 图像进行标准化评分，有助于诊断和风险分层。PI-RADS 评分涵盖对 T2WI、DWI、DCE-MRI 等序列的综合评估。

问题 11　前列腺 MRI 检查异常信号灶的鉴别诊断有哪些?

影像学诊断最主要的任务是要确定病变是否为恶性病变，以及与周围结构的关系。

前列腺常见疾病包括：前列腺炎、前列腺增生、前列腺癌、前列腺囊肿、前列腺脓肿、前列腺结核、前列腺肉瘤、前列腺出血、前列腺的血管性病变。

问题 12　该病例的影像学诊断是什么?

该病例的影像学诊断为右侧外周带前列腺癌。

问题 13　前列腺癌主要观察的 MRI 征象有哪些，其对应的病理基础分别是什么?

前列腺癌在 MRI 上的主要征象及其对应的病理基础如下：

1. T2 加权成像(T2WI)上的低信号　前列腺癌细胞较正常前列腺细胞具有更高的细胞密度，导致细胞外空间减少，这在 T2WI 上表现为低信号强度。

2. 弥散加权成像(DWI)上的高信号和表观弥散系数(ADC)图上的低信号　由于前列腺癌细胞的高细胞密度限制水分子在细胞外的弥散，因此在 DWI 上呈现高信号，而在 ADC 图上呈现低信号，反映了弥散受限。

3. 动态对比增强(DCE)-MRI 上的异常强化模式　前列腺癌的血管生成增加，导致对比剂在肿瘤区域的快速摄取和洗脱，表现为“流出型”强化曲线。

4. 前列腺结构的改变　前列腺癌可能侵犯并改变前列腺的正常结构，如外周带和移行带在 MRI 上表现为信号的异常。

5. 磁共振波谱(MRS)上的代谢物变化　反映前列腺癌的代谢特征，如胆碱和枸橼酸盐比值的增高，可以在 MRS 上被检测到。

6. MRI 上的肿瘤大小和形态　较大的肿瘤可能更容易在 MRI 上被检测到，并且可能显示更明显的信号特征，如包膜侵犯或周围组织侵犯。

7. 肿瘤异质性　前列腺癌的异质性可能导致 MRI 信号的不均匀性，这种不均匀性可能反映肿瘤内不同的组织学特征和生物学行为。

8. PI-RADS 评分　前列腺成像报告和数据系统(PI-RADS)提供了一套标准化的评分系统，用于评估 MRI 图像上的前列腺癌可能性。PI-RADS 评分考虑了 T2WI、DWI 和 DCE-MRI 等多个序列的特征。

了解这些 MRI 征象及其病理基础有助于提高前列腺癌的诊断准确性，并为临床提供更准确的信息。

问题 14　阅片小结：前列腺常见病变。

前列腺常见病变包括前列腺炎、前列腺增生、前列腺癌、前列腺囊肿、前列腺脓肿、前列腺结核、前列腺肉瘤、前列腺出血、前列腺萎缩、前列腺的局灶性病变、前列腺的弥漫性病变、前列腺的血管病变。

问题 15　阅片小结：前列腺癌的影像学诊断思路。

前列腺癌的影像学诊断思路主要依赖于 MRI 检查。MRI 检查在前列腺病变影像学诊断中的核心任务是确定病变是否为前列腺癌。

1. T2WI 分析　通过 T2WI 观察前列腺的解剖结构，识别外周带和移行带的异常信号。外周带的前列腺癌通常表现为低信号区域。

2. DWI 分析　DWI 能够揭示细胞密度增加的区域，这些区域在 DWI 上呈现高信号，而在 ADC 图上表现为低信号，提示可能存在前列腺癌。

3. DCE-MRI 分析　DCE-MRI 有助于评估肿瘤血管生成情况，前列腺癌通常表现为快速强化和快速廓清的“流出型”曲线。

4. MRS 分析　MRS 可以检测前列腺组织的生化代谢变化，如胆碱和枸橼酸盐的比值变化。

5. PI-RADS 评分　应用 PI-RADS 对 MRI 图像进行标准化评分，有助于诊断和风险分层。

问题 16　阅片小结：男性盆腔淋巴结分区。

男性盆腔淋巴结分区包括直肠上淋巴结(SRN)、髂总淋巴结(CIN)、骶骨淋巴结(SN)、髂外淋巴结(EIN)、髂内淋巴结(IIN)、直肠旁淋巴丛(PRL)、膀胱周淋巴丛(PVL)、阴部内淋巴结(IPN)、精囊淋巴结(SVL)、腹股沟浅淋巴结(INs)、前列腺周淋巴丛(PPL)、直肠下淋巴结(IRN)等。

问题 17　阅片小结：前列腺癌 PI-RADS 评分以及 TNM 分期。

1. 前列腺癌 PI-RADS 评分系统

1 分：非常低(前列腺癌的可能性非常低)。

2 分：低(不太可能为有临床意义的前列腺癌)。

3 分：中等(有可能为有临床意义的前列腺癌)。

4 分：高(很有可能为有临床意义的前列腺癌)。

5 分：非常高(极有可能为有临床意义的前列腺癌)。

2. 前列腺癌的 TNM 分期

(1)原发肿瘤(T)分期：

cT0：无原发肿瘤证据。

cT1：临床表现不明显，不易发现的肿瘤。

cT1a：组织学检查偶然发现的肿瘤，占切除前列腺组织的 5%以内。

cT1b：组织学检查偶然发现的肿瘤，占切除前列腺组织的 5%以上。

cT1c：组织学活检证实的不易发现的一侧或两侧的肿瘤。

cT2：肿瘤可见，局限于前列腺。

cT2a：肿瘤累及前列腺一叶的 1/2 以内。

cT2b：肿瘤累及范围大于前列腺一叶的 1/2，但仅累及前列腺一叶。

cT2c：肿瘤累及前列腺两叶。

cT3：肿瘤侵犯前列腺外，但无粘连或者浸润邻近结构。

cT3a：前列腺外侵犯(单侧或双侧)。

cT3b：肿瘤侵犯精囊腺。

cT4：肿瘤侵犯精囊腺以外邻近组织或与之紧密固定。

(2)区域淋巴结(N)分期：

Nx：区域淋巴结无法评估。

N0：无区域淋巴结转移。

N1：区域淋巴结转移。

(3)远处转移(M)分期：

M0：无远处转移。

M1：有远处转移。

M1a：非区域淋巴结转移。

M1b：骨转移。

M1c：其他部位转移，伴或不伴骨转移。

问题 18　阅片小结：该患者的下一步诊疗建议。

本病例影像学诊断为前列腺癌，需进一步行病理检查以确诊。取病理的主要方法为超声引导下穿刺活检。PET-CT 检查有助于病变的临床分期。

结合病理结果，本病例最终确诊为前列腺癌。影像分期与病理分期可能存在差异，因此在临床工作中，通常需进行多种检查，以辅助选择最佳治疗方案，判断患者预后，确保患者利益最大化。

四、报告模板

前列腺癌

(一) MRI 所见

1. 前列腺径线　AP＊＊ mm×RL＊＊ mm×SI＊＊ mm，体积＊＊ cm^3。
2. 病灶信号　前列腺＊＊带(缩写)结节或异常信号灶。
3. 病灶最大径　＊＊ mm。
4. 评分　T2WI score：＊＊分。DWI score：＊＊分。DCE score：＊＊分。PI-RADS 评分：＊＊分。
5. 包膜　＊＊。
6. 精囊腺受累　＊＊。
7. 膀胱受累　＊＊。
8. 尿道外括约肌受累　＊＊。
9. 直肠受累　＊＊。
10. 异常淋巴结　＊＊枚淋巴结，短径约＊＊ mm。
11. 骨转移　＊＊。

(二) MRI 诊断

前列腺＊＊结节，高度怀疑前列腺癌，拟评估为 PI-RADS 5 分，存在＊＊淋巴结转移的可能性。

(郭金林　刘芬　方向军)

案例 081　子宫肌瘤

一、教学目标

掌握子宫肌瘤的基本影像表现及其特征，建立子宫肌瘤影像学诊断的基本范式，规范使用相关术语，构建子宫结节/肿块性病变的影像学诊断思路。理解不同影像检查方法(如超声、MRI、CT)在子宫肌瘤诊断中的应用及其优缺点，提高对子宫肌瘤影像阅片的准确性和敏感性。

二、病例展示

患者，女，42 岁，经量增多 1 年余。婚育史：已婚，G3P2A1，剖宫产 2 次，人工流产 1 次。宫腔内节育器避孕。月经史：13 岁$\frac{5\sim7\text{天}}{28\sim30\text{天}}$2024 年 5 月 10 日，经量多，颜色正常，无血块，无痛经，白带正常，经期规律。妇科检查：外阴发育正常，阴道通畅，阴道内有少量白色、无异味分泌物，宫颈光滑且大小正常。双合诊：子宫前位，增大至孕 2 月大小，质地中等，无压痛，双侧附件区未触及明显异常。辅助检查：白带涂片清洁度Ⅲ°，未见滴虫及真菌；HPV 及肿瘤标志物检测结果均为阴性。该患者的影像资料如图 81-1 所示：

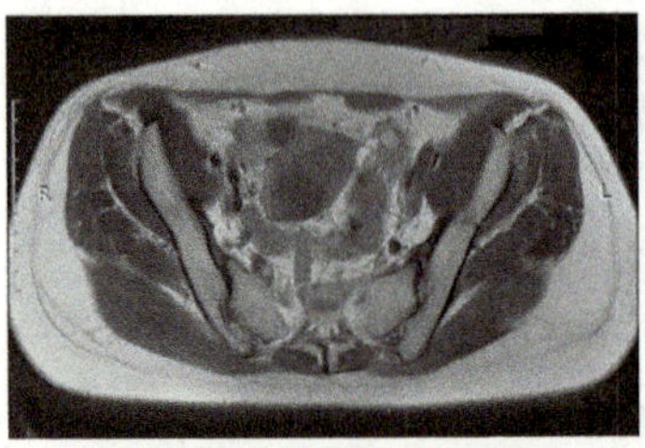

(a) 横断位 T1WI(肌壁间肌瘤)

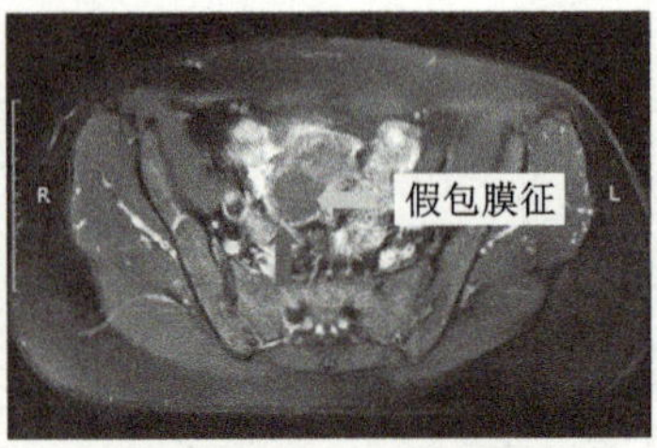

(b) 横断位 T2WI(肌壁间肌瘤)

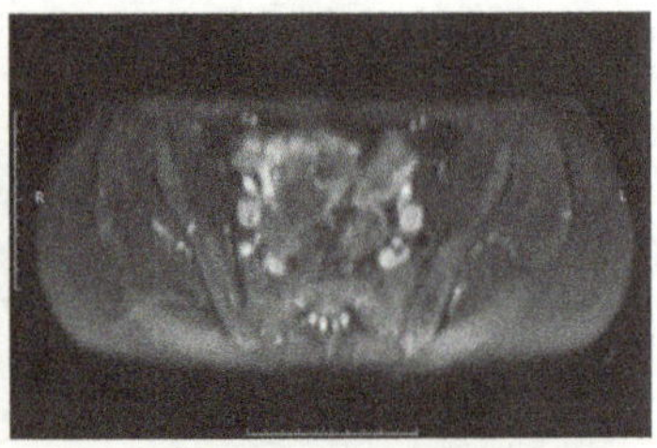

(c) DWI(肌壁间肌瘤)

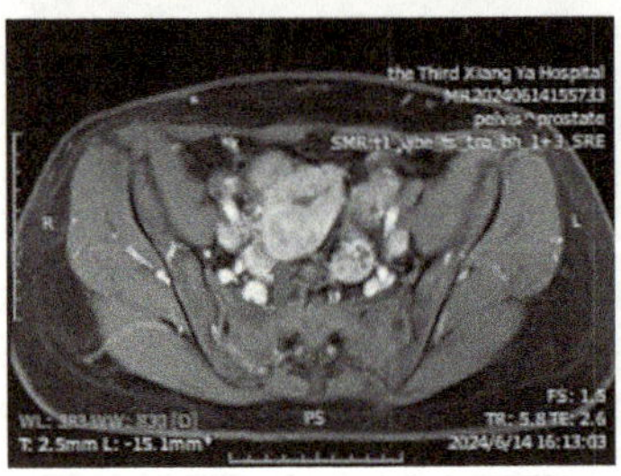

(d) 横断位 T1+C 增强(肌壁间肌瘤)

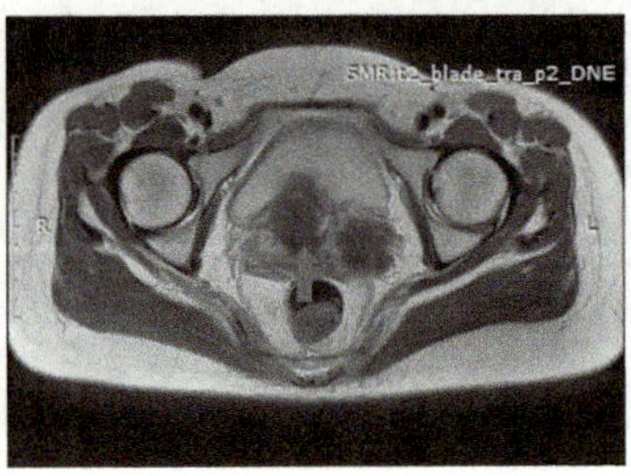

(e) 横断位 T1WI(黏膜下肌瘤)

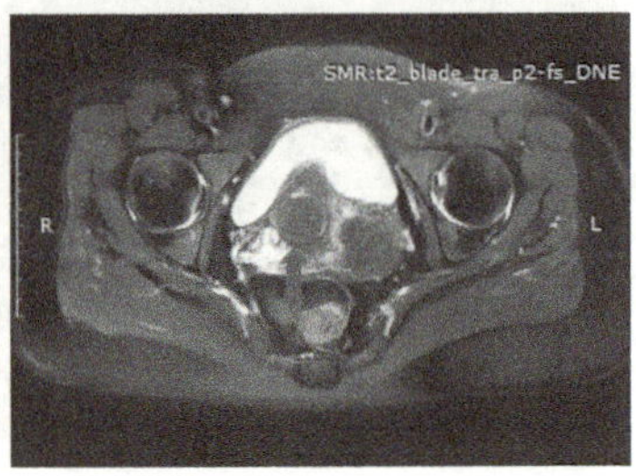

(f) 横断位 T2WI(黏膜下肌瘤)

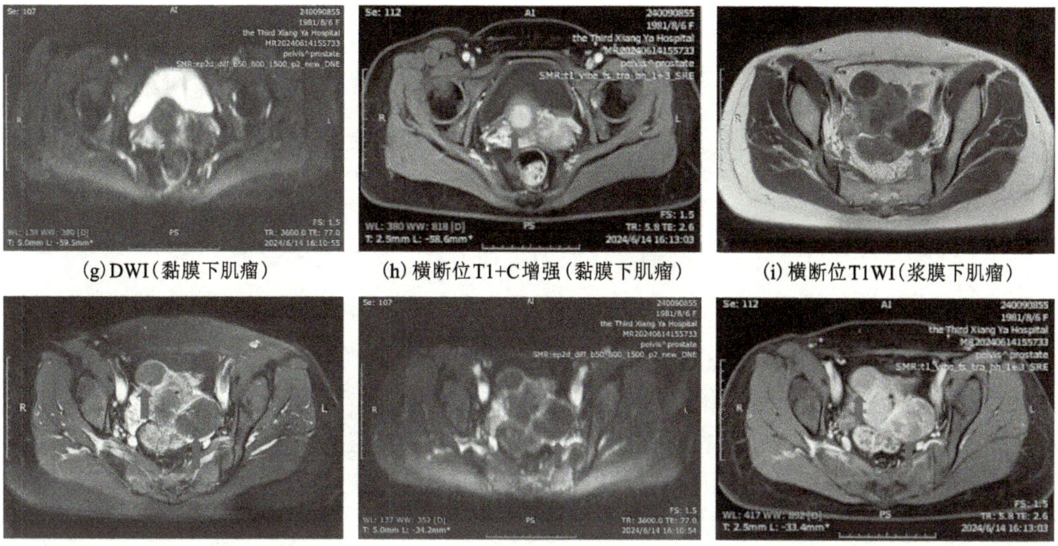

(g) DWI（黏膜下肌瘤）　(h) 横断位 T1+C 增强（黏膜下肌瘤）　(i) 横断位 T1WI（浆膜下肌瘤）

(j) 横断位 T2WI（浆膜下肌瘤）　(k) DWI（浆膜下肌瘤）　(l) 横断位 T1+C 增强（浆膜下肌瘤）

注：子宫及附件 MRI 平扫+增强+DWI。

图 81-1　案例 081 的影像学检查图片

三、问题及解答

问题 1　对患者实施双合诊有何意义？

双合诊作为一种临床检查方法，旨在通过医师的手指与另一只手或器械的配合，对患者进行腹部和盆腔的详细检查。该方法能够系统地评估患者的腹部和盆腔器官状况，包括但不限于子宫、附件、宫颈等，以发现潜在的病变或异常情况。其主要应用在以下疾病的诊断中。

1. 妇科感染性疾病

（1）阴道炎：通过双合诊，医师可以了解患者的阴道壁是否存在充血、水肿等情况，有助于辅助诊断阴道炎。

（2）盆腔炎：双合诊可帮助医师了解子宫的活动情况，以及输卵管、卵巢等是否存在病变，有助于诊断盆腔炎。

2. 妇科良性肿瘤

（1）子宫肌瘤：双合诊可以帮助医师了解子宫的大小、位置，以及肌瘤的大小。

（2）卵巢囊肿：通过双合诊，医师可以评估卵巢的大小和囊肿的存在。

3. 妇科恶性疾病

（1）卵巢癌：双合诊有助于医师了解卵巢是否存在异常肿块，结合其他检查手段，可以辅助诊断卵巢癌。

（2）子宫颈癌：尽管双合诊并非子宫颈癌的主要诊断方法，但它可以提供有关子宫颈大小和质地的重要信息。

4. 其他妇科疾病

(1)宫颈肥大：双合诊可以检查宫颈的大小和质地，帮助诊断宫颈肥大。

(2)子宫位置和大小异常：双合诊可以评估子宫的位置和大小，从而发现可能的异常，如子宫脱垂或子宫畸形。

(3)子宫内膜异位症：在某些情况下，双合诊可以提供关于子宫内膜异位症是否侵犯到直肠或其他组织的线索。

问题 2　请简述患者需要进一步接受哪些影像检查项目？检查目的是什么？

患者可进一步接受盆腔超声检查和盆腔 MRI 检查。超声检查以其无创、无痛、无辐射、操作便捷且成本相对低廉的特点，在子宫肿瘤筛查中展现出显著优势，能有效识别大多数肌瘤，发挥初步筛查的作用。然而，超声检查在确定肌瘤的精确位置及辨识较小肌瘤方面存在一定局限。MRI 技术作为一种先进的成像手段，能进一步提供详细的图像信息，包括子宫肌瘤的明确边界、血供情况及与盆腔其他器官的相互关系。特别是对于深藏于组织内部、体积较小或位置特殊的肌瘤，MRI 技术显示出卓越的诊断能力。此外，MRI 技术还能区分肌瘤与恶性肿瘤，这对准确评估子宫肌瘤病情及制定个性化治疗方案具有重要的参考意义。

问题 3　指导医师结合重点、难点施教，并针对住院医师所描述的影像(图像)关键征象进行充分点评和规范性演示。

1. 检查部位　盆腔。

2. 检查技术　子宫及附件 MRI 平扫+增强+DWI。

患者姓名、性别、年龄、检查方法及检查部位核对无误，无明显呼吸及运动伪影，图像质量满足诊断要求。

3. 影像所见　子宫呈前位，体积增大、变形。子宫底部和体部前后壁黏膜下、肌壁间、浆膜下见多发大小不等结节状、肿块状等 T1 短 T2 信号灶，灶周见 T2 低信号薄环，边界清楚。增强扫描示欠均匀明显强化，强化趋势及程度大致同肌层，其中较大者位于子宫体部左侧壁浆膜下，大小约 48 mm×39 mm×43 mm，子宫结合带清晰。子宫腔内另可见条状低信号节育环影，余子宫未见明显异常信号及异常强化影。DWI 未见异常信号。双侧卵巢未见明显异常。盆腔内未见异常肿大淋巴结，盆腔可见少量积液。

4. 影像诊断　子宫多发肌瘤（肌壁间型）；宫内节育环；盆腔少量积液。

问题 4　子宫病变如何进行影像学定位？

在影像检查中，对子宫病变的准确定位至关重要，它直接影响病变的诊断、治疗方案的制定及治疗效果的评估。对于子宫病变的影像学定位，我们通常依赖高分辨率的成像技术，如 MRI 和 CT。

MRI 凭借其卓越的软组织对比度和无辐射损伤的特性，在子宫病变的定位中占据重要地位。子宫位于骨盆中央，介于膀胱与直肠之间，下端连接阴道，两侧附有输卵管和卵巢。其形态前后稍扁，呈倒置的梨形，由子宫底、子宫体和子宫颈组成。周围由四条韧带固定，分别是子宫阔韧带、子宫圆韧带、子宫主韧带和子宫骶韧带。子宫壁结构由外向内依次为浆膜层(腹膜的脏层)、肌层(由平滑肌组成)和黏膜层(子宫内膜层)。在 MRI 图像上，这些结构呈现不同的信号特征：①子宫内膜层，表现为围绕宫腔的高信号；②结合带，表现为内膜外周的低信号环；③子宫肌层，表现为结合带周围的中等信号；④浆膜层，表现为最外层的薄层低信号。

除 MRI 外，CT 在子宫病变的定位中也具有一定的应用价值。尽管 CT 的软组织对比度略逊于 MRI，但其扫描速度快、图像分辨率高的优点，使其在紧急情况下能迅速获取图像信息。在 CT 图像上，我们可以观察到子宫的形态、密度及周围解剖结构，从而初步判断病变的位置和范围。

然而，无论是 MRI 还是 CT，对子宫病变的准确定位均需结合患者的临床病史、体征及实验室检查结果进行综合分析。同时，对于某些难以确诊的病例，我们还可考虑采用其他影像学技术，如超声、PET-CT 等，以获取更全面的诊断信息。

问题 5 该病例的主要影像征象、次要征象、重要的阴性征象分别有哪些?

1. 主要征象 子宫多发结节、肿块病变。

2. 次要征象 子宫体积增大、变形，可见假包膜征，增强扫描示欠均匀明显强化。

3. 重要的阴性征象 DWI 未见异常信号，结合带未见受累，病变与周边结构分界清晰，双侧卵巢未见异常，盆腔未见明显肿大淋巴结。

问题 6 女性盆腔的影像结构怎么区分?

在医学成像技术中，准确区分女性盆腔影像结构的关键在于对各个解剖部位的细致识别。首先，需明确子宫的位置、形态及其与周围组织的相互关系。子宫通常位于盆腔中央，呈倒置梨形，并由韧带及软组织提供支撑。其次，卵巢位于子宫两侧，常表现为圆形或椭圆形的低密度区域。此外，输卵管作为连接卵巢与子宫的细长管道，在影像中呈现为细长的线状结构。最后，还需关注膀胱、直肠等邻近器官的位置和形态，以排除它们对盆腔结构可能产生的干扰。通过综合分析这些解剖结构的影像特征，可准确区分女性盆腔的影像结构。

问题 7 子宫肌瘤是如何形成的? 有哪些症状?

子宫肌瘤的形成与多种因素相关，包括遗传、激素水平及环境因素等。遗传因素在子宫肌瘤的发病过程中扮演重要角色，部分患者可能存在家族遗传倾向。此外，激素水平的变化，如雌激素和孕激素的分泌异常，也可能促使子宫肌瘤的形成。

子宫肌瘤的症状因个体差异而有所不同。部分患者可能无明显症状，而另一些患者则可能出现月经异常(如月经量增多、月经周期缩短等)、腹部包块、压迫症状(如尿频、尿急、便秘等)、不孕、带蒂肌瘤(可能发生扭转、梗死、坏死)及疼痛或不适感(妊娠期间肌瘤红色样变时，可表现为腹痛、低热、白细胞增多)等。

问题 8 子宫肌瘤的影像学检查方法有哪些? 各自优势是什么?

子宫肌瘤的影像学检查主要包括超声、MRI 和 CT 检查。

1. 超声 超声检查在子宫肌瘤诊断中具有无创、无痛、无辐射、便捷且价格相对低廉的优势。作为子宫肿瘤的筛查手段，超声能发现大多数肌瘤，但往往难以进行精确的定位，且对较小肌瘤的识别能力有限。

2. MRI MRI 检查在子宫肌瘤诊断中扮演着关键角色。MRI 能够提供详细的图像，从而清晰展示子宫肌瘤的边界、血供情况以及与盆腔其他器官的关系。尤其对于深藏于组织深部、尺寸较小或位置特殊的肌瘤，MRI 检查能提供更细致的信息。此外，MRI 还能有效区分肌瘤与恶性肿瘤，对于评估子宫肌瘤的程度和制定治疗方案具有重要作用。

3. CT CT 检查在钙化诊断方面表现明确，但对于子宫肌瘤的其他表现，缺乏典型征象。由于 CT 采用横断面扫描，往往难以鉴别浆膜下肿瘤和盆腔内其他肿瘤。

问题 9　子宫肌瘤主要观察的影像征象有哪些?

1. CT 表现 ①子宫增大，形态不规则。无变性者呈现等或稍高密度，变性者呈等低混杂密度、等高混杂密度或伴钙化。②肌壁间肌瘤呈分叶状，局部向外侧膨隆。③浆膜下肌瘤呈子宫向外侧突出的实性肿块，带蒂者及阔韧带肌瘤常被误认为卵巢肿瘤。

2. MRI 表现 ①数目形态：单发或多发，圆形或类圆形。②信号：T1WI 呈等或稍低信号，信号类似子宫肌层；T2WI 多呈低信号，边界清楚，大部分无变性的子宫肌瘤信号均匀，变性的子宫肌瘤信号不均匀。③DWI：弥散受限的情况不一，富细胞性或肉瘤样变性肌瘤往往在 DWI 上呈高信号。④增强：无变性的子宫肌瘤呈明显均匀强化，与肌壁一致，发生变性时多呈现不均匀强化或者无强化。⑤包膜：瘤周常见假包膜，在 T1WI 和 T2WI 上均呈低信号，增强后轻度延迟强化。

问题 10　阅片小结：子宫肌瘤的影像学分型。

国际妇产科联盟(FIGO)对子宫肌瘤进行了九型分类法：

0 型：完全突入宫腔内的带蒂黏膜下肌瘤。

1 型：肌瘤大部分位于宫腔内，位于肌壁内的部分小于 50%。

2 型：肌壁内突向黏膜下的肌瘤，位于肌壁内的部分大于 50%。

3 型：肌瘤 100%位于肌层内，向内接触子宫内膜。

4 型：肌瘤完全位于肌层内。

5 型：肌瘤突向浆膜，位于肌壁内的部分大于 50%。

6 型：肌瘤突向浆膜，位于肌壁间的部分小于 50%。

7 型：带蒂的浆膜下肌瘤。

8 型：其他类型(包括宫颈或阔韧带部分的肌瘤)。

问题 11　阅片小结：子宫肌瘤变性的影像征象及其对应的病理基础。

子宫肌瘤为实性球状结构，主要由呈旋涡状排列的平滑肌细胞组成，并含有不等量的胶原、细胞外基质及纤维组织。肌瘤外层覆盖着一层由结缔组织和纤维构成的假性包膜。子宫肌瘤通常多发，大小不一，血供丰富。较大的肿瘤因血供障碍可能发生多种变性。常见的变性及其 MRI 表现如下：

1. 玻璃样变 平滑肌结构消失，被纤维组织取代，镜下呈均匀透明样的改变。T1WI 呈等信号，T2WI 呈低信号，低、中度或无强化。

2. 黏液样变 中央黏液蛋白内见透明质酸丰富的黏多糖。T1WI 呈混杂信号，T2WI 呈高信号，有强化。

3. 囊性变 囊腔大小不一，可进展为水肿型无细胞中心。T1WI 呈低信号，T2WI 呈高信号，无强化。

4. 红色样变 肌瘤迅速增大，局部发生出血，外周血栓形成，肌细胞消失，剖面呈现红色，旋涡状结构消失。T1WI 呈高信号，T2WI 呈低信号，无强化。

5. 脂肪变 脂肪球沉积在瘤体内，肉眼难以辨认，多是钙化的前驱表现。T1WI 和 T2WI 均呈高信号，无强化。

6. 钙化 钙盐沉积在瘤体内呈现出砂粒状或为薄的外壳。

7. 肉瘤变 即恶变，生存率很低，为 0.2%~0.5%。MRI 表现为混杂信号。

8. 富细胞性子宫肌瘤 T1WI 呈等信号，T2WI 呈高信号，有明显强化。

问题 12 阅片小结：子宫肌瘤的鉴别诊断有哪些？

1. 子宫腺肌症或子宫腺肌瘤 子宫内膜组织侵入子宫肌层，导致平滑肌增生，临床表现为月经量增多及痛经。T2WI 显示低信号，肌壁不对称增厚，边缘模糊。结合带局限性或弥漫性增厚。病灶与正常子宫肌层分界不清，T1WI 及 T2WI 显示病变区域斑点状高信号出血灶，具有一定的鉴别意义。

2. 卵巢纤维瘤 常为单发，边界清晰，形状呈类圆形或分叶状，以实性为主。体积较小时密度均匀，实性成分与子宫相比呈等密度；体积较大时可发生囊变坏死，出血亦可见。少数病灶内可见钙化。乏血供，增强后实性成分无强化或轻度强化。在 MRI 上，卵巢纤维瘤实性部分呈 T1WI 等低信号、T2WI 低信号，此为特征性表现，与病灶内富含纤维成分有关。

3. 子宫内膜癌 多见于 60 岁以上的绝经期妇女，临床表现为阴道不规则流血，子宫内膜弥漫性不规则增厚，结合带破坏、中断。在 T1WI 上呈低信号，T2WI 为相对高信号，增强示早期轻度强化，后期持续强化，强化程度低于肌层，常伴盆腔淋巴结增大。

4. 子宫平滑肌肉瘤 绝大多数为原发，少数由肌瘤恶变而来，好发于 50~60 岁。长期应用雌激素药物和盆腔放疗为其高危因素。CT 表现为等密度盆腔肿块，常合并出血、坏死，边界不清。MRI 显示为巨大不均质肿块，T1WI 呈等信号，内可伴点状或小片状出血灶，T2WI 呈低或中等信号，内伴高信号无强化坏死区。宫腔侧可见明显受压的弧形高信号内膜层，或表现为内膜侵犯。常与变性的子宫肌瘤鉴别困难，需依赖术后病理检查明确诊断。

问题 13 阅片小结：子宫肌瘤的治疗方法有哪些？

子宫肌瘤是否需要治疗取决于患者的具体情况。对于无症状的子宫肌瘤患者，尤其是体积较小、生长缓慢者，可以选择定期观察和随访。而对于症状明显、肌瘤体积较大或生长迅速的患者，则可能需要采取手术治疗或药物治疗。

子宫肌瘤的手术治疗主要包括肌瘤切除术和子宫切除术。肌瘤切除术适用于希望保留生育功能的患者，通过手术将肌瘤切除，保留子宫。而子宫切除术则适用于无生育要求、肌瘤体积较大或症状严重的患者，通过手术切除整个子宫。

问题 14　阅片小结：该患者的下一步诊疗建议。

基于本病例的病史资料，初步怀疑为子宫肌瘤。为进一步明确肌瘤的具体位置、大小、数量，以及其与周围脏器的关系，需采取适当的影像学方法进行详细检查，以便为医生后续制定治疗方案提供有力依据。

在检查手段的选择上，首先推荐采用无创、无痛、无辐射且成本相对较低的超声检查进行初步评估。随后，为深入了解子宫肌瘤的边界、血供状况及其与其他盆腔器官之间的复杂关系，特别是在面对深藏于组织深部、尺寸较小或位置较为特殊的肌瘤时，可选择 MRI 检查。MRI 凭借高分辨率和精确性，能够提供更为详细的信息。此外，MRI 在区分肌瘤与恶性肿瘤方面也展现出显著优势，对于全面评估子宫肌瘤的病情程度及制定个性化治疗方案具有重要意义。

四、报告模板

子宫肌瘤(MRI 检查)

(一)主要病变

1. 部位　子宫底/体/颈部前/后壁(黏膜下、肌壁间、浆膜下、阔韧带)。

2. 基本病变　肿块(结节)，均匀(不均匀)长/等/短 T1、短/等/长 T2 信号，T2WI 测量大小约 * * mm× * * mm× * * mm。

3. 形态特征　灶周见 T2 低信号薄环(假包膜征)。

4. 强化特征　增强后均匀(不均匀)明显(轻中度、无)强化。

5. DWI 特征　无/有弥散受限信号。

6. 盆腔淋巴结　无/有肿大淋巴结。

7. 盆腔积液　无/少量/中量/大量盆腔积液。

(二)主要伴随发现

印象：子宫黏膜下/肌壁间/浆膜下占位性病变，子宫肌瘤。

(颜智敏　杨桦　容鹏飞)

案例 082 子宫内膜癌

一、教学目标

强化“定位定性，结合临床下结论”的原则，构建子宫内膜增厚疾病影像学诊断的基本范式，规范运用子宫影像学定位及定性的基础术语，精准识别子宫 MRI 检查中的异常征象，确立子宫内膜增厚病变的影像学诊断思路，准确评估子宫内膜癌的 FIGO 分期。

二、病例展示

患者，女，56 岁，阴道流血 3 年。近 1 年来体重减轻约 15 kg。既往有高血压病史。体格检查：体温 36.6 ℃，脉搏 104 次/min，呼吸 20 次/min，血压 138/91 mmHg，身高 163 cm，体重 74 kg，随机血糖 15.9 mmol/L。专科检查：外阴正常，阴道通畅，有少量血性分泌物，宫颈光滑且肥大，疑似可见肿瘤样组织。双合诊：子宫前位，增大至约孕 4 月大小，质地柔软，双附件区未触及明显异常。三合诊：直肠黏膜光滑，指套退出时无血迹。实验室检查：CA19-9 53.47 U/mL，HE4 324.7 pmol/L，CA125 为 46.13 U/mL，其余指标阴性。糖化血红蛋白为 10.3%。该患者的影像资料如图 82-1、图 82-2 所示：

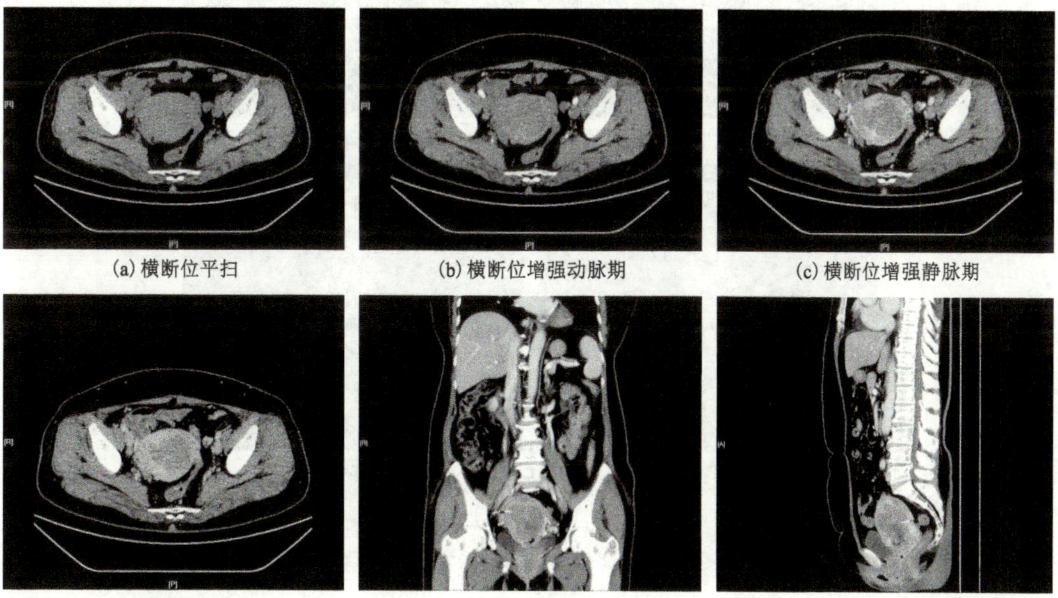

(a) 横断位平扫　(b) 横断位增强动脉期　(c) 横断位增强静脉期

(d) 横断位增强平衡期　(e) 冠状位增强静脉期　(f) 矢状位增强静脉期

注：全腹部 CT 平扫+增强+三维成像。

图 82-1　案例 082 的影像学检查图片

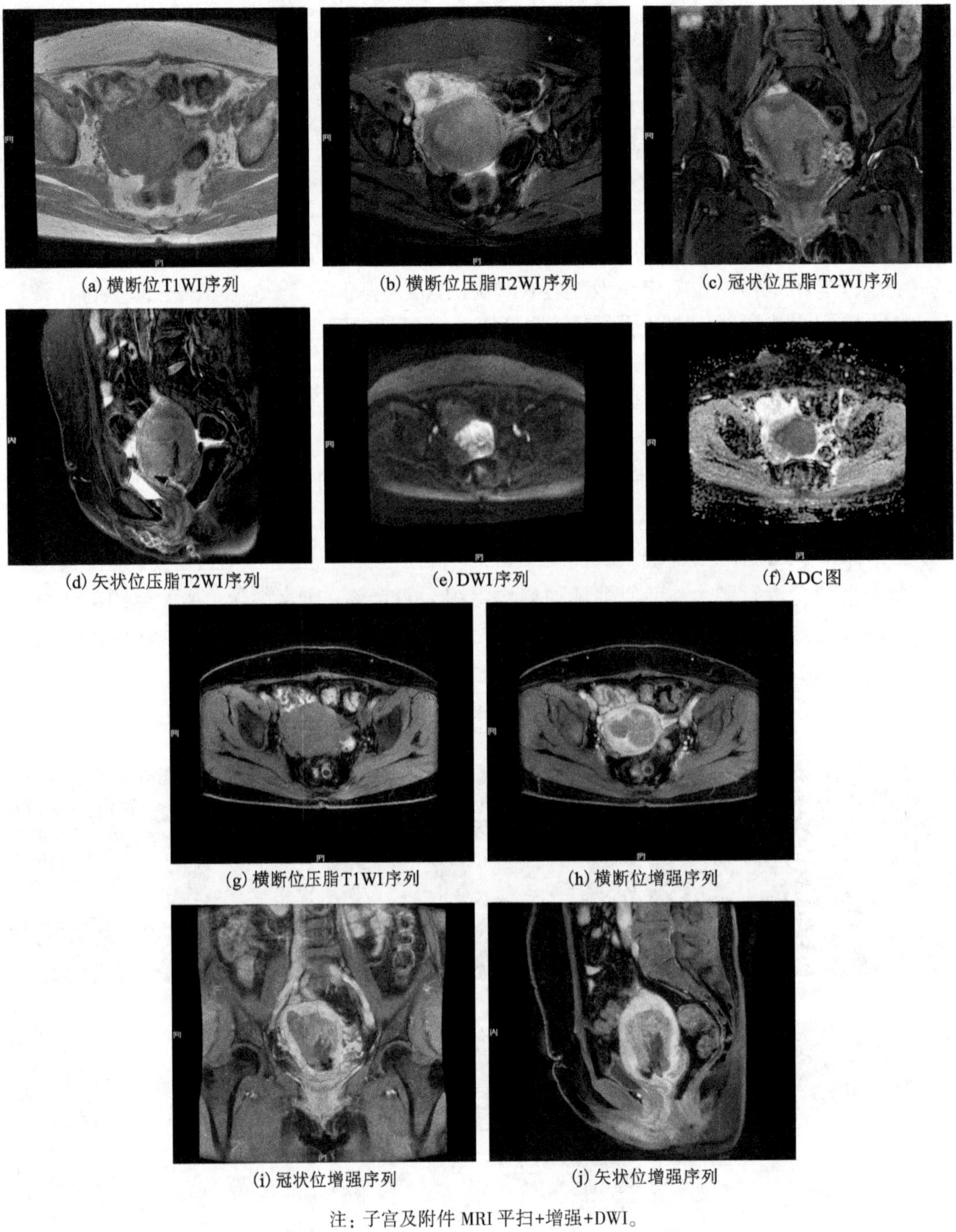

(a) 横断位T1WI序列

(b) 横断位压脂T2WI序列

(c) 冠状位压脂T2WI序列

(d) 矢状位压脂T2WI序列

(e) DWI序列

(f) ADC图

(g) 横断位压脂T1WI序列

(h) 横断位增强序列

(i) 冠状位增强序列

(j) 矢状位增强序列

注：子宫及附件 MRI 平扫+增强+DWI。

图 82-2 案例 082 的影像学检查图片

三、问题及解答

问题 1　简述绝经后阴道流血的诊断思路和诊断程序。

绝经后阴道流血的诊断思路应遵循“先定位、后定性”的原则，即首先确定出血的具体部位，再进一步探究出血的原因。诊断程序采用“由外至内、逐步排除、最后聚焦”的方法，依据女性生殖系统的解剖结构，依次从外阴、阴道、宫颈、宫体、输卵管、卵巢，直至全身性疾病的排查顺序。通过病史采集、体格检查、实验室检查、影像学检查及组织学检查等多种手段，明确出血的具体部位及其原因，并鉴别其为器质性病变或功能性病变，以及判定是原发性病变还是继发性病变。

问题 2　患者的既往疾病史有何意义？

该患者既往有高血压病史，且曾患有肥胖，入院后检查发现存在糖尿病。肥胖、高血压和糖尿病合称为子宫内膜癌三联征。研究表明，体质指数(body mass index，BMI)每增加 1 kg/m^2，子宫内膜癌的相对风险增加 9%。与 BMI<25 kg/m^2 的女性相比，BMI 为 30～35 kg/m^2 的女性发生子宫内膜癌的风险大约增加 1.6 倍，而 BMI>35 kg/m^2 的女性患病风险约增加 3.7 倍。糖尿病患者或糖耐量异常者的患病风险比正常人高 2.8 倍；高血压患者的患病风险则比正常人高 1.8 倍。

问题 3　新型肿瘤标志物 HE4 增高有何意义？

人附睾蛋白 4(human epididymis protein 4，HE4)由 Kirchhoff 等人于 1991 年首次在附睾远端上皮细胞中发现，最初被认为是一种与精子成熟相关的蛋白酶抑制剂。后续研究表明，HE4 在正常生殖道腺上皮细胞、上呼吸道和肾远曲小管上皮细胞中呈低表达，而在卵巢癌、移行细胞癌、肾癌、乳腺癌及消化系统肿瘤中则有不同程度的表达，尤其在卵巢癌中表达最为显著。HE4 不仅在细胞水平上呈现高表达，分泌型 HE4 在卵巢癌患者的血清中也被检测到高水平表达，并于 2002 年被确认为卵巢癌的血清标志物。

HE4 主要用于辅助卵巢癌的早期诊断、鉴别诊断、治疗监测和预后评估。与 CA125 联合检测，可进一步提升卵巢癌诊断的敏感性和特异性。此外，HE4 在子宫内膜癌和呼吸系统肿瘤中也展现出良好的辅助诊断和病程监测价值。

问题 4　指导医师结合重点、难点施教，并针对住院医师所描述的影像(图像)关键征象进行充分点评和规范性演示。

1. CT 检查

(1)检查部位：腹部。

(2)检查技术：全腹部 CT 平扫+增强+三维成像。

患者姓名、性别、年龄、检查方法及检查部位核对无误，无明显运动伪影，图像质量满足诊断要求。

(3)CT 影像所见：子宫呈前位，子宫体积增大，子宫壁弥漫性不均匀增厚，子宫壁见一大小约 6.5 cm×4.7 cm×7.9 cm 肿块突入宫腔，平扫 CT 值约 26 HU，增强扫描肿块强化程度低于子宫实质强化，动脉期 CT 值约 37 HU，静脉期 CT 值约 43 HU，平衡期 CT 值约 38 HU，肿块边界不清；子宫腔、宫颈及阴道少量积气。盆腔双侧壁见多发淋巴结，最大者大小约 13 mm×10 mm(所给图像上不明确)。双侧附件区见结节状致密影，输卵管呈结扎术后改变。肝脏大小、形态正常，肝实质密度弥漫性减低，低于同层面脾脏密度，肝实质内未见明显异常密度灶及强化灶。门静脉系统未见增粗，其内未见充盈缺损。胆囊不大，壁未见增厚，胆囊腔内见多发结节状致密影，最大者大小约 18 mm×21 mm，肝内外胆管未见扩张。脾脏、胰腺大小形态正常，实质内未见明显异常密度灶及强化灶。双肾大小、形态正常，双肾实质内未见明显异常密度灶及强化灶。双侧肾盂肾盏及双侧输尿管未见结石、扩张及积水。膀胱充盈可，壁未见增厚，腔内未见明显异常密度灶及强化灶。胃肠道充盈不良，胃肠道壁观察欠佳，未见梗阻扩张征象。腹盆腔余部及腹膜后未见明显增大淋巴结，未见腹腔积液征象。

(4)CT 影像诊断：子宫占位性病变，子宫内膜癌可能性大，并可能伴有盆腔淋巴结转移。建议进行增强 MRI 以进一步明确诊断。

2. MRI 检查

(1)检查部位：盆腔。

(2)检查技术：子宫及附件 MRI 平扫+增强+DWI。

患者姓名、性别、年龄、检查方法及检查部位核对无误，无明显运动伪影，图像质量满足诊断要求。

(3)MRI 影像所见：子宫呈前位，体积增大，子宫内膜结构弥漫性显示不清。可见一等 T1、等/稍长 T2 信号肿块，形态不规则，大小约为 6.5 cm×4.7 cm×7.9 cm。DWI 图像显示高信号，ADC 图呈低信号。增强扫描显示肿块轻度强化，呈相对低信号，肿块突入宫腔内，并侵犯子宫肌层，部分区域侵犯子宫肌层超过一半。子宫结合带大部分破坏消失，肿块向前下延伸，累及宫颈前壁间质。宫颈大小正常，阴道未见明显异常信号灶及强化灶。双侧附件区未见明显异常信号灶及强化灶。盆腔双侧壁见多发淋巴结，最大者大小约 13 mm×10 mm，DWI 呈高信号，ADC 图呈低信号。盆腔内未见积液。

(4)MRI 影像诊断：子宫内膜占位，考虑子宫内膜癌可能性大，并侵犯子宫肌层及宫颈间质，伴盆腔淋巴结转移，FIGO 分期ⅢC 期。

问题 5　子宫 MRI 检查的常规序列有哪些？

子宫 MRI 检查的常规序列见表 82-1。

表 82-1　子宫 MRI 检查常规序列

平扫	
AXI FSE T1WI	横轴面 T1WI 序列
AXI FSE T2WI FS	横轴面 T2WI 压脂序列
AXI FSE T2WI	横轴面 T2WI 序列

续表82-1

平扫	
AXI DWI	横轴面 DWI 序列
COR FSE T2WI FS	冠状面 T2WI 压脂序列
SAG FSE T2WI 或 T2WI FS	矢状面 T2WI 或 T2WI 压脂序列
增强	
AXI 3D(LAVA、VIBE、THRIVE 动态)	横轴面 3D 容积梯度回波 T1WI 压脂序列
COR 3D(LAVA、VIBE、THRIVE)	冠状面 3D 容积梯度回波 T1WI 压脂序列
SAG 3D(LAVA、VIBE、THRIVE)	矢状面 3D 容积梯度回波 T1WI 压脂序列

问题 6 正常子宫的 MRI 表现有哪些特征?

(1)在平扫 T1WI 图像上,宫体和宫颈均呈现均匀的低信号。

(2)在 T2WI 图像上,宫体和宫颈则表现出明显的分层特征(表 82-2)。

(3)增强扫描示宫体及宫颈各层的强化表现随时间呈现差异化变化。

表 82-2 宫体、宫颈在 T2WI 上呈分层表现和信号强度

	信号强度	显示内容
宫体	高信号	子宫内膜和腔内分泌物
	低信号	子宫肌内层,称结合带
	中等信号	子宫肌外层
宫颈	高信号	宫颈管内黏液
	中等信号	宫颈黏膜皱襞
	低信号	宫颈间质(其与宫体结合带连续)
	中等信号	宫颈肌层(其与宫体子宫肌外层连续)

问题 7 如何对子宫体病变进行影像学定位?该病例的病变定位情况如何?

在 T2WI 序列上,子宫体各层结构呈现出清晰的分层表现:子宫内膜呈现高信号,子宫肌内层(即结合带)呈现低信号,而子宫肌外层则呈现中等信号。通过这些信号特征,可以准确判断病变的具体部位。若病变表现为内膜局限性或弥漫性增厚,且子宫结合带保持完整,则可判定病变源自子宫内膜;若病变位于子宫腔内,且周围子宫肌层或一侧肌层受到侵犯,则可判断为子宫内膜病变已侵犯肌层;若病变主要位于肌层,部分延伸至宫腔,则应考虑肌层病变侵犯子宫内膜的可能性。

该病例中,病变位于子宫内膜并已侵犯子宫肌层。

问题 8 子宫内膜的正常厚度是多少?

在生理情况下，子宫内膜的厚度会受到卵巢性激素的影响，呈现出周期性的变化。根据子宫内膜的组织类型，可分为月经期、增生期和分泌期。在月经期，孕酮和雌激素撤退，导致子宫内膜脱落，此时的子宫内膜在整个月经周期中是最薄的，内膜线显示模糊。随着卵泡的生长，卵巢分泌的雌激素逐渐增加，血液中雌激素水平升高，对子宫内膜产生修复作用，使其进入增生期，增生期晚期子宫内膜的厚度可至3~5 mm。随后，卵巢排卵结束，进入黄体期，雌、孕激素水平持续增加，促使子宫内膜继续增厚，进入分泌期，分泌期晚期子宫内膜的厚度可达10 mm。

绝经后，卵巢功能衰退，雌、孕激素水平下降，子宫内膜不再发生周期性变化，因此会逐渐发生萎缩性改变。绝经后女性的子宫内膜厚度应<5 mm。

问题 9 该病例的主要影像征象、次要征象、重要的阴性征象分别有哪些?

1. 主要征象 子宫内膜正常结构全部破坏并肿块形成，肿块弥散受限，增强扫描示轻度强化，肿块侵犯肌层超过一半，并累及宫颈间质。

2. 次要征象 盆腔多发淋巴结肿大。

3. 重要的阴性征象 未见阴道、附件、膀胱、直肠、盆腔腹膜受累，未见远处转移。

问题 10 分析归纳病例的临床特点。

该患者为中年女性，呈慢性病程，体重超标，既往有高血压病史。实验室检查结果显示：肿瘤标志物 CA19-9、HE4、CA125 均显著升高，同时空腹血糖及糖化血红蛋白水平亦高于正常范围。

问题 11 分析归纳病例的影像特点。

子宫内膜肿块，大小约 6.5 cm×4.7 cm×7.9 cm，肿块形态不规则，弥散受限，增强轻度强化，累及子宫肌层(超过一半)及宫颈间质，盆腔见增大淋巴结，未累及阴道、附件、膀胱、直肠、盆腔腹膜，无远处转移。

问题 12 该病例影像学诊断是什么?

该病例初步诊断为子宫内膜癌(FIGO 分期ⅢC 期)。子宫内膜癌是指发生于子宫内膜的上皮性恶性肿瘤，又称子宫体癌，是女性生殖系统三大常见恶性肿瘤之一，多发生于围绝经期及绝经后妇女。

问题 13 子宫内膜癌鉴别诊断有哪些?

1. 恶性病变 子宫肉瘤、宫颈癌侵犯子宫体等。

2. 良性病变 子宫内膜不典型增生、子宫内膜炎性病变、子宫内膜息肉、子宫黏膜下肌瘤等。

问题 14　MRI 和 CT 检查在子宫内膜癌诊断中的优势分别是什么？

盆腔 MRI 是子宫内膜癌的首选影像学检查方法。MRI 能够清晰显示子宫内膜及肌层结构，用于明确病变的位置、大小、肌层侵犯深度，以及宫颈和阴道是否受侵犯。此外，MRI 还能判断病变是否侵犯子宫体外、阴道、膀胱及直肠，并观察盆腔内的肿瘤播散情况，评估盆腔、腹膜后区及腹股沟区的淋巴结转移状况。这些信息有助于肿瘤的鉴别诊断、评价化疗疗效及治疗后随访。

相比之下，CT 对早期病变的诊断价值有限，但其优势在于显示中晚期病变。CT 能够评估病变对子宫体外、膀胱、直肠的侵犯情况，显示腹盆腔、腹膜后及双侧腹股沟区的淋巴结转移，以及腹盆腔其他器官及腹膜的转移情况。对于存在 MRI 禁忌证的患者，应选择 CT 扫描。此外，子宫内膜癌患者应常规进行胸部 X 线检查，以排除肺转移；必要时，应进一步行胸部 CT 检查。

问题 15　子宫内膜癌的大体病理如何分型？

子宫内膜癌的大体病理可分为局限性和弥漫性。

1. 局限性　肿瘤局限于子宫内膜小部分，多位于宫底及宫角，后壁多见，内膜呈息肉或结节状。

2. 弥漫性　肿瘤累及大部分或全部子宫内膜，病变的内膜明显增厚、粗糙不平，呈不规则菜花状突入宫腔，可不同程度地浸润子宫肌层。

问题 16　子宫内膜癌的 FIGO 分期是什么？

子宫内膜癌的 FIGO 分期见表 82-3。

表 82-3　子宫内膜癌的 FIGO 分期(2023 版)

分期	描述
Ⅰ期	仅限于子宫体和卵巢
ⅠA 期	病变仅限于子宫内膜或非侵袭性组织学类型(即低级别子宫内膜)，侵入子宫肌层不到一半，无或局灶性淋巴管血管间隙受累(LVSI)或预后良好
ⅠA1 期	非侵袭性组织学类型仅限于子宫内膜息肉或子宫内膜
ⅠA2 期	非侵袭性组织学类型，侵入子宫肌层不到一半，且无或局灶性 LVSI
ⅠA3 期	仅限于子宫和卵巢的低级别子宫内膜样癌
ⅠB 期	非侵袭性组织学类型，侵犯一半或更多的子宫肌层，且无或局灶性 LVSI
ⅠC 期	侵袭性组织学类型，仅限于息肉或子宫内膜
Ⅱ期	宫颈间质浸润，无宫外延伸或伴有明显的 LVSI 或侵袭性组织学类型伴子宫肌层浸润
ⅡA 期	非侵袭性组织学类型伴宫颈间质浸润
ⅡB 期	非侵袭性组织学类型伴弥漫性 LVSI
ⅡC 期	侵袭性组织学类型伴有任何子宫肌层受累
Ⅲ期	任何组织学类型的肿瘤局部和(或)区域性扩散

续表82-3

ⅢA 期	通过直接延伸或转移侵入子宫浆膜、附件或两者
ⅢA1 期	扩散至卵巢或输卵管(除非满足ⅠA3 期标准)
ⅢA2 期	子宫浆膜下层受累或通过子宫浆膜扩散
ⅢB 期	转移或直接扩散至阴道和(或)宫旁或盆腔腹膜
ⅢB1 期	转移或直接扩散至阴道和(或)宫旁
ⅢB2 期	盆腔腹膜转移
ⅢC 期	转移至盆腔或主动脉旁淋巴结或两者同时转移
ⅢC1 期	盆腔淋巴结转移
ⅢC1i 期	微转移(转移淋巴结直径为 0.2~2 mm)
ⅢC1ii 期	宏观转移(转移淋巴结直径>2 mm)
ⅢC2 期	腹主动脉旁淋巴结转移(肾血管水平以下),伴或不伴盆腔淋巴结转移
ⅢC2i 期	微转移(转移淋巴结直径为 0.2~2 mm)
ⅢC2ii 期	宏观转移(转移淋巴结直径>2 mm)
Ⅳ期	扩散至膀胱黏膜和(或)直肠黏膜和(或)远处转移
ⅣA 期	侵犯膀胱黏膜和(或)直肠黏膜
ⅣB 期	腹部腹膜转移超出骨盆
ⅣC 期	远处转移,包括转移到肾血管水平以上任何腹外或腹内淋巴结、肺、肝、脑或骨

问题 17　阅片小结:子宫内膜癌的影像学检查方法。

(1)超声检查:阴道出血患者应先进行超声检查。超声检查可以了解子宫大小、宫腔内有无赘生物、内膜厚度、肌层有无浸润、附件肿物大小及性质等,为最常用的无创辅助检查方法。

(2)盆腔 MRI:是子宫内膜癌的首选影像学检查方法。MRI 能够清晰显示子宫内膜及肌层结构,用于明确病变位置、大小、肌层侵犯深度,以及宫颈和阴道是否受侵犯。此外,MRI 还能判断病变是否侵犯子宫体外、阴道、膀胱及直肠,并观察盆腔内的肿瘤播散情况,评估盆腔、腹膜后区及腹股沟区的淋巴结转移情况。这有助于肿瘤的鉴别诊断。

(3)CT:CT 对早期病变诊断价值有限。其优势在于显示中晚期病变,评价病变侵犯子宫外、膀胱、直肠情况,显示腹/盆腔、腹膜后及双侧腹股沟区淋巴结转移,以及腹盆腔其他器官及腹膜转移情况。对于有 MRI 禁忌证的患者应选择 CT 扫描。此外,子宫内膜癌患者应常规行胸部 X 线摄片,以排除肺转移,必要时应行胸部 CT 检查。

(4)PET-CT:较少用于子宫内膜癌初诊患者。但存在下列情况时,可推荐有条件者在治疗前使用 PET-CT:有临床合并症不适合手术治疗的患者;怀疑存在非常见部位的转移;病理活检提示高级别肿瘤。

问题 18　阅片小结：子宫内膜癌影像检查的观察要点。

子宫内膜癌影像检查的观察要点：①子宫内膜厚度、肿瘤位置及大小；②肌层侵犯深度；③宫颈间质是否受侵；④子宫浆膜是否受侵；⑤阴道、宫旁受累情况；⑥附件受累情况；⑦膀胱、直肠受累情况；⑧淋巴结转移情况；⑨远处器官受累情况；⑩腹膜转移、腹腔积液情况。

问题 19　阅片小结：弥散加权成像的临床应用。

弥散加权成像是研究水分子微观运动的成像方法，已广泛用于早期脑梗死、肿瘤等疾病的诊断与鉴别诊断，对评估恶性肿瘤全身转移情况有很高的实用价值。

问题 20　阅片小结：本病例的下一步诊疗建议。

本病例影像学诊断为子宫内膜癌，需要进一步行病理检查确诊，获取病理的方法主要有诊断性刮宫手术和宫腔镜下活检。

因术前内膜组织活检不能确定子宫内膜癌的分期，不能用来指导手术切除范围，而 MRI 和 CT 检查为病变的临床分期提供可靠的信息，必要时可行 PET-CT 检查，以辅助临床选择最佳的治疗方案，判断患者预后，使患者利益最大化。

结合病理结果及 MRI、CT 检查，本病例最终诊断为子宫内膜低分化腺癌ⅢC1ii 期。

四、报告模板

子宫内膜癌(MRI 报告模板)

(一)主要病变

1. 部位　子宫内膜局限性/弥漫性。

2. 基本病变　增厚并肿块/结节形成，测量大小约 * * mm× * * mm。

3. 信号特征　T1WI 序列呈(低、稍低、等)信号，T2WI 序列呈(等、稍高、高)信号，DWI 序列呈(等、稍高、高)信号，ADC 图呈(等、低)信号。

4. 强化特征　增强后明显(轻中度、无)不均匀(均匀、环形)强化。

5. 子宫侵犯情况　肿块/结节(有、无)突入宫腔，(有、无)侵犯肌层(描述深度)，(有、无)宫颈间质受侵，(有、无)子宫浆膜受侵。

6. 子宫周围受累情况　(左、右)附件区(有、无)肿块，(有、无)阴道受累，(有、无)膀胱受累，(有、无)直肠受累。

7. 淋巴结(可复选)　无、病灶周围、(左、右)髂血管旁、(左、右)腹股沟区。最大病灶位于 * *，短径 * * mm。

8. 重要结构受累(可复选)　无、髂静脉、髂动脉、腹膜、盆壁、骨(骶骨、尾骨、髂骨、坐骨、耻骨)。

9. 不可测量病灶　(无、少量、中量、大量)盆腔积液。

(二)主要诊断

印象：子宫内膜弥漫性/局限性增厚并占位性病变，子宫内膜癌(子宫内膜癌可能性大，子宫内膜癌可能，性质待定)。

(赵晶　杨晓　杨桦　聂唯)

案例 083　宫颈癌

一、教学目标

构建宫颈癌影像学诊断的基础范式，规范应用盆腔影像学定位与定性的核心术语，准确识别宫颈部位的基础病变，精准评估宫颈癌的 FIGO 分期。

二、病例展示

患者，女，55 岁，出现阴道不规则出血 2 周，并伴有下腹部隐痛。既往无特殊疾病史，家族中亦无肿瘤病史。体格检查：妇科检查发现宫颈肥大，且可见菜花样改变。实验室检查结果：血常规正常，但 HPV 高危型呈阳性。该患者的影像资料如图 83-1 所示：

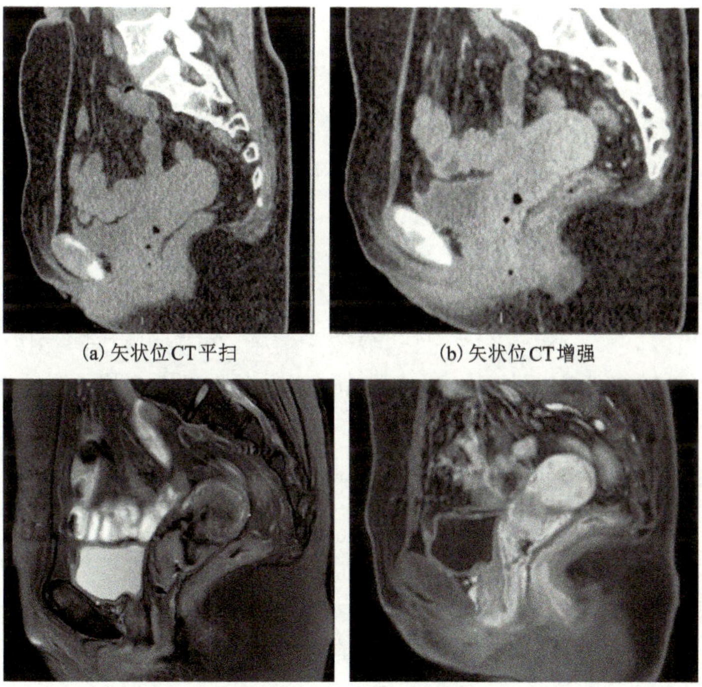

(a) 矢状位CT平扫　(b) 矢状位CT增强

(c) 矢状位MRI平扫T2WI　(d) 矢状位MRI增强

注：盆腔 CT、MRI 平扫+增强。

图 83-1　案例 083 影像学检查图片

三、问题及解答

问题 1　宫颈癌的主要临床表现有哪些?

宫颈癌的主要临床表现包括阴道不规则出血、性交后出血、下腹部疼痛以及阴道分泌物增多。晚期患者还可能出现下肢水肿、体重减轻和盆腔疼痛等症状。

问题 2　该患者的家族史对诊断有何影响?

该患者的家族史表明无肿瘤家族史，这在一定程度上减少了遗传性癌症的风险。然而，仍需密切关注其他潜在风险因素，如 HPV 感染。

问题 3　HPV 高危型阳性的意义何在?

HPV 高危型阳性表明患者感染了与宫颈癌发生密切相关的高危型人乳头状瘤病毒，这是宫颈癌的主要致病因素之一。HPV 高危型阳性会显著提升宫颈癌及其前期病变的风险。

问题 4　看到影像图像的第一步是什么?

看到影像图像的第一步是核对患者信息和检查方法，确保图像质量和检查部位的准确性。具体操作包括核实患者的姓名、性别、年龄，确认检查方法及检查部位，并检查图像是否存在明显伪影，以确保图像质量达到诊断标准。

问题 5　宫颈癌的影像学特征有哪些?

宫颈癌的影像学特征主要包括以下几点：宫颈区域可见肿块影，在 T2 加权像上呈现高信号，增强扫描后显示不均匀强化，且边界较为清晰，可能侵犯宫旁组织及其他邻近结构。在 CT 影像中，表现为宫颈肿块，边界模糊，增强后亦呈现不均匀强化，并可能伴有淋巴结肿大及远处转移。

问题 6　该病例的主要征象和重要的阴性征象分别是什么?

1. **主要征象**　宫颈肿块影，T2 加权像高信号，增强后不均匀强化，肿块边界清晰，病变累及深肌层，似侵犯宫旁组织。

2. **重要的阴性征象**　无明显淋巴结肿大，盆腔及腹腔无明显远处转移。

问题 7　如何通过影像学诊断宫颈癌?

通过影像学诊断宫颈癌，需综合考虑患者的临床症状和病史，主要依赖于影像学检查手段，如 MRI 和 CT。影像表现通常包括宫颈区域出现肿块影，T2 加权像显示高信号，增强扫描后呈现不均匀强化，边界较为清晰，且累及深肌层，可能侵犯周围组织。此外，还需进一步通过病理检查以明确诊断。

问题 8　宫颈肿块的鉴别诊断有哪些?

1. 良性病变

(1)子宫肌瘤：通常为平滑肌的良性肿瘤，常见于宫颈部位，影像学上表现为在 T2WI 上呈均匀低信号或中等信号的肿块，边界清晰。

(2)子宫腺肌病：是子宫内膜组织侵入子宫肌层引起的平滑肌增生所致，可能导致宫颈部位出现肿块。影像学特征包括子宫结合带和纤维基质层的局限性或弥漫性增厚，肌壁呈不对称性增厚，边缘模糊，T2WI 显示为低信号。病灶与正常子宫肌层分界不明确，T1WI 及 T2WI 上病变区域出现的斑点状高信号出血灶具有一定的鉴别诊断意义。

(3)宫颈息肉：表现为宫颈管或宫颈外口的结节或肿块，T1WI 呈等信号，T2WI 呈中高信号，边界清晰，可见有蒂或宽基底与宫颈相连，增强扫描时明显均匀强化。

2. 感染性病变

(1)宫颈炎：慢性或急性炎症，可能表现为宫颈肥大，增强扫描时显示均匀或不均匀的增强效果。

(2)脓肿：由感染引起的脓液积聚，影像上表现为液性密度或信号的肿块，增强扫描可见环形强化的囊壁。

3. 恶性病变

(1)宫颈鳞状细胞癌：最常见的宫颈癌类型，表现为不规则形态的肿块，可能侵犯周围组织，增强扫描显示不均匀增强。

(2)宫颈腺癌：另一种常见的宫颈癌类型，影像表现类似鳞状细胞癌，但在组织学上存在差异。

4. 其他

(1)子宫内膜异位症：异位的子宫内膜组织可以在宫颈部位形成肿块，通常为小型、低信号的病灶。

(2)血管瘤：良性血管性病变，在影像上表现为高信号或等信号的肿块，增强扫描时显著增强。

问题 9　宫颈癌如何分型?

宫颈癌的分型主要依据其组织学类型，并根据不同类型在预后和治疗上的差异进行划分。以下是宫颈癌的主要组织学分型：

1. 鳞状细胞癌(squamous cell carcinoma)

(1)特征：起源于宫颈外层的鳞状上皮细胞。

(2)流行性：占宫颈癌的大多数。

(3)影像表现：①MRI，在 T2WI 上呈不均匀高信号，边界不清，可见肿块向宫颈基质浸润。增强扫描显示肿块不均匀强化。②CT，肿块呈软组织密度，增强扫描显示不均匀强化，晚期病例可见邻近器官受侵。

2. 腺癌(adenocarcinoma)

(1)特征：起源于宫颈管的腺体细胞。

(2)流行性：在过去几十年中，发病率有所上升。

(3)影像表现：①MRI，在T2WI上呈高信号，肿块边界较清晰。增强扫描显示肿块呈不均匀强化，可见囊性变区域。②CT，肿块呈软组织密度，增强扫描显示不均匀强化。

3. 腺鳞癌(adenosquamous carcinoma)

(1)特征：由鳞状细胞和腺体细胞两种成分构成。

(2)流行性：占宫颈癌的3%~5%。

(3)影像表现：①MRI，在T2WI上表现为混合信号的肿块，增强扫描显示不均匀强化。②CT，表现为混合密度肿块，增强扫描显示不均匀强化。

4. 小细胞癌(small cell carcinoma)

(1)特征：属于神经内分泌肿瘤，预后较差，通常在诊断时已处于晚期。

(2)流行性：较少见。

(3)影像表现：①MRI，在T2WI上呈低信号或等信号，肿块边界不清。增强扫描显示肿块迅速强化并迅速减退。②CT，表现为高密度肿块，增强扫描显示迅速强化，提示血供丰富。

5. 透明细胞癌(clear cell carcinoma)

(1)特征：多见于暴露于己烯雌酚的患者。

(2)流行性：少见。

(3)影像表现：较难与其他类型区分。①MRI，在T2WI上呈高信号，增强扫描显示肿块均匀或不均匀强化。②CT，表现为软组织密度肿块，增强扫描显示均匀或不均匀强化。

6. 其他类型

(1)乳头状腺癌(papillary adenocarcinoma)。①特点：乳头状结构，较少见。②影像学特点：在MRI和CT上表现为乳头状或囊实性混合肿块。

(2)黏液性腺癌(mucinous adenocarcinoma)。①特点：分泌大量黏液，较少见。②影像学特点：在MRI和CT上表现为低信号或高密度肿块，增强扫描显示不均匀强化。

(3)神经内分泌癌(neuroendocrine carcinoma)。①特点：包括小细胞癌在内的神经内分泌肿瘤。②影像学特点：高信号或高密度肿块，增强扫描显示迅速强化。

问题10　国际妇产科联盟宫颈癌分期是什么？

国际妇产科联盟宫颈癌分期(2024年)见表83-1。

表83-1　国际妇产科联盟宫颈癌分期(2024)

分期	描述
Ⅰ期	癌灶局限在子宫颈(侵犯子宫体不影响分期)
ⅠA	仅在显微镜下可见浸润癌，最大浸润深度≤5 mm①
ⅠA1	间质浸润深度≤3 mm
ⅠA2	间质浸润深度>3~5 mm
ⅠB	浸润癌浸润深度>5 mm(超过ⅠA期)，癌灶仍局限在子宫颈②
ⅠB1	间质浸润深度>5 mm，病灶最大径线≤2 cm

续表83-1

分期	描述
ⅠB2	癌灶最大径线>2~4 cm
ⅠB3	癌灶最大径线>4 cm
Ⅱ期	癌灶超出子宫，但未达阴道下 1/3 或未达骨盆壁
ⅡA	侵犯上 2/3 阴道，无宫旁浸润
ⅡA1	癌灶最大径线≤4 cm
ⅡA2	癌灶最大径线>4 cm
ⅡB	有宫旁浸润，但未达骨盆壁
Ⅲ期	癌灶累及阴道下 1/3 和(或)扩展到骨盆壁和(或)引起肾盂积水或肾功能丧失和(或)转移至盆腔和(或)腹主动脉旁淋巴结[①]
ⅢA	癌灶累及阴道下 1/3，但没有扩展到骨盆壁
ⅢB	癌灶扩展到骨盆壁和(或)引起肾盂积水或肾功能丧失
ⅢC	不论肿瘤大小和扩散程度，累及盆腔和(或)腹主动脉旁淋巴结[注明影像学(r)或病理(p)证据][③]
ⅢC1	仅累及盆腔淋巴结
ⅢC2	腹主动脉旁淋巴结转移
Ⅳ期	肿瘤侵犯膀胱黏膜或直肠黏膜(经活检证实)和(或)超出真骨盆(泡状水肿属于Ⅳ期)
ⅣA	侵犯邻近器官(如膀胱、直肠黏膜)
ⅣB	转移到远处器官(如肺、肝、骨骼)

注：如分期存在争议，以最低分期为准；①可利用影像学和病理学结果，对临床检查的肿瘤大小和扩展程度进行补充调整分期；②淋巴脉管间隙浸润不改变分期，不再考虑病灶浸润宽度；③需注明ⅢC 期的影像学和病理学发现。例如：影像学发现盆腔淋巴结转移，则分期为ⅢC1r，若病理学证实淋巴结转移，则分期为ⅢC1p，需记录影像学和病理学技术的类型。

问题 11　宫颈癌的影像学诊断流程是怎样的？

宫颈癌的影像学诊断流程包括以下几个步骤：首先，进行临床评估，详细记录患者的症状和体格检查结果；其次，进行影像学检查，如 MRI 和 CT 检查，以评估宫颈区肿块的大小、形态、强化特征及其对周围组织的侵犯情况；最后，通过病理学检查来确认诊断。

问题 12　宫颈癌的影像学特征与其病理基础之间存在何种关联？

宫颈癌的影像学特征，如肿块形态不规则、增强扫描后呈现不均匀强化、边界模糊不清，这些表现揭示了其病理基础，即癌细胞不规则增殖以及癌细胞对周围组织的侵袭特性。病变区域的高信号和强化现象，则与肿瘤组织的血管生成及坏死区域密切相关。

问题 13 该患者需进一步接受哪些检查项目？

1. 病理检查 通过宫颈活检获取组织样本，以确定病变的具体病理类型和分化程度。

2. PET-CT 检查 评估是否存在远处转移，进一步明确病变范围及肿瘤分期。

问题 14 解释选择病理检查和 PET-CT 检查的依据。

1. 病理检查 是诊断宫颈癌的金标准，通过组织学分析可以确认癌症的存在、类型和分化程度，为制定治疗方案提供直接依据。

2. PET-CT 检查 能够在全身范围内高敏感性地检测肿瘤的代谢活动，评估有无远处转移，帮助进行精准的肿瘤分期，指导进一步的治疗决策。

问题 15 针对该病例的合理治疗方案是什么？

1. 手术治疗 如患者的肿瘤分期适合手术，建议进行根治性子宫切除术和双侧盆腔淋巴结清扫。

2. 放疗和化疗 对于无法手术的晚期患者或术后辅助治疗，建议放治结合化疗以控制肿瘤进展和减少复发风险。

3. 靶向治疗 如果病理检查显示特定基因突变或标志物阳性，可以考虑应用靶向药物治疗以提高疗效。

问题 16 为什么选择手术治疗或放化疗？

1. 手术治疗 对于早期宫颈癌，手术可以完全切除肿瘤和受侵的周围组织，是根治性治疗的最佳选择。手术可以提供病理分期信息，并且有较高的治愈率。

2. 放疗和化疗 适用于晚期或无法手术的患者，放疗和化疗可以缩小肿瘤体积、控制局部和远处病灶的发展，延长生存期并改善生活质量。放化疗也可作为术后辅助治疗，以降低复发风险。

问题 17 阅片小结：本例患者的下一步诊疗建议。

本病例影像学诊断为宫颈癌，需进一步进行检查以确定治疗方案。

1. 具体检查项目

(1)病理检查：建议进行宫颈活检，以明确病理类型和分化程度。

(2)PET-CT 检查：用于评估是否存在远处转移。

2. 基于上述检查结果的诊疗建议

(1)手术治疗：针对早期宫颈癌患者，根据肿瘤分期及患者整体情况，考虑实施手术切除(如子宫切除术)及区域淋巴结清扫，以彻底切除病变。

(2)放疗和化疗：适用于晚期或无法手术的宫颈癌患者，以及作为术后辅助治疗手段，有助于控制病情、延长生存期。

(3)靶向治疗：若病理检查结果显示特定分子标志物为阳性，可考虑采用靶向药物治疗。其针对特定基因突变或表达，具有较好的疗效和耐受性。

四、报告模板

宫颈癌

(一)主要病变

1. 部位　宫颈(宫颈内口、宫颈外口、宫旁组织、宫旁间隙)。

2. 基本病变　肿块，测量大小约＊＊ mm×＊＊ mm。

3. 强化特征　平扫 CT 值约＊＊ HU，增强后呈明显不均匀(轻中度、无)强化，CT 值约＊＊ HU。

4. 形态特征(可复选)　边界不清，宫旁脂肪浸润，宫旁间隙扩大，深部浸润征，周围组织受累，盆腔积液。

5. 淋巴结(短径≥10 mm)(可复选)　无、髂内淋巴结、髂外淋巴结、闭孔淋巴结、骶前淋巴结、腹股沟淋巴结。最大病灶位于＊＊，短径＊＊ mm。

6. 转移灶　无、盆腔内、腹腔内、肝、肺、骨(髂骨、腰椎、骶骨)。

7. 重要结构受累(可复选)　无、膀胱、直肠、子宫体、阴道、输尿管、骨盆壁、骨盆。

8. 不可测量病灶　盆腔积液、腹腔积液、癌性淋巴管炎。

(二)主要诊断

印象：宫颈肿块，考虑为宫颈癌(国际妇产科联盟分期)。

(谭黉沛　梁颜　向纪卉　杨桦)

案例084 卵巢囊腺瘤

一、教学目标

掌握卵巢囊腺瘤的基本影像表现。建立卵巢囊腺瘤影像学诊断的基本范式，规范使用基本术语，建立卵巢占位性病变的影像学诊断和鉴别诊断思路。理解不同影像检查方法(超声、MRI、CT)在卵巢肿瘤诊断中的应用及优缺点。提高学员对卵巢肿瘤影像阅片的准确性与敏感性。

二、病例展示

患者，女，61岁。绝经13年，发现盆腔包块半月余。平素体检，无高血压病史，无肝炎等传染病史，无手术史，无外伤史，无输血史，无药物及食物过敏史，预防接种随当地进行。体格检查：心肺听诊未见明显异常。腹部可扪及一约10 cm包块，无压痛及反跳痛。专科检查：外阴发育正常，阴道通畅，阴道内有少量黄色分泌物，宫颈萎缩，轻度糜烂。双合诊：子宫呈前位，大小不清，盆腹腔可扪及约孕5月大小的包块，边界欠清晰，活动度可，无压痛。三合诊：子宫直肠窝未扪及结节。辅助检查：白带涂片，清洁度Ⅲ度，未见滴虫及真菌。TCT/LCT未见上皮内病变细胞和恶性细胞。HPV 51型阳性。外院超声检查：子宫前位，大小约37 mm×25 mm×35 mm，内膜厚约9 mm，下腹部可扪及一大小约150 mm×106 mm的混合回声包块，性质待查。该患者的影像资料如图84-1所示：

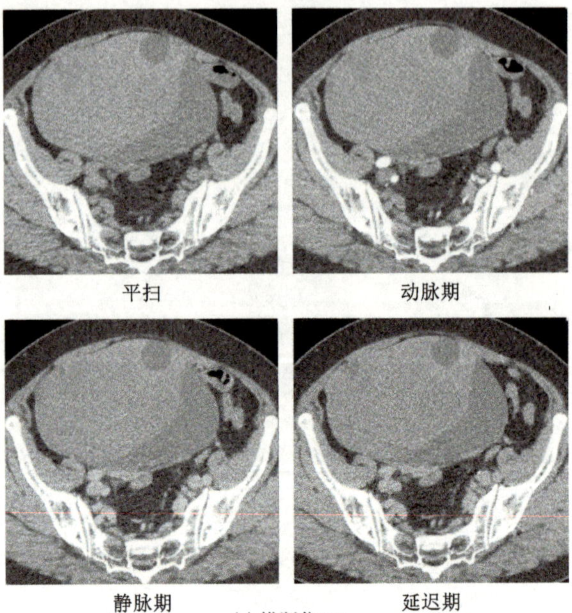

(a) 横断位CT

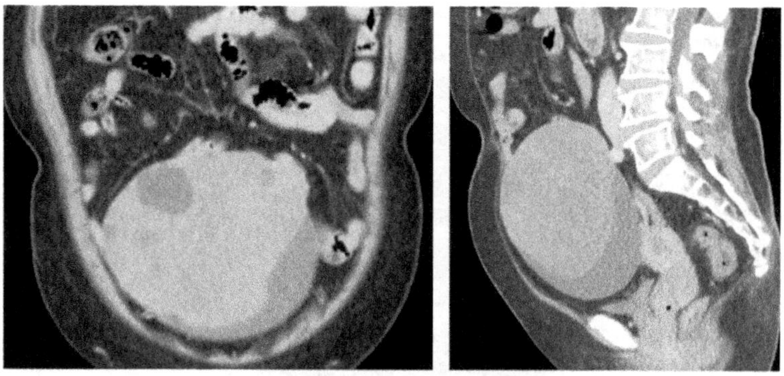

(b) CT冠状位（左）和矢状位（右）

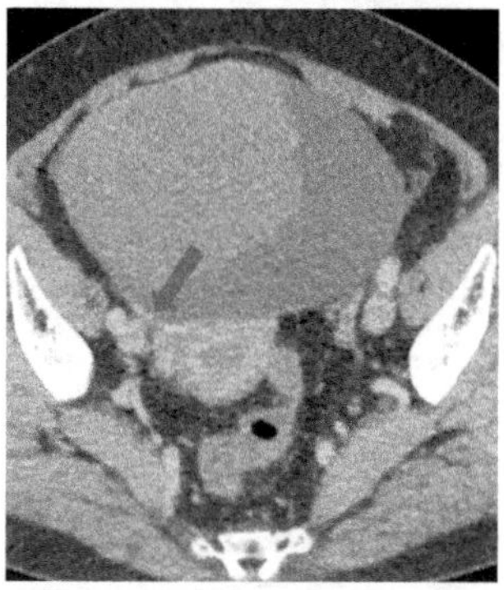

(c) 横断位CT增强：显示肿块与附件血管的关系

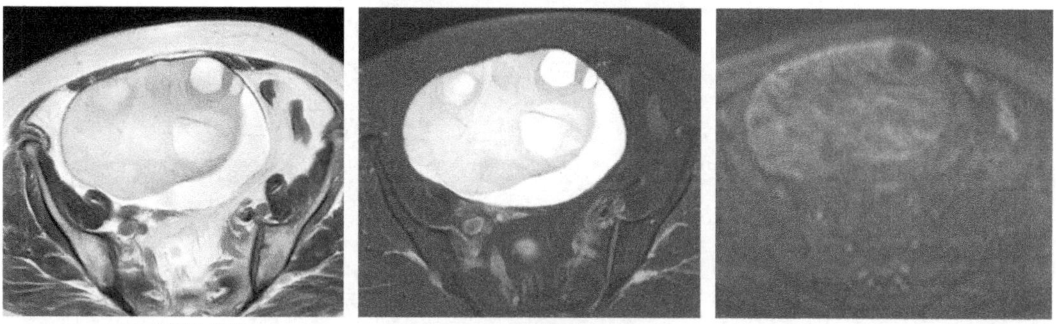

T2WI非脂肪抑制　　T2WI脂肪抑制　　DWI

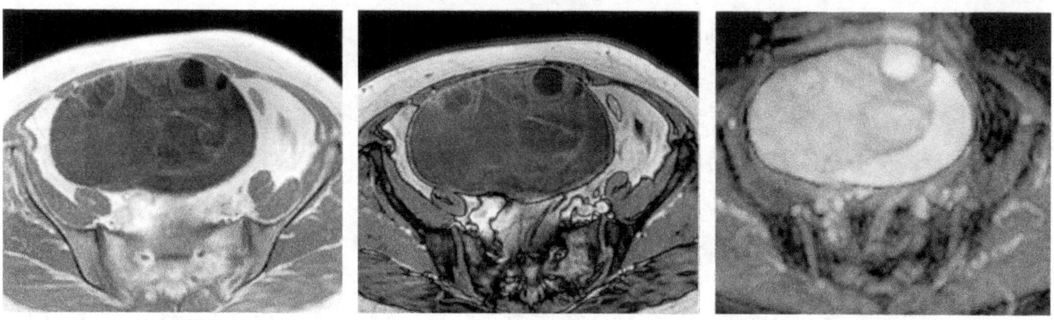

T1WI同相位　　T1WI反相位　　ADC

(d) 横断位MRI

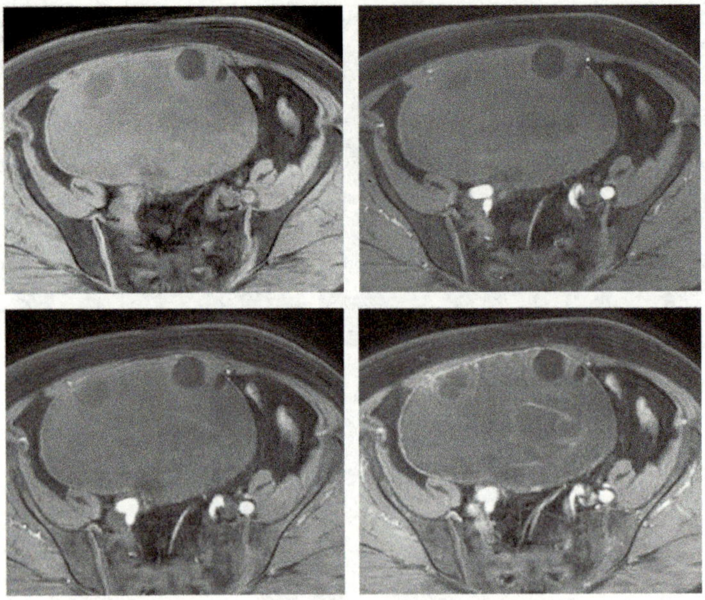

(e) 横断位MR增强：蒙片(左上)，增强扫描不同时相(按时间顺序依次为：右上、左下、右下)

图 84-1　案例 084 的影像学检查图片

三、问题及解答

问题 1　简述患者需进一步接受哪些检查项目？这些检查有何应用价值？其限度为何？

1. 超声检查　超声检查具有无创、无痛、无辐射、操作便捷、成本低等特点，在卵巢肿瘤初筛中具有显著优势，显示卵巢肿瘤的敏感性高，但对于卵巢肿瘤的内部成分显示，超声检查仍存在一定局限性。

2. CT 检查　对于卵巢的肿瘤性病变具有一定诊断价值，其优势在于能有效显示病灶内钙化，可以判断病变部位，明确病变与周围器官的位置关系；对于恶性肿瘤，可同时进行全腹 CT 扫描，进一步显示病变累及范围，有无远处转移，帮助确定肿瘤分期和治疗方案，也可用于治疗后疗效的评估及判断有无复发。

CT 检查的限度：因为 CT 检查有辐射，在妊娠期基本禁用，对于育龄期女性也要慎用。另外，CT 对某些卵巢病变的定位定性存在局限性，有时难以明确卵巢肿瘤与卵巢的关系，定性困难，甚至难与盆腔其他肿瘤或非肿瘤性病变进行鉴别。

3. MRI 检查　MRI 检查没有电离辐射，软组织分辨率高，在卵巢疾病中具有很大的应用价值。对于卵巢及输卵管病变，MRI 检查的多方位、多参数、多序列成像有利于判断盆腔肿块是否起源于卵巢，从而有助于肿块的定位及定性诊断。

MRI 检查的限度：①检查时间较长；②体内有金属异物为 MRI 检查禁忌证；③MRI 检查对于钙化的显示不敏感。

问题 2　指导医师结合重点、难点施教，并针对住院医师所描述的影像(图像)关键征象进行充分点评和规范性演示。

1. CT 报告

(1)检查部位及技术：全腹(上、下腹和盆腔)，三维成像+CT。

患者姓名、性别、年龄、检查方法及检查部位核对无误，无明显呼吸及运动伪影，图像质量满足诊断要求。

(2)影像表现：盆腔腹膜内见一囊实性包块影，大小约 155 mm；平扫 CT 值 12～52 HU，增强扫描显示病灶强化不明显，病灶边缘光整，与右侧附件关系密切，病灶推挤邻近肠管移位；左侧附件区未见明显占位性病变。子宫呈前位，增强扫描宫腔内见低强化影，其余子宫部分未见明显异常密度灶及异常强化灶。盆腔未见肿大淋巴结，盆腹腔未见积液。

(3)影像学诊断：盆腔囊实性包块，考虑为来源于右侧附件区的肿瘤性病变(囊腺瘤)，建议结合 MRI 检查进行诊断。宫腔内见低强化灶，性质待定，怀疑为息肉。

2. MRI 报告

(1)检查部位及技术：子宫及附件，MRI 平扫+增强+DWI。

患者姓名、性别、年龄、检查方法及检查部位核对无误，无明显呼吸及运动伪影，图像质量满足诊断要求。

(2)影像表现：盆腔见一多房囊性肿块，边界尚清，与右侧附件关系密切，最大径约 152 mm。肿块大部分呈长 T1 长 T2 信号，无弥散受限，增强扫描囊壁及分隔可见强化。左侧附件区未见明显占位性病变。盆腔未见明显肿大淋巴结。

(3)影像学诊断：盆腔多房囊性肿块，怀疑为囊腺瘤。

问题 3　该病例检查时采用了哪些检查方法和序列？DWI 和 ADC 序列的主要原理和作用是什么？

该病例采用了超声、CT 和 MRI 三种检查方法。其中，CT 使用了平扫和增强扫描。MRI 使用的序列包括：T2WI 非脂肪抑制序列、T2WI 脂肪抑制序列、T1WI 同相位序列、T1WI 反相位序列、DWI、ADC，以及基于 T1WI 的增强序列。

DWI 是一种通过特定成像序列，对组织和病变内水分子扩散运动及其受限程度进行成像的方法。

ADC 则是基于 DWI 计算得到的一种图像，主要用于描述组织结构中水分子弥散的快慢。肿瘤内部多细胞排列紧密，细胞间质较少，导致肿瘤内部水分子运动受限，从而表现为弥散受限，即 DWI 呈高信号、ADC 呈低信号。据此，可帮助鉴别肿瘤性和非肿瘤性病变。

问题 4　该病例如何进行影像学定位？有哪些特异性征象可以帮助定位病变？

在医学影像诊断中，定位是首要任务，准确定位对于后续的正确定性诊断至关重要。熟悉盆腔结构的影像解剖有助于我们进行准确定位。

卵巢左右各一，位于盆腔内，紧贴小骨盆侧壁的卵巢窝(即髂内、外动脉的夹角处)。

在 CT 和 MRI 图像上，卵巢位于子宫侧壁与髋臼内壁之间。卵巢前缘通过卵巢系膜与子宫阔韧带相连，上端与输卵管伞相接触，并通过卵巢悬韧带相连，下端则借助卵巢固有韧带与子宫相连。卵巢的血液供应源自腹主动脉发出的卵巢动脉以及髂内动脉发出的子宫动脉卵巢支。卵巢静脉与动脉基本伴行，左侧汇入左肾静脉，右侧汇入下腔静脉。

子宫呈倒置梨形，自上而下分为底、体、峡、颈四部分。子宫内的腔隙分为两部分：上部为子宫腔，位于子宫体内；下部为子宫颈管，位于宫颈内。子宫位于骨盆中央，介于膀胱与直肠之间。未妊娠时，子宫底位于小骨盆入口平面以下，朝向前上方。

卵巢主要由卵巢动脉供血，并引流至卵巢静脉。出入卵巢的血管构成卵巢血管蒂。卵巢血管蒂征是指在增强扫描时，若盆腔占位与一侧的卵巢血管蒂相连，则提示该病变来源于该侧卵巢。卵巢血管蒂征有助于判断盆腔肿块是否起源于卵巢，并可用于鉴别卵巢与子宫来源的病变。图 84-1(c)显示盆腔占位与右侧卵巢血管关系密切(箭头)，提示该病灶来源于右侧卵巢。

问题 5　该病例的主要影像征象、次要征象、重要的阴性征象分别有哪些？

1. 主要征象　盆腔占位。

2. 次要征象　占位呈卵圆形，边界清，内部呈多房囊性改变，不同囊腔密度、信号有差异，肿块与右侧卵巢血管关系密切(卵巢血管蒂征)。

3. 重要的阴性征象　DWI 未见明显弥散受限，盆腔未见明显肿大淋巴结，邻近肠管受压移位，未见侵犯，以上阴性征象提示该占位为良性肿瘤。

问题 6　正常卵巢的影像表现是怎样的？

1. CT 影像表现　育龄期女性通常可识别出正常卵巢，呈现为卵圆形低密度影，其内部可见囊性卵泡或生理性囊肿。绝经后女性的卵巢体积缩小，缺乏小囊，呈现为软组织密度。

2. MRI 影像表现　正常卵巢在 T1WI 上表现为等低信号，与周围高信号的脂肪组织形成显著对比，但不易与邻近的含液肠管进行区分。T2WI 可清晰显示卵巢周边的卵泡，呈现为大小不等、边界清晰的类圆形高信号影，内部的中央基质则呈低信号。增强扫描后，基质轻度强化，而卵泡无强化。绝经后妇女由于卵巢萎缩且缺乏卵泡，卵巢多难以识别。

问题 7　卵巢肿瘤的分类有哪些？

1. 上皮性肿瘤　占原发性卵巢肿瘤的 50%～70%，占卵巢恶性肿瘤的 85%～90%，好发于中老年妇女，如卵巢囊腺瘤、卵巢癌。

2. 生殖细胞肿瘤　占原发性卵巢肿瘤的 20%～40%，常见于青少年，如畸胎瘤、无性细胞瘤、卵黄囊瘤/内胚窦瘤。

3. 性索间质肿瘤　占卵巢肿瘤的 5%，起源于原始性腺中的性索及间质组织，如颗粒细胞瘤、卵泡膜细胞瘤。

4. 转移瘤　如库肯伯格瘤(Krukenberg 瘤)。

问题 8　卵巢囊腺瘤的影像表现及其与病理的关系。

在病理学上，卵巢囊腺瘤可分为多房或单房型，其囊壁和内隔通常较为光滑，内部含有稀薄或黏稠的液体。在影像学检查中，无论是浆液性囊腺瘤还是黏液性囊腺瘤，均可表现为盆腔内的肿块，体积较大者甚至可占据大部分盆腹腔空间。病灶边界清晰，增强扫描时，囊壁、内隔及乳头状突起会呈现轻度均匀强化，而囊腔本身则不显示强化。此外，卵巢浆液性囊腺瘤和黏液性囊腺瘤在影像学上各有其独特的表现特点。

1. 浆液性囊腺瘤　多为单侧，在影像上可见钙化，分为单纯性及乳头状两型，前者多为单房，囊壁光滑；后者常为多房，内见乳头，恶变率较高，可达 30%～50%。在 CT 上病灶内呈水样低密度，壁薄且均匀一致，体积一般较小，囊壁上可见乳头状软组织突起。在 MRI 上囊腔内呈 T1WI 低信号、T2WI 高信号，符合水样液体改变。

2. 黏液性囊腺瘤　多为单侧，体积较大或巨大，直径常大于 10 cm，常为多房，囊内少有乳头样生长，恶变率 5%～10%。黏液性囊腺瘤在 CT 上密度较高，囊壁较厚，囊壁上少有乳头状突起，病变呈多房时，各房密度可略有差异。在 MRI 上由于各房囊内蛋白含量不同，导致肿瘤各房 T1WI 信号高低不等，但在 T2WI 上仍呈较高信号。

问题 9　卵巢肿瘤如何相互鉴别？

卵巢囊腺瘤需与其他卵巢肿瘤进行鉴别。

1. 成熟性囊性畸胎瘤　这是一种卵巢常见的良性肿瘤，主要发生于育龄期妇女。肿瘤由来自三个胚层的成熟组织构成，以外胚层组织为主。其内含有皮脂样物质、脂肪、毛发，并可能伴有浆液、牙齿或骨组织。CT 检查显示盆腔内有混杂密度囊性肿块，内含脂肪、软组织密度成分和钙化。有时肿块内可见脂液平面，偶见界面处漂浮物，提示存在毛发团。MRI 检查显示盆腔内有混杂信号肿块，肿块内的脂肪在 T1WI 和 T2WI 上均呈高信号，而在 T1WI 及 T2WI 脂肪抑制序列中信号明显降低。

2. 卵巢癌　这是卵巢最常见的恶性肿瘤，占原发性卵巢恶性肿瘤的 90%。实验室检查中，CA125、CA19-9、人附睾蛋白 4（HE4）等指标特异性相对较高。病理上，卵巢癌主要分为浆液性癌（60%～70%）、内膜样癌（10%～20%）、透明细胞癌（10%～15%）、黏液性癌（5%）等。在 CT 检查中，早期肿瘤难以发现，晚期肿瘤常表现为盆腹腔内囊实性肿块，囊壁、分隔厚薄不均，增强扫描时分隔、囊壁和实体部分明显强化。在 MRI 检查中，囊液在 T1WI 上表现为低至高信号，而在 T2WI 上均显示为高信号。多数肿瘤伴有大量腹腔积液。肿瘤发生局部侵犯和远处转移时，可出现相应表现。特别是黏液性囊腺癌发生种植性转移时，可形成腹腔假性黏液瘤，表现为盆腹腔内的低密度肿块。当肿块位于肝脏外缘处时，呈分隔状表现，致肝表面形成多个扇形压迹。

3. 无性细胞瘤　好发于青年，实验室检查可见碱性磷酸酶、人绒毛膜促性腺激素、乳酸脱氢酶升高，对放疗敏感。肿瘤多呈纯实性，体积较大，呈分叶状，内部可见纤维间隔和斑点状钙化。增强扫描时，实性部分中度延迟强化，纤维血管分隔较明显强化。

4. 卵黄囊瘤/内胚窦瘤　这是一种高度恶性肿瘤，好发于青少年，AFP 显著升高（常 > 1000 ng/mL）。肿瘤生长迅速，早期即可转移，瘤组织质脆、易破裂出血，瘤内血管丰富。CT 和 MRI 检查显示卵巢囊实性肿块，易出血坏死，增强扫描明显强化，可见瘤内增粗血管，可有腹腔种植和淋巴结转移。

5. 颗粒细胞瘤 低度恶性，实验室检查雌激素多明显升高。影像学多表现为单侧的囊实性肿块，病灶体积较大，可见多房分隔，实性成分和多发小囊混合存在形成瑞士奶酪征。囊壁较厚，瘤内可出血坏死，可导致子宫增大，子宫内膜增生(内膜增厚大于 10 mm)。

6. 卵泡膜细胞瘤 多为良性肿瘤，好发于围绝经期和绝经后，部分雌激素可轻中度升高。影像学多表现为类圆形实性肿块，可出现囊变，呈分叶状/双叶状，边界清晰，以实性为主，较大肿块可囊变，表现为低回声、均质。纤维成分在 T1WI、T2WI 上呈低信号，若病灶内卵泡膜细胞比例高则表现为 T2WI 高信号，并明显强化；若纤维细胞成分较多则表现为 T2WI 低信号，强化不明显。病灶密度和信号较均匀，较少钙化、出血，多无弥散受限。

7. 转移瘤 卵巢是转移瘤的好发部位之一，卵巢转移性肿瘤可来自肿瘤直接延伸、腹腔种植、淋巴或血行转移，其中原发瘤多为胃肠道或乳腺肿瘤。来源于胃肠道的卵巢转移瘤常被称为 Krukenberg 瘤，常为双侧性。影像学上发现原发肿瘤对卵巢转移瘤的诊断有较高价值。在 CT 和 MRI 检查中，转移瘤表现为双侧或单侧卵巢肿块，源于胃的转移瘤常为分叶状实性或囊实性肿块，囊变坏死导致病灶密度及信号不均，增强后实性部分显著强化；源于乳腺的卵巢转移瘤体积相对较小，表现为实性肿块，增强后实性部分显著强化。常伴有腹腔积液和(或)胸腔积液，还可发现其他脏器转移。

问题 10　卵巢肿瘤如何治疗？

卵巢肿瘤的治疗原则如下。

1. 卵巢良性肿瘤 根据患者的年龄、生育需求及对侧卵巢状况，确定手术范围。年轻且肿瘤为单侧的患者可行患侧卵巢肿瘤剔除或卵巢切除术；若为双侧肿瘤则应进行肿瘤剔除术；绝经后女性可行子宫及双侧附件切除术。术中需尽量避免肿瘤破裂，防止瘤细胞种植于腹腔。对于巨大良性囊性肿瘤，可进行穿刺放液，待体积缩小后将其取出，但穿刺前必须保护周围组织，以防囊液污染。

2. 卵巢癌 初次治疗以手术为主，辅以化疗、放疗等综合治疗手段。手术是治疗卵巢癌的关键，初次手术的彻底性与预后密切相关。上皮性癌对化疗较为敏感，即使出现广泛转移，也能获得一定疗效。放疗的效果相对有限。

3. 交界性肿瘤 主要采用手术治疗。对于无生育要求的患者，手术方式基本参照卵巢癌，但临床 I 期的患者在仔细探查后可不进行后腹膜淋巴结切除术。交界性肿瘤的预后较好，即使存在卵巢外肿瘤种植，也可考虑采取保留生育功能的手术方式。术后通常不采用辅助性化疗，仅对卵巢外浸润性种植的患者才考虑进行化疗。

问题 11　阅片小结：本患者的下一步诊疗建议。

基于本病例的病史资料，初步怀疑为卵巢肿瘤。为明确肌瘤的具体位置、大小、数量及其与周边脏器的关系，需采用适当的影像学方法进行详细检查，以便为医生后续制定治疗方案提供有力依据。

在检查手段的选择上，首先推荐使用无创、无痛、无辐射且成本相对较低的超声检查进行初步评估。随后，为深入了解卵巢肿瘤的边界、病灶内部囊变及出血情况、血供状况及其与其他盆腔器官之间的关系，特别是针对尺寸较小、位置较深的肿瘤，MRI 检查凭借其高分辨率和精确性，能够提供更为详尽的信息。此外，MRI 在卵巢良、恶性肿瘤的鉴别方面也展现出显著优势，对于全面评估卵巢肿瘤的分期及制定个性化治疗方案具有重要意义。

四、报告模板

卵巢肿瘤

(一) 主要病变

1. 部位　双侧卵巢是否可见，病变与卵巢的关系，是否存在卵巢血管蒂征。

2. 基本特征　结节/肿块：测量大小(约 * * mm)，形态(类圆形/不规则)，边界(清晰/不清晰)，密度或信号改变，是否存在囊变、坏死、出血。

3. 强化特征　增强是否均匀，强化程度(轻中度/明显强化)，强化方式(早期明显强化/延迟强化)。

4. DWI 序列特征　是否存在弥散受限。

5. 盆腹腔及腹膜后淋巴结　是否存在肿大淋巴结。

6. 盆腹腔积液　是否存在积液，积液的量。

(二) 主要诊断

印象：左(右、双侧)卵巢囊实性(囊性)占位性病变，卵巢(黏液性、浆液性)囊腺瘤(可能性大、可能、性质待定)。

(谭一雄　谢雍之　聂唯　容鹏飞)

第5章

骨骼肌肉系统

案例 085　骨骺损伤

一、教学目标

建立儿童骨折影像学诊断的基本范式，规范应用肌骨影像学定位及定性的专业术语，明确骨骺损伤和青枝骨折为儿童骨折中最常见的两种类型。准确识别骨骺损伤，熟练掌握骨骺损伤的 Salter-Harris 分型及其与预后的关联。

二、病例展示

患者，男，10 岁，摔伤后右踝出现肿痛及活动受限，持续 4 小时。既往身体健康。体格检查显示：右踝关节明显肿胀，伴有压痛，踝关节活动受限；肢端血运正常，足趾活动及感觉均正常。该患者的影像资料如图 85-1 所示：

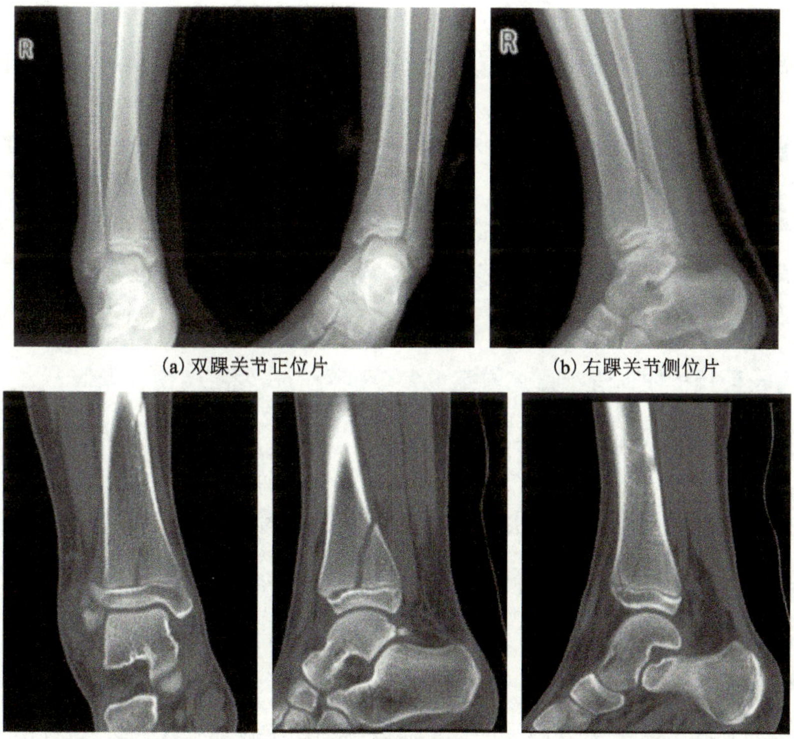

(a) 双踝关节正位片　(b) 右踝关节侧位片

(c) 冠状位骨窗　(d) 矢状位骨窗　(e) 矢状位骨窗

注：踝关节 X 线平片(a)、(b)；右侧踝关节 CT 三维重建成像(c)～(e)。

图 85-1　案例 085 的影像学检查图片

三、问题及解答

问题 1　了解患者的外伤史有何意义？

通过详细了解外伤部位、受力状况、关节活动范围及软组织肿胀程度，医生可初步评估是否存在骨折，并推测骨折的可能部位与类型。这不仅有助于开展针对性的检查，还能为影像科医师进行影像诊断提供重要依据。

问题 2　怀疑骨折时，请简述如何选择影像学检查方法？

怀疑骨折的患者，应针对性选择影像学检查方法。X 线检查是诊断骨折，并指导临床治疗的最简便有效的常用方法；CT 检查克服了 X 线检查重叠的问题，便于观察复杂的骨结构；MRI 检查软组织分辨力高，可作为 X 线及 CT 检查的补充，有利于观察软组织、韧带及隐匿性骨折等情况。

问题 3　指导医师结合重点、难点施教，并针对住院医师所描述的影像（图像）关键征象进行充分点评和规范性演示。

1. 检查部位　右踝关节。

2. 检查技术　双踝关节正位片，右踝关节 CT 平扫三维重建。

患者姓名、性别、年龄、检查方法及检查部位核对无误，无明显运动伪影，图像质量满足诊断要求。

3. 影像所见　右侧胫骨远端可见一斜形骨折线，两断端对位对线可，骨折线累及远端干骺端、骺板及骨骺，邻近骺板增宽，右踝关节余构成骨未见明显骨折及骨质破坏征象，右踝关节对应关系及间隙未见明显异常，周围软组织稍肿胀。左踝关节构成骨未见明显骨质异常，关节关系及间隙未见明显异常。

4. 影像诊断　右侧胫骨远端骨折，累及干骺端、骺板及骨骺，Salter-Harris 分型Ⅳ型。

问题 4　儿童长骨骨折如何进行影像学定位？该病例的病变定位情况如何？

儿童长骨骨折的定位术语包括：骨干、骨骺、干骺端、骺板。根据病变的具体位置，骨干可分为近段（上 1/3）、中段（中 1/3）及远段（下 1/3）；而骨骺、骺板及干骺端则分为近端和远端。该病例的病变定位于右侧胫骨的远端，累及干骺端、骺板及骨骺。

问题 5　该病例的主要影像征象、次要征象、重要的阴性征象分别有哪些？

1. 主要征象　骨折线，骨皮质、骨小梁断裂，骺板增宽。

2. 次要征象　周围软组织肿胀。

3. 重要的阴性征象　未见骨膜反应、骨质硬化、骨质破坏，软组织未见肿块。

问题 6　儿童单侧骨折加照对侧肢体的意义是什么？

儿童单侧骨折加照对侧肢体，可用于提供对比参考。

问题 7　分析归纳该病例的临床特点、骨折的并发症及后遗症。

该患者为男性青少年，外伤后出现右踝关节肿痛并伴有活动受限。

骨折的并发症及后遗症主要包括：①延迟愈合或不愈合；②外伤后骨质疏松；③畸形愈合；④骨缺血性坏死；⑤创伤性关节病；⑥骨化性肌炎；⑦骨及关节感染；⑧神经血管损伤；⑨对于骨骺损伤，常见后遗症为骺板早闭，伴随肢体畸形。

问题 8　儿童骨折最常见的骨折类型是哪两种？分析归纳病例的影像特点？

儿童骨折最常见的两种骨折类型是骨骺损伤和青枝骨折。本病例的影像特点：右胫骨远端干骺端及骨骺骨质断裂，邻近骺板增宽，周围软组织肿胀。

问题 9　如何对骨骺损伤进行影像学诊断及分型？

该病例属于骨骺损伤。骨骺损伤是指在干骺愈合之前，骨骺部位发生的创伤，可能表现为单纯的骺软骨损伤，抑或是骺软骨与干骺端、骨骺骨化中心同时折断。大约 30% 的骨骺损伤会导致肢体短缩或成角等后遗症。影像学检查能够清晰地显示损伤的具体情况，是指导治疗和预防畸形的基础。

骨骺损伤存在多种分型方式，通常采用 Salter-Harris 分型法进行分类，共分为五型：

Ⅰ型：骨骺分离型，骨折线仅穿过骺板软骨，造成骨骺分离，骨骺及干骺端无骨折，表现为骺板增宽，骨骺及干骺端均无骨折线。

Ⅱ型：骨骺分离伴干骺端骨折，骨折线穿过骺板延伸至干骺端。此型最常见。

Ⅲ型：骨骺骨折，骨折线由关节面呈纵行裂隙穿过骺板软骨肥大细胞层，然后沿骺板软骨延伸到周围，导致骨骺部分发生骨折分离，干骺端无骨折。此类骨折属于关节内骨折，须解剖复位，可形成骨桥。

Ⅳ型：骨骺和干骺端骨折，骨折线贯穿骨骺、骺板、干骺端，累及关节面，属于关节内骨折，易并发骨骺早闭。此型较多见。

Ⅴ型：骺板挤压性损伤，垂直挤压、外力致骺板压缩，易漏诊。此型极少见（仅占约 1%）。

问题 10　骨骺损伤不同 Salter-Harris 分型与预后的关系？本病例为哪一型？

Ⅰ、Ⅱ型损伤，骨折线不经过骨骺，通常不造成生长发育障碍；Ⅲ、Ⅳ型累及骨骺，可造成生长阻滞和进行性畸形；Ⅴ型预后很差。

本病例属于骨骺损伤Ⅳ型。

问题 11　骨骺损伤 X 线和 CT 主要征象有哪些？

大多数骨骺损伤主要根据骨骺移位、骺板增宽及临时钙化带模糊或消失来诊断，CT 能更好地观察骨桥、骨折线情况，更好地指导分型。

问题 12　阅片小结：儿童长骨的影像解剖。

儿童长骨骨干、骺板未愈合，儿童长骨的影像解剖主要分为骨骺、干骺端、骨干及骺板四部分。

问题 13 阅片小结：骨折愈合过程可以分为哪四个阶段？

1. 血肿机化阶段 骨及骨髓血管分布丰富，因此骨折断端大量出血，形成血肿，约 2~3 天，血肿开始机化。

2. 纤维骨痂和骨样骨痂形成阶段 血肿被清除，发生机化及纤维化，形成纤维骨痂，纤维骨痂逐渐变成软骨，软骨再分化为骨样组织（即骨样骨痂），进而以软骨内化骨方式成骨，即为骨性骨痂。

3. 骨性骨痂形成阶段 一般开始于骨折后 10 天左右。

4. 骨痂改造阶段 多余骨痂被去除，髓腔重新连通，骨折线消失。

问题 14 阅片小结：骨骼基本病变

骨骼基本病变包括 9 种：骨质疏松、骨质软化、骨质破坏、骨质增生硬化、骨膜反应、软骨钙化、骨质坏死、骨内矿物质沉积、骨骼变形。

问题 15 阅片小结：该患者下一步的诊疗建议。

本病例经影像学诊断为右侧胫骨远端骨折，累及干骺端、骺板及骨骺。结合 DR 及 CT 检查可明确诊断。其中 CT 能够进行多平面重组，有助于精确确定关节内结构的排列，并识别微小骨折碎片。这对微小骨桥的检测及手术计划的制订具有重要价值。MRI 则可直接显示软骨、软组织和骨成分，主要应用于临床高度怀疑骨折但 X 线平片及 CT 表现正常的病例。

四、报告模板

骨骺损伤

右（左）胫骨（腓骨、尺骨、桡骨、指骨、跖骨）远端（近端）干骺端、骨骺可见骨折线、骺板增宽、骨骺移位及干骺端和骨骺软骨板模糊。骨折远端横向移位、断端嵌入、重叠移位、分离移位、成角、旋转移位，周围软组织肿胀，层次不清。

印象：右（左）胫骨（腓骨、尺骨、桡骨、指骨、跖骨）远端（近端）干骺端、骨骺骨折（Salter-Harris Ⅰ、Ⅱ、Ⅲ、Ⅳ、Ⅴ型）。

（尹一伟 金科）

案例 086　青枝骨折

一、教学目标

建立儿童骨折影像学诊断的基本范式，规范使用肌骨影像学定位及定性的基本术语，知晓骨骺损伤和青枝骨折是儿童骨折最常见的两种骨折类型。能准确识别青枝骨折的影像表现及可能机制。

二、病例展示

患者，男，8 岁 9 个月，左前臂外伤后疼痛 1 天。既往体健，无药物食物过敏史，个人史及家族史无特殊。体格检查：左前臂轻微畸形，局部稍肿胀伴压痛，左腕部活动受限，未扪及骨擦感，左手各手指屈伸活动较对侧稍受限，指端血运好。该患者的影像资料如图 86-1 所示。

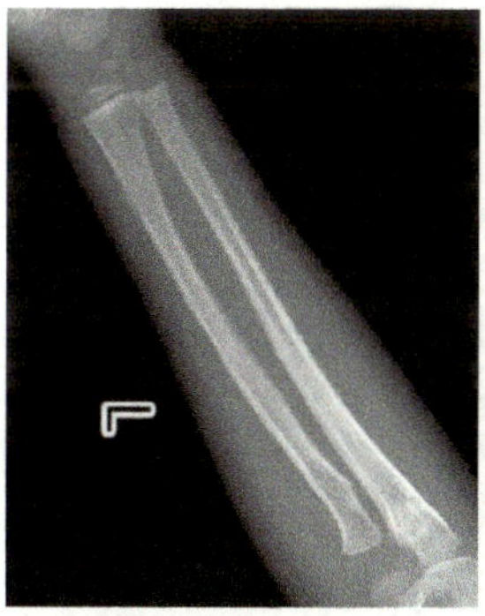

(a) 左侧尺桡骨正位片

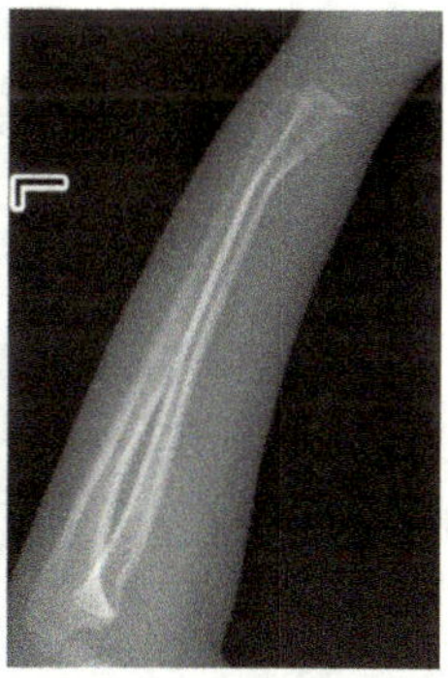

(b) 左侧尺桡骨侧位片

注：左侧尺桡骨 X 线正侧位片。

图 86-1　案例 086 的影像学检查图片

三、问题及解答

问题 1　指导医师结合重点、难点施教，并针对住院医师所描述的影像(图像)关键征象进行充分点评和规范性演示。

1. 检查部位　左侧尺桡骨。

2. 检查技术　左侧尺桡骨 X 线正侧位片。

患者姓名、性别、年龄、检查方法及检查部位核对无误，无明显运动伪影，图像质量满足诊断要求。

3. 影像所见　左侧桡骨远段骨干一侧骨皮质中断，另一侧骨皮质皱褶，邻近骺板未见明显增宽或狭窄，邻近关节关系及间隙未见明显异常。周围软组织稍肿胀。左侧尺骨骨皮质连续，未见明显骨质异常。

4. 影像诊断　左侧桡骨远段青枝骨折。

问题 2　该病例的主要影像征象、次要征象、重要的阴性征象分别有哪些?

1. 主要征象　一侧骨皮质断裂、另一侧骨皮质皱褶。

2. 次要征象 周围软组织肿胀。

3. 重要的阴性征象 皱褶部位骨皮质连续，骺板未见增宽或狭窄，软组织未见肿块。

问题 3 分析归纳该病例的临床特点。

该患者为男性儿童，伤后左腕部疼痛伴活动受限。

问题 4 分析归纳该病例的影像特点。

左侧桡骨远端骨干一侧骨皮质中断，未见错位，另一侧骨皮质皱褶，未见明显骨折线，未见明显骨膜反应及骨质破坏，周围软组织肿胀。

问题 5 骨折的常见分类方法有哪些？

1. 依据骨折是否和外界相通分类 开放性骨折和闭合性骨折。

2. 根据骨折程度分类 完全性骨折和不完全性骨折。

3. 根据骨折形态分类 横行、斜行及螺旋骨折，粉碎性骨折，压缩性骨折，凹陷性骨折，嵌入骨折，裂纹骨折，青枝骨折，骨骺分离。

问题 6 该病例的影像学诊断是什么？

该病例经影像学诊断为左侧桡骨远段青枝骨折。青枝骨折是一种不完全骨折，常见于四肢长骨骨干，其特征为骨骼部分断裂，局部骨皮质出现皱褶、凹陷或隆起，类似于嫩枝弯曲后的形态。

问题 7 该病变的鉴别诊断有哪些？

本病例仅可见一侧骨皮质不连续，而另一侧骨皮质保持连续，需与完全性骨折进行鉴别。完全性骨折的特征是可见完整的骨折线。此外，还需与病理性骨折区分，病理性骨折通常伴有骨质破坏。塑性弯曲骨折多见于前臂，是骨的塑性变形所致，在力作用结束后，长骨持续弯曲。初期用 X 线难以检测，仅在愈合阶段才可显影。扣带骨折是长骨干的不完全骨折，常见于儿童桡骨远端干骺端，其特点为有骨皮质膨隆，但无骨皮质的断裂。

问题 8 青枝骨折产生的可能机制是什么？

由于儿童骨骼中含有较多的有机物，这使得其具备更好的弹性和韧性。此外，儿童的骨膜更为活跃、厚实且强壮，因此在遭受外力冲击时，骨骼不容易完全断裂，而是会出现类似于植物青枝被扭曲的状况。这种常见于儿童的不完全性骨折被称为青枝骨折。

问题 9 青枝骨折是否仅见于儿童？

并非如此。青枝骨折多见于 10 岁以下的儿童，但亦可发生于任何年龄组的人群，如成人，尤其是那些骨骼中有机物含量较高且骨膜较厚的人群。

问题 10 阅片小结：青枝骨折的概念，青枝骨折好发于儿童的原因是什么？

青枝骨折（greenstick fracture）是一种不完全性骨折，通常发生在儿童的骨骼中。由于儿童的骨骼相对柔软且富有弹性，当受到外力作用时，骨骼可能会部分断裂，类似于新鲜树枝被弯曲时的折断形态，因此得名“青枝骨折”。

问题 11　阅片小结：儿童长骨的影像解剖。

由于儿童长骨骨干、骺板未愈合，故儿童长骨的影像解剖主要分为骨干、骨骺、干骺端及骺板。

问题 12　阅片小结：该患者下一步的诊疗建议。

本病例通过影像学诊断为青枝骨折，结合病史及 X 线平片表现，基本可以确诊。若遇难以明确诊断的情况，可进一步进行 CT 检查。CT 检查能够克服 X 线平片的重叠问题，有利于观察细节及复杂的骨质情况，尤其有助于观察骨皮质的连续性。此外，MRI 检查有助于识别骨髓水肿或骨挫伤，以及周围韧带和软组织的损伤情况。

综合病史及 DR 片结果，本病最终被诊断为左侧桡骨远段青枝骨折。

四、报告模板

青枝骨折

右(左)胫骨(腓骨、尺骨、桡骨)远端(近段、中段)干骺端(骨干)骨皮质皱褶、凹陷或隆起，部分骨皮质断裂。骨折端未见明显移位及成角。周围软组织肿胀。

印象：右(左)胫骨(腓骨、尺骨、桡骨)远端(近端、干骺端)、近段(中段、远段)骨干青枝骨折。

(尹一伟　金科)

案例087 骨纤维结构不良

一、教学目标

建立骨肿瘤与肿瘤样病变影像学诊断的基本范式，规范使用肌骨影像学定位及定性的基本术语，建立影像-临床-病理三结合的思维方式，熟悉良恶性骨肿瘤的鉴别要点，熟悉骨纤维结构不良的影像学特征及相应病理基础。能准确识别狮面征、牧羊拐征、丝瓜瓤征等典型征象。

二、病例展示

患者，男，8岁6个月，2年前发现左额部肿块，无压痛，无发热、头晕、头痛等不适，无家族史。体格检查：头颅五官端正，左额部可扪及肿块，无压痛，有骨性感，边界清，不可推动，无波动感，左眼稍突出，双侧瞳孔等大，对光反射灵敏。实验室检查：肿瘤标志物、炎症指标均为阴性，血常规未见明显异常。该患者的影像资料如图87-1所示：

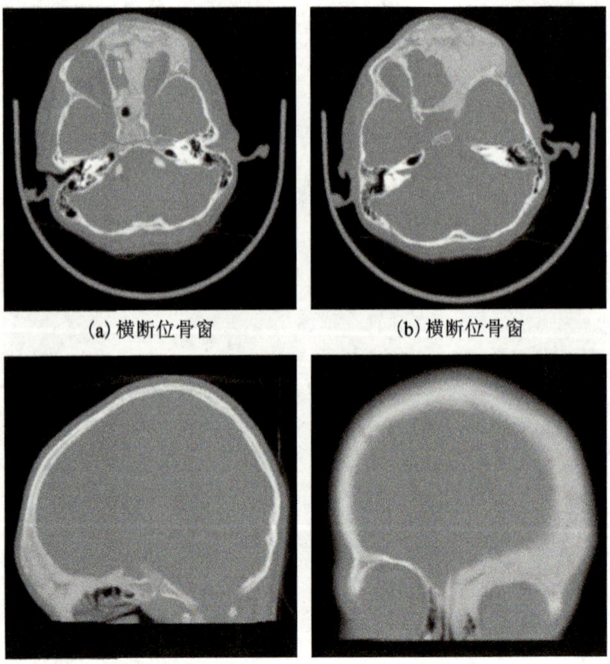

(a) 横断位骨窗　(b) 横断位骨窗

(c) 矢状位骨窗　(d) 冠状位骨窗

注：头颅CT三维成像。

图87　案例087的影像学检查图片

三、问题及解答

问题 1　简述与影像学相关的“左额部肿块”的诊断流程。

因体格检查发现肿块有骨性感、无压痛、不可推动，考虑可能是骨质病变，建议患者行头颅 CT 影像学检查，如骨质与软组织均有异常，需进一步行 MRI 检查以观察局部软组织情况。

问题 2　指导医师结合重点、难点施教，并针对住院医师所描述的影像(图像)关键征象进行充分点评和规范性演示。

1. 检查部位　头颅。

2. 检查技术　头颅 CT 三维成像。

患者姓名、性别、年龄、检查方法及检查部位核对无误，无明显呼吸运动伪影，图像质量满足诊断要求。

3. 影像所见　CT 骨窗示额骨左份、左侧眶上壁、眶外壁、筛骨左份及左侧蝶骨大翼骨质呈膨胀性改变，边界清晰，密度不均匀，平扫 CT 值为 458~585 HU，呈磨玻璃样改变，周围软组织内未见明显异常密度影。脑实质内未见明显异常密度影，脑室系统未见扩大、变形及移位。中线结构居中。幕下小脑及脑干未见明显异常密度影。

问题 3　该病例的病变如何定位?

额骨左份、左侧眶上壁、眶外壁、筛骨左份及左侧蝶骨大翼骨质中。

问题 4　该病例有哪些主要的影像征象及有意义的阴性征象?

1. 主要征象　颅骨骨质膨胀性增大，呈磨玻璃样改变。

2. 阴性征象　无钙化、骨化，未见骨膜反应，周围软组织内未见异常密度影。

问题 5　该病例的影像学诊断是什么?

该患者为 8 岁男童，额骨左份、左侧眶上壁、眶外壁、筛骨左份及左侧蝶骨大翼骨质膨胀，呈磨玻璃样改变，考虑骨纤维结构不良可能性大。

问题 6　骨纤维结构不良的好发人群及常见发病部位包括哪些?

文献记载，骨纤维结构不良的年发生率约为 1/30000。该病症多发于青少年群体，其中 11~20 岁为发病高峰期，患者通常在 18 岁(即骨成熟后)时首次出现症状。女性较易患病，男女患病比例约为 1∶2。骨纤维结构不良最常见的发病部位为股骨(占比 50%)，其次是颅面骨和骨盆。

问题 7　骨纤维结构不良的病因是什么?

本病发病原因尚不明确，目前普遍认为与人胚胎期鸟嘌呤核苷酸结合蛋白(G 蛋白)的

α 亚基（Gsα）基因突变有关，但该病并不具备遗传性。纤维结构不良表现为骨的发育停滞在未成熟的编织骨阶段，无法形成正常的骨小梁。在组织学上，可见正常的松质骨被矿化不完全的骨质及纤维组织所替代。

问题 8 骨纤维结构不良有哪些临床表现？

该病起病隐匿，进展缓慢，常表现为骨肿块（隆起）畸形。早期通常无明显症状，随着病情发展，最常见的临床表现是疼痛。发病年龄越小，症状越显著，并可导致肢体延长或缩短，病理性骨折亦较为常见。负重长骨常出现弯曲畸形，表现为牧羊拐征、丝瓜瓤征。颅面骨受累时，可见头颅或颜面不对称及突眼等症状，即骨性狮面征。此外，部分患者还可能伴随复杂的临床综合征，如 McCune-Albright 综合征和 Mazabraud 综合征等。

问题 9 骨纤维结构不良临床上分为哪几型？

骨纤维结构不良临床上常分为三型。

1. 单发型 此型最为常见，通常为良性病变。病变主要累及干骺端，长骨中多见于股骨近端，其次为胫骨；扁平骨则常见于肋骨和颅面骨。临床症状较轻，患者常表现为局部酸胀和轻微疼痛。通常因局部肿胀或病理性骨折而在就诊时被发现。

2. 多发型 此型病变范围较广，约 85%的病例会发生病理性骨折。症状出现较早，可累及全身骨骼，常侵犯一侧肢体，双侧同时受累时可导致多种畸形。股骨病变可因多次病理性骨折引起髋内翻、肢体短缩等畸形；病情严重者可出现典型的"牧羊拐"畸形。胫骨病变可导致膝内翻、胫骨前凸、小腿过长等畸形；颅骨病变则表现为额头突出、眼球突出并向外下方移位，形成特殊的狮面面容。

3. McCune-Albright 综合征 此型多见于女性，男性较为罕见。典型表现为多发性骨纤维结构不良、皮肤牛奶咖啡斑和内分泌异常的三联征。患者婴幼儿期即可出现阴道出血现象，儿童期可提前出现第二性征和性器官早熟。受内分泌影响，患者儿童期身材较同龄儿童高大，成年后则较正常人矮小。偶见智力低下，极少数患者可合并甲状腺功能亢进、糖尿病以及肾脏和心血管畸形。

问题 10 骨纤维结构不良的性质是什么？如何应用影像学判断骨病变的良恶性？

在 2020 年《软组织和骨肿瘤 WHO 分类》（第 5 版）中，有这样两个名称，骨的纤维结构不良（也称骨纤维异常增殖症，fibrous dysplasia of bone，FD）和骨性纤维结构不良（osteofibrous dysplasia，OFD）。骨病变良恶性的鉴别见表 87-1。

表 87-1 骨病变良恶性的鉴别

项目	良性	恶性
生长速度	缓慢	迅速
生长方式	膨胀性	浸润性
骨质破坏边缘	清楚，常有周围硬化带	不清楚
骨皮质改变	变薄、膨胀、多完整	虫蚀样破坏、缺损、中断

续表87-1

项目	良性	恶性
骨膜反应	无，或连续层状、条状	常见，破坏并产生 Codman 三角或日光射线状
肿瘤骨	无	常见，针状、放射状
软组织肿块	多无，以受压推移为主	常见，边界不清
远隔器官转移	无	常见

问题 11　骨纤维结构不良的 X 线及 CT 表现有哪些特点？对应的病理基础是什么？

1. 骨纤维结构不良的 X 线及 CT 表现

(1)囊状膨胀性改变：常见于四肢骨及肋骨，表现为骨干或骨骺端出现膨胀性的低密度病变，边缘清晰，可伴有线样硬化，骨皮质变薄，部分病例可出现弯曲变形。病变内部呈现大小不等的圆形或椭圆形低密度区，其间可见条索状改变，可见短骨嵴。

(2)磨玻璃样改变：多见于四肢骨和肋骨，亦可见于扁骨及不规则骨。病灶呈膨胀性改变，正常骨纹理消失，密度均匀，呈磨玻璃状，较正常骨皮质密度稍低。

(3)丝瓜瓤样改变：见于长骨，骨小梁粗大且扭曲，与骨干平行，表现为沿骨干纵轴方向走行的骨纹，形似丝瓜瓤。

(4)虫蚀样(地图样)改变：表现为单发或多发、大小不等的局限性溶骨型破坏，边缘锐利且清晰，有时外观酷似溶骨型骨转移瘤。

2. 对应病理基础

(1)当病变主要为纤维组织时，表现为囊状透光区，当病变主要为新生的不成熟骨组织即编织骨时，表现为磨玻璃状；当病灶内骨质反复修复，致使骨质增生硬化，骨小梁粗大扭曲，沿骨纵轴分布，呈丝瓜瓤样改变。

(2)虫蚀样骨质破坏：病理上由于纤维组织无包膜，故会侵蚀邻近骨组织并代替正常骨组织，从而形成虫蚀样破坏缺损；同时，病灶周围无骨膜反应，也无软组织肿块。

(3)混合型改变：包含以上各类病理改变及影像学改变。

问题 12　纤维结构不良的 MRI 表现有哪些特点？对应的病理基础分别是什么？

骨纤维结构不良的 MRI 表现取决于整体细胞结构、胶原蛋白含量、骨小梁病变程度及囊肿的形成。

(1)主要成分为纤维组织的病灶在 T1WI 上呈现均匀的低信号，而在 T2WI 上则表现为多种不同信号。

(2)若病灶内含有大量成熟骨小梁，T2WI 将呈现低信号。

(3)若纤维组织内血运较为丰富，则在 T1WI 上显示为等信号，而在 T2WI 上呈现高信号。

(4)若病灶发生坏死液化，则 T1WI 呈低信号，T2WI 呈高信号。

(5)若病灶内出现坏死组织出血，则 T1WI 和 T2WI 均表现为高信号。

(6)若病灶内出现骨化、钙化及硬化性反应，则 T1WI 和 T2WI 均呈低信号，且增强扫描无强化现象。

问题 13 阅片小结：骨纤维结构不良的鉴别诊断。

1. 骨化性纤维瘤 好发于 20~30 岁，多发生于颅面骨。长骨病变多位于胫骨干前侧皮质或皮质下，不跨越骺线。X 线/CT 上呈单房或多房、形态不规则的骨质破坏，可有膨胀，其内有骨化程度不一的骨性间隔和囊变区，骨皮质连续。MRI 上病变区纤维及骨化部分呈低信号，囊变部分信号因蛋白质含量不同而不同。

2. 非骨化性纤维瘤 好发于 8~20 岁，多位于四肢长骨距骺板 3~4 cm 的干骺部。皮质型在影像检查中表现为一侧皮质或皮质下的单房或多房透亮区，长轴平行于骨干，可有硬化，以髓腔侧为著。髓腔型在影像检查中表现为骨内中心性的扩张透亮区，侵犯骨横径的大部或全部，密度均匀，有硬化边。MRI 呈长 T1、短 T2 信号，硬化边呈更低信号。增强无强化。

3. 骨巨细胞瘤 好发于 20~40 岁，多见于长骨骨端，常直达关节面下，一般不穿破关节软骨。常单发，边界清楚，呈膨胀性、偏心性、溶骨型骨质破坏，最大径与骨干垂直。典型者呈皂泡样改变。肿瘤内无钙化或骨化影，无硬化边。

4. 单纯性骨囊肿 好发于 20 岁以下，多见于长骨干骺端或骨干。呈中心性、沿骨干长轴生长，骨质轻度或无膨胀，边界清，可有硬化边。CT、MRI 呈水样密度/信号，密度比骨纤维结构不良低且均匀，一般囊内无明显骨嵴，少数呈多房样，无骨膜增生。病理性骨折常见，骨片陷落征是其特征性表现，表现为 T2WI 高信号囊液中的低信号骨片影。

5. 动脉瘤样骨囊肿 好发于 10~20 岁，多有外伤史。好发于近骨端的骨干部，不累及骨骺。纵向生长，病灶中央可见粗大的纵行骨嵴或间隔。CT 和 MRI 上表现为多囊状改变，可见多个液平面。增强后可见粗大的供血血管，囊内可见斑片状明显强化影。

问题 14 阅片小结：该患者下一步的诊疗建议。

本病例经影像学诊断为骨纤维结构不良，需进一步通过病理检查以确诊。结合病理检查结果，最终确诊为骨纤维结构不良。对于偶然发现且无症状的患者，通常建议进行临床观察并定期复查。然而，对于病变生长迅速、伴有疼痛、发生病理性骨折或有恶变倾向的患者，应考虑手术切除，并建议患者术后定期进行影像学随访。

四、报告模板

骨纤维结构不良

颅面骨(包括上颌骨、颧骨、泪骨、鼻骨、腭骨和下鼻甲，以及单块的犁骨、下颌骨和舌骨)。长骨：下肢骨骼(如胫骨、腓骨、股骨、跖骨和趾骨)和上肢骨骼(如肱骨、桡骨、尺骨、掌骨和指骨)，呈现单发/多发、片状/大片状囊状膨胀性改变，表现为磨玻璃样/丝瓜瓤样改变，伴有地图样溶骨型骨质破坏。增强扫描未见明显强化。周围结构边界(是否清晰)，周围软组织(是否有异常)。

印象：(部位)骨纤维结构不良可能性大，请结合临床表现及实验室检查进一步确认。

(尹一伟　汤静　金科)

案例 088　动脉瘤样骨囊肿

一、教学目标

熟悉动脉瘤样骨囊肿的影像学特征及其相应病理基础。能围绕“液面征”等典型征象展开鉴别诊断。

二、病例展示

患者，男，42 岁，右髋部轻度疼痛持续 4 月余，虽能站立行走，但行走活动时疼痛加剧，休息时则有所缓解。体格检查：右髋部皮肤完好无损，皮温正常，无静脉曲张及瘀斑；右髋周围无明显压痛，但纵向叩击痛呈阳性，髋关节前屈、后伸、内外旋功能正常，“4”字试验阴性，下肢无缩短畸形，足背动脉搏动清晰可扪及，患肢末端血运良好。其余部位无明显异常。实验室检查：肿瘤标志物检查结果为阴性，血常规、肝肾功能及电解质检查均未见明显异常。该患者的影像资料如图 88-1 所示：

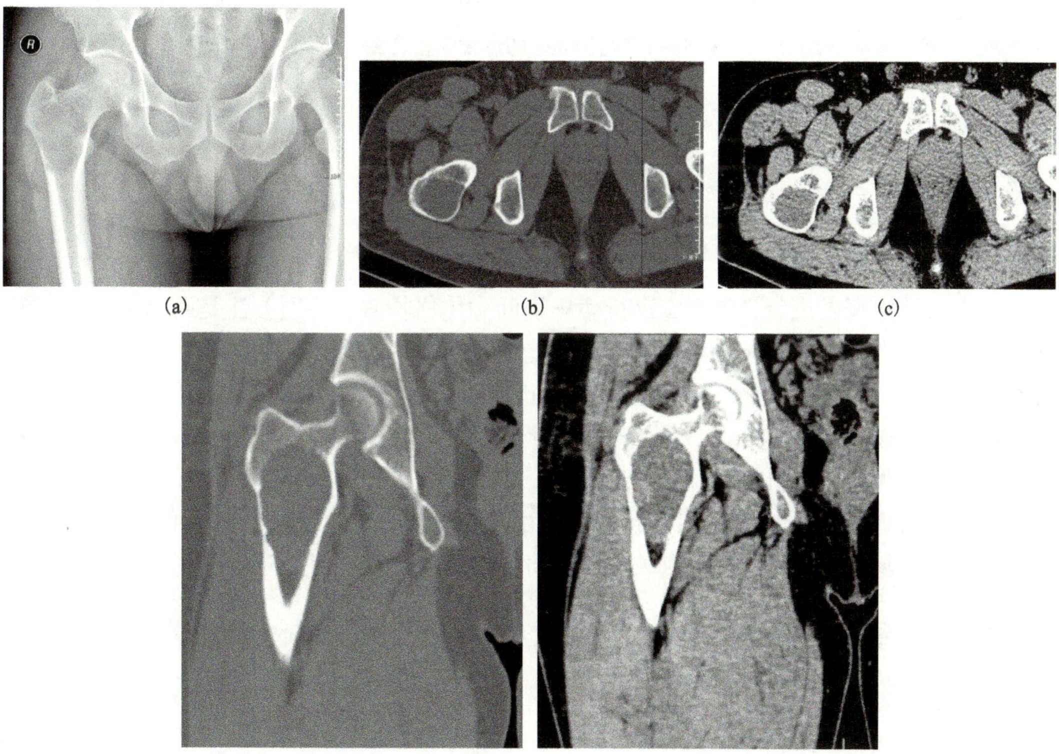

(a)　(b)　(c)　(d)　(e)

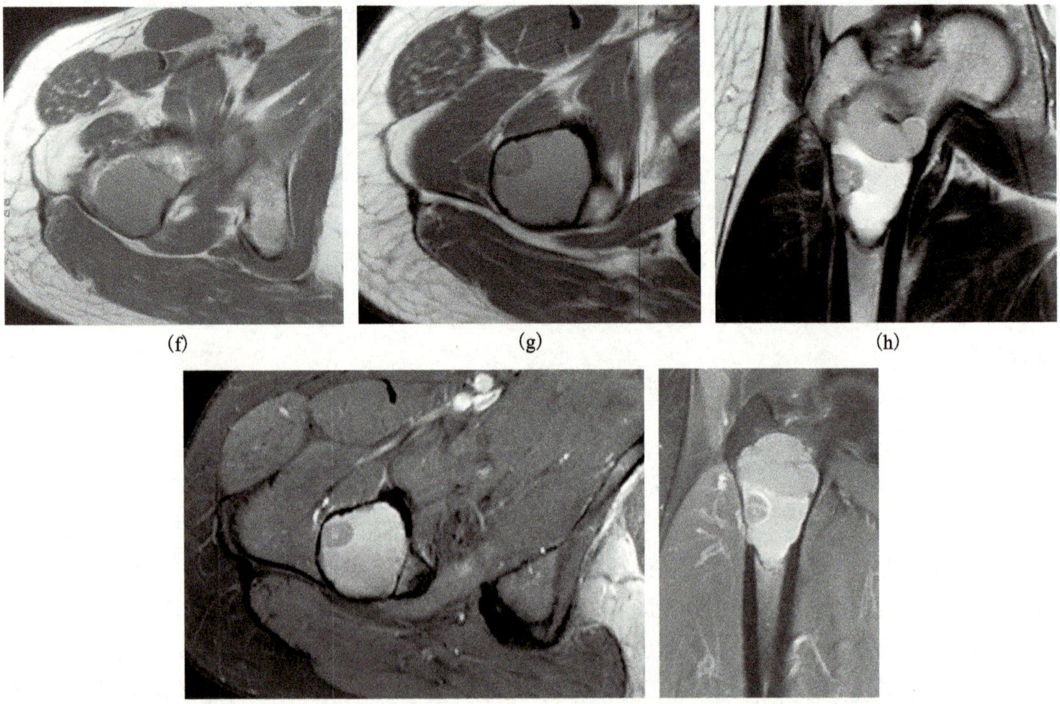

(f) (g) (h) (i) (j)

注：右侧髋关节 X 线正位片、右侧髋关节 CT 平扫+三维重建、右侧髋关节 MRI 平扫及增强。(a)X 线正位；(b)～(e)CT 横断位与冠状位骨窗及软组织窗；(f)～(h)MRI 横断位与冠状位平扫；(i)、(j)MRI 横断位与冠状位增强。

图 88-1　案例 088 的影像学检查图片

三、问题及解答

问题 1　简述与影像学相关的关节疼痛诊断流程。

对于肢体疼痛的患者，首先应进行病史询问和体格检查，特别关注是否有外伤史或特殊训练史。若存在上述情况，需进一步询问受伤经过、特殊训练的种类、训练时间及强度等细节。若未发现相关病史，建议患者进行相应的骨关节影像学检查。首选骨关节 X 线检查，若发现异常，则进一步行 CT 检查，并根据 CT 结果决定是否需补充 MRI 检查。综合患者的临床及影像表现，制定相应的处理方案。

本例患者通过 X 线检查发现右股骨上段存在破骨性骨肿瘤或肿瘤样病变，且病变部位与主诉疼痛区域一致，因此需重点关注右股骨上段病灶，并制定相应的诊疗方案。

问题 2　指导医师结合重点、难点施教，并针对住院医师所描述的影像(图像)关键征象进行充分点评和规范性演示。

1. 检查部位　右侧髋关节。

2. 检查技术　右侧髋关节 X 线正位片、右侧髋关节 CT 平扫+三维重建、右侧髋关节 MRI 平扫及增强。

患者姓名、性别、年龄、检查方法及检查部位核对无误，再次核对检查部位左或右侧，图像质量满足诊断要求。

3. 影像所见　X 线片于右股骨上段可见一大小约为 64 mm×44 mm 膨胀性囊状透亮区，病灶位于骨干中央，呈中心性生长，密度较均匀，边界较清晰，长轴与骨干平行，骨破坏区内见少许骨嵴，见轻度硬化边，无明显骨膜反应与骨化钙化，骨骼无明显变形。CT 上病变呈囊状膨胀性骨破坏，病灶内密度不均匀，边界较清晰，其内似见含液囊腔，无明显钙化与骨化，骨壳菲薄，邻近骨皮质无明显中断及破坏，相邻软组织无明显肿块。MRI 上病灶呈多囊状改变，可见多个液-液平面，增强扫描无明显强化。

4. 影像诊断　右股骨上段骨质破坏，动脉瘤样骨囊肿可能性大，建议结合病理检查结果进行诊断。

问题 3　如何通过影像学手段对长骨病变进行精确定位？本病例中的病变定位情况如何？

骨骺闭合的长骨病变的定位术语涵盖：上段、中段、下段，骨皮质、骨髓腔，骨干、肌肉及肌间隙。对于骨骺未闭合的长骨，还需明确病变与骨骺的具体关系。

该病例中，病变位置定于右股骨上段髓腔内。

问题 4　该病例的主要影像征象、次要征象、重要的阴性征象分别有哪些？

1. 主要征象　骨质破坏。

2. 次要征象　X 线与 CT 示骨质破坏区密度不均匀，其内见不规则稍高密度影，病灶呈中心性、膨胀性生长，边缘清楚，见轻度硬化边。MRI 上病灶呈多囊状改变，可见无强化液-液平面。

3. 重要的阴性征象　无骨膜反应、无骨化钙化、无骨骼变形、无软组织肿块。病变未累及关节，邻近软组织未见死骨，邻近正常骨未见明显骨质疏松。

问题 5　分析归纳病例的临床特点。

该患者为中年男性，病程较长、起病隐匿，既往史及个人史无特殊。实验室检查未见明显异常。

问题 6　分析归纳该病例的影像特点。

该病例表现为右股骨上段中心性、膨胀性的骨质破坏，骨破坏区内可见片状高密度影，病灶边缘清晰，伴有轻度硬化。此外，未见骨膜反应、骨化钙化及软组织肿块，病灶内存在液-液平面。病变未侵犯关节及邻近软组织，邻近骨的形态和密度均未见明显异常。

问题 7　长骨单发的破骨性骨肿瘤/肿瘤样病变主要包括哪些类型？

1. 良性肿瘤　如骨囊肿、骨巨细胞瘤、软骨母细胞瘤等。

2. 炎性病变　包括感染性病变（如结核瘤、化脓性骨髓炎等）。

3. 其他恶性骨肿瘤　如溶骨型骨肉瘤、毛细血管扩张型骨肉瘤、转移瘤、尤因肉瘤等。

问题 8　如何对破骨性骨肿瘤/肿瘤样病变进行影像学诊断及鉴别诊断?

该病例属于破骨性骨肿瘤/肿瘤样病变。在诊断流程中，首先需重点观察病变与骨皮质、骨髓腔的关系，并识别是否存在恶性征象。恶性征象主要包括骨质破坏、骨质硬化/肿瘤骨、骨膜反应和软组织肿块。具体表现为骨质破坏边界不清且呈浸润性，骨膜反应形成 Codman 三角。在 X 线及薄层 CT 三维重建图像上，需细致观察这些特征。软组织肿块边界不清且呈浸润性，MRI 图像显示尤为清晰，且 MRI 增强时肿块明显强化，而骨质硬化成肿瘤骨时强化不明显。

本病例显示有骨质破坏，边缘轻度硬化，无骨膜反应和骨化钙化，肿块边界清晰且呈膨胀性生长。这些特征表明该肿块无明显恶性征象，反而显示出更多的良性特征，应诊断为良性或间变性骨肿瘤或肿瘤样病变。综合考虑，动脉瘤样骨囊肿的可能性较大。

问题 9　该病例的影像学诊断是什么?

该病例的影像学诊断是动脉瘤样骨囊肿，具体良恶性需结合病理进一步明确。

问题 10　阅片小结：动脉瘤样骨囊肿主要的 X 线及 CT 征象有哪些?

动脉瘤样骨囊肿主要好发于长骨干骺端，60%～75%的病例见于股骨上段、椎体及其附件，跟骨、耻骨、锁骨和掌骨等部位也可发生。在 X 线上，病灶呈现为膨胀性囊状透亮区，与正常骨边界清晰，并可能伴有硬化边缘；病灶既可位于骨干中央，也可偏心生长。膨胀显著者可见菲薄骨壳。囊内含有粗细不一的骨小梁状分隔或骨嵴，使病变呈现皂泡样外观。病灶可横向扩展，亦可沿骨的长轴生长。发生在脊椎的病灶，同样具备长骨病灶的特征，但若发生压缩性骨折，其特征将消失；若同时发现附件膨胀性病变，则有助于诊断。CT 检查显示，破坏区内通常可见多个含液囊腔，部分病例可见液-液平面。囊腔间隔为软组织密度，并可能伴有钙化或(和)骨化。增强扫描时，囊间隔强化，显示更为清晰。

问题 11　阅片小结：动脉瘤样骨囊肿主要的 MRI 征象有哪些?

动脉瘤样骨囊肿通常表现为多囊状结构，37%～87.5%的病例在囊内可见多个液-液平面，若在扫描前保持静止 10 分钟，则更易观察到。在 T2WI 上，液平面的上层通常呈现高信号，可能由血清液或高铁血红蛋白构成；而下层则呈现低信号，可能是细胞及碎裂细胞产物所致。然而，这种液-液平面偶尔也出现在骨巨细胞瘤、骨囊肿和软骨母细胞瘤等病变中。MRI 在显示肿瘤周边软组织状况、囊内成分，以及与周围神经、血管的关系，关节软骨下骨质的穿破情况，关节腔受累程度，骨髓侵犯范围和复发情况等方面具有显著优势。

问题 12　阅片小结：该患者下一步的诊疗建议。

本病例经影像学诊断为动脉瘤样骨囊肿，需进一步进行病理检查以确诊。结合病理检查结果，最终确诊为右股骨上段动脉瘤样骨囊肿。

四、报告模板

动脉瘤样骨囊肿

股骨上段、椎体及附件、跟骨、趾骨、锁骨、掌骨等病灶大小约(＊＊ mm×＊＊ mm×＊＊ mm)，骨质破坏(溶骨型、膨胀性)，骨破坏区有无骨质增生硬化，有无瘤软骨钙化，有无骨膜反应，有无骨骼变形。病变生长方式(偏心性或中心性)，病灶长轴与骨干方向(垂直或平行)，有无骨嵴，邻近骨皮质的连续性是否中断。病灶密度是否均匀，是否有液-液平面。与周围组织的边界是否清晰，是否侵犯邻近软组织。骨质破坏增强后强化程度(无、轻度、中度、明显强化)。

印象：(部位)膨胀性骨质破坏，骨肿瘤或肿瘤样病变，动脉瘤样骨囊肿可能性大。

(蒋孝先　彭飞　罗光华)

案例 089 骨巨细胞瘤

一、教学目标

建立骨肿瘤与肿瘤样病变影像学诊断的基本范式，规范使用肌骨影像学定位及定性的基本术语，建立影像-临床-病理三结合的思维方式，熟悉良恶性骨肿瘤的鉴别要点，正确识别骨骼基本病变影像征象，建立骨肿瘤的影像学诊断思路。熟悉骨巨细胞瘤的影像学特征及相应病理基础、分类。

二、病例展示

患者，女，20 岁，右髋关节疼痛 10 月余。疼痛程度较轻，尚能忍受，但在活动时加重，休息时有所缓解。体格检查：右髋部皮肤完整，无破溃、静脉曲张及瘀斑；髋前及腹股沟区存在轻度压痛，髋关节叩击痛呈阳性，髋关节过屈试验阴性，“4”字试验阳性，旋转试验阴性，髋关节主动及被动活动均受限。下肢无缩短畸形，足背动脉搏动可触及，患肢肢端血运良好。其余部位未见明显异常。实验室检查：肿瘤标志物检查结果为阴性，血常规及肝肾功能、电解质检查均未见明显异常。该患者的影像资料如图 89-1 所示：

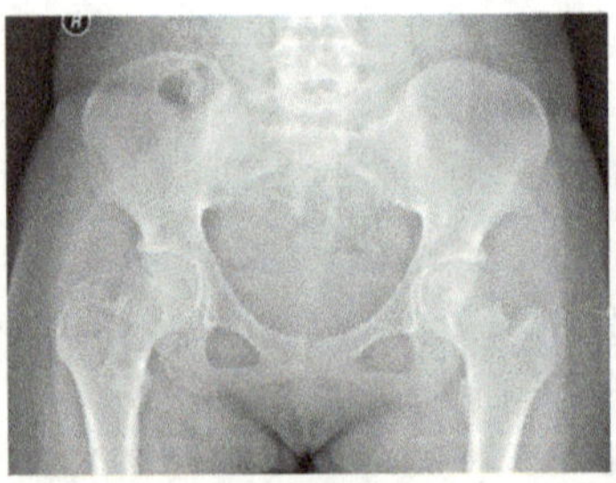

(a) X线正位

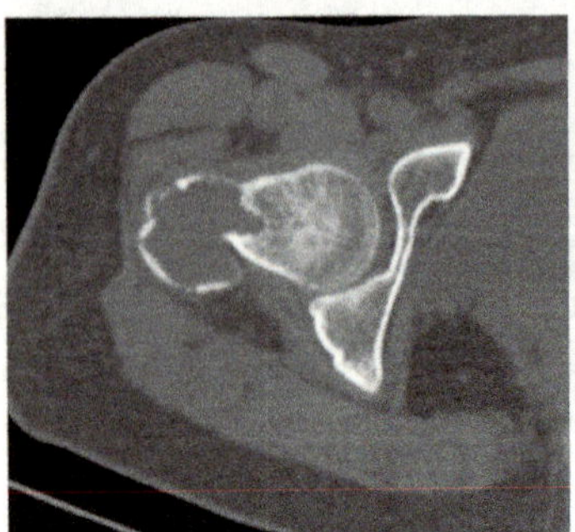

(b) CT横断位骨窗

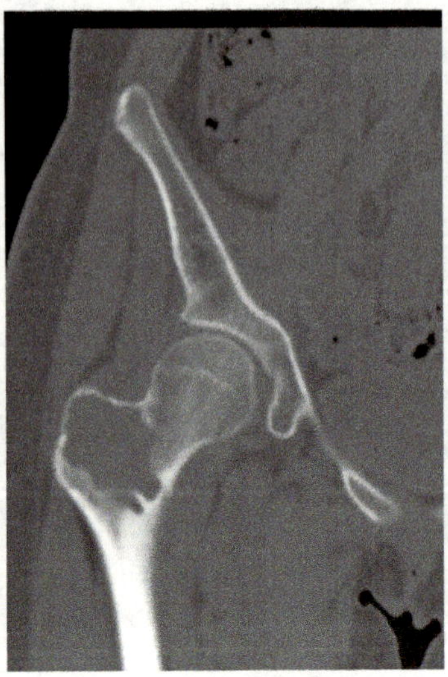

(c) CT冠状位骨窗

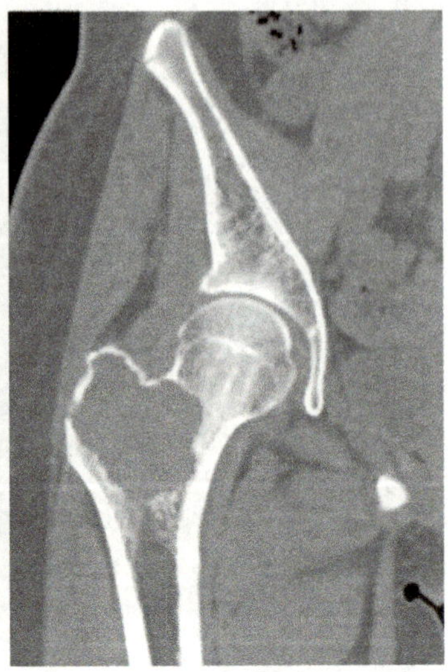

(d) CT软组织窗

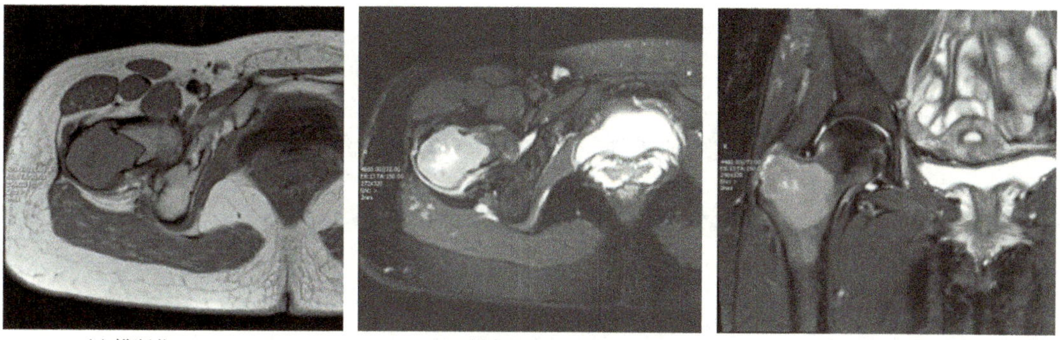

(e) 横断位MRI T1WI　　(f) 横断位MRI T2WI　　(g) 冠状位MRI T2WI

注：骨盆 X 线正位片、右侧髋关节 CT 平扫+三维重建、右侧髋关节 MRI 平扫。

图 89-1　案例 089 的影像学检查图片

三、问题及解答

问题 1　简述与影像学相关的肢体疼痛的诊断流程。

肢体疼痛的患者应首先进行病史询问和体格检查，重点询问是否有外伤史或特殊训练经历。若有，需进一步了解受伤经过、特殊训练的种类、训练时间及强度等详细信息。若不存在上述情况，则需询问是否伴有感染相关症状和体征。同时，通过视诊和触诊检查患侧皮肤是否有红肿热痛，并对比双侧是否对称，以评估病变发展速度。此外，还需进行相关实验室检查。

建议患者进行相应的骨关节影像学检查，首选骨关节 X 线检查。若 X 线检查发现异常，则进一步进行 CT 检查，再根据 CT 检查结果决定是否需要补充 MRI 检查。综合患者的临床表现和影像学征象，制定相应的处理方案。

本例患者经 X 线检查发现右股骨上段存在破骨性骨肿瘤或肿瘤样病变，且病变部位与主诉症状相符，因此需重点关注右股骨上段病灶，并提出相应的诊疗方案。

问题 2　指导医师结合重点、难点施教，并针对住院医师所描述的影像(图像)关键征象进行充分点评和规范性演示。

1. 检查部位　骨盆、右侧髋关节。

2. 检查技术　骨盆 X 线正位片、右侧髋关节 CT 平扫+三维重建、右侧髋关节 MRI 平扫。

患者姓名、性别、年龄、检查方法及检查部位核对无误，再次核对检查部位左或右侧，图像质量满足诊断要求。

3. 影像所见　X 线片于右股骨上段可见一大小约为 58 mm×46 mm 膨胀性囊状透亮区，呈多房、肥皂泡样改变，病灶位于骨干中央髓腔内，生长稍显偏心，密度较均匀，边界较清晰，其内未见明确骨嵴，边缘硬化不明显，无明显骨膜反应与骨化钙化，骨骼无明显变形。CT 上病变呈横向膨胀性生长，最大径线与骨干垂直，病灶内密度较均匀，边界较清晰，未见明确含液囊腔，无明显钙化与骨化，骨壳菲薄，邻近骨皮质变薄，部分区域骨皮质连续性见轻微中断，病灶内可见轻微骨嵴，相邻软组织无明显肿块，邻近关节未见受累。MRI上病灶呈长T1长T2信号，信号不均匀，边界模糊，未见明显液-液平面，邻近软组织信号未见明显异常。

4. 影像诊断 右股骨上段骨质破坏，考虑骨巨细胞瘤可能性大。

问题3 该病例的主要影像征象、次要征象、重要的阴性征象分别有哪些？

1. 主要征象 骨质破坏。

2. 次要征象 呈现偏心性骨质破坏，骨破坏内面凹凸不平，呈多房或肥皂泡样改变（CT所示分隔实为突起的骨嵴投影），病灶呈横向膨胀生长。

3. 重要的阴性征象 三无（边缘无硬化、无骨膜反应、无骨化钙化）。无骨膜反应、无软组织肿块。病变未累及关节、未见关节腔积液，局部皮肤及皮下软组织未见明显水肿、未见死骨形成，邻近正常骨未见骨质疏松。

问题4 分析归纳病例的临床特点。

该患者为青年女性，病程较长，起病隐匿，既往史及个人史无特殊。实验室检查未见明显异常。

问题5 分析归纳病例的影像特点。

该患者右股骨上段稍呈现偏心性骨质破坏，呈多房或肥皂泡样改变，病灶呈横向膨胀生长，骨壳菲薄，骨破坏内面可见少许骨嵴，病灶边缘清楚，无明显硬化，无骨膜反应，无骨化钙化，无软组织肿块，无液-液平面。病变未累及邻近关节及局部软组织，邻近中段骨形态、密度未见明显异常。

问题6 恶性骨巨细胞瘤的影像学特征有哪些？

良性与恶性骨巨细胞瘤在X线上往往难以区分，但在CT和MRI检查中，以下几点常提示恶性特征：①肿瘤表现出明显的侵袭性，如肿瘤与正常骨交界处界限模糊，出现虫蚀状或筛孔样的骨破坏，骨性包壳和骨嵴残缺不全；②骨膜反应显著，可能出现Codman三角；③软组织肿块较大，超出骨性包壳的范围；④患者年龄较大，疼痛持续加剧，肿瘤突然快速生长并伴有恶病质症状。

问题7 该病例影像学诊断是什么？

右股骨上段呈现稍偏心性的骨质破坏，形态类似多房或肥皂泡样，横向膨胀性生长。骨破坏内表面凹凸不平，CT影像所显示分隔实际上是突起的骨嵴投影。肿块边缘清晰，未见硬化、骨膜反应及骨化钙化现象。初步推测可能为偏良性骨巨细胞瘤，但其具体良恶性需通过病理学进一步分析确认。

问题 8　阅片小结：骨巨细胞瘤的主要 X 线及 CT 征象有哪些？骨巨细胞瘤的病理分级是怎样的？

骨巨细胞瘤好发于干骺愈合后的骨端，通常表现为膨胀性、多房性、偏心性的骨质破坏。骨壳较薄，但轮廓通常保持完整，内部可见纤细的骨嵴，形成分房状结构。部分肿瘤膨胀显著，甚至包绕关节对侧的另一骨端，这是该肿瘤的典型特征之一。肿瘤常延伸至骨性关节面下方，使骨性关节面成为肿瘤的部分骨性包壳，此亦为其显著特征。肿瘤具有横向膨胀的倾向，其最大径线常与骨干垂直。骨破坏区与正常骨的边界清晰但不锐利，无硬化边缘。骨破坏区内无钙化或骨化影。通常无骨膜反应，或仅在骨壳与正常皮质交界处可见少量骨膜反应，称为花萼样骨膜反应。CT 能够清晰显示骨性包壳，甚至在平片上难以显示的结构在 CT 上也能清晰呈现。骨壳内面凹凸不平，肿瘤内并无真正的骨性间隔，表明平片上的分房征象实际上是骨壳内面骨嵴的投影。肿瘤内密度不均，可见低密度的坏死区，有时可见液-液平面。肿瘤与骨松质的边界多清晰，但无骨质增生硬化。对于解剖结构复杂的部位，CT 能很好地展示上述特点；对于侵袭性较强的肿瘤，CT 也能显示其相应的特征，对诊断具有重要价值。

骨巨细胞瘤主要由单核基质细胞和多核巨细胞构成，其中单核基质细胞是决定肿瘤性质的关键细胞。根据单核基质细胞和多核巨细胞的数量比例及组织学特征，可将其分为三级：Ⅰ级为良性，多核巨细胞数量多于单核基质细胞；Ⅱ级为过渡类型，两种细胞数量大致相同；Ⅲ级为恶性，单核基质细胞数量多于多核巨细胞，且后者体积小、细胞核数少，单核基质细胞核大，存在间变现象，排列紊乱，良性肿瘤则相反。然而，组织学分级并不完全代表其生物学特性，部分镜下分化成熟的肿瘤在临床上可能表现为恶性。

问题 9　阅片小结：骨巨细胞瘤主要的 MRI 征象有哪些？

骨巨细胞瘤在 MRI 图像上边界清楚，周围无低信号环。瘤体的 MRI 信号无特异性，在 T1WI 上呈均匀的低或中等信号，高信号区则提示亚急性、慢性出血。在 T2WI 上呈不均匀混杂信号。MRI 常显示液-液平面，比 CT 更清楚。增强扫描病灶可有不同程度的强化。MRI 在显示肿瘤周围的软组织情况、与周围神经和血管的关系、关节软骨下骨质的穿破、关节腔受累、骨髓的侵犯以及有无复发等方面具有优势。

问题 10　阅片小结：该患者下一步的诊疗建议。

本病例影像学诊断为骨巨细胞瘤，需要进一步行病理检查确诊。结合病理结果，本病例最终被诊断为右股骨上段骨巨细胞瘤。

四、报告模板

骨巨细胞瘤

四肢长骨的骨端（如股骨远端、胫腓骨近端、桡骨和肱骨远端等）、骨盆、脊椎（包括骶骨、腰椎、胸椎和颈椎）等部位出现骨质破坏（如溶骨型、膨胀性），病灶大小约为

(＊＊ mm×＊＊＊ mm×＊＊＊ mm)。需观察骨破坏区是否存在骨质增生硬化、瘤软骨钙化、骨膜反应以及骨骼变形等情况。病灶的生长方式(偏心性或中心性)、形态(多房或皂泡样),病灶长轴与骨干方向的关系(垂直或平行),是否有骨嵴,邻近骨皮质的连续性是否中断。病变密度是否均匀,是否存在液-液平面,增强后的强化程度(无、轻度、中度、明显强化)。病灶与周围组织的边界是否清晰,是否侵犯邻近软组织,是否延伸至骨性关节面下,是否跨越关节包绕对侧骨端。

印象:(部位)偏心性皂泡样骨质破坏,考虑诊断为骨肿瘤或肿瘤样病变,骨巨细胞瘤可能性较大。

(蒋孝先　彭飞　罗光华)

案例 090　骨肉瘤

一、教学目标

掌握骨肉瘤的影像学特征及相应病理基础。

二、病例展示

患者，女，12 岁，右大腿出现包块并伴疼痛 10 天。无结核病史。体格检查：右大腿下段可触及一大小约 90 mm×30 mm 的包块，质地柔软，边界不清，活动度较差，压痛显著。局部皮肤温度正常，无表面静脉曲张。邻近膝关节因疼痛导致活动轻度受限，患肢肢端血运及感觉均正常。实验室检查：血沉升高，达 57 mm/h。该患者的影像资料如图 90－1 所示。

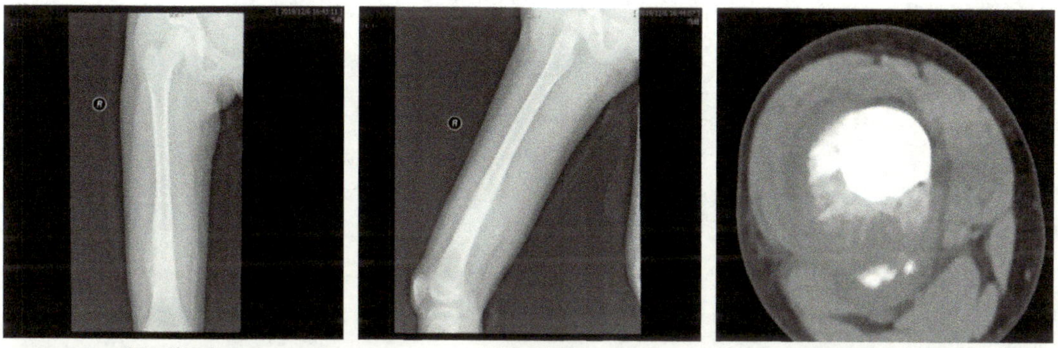

(a) X线正位　(b) X线侧位　(c) 横断位CT软组织窗

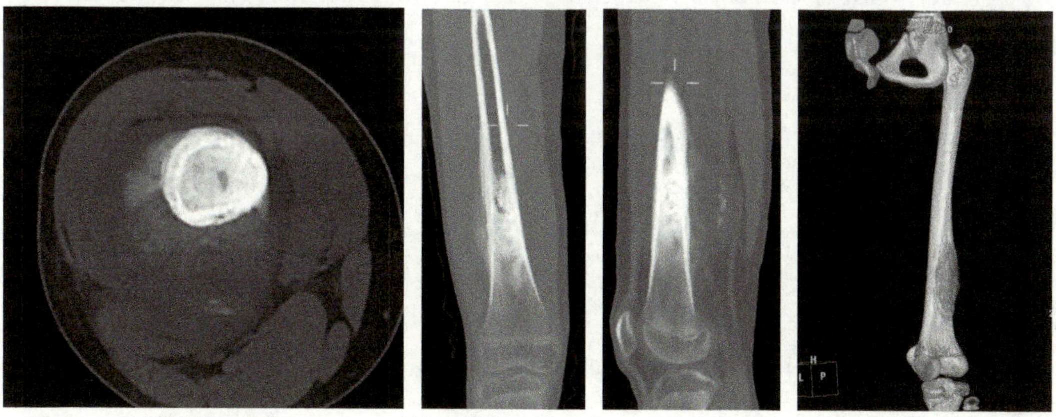

(d) 横断位CT骨窗　(e) CT冠状位三维重建　(f) CT矢状位重建　(g) CT VR三维重建

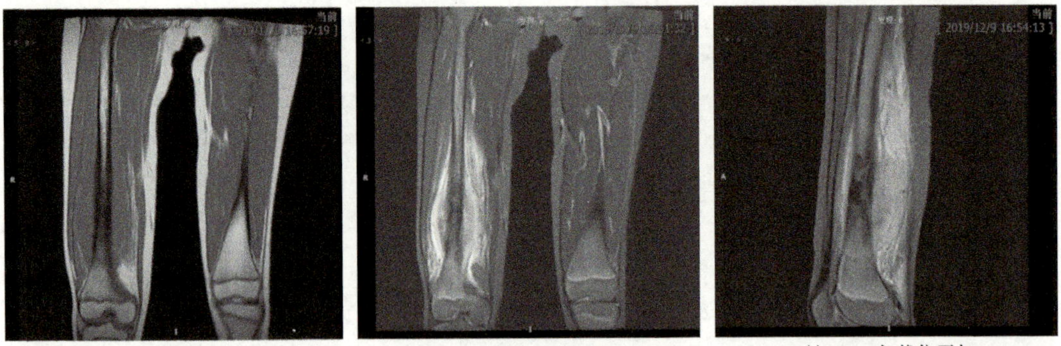

(h) MRI T1WI冠状位平扫　　(i) MRI T2WI冠状位平扫　　(j) T2WI矢状位平扫

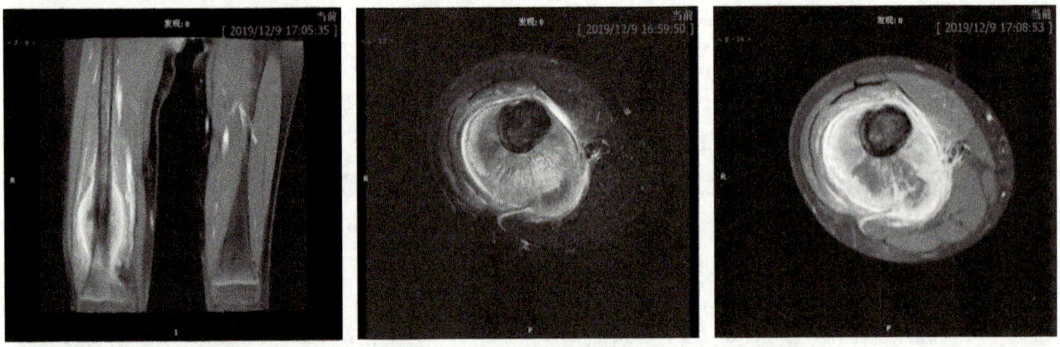

(k) MRI增强扫描

注：右股骨 X 线正侧位、右股骨 CT 平扫增强+三维重建、右股骨 MRI 平扫+增强。

图 90-1　案例 090 的影像学检查图片

三、问题及解答

问题 1　检查肿瘤标志物和进行结核相关检查的意义是什么？

成骨型骨肿瘤/肿瘤样病变，最需鉴别的疾病包括良恶性骨肿瘤及肿瘤样病变、骨感染和骨结核。检测肿瘤标志物、实验室生化指标以及进行结核相关检查，旨在为鉴别诊断提供可靠依据。

问题 2　指导医师结合重点、难点施教，并针对住院医师所描述的影像（图像）关键征象进行充分点评和规范性演示。

1. 检查部位　右股骨。

2. 检查技术　右股骨 X 线正侧位片、右股骨 CT 平扫增强+三维重建、右股骨 MRI 平扫+增强。

患者姓名、性别、年龄、检查方法及检查部位核对无误，再次核对检查部位左或右侧，图像质量满足诊断要求。

3. 影像所见　X 线与 CT：右股骨下段可见一大小约为 91 mm×37 mm 的骨质破坏区，病灶呈偏心性生长，密度不均匀，边界模糊，局部见增生硬化，邻近软组织内可见半圆形肿块，边界模糊，骨破坏区及软组织肿块内见云絮状、斑片状及针样高密度肿瘤骨，可见日光放射状、葱皮状骨膜反应。MRI：右侧股骨下段见长 T1 长 T2 骨质破坏区，信号不均匀，边界模糊，髓腔内见大量瘤骨，邻近软组织内可见肿块，增强扫描呈不均匀明显强化。

4. 影像诊断　右股骨下段成骨型病变伴软组织肿块，考虑骨肉瘤可能性大，建议结合病理检查结果进行诊断。

问题 3　该病例的主要影像征象、次要征象、重要的阴性征象分别有哪些？

1. 主要征象　骨质破坏(bone destruction)，骨质硬化/肿瘤骨，软组织肿块。

2. 次要征象　骨膜反应(codman 三角)、骨髓腔变窄，增强扫描呈不均匀中度强化。

3. 重要的阴性征象　病变未累及骨骺及关节、未见关节腔积液，局部皮肤及皮下软组织未见明显水肿、未见死骨形成，邻近正常骨未见骨质疏松及骨变形。

问题 4　分析归纳病例的临床特点。

该患者为青年女性，病程短，起病隐匿，既往史及个人史无特殊。实验室检查血沉升高。

问题 5　分析归纳病例的影像特点。

该患者右股骨下段出现骨质破坏、骨质硬化/肿瘤骨、骨膜反应及软组织肿块，肿块大小约 91 mm×37 mm，增强扫描呈不均匀中度强化。病变未累及骨骺及关节、皮肤等，上段骨形态、密度未见异常。

问题 6　成骨型骨肿瘤/肿瘤样病变的影像学诊断思路是什么？

该病例为成骨型骨肿瘤/肿瘤样病变，影像学诊断的核心任务是确定病变是否为骨肉瘤。在诊断流程中，首先需重点观察病变与骨皮质、骨髓腔的关系，并识别是否存在恶性征象。恶性征象主要包括骨质破坏、骨质硬化/肿瘤骨、骨膜反应和软组织肿块。具体表现为骨质破坏边界不清且呈浸润性，骨膜反应形成，Codman 三角可在 X 线及薄层 CT 三维重建图像上仔细观察。软组织肿块边界模糊，呈浸润状，MRI 图像显示尤为清晰，且 MRI 增强扫描显示肿块明显强化，而骨质硬化成肿瘤骨时强化不明显。

本病例呈现骨质破坏、骨质硬化/肿瘤骨、骨膜反应和软组织肿块，且骨质破坏及软组织肿块边界不清，呈浸润性生长，增强扫描显示不均匀中度强化。这些特征均为恶性征象，因此应诊断为恶性骨肿瘤。

问题 7　简述成骨型骨肿瘤与肿瘤样病变的鉴别诊断。

影像学诊断的主要任务是确定病变是否为恶性骨肿瘤，并进一步确定是否为骨肉瘤。根据影像表现，骨肉瘤可分为硬化型、溶骨型和混合型。

1. 骨肉瘤的病理分型(WHO-2020)　普通型骨肉瘤、毛细血管扩张型骨肉瘤、骨旁骨肉瘤、骨膜骨肉瘤、高级别表面骨肉瘤、低级别中心性骨肉瘤、小细胞骨肉瘤以及继发性骨肉瘤。

2. 其他恶性骨肿瘤类型　转移瘤、骨膜软骨肉瘤、纤维肉瘤、尤因肉瘤和淋巴瘤等。

3. 成骨型良性骨病变

(1)炎性病变：如骨化性肌炎、感染(包括结核瘤、化脓性骨髓炎等)。

(2)良性肿瘤：如骨瘤、骨膜骨软骨瘤、动脉瘤样骨囊肿、骨巨细胞瘤等。

(3)外伤后改变：如创伤引起的骨膜反应、嵌插骨折。

问题 8　该病例的影像学诊断是什么？

该病例的影像学诊断为右股骨下段骨肉瘤。患者的影像表现包括成骨型骨质破坏，密度不均，边缘模糊。在骨破坏区及软组织肿块内可见云絮状、斑片状高密度肿瘤骨，以及日光放射状、葱皮状、线状等典型的骨膜反应影像征象。据此推测可能为骨肉瘤，但具体病理分型仍需进一步通过免疫组化分析确定。

问题 9　阅片小结：骨肉瘤在 X 线及 CT 影像中主要的征象有哪些？X 线片上骨肉瘤的影像分型依据是什么？

骨肉瘤最常发生于股骨及胫骨干骺端，其余依次为肱骨、颌骨、腓骨和骨盆。其主要影像征象包括骨质破坏和肿瘤骨。骨质破坏通常始于干骺端的中央或边缘部分，表现为骨松质的小斑片状破坏、骨皮质边缘的小而密集的虫蚀样破坏，以及皮质内的筛孔状破坏，骨破坏区可逐渐融合扩大。软组织肿块内的肿瘤骨是骨肉瘤的特征性征象，常见以下三种形态：①分化较差的肿瘤骨呈密度较低的云絮状，边界模糊；②分化较好的肿瘤骨为密度较高的斑块状，边界清晰，多见于髓腔内或肿瘤中心；③针状肿瘤骨表现为多数细长骨化影，平行或呈辐射状分布于骨外软组织肿块内，大小不一，边界可清晰可模糊。其成因是肿瘤细胞在软组织肿块内沿供应肿瘤的微血管周围浸润生长。

除了骨质破坏和肿瘤骨等征象外，软组织肿块、骨膜反应和 Codman 三角也是骨肉瘤常见的影像表现。这些征象对诊断具有重要意义，但并非特异性表现，其他骨肿瘤和非肿瘤性病变也可能出现。

根据 X 线片上骨质破坏和肿瘤骨的多少，骨肉瘤可分为以下三种类型。①硬化型：以大量肿瘤新生骨为特征，X 线表现为骨内大量云絮状、斑块状肿瘤骨，密度高，可呈现大片象牙质改变。软组织肿块内也有较多肿瘤骨，伴有明显的骨膜反应。②溶骨型：以骨质破坏为主，早期常表现为筛孔样骨质破坏，进展期为虫蚀状、大片状，易引发病理性骨折，仅有少量肿瘤骨及骨膜反应。③混合型：同时具备硬化型和溶骨型的 X 线征象。

特殊类型的骨肉瘤还包括多发性硬化型骨肉瘤和骨旁骨肉瘤表面骨肉瘤。多发性硬化型骨肉瘤的影像学特点为全身多处同时或相继出现硬化型骨肉瘤灶。骨旁骨肉瘤表面骨肉瘤包括骨旁骨肉瘤、骨膜骨肉瘤和恶性表面骨肉瘤，其中骨旁骨肉瘤最为常见，一般发生在相当于干骺端的部位，多见于股骨远端的后部。

问题 10　阅片小结：该患者下一步的诊疗建议。

本病例影像学诊断为骨肉瘤，需要进一步行病理检查以确诊。结合病理结果，本病例最终诊断为右股骨下段骨肉瘤。

四、报告模板

骨肉瘤

左侧/右侧股骨、胫骨、肱骨、颌骨、腓骨、骨盆等骨质破坏(溶骨型、成骨型、混合型),病灶大小约 * * mm× * * mm× * * mm,骨破坏区有无骨质增生硬化,软组织肿块(圆形、半圆形),骨质破坏区及软组织肿块内肿瘤骨呈(云絮状、斑片状、针样),有无骨骼变形,增强后病变强化程度(无、轻度、中度、明显强化)。病变生长方式(偏心性或中心性),病灶长轴与骨干方向(垂直或平行),是否有骨嵴,骨膜反应(葱皮样、日光样),邻近骨皮质的连续性是否中断。病变与周围组织边界模糊,肿瘤组织是否直接与邻近血管、神经等结构相贴或包绕。

印象:(部位)成骨型骨质破坏伴软组织肿块,考虑恶性骨肿瘤,骨肉瘤可能性大。

(蒋孝先　彭飞　罗光华)

案例 091　骨髓瘤

一、教学目标

熟悉骨髓瘤的影像学特征及相应病理基础、生化改变，并围绕以小圆形细胞为基质的骨肿瘤开展鉴别诊断。

二、病例展示

患者，女，54 岁，背部疼痛 4 年余，双下肢浮肿 1 年余。体格检查：贫血面容，双下肢中度浮肿。实验室检查：红细胞 3. 18×10^{12}/L，血红蛋白 100 g/L；血液总蛋白 59. 40 g/L，球蛋白 16. 7 g/L，尿酸 371. 3 μmol/L，肌酐 80 μmol/L。尿蛋白测定：24 小时尿总蛋白 5525. 00 mg，本周蛋白为阳性。该患者的影像资料如图 91-1 所示：

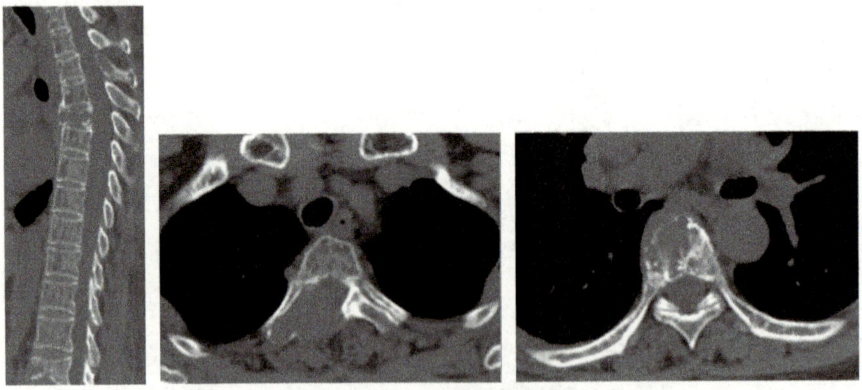

矢状位（骨窗）　　横断位（骨窗）

(a) 胸椎CT平扫+三维重建

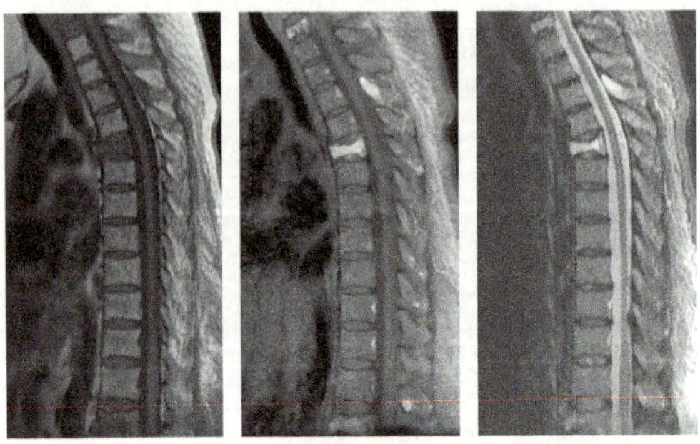

矢状位T1WI　　矢状位T2WI　　矢状位增强

(b) 胸椎MRI平扫+增强

图 91-1　案例 091 的影像学检查图片

三、问题及解答

问题 1 导致下肢水肿的原因有哪些?

导致下肢水肿的因素众多，其中包括心源性水肿(如心力衰竭)、肾源性水肿(如蛋白尿)、肝源性水肿(如肝硬化)、下肢静脉血栓、营养不良性水肿以及甲状腺功能减退等。

问题 2 贫血的诊断标准是什么?

诊断贫血的主要指标是血红蛋白。根据中国贫血诊断标准，成年男性的血红蛋白低于 120 g/L，成年女性的血红蛋白低于 110 g/L，孕妇的血红蛋白低于 100 g/L，即可诊断为贫血。

问题 3 什么是本周蛋白，其在哪些情况下会出现?

本周蛋白是免疫球蛋白的轻链单体或二聚体，属于不完全抗体球蛋白，分为 κ 型和 λ 型。其在多发性骨髓系统疾病、华氏巨球蛋白血症、淀粉样变性、恶性淋巴瘤、慢性白血病、肺转移瘤、肝转移瘤、肾盂肾炎、肾癌等情况下均可见。

问题 4 血液中的肌酐水平有何临床意义?

血肌酐指标是评估肾功能的重要参数。血肌酐是肌肉代谢的产物，主要通过肾脏排泄。当肾功能受损时，血肌酐的排泄会减少，导致血液中肌酐浓度升高。然而，单纯依赖血肌酐值来判断肾功能是否正常可能存在一定的局限性。在临床实践中，还需结合其他指标(如尿素氮、胱抑素 C、β 微球蛋白和血尿酸等)，以及患者的症状和体征进行综合评估。

问题 5 指导医师结合重点、难点施教，并针对住院医师所描述的影像(图像)关键征象进行充分点评和规范性演示。

1. 检查部位 胸椎。

2. 检查技术 胸椎 CT 平扫+三维重建(骨窗)和胸椎 MRI 平扫+增强。

患者姓名、性别、年龄、检查方法及检查部位核对无误，无明显伪影，图像质量满足诊断要求。

3. 影像所见 CT 示胸椎骨质密度弥漫性减低，其内见多发穿凿样骨质破坏区，密度不均匀，边界模糊，破坏区边缘可见泡沫状骨嵴，无硬化边及骨膜反应；部分胸椎椎体压缩变扁，椎旁可见不规则软组织肿块形成并突入椎管内，同层面椎管可见狭窄。MRI 显示胸椎骨髓信号不均匀呈“椒盐状”改变，部分椎体及附件区可见点状或片状异常信号，T1WI 呈低信号，T2WI 呈稍高信号，增强扫描骨破坏区可见明显强化。

4. 影像诊断 多发性骨髓瘤。

问题 6 该病例的病变数量及定位情况如何?

该病例为多发病灶，主要分布于胸椎椎体及附件区域，且椎旁伴有软组织肿块形成。

问题 7　该病例的主要影像征象、次要征象、重要的阴性征象分别有哪些？

1. 主要征象　胸椎骨质密度弥漫性减低，胸椎多发穿凿样骨质破坏，部分椎体出现病理性骨折。

2. 次要征象　椎旁软组织肿块形成，突入椎管继发椎管狭窄。

3. 重要的阴性征象　椎间盘未见受累。

问题 8　分析归纳病例的临床特点。

患者临床表现为背部疼痛 4 年余，双下肢浮肿 1 年余。实验室检查提示血清蛋白减低、贫血，伴肾功能受损、蛋白尿和本周蛋白阳性。

问题 9　分析归纳病例的影像特点。

1. CT 影像特点　胸椎骨质密度弥漫性减低，其内见多发穿凿样骨质破坏区，破坏区边缘可见泡沫状骨嵴，无硬化边及骨膜反应；部分胸椎椎体压缩变扁，椎旁可见软组织肿块形成并突入椎管内，同层面椎管可见狭窄。

2. MRI 影像特点　MRI 显示胸椎骨髓信号不均匀呈“椒盐状”改变，部分椎体及附件区可见点状或片状异常信号，T1WI 呈低信号，T2WI 呈稍高信号，增强扫描骨破坏区可见明显强化。

问题 10　什么是病理性骨折？导致出现病理性骨折的因素有哪些？

病理性骨折是指已有病变的骨质，在受到正常情况下不足以引起骨折的外力作用时发生断裂。导致出现病理性骨折的因素主要包括：感染、代谢性疾病、骨质疏松以及骨肿瘤等。

问题 11　脊柱多椎体病变疾病需考虑哪些疾病？

脊柱多椎体病变疾病需考虑骨质疏松症、多发性骨髓瘤、脊柱淋巴瘤、脊柱转移瘤及脊柱结核等。

问题 12　脊柱多椎体病变的鉴别诊断要点有哪些？

1. 骨质疏松症　脊柱表现为广泛性密度减低，骨小梁稀疏但排列均匀，无骨质破坏及软组织肿块；压缩性骨折时，椎体后缘骨皮质向前折叠成角，且骨折通常不向椎管内突出。

2. 脊柱转移瘤　病灶大小不一，多不伴随骨质疏松，椎弓根受累常见；可引起骨质破坏、骨质硬化或混合型改变，呈多发、连续或跳跃性分布，患者多有原发恶性肿瘤病史。

3. 多发性骨髓瘤　表现为广泛性骨质疏松(以脊椎和肋骨尤为明显)，可见穿凿状、鼠咬状骨质破坏，椎体常发生病理性骨折。较少侵及椎弓，这是骨髓瘤与骨转移的重要鉴别点。破坏区周围可形成软组织肿块，且不跨越椎间盘；当病变呈多发、散在点状或颗粒状浸润时，在骨髓脂肪高信号的衬托下，T1WI 上呈现“椒盐状”改变。

4. 脊柱淋巴瘤　表现为椎体骨质破坏、椎管内硬膜外肿块及椎旁肿块，可单椎体或多椎体受累。多椎体受累时，可为相邻椎体或呈跳跃性分布。椎管内肿块位于硬膜外，围绕脊膜生长，肿块上下径范围较大，可达 2 个椎体节段以上，表现为“肉包骨”征象。受累椎体形态正常，相邻椎间盘破坏。

5. 脊柱结核　表现为多发椎体溶骨型骨质破坏，伴有砂粒样死骨；椎间盘受累，椎旁脓肿形成。

问题 13　阅片小结：骨髓瘤的诊断标准。

国际骨髓瘤工作组 2014 年更新的骨髓瘤的诊断标准如下：

1. 冒烟性(无症状性)骨髓瘤　须满足以下第③条及第①、②条中的 1 条或 2 条：①骨髓单克隆性浆细胞≥10%；②血清 M 蛋白≥30 g/L 或 24 小时尿轻链≥0.5 g；③无 SLiM-CRAB。

2. 活动性(症状性)多发性骨髓瘤　须满足以下第①条及第②~⑧条中的 1 条或多条：①骨髓克隆性浆细胞≥10%和(或)活检证实为浆细胞瘤；②骨髓克隆性浆细胞≥60%(S)；③血清游离轻链比值≥100(Li)；④MRI 显示有 1 处以上>5 mm 局灶性骨质破坏(M)；⑤高钙血症(C)，血钙较正常值上限升高 0.25 mmol/L 或 10 mg/L 或者>2.75 mmol/L(或 110 mg/L)；⑥肾功能不全(R)，肌酐清除率<40 mL/min 或血肌酐>177 μmol/L 或 20 mg/L；⑦贫血(A)，血红蛋白低于正常值下限 20 g/L 或者<100 g/L；⑧骨病(B)，通过 X 线、CT 或 PET-CT 发现有 1 处或多处溶骨型骨损害。

问题 14　阅片小结：骨髓瘤髓外浸润的部位包括哪些？

骨髓瘤髓外浸润的部位包括硬脑膜、垂体、甲状腺、胸腺、皮肤、纵隔、上呼吸道、淋巴结等。

问题 15　阅片小结：该患者下一步的诊疗建议。

建议进行骨髓组织活检，以明确诊断及分型。同时，推荐通过 PET-CT 或全身 MR 检查，确定髓内及髓外病变的范围和程度。此外，需完善相关血清学、尿检等实验室检查项目。

四、报告模板

多发性骨髓瘤

头颅、脊柱、肋骨等多发类圆形、斑片状骨质密度减低，穿凿样低密度骨质破坏区，较大者病灶大小约 * * mm× * * mm× * * mm，椎体骨髓弥漫性信号异常呈“椒盐征”，增强后骨破坏区可见明显均匀强化。是否伴随病理性骨折，椎管内结构受累，邻近椎旁软组织侵犯。

印象：(部位)弥漫性病变，考虑恶性肿瘤，多发性骨髓瘤可能。

（雷昊　彭飞　罗光华）

案例 092　骨转移瘤

一、教学目标

熟悉转移瘤的影像学特征及相应病理基础、生化改变，能结合临床表现、实验室检查及影像学检查结果进行综合分析和判断，重点鉴别转移瘤、骨髓瘤、骨结核等。

二、病例展示

患者，男，70 岁，腰痛，双下肢浮肿 10 余天。确诊前列腺癌 3 年余。实验室检查：碱性磷酸酶 548 U/L，血钙 2.04 mmol/L。该患者的影像资料如图 92-1 所示：

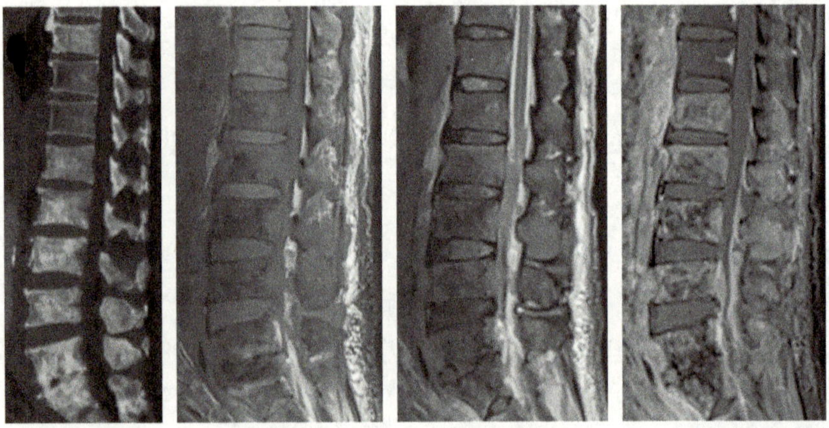

(a) 腰椎CT三维重建矢状位骨窗　(b) 矢状位腰椎T1WI　(c) 矢状位腰椎T2WI　(d) 矢状位腰椎MRI增强

腰椎 CT 平扫+三维重建和腰椎 MRI 平扫+增强。

图 92-1　案例 092 的影像学检查图片

三、问题及解答

问题 1　根据临床表现和实验室检查结果，最需怀疑的疾病是什么？

该患者既往有恶性肿瘤病史（前列腺癌），目前出现腰痛症状，最需怀疑的是骨转移瘤。

问题 2　骨转移瘤的临床症状和高危人群包括哪些？

骨转移瘤早期通常无明显症状，随着病情发展，逐渐出现间歇性疼痛，进而演变为持续性且进行性加重的剧烈疼痛，难以忍受，并伴有局部功能障碍、神经压迫症状和(或)可触及的软组织肿块。病理性骨折也可能发生。若累及脊柱并压迫脊髓，则可能出现神经性症状。此外，还可能因溶骨导致高钙血症。

当患者已被确诊为中晚期肿瘤，或已表现出骨转移的临床症状时，即可被视为高危人群，均应接受骨转移瘤的相关检查。

问题 3　亲骨性肿瘤和厌骨性肿瘤的概念是什么？

任何恶性肿瘤都有发生骨转移的可能性。然而，某些恶性肿瘤很少转移到骨骼，例如皮肤、消化道和子宫的恶性肿瘤，这类肿瘤被称为厌骨性肿瘤；而另一些恶性肿瘤则常常发生骨转移，如前列腺癌、肾癌、甲状腺癌、乳腺癌、肺癌和鼻咽癌等，这类肿瘤被称为亲骨性肿瘤。

问题 4　指导医师结合重点、难点施教，并针对住院医师所描述的影像(图像)关键征象进行充分点评和规范性演示。

1. 检查部位　腰椎。

2. 检查技术　腰椎 CT 平扫+三维重建和腰椎 MRI 平扫+增强。

患者姓名、性别、年龄、检查方法及检查部位核对无误，无明显伪影，图像质量满足诊断要求。

3. 影像所见　CT：腰椎椎体及骶骨、附件内可见多发大小不等的斑片状、结节状高密度影，呈象牙质样，边缘不清，其内正常骨小梁结构消失，部分椎骨骨皮质破坏、中断。MRI：腰椎、骶椎骨髓信号失常，T1WI 信号明显减低，T2WI 呈高低混杂信号，增强扫描可见不均匀明显强化，周围见明显强化的软组织肿块形成，相应节段椎管受压、变窄。椎间盘未见明显破坏，椎体未见明显变扁。

4. 影像诊断　腰骶椎弥漫性病变，结合病史，考虑为成骨型骨转移瘤。

问题 5　如何准确进行腰椎体定位与计数？该病例的病变定位情况如何？

准确进行腰椎体定位与计数，需依托全脊柱 X 线侧位或 CT/MRI 矢状位图像，从第 2 颈椎(枢椎)开始，依次向下进行系统的计数与定位。然而，仅凭腰椎局部节段图像，难以有效鉴别腰椎骶化和骶椎腰化现象。该病例的病变部位涉及腰椎椎体、骶骨及其附件区。

问题 6　该病例的主要影像征象及其可能机制是什么？

主要征象包括腰椎和骶椎骨髓信号异常，T1WI 信号显著降低，T2WI 呈现高低混杂信号，提示病变区域正常黄骨髓被病变组织所取代。部分椎骨骨皮质中断，伴随软组织肿块形成，表明病理组织取代了骨组织，并呈现侵袭性生长。腰椎椎体及骶骨、附件弥漫性高密度，呈现象牙质骨改变，提示病灶内存在成骨现象。增强扫描呈现不均匀显著强化，提示病变区域血供丰富。

问题 7　分析并归纳该病例的临床特点。

该患者临床表现包括腰痛及碱性磷酸酶水平升高，且患者既往有原发恶性肿瘤病史(前列腺癌)。

问题 8　分析归纳该病例的影像特点。

该患者腰椎及骶椎的椎体和附件内可见多发、大小不等的斑片状及结节状高密度影，呈象牙质样，边缘模糊，其内正常骨小梁结构消失。部分椎骨的骨皮质出现破坏和中断。MRI 显示腰椎和骶椎的骨髓信号异常，T2WI 上可见多发高低混杂信号，增强扫描可见不均匀明显强化，周围见明显强化的软组织肿块形成，相应节段的椎管受压变窄。椎间隙未见明显异常，椎体亦未见明显变扁。

问题 9　该病例影像学诊断是什么？

该病例影像学诊断是腰骶椎椎体及附件弥漫性骨质破坏及成骨改变，考虑成骨型骨转移瘤。

问题 10　根据 X 线/CT 影像特征，骨转移瘤应如何进行分类？

骨转移瘤根据 X 线/CT 表现可分为溶骨型、成骨型和混合型骨转移瘤。

溶骨型骨转移瘤的骨质破坏表现为松质骨和(或)皮质骨的低密度缺损区，边缘较为清晰，无硬化现象，常伴有局限性软组织肿块，一般无骨膜反应，并可继发形成病理性骨折。发生于脊椎者，可见椎体广泛性破坏，常因承重而被压扁，但椎间隙多保持完整。椎弓根受侵蚀、破坏的情况较为常见。

成骨型骨转移瘤通常多发，表现为松质骨内斑点状、片状、结节状或面团状的高密度影，一般无软组织肿块，骨膜反应较少见。发生于椎体时，椎体通常不被压缩或变扁。

混合型骨转移瘤则兼具溶骨型和成骨型骨转移瘤的骨质改变特征。

问题 11　骨转移瘤的 MRI 特征有哪些？

MRI 在显示骨髓组织中的肿瘤组织及其周围水肿方面具有高度敏感性，尤其在脊椎转移瘤的检测中表现突出。骨转移瘤在 T1WI 上通常表现为局灶性或弥漫性低信号；而在 T2WI 上，信号表现则因成骨型和溶骨型的不同而有所差异。溶骨型病灶呈高信号，成骨型病灶仍呈现低信号，混合型则表现为高、低信号混杂。增强扫描后，大多数病灶会出现强化，少数病灶不强化或仅呈现轻度强化。

问题 12　阅片小结：脊柱骨转移瘤的鉴别诊断。

脊柱骨转移瘤需与脊柱结核、多发性骨髓瘤、脊柱淋巴瘤和骨髓转换进行鉴别。

1. 脊柱结核　主要表现为椎体骨质破坏，相邻椎间隙狭窄，椎间盘受累，椎旁脓肿形成。患者常有原发结核病史，如肺结核等。

2. 多发性骨髓瘤　其发病年龄与脊柱骨转移瘤相似，X 线表现也有相似之处。多发性骨髓瘤以骨质破坏为主，破坏区呈穿凿样，很少有骨质增生硬化，全身性骨质疏松。发生在脊椎时，易出现椎体压缩变形，且较转移瘤出现得早。多发性骨髓瘤侵犯椎弓根及椎板的概率高于转移瘤，侵犯椎体周围软组织也更为常见。血浆蛋白电泳及尿蛋白电泳有助于鉴别。

3. 脊柱淋巴瘤　主要表现为椎体骨质破坏、椎管内硬膜外肿块及椎旁肿块。受累椎体呈弥漫性或局灶斑片状稍长 T1、稍长或长 T2 信号，椎弓可受累但少见。椎体形态正常，无压缩性骨折，相邻椎间盘未见受累。可单椎体或多椎体受累，多椎体受累时可为相邻椎体或跳跃性分布。椎管内肿块位于硬膜外，围绕脊膜生长，肿块上下径范围较大，可达 2 个椎体节段以上，表现为"肉包骨"征象。

4. 骨髓转换　随着年龄增长，脊椎内的红骨髓可出现不均匀转换为黄骨髓的现象，MRI 上红骨髓表现为 T1WI 低中等信号中夹杂斑点、小片状高信号，多见于终板下、中央静脉周围、椎体后缘。而转移瘤则表现为 T1WI 明显低信号。增强扫描对二者的鉴别有一定帮助，正常红骨髓多为轻度强化，而转移瘤强化明显。

问题 13　阅片小结：骨转移瘤的转移途径及好发部位。

骨转移瘤主要通过血行转移，常见于富含红骨髓的区域。转移瘤倾向于侵犯椎体、骨盆、肋骨、颅骨、肱骨及股骨，而在肘、膝关节以下较为少见，手足骨极为罕见。

问题 14　阅片小结：成骨型骨转移瘤和溶骨型骨转移瘤的形成机制。

成骨型转移多由生长较缓慢的肿瘤引起。其成骨过程并非由肿瘤细胞直接成骨，而是由肿瘤引发的宿主骨反应性成骨，或是肿瘤间质通过化生途径形成骨组织。溶骨型骨质破坏则是因为肿瘤细胞产生多种刺激因子，如生长因子、前列腺素、核质溶解素等。这些因子刺激破骨细胞，使其数量增多或活性增强，从而导致溶骨，或由肿瘤细胞直接引发骨质溶解。

问题 15　阅片小结：请简述影像学检查手段(如 X 线、CT、MRI、骨扫描、PET-CT)对于骨转移瘤的临床价值。

X 线检查可作为初步且快速的判断手段，能够发现病理性骨折和明显的骨质破坏，但敏感性较低。CT 和 MRI 能够更早地发现转移病灶，其中 MRI 在评估骨转移瘤对软组织的影响方面(例如，在判断脊柱骨转移瘤是否压迫神经方面)具有显著优势。骨扫描适用于早期筛查全身骨转移。PET-CT 则能够全面显示全身脏器及骨转移情况，具有更高的敏感性和特异性，有助于对患者进行全面的评估。

四、报告模板

脊柱骨转移瘤

脊柱受累节段：(具体受累节段，如 L3、L4)呈现骨质破坏、骨质增生硬化等现象，需评估是否累及椎弓根、棘突等附件结构，观察椎体是否出现压缩变扁或膨胀，以及椎间隙是否保持正常。病灶表现为低密度、高密度或高低混杂密度/信号，需明确是否存在软组织肿块，并详细描述其大小、位置及与周围结构的关系。增强扫描后，需记录强化程度（无、轻度、中度、明显强化）及其均匀性。同时，需排查是否存在硬膜囊受压、椎管狭窄等其他异常情况。

印象：脊柱多发病变，结合病史，考虑诊断为（成骨型、溶骨型、混合型）骨转移瘤。

（雷昊　彭飞　罗光华）

案例 093　脊索瘤

一、教学目标

掌握脊索瘤的影像表现，包括其典型特征、诊断要点以及与其他骨肿瘤的鉴别诊断，从而提高对脊索瘤的影像诊断能力。

二、病例展示

患者，男，60 岁，腰骶部疼痛伴右下肢麻木 10 天余，呈持续性酸胀痛，症状表现为休息后加重行走时缓解为特点，无行走困难、间歇性跛行、会阴部麻木。既往无肿瘤及手术史。体格检查：骶尾部可扪及一直径约 7 cm 的肿物，质硬，无活动。皮肤未见瘘管及窦道。实验室检查：C 反应蛋白升高，肿瘤标志物无特殊。该患者的影像资料如图 93－1 所示：

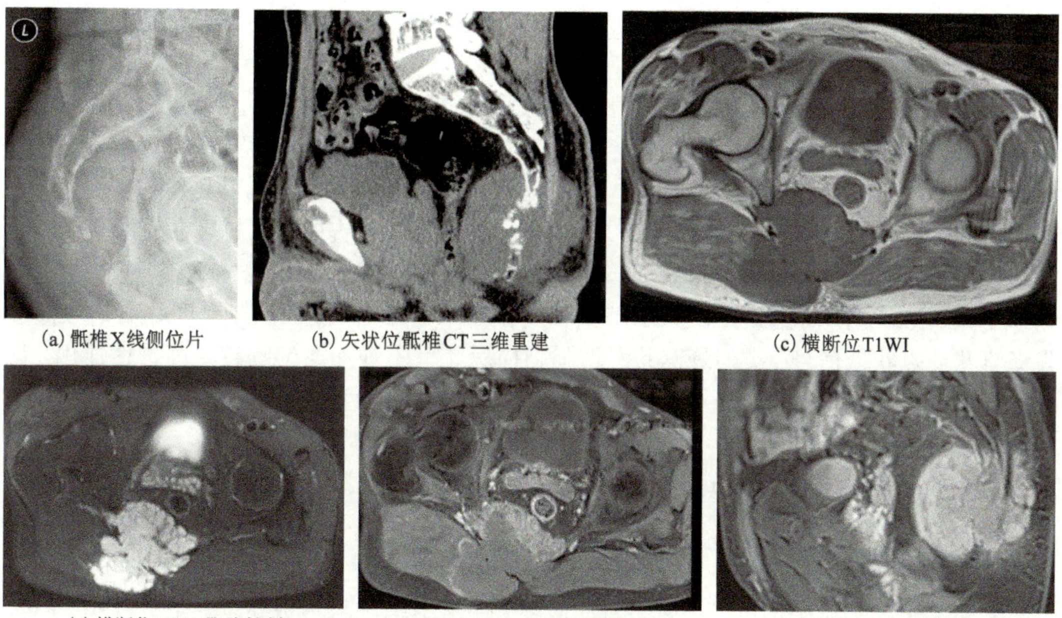

(a) 骶椎X线侧位片　(b) 矢状位骶椎CT三维重建　(c) 横断位T1WI

(d) 横断位T2WI脂肪抑制　(e) 横断位MRI增强扫描　(f) 矢状位MRI增强扫描

注：(c)～(f) 为骶椎 MRI 平扫+增强。

图 93－1　案例 093 的影像学检查图片

三、问题及解答

问题1 腰骶疼痛伴下肢麻木可见于哪些疾病中？

这可能是腰骶部的直接病变引起的，例如腰骶部骨折、椎间盘病变、无菌性炎症、感染（如脊柱结核或化脓性炎症）、肿瘤等。此外，也可能是全身性疾病或邻近器官疾病所致，例如强直性脊柱炎、盆腔疾病等。

问题2 C反应蛋白升高主要由哪些因素引起？

C反应蛋白升高通常主要由炎症、感染、免疫性疾病、肿瘤性疾病以及身体组织损伤等因素引起。①炎症/感染。②免疫性疾病：类风湿关节炎、系统性红斑狼疮等。③肿瘤性疾病：一般情况下，恶性肿瘤可以出现C反应蛋白中等或显著程度的升高。④身体组织损伤：心肌梗死、脑梗死、手术等。

问题3 指导医师结合重点、难点施教，并针对住院医师所描述的影像（图像）关键征象进行充分点评和规范性演示。

1.检查部位 骶尾椎。

2.检查技术 骶椎X线侧位片+CT三维重建+MRI平扫和增强。

患者姓名、性别、年龄、检查方法及检查部位核对无误，无明显伪影，图像质量满足诊断要求。

3.影像所见 X线：骶尾骨溶骨型破坏，边缘可见散在斑片状钙化或残存骨影。CT示骶尾椎可见溶骨型骨质破坏，骨质破坏边界欠清晰，未见硬化边及骨膜反应；骨破坏区形成不规则软组织肿块，边缘呈分叶状，其CT密度偏低（低于邻近肌肉软组织CT密度但高于水的），内部可见残存骨碎片及分节现象（是指在影像学检查中，尤其是在CT和MRI检查中，肿瘤内部出现类似于椎间盘分节的特征性影像表现）；骶管内结构受压，臀部肌肉软组织受累。MRI所示病变范围与CT基本相同，T1WI呈低信号，T2WI呈明显高信号伴多发条索状或点状低信号，类似蜂窝状。增强扫描病灶呈中等不均匀颗粒状渐进性强化，病灶向骶管上方延伸形成反引号征。肿块向前突入盆腔，与直肠分界清楚，向后侵犯臀部肌肉。

4.影像诊断 骶尾部骨质破坏伴软组织肿块，考虑恶性骨肿瘤，脊索瘤可能性大。

问题4 该病例的主要影像征象、次要征象、重要的阴性征象分别有哪些？

1.主要征象 骶尾椎可见溶骨型骨质破坏，伴软组织肿块形成，边缘呈分叶状，内部可见残存骨碎片。

2.次要征象 蜂窝状改变、反引号征、分节现象，增强扫描呈不均匀颗粒状渐进性强化。

3.重要的阴性征象 肿块与直肠界限清楚，未见骨膜反应。

问题 5　分析归纳病例的临床特点。

该患者为老年男性，腰骶部疼痛伴右下肢麻木 10 天余，呈持续性酸胀痛，既往无手术史及肿瘤病史，C 反应蛋白升高，体格检查骶尾部可扪及肿物。

问题 6　分析归纳该病例的影像特点。

1. X 线影像特点　骶尾骨溶骨型破坏，边缘可见散在斑片状钙化或残存骨影。

2. CT 影像特点　骶尾椎可见溶骨型骨质破坏，骨质破坏边界欠清晰，未见硬化边、骨膜反应；骨破坏区形成不规则软组织肿块，边缘呈分叶状，其 CT 密度偏低(低于邻近肌肉软组织 CT 密度但高于水的)，内部可见残存骨碎片及分节现象；骶管内结构受压，臀部肌肉软组织受累。

3. MRI 影像特点　MRI 所示病变范围与 CT 基本相同，T1WI 呈低信号，T2WI 呈明显高信号伴多发条索状或点状低信号，类似蜂窝状改变，增强扫描病灶呈中等不均匀颗粒状渐进性强化，病灶向骶管上方延伸形成反引号征。肿块与直肠分界清楚。

问题 7　骶尾部占位的鉴别诊断有哪些？

1. 骨源性肿瘤　脊索瘤(chordoma)、软骨肉瘤(chondrosarcoma)、骨巨细胞瘤(giant cell tumor of bone)。

2. 骨髓源性肿瘤　骨髓瘤(myeloma)、白血病骨髓浸润(bone marrow infiltration of leukemia)。

3. 神经源性肿瘤　神经鞘瘤(neurilemmoma)、神经纤维瘤(neurofibroma)。

4. 远处病变转移　骨转移瘤(metastatic tumor of bone)。

问题 8　该病例的影像学诊断和诊断依据是什么？

该病例的影像学诊断为骶尾部脊索瘤。其病灶特点与“脊索瘤”的影像表现相符。具体诊断依据如下：

1. X 线检查　显示骶尾骨存在溶骨型破坏，部分边缘出现硬化，并可见散在的斑片状钙化或残存骨影。

2. CT 检查　发现骶尾部较大软组织肿块，其大小与骨质破坏程度不成比例，肿块与正常骨组织的分界不清，内部可见碎骨片影。

3. MRI 检查　能更清晰地显示肿块的具体部位、范围及对周围组织的侵犯情况。平扫时，T1WI 呈等或略低信号，T2WI 多表现为显著高信号；肿块内部可见分隔、分房及包膜样结构，类似蜂窝状表现。增强扫描后，肿块呈现不均匀强化，且为缓慢持续强化。

问题 9　该病变影像征象产生的病理基础分别是什么？

脊索瘤内富含黏液基质及纤维血管间隔。黏液基质呈巢状或条索状排列，形成泪滴状红细胞，这是 T2WI 高信号的主要原因。纤维血管间隔将瘤体分隔成小叶状，可见条索状或点状低密度影，形成蜂窝状改变。增强扫描时，脊索瘤呈现中等不均匀的颗粒状渐进性强化特点，这与肿瘤内含有较多黏液基质有关。脊索瘤向椎管上方延伸，侵犯上部椎体或其上的椎管，形成反引号征。脊索瘤内残存且尚未破坏的椎间盘，形成“分节现象”。

问题 10　阅片小结：脊索瘤好发部位及起源。

可发生于沿脊柱中轴的任何部位，好发于脊柱两端，即骶尾部(50%)及颅底蝶枕软骨结合处(35%)、颈椎(10%)和胸腰椎(5%)。脊索是人类脊柱的原基，发育过程中逐渐被椎体软骨基质包绕，当软骨骨化时，脊索突入椎间区，逐渐被水、Ⅱ型胶原、软骨聚集蛋白聚糖所替代，发展为椎间盘的髓核。成人颅底蝶枕部及脊柱骶尾部的脊索组织仍有部分残留，这些残留脊索组织恶变可导致脊索瘤的发生。

问题 11　阅片小结：颅底脊索瘤的鉴别诊断。

颅底的脊索瘤需与垂体肿瘤、鼻咽部恶性肿瘤侵犯颅底、脑膜瘤、颅底软骨肉瘤等相鉴别。

问题 12　阅片小结：该患者下一步的诊疗建议。

脊索瘤的诊断强调临床、影像与病理学检查相结合的综合诊断原则。影像学检查是关键手段，而确诊则依赖于病理学检查。建议采用 PET-CT 和(或)SPECT 检查以排除转移病灶。若全身其他部位未发现病变累及，可进行影像引导下的穿刺活检或手术切除病变组织进行病理学检查。

四、报告模板

骶尾部脊索瘤

骶尾部中线区域骨质破坏(溶骨型、膨胀性)，软组织肿块(大小约＊＊ mm×＊＊ mm×＊＊ mm)，骨破坏区有无骨质增生硬化，有无瘤软骨钙化，有无骨膜反应，有无骨质变形。病变 CT 密度偏低，CT 值(＊＊ HU)，内部可见残存骨碎片及肿块内钙化灶；T1WI 呈低信号，T2WI 呈明显高信号伴多发条索状或点状低信号，类似蜂窝状改变，增强扫描病灶呈中度不均匀颗粒状渐进性强化。病变生长方式(偏心性或中心性)，边缘呈分叶状，反引号征，分节现象。是否有肌肉软组织、盆腔内脏器侵犯。

印象：骶尾部骨质破坏伴软组织肿块，考虑恶性骨肿瘤，脊索瘤可能性大。

（雷昊　彭飞　罗光华）

案例 094　软骨肉瘤

一、教学目标

掌握软骨肉瘤的影像表现，包括其典型特征、诊断要点以及与其他骨肿瘤的鉴别诊断，从而提高对软骨肉瘤的影像诊断能力。

二、病例展示

患者，女，43 岁，发现左肋下肿块 3 天，无胸痛、咳嗽及呼吸困难。既往体健，无肿瘤及手术史。体格检查：肿块质硬，活动度差，呼吸运动自如。

实验室检查：血常规、肝肾功能及凝血功能无异常，肿瘤标志物检查结果为阴性。

该患者的影像资料如图 94-1 所示：

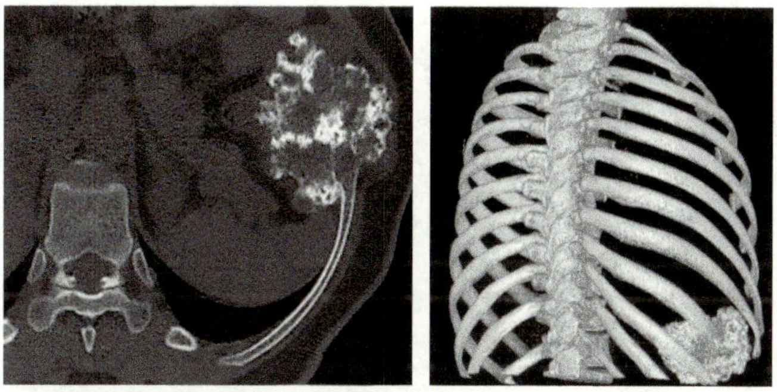

MPR斜冠状位三维重建（骨窗）　　VR三维重建

(a) 肋骨CT扫描

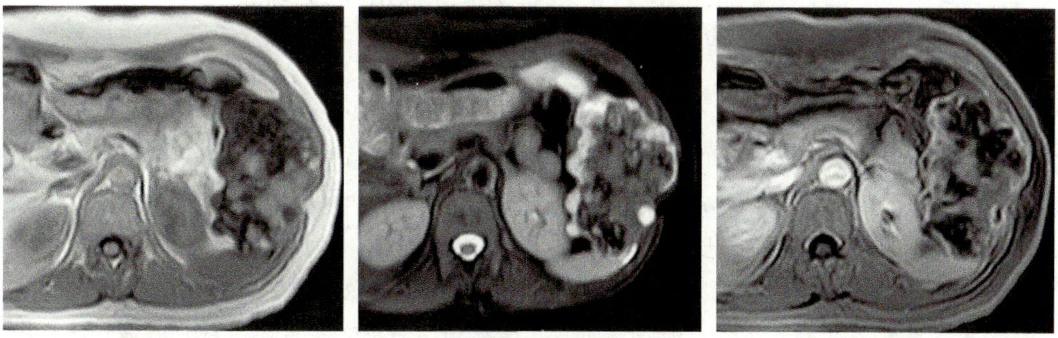

横断位T1WI　　横断位T2WI　　横断位增强

(b) MRI平扫+增强

图 94-1　案例 094 的影像学检查图片

三、问题及解答

问题 1　简述发病年龄对诊断骨肿瘤的意义。

发病年龄是诊断骨肿瘤时的重要参考因素，它不仅有助于医生判断肿瘤类型，还能指导鉴别诊断，为治疗提供依据。例如，骨巨细胞瘤主要见于青年人群，通常 20~40 岁患者较为多见，很少在青春期前发生。青少年期间最常见的骨原发恶性肿瘤为骨肉瘤和尤因肉瘤。软骨肉瘤则好发于中老年人群，以 40~50 岁者较为常见。此外，骨转移瘤和骨髓瘤也多见于中老年患者，尤其是 50 岁以上的群体。

问题 2　简述影像学检查在骨肿瘤诊疗中的意义。

影像学检查在骨肿瘤诊疗中占据着至关重要的地位。

1. X 线检查　空间分辨率较高，能够清晰展示肿瘤的基本病变，包括局部的肿瘤骨沉积和肿瘤骨破坏等。

2. CT 检查　有出色的密度分辨率，能够详尽呈现骨骼的结构及病变状况。在显示骨质增生、破坏、硬化等方面，CT 扫描效果尤为显著，特别是在颅骨、脊柱、骨盆等病灶的显示上，其表现明显优于 X 线。

3. MRI 检查　软组织分辨率极高，能够精确显示骨骼周围的软组织和肌肉等组织的病变情况，尤其在软组织与骨髓水肿的显示方面具有独特优势。

通过综合运用 X 线、CT、MRI 等影像学检查手段，可以全面了解肿瘤的位置、大小、形态、密度(信号)，以及其与周围组织的相互关系。这些翔实的信息对于肿瘤的诊断、治疗方案的制定以及治疗效果的评估均具有不可或缺的重要意义。

问题 3　指导医师结合重点、难点施教，并针对住院医师所描述的影像(图像)关键征象进行充分点评和规范性演示。

1. 检查部位　肋骨。

2. 检查技术　肋骨 CT 三维重建+VR 三维，左胸壁 MRI 平扫+增强。

患者姓名、性别、年龄、检查方法及检查部位核对无误，无明显伪影，图像质量满足诊断要求。

3. 影像所见　CT 显示左侧第 9 肋骨前段可见膨胀性、溶骨型骨质破坏并软组织肿块形成，边界不清，未见明显硬化边；病灶主体呈现低密度，内可见多发斑片状、弧形高密度钙化/骨化影。MRI 所示病变范围与 CT 所示病变范围相仿，T2WI 呈高低混杂信号，T1WI 呈不均匀低信号，增强扫描可见不均匀明显强化，以边缘强化为主，呈弧形及环形，中心可见不规则片状无强化区，病变推移邻近软组织，但与脾脏及左肾分界清楚。

4. 影像诊断　左侧第 9 肋骨前段骨质破坏伴软组织肿块，多考虑恶性骨肿瘤，软骨肉瘤可能性大。

问题 4　肋骨的分类及其相应的英文名称是什么？该病例的病变定位情况如何？

上 7 对肋骨以肋软骨直接与胸骨相连，称为真肋(true rib)。

下 5 对肋骨不直接连接到胸骨，故称为假肋(false rib)。其中，第 8~10 对肋骨的肋软骨各与其上一肋软骨相连，形成肋弓(costal arch)；第 11~12 对肋骨前端软骨游离，称为浮肋(floating rib)；有时第 10 对肋骨前端肋软骨也可游离，此时也称为浮肋。

该病例的病变定位为左侧第 9 肋骨前段。

问题 5　造成 T2WI 低信号的因素有哪些？

血红蛋白(如脱氧血红蛋白、含铁血黄素)降解、黑色素沉着、富含黏液或蛋白质成分、细胞病变(如淋巴瘤)丰富、沉积(如铁、铜、钙)矿物质、流空效应等因素。

问题 6　该病例的主要影像征象、次要征象、重要的阴性征象分别有哪些？

1. 主要征象　膨胀性溶骨型骨质破坏伴软组织肿块，骨质破坏区及软组织肿块内出现斑片状、弧形钙化。

2. 次要征象　肿块呈 T1WI 不均匀低信号、T2WI 呈高低混杂信号，增强扫描呈不均匀环状强化。

3. 重要的阴性征象　邻近肋骨未见受累，脾脏及左肾与肿块分界较清晰。

问题 7　分析归纳病例的临床特点。

该患者为中年女性，左肋下有无痛性硬质肿块，既往无肿瘤及手术史。

问题 8　分析归纳该病例的影像特点。

CT 显示左侧第 9 肋骨前段可见膨胀性、溶骨型骨质破坏并软组织肿块形成，边界不清，未见明显硬化边；病灶主体呈现低密度，内可见多发斑片状、弧形高密度钙化/骨化影。MRI 所示病变范围与 CT 所示病变范围相仿，T2WI 呈高低混杂信号，T1WI 呈不均匀低信号，增强扫描可见不均匀明显强化，以边缘强化为主，呈弧形及环形，中心可见不规则片状无强化区，病变推移邻近软组织，但与脾脏及左肾分界清楚。

问题 9　常见的成骨型与成软骨性骨肿瘤有哪些？

成骨型骨肿瘤主要包括骨样骨瘤、骨母细胞瘤以及骨肉瘤等；而成软骨性骨肿瘤则涵盖骨软骨瘤、软骨瘤、软骨母细胞瘤及软骨肉瘤等。

问题 10　简述骨肿瘤基质的类型及其影像学特点。

骨肿瘤基质是指肿瘤细胞间的结构，主要由骨肿瘤细胞产生。影像表现特点可以反映肿瘤基质的类型，主要包括瘤骨、瘤软骨、纤维样基质、黏液样基质和囊液等。

1. 瘤骨　亦称肿瘤骨，是由骨肿瘤细胞生成的骨样基质。良性肿瘤的瘤骨与正常骨质相似，例如骨瘤。恶性肿瘤的瘤骨则表现为排列紊乱、生长无定向、组织分化较差的骨组织，主要有三种基本形态：象牙质样瘤骨，在 X 线平片或 CT 上表现为高度致密的骨化阴影，呈象牙质样，无骨小梁结构，呈团块状聚集在肿瘤的一处，与周围组织分界清晰，此类瘤骨细胞分化较好，形成的骨小梁排列密集，尤其在骨旁肉瘤中表现明显；棉絮状瘤骨，在X线平片或CT上呈斑片状，分布于骨内或软组织肿块中，密度较低，边缘模糊，无骨结构，类似棉絮；针状瘤骨，在X线平片或CT上位于骨皮质外，垂直于皮质，细长而直，平行排列，呈阳光样放射状。

2. 瘤软骨　肿瘤中产生的软骨样基质，常见于骨软骨瘤（osteochondroma）和软骨肉瘤（chondrosarcoma）等。CT多表现为环形、弧形钙化。未钙化的瘤软骨为软组织密度，主要通过MRI检查显示。瘤软骨由富含水分及糖胺聚糖的透明软骨构成，因此T1WI呈偏低信号，T2WI或PDWI呈明显高信号，被低信号的纤维间隔分隔呈分叶状。增强扫描多呈不均匀分隔状强化，主要由于纤维间隔强化，而瘤软骨强化不明显。

3. 纤维样基质　肿瘤的纤维样基质成分，主要由梭形肿瘤细胞和细胞间大量胶原纤维构成，多见于良性纤维性肿瘤。X线平片及CT难以明确显示肿瘤的纤维样基质成分，但若其内存在散在钙化或矿化，可表现为磨玻璃样改变，如骨纤维结构不良。在MRI上，富含胶原纤维的肿瘤，如韧带样纤维瘤，在T1WI和T2WI上均为低信号。

4. 黏液样基质　肿瘤内含有大量黏液基质，常见于黏液性肿瘤，如黏液性软骨肉瘤（myxoid chondrosarcoma）。黏液样基质在MRI上有一定特征性，T1WI呈等低信号，T2WI呈高信号，增强扫描随着时间的延长可表现为渐进性的云絮状强化。

5. 囊液　指由骨囊性肿瘤的囊壁细胞分泌的液体。X线平片表现为骨破坏区密度较低。CT表现为水样密度。MRI呈典型的液体信号，T1WI呈低信号，T2WI呈高信号。CT和MRI增强后均无强化。

问题 11　软骨肉瘤的好发部位有哪些？

软骨肉瘤好发于长骨，以股骨、胫骨和肱骨近段多见，其次为骨盆、髋臼和肋骨，脊椎、肩胛骨、胸骨和腓骨相对少见。

问题 12　软骨肉瘤的影像特点有哪些？

典型软骨肉瘤的主要表现包括骨质破坏、瘤软骨钙化及软组织肿块。骨质破坏表现为溶骨型、膨胀性骨质破坏，骨皮质内缘呈分叶状、扇形侵蚀，偶见骨膜反应和Codman三角。骨皮质中断、破坏，周围可见软组织肿块形成。骨破坏区及软组织肿块内点状、斑片状、环形或半环形钙化是软骨肉瘤的基本影像征象。

1. CT表现　瘤软骨钙化在CT上多表现为环形、弧形或团块状钙化，密度不均，低密度区反映软骨基质或坏死组织。CT增强扫描常显示肿瘤内实性部分有中度至显著不均匀强化，钙化及骨化区无强化，这进一步反映了肿瘤成分的复杂性。

2. MRI表现　肿瘤主要由软骨基质构成，T1WI呈低信号，T2WI呈高信号或混杂信号。由于瘤软骨内富含水分和糖胺聚糖，导致T2WI信号较高。软骨样基质的高信号区常被低信号的纤维间隔分隔，呈现典型的分叶状或分隔样表现。增强扫描肿瘤非骨化部分呈现明显不均匀强化，呈环形和分隔样强化，前者反映纤维血管束包绕透明软骨小叶，后者反映软骨肉瘤典型的分叶状生长方式。不强化区通常由缺乏软骨细胞的成分组成，如黏液基质或坏死组织。

问题 13　阅片小结：软骨肉瘤的鉴别诊断。

1. 软骨肉瘤需与骨软骨瘤进行鉴别　骨软骨瘤常见于 30~40 岁人群，由骨性基底、软骨帽和纤维包膜构成，呈自母骨骨皮质向外延伸的骨性赘生物，生长方向背离关节。但需警惕恶变迹象：肿瘤突然加速生长；影像学显示软骨帽增厚超过 2 cm 或出现不规则钙化；软骨帽钙化密度骤减、肿瘤表面钙化带中断；瘤周出现软组织肿块；软组织内出现模糊的斑点状或高密度钙化环；出现远处转移。

2. 软骨肉瘤还需与内生性软骨瘤进行鉴别　内生性软骨瘤多发于 20~50 岁人群，常见于手足短管状骨。其特征包括髓腔内边界清晰的骨质破坏区，多有硬化边，邻近骨皮质变薄或膨出，骨破坏区内可见小环形、点状钙化影。以下影像征象有助于两者的鉴别：①病变长度超过 5 cm，常提示软骨肉瘤；②邻近骨皮质呈贝壳状凹陷，深度大于皮质厚度的 2/3，常提示软骨肉瘤；③核素显像虽不能可靠区分良恶性，但恶性肿瘤通常表现为摄取增多，而正常背景下的活性更可能与内生性软骨瘤有关；④位于扁骨者，应多考虑软骨肉瘤；⑤随访复查病灶增大，或软骨钙化减少或消失，考虑软骨肉瘤；⑥病变较小时，鉴别更为困难，但若病变硬化环不完整、有棘状突起，钙化散在不成形，则常提示软骨肉瘤。

3. 当软骨肉瘤内钙化较少时，需与骨巨细胞瘤进行鉴别　骨巨细胞瘤多见于 20~40 岁人群，好发于股骨远端、胫骨近端和桡骨远端。而软骨肉瘤则多位于骨干端或扁骨，骨巨细胞瘤呈偏心性、横向膨胀性生长，其内可见纤细骨嵴形成的皂泡样分隔，骨破坏区内无钙化和骨化影。

4. 软骨肉瘤还需与骨肉瘤进行鉴别　骨肉瘤的肿瘤骨呈斑片状、大片状，边界模糊，并伴有各种骨膜反应；骨肉瘤多见于 10~25 岁年轻人，而软骨肉瘤多见于中老年人。软骨肉瘤的致密影由点状或小环形影密集而成，密度较高，边界较清楚，骨膜反应较少。

问题 14　阅片小结：骨肿瘤的影像诊断思路。

首先，依据骨质破坏的方式、修复方式（骨膜反应及反应骨）、是否存在软组织肿块以及瘤周水肿情况，来判断骨肿瘤的生长方式（良性、交界性、恶性）。其次，根据肿瘤基质、骨和软组织钙化的存在与否及其特点，进一步确定肿瘤的起源（骨源性、软骨源性、纤维源性）。最后，结合临床特征，提出可能的诊断或推荐进一步的诊断方法。

问题 15　阅片小结：该患者下一步的诊疗建议。

骨肿瘤的诊断强调临床、影像与病理学检查相结合的诊断原则。影像学检查为重要手段，确诊依赖于病理学检查。建议行 PET-CT 和（或）SPECT 检查以排除转移。如全身其他部位无病变累及，可行影像引导下穿刺活检或手术取病变组织行病理学检查。

四、报告模板

软骨肉瘤

股骨、胫骨和肱骨近段等骨质破坏(溶骨型、膨胀性)，软组织肿块(大小约＊＊mm×＊＊mm×＊＊mm)，骨破坏区及软组织肿块内有点状、半环形、环形高密度钙化灶，(有无)骨膜反应，有无骨质变形。骨质破坏区边缘呈分叶状，邻近骨皮质内缘见扇贝形侵蚀。边界是否清晰，是否推挤或侵犯邻近组织。增强后呈明显不均匀(环形、边缘)强化。有无瘤周水肿，病理性骨折，肌肉软组织侵犯。有无转移。

印象：(部位)骨质破坏伴软组织肿块，多考虑为恶性骨肿瘤，软骨肉瘤可能性大。

(雷昊　彭飞　罗光华)

案例 095　脊椎结核

一、教学目标

掌握脊椎结核的影像学特征，掌握脊椎结核的诊断标准、影像学诊断思路以及诊断与鉴别诊断要点。

二、病例展示

患者，男性，55 岁。自述 20 天前出现腰部疼痛，呈间歇性发作，尤其在改变姿势时疼痛加剧，偶尔伴有尿频和尿痛症状。门诊诊断为“输尿管结石”，患者随后被收入院进行治疗。既往病史：患者体质尚可，否认有结核病史，20 多年前曾有过面部烧伤史。专科检查情况：双侧腰曲线对称，未见局限性隆起，双肾未触及，双肾区有轻度叩击痛，耻骨上膀胱区无充盈及压痛，阴茎及阴囊发育正常；双侧睾丸及附睾大小、质地均正常。辅助检查结果：肿瘤标志物及结核相关检查均为阴性，镜检红细胞 72.6 μL（升高）、镜检白细胞 9.9 μL（升高），高敏 C 反应蛋白 200.47 mg/L（升高），血红蛋白 103.00 g/L（降低），肌酐 69.30 μmol/L（降低）。该患者的影像资料如图 95-1 所示：

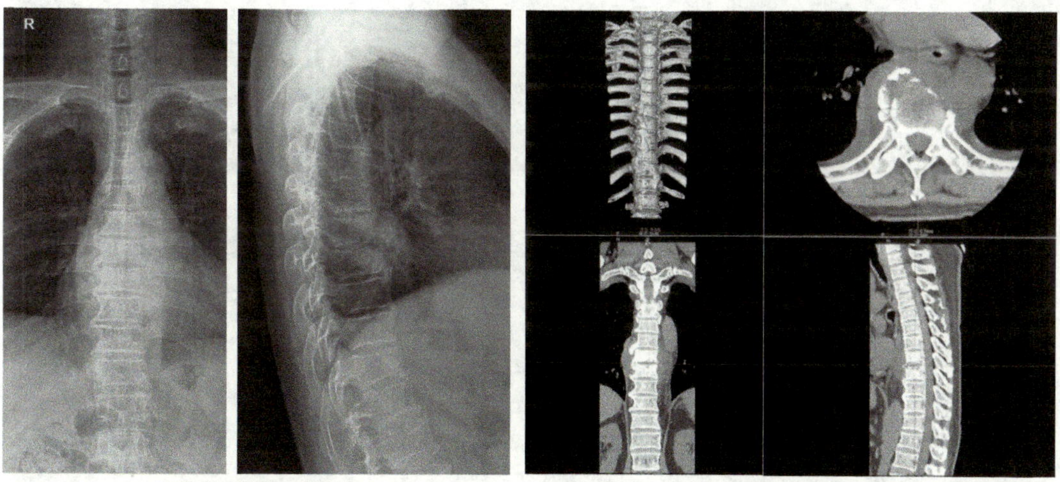

(a) 胸椎正侧位X线片　　(b) 胸椎CT平扫+三维重建+轴位、冠状位及矢状位（软组织窗、骨窗）

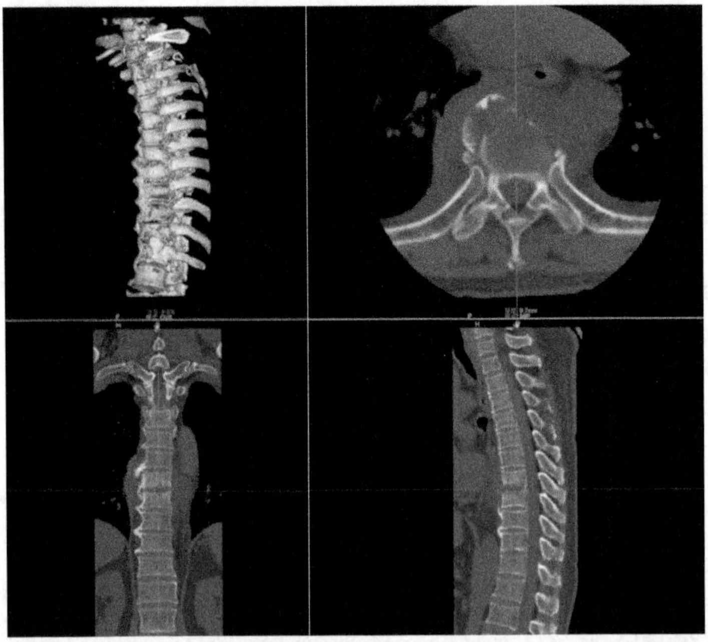

(c) 胸椎CT平扫+三维重建成像VR重建+轴位、冠状位及矢状位（软组织窗、骨窗）

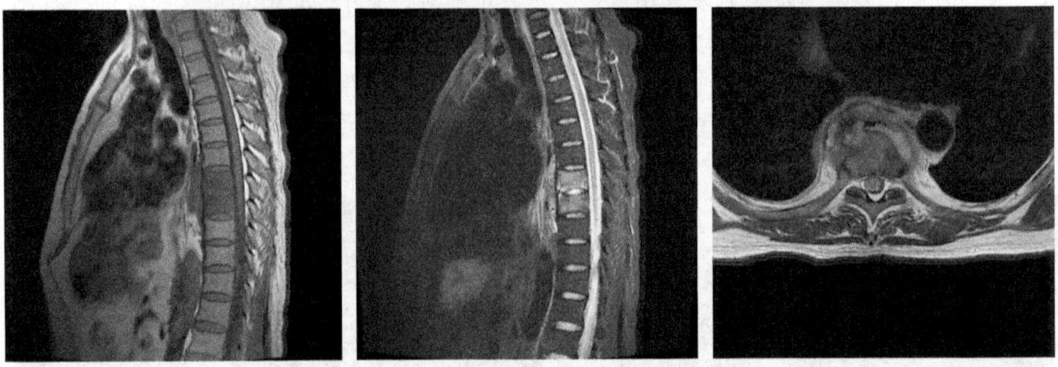

(d) MRI平扫T1WI矢状位、横断位，T2WI矢状位

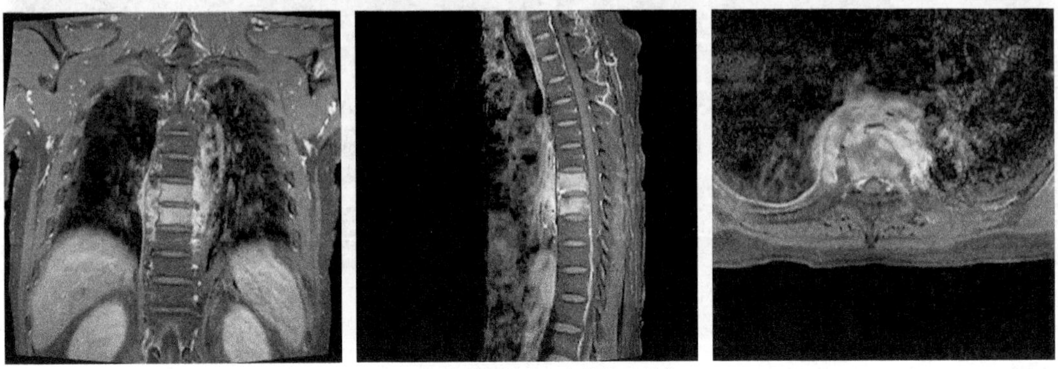

(e) MRI增强冠状位、矢状位及轴位

图 95-1　案例 095 的影像学检查图片

三、问题及解答

问题 1 简述与影像学相关的腰痛的诊断流程。

腰痛是一种常见的症状，可能由多种原因引起，包括感染、肿瘤、结石梗阻、腰椎退行性病变等。影像学检查在腰痛的诊断中扮演着至关重要的角色。以下是与影像学相关的腰痛诊断流程的一般步骤。

1. 病史采集 详细了解患者的病史，包括疼痛的性质、位置、持续时间、加重或缓解因素等。

2. 体格检查 进行腰部和神经系统的体格检查，评估疼痛区域的感觉、运动和反射功能。

3. 初步影像学检查 通常首先进行 X 线检查，以评估脊柱的骨骼结构，检查是否存在骨折、退行性变化、脊柱侧弯或其他骨骼异常。

4. 进一步的影像学检查

(1)CT：若 X 线检查结果提示需要进行进一步的检查或需更详细的骨骼结构信息，可进行 CT 扫描。

(2)MRI：对于软组织损伤、椎间盘问题、神经根压迫、感染或肿瘤等病变，MRI 能提供更清晰的软组织对比和细节图像。

5. 特殊检查 根据初步检查结果，可能需要进行骨扫描、PET-CT 等特殊检查，以评估是否存在代谢活跃的病变，如肿瘤或感染。

6. 诊断整合 影像学检查是诊断腰痛的重要工具，但必须结合患者的临床表现和病史进行全面评估，并将影像学结果与临床症状和体征相结合，综合考虑可能的诊断。

问题 2 辅助检查的意义是什么？

脊椎发现病变时，最需鉴别的疾病包括肿瘤、结核以及炎性病变。通过检查肿瘤标志物和进行结核相关检测，可为鉴别诊断提供有力依据。

问题 3 指导医师结合重点、难点施教，并针对住院医师所描述的影像(图像)关键征象进行充分点评和规范性演示。

1. 检查部位 胸椎。

2. 检查技术 胸椎正侧位 X 线片、胸椎 CT 平扫+三维重建成像、MRI 平扫+增强扫描。

患者姓名、性别、年龄、检查方法及检查部位核对无误，无明显呼吸及运动伪影及金属伪影，图像质量满足诊断要求。

3. 影像所见 ①X 线：胸 7 椎体下缘及胸 8 椎体上缘骨皮质粗糙，密度不均，边界不清，胸 7、8 椎间隙变窄。②CT：胸 7、8 椎体存在斑片状骨质破坏，主要集中于椎体相对缘，密度不均，边界模糊，局部可见砂粒状死骨，胸 7、8 椎间隙受累变窄，胸 6~9 椎旁软组织肿胀。胸段骨性椎管未见明显狭窄。MRI：胸 7、8 椎体呈现斑片状长 T1 长 T2 异常信号，信号不均，边界稍模糊，胸7、8椎间隙受累稍变窄。增强扫描可见胸7、8椎体呈明显不均匀强化，相应椎旁软组织肿胀，出现不规则等/长T1长/稍短T2异常信号，增强扫描显著强化，向上延伸至胸6椎体水平，向下延伸至胸9椎体水平。胸段脊髓的大小、形态及信号未见明显异常，强化均匀，椎管无明显狭窄。

4. 影像诊断 胸7、8椎体骨质破坏伴椎旁软组织肿胀，多考虑感染性病变，结核伴椎旁脓肿形成可能性大，建议结合临床及实验室检查结果进行诊断。

问题4 脊椎病变如何进行影像学定位？该病例的病变定位情况如何？

脊椎病变的定位术语涵盖以下范围：颈1~7椎体、胸1~12椎体、腰1~5椎体、骶1~5椎体以及尾1~3椎体。定位时，既可以自上而下或自下而上逐个椎体进行计数，也可借助肋骨来确定相应的椎体序列。

针对该病例，病变具体位于胸7、8椎体。

问题5 该病例的主要影像征象、次要征象有哪些？

1. 主要征象 胸7、8椎体相对缘骨质破坏，椎旁脓肿形成。

2. 次要征象 椎间隙变窄，增强扫描病变明显强化。

问题6 分析归纳病例的临床特点。

该患者为中年男性，亚急性病程，既往史及个人史无特殊。实验室检查提示有感染，肿瘤标志物、结核相关检查均为阴性。

问题7 分析归纳病例的影像特点。

该患者胸7、8椎体相对缘骨质破坏，椎旁脓肿形成，椎间隙受累变窄，增强扫描病变椎体及椎旁肿胀软组织呈现明显强化。

问题8 如何对脊椎骨质破坏病变进行影像学诊断及鉴别诊断？

脊椎骨质破坏病变的影像学诊断及鉴别诊断是一个复杂的过程，涉及多种影像学技术，包括X线、CT、MRI等。以下是一些基本的步骤和要点：

1. 收集临床资料 了解患者的病史、症状和体征，包括疼痛、神经功能损害、感染或肿瘤的全身症状等。

2. X线检查 作为初步筛查手段，X线可以显示椎体的骨质破坏、椎间隙变窄、成角畸形及可能的椎旁软组织肿胀，但寒性脓肿的明确诊断需依赖CT或MRI。需要注意的是，X线对早期病变的敏感性较低。

3. CT检查 CT能够提供更清晰的骨质细节，有助于显示骨质破坏的范围、死骨、轻微骨增生和塌陷，以及椎管内硬膜外脓肿和椎管狭窄情况。

4. MRI检查 MRI对软组织的分辨率高，可以早期显示椎体内的炎性水肿，有助于早期诊断。此外，MRI还能观察脊髓有无受压和变性，以及椎旁软组织的情况。

5. 影像学特征分析 分析病变的形态和结构特征，如单发或多发、椎体中央或边缘受累、椎间盘是否受累、是否存在脓肿等。

以本病例为例，胸 7、8 椎体相对缘出现骨质破坏，伴有砂粒状死骨，椎旁脓肿形成，椎间隙稍变窄。增强扫描显示受累椎体及椎旁软组织明显强化，据此可诊断为脊椎结核。

问题 9　脊椎骨质破坏的鉴别诊断有哪些？

1. 脊椎结核　临床症状不明显，病程长。脊椎结核常累及相邻两个椎体（如胸 7、8 椎体），但也可单椎体受累（尤其在早期），椎间隙变窄或消失，脊柱后凸畸形，椎旁脓肿形成和软组织钙化。

2. 化脓性脊椎炎　多单节或双节发病，破坏进展快，早期（2~4 周）以溶骨型破坏为主，骨质硬化多在慢性期（>6 周）时显著，后期可有骨赘或骨桥形成。

3. 脊椎转移瘤　胸腰段受累多见，呈跳跃式脊椎受累，椎体边缘开始骨质破坏，附件受累多见，椎间隙多保持正常。

4. 椎体压缩骨折　常有明确外伤史，多累及一个椎体，呈楔状变形，无侵蚀性骨质破坏及椎间隙狭窄。

5. 淋巴瘤　可能累及单一椎体或椎弓根，常合并椎旁包块。

6. 骨髓瘤　通常表现为弥漫性骨质疏松性和多发性穿凿样骨质破坏。但需注意非分泌性骨髓瘤可能仅表现为骨质疏松。

问题 10　该病例影像学诊断是什么？

该病例经影像学诊断为脊椎结核。其临床症状不显著，病程较长。典型特征包括 2 个以上椎体的溶骨型破坏、椎间隙变窄或消失、椎旁脓肿形成及软组织钙化。

问题 11　该疾病影像征象产生的机制是什么？

结核分枝杆菌通过血行传播至骨或关节，容易在血管丰富的骨松质以及负重大、活动频繁的关节（如髋关节、膝关节）滑膜内滞留并引发疾病。在病理组织学分类上，骨关节结核可分为干酪样坏死型和增生型两种类型。干酪样坏死型较为常见，其显著特征是干酪样坏死和死骨的形成；当病变穿透骨皮质时，会在相邻的软组织中形成脓肿，局部无明显红肿、发热和疼痛症状，这种脓肿被称为冷脓肿或寒性脓肿。相比之下，干酪样增生型较为少见，主要表现为结核肉芽肿组织的形成，无明显干酪样坏死和死骨生成。

问题 12　骨关节结核相关的实验室检查有哪些？

骨关节结核的主要实验室检查包括血红细胞沉降率（ESR）升高、C 反应蛋白（CRP）升高、结核感染 T 细胞斑点试验（T-SPOT. TB）阳性、病理诊断以及脓液抗酸杆菌涂片和培养阳性等。ESR 和 CRP 反映机体炎性反应，对于骨关节结核的疗效评估、手术时机选择和病灶预后判断具有重要意义。T-SPOT. TB 通过检测结核特异性抗原刺激下的记忆性 T 细胞反应，近年来已成为结核病诊断及决定是否进行抗结核治疗的重要辅助手段。基于 T 细胞介导的免疫反应的 γ 干扰素释放试验（interferon-γ release assay，IGRA）是近年来研发并应用于临床的新型免疫诊断方法，通过检测结核分枝杆菌特异性的 γ 干扰素，可有效区分结核分枝杆菌感染与卡介苗疫苗接种引起的免疫应答反应。

问题 13　目前细菌学确诊骨关节结核的金标准是什么？

局部组织、脓液抗酸涂片和分枝杆菌培养为阳性。

问题 14　阅片小结：脊椎结核的分型。

依据骨质最先破坏部位将脊椎结核分为椎体结核（中心型、边缘型和韧带下型）和附件结核。

问题 15　阅片小结：该患者下一步的诊疗建议。

本病例影像学诊断为脊椎结核，需要进一步行病理检查以确诊，取病理样本的方法主要是活检。结合病理及实验室检查结果，本病例最终被诊断为脊椎结核（边缘型）。影像分型可能与临床分型存在差异，因此临床工作中通常需要进行多种检查，以辅助临床选择最佳的治疗方案，判断患者预后，使患者利益最大化。

四、报告模板

脊椎结核

颈 1~7 椎体、胸 1~12 椎体、腰 1~5 椎体、骶 1~5 椎体及尾 1~3 椎体形态（正常、变扁或楔形），密度不均匀，溶骨型骨质破坏，增生硬化，砂粒状死骨，椎旁软组织肿胀。平扫 CT 值约 * * HU，增强后明显（轻中度、无）不均匀（均匀、环形）强化，CT 值约 * * HU。MRI 增强特征（无、轻度、中度、明显强化）。椎管（变窄），脊髓，附件，神经根等。有无椎旁脓肿。

印象：* * 椎体病变伴椎旁脓肿形成，考虑脊椎结核可能性大，请结合临床表现及实验室检查结果进行诊断。

（蒋辉辉　吴锦　邓士杰）

案例 096 类风湿关节炎

一、教学目标

掌握类风湿关节炎影像学特点，正确评估类风湿关节炎的 X 线分期。

二、病例展示

患者，男，50 岁，反复出现关节疼痛 8 年。患者自 2014 年起，无明显诱因出现关节疼痛、肿胀和活动受限，伴有晨僵现象，天气冷时症状加剧。被诊断为类风湿关节炎，但未接受系统治疗，症状反复且加重。近 1 周双膝疼痛明显，近 3 天伴有咽痛和咳嗽，咳脓痰。既往无过敏史，无特殊病史。体格检查显示双膝关节肿胀、活动受限、皮温稍高，有明显压痛，部分试验为阳性，如膝关节研磨试验阳性，双足多处畸形，踝关节活动受限，感觉和血运正常。双腕关节畸形，活动受限，大拇指近端指间关节畸形。四肢肌力正常，肌张力正常，巴宾斯基征阴性。实验室检查：类风湿因子（RF）409 IU/mL，抗链球菌溶血素 O（ASO）25 IU/mL，C 反应蛋白（CRP）128.1 mg/L；血沉（ESR）60 mm/h。该患者的影像资料如图 96-1 所示：

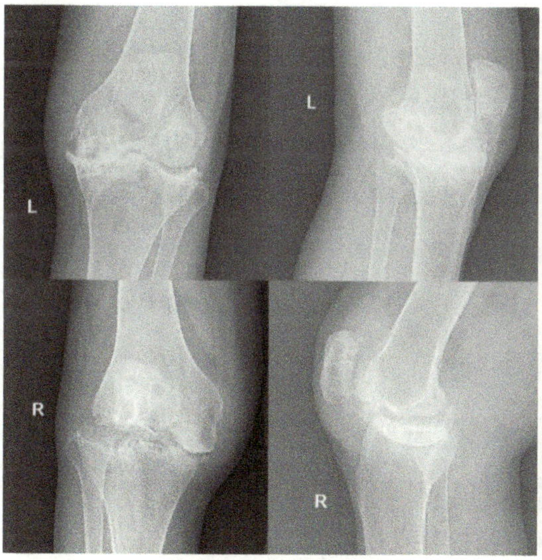

(a) 双膝关节正侧位X线片

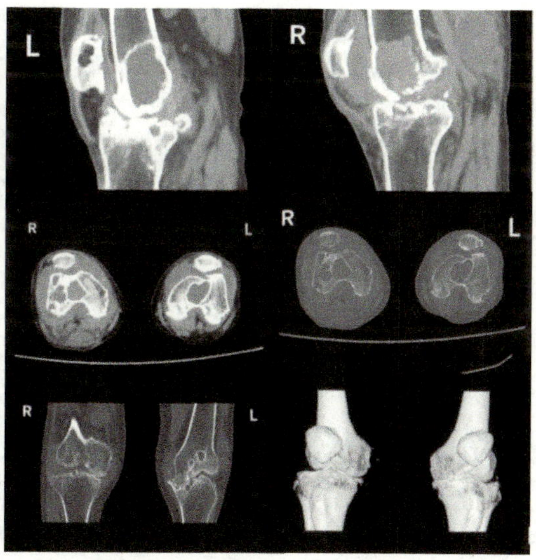

(b) CT横断位平扫+冠状位、矢状位三维重建+VR重建

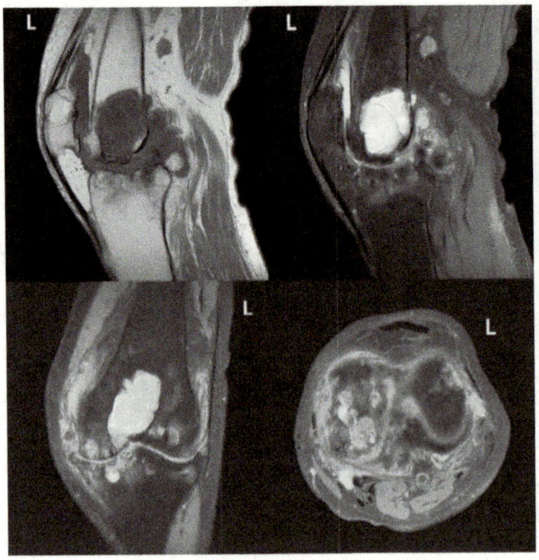

(c) 左膝关节MRI矢状位+横断位+冠状位

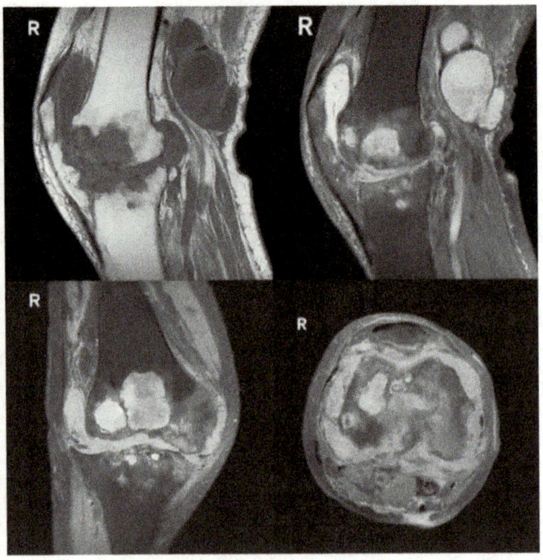

(d) 右膝关节MRI矢状位+横断位+冠状位

注：双膝关节影像。

图 96-1 案例 096 的影像学检查图片

三、问题及解答

问题 1 简述与影像学相关的慢性关节骨病的诊断流程。

慢性关节骨病患者应首先进行病史询问及体格检查，尤其要重视体格检查，观察疼痛关节是否存在变形、僵硬、红肿、热痛等症状。若体格检查发现关节出现上述症状，建议患者先进行相关关节的 X 线检查。如 X 线检查发现异常，可进一步进行 CT、MRI 检查及类风湿关节炎相关的实验室检查；如无异常，则可继续咨询骨科医生。本例患者经 X 线检查发现膝关节骨质破坏，关节间隙变窄，导致出现此类影像表现的骨病种类繁多，因此需进行进一步的检查以进行鉴别诊断。

问题 2 询问患者的家族史、职业有何意义？

类风湿关节炎与遗传、感染、环境、吸烟等多种因素有关。

问题 3 排查肿瘤标志物、进行结核相关检查的意义是什么？

膝关节出现骨质破坏，需重点鉴别的疾病包括关节肿瘤、关节结核以及退行性骨关节病。肿瘤标志物检测和结核相关检查可为鉴别诊断提供重要依据。

问题 4 进行体格相关检查的意义是什么？

类风湿关节炎的典型症状包括关节出现不同程度的疼痛和肿胀，常伴随活动受限和晨僵现象。最常受累的关节为近端指间关节、掌指关节、腕关节、肘关节、肩关节、膝关节、踝关节以及足趾关节，且通常呈现对称性分布；此外，也可能累及颈椎、颞颌关节、胸锁关节和肩锁关节。长期患病的患者可能出现关节畸形，例如腕关节强直、肘关节伸直受限、掌指关节尺侧偏斜，以及手指出现“天鹅颈”和“纽扣花”畸形等。严重情况下，关节周围肌肉逐渐萎缩，导致功能障碍，甚至引发残疾。

问题 5　指导医师结合重点、难点施教，并针对住院医师所描述的影像（图像）关键征象进行充分点评和规范性演示。

1. 检查部位　膝关节。

2. 检查技术　膝关节正侧位 X 线片、膝关节 CT 平扫+三维重建、膝关节 MRI 平扫。

患者姓名、性别、年龄、检查方法及检查部位核对无误，无明显运动伪影，图像质量满足诊断要求。

3. 影像所见　①X 线：双侧髌骨、股骨下段、胫骨平台及髁间隆起关节面下可见多发大小不一囊状低密度影，密度均匀，边界清晰。双膝关节面毛糙伴增生硬化，双膝关节间隙变窄，以内侧关节间隙为甚。双膝关节构成诸骨可见广泛骨质增生变尖。②CT：双侧髌骨、股骨下段、胫骨平台及髁间隆起见骨质增生、骨赘形成；双膝关节面下可见多发大小不一囊状低密度影，密度均匀，边缘硬化，双侧股骨上段病灶较大；双膝关节间隙内侧对称性变窄。双膝关节腔及髌上囊见片状低、稍低密度影，密度欠均匀，边界清晰。右腘窝区域见一直径约 40 mm 类圆形、斑片状低密度影，边界尚清晰。双膝关节局部软组织内见点片状、结节状高密度影。③MRI：双膝关节构成骨边缘可见广泛骨质增生改变。双膝关节滑膜呈不规则增厚。双膝关节软骨变薄，双侧股骨下段、胫骨上段关节面下可见多发囊状、片状稍长/极长 T1 长/稍长 T2 异常信号，信号欠均匀，边界尚清晰，较大者位于左侧股骨下段。双侧内侧半月板向前侧移位，体部/前后角磨损、变薄；外侧半月板向前侧移位，体部/前后角磨损、变薄。双膝前、后交叉韧带显示清晰，内侧副韧带、外侧韧带复合体、内外侧支持带见片状长 T2 异常信号。双膝关节间隙变窄，内侧明显；双膝关节腔、髌上囊见片状长 T2 水样信号。双膝关节周围软组织肿胀，肌间隙见条状、网格状长 T2 异常信号。右侧腘窝见多发囊状长 T2 水样信号灶，边界清晰，较大者最大直径为 40 mm。

问题 6　该病例的主要影像征象、次要征象、重要的阴性征象分别有哪些？

1. 主要征象　骨质破坏、软骨破坏、滑膜炎、关节畸形、腘窝囊肿。

2. 次要征象　骨质疏松、骨质增生、骨髓水肿、关节间隙狭窄。

3. 重要的阴性征象　无明确骨膜反应，关节周围软组织未见明显肿块影。

问题 7　分析归纳病例的临床特点。

该患者为中年男性，慢性病程，反复出现关节疼痛 8 年余，进行性加重 1 周，关节局部肿胀，活动受限，伴晨僵，天气转凉时加重。既往史及个人史无特殊。实验室检查：RF 409 IU/mL、ASO 25 IU/mL、CRP 128.1 mg/L、ESR 60 m/h。

问题 8　类风湿关节炎的病理及临床表现是怎样的？

类风湿关节炎是一种多系统自身免疫性疾病，主要表现为慢性、多发性、侵蚀性关节炎。其病理特征包括关节滑膜内形成富含血管的绒毛样增生肉芽组织（血管翳）。血管翳逐渐侵入关节软骨表面，影响关节软骨的营养供应，导致其变性和破坏。接着，破坏的关节软骨侵入骨内，形成关节面下的骨质缺损。增生的肉芽组织最终形成纤维瘢痕，导致关节强直。

本病多见于中年女性。早期症状包括低热、疲劳、消瘦、肌肉酸痛以及 ESR 升高等。好发于手足小关节，呈多发性、对称性，常累及近侧指间关节，晨僵持续时间通常超过 1 小时。受侵关节表现为梭形肿胀、压痛，可出现持续性、对称性疼痛，活动受限，肌肉萎缩和关节半脱位等症状。

关节外表现方面，15%~25%的病例会出现类风湿结节，好发于肘关节附近。心血管受累以心包炎较为常见，而心肌炎、心内膜炎则较为罕见；动脉受累更倾向于表现为血管炎（如小血管炎），而非大动脉的直接受累。此外，类风湿关节炎还可引起胸膜病变、肺间质纤维化等并发症。

实验室检查结果显示，RF 阳性、抗环瓜氨酸肽抗体（ACPA）阳性、ESR 升高。这些指标有助于诊断。

问题 9　分析归纳病例的 X 线表现。

该患者双侧髌骨、股骨下段、胫骨平台及髁间隆起见骨质增生；双膝关节面毛糙，密度不均匀，并可见多发大小不一囊状低密度影；双膝关节间隙内侧对称性变窄。

问题 10　类风湿关节炎的 X 线分期是怎样的？该病例的 X 线分期情况如何？

1. Ⅰ期　表现基本正常，仅有轻度骨质疏松的表现。

2. Ⅱ期　表现为骨质疏松，有轻度关节面下的骨质侵蚀和破坏，关节间隙可出现轻度狭窄。

3. Ⅲ期　关节面下可见明显的骨质侵蚀和破坏，关节间隙明显狭窄，关节出现半脱位和畸形。

4. Ⅳ期　除上述改变外，还可合并关节纤维变性或者骨性强直。

该病例 X 线分期为Ⅲ期。

问题 11　类风湿关节炎的鉴别诊断包括哪些疾病？

类风湿关节炎需与以下疾病进行鉴别：关节结核、化脓性关节炎、色素沉着绒毛结节性滑膜炎、痛风性关节炎以及退行性骨关节病。

问题 12　该病例的影像学诊断是什么？

该病例的影像学诊断为双膝关节类风湿关节炎。类风湿关节炎是一种以侵蚀性、对称性多关节炎为主要临床表现的慢性、全身性自身免疫性疾病，对称性侵犯手足小关节为其特征，也可侵犯膝、踝、肘、肩等大关节。

问题 13　阅片小结：类风湿关节炎的影像学诊断思路。

影像学诊断最主要的任务是要确定病变关节骨质破坏的性质是炎性还是肿瘤性。首先着重观察病变关节有没有软组织肿块，再观察是否有畸形、关节间隙是否变窄、骨质密度是增高还是减低、有无骨髓水肿、滑膜是否增厚以及腘窝是否有囊肿。再结合患者的临床表现、病史及实验室检查结果来诊断。

问题 14　阅片小结：该患者下一步的诊疗建议。

本病例影像学诊断为类风湿关节炎，需要进一步行实验室检查以确诊。实验室检查的项目主要包括：ACPA、RF、CRP、ESR。

结合实验室检查结果及临床体格检查，本病例最终被诊断为类风湿关节炎，X 线分期为Ⅲ期。影像分期可能与病理分期存在差异，因此临床工作中通常需要进行多种检查，以辅助临床选择最佳的治疗方案，判断患者预后，使患者利益最大化。

四、报告模板

类风湿关节炎

近端指间关节、掌指关节、腕、肘、肩、膝、踝和足趾关节、颈椎、颞颌关节、胸锁和肩锁关节等关节构成骨骨质密度减低，骨小梁稀疏，关节面下多发囊状骨质破坏区，较大破坏范围(大小约 * * mm× * * mm)。骨破坏区骨质增生硬化，相应区域软骨见磨损、变薄及破坏，关节面下骨髓水肿，关节间隙变窄，关节稍变形。关节滑膜呈不规则增厚，可见滑膜疝形成，呈长 T1 长 T2 信号改变，增强扫描明显强化，可见与关节内血管翳相连续，关节腔内见积液。腘窝见不规则囊状水样信号灶(大小约 * * mm× * * mm)，关节周围软组织肿胀。

印象：(部位)关节病变，考虑类风湿关节炎可能，建议结合临床及实验室检查结果进行诊断。

(吕丹　胡小梅　邓士杰)

案例 097　肾性骨营养不良

一、教学目标

准确评估肾性骨营养不良的影像表现及其分型，有效区分骨质疏松与骨质软化，能够识别由肾功能不全引发的继发性甲状旁腺功能亢进所致的骨骼病变。

二、病例展示

患者，男，62 岁，慢性病程，31 年前，患者因全身浮肿被诊断为慢性肾小球肾炎/慢性肾功能不全尿毒症期，随后在多家医院接受规律血液净化治疗。2002 年 2 月，患者进行了肾移植手术。2008 年 5 月，患者再次出现肾衰竭，被诊断为慢性肾功能不全尿毒症期，此后患者长期规律进行血液透析治疗至今。2012 年，因肾移植出血，患者接受了移植肾摘除手术。体格检查：呈尿毒症面容，贫血貌，右下腹可见一长约 10 cm 的陈旧性手术瘢痕，双肾未触及，腹部叩诊呈鼓音。实验室检查：β2 微球蛋白 32. 37 mg/L(升高)；钙 2. 33 mmol/L；磷 1. 56 mmol/L；肿瘤标志物及结核相关检查均呈阴性，血常规未见明显异常。该患者的影像资料如图 97-1 所示：

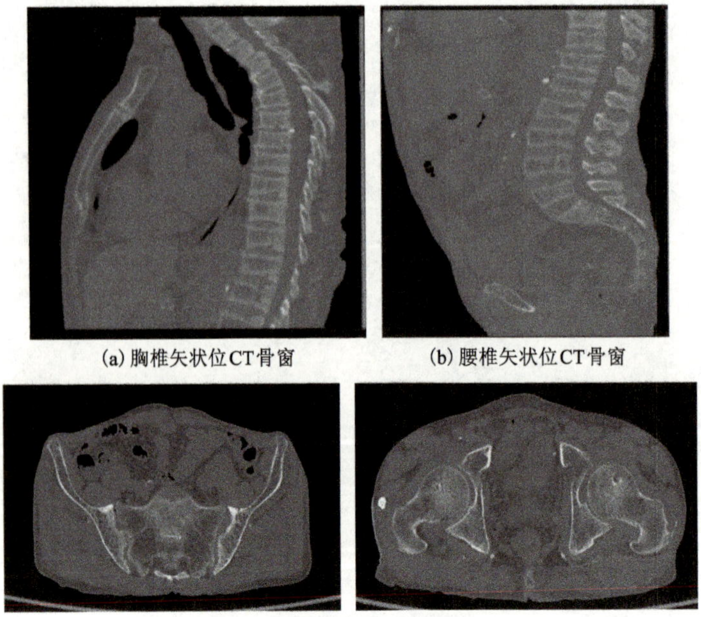

(a) 胸椎矢状位CT骨窗　(b) 腰椎矢状位CT骨窗

(c) 骨盆横断位CT骨窗

注：胸椎、腰椎、骨盆 CT 平扫+三维重建。

图 97-1　案例 097 的影像学检查图片

三、问题及解答

问题 1　患者的尿毒症病史对于诊断肾性骨营养不良有何意义？

尿毒症患者肾衰竭后，人体会处于低钙或高磷的状态，会促进甲状旁腺产生甲状旁腺激素，从而纠正人体的低钙、高磷状态。长时间低钙、高磷会引起继发性甲状旁腺功能亢进，为使血钙升高，可能会破坏人体正常的骨细胞以释放钙，从而升高血钙，导致肾性骨病。

问题 2　实验室检查对于诊断该疾病有何参考价值？

1. 血液检查　检测血钙、血磷、碱性磷酸酶等指标，评估钙磷代谢情况。

2. 尿液检查　检测尿钙、尿磷等指标，了解肾脏对钙磷的排泄功能。

3. 甲状旁腺激素测定　检测甲状旁腺激素水平，判断是否继发甲状旁腺功能亢进。

4. β2 微球蛋白测定　长期透析患者的严重并发症——透析相关性淀粉样变，其淀粉样物质的主要成分就是β2 微球蛋白，其沉积可引起腕管综合征、破坏性脊柱关节病、囊性骨损害与病理性骨折、全身性 β2 微球蛋白淀粉样变。

问题 3　排查肿瘤标志物、进行结核相关检查的意义是什么？

骨骼肌肉内发现弥漫性病变，最需要鉴别的疾病为骨肿瘤、骨关节结核及炎性病变，检查肿瘤标志物、进行结核相关检查可为鉴别诊断提供依据。

问题 4　指导医师结合重点、难点施教，并针对住院医师所描述的影像(图像)关键征象进行充分点评和规范性演示。

1. 检查部位　胸椎、腰椎、骨盆。

2. 检查技术　胸椎、腰椎、骨盆 CT 平扫+三维重建。

患者姓名、性别、年龄、检查方法及检查部位核对无误，无明显运动伪影，图像质量满足诊断要求。

3. 影像所见　胸、腰椎椎体及附件弥漫骨质密度不均匀，局部呈磨玻璃样改变，椎体和附件骨质密度增高，尤以椎体上/下缘硬化明显，呈条纹状。双侧骶髂关节面毛糙，边缘呈锯齿状；双侧股骨头、双侧股骨颈、右侧股骨大转子旁见囊状低密度影，边界清晰。右髋关节周围软组织内见片状钙化灶。

4. 影像诊断　胸椎椎体及附件、骨盆诸骨均有改变，结合病史，符合肾性骨营养不良。

问题 5　该病例的重要影像征象有哪些？

该病例的重要影像征象主要包括：骨质疏松与骨质软化；骨质硬化，具体表现为椎体及附件骨质密度增高，尤以椎体上缘硬化最为明显，腰椎部位尤为显著，并呈现出条纹状；纤维囊性骨炎，可见于双侧股骨头、双侧股骨颈以及右侧股骨大转子旁，呈现出囊状低密度影；以及右髋关节周围软组织内出现的钙化。

问题 6　对该病变影像征象产生的机制进行分析。

该病变影像征象产生的机制如图 97-2 所示。

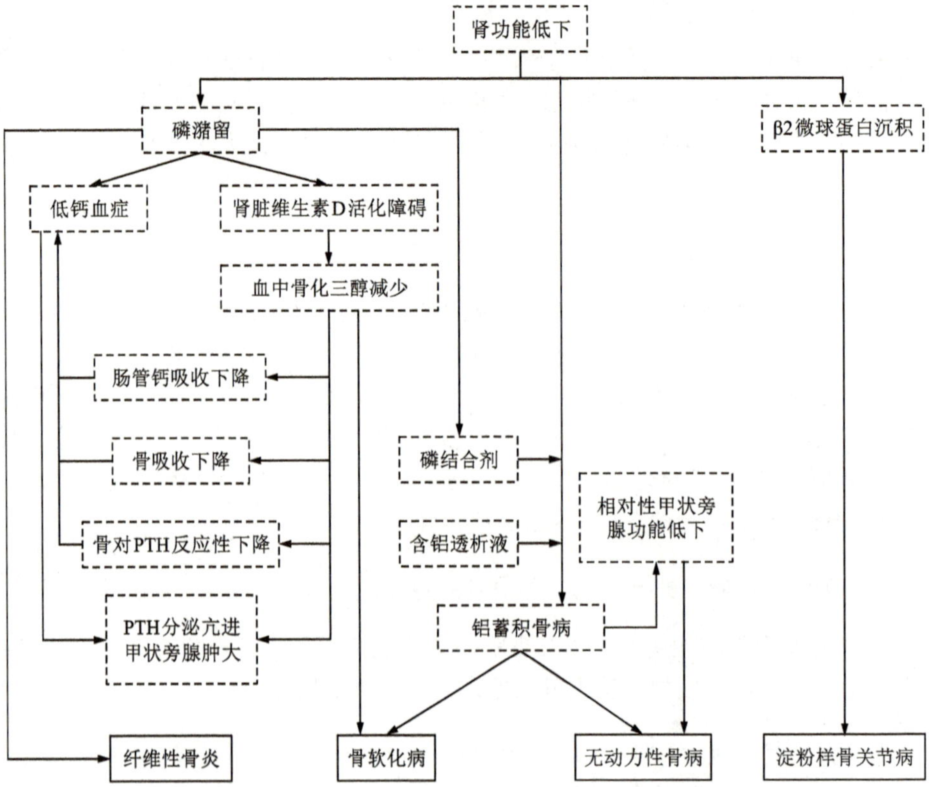

注：PTH，甲状旁腺激素。

图 97-2　该病变影像征象产生的机制

问题 7　肾性骨营养不良主要的影像征象有哪些？

肾性骨营养不良的主要影像学征象包括：骨质疏松（osteoporosis）、骨质软化（osteomalacia）和骨质硬化（osteosclerosis）。若该病发生于儿童，则可能表现为佝偻病特征。当出现骨骺滑脱时，常见于双侧股骨近端。此外，软组织钙化（soft tissue calcification）亦为常见征象，多分布于关节周围、皮下组织、血管壁及内脏等部位。

问题 8　肾性骨营养不良如何分类？

根据病因，肾性骨营养不良可分为肾性骨病和肾小管性骨病。肾小球性骨病主要由慢性肾衰竭引起，主要表现为骨软化、佝偻病、纤维囊性骨炎和骨硬化。而肾小管性骨病多见于先天性肾小管异常，涉及近曲及远曲小管病变，主要症状为骨软化和佝偻病，较少发生纤维囊性骨炎和骨硬化。

问题 9　肾性骨营养不良累及脊柱的 CT 征象有哪些?

椎体及附件呈现弥漫性骨密度增高，尤以椎体上下缘硬化最为显著，而中间部分密度相对降低，以腰椎表现最为突出，整体影像类似条纹衬衫(亦称“橄榄球衫征”)。

问题 10　阅片小结：肾性骨营养不良的影像学诊断思路。

肾性骨营养不良的影像学诊断思路：针对脊柱骨质内弥漫性病变，影像学诊断的首要任务是明确病变性质，尤其需注意肿瘤、感染性病变及代谢性疾病的鉴别。首先，应重点观察病变部位(包括其纵向和横向分布)、是否存在骨质破坏、有无骨膜反应、周围软组织状况(如软组织肿胀或软组织肿块的形成)、关节是否受累及其他具有鉴别意义的征象。本例患者脊柱及骨盆均未显现明显骨质破坏，主要表现为骨质密度的变化，且脊柱与骨盆病变程度较为均衡，脊柱可见“橄榄球衣征”，更倾向于代谢性疾病。结合病史综合分析，符合肾性骨营养不良的特征。

问题 11　阅片小结：肾性骨营养不良的影像征象。

肾性骨营养不良的影像征象主要包括：骨质疏松(非老年性)；骨质软化及佝偻病表现，具体为骨骼变形和病理性骨折；纤维囊性骨炎及骨膜下骨吸收；骨质硬化；β2 微球蛋白淀粉样变，其表现包括骨囊肿和脊柱关节病；软组织及血管钙化、腹腔内钙化、尿路结石以及肾钙盐沉着症。

问题 12　阅片小结：肾性骨营养不良的鉴别诊断。

肾性骨营养不良的鉴别诊断见表 97-1。

表 97-1　肾性骨营养不良的鉴别诊断

疾病	肾性骨病	多发性骨髓瘤	骨转移癌	骨质疏松症
好发人群	肾衰竭者，透析 3~5 年后	中老年人，男性稍多	中老年人，有原发肿瘤病史	老年人，尤其是绝经后女性
好发部位	全身性	富含红骨髓的骨	富含红骨髓的骨	颅骨一般无异常改变
症状	骨痛(深部剧痛)、皮肤瘙痒、肌无力及肾衰竭症状	骨痛、病理性骨折、贫血	骨静息痛明显、病理性骨折	轻微骨痛或无症状
骨质疏松	骨质疏松、骨质软化、骨质硬化都存在	骨质破坏区之间的骨质或全身性	不明显	广泛
实验室	低钙、高磷、PTH 高	血清、尿中 M 蛋白阳性、骨髓瘤细胞增多	血钙血磷、碱性磷酸酶异常	无明显异常
影像特征	橄榄球衣征、棕色瘤、磨玻璃样改变、软组织及血管钙化	穿凿样、边缘清楚	椎弓根征	无骨小梁缺损

问题13　阅片小结：肾性骨营养不良的常见治疗方案。

1. 磷结合剂　使用磷结合剂可减少肠道对磷的吸收，进而降低血磷水平。常用的磷结合剂包括碳酸钙、醋酸钙等。

2. 活性维生素D及其类似物　应用活性维生素D及其类似物能增加肠道对钙的吸收，并调节骨质转化。常用药物有骨化三醇、阿法骨化醇等。

3. 钙剂与拟钙剂　补充钙剂以维持血钙在正常水平，有助于缓解病情，但需警惕高钙血症的发生。使用拟钙剂可模拟钙的作用，抑制甲状旁腺激素的分泌，常用拟钙剂有西那卡塞等。

4. 血液净化　充分进行血液透析能有效提高钙磷的清除率，血液灌流则可清除甲状旁腺激素等中大分子毒素。组合型人工肾(血液透析+血液灌流)是临床常用的血液净化组合方式。

四、报告模板

肾性骨营养不良

多为全身性骨质疏松(骨质密度减低，骨小梁吸收)，骨质软化(骨膜下骨吸收，关节面下囊变灶)；骨质硬化(骨质密度增高，如发生在椎体，则表现为椎体上下缘硬化明显，中部密度减低，腰椎尤为显著，呈条纹状)；骨质变形(有或无)。软组织内钙化。

印象：(部位)弥漫性病变，考虑为肾性骨营养不良，建议结合病史进行诊断。

(李雪健　段潇　邓士杰)

案例 098　强直性脊柱炎

一、教学目标

建立脊柱疾病影像学诊断的基本范式，规范使用脊柱影像学定位及定性的基本术语，正确识别强直性脊柱炎病变的影像学诊断思路，能识别“方块征”“竹节征”等征象。

二、病例展示

患者，男，29 岁，臀腰骶部疼痛伴活动受限复诊，颈椎轻度变形，腰椎活动度下降。该患者的影像资料如图 98-1 所示：

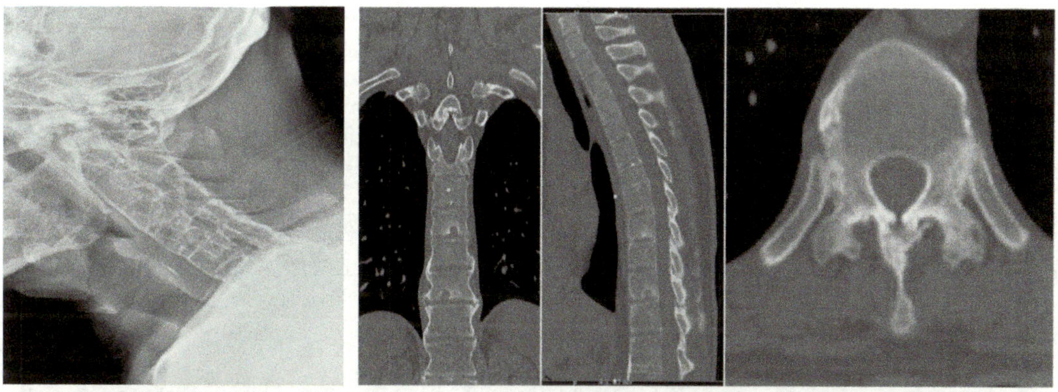

(a) 颈椎侧位X线片　　(b) 胸椎CT平扫+三维重建冠状位、矢状位、轴位

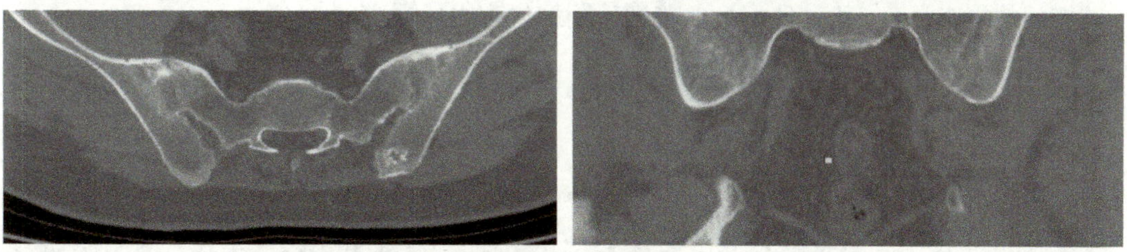

(c) 骶髂关节CT平扫+三维重建冠状位、轴位

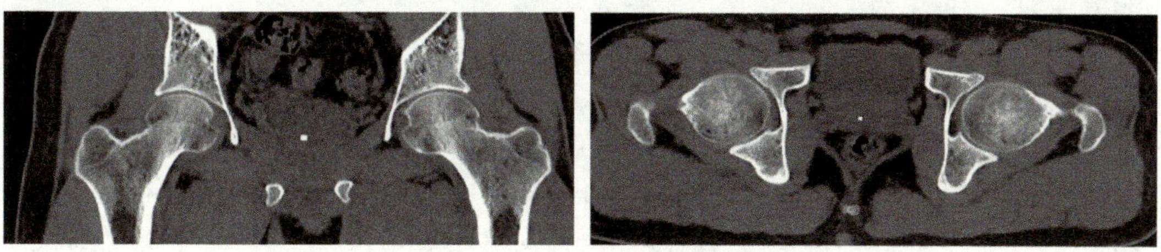

(d) 髋关节CT+三维重建冠状位、轴位

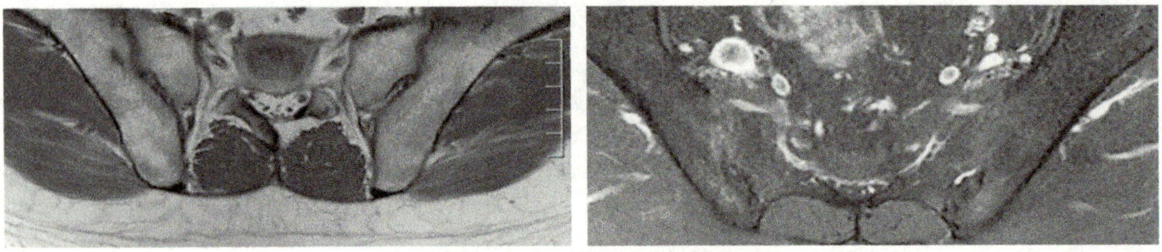

(e) 骶髂关节MRI平扫轴位T1WI、T2WI

图 98-1 案例 098 影像学检查图片

三、问题及解答

问题 1 简述慢性腰背痛的定义及分类、影像学检查在慢性腰背痛中的意义。

慢性腰背痛(chronic low back pain, cLBP)是指病程至少持续 12 周，发生在低位肋骨边缘以下、臀沟(水平臀肌折纹)以上及两侧腋中线之间区域的疼痛综合征，常伴有一侧或双侧下肢的疼痛。

cLBP 根据病因可分为两大类：慢性特异性腰背痛(chronic specific low back pain, cSLBP)和慢性非特异性腰背痛(chronic nonspecific low back pain, cNSLBP)。其中 cNSLBP 约占 85%。

对于臀腰骶部疼痛伴活动受限的患者，首先应进行病史询问和体格检查，应特别关注是否服用药物及服药后的效果。若未服用药物，建议患者进行影像学检查，如脊柱部 X 线或 CT 检查。本例患者通过 CT 检查发现骶髂关节病变，需进一步制定相应的诊疗方案。影像学检查有助于排查腰痛病因，鉴别特异性及非特异性慢性腰痛。

问题 2 进行结核相关检查的意义是什么?

双侧骶髂关节病变时，最需鉴别的疾病包括骶髂关节炎、致密性骨炎和关节结核。进行结核相关检查，能够为这些疾病的鉴别诊断提供有力依据。

问题 3 指导医师结合重点、难点施教，并针对住院医师所描述的影像(图像)关键征象进行充分点评和规范性演示。

1. 检查部位 双侧骶髂关节、双侧髋关节、颈椎、胸椎。

2. 检查技术 双侧骶髂关节、双侧髋关节、胸椎 CT 平扫+三维重建，双侧骶髂关节 MRI 平扫，颈椎 X 线。

患者姓名、性别、年龄、检查方法及检查部位核对无误，无明显呼吸及运动伪影，图像质量满足诊断要求。

3. 影像所见 ①X 线与 CT：颈椎和胸椎生理曲度变直，颈椎前部呈现典型的“竹节样”改变，多个椎体形态变为方形，边缘密度显著增高。此外，多个肋椎关节面粗糙，密度不均匀增高，边界略显模糊。双侧骶髂关节间隙变窄，关节面粗糙，密度不均匀增高，呈现“鼠咬状”特征，边界伴有轻度增生硬化。②MRI：双侧骶髂关节面骨皮质粗糙，关节面可见多发小片状长 T1 长 T2 异常信号影，边界模糊不清。

4. 影像诊断　双侧骶髂关节、颈胸椎有改变，考虑为强直性脊柱炎，请结合临床表现及实验室检查结果进行诊断。

问题 4　该病例的主要影像征象有哪些？

该病例的主要影像征象：椎体呈方形，并表现出“竹节样”改变；胸肋小关节受累；双侧骶髂关节呈现“鼠咬状”骨质破坏，且骶髂关节面下伴有水肿。

问题 5　分析归纳病例的临床特点。

该患者为年轻男性，慢性病程，腰椎活动受限。

问题 6　分析归纳病例的影像特点？

该患者颈胸椎曲度变直，多个椎体呈现方形改变，边缘密度显著增高。多发肋椎关节面粗糙，密度亦见增高。双侧骶髂关节间隙变窄，关节面粗糙，密度呈不均匀性增高，呈现“鼠咬状”改变。

问题 7　简述强直性脊柱炎的概念、临床表现、病理特征、实验室检查。

1. 强直性脊柱炎（ankylosing spondylitis，AS）　强直性脊柱炎是一种以中轴关节慢性炎症为主要特征的全身性疾病，病因尚不明确，但与人类白细胞抗原 B27（HLA-B27）密切相关。几乎所有病例均累及骶髂关节，常导致脊柱韧带广泛骨化，进而形成骨型强直。该病多见于 30 岁以下的男性，女性较少见，男女比例为 3∶1~5∶1。起病隐匿，初期常表现为臀部、骶髂关节或大腿后侧的隐痛，疼痛部位难以准确界定。下腰痛和不适是本病最常见的症状，晨起时疼痛加重（晨僵），活动后有所缓解。随着病情进展，脊柱活动受限，肋椎关节受累可导致胸廓活动受限。活动期，骶髂关节、耻骨联合、棘突、髂嵴、大转子、坐骨结节及跟骨等部位可能出现疼痛和压痛。超过半数的患者会出现外周关节疼痛和功能障碍，常见于髋关节和肩关节。患强直性脊柱炎时，若患者年龄在 14 岁以下则被称为幼年性强直性脊柱炎（JAS），其更易累及外周关节，且可能以外周关节症状为首发表现。约 1/4 的患者会发生虹膜炎，少数患者可累及心血管、肺、肾等器官。

2. 病理特征　强直性脊柱炎的发病可能与细菌/病毒感染、内分泌失调、潮湿环境、受累部位及营养不良等因素有关。其病理学改变与类风湿关节炎相似，主要表现为非特异性滑膜炎及纤维素沉积。早期滑膜充血、水肿，软组织肿胀，随后出现滑膜肉芽组织增生，关节软骨及软骨下骨质发生侵蚀破坏。与类风湿关节炎相比，强直性脊柱炎的渗出较轻，但增生性改变更为显著。病变通常始于骶髂关节，早期表现为关节破坏、间隙变窄及软骨下骨质硬化，逐渐向上侵及腰椎、胸椎，颈椎受累较少。韧带（包括前纵韧带、黄韧带）、关节及肌腱易发生钙化和骨化。椎体边缘形成的骨赘（“竹节样”脊柱）是影像学上的典型特征。本病可伴发胸骨、肋骨、胸肋锁骨肥厚综合征，亦可与类风湿关节炎共存，且与某些肠炎相关。

3. 实验室检查　在急性期，部分患者可出现 C 反应蛋白升高和血沉升高。约 90%的患者 HLA-B27 为阳性，但正常人群中也有 4%~8%的人 HLA-B27 为阳性。类风湿因子通常为阴性，因此强直性脊柱炎属于血清阴性脊椎关节病。关节滑膜的一般病理学检查显示为非特异性炎症。通过免疫组织化学分析，发现强直性脊柱炎患者的浆细胞浸润以 IgG、IgA 型为主，而类风湿关节炎则以 IgM 型为主，这一差异有助于两者的鉴别。

问题 8　简述强直性脊柱炎的影像表现及分级。

1. 强直性脊柱炎的影像表现

（1）X 线：骶髂关节通常是首个受累的关节，且几乎全部被累及，双侧对称性发病是其显著特征，也是诊断的主要依据。平片显示，骨质破坏主要发生在髂侧，初期表现为髂侧关节面模糊，随后出现侵蚀性破坏，呈“鼠咬状”，边缘增生硬化，关节间隙假性增宽，之后关节间隙逐渐变窄，最终发展为骨性强直，硬化消失。

骶髂关节炎发病后，逐渐上行侵犯脊柱，约 74.8%的病例受累。初期病变侵蚀椎体前缘上、下角（Romanus 病灶）及骨突关节；Romanus 病灶加重时，椎体前面的凹面变平直甚至凸起，形成“方椎”。炎症导致纤维环及前纵韧带深层骨化，形成平行于脊柱的韧带骨赘（syndesmophyte），使脊柱呈现“竹节状”外观，即竹节状脊柱（bamboo spine）。晚期，骨突关节囊、黄韧带、棘间和棘上韧带均可骨化；广泛的骨化导致脊柱强直，但其强度降低，轻微外伤即可引发骨折。

附着病：指肌腱、韧带及关节囊与骨的附着部可出现与骨面垂直的骨化，呈粗胡须状，也可有骨侵蚀。附着病占强直性脊柱炎的 10.7%。常见病变部位包括坐骨结节、股骨大转子、髂嵴、脊柱的棘突和跟骨结节等。

外周关节改变：髋关节是最常受累的周围关节，占强直性脊柱炎的 37.9%。JAS 也可能首先累及髋关节（约 76%最终受累）或膝关节，随后侵犯骶髂关节和脊柱。髋关节炎多表现为双侧对称，其特征包括关节间隙变窄、关节面侵蚀、关节面下囊变、反应性骨硬化、髋臼和股骨头关节面外缘的骨赘形成以及骨性强直。其他周围关节较少出现 X 线阳性改变。

（2）CT：骶髂关节病变常为双侧，且以关节滑膜部下髂骨侧受累多见。软骨钙化及关节间隙改变：表现为滑膜部关节间隙中与关节面有穿行（横行）的高密度影（穿透性钙化），由髂骨侧向骶骨侧发展。这种穿透性钙化是滑膜部骨化或韧带钙化引起的，而不是关节软骨钙化引起的。关节间隙可变窄或增宽。关节面及其下骨结构的改变：关节面毛糙、高低不平或呈穿凿样破坏。具体表现为：①关节面下骨质吸收，显著骨吸收可致原有骨性关节面呈条状高密度影；②骨吸收外侧骨质增生硬化；③关节面囊样改变，周围有环状硬化；④邻近骨质疏松。骶髂关节韧带部的韧带钙化。

（3）MRI 表现：骶髂关节改变，MRI 显示的关节软骨异常表现为软骨线影变窄、扭曲和中断。骨髓水肿以髂骨侧略多见，呈局限或弥漫性片状 T1WI 低信号，T2WI、脂肪抑制序列高信号影。邻近骶髂关节的软骨下骨质内信号不均匀，与骨髓内脂肪沉积和骨质硬化有关。病变活动期滑膜增厚，强化。

骶髂关节前下部为滑膜部，后上部为韧带部。滑膜部关节软骨在骶骨侧较厚，浅层为纤维软骨，深层为透明软骨；髂骨侧软骨较薄，仅由纤维软骨构成。X 线和 CT 检查对Ⅱ级以上的骶髂关节炎诊断具有较大价值，但对Ⅰ级的显示不及 MRI。

2. 基于骶髂关节影像表现的分级　0 级为正常骶髂关节；Ⅰ级为可疑变化，包括轻微的关节面模糊或轻度硬化；Ⅱ级为轻度异常，可见局限性侵蚀、硬化，但关节间隙无改变；Ⅲ级为明显异常，为中度或进展性骶髂关节炎，伴有侵蚀、硬化、关节间隙增宽/变窄，或部分强直；Ⅳ级为严重异常，即完全性关节强直。

问题 9　如何对双侧骶髂关节病变进行影像学诊断及鉴别诊断？

年轻男性患者，呈慢性病程。主要病灶分布于双侧骶髂关节及胸椎。影像学诊断的核心任务在于区分炎性病灶与结核。需在薄层三维重建图像上细致观察骨质变化，并留意周围是否存在软组织肿块。此外，尚需结合实验室检查结果，以排除结核的可能性。

问题 10　强直性脊柱炎的鉴别诊断有哪些？

1. 腰骶关节劳损　慢性腰骶关节劳损表现为持续性、弥漫性腰痛，以腰骶部最为严重，脊椎活动不受限制，X 线检查无特异性改变。急性腰骶关节劳损则因活动而疼痛加剧，休息后可缓解，这一特点与强直性脊柱炎有显著区别。

2. 骨关节炎　常见于老年人，特征为骨骼及软骨的变性和肥厚，滑膜增厚，常见受累关节包括负重的脊柱和膝关节等。累及脊椎者常表现为慢性腰背痛，易与强直性脊柱炎混淆。但本病不发生关节强直及肌肉萎缩，无全身症状，X 线表现为骨赘生成和椎间隙变窄，可见腰椎椎体边缘的骨质增生、硬化。

3. 结核性脊柱炎　表现为脊椎边缘模糊不清，椎间隙变窄，前楔形变，无韧带钙化，有时可见脊椎旁结核脓肿阴影，骶髂关节常为单侧受累。

4. 类风湿关节炎　多见于 25~50 岁患者，女性发病率较高。该病通常先侵犯手、腕、足踝等小关节，且呈双侧对称性。相比之下，强直性脊柱炎的外周关节发病多为单侧非对称性。类风湿关节炎骶髂关节一般不受累，如侵犯脊柱，多仅限于颈椎，且无椎旁韧带钙化。此外，类风湿因子多呈阳性，而强直性脊柱炎则为阴性。

5. 痛风　多发于 40 岁左右，肥胖者居多，好发于脚趾及趾跖关节，常表现为关节剧痛、肿胀、发热、发红、心率加快、全身不适、畏寒等症状。痛风性关节炎在血液检查中可见尿酸升高，而强直性脊柱炎尿酸水平一般正常。在肌腱方面，进行肌骨超声检查时，痛风性关节炎可呈现典型的痛风性特征，而强直性脊柱炎无此特征。

6. 致密性骨炎　本病多见于青年女性，主要表现为慢性髂骨疼痛和晨僵。临床检查除腰部肌肉紧张外无其他异常，诊断主要依赖 X 线前后位平片，典型表现为髂骨沿骶髂关节中下 2/3 部位有明显骨硬化区，该区呈三角形且尖端向上，密度均匀，不侵犯骶髂关节面，无关节狭窄或糜烂，故不同于强直性脊柱炎。该病无明显久坐、久卧疼痛的特点，且对非甾体抗炎药治疗的反应不如强直性脊柱炎明显，这也是两种疾病的鉴别点。

7. 结核病　个别强直性脊柱炎患者初期症状类似结核病，表现为低热、盗汗、虚弱、乏力、体重减轻、贫血，有时伴有单侧髋关节炎症，易被误诊为结核病。相关的结核实验室检查有助于进行鉴别诊断。

8. 银屑病关节炎　主要表现为外周关节炎和脊柱病变，累及骶髂关节时可呈不对称性受累，不同于强直性脊柱炎的对称性受累。影像学上可见涂刷样骨赘和非连续性骨赘。实验室检查 HLA-B27 可呈阳性，类风湿因子为阴性。

9. 反应性关节炎　多继发于泌尿生殖系或肠道感染，常表现为不对称性骶髂关节炎。

常有三联征表现：尿道炎、结膜炎和关节炎。影像学上类似强直性脊柱炎，但外周关节炎更为常见。

问题 11　什么是 HLA-B27？

HLA-B27 是人类白细胞抗原 B27 的简称，属于遗传标记物。属于 *HLA-B* 基因编码的Ⅰ类主要组织相容性复合体(MHC-Ⅰ)蛋白。它具有遗传特性，一旦检测为阳性，表明个体的基因具备这一特征，且无法再转变为阴性。

问题 12　HLA-B27 阳性能确定是强直性脊柱炎吗？阴性能排除强直性脊柱炎吗？

强直性脊柱炎是一种病因尚不明确的全身性疾病，主要表现为中轴关节的慢性炎症。该病具有家族遗传倾向，与 HLA-B27 密切相关。绝大多数强直性脊柱炎患者的 HLA-B27 呈阳性，然而，HLA-B27 为阴性的个体也有可能患上强直性脊柱炎，只是概率相对较低，故不能通过 HLA-B27 来判断是否患强直性脊柱炎。

问题 13　HLA-B27 在强直性脊柱炎的诊断中有何作用？

检查 HLA-B27 能够提供极具价值的线索，即 HLA-B27 阳性者需高度警惕强直性脊柱炎的可能性。医生需进一步结合病史和多项检查来确诊是否患有强直性脊柱炎。这些更深入的检查包括各种相关的影像学检查，如关节超声、X 线、CT、MRI 检查。检查的部位涵盖脊柱、骶髂关节、髋关节以及肌腱附着处等。

问题 14　HLA-B27 阳性还可能与哪些疾病有关？

脊柱关节炎这一组疾病均可出现 HLA-B27 阳性，除了强直性脊柱炎外，还包括银屑病关节炎、反应性关节炎、炎症性肠病性关节炎、幼年型脊柱关节病以及未分化脊柱关节病等。

问题 15　阅片小结，该患者下一步的诊疗建议。

本病例影像学诊断为强直性脊柱炎，需要进一步行实验室检查以确诊，因此临床工作中通常需要进行多种检查，以辅助临床选择最佳的治疗方案，判断患者预后，使患者利益最大化。

四、报告模板

强直性脊柱炎

脊柱呈现“竹节样”改变。骶髂关节、脊柱、椎小关节、髋关节等关节面下可见侵蚀性骨质破坏，主要集中于髂侧，边缘呈“鼠咬状”增生硬化，关节间隙明显变窄。多个椎体呈现方形改变，边缘密度显著增高；多个肋椎及椎小关节面毛糙，密度增加，边界略显模糊。MRI 检查显示双侧骶髂关节面可见多发小片状长 T1 长 T2 异常信号影，边界不清。

印象：疑似强直性脊柱炎，建议结合临床表现及实验室检查结果进一步确诊。

（胡小梅　蒋辉辉　邓士杰）

案例 099　痛风

一、教学目标

建立手足小关节病变影像学诊断的基本范式，规范使用手足影像学定位及定性的基本术语，正确识别手足部基本病变中的骨质破坏/关节强直，建立手足小关节病变的影像学诊断思路，正确认识痛风结晶的双能量 CT 表现。

二、病例展示

患者，男，26 岁，右足第一跖趾关节肿痛半年。体格检查：右足第一跖趾关节扪及肿块，有压痛。实验室检查：血清尿酸 603.90 μmol/L，参考范围 95.0～420.0 μmol/L。该患者的影像资料如图 99-1 所示：

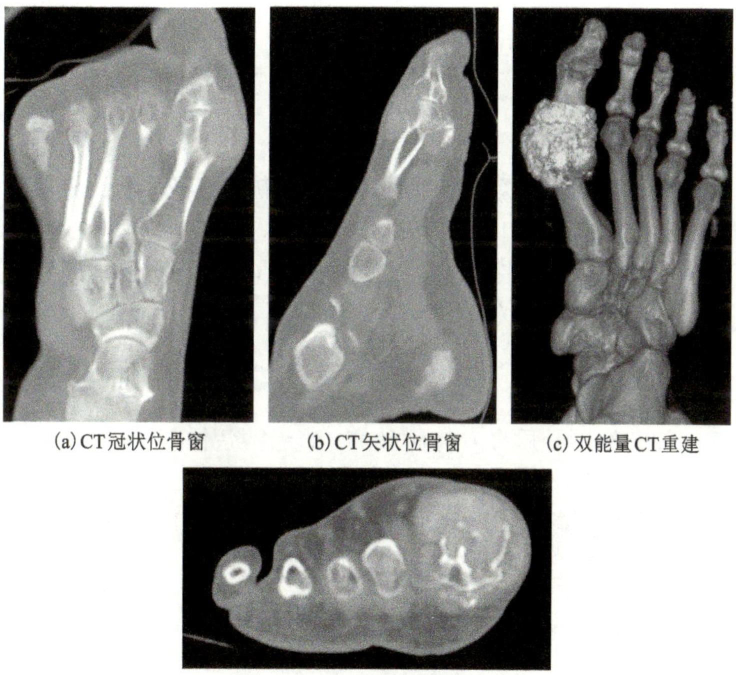

(a) CT冠状位骨窗　(b) CT矢状位骨窗　(c) 双能量CT重建

(d) CT横断位骨窗

注：右足 CT 平扫+三维重建。

图 99-1　案例 099 的影像学检查图片

三、问题及解答

问题 1　(血清)尿酸增高的临床意义是什么?

成人血清尿酸参考值：男性 208~428 μmol/L，女性 155~357 μmol/L。尿酸增高在临床上主要见于：痛风、肾功能减退、妊娠反应、食用富含核酸的食物、核酸代谢增高时(如白血病、多发性骨髓瘤、真性红细胞增多症等)。

问题 2　(血清)尿酸增高者饮食应该如何控制?

尿酸增高者需严格控制饮食以预防痛风发作。应避免高嘌呤食物，如动物内脏、海鲜(沙丁鱼、贝类)、浓肉汤及火锅汤，限制红肉摄入,减少酒精(尤其是啤酒)和含糖饮料的饮用。建议多摄入低脂乳制品、新鲜蔬菜、全谷物及低糖水果，如樱桃、草莓，这些食物有助于降低尿酸水平。同时，保持每日饮水量在 2000 mL 以上，促进尿酸排泄，并维持健康体重，避免快速减重或过度节食。

问题 3　指导医师结合重点、难点施教，并针对住院医师所描述的影像(图像)关键征象进行充分点评和规范性演示。

1. 检查部位　右足。

2. 检查技术　右足 CT 平扫+三维重建+双能量 CT 重建。

患者姓名、性别、年龄、检查方法及检查部位核对无误，无明显运动伪影，图像质量满足诊断要求。

3. 影像所见　右足第 1 趾跖关节邻近骨质见骨质破坏，破坏区边缘锐利，局部边缘翘起、突出，累及关节面骨质，关节间隙变窄，关节周围软组织明显肿胀，其内可见多发结节状高密度影，边界模糊。病变周围未见骨膜反应，骨质疏松不明显。

4. 影像诊断　右足第 1 趾跖关节痛风性关节炎。

问题 4　该病例的主要影像征象、次要征象、重要的阴性征象分别有哪些?

1. 主要征象　关节周围骨质多发骨质破坏，边缘清楚锐利，局部翘起。双能量 CT 示病变周围软组织区多发绿色结晶(代表尿酸盐结晶沉积)。

2. 次要征象　关节周围软组织肿胀、密度增高；膝关节间隙变窄。

3. 重要的阴性征象　无骨膜反应、无骨化钙化、无骨骼变形。

问题 5　分析归纳病例的临床特点。

该患者为中青年男性，慢性病程，既往史及个人史无特殊，实验室检查尿酸增高。

问题 6　分析归纳病例的影像特点。

该患者右足第 1 趾跖关节邻近骨质见骨质破坏，破坏区边缘锐利，局部边缘翘起、突出，累及关节面骨质，关节间隙变窄，关节周围软组织明显肿胀，其内可见多发结节状高密度影，边界模糊。病变周围未见骨膜反应，骨质疏松不明显。双能量 CT 示病变周围软组织区多发绿色结晶。

问题 7 如何进行手足小关节(如膝关节)骨质破坏病变的影像学诊断？

该病例表现为手足小关节骨质破坏性病变，影像学诊断的核心任务是区分病变性质为肿瘤还是炎症。在诊断流程中，首先需重点观察病变与关节面的关系，以及是否存在提示恶性的骨质破坏特征。恶性病变通常呈现边界模糊、虫蚀样破坏及活跃的骨膜反应(如葱皮样或放射状)，而良性病变则多表现为边缘清晰、硬化边缘或膨胀性改变。其次，需评估关节间隙是否变窄及关节是否存在强直现象。再者，应观察周围软组织的肿胀程度及其密度是否增高。最后，需借助双能量 CT 检查是否有绿色结晶影。本病例显示关节周围骨质破坏，边缘锐利清晰，局部翘起，周围软组织显著肿胀且密度增加，双能量 CT 显示存在大量绿色结晶，且病变部位典型，故应诊断为痛风性关节炎。

问题 8 手足小关节(膝关节)骨质破坏病变的鉴别诊断包括哪些？

手足小关节(膝关节)骨质破坏病变应与以下关节疾病相鉴别：类风湿关节炎、退行性骨关节病、银屑病关节炎、感染性关节炎、恶性肿瘤(如软骨肉瘤)，以及腱鞘巨细胞瘤或色素沉着绒毛结节性滑膜炎。

问题 9 该病变影像征象产生的可能机制是什么？

嘌呤代谢异常导致尿酸排泄减少，尿酸盐结晶沉积于滑膜及关节软骨表面，引发关节周围软组织肿胀并形成痛风石。关节骨端及边缘出现穿凿样破坏，关节软骨受损，关节内纤维组织增生，导致关节间隙变窄，继而发生关节退行性变。关节面硬化并形成骨赘，最终导致关节变形、脱位及强直。

问题 10 痛风的好发部位及主要的 X 线、CT 与 MRI 征象有哪些？

痛风的好发部位通常呈现非对称性多关节分布，最常见于第 1 跖趾关节(占比约 50%)，其次依次为踝关节、膝关节、手部关节、腕关节、肘关节以及足部其他关节。

1. X 线征象 早期：仅表现为关节周围软组织的偏侧性肿胀(尿酸盐沉积引起的炎性反应)。中期：关节周围软组织出现痛风石，侵蚀边缘骨质及软骨下骨质，呈偏心性穿凿样骨质破坏；骨缺损边缘可呈悬挂边缘征，破坏区边缘硬化。晚期：关节间隙明显变窄甚至消失，骨质疏松，继发退行性变，关节变形，形成纤维性强直，也可出现关节半脱位。

2. CT 征象 可发现较小的骨质破坏及痛风石(CT 值 150~200 HU)。双能量 CT 可发现尿酸盐沉积(绿色结晶片)。

3. MRI 征象 MRI 在 T1WI 上呈中等或低信号，在 T2WI 上通常为等、低混杂信号(取决于痛风石的含水量及钙化程度)。当痛风石累及关节时，可以出现滑膜增厚和渗出，同时还会导致痛风石相邻的骨质破坏和骨髓水肿。增强扫描痛风石及增厚滑膜可见强化。

问题 11 阅片小结：痛风的影像学诊断思路。

痛风常导致手足小关节的骨质破坏性病变，影像学诊断的主要任务是明确病变性质，即究竟是肿瘤还是炎症。其次，需观察病变是否发生在痛风性关节炎的常见部位。典型的骨质破坏表现为关节端边缘锐利的小囊状或穿凿样骨质缺损，其边缘翘起并突出，具有显著特征(即悬挂边缘征)。双能量 CT 技术能够检测尿酸盐沉积结晶(呈现绿色伪彩堆积)。

问题 12　阅片小结：该患者下一步的诊疗建议。

本病例经影像学诊断为痛风，依据典型的影像表现和实验室检查结果，通常无须进一步进行病理学检查。双能量 CT 能够有效检测尿酸盐沉积。

四、报告模板

痛风

第 1 跖趾关节、踝、膝、手、腕、肘、足等部位出现骨质破坏(呈小囊状或穿凿样)，骨质破坏的最大范围约为(* * mm× * * mm)。需观察骨破坏区是否存在骨质增生硬化、骨膜反应、骨质变形及骨质疏松等情况。关节间隙变窄，关节周围软组织显著肿胀，其内可见多发结节状高密度影，边界模糊。需评估关节是否出现退行性变、关节强直、关节脱位等异常。双能量 CT 显示病变周围软组织区多发绿色结晶。增强扫描后，需记录强化程度(无、轻度、中度、明显强化)及强化是否均匀。

印象：(部位)穿凿样骨质破坏伴局部软组织内多发结晶，考虑诊断为痛风性关节炎。

(王俊波　彭飞　易美芝　罗光华)

案例 100　甲状旁腺功能亢进性骨病

一、教学目标

正确识别骨骼基本病变中的骨质破坏，建立多处骨质破坏性病变的影像学诊断思路，掌握棕色瘤的诊断及鉴别诊断。

二、病例展示

患者，男，54 岁，反复气促 1 年余，加重 3 天。既往史：因“慢性肾炎、慢性肾功能不全 CKD5 期”行“左前臂动静脉内瘘成形术”，并长期规律进行血液透析治疗（约 3 次/周）。体格检查：血压 144/90 mmHg。实验室检查：血清甲状旁腺激素 1847.11 pg/mL（参考范围 12~88 pg/mL）。该患者的影像资料如图 100-1 所示：

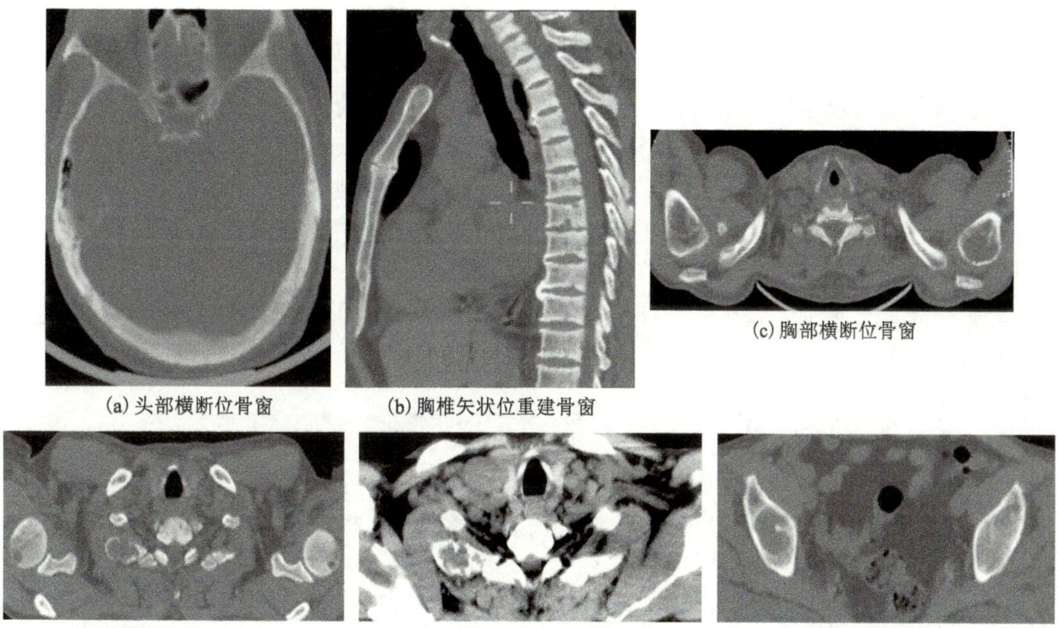

(a) 头部横断位骨窗　(b) 胸椎矢状位重建骨窗　(c) 胸部横断位骨窗

(d) 胸部横断位骨窗　(e) 胸部横断位纵隔窗　(f) 盆腔横断位骨窗

注：头颅、胸部、盆腔 CT 平扫+三维重建。

图 100-1　案例 100 的影像学检查图片

三、问题及解答

问题 1　简述甲状旁腺的解剖特点。

甲状旁腺是一种内分泌腺体，位于甲状腺左右叶的背面。通常，甲状旁腺有 4 个，分为上下两对，其形状和大小大致类似于大豆，均紧贴于甲状腺侧叶的后缘。甲状旁腺主要负责分泌甲状旁腺激素。

问题 2　简述甲状旁腺激素升高的临床意义。

甲状旁腺激素是调节血钙水平的关键激素，具有升高血钙和降低血磷的双重作用。甲状旁腺激素水平的升高常见于甲状旁腺功能亢进症，亦可见于异位甲状腺功能亢进症，如肾癌、支气管癌等恶性肿瘤。这是因为这些恶性肿瘤在其发生过程中可能具有一定的内分泌功能，进而分泌大量类似甲状旁腺激素的物质。

问题 3　指导医师结合重点、难点施教，并针对住院医师所描述的影像(图像)关键征象进行充分点评和规范性演示。

1. 检查部位　头颅、胸部、盆腔。

2. 检查技术　头颅、胸部、盆腔 CT 平扫+三维重建。

3. 影像所见　颅骨密度弥漫性不均匀降低，呈现胡椒盐征象(内外板结构显示不清)。双侧肱骨头颈部骨质呈现低密度破坏(左侧尤为严重)，边缘清晰。胸骨多发骨质破坏，右侧第 2 肋骨出现膨胀性骨质破坏，局部骨皮质不连续。双侧骶髂关节骨质吸收，以髂骨侧最为显著，关节间隙无明显狭窄。双侧髂骨可见低密度骨质破坏区，边缘较为清晰；双侧坐骨及股骨颈骨质密度增高且表面毛糙。脊椎骨质密度普遍略高，尤以椎体上下缘明显，部分椎体呈现轻度双凹改变。

4. 影像诊断　颅骨、胸廓骨、骨盆弥漫性病变，多考虑为代谢性骨病，甲状旁腺功能亢进性骨病可能。

问题 4　该病例的主要影像征象、次要征象、重要的阴性征象分别有哪些?

1. 主要征象　全身普遍性骨质疏松；骨膜下骨质吸收；骨皮质出现融冰状缺损；软骨下骨质吸收；局限性的囊状骨质破坏及含铁血黄素沉着(棕色瘤)，大小不一，单发或多发。

2. 次要征象　骨外钙化，如肾脏钙化、尿路结石、动脉壁钙化、软骨钙化等。

3. 重要的阴性征象　无骨膜反应。

问题 5　分析归纳该病例的临床特点。

该患者为中年男性，慢性病程，因“慢性肾炎、慢性肾功能不全 CKD5 期”行“左前臂动静脉内瘘成形术”，并长期规律进行血液透析治疗(约 3 次/周)。实验室检查，甲状旁腺激素 1847.11 pg/mL 显著升高(参考范围 12~88 pg/mL)

问题 6　分析归纳病例的影像特点。

该病例的 X 线与 CT 检查结果显示，颅骨密度呈弥漫性不均匀减低，呈现胡椒盐征象(内外板结构显示不清)。双侧肱骨头出现骨质低密度破坏，其中左侧尤为严重，边缘清晰。胸骨多处发生骨质破坏，右侧第 2 肋骨呈现膨胀性骨质破坏，相应部位的骨皮质不连续。双侧骶髂关节出现骨质吸收，髂骨侧尤为显著(提示软骨下骨质吸收)，但关节间隙未见变窄。双侧髂骨呈现低密度骨质破坏，边缘清晰；双侧坐骨及股骨颈的骨质密度增高且表面毛糙。脊椎骨普遍呈现骨质密度稍高，尤以上下缘更为明显。胸椎椎体呈现轻度双凹改变。

问题 7　该病变影像征象产生的可能机制是什么？

甲状旁腺功能亢进性骨病及棕色瘤是指由于甲状旁腺激素水平增高，导致钙磷代谢异常，进而使破骨细胞的数量和活性增加。这一过程引发局部骨质溶解和吸收，并被增生的纤维组织所取代。随着破坏区域的不断扩大，形成囊样骨缺损。囊样骨缺损内的纤维组织发生变性并伴有出血，同时沉积含铁血黄素，使得囊内组织呈现棕褐色，因此被称为棕色瘤。

问题 8　阅片小结：甲状旁腺功能亢进性骨病的影像诊断。

1. **广泛性骨质疏松及硬化**　表现为脊椎椎体轻度双凹改变，普遍骨质密度略有增高。
2. **多骨多处囊状骨质破坏**　边缘清晰，无硬化缘。
3. **局部骨皮质破坏**　伴有肋骨膨胀性改变。
4. **骶髂关节吸收**　在髂骨侧尤为显著。
5. **肾功能不全及尿毒症**　甲状旁腺激素显著升高，伴随低钙血症。
6. **甲状旁腺腺瘤或增生**

问题 9　阅片小结：甲状旁腺功能亢进性骨病的好发部位。

甲状旁腺功能亢进性骨病的好发部位按照发病率递减顺序依次为：指骨(尤其是第 2、3 指的中节指骨桡侧)为最高发部位，随后是锁骨外端、肋骨(特别是其上缘和前端)、股骨、胫骨和肱骨的近端、骶髂关节、牙槽骨及下颌骨、跟骨边缘、坐骨结节、耻骨联合、蝶鞍、末节指骨的骨丛、桡骨及尺骨的远端，最后是籽骨。

四、报告模板

甲状旁腺功能亢进性骨病

颅骨、胸廓骨、骨盆等骨质疏松，呈“胡椒盐”征象(内外板结构显示不清)。骨质破坏(溶骨型或成骨型)，有无瘤软骨钙化，有无骨膜反应，有无骨质变形。骨质吸收部位(骨膜下骨吸收导致骨皮质呈花边样骨缺损，以及软骨下骨吸收导致软骨下骨质缺损)。骨破坏区有无骨质增生硬化。脊柱椎体变扁或双凹。棕色瘤的生长方式(偏心性或中心性)，是否膨胀，病灶长轴与骨干方向(垂直或平行)，是否有骨嵴，邻近骨皮质的连续性是否中断。密度是否均匀，病灶内有无钙化，棕色瘤的 MRI 信号特征(T1W1 与 T2WI 均为低信号)，增强后强化程度(无、轻度、中度、明显强化)，强化是否均匀。与周围组织的边界是否清晰，形成的肿块性病变是否压迫或侵犯邻近软组织。有无甲状旁腺腺瘤，有无骨外钙化，如肾脏钙化、尿路结石、动脉壁钙化、软骨钙化等。

印象：(部位)弥漫性病变伴(部位)占位，初步考虑诊断为代谢性骨病，甲状旁腺功能亢进所致骨病伴棕色瘤形成的可能性较大。

(王俊波　胡骏　彭飞　罗光华)